"十三五"国家重点出版物出版规划项目

神经系统单基因病诊断学

下 卷

王拥军 汪 建 王 晨 杨焕明 主编

科学出版社

北 京

内 容 简 介

《神经系统单基因病诊断学》由北京天坛医院神经系统单基因病诊断中心及精准医疗研究中心和华大基因联合编写，分为上、中、下卷，共包含 1545 种神经系统单基因病。本书系下卷，含 515 种神经系统单基因病。每种疾病都包括临床诊断和基因诊断两部分，其中临床诊断部分由疾病概述、临床表现、辅助检查、病理表现、受累部位病变汇总等构成，基因诊断部分由疾病基因概述、基因对应蛋白结构及功能、基因突变致病机制、目前基因突变概述等构成。

本书内容权威、图文并茂，兼具前沿性和实用性，可供神经内科、神经外科医生和基因诊断工作者参考。

图书在版编目（CIP）数据

神经系统单基因病诊断学 . 下卷 / 王拥军等主编 . —北京：科学出版社，2017.3
ISBN 978-7-03-049193-0

Ⅰ. 神… Ⅱ. 王… Ⅲ. 神经系统疾病－遗传病－诊断学 Ⅳ. R741.04

中国版本图书馆 CIP 数据核字（2016）第 147503 号

责任编辑：车宜平 沈红芬 / 责任校对：桂伟利 彭 涛
责任印制：肖 兴 / 封面设计：黄华斌

科 学 出 版 社 出版
北京东黄城根北街16号
邮政编码：100717
http://www.sciencep.com

北京利丰雅高长城印刷有限公司 印刷
科学出版社发行 各地新华书店经销
*

2017年3月第 一 版 开本：889×1194 1/16
2017年3月第一次印刷 印张：45 1/4
字数：1 350 000
定价：380.00元
（如有印装质量问题，我社负责调换）

《神经系统单基因病诊断学》编写人员

主　　编　王拥军　汪　建　王　晨　杨焕明

副 主 编（按姓氏汉语拼音排序）

董　伟　冯　涛　高　强　蒋　慧　康熙雄　李　伟　刘丽萍　潘　华
王　群　王　威　王春雪　王洪琦　王伊龙　魏晓明　徐　讯　尹　烨
张　巍　张国军　张建国　张星虎　张玉梅　张在强　赵性泉　赵志刚

主编助理　李　伟　林　毅　王　晖　黎洁洁　夏　志　王晓玲　赵金阳　张明荣
郭学芹

编　　者（按姓氏汉语拼音排序）

安　梅	安　娜	安　婷	安瑞琼	白雅丽	柏凤起	包　薇	才吉卓玛
蔡锴晔	蔡宇航	曹　流	曹博洋	曹京波	曹振汤	昌宇奇	常　辽
常灿坤	常连鹏	畅　悦	陈　彬	陈　冰	陈　苑	陈　江	陈　洁
陈　泰	陈　艳	陈　勇	陈　宇	陈　钰	陈　龙	陈　真	陈东娜
陈国娟	陈海啸	陈卉爽	陈慧敏	陈凌云	陈昀	陈日宏	陈荣昌
陈世宏	陈玮琪	陈晓丽	陈晓敏	陈晓彤	陈兴鹏	陈演	陈燕青
陈燕香	陈遥枝	陈祖煜	谌于蓝	成　诚	程少敏	程小芳	储　丹
储成成	崔路漫	戴　莹	戴丽霞	党　孝	邓　庆	邓国艺	邓建莲
邓庆媛	邓荣卿	丁杜宇	丁秋京	董　培	董　燕	董国洋	杜　阳
杜慧谦	樊　宗	樊春娜	樊京明	范　陆	范楚娜	范　冯	范艳群
方　超	方　芳	方　卫	方元元	房　进	费凌健	高长欣	冯叠文
付　耀	付龙飞	傅书锦	傅晓青	高　平	高　辉	高　颖	高晓峘
邰丽妍	蒽　蕾	蒽玉萍	弓晓晶	宫　峰	龚瑛	顾　甫	关　迪
管李萍	管彦芳	郭　健	郭玉岳	郭　艳	郭剑民	郭俊鑫	郭立营
郭荣荣	郭锐进	郭瑞东	何中国	韩　鹏	韩冠	韩颖	郝梨岚
何　媛	何诗阳	何思捷	黄国燕	侯瑞淼	侯永刚	胡诗雨	扈　杨
华　桑	黄　英	黄程波	黄　飞	黄慧强	侯佳利	黄晋荣	黄蕾蕾娇
黄利男	黄树嘉	黄田璇	黄燕璐	姬开敬	黄姬延	冀治鸿	贾　坤
蒟　凡	江宠颐	姜　睿	蒋　桃	蒋浩	蒋弘	蒋润泽	蒋廷亚
揭著业	金　朝	金　皓	金　超	金皓栋	康开江	康雄斌	兰　周
兰天明	黎培龙	黎洁洁	李　全	李　昕	李　芳	李　飞	李剑菲
李　静	李丰余	李　平	李光磊	李　玄	李　扬	李　章	李　芳
李飞达	李丽霞	李甫强	李南南	李红梅	李建康	李金鑫	李净先
李力强	李晓平	李梅艳	李欣玥	李鹏鑫	李世雨	李姝雅	李英镇
李晓波	李朝霞	李晓云	李周璇	李新刚	李雅乔	李彦涛	梁瀚宇
李越秀	李恩静	李振宇	梁穗莎	李利建东	李东明	连腾宏	梁德春
梁颜	梁　静	梁升燃	刘　超	梁鑫	梁传军	林毅足	林丽刚
林琼芬	林宇翔	林志龙	刘　菁	刘超洋	刘　洋	刘　磊	刘　彩瑕
刘　光	刘　建	刘　杰涛	刘　欣	刘	刘	刘	刘　程章
刘　萍	刘　胜	刘　涛	刘				

刘楚新
刘继龙
刘艳君
吕梅
罗淑贞
毛丹青
倪娜
彭玉晶
饶子龙
申奥
史旭莲
宋彦丽
孙谭岩
童晓轩
王斌
王飞
王倩
王春娟
王晶晶
王小涵
王雪梅
王子璇
吴平
吴小雷
肖利云
谢寅龙
徐秦岚
闫秀娟
杨颖
杨跃青
伊刚
于源
袁剑颖
张晨
张婧
张长青
张乐檀
张玮艺
赵慧
赵素敏
钟焕姿
周安娜
朱珠
邹远强

刘传宇
刘久成
刘轶颖
吕瑞娟
罗顺涛
毛良伟
牛松涛
齐美凤
任飞
申园
宋彬
宋艳丽
孙冬梅
唐鹤婷
童晖
王铄
王春丽
王军儒
王晓凤
王岩岩
韦贞乐
吴琼
伍锦花
谢林
邢欣来
徐晓丽
阳紫莹
杨振吉
易翠翠
于翠
袁盛
张弛
张陈陆
张印佳
赵亚楠
周宝津
朱晨晨
邹志艳

刘大成
刘丽娟
刘永红
吕小星
麻门捷
欧鲤娴
齐彦伟
任哲
沈俊芳
宋波
苏芳
孙海鹏
唐静波
童郁蓉
王惠
王琰
王丹丹
王丽娜
王光燊
王垚燊
隗冬梅
吴帅
武玲云
谢国云
徐晓菁
杨华俊
杨志凯
易玉婷
于丹
曾敏
张驰鸣
张春燕
张铁梅
张在琳
赵一龙
周翰林
朱海群
左丽君

刘英鹏
刘志玉
刘龙威霞
吕肖纯
马孟
潘高阳
钱朝慧
施成
宋苏
苏瑞雪
田玮雪
万
王颖
王丹妮
王琳琳
王晓宏
王伊
王卓静
魏静曦
吴军
夏亮
谢海寒
徐
杨焕杰
姚婧玥
殷
余靖宏
曾春昉
张伟
张春杨
张通达
张真昕
赵至坤
周加利
朱红梅
Bhaskar Roy

刘风侠
刘石将
卢宵
罗凌燕
马丽军
潘健昌
乔鹏鹏
商周春
石玉芝
宋跃
苏凤侠
孙晓岩
田甜旺
万景康
王康
王云
王海龙
王全磊
王晓凯
王逸丛
魏海薇
吴炎文
夏伟明
谢伟浩
许诘喆
杨柯华
杨师睿
叶旭阳
殷秋红
余瑾柳
曾和
张磊丹
张小龙
张正鑫
郑堰心
周鑫兰
朱家楼

刘桂林
刘斯洋
卢森
罗广文
马艳玲
秦华
裴娜
邵盼迪
宋时硕
苏立洁
孙丽丽
田伊索
汪泾泽
王洋寰
王磊
王展
王荔丹
王瑞巍
王玉奇
魏秀秀
吴汉杰
夏慧华
谢文茜
徐惠欣
许奇武
杨青
杨晓萌
叶李阳
尹丹
余舒扬
张慧
张鑫
张豪杰
张雪雁
章元伟
赵宏翠
钟若
周衍庆
祝雅萍

刘汉奎
刘文琪
芦林
罗红
麦光
莫彭光
邱
宋索
苏小
田晓
汪晓
王博
王佳昊
王胜昌
王新高
王正靓
吴红龙
肖亮
谢欣煜
徐金行
许少昕
杨雅琴
叶玲飞
于禹
詹杰
张星
张纪斌
张要磊
赵惠卿
赵
钟天
周怡茉
祝珍珍

刘泰民
刘弘靖
吕慧
罗建晓
莫圣
彭法
饶利
邵雄
史蕾
孙隽
谭颖欣
王方欧
王长希
王佳伟
王文婧
王新颖
王智锋
吴亮
肖丽萍
谢一帆
徐礼钦
薛文玲
杨寓强
叶志
于袁
张彩洁
张宇
张静荣
张明辉
赵容丽
钟朝芳
周泽双
朱婧

序　言

遗传病主要是由与生俱来的遗传物质变异引发的"顽疾"。根据人类孟德尔遗传在线（OMIM）网站统计，初步鉴定的单基因遗传病已超过6000种，此外还有疑似单基因遗传病约2000种，全球至少有3500万患者。其中，和神经与精神系统相关的遗传病占一半以上，可见其临床需求之大和科研地位之重。

神经与精神系统相关遗传病的一个重要特点是临床表现复杂，症状和体征多样，同一疾病可见于不同年龄段，且临床表现可能不同，因而使得多数神经与精神系统相关的遗传病诊断难度较大。

随着人类基因组计划的完成及高通量测序技术的普遍应用，我们开始从基因水平认识与理解疾病的发生和发展规律，从而形成了新的诊断方法和个体化的治疗措施，以至可以从基因水平对神经与精神系统相关的遗传病进行早期的预测和预防。

我们基于近年基因组学、神经与精神系统相关遗传病学在科研及临床应用上的进展，整理汇编了《神经系统单基因病诊断学》，旨在和大家一起探讨、共同推动此类疾病诊疗的科学化和规范化。

我们编撰的这本书，涵盖神经与精神系统单基因病的常见病种，每一种单基因病都包括临床诊断（临床特点、影像学等辅助检查结果、病理表现和受累部位病变汇总等）和基因诊断（致病基因、蛋白质结构与功能、突变致病机制及突变类型统计等）两部分。本书内容翔实、结构合理、图文并茂，希望能够帮助大家对神经与精神系统单基因病有所了解，提升对此类疾病的诊断水平，推进我国在这一系统领域的科学研究。

愿读者把本书常置案头，在需要时研习、参考或查阅，并从中获益，便不枉编者之辛劳。

杨焕明

2017 年 1 月 15 日于深圳

前　言

组学 (omics) 技术的发展使得临床医学的面貌焕然一新。一方面，在组学的基础上对传统疾病有了新的认识，明确了病因和发病机制；另一方面，组学技术使科研人员发现了很多新的病种，这些新病种都不是按传统疾病命名的，而是带有明显的分子痕迹。因此，不了解系统生物学的知识，很难做好这个年代的临床医生。

精准医学 (precision medicine) 是近年医学界的一个热点。2015 年，美国启动国家精准医学计划。2016 年，中国启动精准医学计划。在很大程度上，精准医学依赖于组学技术的进步，与美国精准医学不同，中国精准医学包含了罕见病的内容，在临床可见的罕见病中，单基因遗传病占了绝大多数。而目前已经明确的单基因遗传病中，神经系统单基因病占全身性疾病的一半以上。但是，这些疾病临床表现复杂，有些疾病临床表现极为相似，难以诊断。而基因诊断技术为解决这一问题提供了可能。但是，神经系统单基因病诊断国内外都缺乏很全面的参考书，极大地影响了相应工作的开展。基于此，我们萌生了编写本书的想法。

单基因病诊断可以解决常规诊断不能解决的问题，促进对神经系统罕见病诊疗。更为重要的是，神经系统单基因病的明确病例给研究基因对神经功能的调节提供了千载难逢的机会，可以在未来脑计划中提供脑功能基因调控的独特研究平台。

本书由北京天坛医院神经系统单基因病诊断中心及精准医疗研究中心和华大基因联合编写。北京天坛医院是中国唯一的国家神经系统疾病临床医学研究中心，积累了大量神经遗传病诊断的病例资料和临床经验。华大基因是国际基因技术的领导者。两者的合作为本书的权威性和可参考性提供了充分的保证。书中的每种疾病都包括临床诊断和基因诊断两部分，因此本书对于临床医生和基因诊断工作者都具有很好的参考价值。

《神经系统单基因病诊断学》分为上、中、下三卷，共包含 1545 种疾病，全书按疾病英文名称排序，同时列出疾病中文目录和英文目录，并且按致病基因编制了索引，以方便读者查阅。此外，为了让临床医生更好地使用本书，我们和科学出版社还将联合开发神经系统单基因病索引词的智能检索库，以方便在临床实践中使用。

感谢北京天坛医院神经病学中心、神经系统单基因病诊断中心及精准医疗研究中心、国家神经系统疾病临床医学研究中心、华大基因的全体同仁，是你们的努力和付出，才使得本巨著得以问世！感谢北京学者计划为本书提供的资金保障！希望本书能成为中国精准医学和罕见病诊治快速进步的铺路石及见证者。

王拥军

2017 年 1 月 4 日于北京

致病基因索引

目 录

上 卷

中　卷

下 卷

Contents

Volume I

Volume II

Volume Ⅲ

1031　*N-*乙酰谷氨酸合成酶缺乏症
(*N-*acetylglutamate synthase deficiency; OMIM 237310)

一、临床诊断

(1) 概述

尿素循环过程中谷氨酸和乙酰辅酶 A 在 *N-*乙酰谷氨酸合成酶 (*N-*acetylglutamate synthetase, NAGS) 的作用下生成 *N-*乙酰谷氨酸，在此反应过程中由于 NAGS 的缺乏而引起血氨增高的先天性代谢异常，该病称为 *N-*乙酰谷氨酸合成酶缺乏症。

(2) 临床特点

该病主要为高氨血症的神经毒性，遗传性高氨血症临床症状的严重程度与酶活性缺陷的程度相平行，即酶缺陷越严重，起病越早，症状越严重。新生儿期发病：通常患婴初生时正常，几天后在喂哺含蛋白质饮食 (如乳汁) 时出现症状，表现为拒食、呕吐、呼吸急促、嗜睡并很快进入深昏迷，常有惊厥发作。体检时发现除深昏迷外，可有肝大、肌张力增高或低下。儿童期起病者症状多较轻，呈间歇性发作，急性高氨血症表现为呕吐，神经精神症状如共济失调、神志模糊、焦虑、易激惹和攻击性行为等，可出现嗜睡甚至昏迷，也可表现为厌食和头痛。慢性高氨血症则主要表现为进行性脑变性症状，可有体格发育不良及智力低下。部分高氨血症可有特殊的临床表现，如结节性脆发症见于精氨酸琥珀酸尿症。因氨对呼吸中枢的刺激作用，常导致患儿呼吸深快、过度换气而发生呼吸性碱中毒。高氨血症患儿常有呼吸系统症状，如呼吸急促、呼吸窘迫等[1]。

(3) 辅助检查

血液检查发现血氨升高，高浓度丙氨酸和谷氨酰胺。头颅 MRI 可表现为脑萎缩，头颅 B 超可能发现颅内出血、大脑供血不足等[2]。

(4) 病理特点

高氨血症昏迷者有脑水肿，脑内有广泛星形细胞肿胀。肝的线粒体呈多形性。慢性期可有脑皮质萎缩、脑室扩大、髓鞘生成不良、海绵样变性。

(5) 受累部位病变汇总 (表 1031-1)

表 1031-1　受累部位及表现

受累部位	主要表现
神经系统	惊厥、共济失调、神志模糊、焦虑、易激惹、攻击性行为等，可出现嗜睡甚至昏迷、肌张力增高或低下、进行性脑变性、脑水肿，影像可表现为脑萎缩，头颅 B 超可发现颅内出血、大脑供血不足等
消化系统	肝大、拒食、呕吐
呼吸系统	呼吸深快、过度换气
其他	急慢性高氨血症、结节性脆发症

二、基因诊断

(1) 概述

NAGS 基因，编码 *N-*乙酰谷氨酸合成酶，位于 17 号染色体长臂 2 区 1 带 3 亚带 1 次亚带 (17q21.31)，基因组坐标为 (GRCh37):17:42082032-42086436，基因全长 4405bp，包含 7 个外显子，编码 534 个氨基酸。

(2) 基因对应蛋白结构及功能

*N-*乙酰谷氨酸合成酶基因编码一个线粒体酶，催化谷氨酸和乙酰辅酶 A 形成 *N-*乙酰谷氨酸。*N-*乙酰谷氨酸是氨甲酰磷酸合成酶 (CPSI) 的辅助因子，是哺乳动物尿素循环中的第一个酶。这个基因可以通过改变 *N-*乙酰谷氨酸的使用，来调节尿素生成及 CPSI 的活性。*N-*乙酰谷氨酸合成酶的缺陷与高血氨症相关。

(3) 基因突变致病机制

Caldovic 等[3] 在 2 个 NAGS 缺乏的患者中发现了该基因的一个纯合突变。Haberle 等[4] 在 6 个 NAGS 缺乏的家庭中，发现该基因中有 7 个突变。在 5 个受累家庭中的患者都是纯合突变，另外 1 个家庭中的患者是复合杂合突变。其中 1 例患者表现出一种非典型的迟发型病症。本病尚无相应的分子研究，致病机制未明。

(4) 目前基因突变概述

目前人类基因突变数据库报道的 *NAGS* 基因突变有 22 个，其中错义/无义突变 16 个，剪接突变 2 个，小的缺失 2 个，小的插入 2 个。

（徐浩明　黄利男）

参考文献

[1] 钟丽霞，王潞超，曹蓓，等. 新生儿期高氨血症的临床筛查. 实用儿科临床杂志, 2011, 26: 1879-1881.

[2] Bachmann C, Brandis M, Weissenbarth-Riedel E, et al. N-acetylglutamate synthetase deficiency, a second patient. J Inherit Metab Dis, 1988, 11: 191-193.

[3] Caldovic L, Morizono H, Panglao MG, et al. Null mutations in the N-acetylglutamate synthase gene associated with acute neonatal disease and hyperammonemia. Hum Genet, 2003, 112: 364-368.

[4] Haberle J, Schmidt E, Pauli S, et al. Mutation analysis in patients with *N*-acetylglutamate synthase deficiency. Hum Mutat, 2003. 21(6): 593-597.

1032　甲髌综合征
(nail-patella syndrome, NPS; OMIM 161200)

一、临床诊断

(1) 概述

甲髌综合征 (NPS) 又称为甲-骨发育不全 (onychoosteodysplasia)、Tuner-Kieser 综合征或 Fong disease。甲髌综合征除了累及指甲和髌骨外，还会累及肾脏、眼、骨骼等。NPS 为常染色体显性遗传，其致病基因是 *LMX1B*(LIM homeobox transcription factor 1 beta)。NPS 基因与 ABO 血型基因连锁，这是人类第三组经鉴定的连锁群[1]。

(2) 临床表现

甲髌综合征的临床表现个体差异较大，主要为以下几种：

1) 指甲异常：为甲髌综合征主要表现之一，指甲发育不全可表现为纵嵴、无甲、反甲、三角甲或弧形消失 (图 1032-1A、B) 等。

2) 骨骼结构严重畸形：近 90% 的患者会累及髌骨，可能出现髌骨发育不全，如小髌骨、髌骨脱位等，引起膝关节不稳定。大部分患者有关节过伸现象。肘关节发育不良及运动受限，如旋前、旋后等 (图 1032-1C)。桡骨头和 (或) 肱骨小头发育不全伴反复桡骨头后外侧半脱位或脱位。髂骨后部形成的三角形骨隆起即髂骨角，是该综合征的特征性表现。除此之外，还有可能出现脊柱侧弯，肩胛骨或第 1 肋发育不全，出现颈肋等。

3) 肾脏受损：蛋白尿最先出现，还可出现血尿、肾小球肾炎或肾病综合征等，最终可出现肾功能不全。其病理改变主要为肾小球基底膜增厚，电镜下可见增厚的肾小球基底膜和其他正常的肾小球系膜基质中有大量胶原纤维生成。肾脏损害是甲髌综合征最严重的临床表现之一[2]。

4) 眼部异常：偶可见上睑下垂 (图 1032-1D)、青光眼、圆锥角膜、白内障、小角膜、小晶状体等眼部异常表现。还可出现 Lester 征，即为虹膜内缘色素沉着[3]。

5) 其他：可伴随甲状腺功能减退、肠易激惹综合征、注意力缺陷伴多动症等。

有文献称甲发育不全、髌骨缺失或发育不良、桡骨头和 (或) 肱骨小头发育不全 (伴或不伴脱位) 和髂骨角为 NPS 的"四联征"[4]。NPS 患者就诊时均需筛查肾脏病变及青光眼，可针对症状进行手术、物理治疗或基因干预等治疗。对有蛋白尿、高血压的患者，可选用 ACEI 类药物。出现肾功能不全时可进行透析或肾移植。关节部位的症状可进行物理治疗、放置支架或服用镇痛药。

(3) 辅助检查

1) 影像学检查：X 线检查可见骨骼异常，如髌骨异常或缺失、桡骨异常或脱位、髂骨角等 (图 1032-2)。

2) 产前检查：可通过超声进行产检，但妊娠后

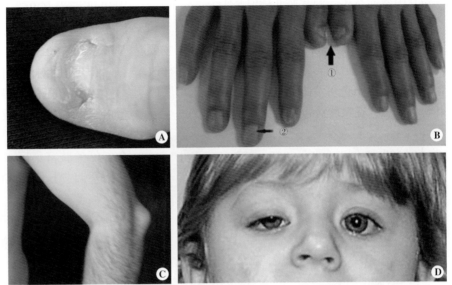

图 1032-1　NPS 患者临床表现
A. 半甲及反甲；B. ①短甲床和纵嵴；②甲基部弧形消失，呈三角形；C. 肘部畸形；D. 上睑下垂 [Int J Mol Sci, 2014, 15(11): 20158-20168]

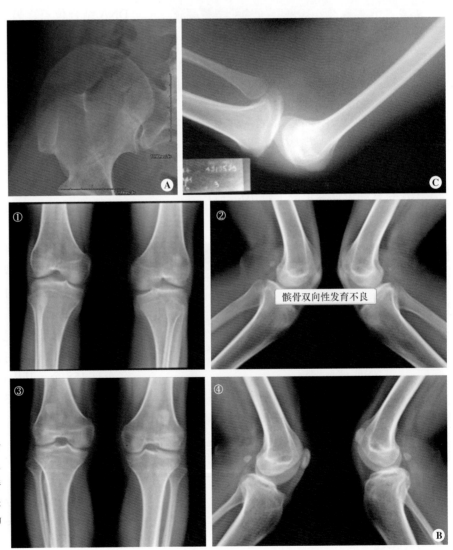

图 1032-2　NPS 患者 X 线表现
A. 髂骨角；B. 膝关节 X 线片：①、②为同一患者，髌骨严重双向性发育不良；③、④为同一患者，髌骨双向性发育不良伴严重移位；C. 膝关节侧位片示髌骨缺失
(C. Pan Afr Med J, 2011, 9: 31; A、B. Int J Mol Sci, 2014, 15: 20158-20168)

期超声检查会受限。还可取绒膜毛或羊水样本进行已知基因突变分析，判断胎儿情况[5,6]。

(4) 病理改变

肾脏病理改变类似于肾小球肾炎，电镜下主要表现为肾小球基底膜不规则增厚，边缘呈虫食样改变。磷酸钨酸染色可清晰看到致密板中有Ⅲ型胶原束纹状沉积，在系膜区也偶可见（图 1032-3)[4]。

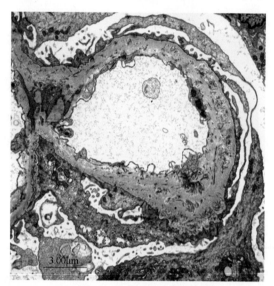

图 1032-3　NPS 患者病理改变

电镜下肾小球可见足突广泛消失，肾小球基底膜不规则增厚，

其中散布着胶原纤维沉积物

(Pediatr Nephrol, 2009, 24: 2345-2354)

(5) 受累部位病变汇总（表 1032-1)

表 1032-1　受累部位及表现

受累部位	主要表现
眼	上睑下垂、青光眼、虹膜色素异常、圆锥角膜、白内障、小角膜、小晶状体
嘴	唇裂、腭裂
骨骼	身材矮小、肩胛骨外侧缘变厚、关节窝发育不全、胸骨畸形、第1肋发育不全、脊柱侧弯、脊柱裂、髂骨角、桡骨狭长伴桡骨头发育不全、肘内翻、髌骨发育不全或缺失、髌骨脱位、股骨内侧髁凸起异常、第5指侧弯畸形、马蹄内翻足
肾脏	血尿、蛋白尿、肾小球肾炎、肾病综合征、肾功能不全
指甲	纵嵴、形态异常（如三角形或弧形消失)、生长缓慢、反甲、无甲
肌肉	胸小肌、肱二头肌、肱三头肌和股四头肌均可出现发育不良

二、基因诊断

(1) 概述

LMX1B 基因，编码 LIM 同源框转录因子 1-β，

位于 9 号染色体长臂 3 区 3 带 3 亚带 (9q33.3)，基因组坐标为 (GRCh37):9:129376722-129463311，基因全长 86 590bp，包含 8 个外显子，编码 406 个氨基酸。

(2) 基因对应蛋白结构及功能

LMX1B 基因编码 LIM 同源框转录因子 1-β，该蛋白属于 LIM 同源域家族，其结构包含 N 末端的 2 个 LIM 锌指结构域、1 个同源结构域和 C 末端的 1 个谷氨酰胺富集区。编码蛋白通过与 DNA 特异结构结合调节其他基因的活性，是背侧肢体结构、肾小球基膜、眼前节、多巴胺能和色胺能神经元发育中的一种必需转录因子。

(3) 基因突变致病机制

1998 年，Dreyer 等[7] 在 3 例无血缘关系的 NPS 患者中均在 *LMX1B* 基因上检出杂合新发突变。功能研究发现其中一个突变破坏了序列特异性 DNA 结合位点，另外两个突变造成蛋白质翻译的提前终止。

1998 年，Chen 等[8] 对小鼠中的 *LMX1B* 基因进行靶向破坏，蛋白破坏后导致的典型表现有指甲和膝盖骨缺乏。*Lmx1b* 突变型小鼠的肾脏还表现出与 NPS 患者肾脏类似的病理变化。2002 年，Hamano 等[9] 发现 *Lmx1b* 失活的小鼠中肾小球血管存在大量渗漏，出生后即死亡。这些小鼠的肾小球基底膜结构发生了变化（胶原蛋白Ⅳ-α3 和 α4 的表达降低）。NPS 的发生可能是由 *LMX1B* 基因的单倍剂量不足导致[10]。目前已报道的错义突变主要集中在同源结构域和 LIM 结构域，其中同源结构域上的错义突变会减弱或者消除编码蛋白与 DNA 的结合[11]，LIM 结构域上的错义突变会影响锌指二级结构[12]。

(4) 目前基因突变概述

目前人类基因突变数据库收录的 *LMX1B* 基因突变有 158 个，其中错义/无义突变 91 个，剪接突变 18 个，小的缺失 30 个，小的插入 9 个，大片段缺失 9 个，大片段插入 1 个。

（彭光格　樊春娜）

参考文献

[1] McIntosh I, Dunston JA, Liu L，et al. Nail patella syndrome revisited: 50 years after linkage. Ann Hum Genet, 2005, 69: 349-363.

[2] Morita T, Laughlin O, Kawano K, et al. Nail-patella syndrome. Arch Intern Med, 1973, 131: 271-277.

[3] Galloway G, ViVian A. An ophthalmic screening protocol for nail-patella syndrome. J Pediatr Ophthalmol Strabismus, 2003, 40: 51-53.

[4] 张宏文, 丁洁. 指甲髌骨综合征研究进展. 实用儿科临床杂志, 2011, 26: 1209-1210.

[5] Feingold M, Itzchak Y, Goodman RD. Ultrasound prenatal diagnosis of the nail-patella syndrome. Prenatal Diag, 1998, 18: 854-856.

[6] McIntosh I, Clough MV, Gak E, et al. Prenatal diagnosis of nail-patella syndrome. Prenatal Diag, 1999, 19: 287-288.

[7] Dreyer SD, Zhou G, Baldini A, et al. Mutations in LMX1B cause abnormal skeletal patterning and renal dysplasia in nail patella syndrome. Nat Genet, 1998, 19: 47-50.

[8] Chen H, Lun Y, Ovchinnikov D, et al. Limb and kidney defects in Lmx1b mutant mice suggest an involvement of LMX1B in human nail patella syndrome. Nat Genet, 1998, 19: 51-55.

[9] Hamano Y, Grunkemeyer JA, Sudhakar A, et al. Determinants of vascular permeability in the kidney glomerulus. J Biol Chem, 2002, 277: 31154-31162.

[10] Dunston JA, Hamlington JD, Zaveri J, et al. The human LMX1B gene: transcription unit, promoter, and pathogenic mutations. Genomics, 2004, 84: 565-576.

[11] Bongers EM, Gubler MC, Knoers NV. Nail-patella syndrome. Overview on clinical and molecular findings. Pediatr Nephrol, 2002, 17: 703-712.

[12] Clough MV, Hamlington JD, McIntosh I. Restricted distribution of loss-of-function mutations within the LMX1B genes of nail-patella syndrome patients. Hum Mutat, 1999, 14: 459-465.

1033　南希−霍兰综合征
(Nance-Horan syndrome, NHS; OMIM 302350)

一、临床诊断

(1) 概述

南希−霍兰综合征 (NHS) 是由 *NHS* 基因突变引起的, 主要临床特点是先天性白内障、牙异常、生理缺陷, 有时表现为智力障碍。

(2) 临床表现

受基因突变影响, 男性有致密核白内障和常见的小角膜。女性携带者表现为后 Y 缝骨间白内障、小角膜和视力轻度减低。Horan 和 Billson[1] 描述了一个家庭, 其中两兄弟有白内障, Hutchinsonian 门齿相关的 X 连锁 (但没有证据支持梅毒)。

1974 年 Nance 等[2] 描述了一个家庭内成员均受到影响, 其中男性和女性携带者分别存在白内障和杂合子变化, 表现为牙齿异常, 但是没有杂合子异常者则没有改变。男性患者有小角膜。两个有赘生齿 (上门牙), 在童年时被拔除, 其他人有其他多余的牙齿被拔除。螺丝形门齿是在杂合子中发现的。男性患者有突出和前倾的耳郭, 掌骨短。

1984 年 Bixler 等[3] 报道了另外 2 个家族, 在其中之一, 杂合子女性双眼失明, 有上门牙拔除。1990 年 Walpole 等[4] 描述了受影响的母亲和孩子, 至少 20% 的男性有大耳朵及鼻尖突出、高鼻梁, 并有智力障碍或者发育延迟 (图 1033-1)。

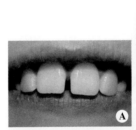
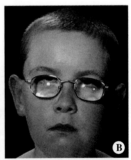
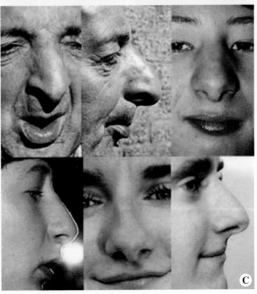

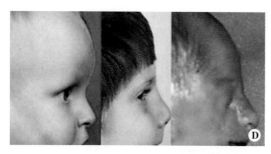

图 1033-1　NHS 患者临床表现

A. 门齿间隙过宽；B. 耳郭突出、前倾；C、D. 鼻尖大；D. 高鼻梁 (A、

C、D. Am J Med Genet, 2009, 149A: 6-28, 61-76; B. Am J Hum Genet, 2003,

73: 1120-1130)

(3) 辅助检查 (图 1033-2)

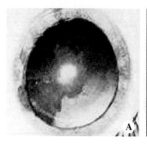
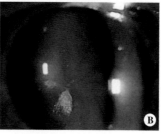

图 1033-2　白内障

(Am J Hum Genet, 2003, 73: 1120-1130)

(4) 病理表现

NBS 为 *NHS* 基因突变后表达的蛋白，NBS 在胚基右上切牙表达 (图 1033-3A)，NBS 在嗅上皮表达 (图 1033-3B)，NBS 在右心室表达 (图 1033-3C)。

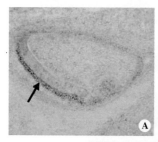
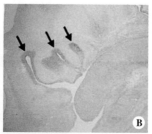
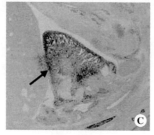

图 1033-3　NHS 患者病理表现

A. 胚基右上切牙；B. 嗅上皮；C. 右心室

(Am J Hum Genet, 2003, 73: 1120-1130)

(5) 受累部位病变汇总 (表 1033-1)

表 1033-1　受累部位及表现

受累部位	主要表现
头颈部	窄长脸、大前倾耳 (90% 女性、40% 男性)、双侧先天性白内障、视力丧失、小角膜、眼震、小眼、女性视力正常、青光眼、后 Y 缝骨间白内障、鼻尖突出、鼻梁突出、螺丝门齿、上切牙多余、锥形前磨牙和磨牙尖点、牙齿间隙大 (男性和女性)
骨骼	大手指、宽手指
神经系统	80% 受累男性轻中度智力障碍

二、基 因 诊 断

(1) 概述

NHS 基因，即编码含有 4 个保守细胞核定位信号蛋白的基因，位于 X 染色体短臂 2 区 2 带 1 亚带 3 次亚带 (Xp22.13)，基因组坐标为 (GRCh37):X: 17393543-17754114，基因全长 360 572bp，包含 8 个外显子，编码 1630 个氨基酸。

(2) 基因对应蛋白结构及功能

NHS 基因，编码含有 4 个保守细胞核定位信号的蛋白，此蛋白在眼、牙、颅面和脑的发育过程中发挥作用，调节肌动蛋白的重塑及细胞形态。

(3) 基因突变致病机制

Burdon 等 [5] 对 5 个独立家系的 NHS 患者进行研究，将致病基因定位于 Xp22.13 上 1.3Mb 区域，并发现 *NHS* 基因的蛋白截短突变。Brooks 等 [6] 研究了该病患者的三代家系，首次报道了 *NHS* 基因的蛋白截短突变，但在一个 X 染色体连锁的先天性白内障家系中同一个基因区域未鉴定出基因突变 (该区域最先由 Francis 等 [7] 描述)，表明 *NHS* 和这种类型的 X 染色体连锁的先天性白内障基因可能不是等位基因。Florijin 等 [8] 在 4 个 NHS 家系中发现 *NHS* 基因突变。Li 等 [9] 在 1 个中国家系的 NHS 患者中，发现 *NHS* 基因的 1 个移码突变，与疾病共分离，且在 100 例对照中未检测到。

类似的表型和遗传证据表明小鼠 Xcat 突变是 NHS 的较好模型，Huang 等 [10] 对 X 染色体的 Xcat 关键区域的测序分析检测到小鼠 *Nhs1* 基因 1 和 2 号外显子之间有一个大的插入突变。这个插入片段抑制了 *Nhs1* 外显子 1 的表达，导致了同类型的外显子 1A 的独特表达。Xcat 突变 cDNA 的实时定量 PCR 结果显示 *Nhs1* 转录水平降低，Xcat 突变新生小鼠的晶状体细胞与野生型小鼠相比较，免疫组化分析检测到细长的晶状体纤维细胞的细胞质染色明显偏低。在中国仓鼠卵巢细胞瞬时转染研究发现，*Nhs1* 外显子 1 对于细胞质的定位较关键。研究表明，*Nhs1* 外显子 1 对于 NHS1 蛋白的正常表达和定位尤其重要，缺失则会导致不正常的 Xcat 小鼠表型。

(4) 目前基因突变概述

目前人类基因突变数据库收录的 *NHS* 基因突变有 26 个，其中错义 / 无义突变 8 个，剪接突变 2 个，小的缺失 8 个，小的插入 4 个，大片段缺失 3 个，大片段插入 1 个。

（吴硕琳　刘传宇）

参考文献

[1] Horan MB, Billson FA. X-linked cataract and Hutchinsonian teeth. Aust Paediatr J, 1974, 10: 98-102.

[2] Nance WE, Warburg M, Bixler D, et al. Congenital X-linked cataract, dental anomalies and brachymetacarpalia. Birth Defects Orig Art Ser, 1974, 10: 285-291.

[3] Bixler D, Higgins M, Hartsfield J, Jr. The Nance-Horan syndrome: a rare X-linked ocular-dental trait with expression in heterozygous females. Clin Genet, 1984, 26: 30-35.

[4] Walpole IR, Hockey A, Nicoll A. The Nance-Horan syndrome. J Med Genet, 1990, 27: 632-634.

[5] Burdon KP, McKay JD, Sale MM, et al. Mutations in a novel gene, NHS, cause the pleiotropic effects of Nance-Horan syndrome, including severe congenital cataract, dental anomalies, and mental retardation. Am J Hum Genet, 2003, 73: 1120-1130.

[6] Brooks S, Ebenezer N, Poopalasundaram S, et al. Refinement of the X-linked cataract locus(CXN)and gene analysis for CXN and Nance-Horan syndrome(NHS). Ophthalmic Genet, 2004, 25: 121-131.

[7] Francis PJ, Berry V, Hardcastle AJ, et al. A locus for isolated cataract on human Xp. J Med Genet, 2002, 39: 105-109.

[8] Florijn RJ, Loves W, Maillette de Buy Wenniger-Prick LJ, et al. New mutations in the NHS gene in Nance-Horan syndrome families from the Netherlands. Europ J Hum Genet, 2006, 14: 986-990.

[9] Li A, Li B, Wu L, et al. Identification of a novel NHS mutation in a Chinese family with Nance-Horan syndrome. Curr Eye Res, 2015, 40: 434-438.

[10] Huang KM, Wu J, Duncan MK, et al. Xcat, a novel mouse model for Nance-Horan syndrome inhibits expression of the cytoplasmic-targeted Nhs1 isoform. Hum Mol Genet, 2006, 15: 319-327.

1034, 1035　发作性睡病
(narcolepsy，NRCLP)
(1034. NRCLP1，OMIM 161400; 1035. NRCLP7，OMIM 614250)

一、临床诊断

(1) 概述

法国医生 Westphal、德国医生 Gélineau 分别在 1877 年和 1880 年报道了发作性睡病 (NRCLP)[1]。NRCLP 是由基因突变和环境因素共同作用引起[2]。NRCLP 是仅次于睡眠呼吸暂停综合征、不安腿综合征的引起睡眠障碍的第三大常见原因。根据致病基因不同分为 NRCLP1 和 NRCLP7 两个亚型。NRCLP1 是由于 *HCRT* 基因的杂合突变引起；而 NRCLP7 是由于 *MOG* 基因的突变引起。欧美数据表明，发作性睡病的发病率波动在 0.02% ～ 0.05%[3]。

(2) 临床表现

发作性睡病有 2 个发病高峰期，平均年龄在 15 岁和 36 岁。NRCLP 的典型四联征为：日间过度嗜睡、发作性猝倒、睡眠瘫痪、入睡前幻觉[4]。大约只有 10% 的患者会出现上述四种症状，多数患者只有白天睡眠过多及上述一个或一个以上的症状。鉴于猝倒症是发作性睡病的一个特异症状，又可将发作性睡病分为猝倒型发作性睡病和非猝倒型发作性睡病。外伤性脑损伤、脑肿瘤、卒中、先天性障碍等可引起继发性发作性睡病；有报道称神经系统囊虫病感染可引起继发性发作性睡病；H1N1 疫苗接种和松果体表皮样囊肿等也可引起发作性睡病。某些精神疾病也会引起类似症状。

(3) 辅助检查

脑脊液检查提示下丘脑分泌素 -1 水平降低，< 110g/L 或低于正常水平的 1/3，该检查特异性高但敏感性一般。夜间多导睡眠检测可见 REM

睡眠潜伏期缩短 (少于 15min)，同时可排除其他原因引起的白天嗜睡，如睡眠呼吸暂停。HLA dqb1*0602 敏感性和特异性都不高，只能作为支持诊断 [5]。近年来功能性影像学检查取得一定进展，可通过功能 MRI、SPECT、PET 检测该病患者各脑区结构、活动及代谢情况。基于体素的形态测量学 (VBM) 分析可见下丘脑、右侧伏隔核、内侧前额叶皮质、右侧前额叶皮质等区域灰质体积减小 (图 1034-1)；下丘脑、额上回、顶下小叶、胼胝体下回、背侧丘脑、扣带回皮质、中央后回 / 缘上回、尾状核、海马旁回等区域清醒状态下活动减少 (图 1034-2)[6]。

(4) 病理表现

未见相关病理改变。

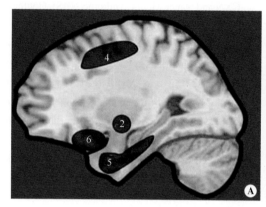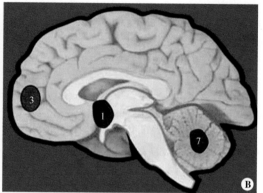

图 1034-1　结构异常、灰质减少的区域

(1) 下丘脑；(2) 右侧伏隔核；(3) 内侧前额叶皮质；(4) 右侧前额叶皮质；(5) 颞下回；(6) 额下回；(7) 小脑蚓部

(CNS Neurol Disord Drug Targets, 2009, 8: 254-263)

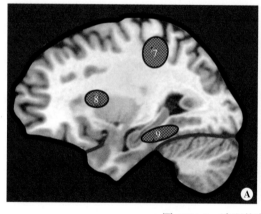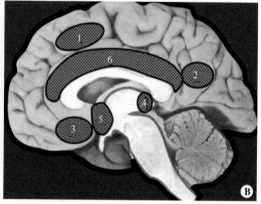

图 1034-2　清醒状态下活动减少的区域

(1) 额上回；(2) 顶下小叶；(3) 胼胝体下回；(4) 背侧丘脑；(5) 下丘脑；(6) 扣带回皮质；(7) 中央后回 / 缘上回；(8) 尾状核；(9) 海马旁回

(CNS Neurol Disord Drug Targets, 2009, 8: 254-263)

(5) 受累部位病变汇总 (表 1034-1)

表 1034-1　受累部位及表现

受累部位	主要表现
神经系统	日间过度嗜睡、发作性猝倒、睡眠瘫痪、入睡前幻觉、下丘脑分泌素缺乏

二、NRCLP1 基因诊断

(1) 概述

HCRT 基因，即编码食欲肽前体蛋白 (orexin precursor) 的基因，位于 17 号染色体长臂 2 区 1 带 2 亚带 (17q21.2)，基因组坐标为 (GRCh37):17: 40336078-40337470，基因全长 1393bp，包含 2 个

外显子，编码 131 个氨基酸。

(2) 基因对应蛋白结构及功能

该基因编码 1 个下丘脑神经肽前体蛋白，此前体蛋白通过蛋白酶解加工后产生两种成熟的神经肽 —— 食欲肽 A 和食欲肽 B。食欲肽 A 和食欲肽 B 与单独的 G 蛋白偶联受体 HCRTR1 和 HCRTR2 结合可以调控睡眠和觉醒。这种神经肽的调节还可以在摄食行为、代谢和体内平衡中发挥作用。

(3) 基因突变致病机制

Peyron 等[7] 通过对 74 例患者大脑组织病理学研究和 HCRT、HCRTR1 和 HCRTR2 的突变筛选来研究食欲肽在人类发作性睡病中的作用。在一个早发性 NRCLP 患者中发现 HCRT 突变损害了肽运输和加工。Nishino 等[8] 首次在 9 例 NRCLP1 患者和 8 例正常人的脑脊髓液中检测 HCRT1 的水平。结果其中 7 例患者检测不到 HCRT1，另外 2 例患者含有正常水平的 HCRT1，8 例正常人中均能检测到 HCRT1。此结果表明人的发作性睡病是由于 HCRT1 缺陷引起的。一个简单的解释是，下丘脑分泌素分泌的细胞在 HLA- 相关发作性睡病的自身免疫过程中被破坏。

通过对患有 NRCLP 的杜宾犬 Hcrtr2 进行基因组测序，Lin 等[9] 识别了一个插入突变导致的异常剪接和截短突变。他们还识别了其 Hcrtr2 基因上的另一个缺失突变。Lin 等推测这些变化扰乱该受体的正常膜定位或转导的功能。Chemelii 等[10] 设计的 NRCLP 小鼠模型，涉及相同的遗传途径。

(4) 目前基因突变概述

目前人类基因突变数据库收录的 HCRT 基因突变有 2 个，其中错义 / 无义突变 1 个，调控区突变 1 个，无突变热点。

三、NRCLP7 基因诊断

(1) 概述

MOG 基因，即编码髓鞘少突胶质细胞糖蛋白的基因，位于 6 号染色体短臂 2 区 2 带 1 亚带 (6p22.1)，基因组坐标为 (GRCh37):6:29624758-29640149，基因全长 15 392bp，包含 8 个外显子，编码 252 个氨基酸。

(2) 基因对应蛋白结构及功能

该基因产物为表达在少突胶质细胞表面和髓鞘外表面的一种膜蛋白，其位置使其在免疫介导的脱髓鞘过程中成为主要的一个靶抗原。此蛋白可能参与髓鞘的完全形成和维持以及细胞间的交流。

(3) 基因突变致病机制

Hor 等[11] 对迄今为止的最大患者家族进行连锁分析，该家族有 12 个患者，对家族中的 3 个患者进行外显子测序，结果表明在连锁区域内 MOG 基因第 2 个外显子上存在 1 个杂合错义突变 (p.S133C，OMIM159465.0001)。

本病尚无相应的分子研究，致病机制未明。

(4) 目前基因突变概述

目前人类基因突变数据库收录的 MOG 基因突变有 1 个，为错义 / 无义突变。无突变热点。

（林 毅 张静静）

参考文献

[1] Schenck CH, Bassetti CL, Arnulf I, et al. English translations of the first clinical reports on narcolepsy and cataplexy by Westphal and Gelineau in the late 19th century, with commentary. J Clin Sleep Med, 2007, 3: 301-311.

[2] Arango MT, Kivity S, Chapman J, et al. Narcolepsy—genes, infections and vaccines: the clues for a new autoimmune disease. Isr Med Assoc J, 2014, 16(10): 636-637.

[3] Akintomide GS, Rickards H. Narcolepsy: a review. Neuropsychiatr Dis Treat, 2011, 7: 507-518.

[4] Nishino S. Clinical and neurobiological aspects of narcolepsy. Sleep Med, 2007, 8: 373-399.

[5] Leschziner G. Narcolepsy: a clinical review. Pract Neurol, 2014, 14: 323-331.

[6] Dang-Vu TT, Desseilles M, Schwartz S, et al. Neuroimaging of narcolepsy. CNS Neurol Disord Drug Targets, 2009，8: 254-263.

[7] Peyron C, Faraco J, Rogers W, et al. A mutation in a case of early onset narcolepsy and a generalized absence of hypocretin peptides in human narcoleptic brains. Nat Med , 2000, 6: 991-997.

[8] Nishino S, Ripley B, Overeem S, et al. Hypocretin(orexin) deficiency in human narcolepsy. The Lancet, 2000, 355: 39-40.

[9] Lin L, Faraco J, Li R, et al. The sleep disorder canine narcolepsy is caused by a mutation in the hypocretin(orexin) receptor 2 gene. Cell, 1999, 98: 365-376.

[10] Chemelli RM, Willie JT, Sinton CM, et al. Narcolepsy in orexin knockout mice: molecular genetics of sleep regulation. Cell, 1999, 98: 437-451.

[11] Hor H, Bartesaghi L, Kutalik Z, et al. A missense mutation in myelin oligodendrocyte glycoprotein as a cause of familial narcolepsy with cataplexy. Am J Hum Genet, 2011, 89: 474-479.

1036　美国原住民肌病
(native American myopathy, NAM; OMIM 255995)

一、临床诊断

(1) 概述

美国原住民肌病 (NAM) 是一种常染色体隐性遗传性疾病。Bailey 和 Bloch[1] 于 1987 年首次报道了在北卡罗来纳的印度 Lumbee 部落中出现的一种新型疾病，为 STAC3 基因突变所致。

(2) 临床表现

该疾病的主要临床表现为先天性乏力和关节弯

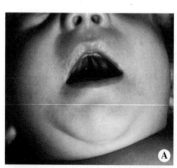
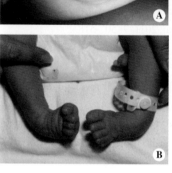
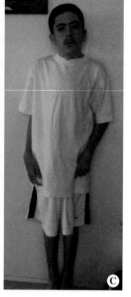

图 1036-1　NAM 患者临床表现

A. 腭裂；B. 畸形足；C. 身材矮小、关节弯曲

(Am J Med Genet, 2008, 146A: 1832-1841)

曲、腭裂 (图 1036-1A)、上睑下垂、颧骨发育不全、畸形足 (图 1036-1B)、身材矮小 (图 1036-1C)、脊柱后侧凸，对该种病患者麻醉时易引发恶性高热，还可出现僵直、肌肉代谢亢进、横纹肌溶解、心动过速、呼吸急促及代谢性酸中毒等[2]。

(3) 辅助检查

无特征性检查。

(4) 病理学检查

肌肉活检：苏木素及伊红染色可见均匀小纤维，

长度约为 20mm[2, 3]。

(5) 受累部位病变汇总 (表 1036-1)

表 1036-1　受累部位及表现

受累部位	主要表现
面部	腭裂、上睑下垂、颧骨发育不全
肌肉	肌肉代谢亢进、横纹肌溶解
骨骼	脊柱后侧凸、畸形足

二、基因诊断

(1) 概述

STAC3 基因，编码 SH3 和富含半胱氨酸的结构域 3，位于 12 号染色体长臂 1 区 3 带 3 亚带 (12q13.3)，基因组坐标为 (GRCh37):12:57637241-57644971，基因全长 7731bp，包含 12 个外显子，编码 364 个氨基酸。

(2) 基因对应蛋白结构及功能

该基因编码的蛋白是肌肉兴奋 - 收缩耦联结构的一个组成部分。该蛋白是 STAC 基因家族成员，含有一个富含半胱氨酸的 N 末端结构域和两个 SH3 结构域。该基因突变是导致美国原住民肌病的原因之一。

(3) 基因突变致病机制

Horstick 等 [4] 对 5 个患有美国原住民肌病的家系的 STAC3 基因编码区进行了测序分析，这些家系样本包含 5 例患者和 13 个正常个体。他们在所有患病样本中都检测到一个纯合的错义突变 (p.W284S)，所有未发病的携带者均为杂合突变，在 3 个未患病的个体中没有发现该突变。Horstick 等 [4] 构建了该突变的斑马鱼模型，

(4) 目前基因突变概述

目前人类基因突变数据库没有收录 STAC3 基因突变信息，但在文献中报道该基因有 1 个错义突变 (p.W284S)[4]。

（ 申　园　李金鑫　王晓宏）

参考文献

[1] Bailey AG, Bloch EC. Malignant hyperthermia in a three-month-old American Indian infant. Anesth Analg, 1987, 66: 1043-1045.

[2] Stamm DS, Aylsworth AS, Stajich JM.Native American myopathy: congenital myopathy with cleft palate, skeletal anomalies, and susceptibility to malignant hyperthermia. Am J Med Genet,

2008, 146A: 1832-1841.

[3] Clarke NF, Smith RL, Bahlo M. A novel X-linked form of congenital fiber-type disproportion. Ann Neuro, 2005, 58: 767-772.

[4] Horstick EJ, Linsley JW, Dowling JJ, et al. Stac3 is a component of the excitation-contraction coupling machinery and mutated in Native American myopathy. Nat Commun, 2013, 4: 1952.

1037　自然杀伤细胞糖皮质激素缺乏和 DNA 修复缺陷病
(natural killer cell and glucocorticoid deficiency with DNA pepair defect, NKGCD; OMIM 609981)

一、临床诊断

(1) 概述

自然杀伤 (NK) 细胞糖皮质激素缺乏和 DNA 修复缺陷病 (NKGCD) 是一种常染色体隐性遗传病，主要是由于 MCM4 基因突变所致。

(2) 临床表现

主要临床特点是宫内或宫外发育迟滞、小头畸形、反复病毒感染、口腔溃疡、接触传染性软疣、呼吸道感染和呼吸衰竭。有的患者有肾上腺功能不全，需要糖皮质激素替代治疗，有易患肿瘤风险[1]。

(3) 病理表现

血液中 ACTH 水平升高，细胞学检查提示 DNA 断裂[2]。

(4) 辅助检查

实验室检查可见 NK 细胞数目减少。

(5) 受累部位病变汇总 (表 1037-1)

表 1037-1　受累部位及表现

受累部位	主要表现
头颅	小头畸形
消化系统	肝脾大
皮肤	色素沉着
神经系统	轻度智力发育障碍
内分泌系统	肾上腺功能不全、皮质类固醇不足
免疫系统	循环系统 NK 细胞减少、淋巴结肿大、反复病毒感染
肿瘤	患肿瘤风险高、淋巴组织增殖性疾病

二、基因诊断

(1) 概述

MCM4 基因，即编码微染色体维持蛋白质元件 4 的基因，位于 8 号染色体长臂 1 区 1 带 2 亚带 1 次亚带 (8q11.21)，基因组坐标为 (GRCh37):8:48872763-48890720，基因全长 17 958bp，包含 16 个外显子，编码 863 个氨基酸。

(2) 基因对应蛋白结构及功能

MCM4 基因编码的蛋白质是一种高度保守的微染色体维持蛋白质元件 (MCM)，该蛋白在真核基因组复制起始中发挥重要作用。MCM 蛋白组成的六聚体是复制前复合体的重要元件。与复制叉的形成和其他复制相关蛋白的招募有关。MCM 复合体由具有 DNA 解旋酶活性的 MCM4、2、6 和 7 蛋白组成，该复合体可能具有 DNA 解链酶的活性。CDC2 激酶磷酸化会导致 DNA 解旋酶活性降低，同时 MCM 复合体与染色体结合能力也会降低。

(3) 基因突变致病机制

2012 年，Gineau 等[1]在 2 例有血缘关系的爱尔兰 NKGCD 患者身上检出了 MCM4 基因的一个纯合突变，1 号内含子的一个 A 变成 G，导致剪接位点移动了 1 个碱基，从而导致编码区插入 1 个 G，造成移码突变并提前终止。其中 1 例患者曾在 2006 年由 Eidenschenk 等[3]报道过。体外功能表达研究揭示了该突变导致基因翻译为 MCM 蛋白的同源异构体。与对照组相比，携带该突变的转

染细胞在 G_1/S 期细胞比例降低，而处在 G_2/M 期的细胞比例升高。这一发现表明 *MCM4* 突变严重破坏了 DNA 的协调复制，损伤了阻止重复制的正常调控机制，而重复制会影响有丝分裂的细胞周期。与对照组相比，患者的细胞基因组不稳定性和 DNA 损伤程度增高。

2012 年，Hughes 等[2]发现，*Mcm4* 基因纯合缺失导致小鼠死于胚胎期。*Mcm4* 杂合突变小鼠能够存活。但它们的肾上腺类固醇合成细胞发生异常，被不能合成类固醇的 GATA4 和 GLI1 阳性细胞所取代，这可能使类固醇分泌水平下降。另外，杂合突变小鼠还表现出显著的染色体脆弱性和基因组不稳定性，严重的生长障碍，并使乳腺肿瘤、组织细胞肉瘤和淋巴瘤的易感性增加。

(4) 目前基因突变概述

目前人类基因突变数据库没有收录 *MCM4* 基因突变信息，但在文献中报道该基因有 1 个小的插入突变[3]。

（左丽君　张　鸣）

参考文献

[1] Gineau L, Cognet C, Kara N, et al. Partial MCM4 deficiency in patients with growth retardation, adrenal insufficiency, and natural killer cell deficiency. J Clin Invest, 2012, 122: 821-832.

[2] Hughes CR, Guasti L, Meimaridou E, et al. MCM4 mutation causes adrenal failure, short stature, and natural killer cell deficiency in humans. J Clin Invest, 2012, 122: 814-820.

[3] Eidenschenk C, Dunne J, Jouanguy E, et al. A novel primary immunodeficiency with specific natural-killer cell deficiency maps to the centromeric region of chromosome 8. Am J Hum Genet, 2006, 78: 721-727.

1038~1045　线状体肌病
（nemaline myopathy, NEM）
(1038. NEM1，OMIM 609284; 1039. NEM2, OMIM 256030; 1040. NEM3, OMIM 161800; 1041. NEM4, OMIM 609285; 1042. NEM5, OMIM 605355; 1043. NEM6, OMIM 609273; 1044. NEM7, OMIM 610687; 1045. NEM9, OMIM 615731)

一、临床诊断

(1) 概述

线状体肌病 (NEM) 是一组因线状体代谢障碍而导致的多系统疾病，以骨骼肌受损为主。由 Conen 等和 Shy 等[1]于 1963 年首先报道，因在患者肌纤维中发现大量线状体 (nemalinebody)，或称肌杆 (rod)，故又称杆状体肌病。已知的线状体肌病可分为 NEM1、NEM2、NEM3、NEM4、NEM5、NEM6、NEM7 和 NEM9 等型。

(2) 临床表现

NEM 患者的突出表现是肌无力和肌张力低下，骨骼肌极度不能耐受疲劳。约 40% 的患者伴肌肉疼痛，少数患者伴有肌萎缩（图 1038-1）。肌无力常见于面肌、颈屈肌和近端肌。肌病面容如面部拉长、没有表情、口呈帐篷状、腭弓抬高、下颌退缩和迟发的颌骨固定，新生儿可见"金鱼嘴"。肋间肌和膈肌受累，易患肺炎，少数患者需鼻饲或人工呼吸。偶见心脏受累，以扩张型心肌病常见[2, 3]。

(3) 辅助检查

肌电图早期正常或呈肌源性损害，轻微用力时见小振幅的、完全干扰相的多相性运动单位电位，纤维密

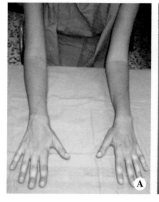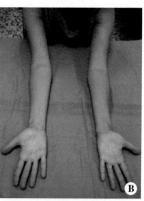

图 1038-1　双上肢肌萎缩，以前臂为著
（Muscle Nerve, 2010, 42: 901-907）

度正常；晚期远端肌肉呈神经源性损害，如大的运动电位，完全用力时可见分离类型、异常颤动现象、纤维密度升高。运动、感觉传导速度及潜伏期正常。远端肌萎缩可见远端复合肌肉动作电位振幅减小。肌肉 CT 可显示脂肪浸润（图 1038-2）[4]。肌酸激酶正常或轻度升高。

(4) 病理表现

肌肉活检可见 Ⅰ 型纤维占优势，MGT 染色可见肌膜下大量蓝紫色粗颗粒样或杆状物质，部分肌纤维萎缩[2]（图 1038-3）。

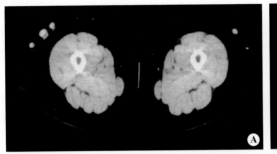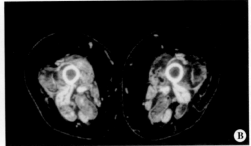

图 1038-2　肌肉 CT 表现

A. 一位 40 岁患者正常的肌肉组织；B. 一位 73 岁患者肌肉组织中弥漫性脂肪浸润

(Neuromuscular Disorders, 2002, 12: 13-18)

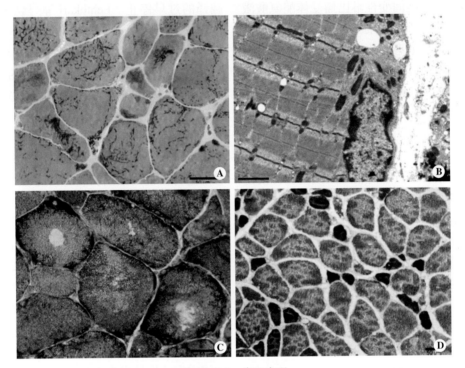

图 1038-3　病理表现

A. 免疫组化显示胞质中簇状的杆状体；B. 电镜下显示肌膜下杆状体；C. NADH 反应发现肌细胞核心氧化

酶活性缺乏；D. 双酶标免疫组化显示 Ⅰ 型纤维占优势、肥大、Ⅱ 型纤维萎缩

(Am J Hum Genet, 2010, 87: 842-847)

(5) 基因突变亚型汇总（表 1038-1）

表 1038-1　亚型汇总

NEM 亚型	致病基因（别名）
NEM1	TPM3
NEM2	NEB
NEM3	ACTA1
NEM4	TPM2
NEM5	TNNT1
NEM6	KBTBD13
NEM7	CFL2
NEM9	KLHL41

(6) 受累部位病变汇总（表 1038-2）

表 1038-2　受累部位及表现

受累部位	主要表现
肌肉	肌无力和肌张力低下、骨骼肌极度不能耐受疲劳，约 40% 的患者伴肌肉疼痛，少数患者伴有肌萎缩
心脏	扩张型心肌病
肺	易患肺炎

二、NEM1 基因诊断

(1) 概述

TPM3 基因，即编码原肌球蛋白 α3 链的基因，

位于 1 号染色体长臂 2 区 1 带 3 亚带 (1q21.3)，基因组坐标为 (GRCh37):1:154134290-154164609，基因全长 30 320bp，包含 10 个外显子，编码 285 个氨基酸。

(2) 基因对应蛋白结构及功能

该基因编码肌动结合蛋白中的原肌球蛋白家族的一个成员。原肌球蛋白是卷曲螺旋二聚体蛋白，可以为肌动蛋白微丝提供稳定性，并且调控其他肌动结合蛋白的进入。该基因的突变会导致常染色体显性杆状体肌病和其他肌肉疾病。该区域会涉及与其他区域的易位，包括间变性淋巴瘤受体酪氨酸激酶 (ALK) 和神经营养酪氨酸激酶受体 1(NTRK1)，可导致原癌基因作用的融合蛋白形成。该基因在不同的染色体上有大量假基因。

(3) 基因突变致病机制

杆状体肌病是以肌纤维内存在特殊的杆状体为特征的肌病，Laing 等[5] 在 TPM3 中发现了 1 个错义突变，该突变可导致 α 原肌球蛋白 N 端附近的一个疑似肌动蛋白结合位点上的精氨酸残基被替换为高度保守的蛋氨酸。这一突变可能增强原肌球蛋白和肌动蛋白的结合，导致杆状体形成。

Kee 等[6] 通过表达骨骼肌中显性失活的 Tpm3 (p.M9R) 突变体构建了 1 个杆状体肌病的转基因小鼠模型，这一突变引发了该疾病温和的幼年发作型。该小鼠模型有人类疾病的所有特征，包括瘦体型、骨骼肌中存在杆状体结节、慢 / 氧化纤维的增加及快纤维的肥大。

(4) 目前基因突变概述

目前人类基因突变数据库报道的 TPM3 基因突变有 16 个，其中错义 / 无义突变 14 个，剪接突变 1 个，小的缺失 1 个。突变分布在基因整个编码区，无突变热点。

三、NEM2 基因诊断

(1) 概述

NEB 基因，即编码伴肌动蛋白的基因，位于 2 号染色体长臂 2 区 2 带 3 亚带 (2q22.3)，基因组坐标为 (GRCh37):2:152341853-152591001，基因全长 249 149bp，包含 183 个外显子，编码 8525 个氨基酸。

(2) 基因对应蛋白结构及功能

该基因编码伴肌动蛋白，是骨骼肌肌节中与粗细丝共存的细胞骨架基质的一个大型蛋白组分。这个编码蛋白包括 7 种大约 30 个氨基酸的长模体及其他重复模体。由于不同组织、物种和发育阶段的特异性的可变剪接，蛋白异构体从 600 ～ 800kDa 不等。在 NEB 基因的 183 个外显子中，至少 43 个存在可变剪接。该基因突变与隐性杆状体肌病有关。

(3) 基因突变致病机制

Lehtokari 等[7] 通过高效液相色谱法在 44 个不相关家庭的 NEM2 患者中发现了 45 个新发 NEB 基因突变；55% 的突变是移码或无义突变，导致蛋白翻译的过早停止。Lehtokari 等[7] 认为 NEB 基因上的突变是杆状体肌病最常见的诱因。

Ottenheijm 等[8] 对具有明确伴肌动蛋白突变 (55 号外显子缺失) 的杆状体肌病表型的患者进行了研究，实验显示患者骨骼肌中伴肌动蛋白水平的显著下降，伴肌动蛋白 N 端的减少最为显著。肌肉机械力学研究表明伴肌动蛋白突变的肌肉，其产力能力下降了 60%。而与肌纤维相关的纤维肌节长度有左移的趋势。说明细丝长度的紊乱可能是伴肌动蛋白突变的杆状体肌病患者肌肉虚弱的原因。

(4) 目前基因突变概述

目前人类基因突变数据库报道的 NEB 基因突变有 65 种，其中错义 / 无义突变 21 种，剪接突变 16 种，小的缺失 20 种，小的插入 4 种，大片段缺失 4 种。Anderson 等[9] 在 5 个德系犹太人家族中，观察到 1 个热点突变，是位于 55 号外显子上的 2502bp 的缺失，在 4090 位德系犹太人随机样本中该突变的携带率为 1/108。

四、NEM3 基因诊断

(1) 概述

ACTA1 基因，即编码骨骼肌 α 肌动蛋白的基因，位于 1 号染色体长臂 4 区 2 带 1 亚带 3 次亚带 (1q42.13)，基因组坐标为 (GRCh37):1:229566992-229569858，基因全长 2867bp，包含 7 个外显子，编码 377 个氨基酸。

(2) 基因对应蛋白结构及功能

ACTA1 基因的编码产物属于高度保守且在细胞运动、结构和完整性上扮演重要角色的肌动蛋白家族。现已发现了 α、β 和 γ 肌动蛋白亚型，其中 α 肌动蛋白是伸缩结构上的主要成分，β 和 γ 肌动蛋白则与细胞运动的调节有关。该基因编码的肌动蛋白是存在于骨骼肌中的 α 肌动蛋白。该基因上的突变会引起杆状体肌病 3 型、先天性肌病伴细肌丝过多、先天性肌病伴轴空、先天性肌病伴纤维类型不平衡及其他导致肌肉纤维缺陷的疾病。

(3) 基因突变致病机制

Nowak 等 [10] 在 10 个不相关的疾病程度不同的 NEM 患者身上发现了 10 个不同的 *ACTA1* 基因杂合突变。在一个家庭中，母亲和两个孩子都受到影响，显示该病可能为常染色体显性遗传。

在 2 个患有 NEM 并在 5～19 天死亡的双胞胎身上，Nowak 等 [10] 发现了复合的两个 *ACTA1* 杂合突变。Ilkovski 等 [11] 在 35 个不相关的 NEM 先证者中的 5 个个体身上发现了 5 个不同的杂合突变。

(4) 目前基因突变概述

目前人类基因突变数据库报道的 *ACTA1* 基因突变有 179 个，其中错义/无义突变 167 个，剪接突变 5 个，小的缺失 6 个，小的插入 1 个。突变分布在基因整个编码区，无突变热点。

五、NEM4 基因诊断

(1) 概述

TPM2 基因，即编码原肌球蛋白 β 链亚型的基因，位于 9 号染色体短臂 1 区 3 带 3 亚带 (9p13.3)，基因组坐标为 (GRCh37):9:35681990-35690583，基因全长 8594bp，包含 9 个外显子，编码 322 个氨基酸。

(2) 基因对应蛋白结构及功能

该基因编码 β 原肌球蛋白，是肌动蛋白丝结合家族的一员，主要表达在慢 1 型肌纤维中。该基因上的突变可以改变其他肌节原肌球蛋白的表达，并引起 CAP 病、NEM4 和远端关节挛缩综合征。

(3) 基因突变致病机制

Donner 等 [12] 从 2 个彼此没有亲缘关系的 NEM4 患者中发现了 *TPM2* 基因的杂合突变，其中 1 位女性患者疾病症状为温和型，另一位是 1 个患病母亲的儿子，发病的母亲被发现和她的儿子携带有相同的突变。本病尚无相应的分子研究，致病机制未明。

(4) 目前基因突变概述

目前人类基因突变数据库报道的 *TPM2* 基因突变有 10 个，其中错义/无义突变 7 个，小的缺失 2 个，小的插入 1 个。突变分布在基因整个编码区，无突变热点。

六、NEM5 基因诊断

(1) 概述

TNNT1 基因，即编码骨骼肌慢肌肌钙蛋白 T 的基因，位于 19 号染色体长臂 1 区 3 带 4 亚带 2 次亚带 (19q13.42)，基因组坐标为 (GRCh37):19:55644161-55660752，基因全长 16 592bp，包含 14 个外显子，编码 278 个氨基酸。

(2) 基因对应蛋白结构及功能

该基因编码肌钙蛋白的一个亚基，肌钙蛋白位于肌节的细肌丝上，是一个调控复合体。该复合体响应细胞内钙离子的浓度波动进而调节横纹肌收缩反应。这个复合体由三个亚基组成，分别为结合钙离子的肌钙蛋白 C、结合原肌球蛋白的肌钙蛋白 T 及抑制亚基肌钙蛋白 I。*TNNT1* 基因编码的是骨骼肌慢肌钙蛋白 T 亚基。

该基因发生突变将导致 NEM5，也被称为阿米什杆状体肌病，是一个以肌无力为特征的神经肌肉病。该病会导致骨骼肌纤维内出现杆状或纤维状包含物，一般在婴儿出生后第 2 年发病，因呼吸衰竭而死亡。目前，*TNNT1* 基因已被发现存在多个编码不同亚型的选择性剪接转录本。

(3) 基因突变致病机制

Johnston 等 [13] 在 NEM5 患者 *TNNT1* 基因的 11 号外显子上发现了一个 c.579G > T 突变，该突变导致 180 位氨基酸 (p.E180X) 变为终止密码子，从而使蛋白 C 端丢失了 83 个氨基酸。Johnston 等收集了来自 33 个 NEM5 家庭的 71 个婴儿及儿童的临床信息，通过分析发现，患者在出生后第 1 个月，即可出现肌张力减退及颤动，肩温和挛缩，之后逐步恶化为近端挛缩、无力，前胸壁渐渐凸起畸形。患者一般在第 2 年死于呼吸衰竭。

Jin 等 [14] 发现患者的 *TNNT1* 基因若是存在 p.E180X 突变，则其将完全丢失 TNNT1 蛋白。该突变导致 TNNT1 蛋白的 C 端上能与肌钙蛋白 C、I 及原肌球蛋白的 T2 结构域丢失。预测认为其保留了一个主要的原肌球蛋白结合位点，使肌钙蛋白复合体能锚定到细肌丝上。

Wang 等 [15] 通过研究一例因 *TNNT1* 基因上 p.E180X 突变而患有 NEM5 的患者，发现其肌肉组织中残留有突变体 *TNNT1* mRNA，但没有相应的翻译后的变异 TNNT1 蛋白质。在体外非肌肉细胞中进行功能表达研究表明 p.E180X 突变蛋白能被表达出来，但在肌肉细胞中表达不能被检测出来。该结果表明蛋白的缺少效应是由 p.E180X 突变蛋白在肌肉细胞中快速降解产生的，而不是丢失无意义的 mRNA 导致的。Wang 等[15] 提出假设突变 TNNT1 与肌丝的无效率结合是导致其被肌肉细胞通过保护机制降解的原因。

(4) 目前基因突变概述

目前人类基因突变数据库报道的 TNNT1 基因突变有 1 个，为无义突变。

七、NEM6 基因诊断

(1) 概述

KBTBD13 基因，即一个编码伴肌动蛋白 (NEB) 的基因，位于 15 号染色体长臂 2 区 2 带 3 亚带 1 次亚带 (15q22.31)，基因组坐标为 (GRCh37):15: 65369154-65372276，基因全长 3123bp，包含 1 个外显子，编码 458 个氨基酸。

(2) 基因对应蛋白结构及功能

KBTBD13 基因是编码含有 BTB 结构域和几个 Kelch 重复序列蛋白的基因家族成员。BTB 结构域作为蛋白质相互作用模块，能自我结合或与不含 BTB 结构域的蛋白相互作用。Kelch 基序通常有 5～7 个重复序列，存在于具有不同功能的蛋白质中。该家族成员的已知功能包括转录调控、离子通道四聚体化及门控、蛋白泛素化或降解、细胞骨架调节。

(3) 基因突变致病机制

NEM6 是一种以肌纤维出现杆状结构沉积和核心病变的常染色体显性神经肌肉疾病。Sambuughin 等[2] 发现 BTB/Kelch 蛋白家族中的一个成员发生突变与 NEM6 有关。对患病家族的分析将候选区域缩小在染色体 15q22.31 上，通过突变筛选识别了一个之前未描述过的基因 KBTBD13。该基因包含一个 BTB/POZ 结构域和 5 个 Kelch 重复序列，主要在骨骼肌和心肌中表达[16, 17]。确认与 NEM6 相关的 KBTBD13 基因突变有：c.742C ＞ A (p.R248S)、c.1170G ＞ C(p.K390N)、c.1222C ＞ T (p.R408C)，它们位于 Kelch 重复的保守结构域，推测可以干扰分子的 β- 内螺旋。

为确定亚细胞定位，Sambuughin 等[2] 以人类骨骼肌 RNA 为模板进行 RT-PCR 获得野生型的 KBTBD13 cDNA。通过定点突变向野生型克隆子引入 c.1222C ＞ T(p.R408C) 突变。全长基因 KBTBD13 转录物被克隆到 pCMV6-AC-MycDDK 表达载体，并转染到分化的 C2C12 肌管细胞和胚胎鼠心肌细胞[18]。野生型和 KBTBD13 突变型在这 2 种类型的整个细胞质中呈点状分布。在心肌细胞中，KBTBD13 和 α- 辅肌动蛋白并无共同的定位，说明 NEM6 的致病机制根本不同于其他 NEMs。鉴于与 NEM6 有关突变的致病性，KBTBD13 基因有可能在肌肉结构或功能中起重要作用，但该作用至今仍不清楚。

(4) 目前基因突变概述

目前人类基因突变数据库报道的 KBTBD13 基因突变有 3 个，均为错义 / 无义突变。

八、NEM7 基因诊断

(1) 概述

CFL2 基因，即编码丝切蛋白 2 的基因，位于 14 号染色体长臂 1 区 3 带 1 亚带 (14q13.1)，基因组坐标为 (GRCh37):13:35179588-35184029，基因全长 4442bp，包含 4 个外显子，编码 166 个氨基酸。

(2) 基因对应蛋白结构及功能

CFL2 基因编码一个细胞内蛋白，该蛋白参与肌动蛋白丝运动的调节。这个蛋白是细胞核和细胞质内肌动蛋白棒的主要部件。

该蛋白能 1 : 1 结合丝切蛋白与 G、F 肌动蛋白，依据 pH 的不同，可逆地控制肌动蛋白聚合和解聚。这个基因发生突变将引起 NEM7。目前，CFL2 基因已被发现存在多个选择性剪接转录本。

(3) 基因突变致病机制

Agrawal 等[19] 使用基因组 PCR 和 DNA 测序的方式在 113 名不相关的 NEM 患者和 58 名临床上确诊为其他先天性肌病的患者中筛选出了 CFL2 基因。所有患者在先前的基因检测中均未检测出已知突变。先症者肌肉中含有典型的纤维状物体，个别的纤维带有微核或同轴层状的小体，以及肌动蛋白 F 聚集的区域。丝切蛋白 2 的水平在先证者的肌肉中明显低，突变的蛋白在大肠杆菌中几乎不溶，暗示丝切蛋白2缺陷可能导致肌动蛋白微丝解聚作用减少，这导致其在纤维状小体、微核和同轴板层小体中聚集。

Ockeloen 等[20] 在一对患有 NEM7 的伊拉克血统姐妹（父母为近亲）的 *CFL2* 基因上发现了一个纯合错义突变。该突变通过纯合子定位法发现是纯合子，随后被基因测序确认。

Agrawal 等[21] 发现 *Cfl2*−/− 的小鼠在出生时不能与野生型进行区分。然而，*Cfl2*−/− 的小鼠在出生后 3 天，表现出较野生型小鼠小及活动力弱。随后在出生后 8 天，*Cfl2*−/− 小鼠病情快速恶化并死亡。此外，在出生 3 天后 *Cfl2*−/− 小鼠的胃部发现牛奶而出生后 7 天的 *Cfl2*−/− 小鼠却没有，暗示年长的小鼠失去了吃奶的能力。*Cfl2* 靶向断裂导致的骨骼肌或心肌表型并不严重。电镜分析显示骨骼肌纤维气球样变性，核状损伤，大量的肌小节毁坏，纤维状小体和肌动蛋白积累。心肌纤维没有发现变性证据。*Cfl2*−/− 小鼠肌肉变性和肌无力伴随着正常发育肌纤维中 CFL1 的消耗。Agrawal 推测 CFL1 可能参与起始肌纤维生成，而 CFL2 参与维护肌纤维。

(4) 目前基因突变概述

目前人类基因突变数据库报道的 *CFL2* 基因突变有 2 个，均为错义 / 无义突变。

九、NEM9 基因诊断

(1) 概述

KLHL41 基因，编码 Kelch 样蛋白，位于 2 号染色体长臂 3 区 1 带 1 亚带 (2q31.1)，基因组坐标为 (GRCh37):2:170366212-170382772，基因全长 16 561 bp，包含 6 个外显子，编码 606 个氨基酸。

(2) 基因对应蛋白结构及功能

KLHL41(kelch-like family member 41) 编码一个 Kelch 样蛋白，该蛋白包含 1 个 BACK 结构域，1 个 BTB/POZ 结构域，以及 5 个重复的 Kelchs。与 *KLHL41* 有关的疾病为 NEM9，是一种严重的先天性纤维状肌病。*KLHL41* 具有一个重要的同源基因，*KLHL21*。

KLHL41 基因涉及骨骼肌发育和分化。其主要功能为调节成肌细胞增殖和分化，在肌原纤维装配中，促进邻近薄纤维横向融合成成熟的宽的大肌原纤维。此外，其在转化细胞伪足伸长中也是必需的。

(3) 基因突变致病机制

Gupta 等[22] 针对 5 例没有血缘关系的 NEM9 患儿进行研究，发现这些患儿的 *KLHL41* 基因均存在纯合或杂合突变。这些患儿中，4 例患儿突变的确认是通过纯合子定位法，外加全外显子测序进行验证；1 例患儿突变的确定是通过对 *KLHL41* 基因进行 Sanger 测序。这些突变存在较为清晰的基因型与表型相关性：截短突变会导致严重的表型，甚至引起新生儿死亡，错义突变会导致能幸存到童年晚期或成年早期的患儿发生运动功能受损。与野生型相比，患者的骨骼肌免疫印迹显示 *KLHL41* 水平是下降的。

Gupta 等[22] 针对斑马鱼 *klhl41* 的 2 个重复的同源基因 (*klhl41a/klhl41b*) 进行了相应的研究。研究结果发现：胚胎整体原位杂交显示在受精后 1 天，*klhl41a* 基因广泛表达，但在受精后 2 天，在主要的骨骼肌中 *klhl41a* 实质上没有表达；相反，*klhl41b* 主要在横纹肌中表达，通过连续观察受精后至少 5 天，发现 *klhl41b* 尤其是在心脏和骨骼肌中强烈表达。与野生型相比，胚胎时期被敲除了 *klhl41* 同源基因的斑马鱼发生骨骼肌结构紊乱、心包积液、躯体弯曲、肌肉无力甚至是死亡的概率更高。电镜显示：突变的斑马鱼骨骼肌的肌纤维瓦解且 z 轴增厚，以及高电子密度的致密结构，这令人联想到杆状小体。这些发现暗示 *KLHL41* 在骨骼肌发育和维护中起重要作用。

(4) 目前基因突变概述

目前人类基因突变数据库没有收录 *KLHL41* 基因突变信息，但在文献中报道该基因有 1 个错义突变 p.S413L[22]，4 个小的缺失。

（王丹丹 陈遥枝 王新高 邵 康 曹博洋 曾 敏）

参考文献

[1] Shy GM, Engel WK, Somers JE, et al. Nemaline Myopathy: A new congenital myopathy. Brain, 1963. 86: 793-810.

[2] Sambuughin N, Yau KS, Olivé M, et al. Dominant mutations in KBTBD13, a member of the BTB/Kelch family, cause nemaline myopathy with cores. Am J Hum Genet, 2010. 87: 842-847.

[3] Olivé M, Goldfarb LG, Lee HS, et al. Nemaline myopathy

type 6: clinical and myopathological features. Muscle Nerve, 2010. 42: 901-907.

[4] Gommans IMP, van Engelen BGM, ter Laak HJ, et al. A new phenotype of autosomal dominant nemaline myopathy. Neuromuscular Disorders, 2002. 12: 13-18.

[5] Laing NG, Wilton SD, Akkari PA, et al. A mutation in the α tropomyosin gene TPM3 associated with autosomal dominant nemaline myopathy. Nature genetics, 1995, 9(1): 75-79.

[6] Kee AJ, Hardeman EC. Tropomyosins in skeletal muscle diseases. Adv Exp Med Biol, 2008, 644: 143-157.

[7] Lehtokari VL, Pelin K, Sandbacka M, et al. Identification of 45 novel mutations in the nebulin gene associated with autosomal recessive nemaline myopathy. Human mutation, 2006, 27(9): 946-956.

[8] Ottenheijm CAC, Witt CC, Stienen GJ, et al. Thin filament length dysregulation contributes to muscle weakness in nemaline myopathy patients with nebulin deficiency. Human molecular genetics, 2009, 18(13): 2359-2369.

[9] Anderson SL, Ekstein J, Donnelly MC, et al. Nemaline myopathy in the Ashkenazi Jewish population is caused by a deletion in the nebulin gene. Hum Genet, 2004, 115: 185-190.

[10] Nowak KJ, Wattanasirichaigoon D, Goebel HH, et al. Mutations in the skeletal muscle alpha-actin gene in patients with actin myopathy and nemaline myopathy. Nat Genet, 1999, 23: 208-212.

[11] Ilkovski B, Cooper ST, Nowak K, et al. Nemaline myopathy caused by mutations in the muscle alpha-skeletal-actin gene. Am J Hum Genet, 2001, 68: 1333-1343.

[12] Donner K, Ollikainen M, Ridanpaa M, et al. Mutations in the beta-tropomyosin(TPM2)gene—a rare cause of nemaline myopathy. Neuromuscul Disord, 2002, 12: 151-158.

[13] Johnston JJ, Kelley RI, Crawford TO, et al. A novel nemaline myopathy in the Amish caused by a mutation in troponin T1. Am J Hum Genet, 2000, 67: 814-821.

[14] Jin JP, Brotto MA, Hossain MM, et al. Truncation by Glu180 nonsense mutation results in complete loss of slow skeletal muscle troponin T in a lethal nemaline myopathy. J Biol Chem, 2003, 278: 26159-26165.

[15] Wang X, Huang QQ, Breckenridge MT, et al. Cellular fate of truncated slow skeletal muscle troponin T produced by Glu180 nonsense mutation in amish nemaline myopathy. J Biol Chem, 2005, 280: 13241-13249.

[16] Prag S, Adams JC. Molecular phylogeny of the kelch-repeat superfamily reveals an expansion of BTB/kelch proteins in animals. BMC Bioinformatics, 2003, 4: 42.

[17] Stogios PJ, Downs GS, Jauhal JJ, et al. Sequence and structural analysis of BTB domain proteins. Genome Biol, 2005, 6: R82.

[18] Lu S, Carroll SL, Herrera AH, et al. New N-RAP-binding partners alpha-actinin, filamin and Krp1 detected by yeast two-hybrid screening: implications for myofibril assembly. J Cell Sci, 2003, 116: 2169-2178.

[19] Agrawal PB, Greenleaf RS, Tomczak KK, et al. Nemaline myopathy with minicores caused by mutation of the CFL2 gene encoding the skeletal muscle actin-binding protein, cofilin-2. Am J Hum Genet, 2007, 80: 162-167.

[20] Ockeloen CW, Gilhuis HJ, Pfundt R, et al. Congenital myopathy caused by a novel missense mutation in the CFL2 gene. Neuromuscul Disord, 2012, 22: 632-639.

[21] Agrawal PB, Joshi M, Savic T, et al. Normal myofibrillar development followed by progressive sarcomeric disruption with actin accumulations in a mouse Cfl2 knockout demonstrates requirement of cofilin-2 for muscle maintenance. Hum Mol Genet, 2012, 21: 2341-2356.

[22] Gupta VA, Ravenscroft G, Shaheen R, et al. Identification of KLHL41 mutations implicates BTB-Kelch-mediated ubiquitination as an alternate pathway to myofibrillar disruption in nemaline myopathy. Am J Hum Genet, 2013, 93: 1108-1117.

1046　抗利尿不当肾病综合征
(nephrogenic syndrome of inappropriate antidiuresis, NSIAD; OMIM 300539)

一、临床诊断

(1) 概述

抗利尿不当肾病综合征 (NSIAD) 是一种 X 连锁的遗传性疾病，其致病基因为编码抗利尿激素受体 -2 的 *AVPR2*。该基因突变会导致两种肾小管疾病，一种是由于抗利尿激素受体 -2 功能缺失引起的先天性肾源性尿崩症，另一种是由于 *AVPR2* 基因激活突变引起的 NSIAD。NSIAD 可以很长时间没有症状，但有症状的患者常表现为典型抗利尿激素分泌不足引起的低钠血症和尿钠排泄增加，和抗利尿激素不适当综合征 (SIADH) 症状相似，不同之处为 NSIAD 血浆中精氨酸抗利尿激素水平降低[1, 2]。

(2) 临床表现

迄今所有诊断为 NSIAD 的患者均为男性，且多在 2 岁以前诊断[1]，主要表现为由水潴留和尿钠排泄增加所引起的明显低钠血症相关症状，其临床表现与低钠血症的程度与病程明显相关，当血钠 > 120mmol/L 时，患者很少出现临床症状；当血钠降低至 115 ～ 120mmol/L 时，患者会逐渐出现厌食、恶心、呕吐、腹痛、头痛、嗜睡、注意力不集中、记忆力减退、肌肉痉挛、乏力、味觉障碍等不适；随着血钠进一步降低至 < 110mmol/L 时，临床表现则进一步加重，表现为意识障碍、昏迷、幻觉、癫痫、锥体外系症状、呼吸暂停、死亡。急性低钠血症 (< 48h) 病情危重，可出现如昏迷、癫痫等脑水肿相关神经系统表现。

(3) 辅助检查

实验室检查常可见到因为液体潴留、细胞外容量扩张、尿钠排泄增加导致的血钠降低，尿钠升高，尿比重、尿渗透浓度增加，另外血浆渗透浓度降低，参考数值如下[1]：

1) 有效血浆渗透浓度降低 (< 275mmol/L)；

2) 尿渗透浓度增加 (低渗时 > 100mmol/L)；

3) 尿钠增加 (正常钠水摄入量时 > 40mmol/L)；

4) 血尿酸降低 (< 4mg/dl)、BUN 降低 (< 10mg/dl)；钠排泄分数 > 1%；

5) 尿素排泄分数 > 55%；

6) 0.9% 生理盐水 2L 输注后低钠状态仍无法纠正；

7) 水负荷试验结果异常或尿液不能完全稀释 (< 100mmol/L)；

8) 血浆 ADH 降低。

(4) 诊断

尿钠增高的低钠血症患儿应慎重考虑 NSIAD 诊断，需进一步完善血渗透浓度、尿渗透浓度、血 ADH 及水负荷检查，同时排除甲状腺、肾上腺等疾病。

二、基因诊断

(1) 概述

AVPR2 基因，即编码抗利尿激素受体 -2 (vasopressin receptor, type 2) 蛋白的基因，位于 X 染色体长臂 2 区 8 带 (Xq28)，基因组坐标为 (GRCh37):X:153167985-153172620， 基因全长 4636bp，包含 5 个外显子，编码 371 个氨基酸。

(2) 基因对应蛋白结构及功能

该基因编码抗利尿激素受体 -2 蛋白，属于 G 蛋白偶联 7 次跨膜结构域受体超家族 (GPCR)。抗利尿激素受体 -2 蛋白同 G 蛋白协同激活腺苷酸活化酶，在肾脏水重吸收中起作用。此超家族包括 V_2 受体，V_{1a}、V_{1b} 抗利尿激素受体，催产素受体，以及非哺乳动物中的异亮氨酸催产素受体和鸟催产素受体，具有保守性，有一些家族成员通过其他 G 蛋白转导信号。

(3) 基因突变致病机制

NSIAD 是一种 X 连锁疾病，主要特征是抗利尿激素 (ADH)/ 精氨酸抗利尿激素 (AVP) 水平不足。van den Ouweland 等[3] 检测了 *AVPR2* 基因编码胞外结构的、高度保守的基因区域内的突变，在 8 个 X 连锁肾源性尿崩症先证者及其家系中，有 3 个在整个家系中都找到了与肾源性尿崩症相关的非同义单碱基突变。

Feldman 等[4] 在对两个独立 NSIAD 病例的研究中，找到了 *AVPR2* 基因上的 2 个变异 p.R137C 和 p.R137L。他们推测这 2 个突变导致抗利尿激素受体 -2 组成型激活，是 NSIAD 临床症状的可能性成因。其中一例患者的母亲也携带此突变，但她的血清钠水平及尿钠、尿渗透浓度均正常。

本病尚无相应的分子研究，致病机制未明。

(4) 目前基因突变概述

目前人类基因突变数据库报道的 *AVPR2* 基因突变有 232 个，其中错义 / 无义突变 157 个，剪接突变 3 个，小的缺失 50 个，小的插入 17 个，小的插入缺失 5 个。突变分布在基因整个编码区，无突变热点。

（张在强　刘兴民）

参考文献

[1] Morin D, Tenenbaum J. Nephrogenic syndrome of inappropriate antidiuresis.Int J Pediatri, 2012, 4: 315-327.

[2] Levtchenko1 EN, Monnens LAH. Nephrogenic syndrome of inappropriate antidiuresis.Nephrol Dial Transplant, 2010, 25: 2839-2843.

[3] van den Ouweland AM , Dreesen JC , Verdijk M , et al. Mutations in the vasopressin type 2 receptor gene(*AVPR2*) associated with nephrogenic diabetes insipidus. Nat Genet , 1992 , 2 : 99-102.

[4] Feldman BJ , Rosenthal SM , Vargas GA , et al. Nephrogenic syndrome of inappropriate antidiuresis. N Engl J Med , 2005 , 352 : 1884-1890.

1047~1051, 1316 肾消耗病
(nephronophthisis, NPHP)
（1047. NPHP11, OMIM 613550; 1048. NPHP14, OMIM 614844; 1049. NPHP15, OMIM 614845; 1050. NPHP18, OMIM 615862; 1051.NPHPL1, OMIM 613159; 1316. SLSN6, OMIM 610189）

一、临床诊断

(1) 概述

1951 年由 Fanconi 首先报道肾消耗病 (NPHP)[1]。NPHP 是一组常染色体隐性遗传性囊性肾病，是青少年最常见的慢性遗传性肾病。根据致病基因不同可分为 1 ～ 18 亚型。多数亚型致病基因编码肾胱素 (nephrocystin) 家族蛋白，是肾纤毛及其相关结构的主要组成部分，对于维持肾小管上皮细胞的完整性发挥重要作用，因此 NPHP 也称为"纤毛疾病 (ciliopathy)"。

(2) 临床表现

欧美研究数据表明，新生儿 NPHP 发病率为 1/(50 000 ～ 61 800)[2]，近亲结婚的后代发病率更高。NPHP 以早发慢性肾小管间质性肾病及肾衰竭为主要表现。根据终末期肾病的起病年龄可分为婴儿型、青少年型和成人型，其中青少年型最常见。婴儿型终末期肾病发生在 5 岁之前，较为罕见。

患者肾脏浓缩功能最先受累，临床表现为多尿、多饮、烦渴、遗尿、等渗尿等。多伴有贫血，不伴有血尿与蛋白尿。由于尿钠丢失严重，所以不伴有高血压。患者进行性肾衰竭，多在 4 ～ 15 岁死于肾衰竭。部分亚型可伴有心肌发育异常、心脏畸形、眼球震颤、精神发育迟滞和指趾畸形。

NPHP14 与 NPHP2 为婴儿型，患儿生长发育缓慢，肾体积缩小；常因小脑蚓部发育不良出现小脑性共济失调，因色素性视网膜炎及视网膜萎缩出现视力障碍，称之为"Joubert 样综合征"。部分患儿还可有眼球震颤、内脏转位及围生期呼吸节律异常[3]。NPHP11 为青少年型，儿童期发病，伴有先天性肝纤维化，但神经系统一般不受累[4, 5]。肾消耗病样肾病 1 型 (NPHPL1) 伴有线粒体脑肌病，可出现肌无力与癫痫发作，肾功能轻至中度异常，少数患者伴有特发性震颤、高频感音神经聋、痛风或扩张型心肌病[6]。NPHP15 患儿都有一定程度的视网膜变性，有的患儿可出现癫痫、发育迟缓、小脑蚓部发育不良、面部畸形、多指畸形、肝功能异常、支气管扩张、肥胖，还有的患者有肝衰竭。NPHP18 主要表现为导致儿童早期出现终末期肾病的慢性肾小管间质性肾炎，部分患者可以出现肾脏以外器官的损害，主要表现为智力障碍、脑积水或肝脏损害。

(3) 辅助检查

B 超检查可见肾脏大小正常或萎缩，皮髓质交界模糊及皮髓质交界囊肿形成 (图 1047-1)[2]。矢状位上可见小脑上脚明显萎缩，由于患者小脑上脚萎缩变细、脚间池扩大与小脑蚓部萎缩，颅脑 MRI 横断面提示脑干呈"臼齿征" (图 1047-2)[5, 7]。

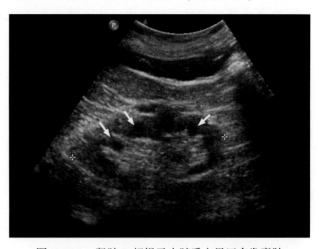

图 1047-1　肾脏 B 超提示皮髓质交界区多发囊肿
[Eur J Hum Genet, 2009, 17(4): 406-416]

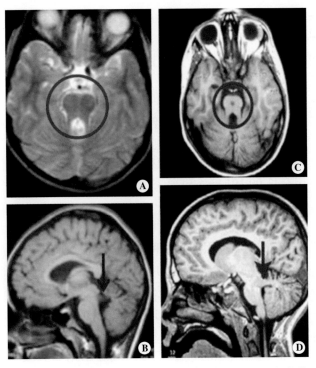

图 1047-2　颅脑 MRI 可见脑干"臼齿征"(A、C)，矢状位
见小脑上脚明显萎缩 (B、D)

A、B 为同一患者；C、D 为同一患者 [A、B. Hum Mutat, 2009, 30(2):
E432-442; C、D. Am J Hum Genet, 2014, 94(1): 80-86]

(4) 病理表现

NPHP 主要病理改变是肾小管基底膜连续性损害、不规则变薄，肾小管间质纤维化、间质淋巴细胞浸润，肾小管扩张、皮髓质交界处囊肿形成，肾小管萎缩，肾小球形态大致正常 [2, 6](图 1047-3)。

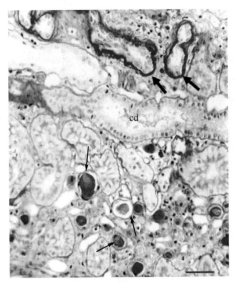

图 1047-3　肾脏病理 (HE 染色)

肾小管基底膜撕裂、不规则增厚或变薄，肾小管上
皮细胞排列紊乱 (粗箭头)；肾小管萎缩伴蛋白管型
(细箭头)；集合管扩张 (cd)；间质纤维化。标尺：30
μm [J Clin Invest, 2010, 120(3): 791-802]

(5) 基因突变亚型及受累部位病变汇总 (表 1047-1、表 1047-2)

表 1047-1　亚型汇总

NPHP 亚型	致病基因 (别名)
NPHP1	*NPHP1(JBTS4)*
NPHP2	*NPHP2(INVS)*
NPHP3	*NPHP3*
NPHP4	*NPHP4*
NPHP7	*NPH7(GLIS2)*
NPHP9	*NPHP9(NEK8)*
NPHP11	*TMEM67(NPHP11)*
NPHP12	*TTC21B(NPHP12)*
NPHP13	*WDR19(NPHP13)*
NPHP14	*ZNF423(NPHP14，JBTS19)*
NPHP15	*CEP164(NPHP15)*
NPHP16	*ANKS6(NPHP16)*
NPHP18	*CEP83 (NPHP18)*
NPHPL1	*XPNPEP3*
SLSN6	*CEP290*

表 1047-2　受累部位及主要表现

受累部位	主要表现
肾脏	多尿、多饮、烦渴、遗尿、肾衰竭、多发肾囊肿
肝脏	肝功能异常、肝纤维化
脑	小脑性共济失调、精神运动发育迟滞、颅脑 MRI 呈白齿征
眼	视力障碍、色素性视网膜炎、眼球震颤
心脏	心脏畸形、右位心、扩张型心肌病

二、NPHP11 基因诊断

(1) 概述

TMEM67 基因，即编码跨膜蛋白 67 的基因，位于 8 号染色体长臂 2 区 2 带 1 亚带 (8q22.1)，基因组坐标为 (GRCh37):8:94767072-94831462，基因全长 64 391bp，包含 36 个外显子，编码 995 个氨基酸。

(2) 基因对应蛋白结构及功能

TMEM67 基因编码的蛋白定位于初级纤毛和质膜。*TMEM67* 基因的 GO 注释包括了未折叠蛋白结合和细丝蛋白结合。它在中心粒向顶膜的移动和初级纤毛的形成过程中发挥作用。另外，在纤毛形成初期，它参与了中心体到顶端细胞表面的迁移过程。

(3) 基因突变致病机制

Otto 等[4] 在 NPHP 患者的 TMEM67 基因上检测到了纯合或复合杂合突变 (如 p. G821S、p.C615R、p.W290L、p.G821R 等)。这些突变在 105 个无肝纤维化的 NPHP 患者中未检测到，表明肝纤维化是 TMEM67 基因突变的特征表型。Otto 等认为 TMEM67 基因变异可导致肾消耗病，同时患有肝纤维化，其脑部影像学正常，未影响到神经。突变只在 8% 的 NPHP 患者中检出，表明该表型具有遗传异质性。

本病尚无相应的分子研究，致病机制未明。

(4) 目前基因突变概述

目前人类基因突变数据库收录的 TMEM67 基因突变有 98 个，其中错义 / 无义突变 68 个，剪接突变 16 个，小的缺失 10 个，小的插入 3 个，大片段缺失 1 个。突变分布在基因整个编码区，无突变热点。

三、NPHP14 基因诊断

(1) 概述

ZNF423 基因，即编码锌指蛋白 423 的基因，位于 16 号染色体长臂 1 区 2 带 1 亚带 (16q12.1)，基因组坐标为 (GRCh37):16:49524515-49891830，基因全长 367 316bp，包含 15 个外显子，编码 1284 个氨基酸。

(2) 基因对应蛋白结构及功能

ZNF423 基因编码的蛋白属于 C2H2 锌指蛋白家族的核蛋白，它在许多信号通路中通过独特的锌指结构发挥 DNA 转录因子的作用，因此该基因被认为可能在发育过程的信号转导中有多重作用。

(3) 基因突变致病机制

通过对 2 个土耳其兄妹患者的纯合定位和全外显子组测序，Chaki 等[3] 发现了 ZNF423 基因的 1 个纯合突变，并预测这个突变会导致功能缺失。在 96 个 Jourbert 综合征患者中，有 2 个带有 ZNF423 基因杂合突变。细胞研究显示这种杂合突变对蛋白功能有显性负效应。

本病尚无相应的分子研究，致病机制未明。

(4) 目前基因突变概述

目前人类基因突变数据库没有收录 ZNF423 基因突变信息，但有文献报道该基因有 2 个错义突变

(p.P913L、p.H1277Y) 和 1 个缺失突变 (c.1518delc)[3]。

四、NPHP15 基因诊断

(1) 概述

CEP164 基因，即编码中心体蛋白的基因，位于 11 号染色体长臂 2 区 3 带 3 亚带 (11q23.3)，基因组坐标为 (GRCh37):11:117184792-117283982，基因全长 99 191 bp，包含 33 个外显子，编码 1460 个氨基酸。

(2) 基因对应蛋白结构及功能

CEP164 基因编码一种与微管组织、DNA 损伤应答及染色体分离有关的中心体蛋白。该蛋白是原纤毛装配及成熟中心粒定位所必需。该基因缺陷能导致与肾结核相关的纤毛疾病。

(3) 基因突变致病机制

2012 年，Chaki 等[3] 对一对近亲结婚夫妻生育的 NPHP15 沙特患儿进行研究，在 CEP164 基因上检出一个纯合突变。随后，对 856 名患有不同 NPHP 类型相关纤毛疾病者进行 CEP164 基因测序，结果在 3 个家系中发现存在 CEP164 基因纯合突变或复合杂合突变。虽然受影响的家庭数量较少，但研究结果显示基因型 / 表型存在梯度相关性，其中无效突变可引起严重的发育异常表型，而亚效等位基因导致较轻的退行性表型。细胞研究表明，CEP164 蛋白参与 DNA 修复应答，而 DNA 修复反应信号通路的缺陷可能导致 NPHP 及相关纤毛疾病。

Chaki 等发现敲除斑马鱼 cep164 基因后，会导致其出现纤毛类疾病并伴有腹侧体轴弯曲、细胞死亡、异常心脏循环、前肾小管囊肿、脑积水及视网膜发育不良。

(4) 目前基因突变概述

目前人类基因突变数据库没有收录 CEP164 基因突变信息，但文献中报道该基因有 1 个错义突变[3]。

五、NPHP18 基因诊断

(1) 概述

CEP83 基因，即编码中心体 83kDa 蛋白的基因，位于 12 号染色体长臂 2 区 2 带 (12q22)，基因组坐标为 (GRCh37):12:94702056-94853764，基

因全长 151 709bp，包含 28 个外显子，编码 701 个氨基酸。

(2) 基因对应蛋白结构及功能

CEP83 基因编码中心体 83kDa 蛋白，该蛋白是中心体远端附件区的组成部分，参与初级纤毛装配的起始反应，可能在纤毛装配初级阶段与 IFT20 协作，从高尔基复合体转移纤毛膜蛋白到初级纤毛。

(3) 基因突变致病机制

Failler 等[8] 对来自 7 个家系的 8 例 NPHP 患者的研究中，确定了 CEP83 基因中纯合或复合杂合突变。最初的突变是通过对患有 NPHP 相关纤毛类疾病的 1255 例患者的 1221 个基因的目标区域富集分析得到的。这些基因与纤毛及 5 个已知的附器编码基因有关。7 例患者至少 1 个等位基因上携带 1 个错义突变或框内缺失突变，这一现象表明某些蛋白功能可能还保留于这些患者体内。一个表型更严重而且累及多个器官的患者发生的是纯合的截短突变。2 例患者的成纤维细胞显示出纤毛形成缺陷。

Joo 等[9] 在斑马鱼中利用吗啡啉对 cep83 基因敲除，观察到纤毛在嗅觉基板的形成减少，但对左/右身体不对称没有影响。

(4) 目前基因突变概述

目前人类基因突变数据库收录的 CEP83 基因突变有 10 个，其中错义/无义突变 6 个，小的缺失 4 个。突变分布在基因整个编码区，无突变热点。

六、NPHPL1 基因诊断

(1) 概述

XPNPEP3 基因，即编码氨肽酶 P 的基因，位于 22 号染色体长臂 1 区 3 带 2 亚带 (22q13.2)，基因组坐标为 (GRCh37):22:41253085-41328823，基因全长 75 739bp，包含 12 个外显子，编码 507 个氨基酸。

(2) 基因对应蛋白结构及功能

XPNPEP3 基因编码的蛋白属于 X-pro- 氨肽酶家族，它利用一个金属辅因子，将倒数第二位的脯氨酸残基肽段的 N 端氨基酸清除。该蛋白定位于肾细胞的线粒体中，参与纤毛的功能发挥。

(3) 基因突变致病机制

O'Toole 等[6] 通过对一个具有消耗性肾病样表型成员的大的芬兰家系进行基因组关联分析研究，将致病位点定位到 22q13.2 的 NPHPL1 区域。在另一个同源土耳其家系的 2 个同胞中，检测到了与该区域相似的纯合片段。通过定位克隆，研究者在芬兰家系的 XPNPEP3 基因上检测出一个纯合的剪接位点突变，在土耳其家系的 XPNPEP3 基因上检测出一个 4bp 的缺失突变。芬兰家系患者症状较轻，表明剪接位点突变可能仍有少量蛋白产生；而土耳其家系患者症状较重，表明缺失突变引起的移码造成蛋白功能的完全丧失。

本病尚无相应的分子研究，致病机制未明。

(4) 目前基因突变概述

目前人类基因突变数据库收录的 XPNPEP3 基因突变有 2 个，其中剪接突变 1 个，小的缺失 1 个。无突变热点。

七、SLSN6 基因诊断

(1) 概述

CEP290 基因，即编码一种中心体蛋白的基因，位于 12 号染色体长臂 2 区 1 带 3 亚带 2 次亚带 (12q21.32)，基因组坐标为 (GRCh37):12:88442790-88535993，基因全长 93 204bp，包含 54 个外显子，编码 2479 个氨基酸。

(2) 基因对应蛋白结构及功能

CEP290 基因编码的蛋白是一种与睫状体组装和转运相关的中心体蛋白。这种中心体蛋白由 13 个螺旋结构组成，具有 6 个 KID 特征结构，3 个原肌球蛋白同源结构域和一个 ATP/GTP 结合位点。此蛋白主要分布于中心体和睫状体，具有 N 末端糖基化、酪氨酸硫酸化、磷酸化、N 端十四酰化和酰胺化等功能位点。基因表达产物对原纤毛的形成至关重要，可以增强视网膜后端的感光细胞的感光和分辨颜色能力，同时该基因的表达产物存在于人类的肾脏、大脑和许多其他器官中。

(3) 基因突变致病机制

Nagase 等[10] 通过放射杂交技术将 CEP290 基因定位到了 12 号染色体。Sayer 和 Valent 等[11, 12] 又通过定位克隆技术，将 CEP290 基因进一步定位于 12q21.32。在 Sayer 等[11] 的研究中发现 CEP290 基因编码一种以前没报道过的 NPHP6 中心体蛋白，该蛋白可与 ATF4 发生相互作用并将其激活，在转录调节水平上向下游传递信号。在一个患有 SLSN6 的土耳其家系中，Sayer 等进一步发现 CEP290 基因上一个长 5bp 的纯合缺失突变，该突变改变了外显子 23 的剪接位点。

有研究者用一种患有常染色体隐性色素性视网膜炎 (rdAc) 的阿比西尼亚猫建立了动物模型，该猫出生时具有正常的视觉，但在 7 个月后眼睛形态和功能发生病变，最后感光器完全退化致盲，寿命一般为 3 ～ 5 年。Menotti-Raymond 等[13]研究发现患 rdAc 的猫，CEP290 基因内含子 50 上发生了一个 SNP 突变，产生了一个剪接位点，引发其 mRNA 上一个 4bp 的插入，导致阅读框移码而提前终止蛋白质的合成。

(4) 目前基因突变概述

目前人类基因突变数据库收录的 CEP290 基因突变有 135 个，其中错义 / 无义突变 53 个，剪接突变 17 个，小的缺失 56 个，小的插入 8 个，大片段缺失 1 个。

（史伟雄　王　琰　张长青　陈荣昌　袁　媛

王海龙　兰天明）

参考文献

[1] Fanconi G, Hanhart E, von AA, et al. Familial, juvenile nephronophthisis (idiopathic parenchymal contracted kidney). Helv Paediatr Acta, 1951, 6: 1-49.

[2] Simms RJ, Eley L, Sayer JA. Nephronophthisis. Eur J Hum Genet, 2009, 17: 406-416.

[3] Chaki M, Airik R, Ghosh AK, et al. Exome capture reveals ZNF423 and CEP164 mutations, linking renal ciliopathies to DNA damage response signaling. Cell, 2012, 150: 533-548.

[4] Otto EA, Tory K, Attanasio M, et al. Hypomorphic mutations in meckelin (MKS3/TMEM67) cause nephronophthisis with liver fibrosis (NPHP11). J Med Genet, 2009, 46: 663-670.

[5] Brancati F, Iannicelli M, Travaglini L, et al. MKS3/TMEM67 mutations are a major cause of COACH Syndrome, a Joubert Syndrome related disorder with liver involvement. Hum Mutat, 2009, 30: E432-442.

[6] O'Toole JF, Liu Y, Davis EE, et al. Individuals with mutations in XPNPEP3, which encodes a mitochondrial protein, develop a nephronophthisis-like nephropathy. J Clin Invest, 2010, 120: 791-802.

[7] Akizu N, Silhavy JL, Rosti RO, et al. Mutations in CSPP1 lead to classical Joubert syndrome. Am J Hum Genet, 2014, 94: 80-86.

[8] Failler M, Gee HY, Krug P, et al. Mutations of CEP83 cause infantile nephronophthisis and intellectual disability. Am J Hum Genet, 2014, 94: 905-914.

[9] Joo K, Kim CG, Lee MS, et al. CCDC41 is required for ciliary vesicle docking to the mother centriole. Proc Nat Acad Sci, 2013, 110: 5987-5992.

[10] Nagase T, Ishikawa K, Nakajima D, et al. Prediction of the coding sequences of unidentified human genes. VII. The complete sequences of 100 new cDNA clones from brain which can code for large proteins in vitro. DNA Res, 1997, 4: 141-150.

[11] Sayer JA, Otto EA, O'Toole JF, et al. The centrosomal protein nephrocystin-6 is mutated in Joubert syndrome and activates transcription factor ATF4. Nat Genet, 2006, 38: 674-681.

[12] Valente EM, Silhavy JL, Brancati F, et al. Mutations in CEP290, which encodes a centrosomal protein, cause pleiotropic forms of Joubert syndrome. Nat Genet, 2006, 38: 623-625.

[13] Menotti-Raymond M, David VA, Schaffer AA, et al. Mutation in CEP290 discovered for cat model of human retinal degeneration. J Hered, 2007, 98: 211-220.

1052　内塞顿综合征
(Netherton syndrome, NETH; OMIM 256500)

一、临床诊断

(1) 概述

内塞顿综合征又名鱼鳞病样红皮病异型或回旋形线状鱼鳞病[1,2]。由 Netherton 在 1958 年首先命名，是一种少见的常染色体隐性遗传病。近年的研究显示，编码表皮丝氨酸蛋白酶抑制剂 ——LEKTI 的基因位点 SPINK5 的变异同本病的发生有关。

(2) 临床表现

本病女性多见，始发于婴儿。临床特点为鱼鳞病、高 IGE 水平的异位性素质和包鞘性脆发症三联症。患者具有特异性的竹节样毛发,也可见到脆发症结节和串珠状发,随年龄增长而好转,受累头发短而易断,也可发生于眉毛、睫毛,全身毛发稀疏、卷曲、短、干燥、无光泽(图 1052-1A);包鞘性脆发症可以发生于正常头发或与其他毛发异常同时发生,可以作为本综合征的标志;鱼鳞病常是多环回旋形线状鱼鳞病,也可是板层状鱼鳞病、寻常型鱼鳞病或 X 连锁鱼鳞病(图 1052-1B);其他如红皮病、反复感染、身材矮小、智力发育障碍偶有报道,还可伴有荨麻疹、血管性水肿,少数患者有氨基酸尿及低 V 球蛋白血症[1]。

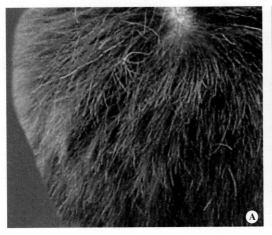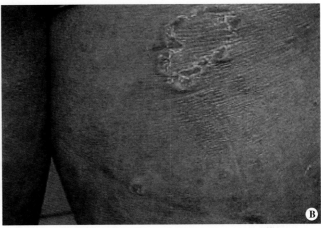

图 1052-1 NETF 患者临床表现

A. 头发改变;B. 皮肤损害(临床皮肤科杂志,2004,33:162-163)

(3) 病理表现

1) 毛发扫描电镜检查:电镜下毛发呈竹节状,竹节处有套叠。毛小皮翘起、脱落、剥蚀(图 1052-2A)

2) 皮损病理组织检查:表皮角化过度伴灶性角化不全,部分区域颗粒层变薄,棘层肥厚,上皮角略延伸;棘细胞层可见细胞间水肿、海绵形成或呈裂隙状;基底细胞层完整,真皮浅层有灶状淋巴细胞浸润(图 1052-2B)[3]。

(4) 受累部位病变汇总(表 1052-1)

表 1052-1 受累部位及表现

受累部位	主要表现
毛发	竹节样毛发,也可见到脆发症结节和串珠状发,全身毛发稀疏、卷曲、短、干燥、无光泽,随年龄增长可好转
皮肤	鱼鳞病、红肿、脱屑
脑	偶报道智力发育障碍
骨骼	身材矮小
呼吸系统	哮喘
肾脏	氨基酸尿

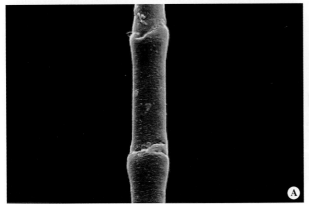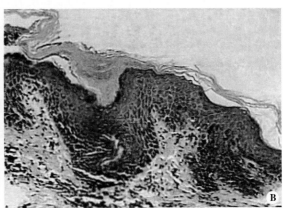

图 1052-2 NETH 患者病理表现

A. 头发扫描电镜下所见;B. 皮损组织病理(临床皮肤科杂志,2004,33:162-163)

二、基因诊断

(1) 概述

SPINK5 基因，即编码 Kazal5 型丝氨酸蛋白酶抑制因子蛋白的基因，位于 5 号染色体长臂 3 区 2 带 (5q32)，基因组坐标为 (GRCh37):5:147443535-147516925，基因全长 73 391bp，包含 35 个外显子，编码 1094 个氨基酸。

(2) 基因对应蛋白结构及功能

SPINK5 基因编码 Kazal5 型丝氨酸蛋白酶抑制因子。该抑制因子包含 15 个可能的抑制域。其主要在皮肤、毛发的形态和抗炎性发挥作用，以及可能在黏膜上皮细胞的抗菌性防御过程中发挥功能。Kazal5 型丝氨酸蛋白酶抑制因子的靶基因包括 KLK5、KLK7、KLK14、CASP14 和胰酶等。SPINK5 基因突变会导致内塞顿综合征、回旋形线状鱼鳞病等。目前已经报道了关于这个基因的多个不同亚型转录本。

(3) 基因突变致病机制

Chavanas 等 [4] 对 13 例 NETH 家系进行突变分析发现其均携带 SPINK5 基因突变，其中至少 9 种突变能够造成翻译提前终止并预测可能削弱其 mRNA 分子稳定性。Hewett 等 [5] 构建了 SPINK5 基因 p.R820X 突变小鼠模型，并指出 SPINK5 基因缺失会引起蛋白原的过度加工。后者可能导致角质层黏附缺陷及严重的表皮屏障功能缺失。Komatsu 等 [6] 指出 SPINK5 基因突变导致其编码蛋白——淋巴上皮 Kazal 型相关抑制物 (LEKTI) 肽链长度的改变。而 LEKTI 与激肽释放酶 (KLK) 能够维持表皮细胞中丝氨酸蛋白酶与其抑制因子的动态平衡。由于该动态平衡与表皮屏障功能和皮屑脱落相关，故推测该途径可能是 SPINK5 基因突变的致

病原因。Sales 等 [7] 在 Spink5 基因敲除的小鼠模型中证明了膜蛋白酶裂解酶是通过提前激活激肽释放酶相关级联反应从而引发 NETH 的发生，进一步验证了 Komatsu 等的推测。

(4) 目前基因突变概述

目前人类基因突变数据库报道的 SPINK5 基因突变有 60 个，其中错义/无义突变 17 个，剪接突变 17 个，小的缺失 15 个，小的插入 10 个，调控区突变 1 个。突变分布在基因整个编码区，无突变热点。

（周怡茱　刘　磊）

参考文献

[1] Furio L, Hovnanian A.Netherton syndrome: defective kallikrein inhibition in the skin leads to skin inflammation and allergy. Biol Chem, 2014, 395(9): 945-958.

[2] Bitoun E, Chavanas S, Irvine AD, et al.Netherton syndrome: disease expression and spectrum of SPINK5 mutations in 21 families.J Invest Dermatol, 2002, 118: 352-361.

[3] 袁肖海, 王学民. Netherton 综合征 1 例. 临床皮肤科杂志, 2004, 33: 162-163.

[4] Chavanas S, Bodemer C, Rochat A, et al. Mutations in SPINK5, encoding a serine protease inhibitor, cause Netherton syndrome. Nat Genet, 2000, 25: 141-142.

[5] Hewett DR, Simons AL, Mangan NE, et al. Lethal, neonatal ichthyosis with increased proteolytic processing of filaggrin in a mouse model of Netherton syndrome. Hum Mol Genet, 2005, 14: 335-346.

[6] Komatsu N, Saijoh K, Jayakumar A, et al. Correlation between SPINK5 gene mutations and clinical manifestations in Netherton syndrome patients. J Invest Dermatol, 2008, 128: 1148-1159.

[7] Sales KU, Masedunskas A, Bey AL, et al. Matriptase initiates activation of epidermal pro-kallikrein and disease onset in a mouse model of Netherton syndrome. Nat Genet, 2010, 42: 676-683.

1053　Neu-Laxova 综合征
(Neu-Laxova syndrome，NLS；OMIM 256520)

一、临床诊断

(1) 概述

Neu-Laxova 综合征是一种罕见的常染色体隐性遗传病，主要特点包括胎儿宫内发育迟缓、小头畸形、脑部发育异常、水肿及鱼鳞病。1971 年由 Neu 等报道了第一例 Neu-Laxova 综合征，多数发生宫内死胎或出生后几个月死亡，该病预后很差 [1]。主要是由于

磷酸甘油酸脱氢酶基因 (*PHGDH*) 突变所致。

(2) 临床表现

主要表现为胎儿宫内发育迟缓[2]；头面部异常，表现为小头畸形、突眼、后退式前额、低位耳、短颈、眼距过宽、鼻梁扁平等 (图 1053-1)；肢体发育异常，如腭裂、手脚肿胀、腕肘关节屈曲挛缩畸形等；皮肤病损，如鱼鳞状皮肤；中枢神经系统发育异常，如无脑回畸形、胼胝体发育不良、小脑回畸形 (图 1053-2)；组织水肿；甚至有心脏和肾脏发育异常；其他，如运动神经元丢失、视嗅觉神经发育异常、积水性无脑畸形、脑室系统扩大、脉络膜囊肿、神经管缺陷、Dandy-Walker 综合征等。

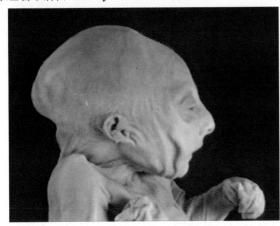

图 1053-1　小头畸形
[Fetal Pediatr Pathol, 2010, 29(2): 108-119]

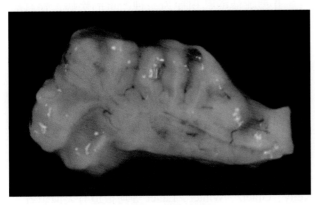

图 1053-2　无脑回畸形
[Fetal Pediatr Pathol, 2010, 29(2): 108-119]

(3) 影像学表现

产前 B 超检查：最早可在孕 14 ～ 16 周时发现，可以表现为宫内发育迟滞、小头畸形 (双顶径短)、后退式前额、眼距过宽、眼球突出、肌肉骨骼系统变性、水肿、羊水过多等。其他异常包括没有呼吸、吸吮、吞咽等，肢体发育异常[3]。

(4) 病理表现 (图 1053-3)

皮肤活检可见乳头瘤样增生和角化过度，皮下胶原组织被脂肪样物质替代。

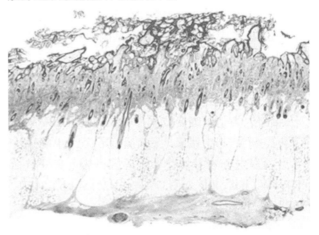

图 1053-3　皮肤活检
乳头瘤样增生和角化过度，伴随皮下胶原组织被脂肪样物质替代
[Fetal Pediatr Pathol, 2010, 29(2): 108-119]

(5) 受累部位病变汇总 (表 1053-1)

表 1053-1　受累部位及表现

受累部位	主要表现
头面部	小头畸形、突眼、后退式前额、低位耳、短颈、眼距过宽、鼻梁扁平等
皮肤	鱼鳞状皮肤
脑	无脑回畸形、胼胝体发育不良、小脑回畸形
心、肾	发育异常

二、基因诊断

(1) 概述

PHGDH 基因，编码磷酸甘油酸脱氢酶，位于 1 号染色体短臂 1 区 2 带 (1p12)，基因组坐标为 (GRCh37):1:120254419-120286849，基因全长 32 431bp，包含 17 个外显子，编码 533 个氨基酸。

(2) 基因对应蛋白结构及功能

该基因编码的酶参与动物细胞中 L- 丝氨酸合成的早期步骤。L- 丝氨酸是 D- 丝氨酸和其他氨基酸合成所必需的。这种酶需要 NAD/NADH 作为辅因子，以同源四聚体形式发挥活性。

(3) 基因突变致病机制

2014 年，Shaheen 等[4] 在 3 例无血缘关系的沙特 NLS 综合征 -1 患者中检出 *PHGDH* 基因的 2 个

纯合错义突变 (p.G140R 和 p.R163Q)。这 2 个突变发生在 *PHGDH* 二聚体交界处 NAD(P)- 结合域的高度保守的残基上，意味着这 2 个突变可能对酶功能有严重影响。除了 NLS 综合征 -1 的典型症状，2014 年，Acuna-Hidalgo 等 [5] 在 3 个无血缘关系的 NLS 家系患者中发现了 *PHGDH* 基因的双等位突变，但尚未对突变进行功能研究。

本病尚无相应的分子研究，致病机制未明。

(4) 目前基因突变概述

目前人类基因突变数据库收录的 *PHGDH* 基因突变有 7 个，其中错义 / 无义突变 6 个，小的缺失 1 个。突变分布在基因整个编码区，热点突变包括 p.R135W、p.G140R、p.G377S、p.V261M、p.E265K、p.A286P、p.V425M、p.V490M 等。

（左丽君　张　鸣）

参考文献

[1] Neu RL, Kajii T, Gardner LI, et al. A lethal syndrome of microcephaly with multiple congenital anomalies in three siblings. Pediatrics, 1971, 47: 610-612.

[2] Manning MA, Cunniff CM, Colby CE, et al. Neu-Laxova syndrome: detailed prenatal diagnostic and post-mortem findings and literature review. Am J Med Genet, 2004, 125A: 240-249.

[3] Coto-Puckett WL, Gilbert-Barness E, Steelman CK, et al. A spectrum of phenotypical expression OF Neu-Laxova syndrome: Three case reports and a review of the literature. Fetal Pediatr Pathol, 2010, 29(2): 108-119.

[4] Shaheen R, Rahbeeni Z, Alhashem A, et al. Neu-Laxova syndrome, an inborn error of serine metabolism, is caused by mutations in PHGDH. Am J Hum Genet, 2014, 94: 898-904.

[5] Acuna-Hidalgo R, Schanze D, Kariminejad A, et al. Neu-Laxova syndrome is a heterogeneous metabolic disorder caused by defects in enzymes of the L-serine biosynthesis pathway. Am J Hum Genet, 2014, 95: 285-293.

1054　神经氨酸酶缺乏症
(neuraminidase deficiency; OMIM 256550)

一、临床诊断

(1) 概述

神经氨酸酶缺乏症，也称唾液酸贮积症。Lowden 和 O'Brien 在 1979 年建议将神经氨酸酶缺乏症分为唾液酸贮积症Ⅰ型和Ⅱ型。Ⅰ型又称为轻型或眼底樱桃红斑 / 肌阵挛综合征，无畸形的特点。Ⅱ型发病较早，症状严重，有畸形的特点。Ⅱ型再次细分为婴幼儿型和青少年型。其他Ⅱ型为黏多糖症Ⅰ型和脂黏多糖症 [1]。它是由神经氨酸酶基因 1(*NEU1*) 突变引起 [2]。

(2) 临床表现

Ⅰ型唾液酸贮积症 (樱桃红斑 / 肌阵挛综合征) 是一种相对轻微的疾病，没有畸形的特点，一般在 10 ~ 30 岁发病。Durand 等在 1997 年报道，2 个患有黏脂沉积症Ⅰ型的同胞。他们的尿液中富含唾液酸寡糖，故也称为唾液酸贮积症。他们有逐渐加重的视力减退，红绿色盲，双边型的眼底樱桃红斑，晶状体点状浑浊，以及比较轻微的神经系统症状 [3]。其后多位作者报道类似病例，患者有近亲结婚的父母，眼底樱桃红斑为双边型，视力减退，白内障，

逐渐进展的共济失调、肌阵挛，但智力不受损。尿中可见唾液酸寡糖，皮肤成纤维细胞中神经氨酸酶缺乏 [4, 5]。

Ⅱ型唾液酸贮积症为一种严重的疾病，伴有畸形的特点，见于婴儿 (1~12 个月)、未成年人 (2~20 岁)。唾液酸贮积症首次被 Spranger 等于 1986 年报道，当时称之为脂黏多糖病，后来证实其存在神经氨酸酶缺乏。患者在 12 岁时出现神经系统异常，包括肌张力减低、肌萎缩、共济失调、肌阵挛和癫痫发作。其他特征包括外貌丑陋、躯干短小、桶状胸、脊柱后凸畸形、听力下降、眼底樱桃红斑、智力低下等，且该患者病程呈进展性，于 21 岁去世 [4]。其后，Kelly、Graetz、Winter、Laver 等均报道有类似患者，患者除有上述症状外，可能还有肝脾大、心肌病、腹股沟疝等，出生时就诊断为该症者常早期死亡。

(3) 影响学表现

全身骨质疏松，椎体发育异常明显 [2]。

(4) 病理表现

骨髓中含有大量的泡沫细胞，其中有大小不等的空泡。腓肠神经活检显示髓鞘变性。在成纤维细胞和尿液中，发现含有过量的富含唾液酸的化合物，

同时还有严重的神经氨酸酶活性缺失[4]。

(5) 受累部位病变汇总（表 1054-1）

表 1054-1　受累部位及表现

受累部位	主要表现
神经系统	共济失调（Ⅰ型和Ⅱ型 婴幼儿和青少年）、癫痫（Ⅰ型和Ⅱ型 少年）、中重度精神发育迟滞（Ⅰ型和Ⅱ型 婴幼儿和青少年）、肌阵挛（Ⅰ型和Ⅱ型 婴幼儿和青少年）、辨距障碍（Ⅰ型）、肌张力减低（Ⅰ型和Ⅱ型 婴儿）、反射亢进（Ⅰ型）
头面部	头面部增粗（所有Ⅱ型）、面部水肿（Ⅱ型 先天型）
耳	感音性神经性耳聋（Ⅱ型）
眼	逐渐进展的视力减退（Ⅰ型）、眼球震颤（Ⅰ型）、樱桃红点（Ⅱ型 婴幼儿和青少年以及Ⅰ型）、晶状体混浊（Ⅱ型 婴幼儿和青少年）
心血管	心脏扩大（Ⅱ型 婴儿）、心肌病（Ⅱ型 先天）
腹部	新生儿腹水（Ⅱ型 先天）、肝大（所有Ⅱ型）、脾大（所有Ⅱ型）
泌尿生殖系（男性）	腹股沟疝（Ⅱ型 先天）
骨骼	多发性骨发育障碍（所有Ⅱ型）、骺点彩（Ⅱ型 先天）、骨膜覆盖（Ⅱ型 先天）
肌肉	肌无力（Ⅰ型）、肌萎缩（Ⅰ型）、言语不清（Ⅰ型）
血液	空泡细胞（Ⅱ型）、骨髓泡沫细胞（Ⅱ型）

二、基因诊断

(1) 概述

NEU1 基因，即编码唾液酸酶 1 的基因，位于 6 号染色体短臂 2 区 1 带 3 亚带 3 次亚带 (6p21.33)，基因组坐标为 (GRCh37):6:31826829-31830709，基因全长 3881bp，包含 6 个外显子，编码 415 个氨基酸。

(2) 基因对应蛋白结构及功能

NEU1 基因编码的蛋白质是一种溶酶体酶。在溶酶体中，这种酶与 β- 半乳糖苷酶和组织蛋白酶 A 一起组成了一个异源三聚体复合物。该酶具有催化糖蛋白和糖脂等底物脱唾液酸残基的活性。其酶的活性严格依赖于多酶复合物的存在。

(3) 基因突变致病机制

1996 年，Bonten 等[6] 从神经氨酸酶缺乏症患者中的 NEU1 基因 mRNA 的开放阅读框中检测出 3 个不同突变。在 2 例有亲缘关系的神经氨酸酶缺乏症患者中检出突变，在其中一例患者中检出杂合突变 c.1258C > T，该突变导致第 377 位氨基酸处

形成一个终止密码子。在另一例患者中检出 c.401C > T 及 c.1337delC 复合杂合变异。作者通过突变 cDNA 与 PPCA 共表达实验证实突变可导致唾液酸酶活性丧失。

2002 年，de Geest 等[7] 研究发现 Neu1 基因纯合缺失的小鼠模型表现出人类唾液酸沉积症的特征。2008 年，Yogalingam 等[8] 发现 Neu1 基因纯合缺失小鼠的造血细胞携带一种过唾液酸化的 LAMP1 蛋白，该蛋白是一种内源性的 NEU1 底物。变异小鼠巨噬细胞的质膜上出现过唾液酸化 LAMP1 蛋白聚集的现象，而且这种聚集现象与钙离子依赖的溶酶体水解酶胞外分泌的增多相关。研究者还发现在 Neu1 基因纯合缺失的小鼠中，经胞外释放进入骨髓细胞外空隙的、具有催化活性的中性丝氨酸水解酶数量增多，同时丝氨酸蛋白酶抑制因子失活。这将引起细胞外蛋白酶活性增加，造成 VCAM1 过早降解，从而导致骨髓造血祖细胞发生消耗并使其在外周血中的含量减少。

(4) 目前基因突变概述

目前人类基因突变数据库收录的 NEU1 基因突变有 42 个，其中错义 / 无义突变 35 个，剪接突变 3 个，小的缺失 2 个，小的插入 2 个。

（王　琰　袁　媛）

参考文献

[1] Lowden JA, O'Brien JS. Sialidosis: a review of human neuraminidase deficiency. Am J Hum Genet, 1979, 31: 1-18.

[2] Canafoglia L, Robbiano A, Pareyson D, et al. Expanding sialidosis spectrum by genome-wide screening: NEU1 mutations in adult-onset myoclonus. Neurology, 2014, 82: 2003-2006.

[3] Durand P, Gatti R, Cavalieri S et al. Sialidosis(mucolipidosis I). Helv. Paediat, Acta, 1997, 32: 391-400.

[4] Spranger JW, Gehler J, Cantz M. Mucolipidosis I—a sialidosis. Am J Med Genet, 1977, 1: 21-29.

[5] Rapin I, Goldfischer S, Katzman R, et al. The cherry-red spot—myoclonus syndrome. Ann Neurol, 1978, 3: 234-242.

[6] Bonten E, van der Spoel A, Fornerod M, et al. Characterization of human lysosomal neuraminidase defines the molecular basis of the metabolic storage disorder sialidosis. Genes Dev, 1996, 10(24): 3156-3169.

[7] de Geest N, Bonten E, Mann L, et al.Systemic and neurologic abnormalities distinguish the lysosomal disorders sialidosis and galactosialidosis in mice.Hum Mol Genet, 2002, 11(12): 1455-1464.

[8] Yogalingam G, Bonten EJ, van de Vlekkert D, et al. Neuraminidase 1 is a negative regulator of lysosomal exocytosis. Dev Cell, 2008, 15(1): 74-86.

1055　叶酸运输障碍导致的神经退行性疾病
(neurodegeneration due to cerebral folate transport deficiency; OMIM 613068)

一、临床诊断

(1) 概述

叶酸运输障碍导致的神经退行性疾病，是一种常染色体隐性遗传性疾病，由 FOLR1 基因突变引起。它是由于生命早期脑特异性叶酸缺乏导致。

(2) 临床表现

Steinfeld 等[1] 曾报道 2 例兄妹病例，其中哥哥 2 岁发病，出现严重的发育迟滞、运动障碍、癫痫、脑白质营养不良等，而使用叶酸治疗后，脑功能和相关症状均得到显著改善。妹妹因早期使用叶酸治疗，症状不严重。其报道的另外一例女性患者，在 5 岁时已经出现严重的残疾、智力障碍、癫痫等，经口服叶酸治疗，症状逐渐好转。

(3) 辅助检查

脑脊液检查可发现甲基四氢叶酸减少，头颅 MRI 显示脑室周围白质和皮质下髓鞘形成障碍，MRS 显示顶枕叶白质胆碱和肌醇峰降低[1]。

(4) 病理表现

暂无相关资料。

(5) 受累部位病变汇总 (表 1055-1)

表 1055-1　受累部位及表现

受累部位	主要表现
神经系统	严重的发育迟滞、神经退行性病变、癫痫、运动障碍、精神发育迟滞

二、基因诊断

(1) 概述

FOLR1 基因，即编码叶酸受体 α 的基因，位于 11 号染色体长臂 1 区 3 带 3 亚带到 4 带 1 亚带 (11q13.3—q14.1)，基因组坐标为 (GRCh37):11: 71900602-71907367，基因全长 6766bp，包含 5 个外显子，编码 257 个氨基酸。

(2) 基因对应蛋白结构及功能

FOLR1 基因编码成人体内的叶酸受体 α(亦称叶酸结合蛋白，FBP)，对叶酸及几种叶酸降解产物具有较高亲和力，同时介导 5- 甲基四氢叶酸向细胞内部转运。叶酸受体是通过糖基磷脂酰肌醇锚定在细胞膜上或以可溶形式存在的分泌性蛋白，即膜结合型和游离型两种。两种类型的受体具有相似的叶酸结合特性，具有免疫交叉反应，它们的氨基酸序列信息几乎一致，但膜结合型有更多的氨基酸残基和更大的分子质量。叶酸受体 α 主要分布在上皮细胞中，比如脉络丛、肺、甲状腺、肾小管等。叶酸受体 α 在大脑中的含量最高，尤其在脉络丛区域，叶酸受体 α 在转运血液中的叶酸至脑细胞过程中发挥着主要作用，叶酸是合成神经递质和髓磷脂所必需的，后者隔离神经纤维和促进神经冲动快速传导。

(3) 基因突变致病机制

Steinfeld 等[1] 科学家于 2009 年在一对大脑叶酸转运缺乏导致的神经退行性变兄妹患者中发现，FOLR1 基因有 2 个复合杂合无义突变 p.Q118X 和 p.C175X。在一个不相关的患相同疾病的意大利女孩中发现 FOLR1 基因 2 号外显子有 18bp 的纯合重复，导致插入 6 个氨基酸。

为确定叶酸结合蛋白 1 是否参与了母体到胎儿的叶酸传递，Piedrahita 等[2] 于 1999 年建立了 Folbp1、Folbp2 基因敲除小鼠模型。Folbp2 基因双敲除小鼠的胚胎可以正常发育，但 Folbp1 基因双敲除小鼠的胚胎存在严重的形态异常，在子宫内发育 10 天死亡。给已敲除 Folbp1 基因孕鼠补充充足的亚叶酸，可以逆转缺合子后代表型。这些结果显示 Folbp1 基因在小鼠发育过程的叶酸稳态中有着重要作用，因此人类同源基因 FOLR1 的功能缺陷也可能会导致人类相似的缺陷。

(4) 目前基因突变概述

目前人类基因突变数据库收录的 FOLR1 基因的突变有 13 个，其中错义 / 无义突变 3 个，调控区突变 2 个，小的插入 2 个，大的缺失 1 个，复杂的重组 5 个。

（王　琰　张　昉）

参考文献

[1] Steinfeld R, Grapp M, Kraetzner R, et al. Folate receptor alpha defect causes cerebral folate transport deficiency: a treatable neurodegenerative disorder associated with disturbed myelin metabolism. Am J Hum Genet, 2009, 85: 354-363.

[2] Piedrahita JA, Oetama B, Bennett GD, et al.Mice lacking the folic acid-binding protein Folbp1 are defective in early embryonic development.Nat Genet, 1999, 23: 228-232.

1056~1062　脑组织铁沉积性神经变性病
（neurodegeneration with brain iron accumulation，NBIA）
(1056. NBIA1, OMIM 234200; 1057. NBIA2A, OMIM 256600; 1058. NBIA2B, OMIM 610217; 1059. NBIA3, OMIM 606159; 1060.NBIA4, OMIM 614298; 1061. NBIA5, OMIM 300894; 1062. NBIA6, OMIM 615643)

一、临床诊断

(1) 概述

脑组织铁沉积性神经变性病 (NBIA) 是一组以进行性运动和认知功能障碍为特点的退行性改变，具有明显的遗传异质性。患者表现为锥体外系受累，如痉挛、肌张力障碍和帕金森综合征。脑部影像学表现为基底核区铁沉积。

约 50% 的 NBIA 患者为 NBIA1 亚型，即泛酸激酶相关性神经变性病 (pantothenate kinase associated neurodegeneration，PKAN)，是由泛酸激酶 2 基因 (PANK2) 突变所导致的常染色体隐性遗传病。NBIA3 亚型为常染色体显性遗传性神经铁蛋白病，较为少见，FTL 为致病基因。常染色体隐性遗传病婴儿神经轴索营养不良症 (INAD) 和不典型神经轴索营养不良症 (NAD) 由 PLA2G6 基因突变致病，半数患者会出现脑部铁大量沉积，亦属于 NBIA 的一种亚型。近年来 COASY 基因变异导致的 NBIA 6 亚型也有少数报道，为常染色体隐性遗传[1]。

(2) 临床表现

NBIA1 亚型：多于 6 岁前起病，进展迅速。常以动作笨拙首发，伴步态异常。主要临床症状包括肌张力障碍、构音困难、身体强直。早期易误诊为多动症。起病后 10～15 年丧失行走能力，不典型患者可在中年才丧失行走能力。可伴有视网膜色素变性和生长发育迟滞，可有不同程度的认知和适应能力的改变。疾病后期出现吞咽障碍，常死于并发症。

NBIA2A 也称为 PLA2G6 相关性神经退行性疾病 (PLAN)、婴儿神经轴索营养综合征 (INAD) 等。一般于婴儿期或 2 岁以内发病，病理改为轴索肿胀、球体形成，故也称为婴儿神经轴索营养不良 (INAD)[2]，于 10 岁以前死亡。临床表现有癫痫[3]、运动和精神发育迟缓、双侧锥体束征、显著的肌张力减低、早期出现的视觉障碍、小脑性共济失调、智力减退[4]；还有报道过子宫内起病，新生儿即出现吸吮无力、眼球震颤、腱反射消失、肌张力减低，后出现尿潴留、便秘、甲状腺功能减退、尿崩症、体温调节障碍[5]、快速进展的运动和精神发育迟缓[6]、视交叉变薄[7] 等。

NBIA2B 也称为非典型神经轴索营养不良、KARAK 综合征等。一般于儿童期起病，平均发病年龄 4～6 岁。与 INAD 为等位基因突变引起，表型具有多样性。临床表现：步态不稳，共济失调，语速减慢，2/3 的患者有视神经萎缩，痉挛性四肢瘫，眼球震颤，癫痫，渐进性肌张力障碍和构音障碍，精神行为障碍，包括冲动、注意力涣散、多动、情绪不稳，但是没有肌张力减低，头颅 MRI 显示苍白球异常铁沉积，可见"虎眼征"、小脑萎缩[8, 9]。

NBIA3 亚型：成年起病，表现为锥体外系症状，类似亨廷顿舞蹈病，包括舞蹈症和肌张力障碍，较少出现锥体束受累和共济失调症状[10]。

NBIA4 患者临床表现为进行性痉挛性截瘫、对左旋多巴治疗无反应的帕金森样症状和精神行为异常。有些患者常合并有多种类型的中枢神经系统损伤，包括步态异常、视神经萎缩、眼球运动异常、肌张力障碍、吞咽困难、构音障碍和运动轴索性神经病。有些患者可能仅有肌肉无力、肌萎缩、认知障碍。有些患者还常合并有精神行为异常，如冲动或强迫行为、抑郁、情绪不稳等。

NBIA5 患者儿童期整体发育迟缓，成年早期症状进一步加重，并出现肌张力障碍、帕金森综合征和痴呆。常见死因包括癫痫、痉挛状态及直面障碍。左旋多巴可改善患者帕金森症状，但几乎所有患者早期都会出现运动波动，并且快速进展至致残性异动症，此时多不能耐受左旋多巴，常需停药。

NBIA6 亚型：患者可于儿童期或青少年期起病，表现为肌张力障碍、运动迟缓、强直、构音障碍、行走困难，病情加重者进展成痉挛性截瘫或四肢瘫痪。

(3) 辅助检查

影像检查可见基底核区有异常的铁沉积。几乎所有 NBIA1(PKAN) 亚型患者 T_2WI 可见 "虎眼征"，具有高度特异性，表现为双侧苍白球对称性高信号 (图 1056-1)，中央区域高信号是由于主要的组织损害引起死亡或水肿，周围的低信号区域为大量铁沉积。症状前患者高信号区域占优势，而随着病情进展，低信号区域最终占优势[1]。其他亚型 MRI 表现可见尾状核、苍白球、壳核、黑质和红核铁沉积，基底核空洞形成和双侧苍白球坏死[10]。^{59}Fe 放射性核素检查显示基底核区铁离子吸收增加和消散延迟。NBIA3 亚型患者血清铁蛋白水平下降。

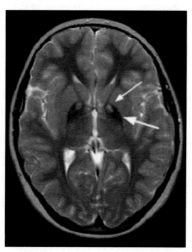

图 1056-1　NBIA1 亚型患者颅脑
MRI 见特征性 "虎眼征"
[J Med Genet, 2009, 46(2): 73-80]

(4) 病理表现

大体病理可见苍白球、黑质致密部出现铁锈色色素沉着。普鲁士蓝染色可见小胶质细胞和吞噬细胞中铁沉积，此外也可在血管周围见铁沉积[1]。轴索水肿可见轴索球体，但这种改变也可见于其他神经退行性变和正常的老龄人。

(5) 基因突变亚型及受累部位病变汇总 (表 1056-1、表 1056-2)

表 1056-1　亚型汇总

NBIA 分型	基因
NBIA1	PANK2
NBIA2A	PLA2G6
NBIA2B	PLA2G6
NBIA3	FTL
NBIA4	C19ORF12
NBIA5	WDR45
NBIA6	COASY

表 1056-2　受累部位及表现

受累部位	主要表现
神经系统	肌张力障碍、动作笨拙、步态异常、痉挛性截瘫、舞蹈症状、生长发育迟滞、认知功能障碍、抑郁、情绪不稳、强迫症
眼部	视网膜色素变性

二、NBIA1 基因诊断

(1) 概述

PANK2 基因，即编码泛酸酯激酶 2 的基因，位于 20 号染色体短臂 1 区 3 带 (20p13)，基因组坐标为 (GRCh37):20:3869486-3904538，基因全长 35 053bp，包含 13 个外显子，编码 570 个氨基酸。

(2) 基因对应蛋白结构及功能

PANK2 基因编码的蛋白是泛酸酯激酶家族的成员，而且是这个家族中仅有的一个在线粒体中表达的基因。泛酸酯激酶是细菌和哺乳动物中辅酶 A(CoA) 生物合成过程关键的调控酶，它在广泛的合成辅酶 A 通路的第一步发挥催化作用，同时本身也受到酰基辅酶 A 类分子的抑制反馈调节。

(3) 基因突变致病机制

Zhou 等[11] 在一个安曼教派家系的 NBIA1 患者的 PANK2 基因编码区发现了一个纯合的 7bp 缺失突变。在 38 例典型的 Hallervorden-Spatz 综合征患者中，32 例发现了另外的错义突变和无义突变。这些个体中带有非典型 PKAN 的 DNA 证实了存在 PANK2 的缺失突变。一个有血缘关系的家系中，受累个体表现出色素性视网膜病和晚发型肌无力，但直到 30 岁没有影像学证明大脑中铁离子的累积，在该家系中检测到携带有纯合的错义突变。在群体研究中发现，除了第 411 位的甘氨酸到精氨酸的突变之外，大部分变异都是唯一的。Pellecchia 等[12]在 16 个 PKAN 患者的 PANK2 基因上检测到 12 个突变，其中 5 个是新突变。

Kuo 等[13]培育了敲除 Pank2 基因的小鼠。纯合的缺陷型小鼠慢慢出现了视网膜退化且伴随有感光元件衰弱，暗光下 a、b 波振幅减小，细胞数减少和外节部分的破坏，缩瞳反应降低。纯合雄性突变体因无精子导致不育，该现象在人类中没有出现。与人类相比，纯合的缺陷型小鼠没有出现基底神经核的变化和肌无力。在免疫组化实验中，发现 PANK2 在视网膜和精子的线粒体中都有分布。

(4) 目前基因突变概述

目前人类基因突变数据库收录的 PANK2 基因突变有 116 个，其中错义 / 无义突变 75 个，剪接突变 10 个，小的缺失 17 个，小的插入 7 个，大片段缺失 7 个。突变分布在基因整个编码区，无突变热点。

三、NBIA2A 基因诊断

(1) 概述

PLA2G6 基因，即编码磷脂酶 A2 的基因，位于 22 号染色体长臂 1 区 3 带 1 亚带 (22q13.1)，基因组坐标为 (GRCh37):22:38507502-38577857，基因全长 70 336bp，包含 29 个外显子，编码 752 个氨基酸。

(2) 基因对应蛋白结构及功能

PLA2G6 基因编码磷脂酶 A2，这是一类催化磷脂释放脂肪酸的酶。该蛋白可能在磷脂的重塑、多不饱和脂肪酸的释放、白三烯和前列腺素的合成、FAS 介导的细胞凋亡及葡萄糖刺激的 B 细胞中离子的跨膜流动等过程中发挥作用。

(3) 基因突变致病机制

Morgan 等[8]从多个 NBIA2A、NBIA2B 家系中，发现了 PLA2G6 基因的 44 个不同的突变 (32 个错义突变、5 个缺失移码突变、3 个无义突变、2 个缺失非移码突变、1 个剪接突变、1 个大的缺失突变)，其中 85% 的错义突变发生在保守区域。同年，Khateeb 等[14]研究了两个独立的以色列贝都因人家系中的 NBIA2A 患病个体，发现了 PLA2G6 基因的

1 个纯合突变，为 3bp 的缺失突变，导致第 691 位的缬氨酸缺失。Gregory 等[9]在 56 例 NBIA2A 患者中发现 45 例 (79%) 存在 PLA2G6 基因突变，病情较轻的 NBIA 患者有检出 PLA2G6 基因的复合杂合错义突变倾向，保留部分蛋白功能。

Malik 等[15]2008 年发现 Pla2g6 基因缺失小鼠发生了与年龄相关的神经损伤，这种损伤在 13 月龄小鼠的旋转、平衡和攀爬测试中能显著观察到。神经病理分析表明小鼠脑中有大量的类似于人类 NBIA 的球状体。这些球状体中包含有管泡膜，且能被抗泛素蛋白抗体染色。运动功能障碍的加重与这种球体的增多有关。

(4) 目前基因突变概述

目前人类基因突变数据库收录的 PLA2G6 基因突变有 76 个，其中错义 / 无义突变 58 个，剪接突变 5 个，小的缺失 9 个，大片段缺失 3 个，大片段插入 1 个。

四、NBIA2B 基因诊断

NBIA2B 亚型的致病基因为 PLA2G6 基因，同 NBIA2A 亚型，相关特点参见前文。

五、NBIA3 基因诊断

(1) 概述

FTL 基因编码铁蛋白轻链，位于 19 号染色体长臂 1 区 3 带 3 亚带 3 次亚带 (19q13.33)，基因组坐标为 (GRCh37):19:49467659-49470136，基因全长 2478bp，包含 4 个外显子，编码 175 个氨基酸。

(2) 基因对应蛋白结构及功能

铁蛋白是真核、原核细胞内主要的储铁蛋白。人体铁蛋白是由轻链和重链构成的 24 亚基多聚体。铁蛋白主要功能是将铁元素转化为可溶、无毒且便于吸收的形态进行储存，其亚基的突变可能影响多个组织铁元素的吸收与释放效率。

(3) 基因突变致病机制

Curtis 等[16]与 Chinnery 等[17]的研究先后揭示在 FTL 基因第 460 位碱基后发生单个腺嘌呤碱基的插入 (c.460-461insA)，会引起铁蛋白轻链的羧基端 (C 端) 结构发生变异，影响铁蛋白的正常折叠及铁元素结合域形成，造成脑部基底核的异常铁聚

积，导致相关病变。随后，Chinnery 等[18]与 Devos 等[19]相继于同一法国家系内发现 11 例显性遗传病患者的 *FTL* 基因第 458 位发生重复插入 1 个腺嘌呤 (c.458dupA)。Vidal 等[20]在另一法国家系内检测到 *FTL* 基因第 498 位插入突变胸腺嘧啶或胞嘧啶 (c.498_499insTC) 导致神经铁蛋白变性病。Maciel 等[21]在一名有神经铁蛋白变性病临床症状的 19 岁患者及其无症状母亲与 13 岁弟弟的 *FTL* 基因上均检测到第 96 位腺嘌呤突变为胸腺嘧啶 (c.96A > T)。

本病尚无相应的分子研究，致病机制未明。

（4）目前基因突变概述

目前人类基因突变数据库报道的 *FTL* 基因突变有 48 个，其中错义 / 无义突变 4 个，小缺失 4 个，小插入 6 个，大片段缺失 2 个，调控区突变 32 个。

六、NBIA4 基因诊断

（1）概述

C19ORF12 基因，即编码一种小跨膜蛋白的基因，位于 19 号染色体长臂 1 区 2 带 (19q12)，基因组坐标为 (GRCh37):19:30189793-30206696，基因全长 16 904bp，包含 3 个外显子，编码 141 个氨基酸。

（2）基因对应蛋白结构及功能

C19ORF12 基因编码一种小的跨膜蛋白。研究发现该蛋白有 2 个亚型，分别包含 152 个和 141 个氨基酸。这 2 个蛋白亚型 N 端氨基酸不同，但都包含一个中心跨膜结构域。C19ORF12 蛋白具体的功能目前还不清楚。Hartig 等[22]发现在脂肪细胞分化过程中 C19ORF12 蛋白的表达量上升并伴随缬氨酸、亮氨酸、异亮氨酸的降解和脂肪酸的代谢。Landoure 等[23]在体外培养的 COS-7 细胞中发现 C19ORF12 蛋白能进行复杂的细胞内线粒体或内质网的定位。因此，研究者认为该蛋白可能在维持脂质稳态中发挥着一定的作用。

（3）基因突变致病机制

在 24 例波兰 NBIA4 病患者中，Hartig 等[22]发现了 *C19ORF12* 基因的纯合或者混合杂合突变，其中 18 例患者均有一个 11bp 的缺失，单倍体连锁分析显示该 11bp 突变具有奠基者遗传漂变效应。该突变最开始发现于一个相关家庭的基因组连锁分析。Horvath 等[24]在出生于双亲有血缘关系的土耳其家庭中的 2 个 NBIA4 兄弟中，发现 *C19ORF12* 基因的一个纯合突变 p.L121Q。Deschauer 等[25]

在 2 个不相关家庭的 3 例 NBIA4 患者中，发现 *C19ORF12* 基因 3 个不同的突变，均为复合杂合突变。Hogarth 等[26]在 161 例 NBIA 患者中的 23 例中，发现 *C19ORF12* 基因的致病突变，其中 17 例为双等位基因突变，另外 6 例为杂合突变。Dogu 等[27]在 2 个不相关的有血缘双亲的土耳其家庭中的 3 例 NBIA4 患者中，发现 *C19ORF12* 基因的一个纯合突变 p.T11M。Dogu 等[27]在 2 个患 NBIA4 的巴西兄弟中，发现 *C19ORF12* 基因的一个纯合错义突变 p.A63P。

本病尚无相应的分子研究，致病机制未明。

（4）目前基因突变概述

目前人类基因突变数据库收录的 *C19ORF12* 基因突变有 7 个，其中错义 / 无义突变 5 个，小的缺失 2 个。

七、NBIA5 基因诊断

（1）概述

WDR45 基因，编码 WD 重复家族蛋白，位于 X 染色体短臂 1 区 1 带 2 亚带 3 次亚带 (Xp11.23)，基因组坐标为 (GRCh37):X:48932092-48958059，基因全长 25 968bp，包含 12 个外显子，编码 361 个氨基酸。

（2）基因对应蛋白质结构及功能

该基因编码一种属于 WD 重复家族的蛋白质。WD 重复是一个包含大约 40 个氨基酸的最低限度的保守区域，通常由甘氨酸－组氨酸和色氨酸－天冬氨酸的重复单元组成，WD 重复蛋白可以促进形成异源三聚体或多蛋白的复合体。这个蛋白家族的成员涉及一系列的细胞进程，包括细胞周期进程、信号转导、细胞凋亡和基因调节。这个基因在细胞自噬通路上扮演着重要角色，细胞内降解系统将细胞质内容物打包到自噬体并运往溶酶体进行降解。该基因发生突变可导致脑部铁离子沉积的神经退行性疾病。

（3）基因突变致病机制

NBIA5 是一种 X 染色体连锁的神经退行性疾病。Haack 等[28]在 2012 年对 20 例无亲缘关系的患者进行了研究，包括 17 例男性患者和 3 例女性患者，最终在 *WDR45* 基因上找到与该疾病相关的 19 个不同的半合子或杂合子的新生突变。这些突变都位于编码区，其中大部分是截短突变，另有 2 个是位于高度保守区域的错义突变。

研究方法是先通过外显子组捕获测序发现可疑致病突变，后利用 Sanger 测序技术进行突变的验证。

Saitsu 等[29]在 2013 年通过对患有 NBIA5 疾病的 5 个散发女性样本的研究，发现了 WDR45 基因上的 5 个从头杂合截短突变。起初这些突变是通过对 2 个患者的外显子测序发现的。来自于 4 例患者的淋巴干细胞实验结果检测到了患者独有的突变型转录本，也就是说患者体内 X 染色体上该基因野生型等位基因失活了。在患者的细胞实验中，所有患者的突变型蛋白的表达水平降低，表明这种突变型蛋白并不稳定。患者细胞的自噬功能受损。免疫荧光实验研究发现了患者细胞自噬结构的累积，这一现象可以表明患者体内的自噬体在形成过程中发生了错误，而自噬障碍可以导致这种神经退行性疾病的发生。

(4) 目前基因突变概述

目前人类基因突变数据库报道的 WDR45 基因突变有 19 个，其中错义 / 无义突变 5 个，剪接突变 5 个，小的缺失 6 个，小的插入 2 个，小的插入缺失 1 个。

八、NBIA6 基因诊断

(1) 概述

COASY 基因，即编码辅酶 A 合成酶的基因，位于 17 号染色体长臂 2 区 1 带 2 亚带 (17q21.2)，基因组坐标为 (GRCh37):17:40713485-40718299，基因全长 4815bp，包含 11 个外显子，编码 593 个氨基酸。

(2) 基因对应蛋白结构及功能

利用泛酸 (维生素 B_5) 合成辅酶 A 是真核和原核生物细胞内通用的基础代谢通路。辅酶 A 合成酶是一种双功能酶，催化辅酶 A 合成的最后两个步骤。该酶参与生物体内脂肪酸、酮体、氨基酸等多种物质的合成与代谢过程。

(3) 基因突变致病机制

Dusi 等[30]在 2 例无亲缘关系的意大利家系患者的 COASY 基因上均检出 c.1495C ＞ T 突变。其中一个家系为父母近亲婚配，检出患者 COASY 基因发生 c.1495C ＞ T 纯合突变，导致其编码氨基酸序列的第 499 位氨基酸由精氨酸突变为半胱氨酸 (p.R499C)，该突变在家系中与疾病表型共分离。另一个家系患者则检测到 c.1495C ＞ T 与 c.175C ＞ T (p.Q59*) 复合杂合突变。

体外功能表达实验表明第 499 位氨基酸突变使得辅酶 A 合成酶失去 DPCK 催化活性。对 2 例患者的成纤维细胞进行检测，发现辅酶 A 合成酶与辅酶 A 水平显著降低。辅酶 A 对神经系统的正常发育与功能执行起着不可或缺的作用，其合成或功能缺陷将导致 NBIA。

本病尚无相应的分子研究，致病机制未明。

(4) 目前基因突变概述

人类孟德尔遗传在线数据库收录了 COASY 基因的 2 个突变，即 p.R499C 与 p.Q59*。

(林　毅　王　琰　吴　曦　马凌燕　陈荣昌　刘楚新　钟焕姿　李飞达　刘程章)

参考文献

[1] Gregory A, Polster BJ, Hayflick SJ. Clinical and genetic delineation of neurodegeneration with brain iron accumulation. J Med Genet, 2009, 46(2)：73-80.

[2] 李倩，吴珊，田锦勇，等 . 脑内铁沉积神经变性病临床特点及 PLA2G6 基因突变研究 . 中风与神经疾病杂志，2013, 30(4)：292-294.

[3] Scheithauer BW, Forno LS, Dorfman LJ, et al. Neuroaxonal dystrophy (Seitelberger's disease) with late onset, protracted course and myoclonic epilepsy. J Neurol Sci, 1978, 36：247-258.

[4] Dorfman LJ, Redley TA, Thorp BR, et al. Juvenile neuroaxonal dystrophy：clinical, electrophysiological, and neuropathological features. Ann Neurol, 1978, 3：419-428.

[5] Nagashima K, Suzuki S, Ichikawa E, et al. Infantile neuroaxonal dystrophy：perinatal onset with symptoms of diencephalic syndrome. Neurology, 1985, 35：735-738.

[6] Nardocci N, Zorzi G, Farina L, et al. Infantile neuroaxonal dystrophy：clinical spectrum and diagnostic criteria. Neurology, 1999, 52：1472-1478.

[7] Farina L, Nardocci N, Bruzzone MG, et al. Infantile neuroaxonal dystrophy：neuroradiological studies in 11 patients. Neuroradiology, 1999, 41：376-380.

[8] Morgan NV, Westaway SK, Morton JEV, et al. PLA2G6, encoding a phospholipase A2, is mutated in neurodegenerative disorders with high brain iron. Nature Genet, 2006, 38：752-754.

[9] Gregory A, Westaway SK, Holm IE, et al. Neurodegeneration associated with genetic defects in phospholipase A(2). Neurology, 2008, 71：1402-1409.

[10] Schneider SA, Bhatia KP. Syndromes of neurode-

generation with brain iron accumulation. Semin Pediatr Neurol, 2012, 19(2): 57-66.

[11] Zhou B, Westaway SK, Levinson B, et al. A novel pantothenate kinase gene(PANK2)is defective in Hallervorden-Spatz syndrome. Nat Genet, 2001, 28: 345-349.

[12] Pellecchia MT, Valente EM, Cif L, et al. The diverse phenotype and genotype of pantothenate kinase-associated neurodegeneration. Neurology, 2005, 64: 1810-1812.

[13] Kuo YM, Duncan JL, Westaway SK, et al. Deficiency of pantothenate kinase 2(Pank2)in mice leads to retinal degeneration and azoospermia. Hum Mol Genet, 2005, 14: 49-57.

[14] Khateeb S, Flusser H, Ofir R, et al. PLA2G6 mutation underlies infantile neuroaxonal dystrophy. AmJ Hum Genet, 2006, 79: 942-948.

[15] Malik I, Turk J, Mancuso DJ, et al. Disrupted membrane homeostasis and accumulation of ubiquitinated proteins in a mouse model of infantile neuroaxonal dystrophy caused by PLA2G6 mutations. Am J Pathol, 2008, 172: 406-416.

[16] Curtis AR, Fey C, Morris CM, et al. Mutation in the gene encoding ferritin light polypeptide causes dominant adult-onset basal ganglia disease. Nat Genet, 2001, 28(4): 350-354.

[17] Chinnery PF, Crompton DE, Birchall D, et al. Clinical features and natural history of neuroferritinopathy caused by the FTL1 460InsA mutation. Brain, 2007, 130(1): 110-119.

[18] Chinnery PF, Curtis RJ, Fey C, et al. Neuroferritinopathy in a French family with late onset dominant dystonia. J Med Genet, 2003, 40(5): e69.

[19] Devos D, Tchofo PJ, Vuillaume I, et al. Clinical features and natural history of neuroferritinopathy caused by the 458dupA FTL mutation. Brain, 2009, 132(6): 2008-2010.

[20] Vidal R, Ghetti B, Takao M, et al. Intracellular ferritin accumulation in neural and extraneural tissue characterizes a neurodegenerative disease associated with a mutation in the ferritin light polypeptide gene. J Neurol & Exp Neurol, 2004, 63(4): 363-380.

[21] Maciel P, Cruz VT, Constante M, et al. Neuroferritinopathy: Missense mutation in FTL causing early-onset bilateral pallidal involvement. Neurology, 2005, 65(4): 603-605.

[22] Hartig MB, Iuso A, Haack T, et al. Absence of an orphan mitochondrial protein, c19orf12, causes a distinct clinical subtype of neurodegeneration with brain iron accumulation. Am J Hum Genet, 2011, 89: 543-550.

[23] Landoure G, Zhu PP, Lourenco CM, et al. Hereditary spastic paraplegia type 43(SPG43)is caused by mutation in C19orf12. Hum Mutat, 2013, 34: 1357-1360.

[24] Horvath R, Holinski-Feder E, Neeve VCM, et al. A new phenotype of brain iron accumulation with dystonia, optic atrophy, and peripheral neuropathy. Mov Disord, 2012, 27: 789-793.

[25] Deschauer M, Gaul C, Behrmann C, et al. C19orf12 mutations in neurodegeneration with brain iron accumulation mimicking juvenile amyotrophic lateral sclerosis. J Neurol, 2012, 259: 2434-2439.

[26] Hogarth P, Gregory A, Kruer MC, et al. New NBIA subtype: genetic, clinical, pathologic, and radiographic features of MPAN. Neurology, 2013, 80: 268-275.

[27] Dogu O, Krebs CE, Kaleagasi H, et al. Rapid disease progre-ssion in adult-onset mitochondrial membrane protein-associ-ated neurodegeneration.Clin Genet, 2013, 84: 350-355.

[28] Haack TB, Hogarth P, Kruer MC, et al. Exome sequencing reveals de novo WDR45 mutations causing a phenotypically distinct, X-linked dominant form of NBIA. Am J Hum Genet, 2012, 91: 1144-1149.

[29] Saitsu H, Nishimura T, Muramatsu K, et al. De novo mutations in the autophagy gene WDR45 cause static encephalopathy of childhood with neurodegeneration in adulthood. Nat Genet, 2013, 45: 445-449, 449e441.

[30] Dusi S, Valletta L, Haack TB, et al. Exome sequence reveals mutations in CoA synthase as a cause of neurodegeneration with brain iron accumulation. Am J Hum Genet, 2014, 94(1): 11-22.

1063　神经退行性病变和视神经萎缩（儿童期发病）
(neurodegeneration with optic atrophy, childhood-onset, NDGOA; OMIM 615491)

一、临床诊断

(1) 概述

2013 年由 Bilguvar 等[1] 报道土耳其一家系中 6 位同胞有 3 位因为 UCHL1 基因纯合突变在儿童早期出现神经退行性病变，呈常染色体隐性遗传。至今为止仅有此一家系报道。

(2) 临床表现

患儿早期发育正常，约 5 岁时开始出现进行性视力下降。青年患儿因视力下降、小脑性共济失调而无法站立。其中一位患儿出现癫痫。

查体可发现眼球震颤，下肢痉挛状态伴反射亢进，肌颤搐（一位患儿出现肌强直），振动觉和位置觉减退，足底伸肌反射，小脑性共济失调，其中2 例患儿智力轻度下降 (IQ71 ～ 74)。

(3) 辅助检查

眼科检查可发现视神经萎缩，视觉诱发电位下降，视网膜电图正常；如出现癫痫，脑电图检查可见 3.5 ～ 4Hz 的棘波；肌电图检查显示神经传导速度正常；脑影像学检查可见大脑、小脑萎缩和视神经萎缩（图 1063-1）。

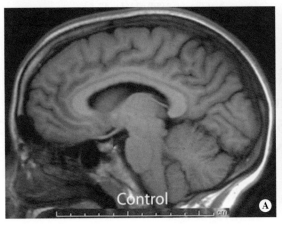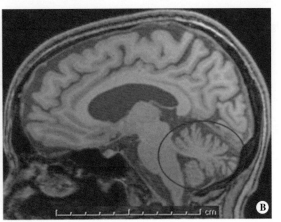

图 1063-1　头颅 MRI

患儿 (B) 与正常对照 (A)，可见患者大脑、小脑和视神经萎缩

(Proc Nat Acad Sci, 2013, 110: 3489-3494)

(4) 病理表现

暂无相关资料。

(5) 受累部位病变汇总（表 1063-1）

表 1063-1　受累部位及表现

受累部位	主要表现
头	头部震颤
眼	眼球震颤、进行性视力下降、视神经萎缩、视觉诱发电位消失、视网膜电图正常
肌肉	肌颤搐
神经系统	小脑性共济失调、下肢痉挛、反射亢进、足底伸肌反应、轻度智力下降、大脑萎缩、小脑萎缩、振动觉和位置觉减退

二、NFFS 基因诊断

(1) 概述

UCHL1 基因，即泛素羧基末端酯酶 L1 的编码基因，位于 4 号染色体短臂 1 区 3 带 (4p13)，基因组坐标为 (GRCh37):4:41258898-41270446，基因全长 11 549bp，包含 9 个外显子，编码 223 个氨基酸。

(2) 基因对应蛋白结构及功能

UCHL1 基因编码 UCHL1 蛋白，即泛素羧基末端酯酶 L1。该酶是一类疏基蛋白酶，是肽酶 C12 家族的成员之一，主要负责水解泛素羧基末端与甘氨酸相连的肽键，也参与泛素前体与泛素化蛋白的加工处理过程。UCHL1 蛋白在神经元细胞与弥散神经内分泌系统细胞中特异表达，参与并维持神经元正常结构与认知功能。

(3) 基因突变致病机制

Bilguvar 等 [1] 在一个土耳其近亲婚配家系中采用全外显子测序，发现该家系 3 例同胞患者的 UCHL1 基因上均存在 p.E7A 纯合突变。体外功能实验表明，携带 p.E7A 突变的 E.coli 突变株与野生型相比，其 UCHL1 蛋白对泛素的亲合能力降低，其水解酶活性显著降低。

Yamazaki 等 [2] 对常染色体隐性突变的 Gad 小鼠进行研究，发现小鼠幼年期就先后表现出感觉性与运动性共济失调，这些临床表现与 NDGOA 患者类似。Saigoh 等 [3] 发现 Gad 小鼠的致病机制是由

于其 *Uchl1* 基因上发生了一个包含 7、8 号外显子的非移码缺失突变，使其表达的 UHCL1 蛋白缺失一段含 42 个氨基酸的催化基团，蛋白功能受到严重影响。

(4) 目前基因突变概述

目前人类基因突变数据库报道的 *UCHL1* 基因突变有 2 个，均为错义/无义突变。

（黎洁洁　钟焕姿）

参考文献

[1] Bilguvar K, Tyagi NK, Ozkara CT, et al. Recessive loss of function of the neuronal ubiquitin hydrolase UCHL1 leads to early-onset progressive neurodegeneration. Proc Nat Acad Sci, 2013, 110: 3489-3494.

[2] Yamazaki K, Wakasugi N, Tomita T, et al. Gracile axonal dystrophy(GAD), a new neurological mutant in the mouse. Proc Soc Exp Biol Med, 1988, 187(2): 209-215.

[3] Saigoh K, Wang YL, Suh JG, et al. Intragenic deletion in the gene encoding ubiquitin carboxy-terminal hydrolase in gad mice. Nat Genet, 1999, 23(1): 47-51.

1064~1067　神经纤维瘤病
(neurofibromatosis, NF)
(1064. NFFS, OMIM 162210; 1065. NF1, OMIM 162200; 1066. NF2, OMIM 101000; 1067. NFNS, OMIM 601321)

一、临床诊断

(1) 概述

1955 年 von Recklinghausen 首先描述了神经纤维瘤病，并曾命名为 von Recklinghausen 病。神经纤维瘤病 1 型 (NF1) 是最常见的影响神经功能的单基因病之一，其致病基因是 *NF1*(neurofibromin gene)，本病呈常染色体显性遗传[1]。*NF1* 基因编码神经纤维蛋白，负责调控 Ras 蛋白转导信号。NF1 的主要临床特征为咖啡-牛奶斑，眼部 Lisch 小结和皮肤纤维瘤，还可影响骨骼和神经系统发育。有报道称，NF1 患者可合并努南综合征 (Noonan syndrome, NS) 的临床表现，如身材矮小、上睑下垂、颈蹼、面中部发育不全、房间隔缺损、肺动脉狭窄和学习障碍，这被称为神经纤维瘤病-努南综合征 (neurofibromatosis-Noonan syndrome, NFNS)[2, 3]。虽然大部分研究认为，NFNS 是 *NF1* 基因突变引起的 NF1 的一种亚型[4]，但也有个案报道称，在一位合并 NS 临床表现的 NF1 患者中发现有 *PTPN11* 基因突变[5]。对于 NFNS 是 NF1 还是 NS 的亚型，抑或是一种独立的疾病，还需要进一步的研究以证实。

NF2 型是由于编码神经纤维瘤蛋白 2(也称为 merlin) 的基因缺陷导致神经嵴细胞发育异常而引起身体多个部位肿瘤生长，从而引发相应的症状，患病率约为 1/6 万，常见的临床表现为双侧听神经瘤、多发性脑膜瘤、脊髓背根神经鞘瘤，呈常染色体显性遗传。

(2) 临床表现

1) 皮肤色素沉着，出现咖啡-牛奶斑，通常是 NF1 的首发症状，多在出生后 1 年内甚至出生时即可出现。咖啡-牛奶斑可出现在全身各处，如躯干四肢、头面部、腋窝、腹股沟等，其大小及数量与疾病的严重程度无关，通常无变成恶性的趋势。

2) 神经纤维瘤：为施万细胞瘤，可根据位置及形态将其分类。通常为良性，但也有转变为恶性的可能，如丛状神经纤维瘤有可能转变为恶性周围神经鞘瘤。神经纤维瘤的生长速度不定，常伴周围软组织增生肥厚[6, 7]。

3) 眼部表现：裂隙灯下可见突出虹膜表面的结节即 Lisch 小结，为虹膜黑色素细胞错构瘤，是 NF1 的特征性表现之一[7, 8]。还可出现青光眼或眼距增宽。

4) 视神经胶质瘤 (optic pathway gliomas, OPGs)：约 15% 的患儿出现视神经胶质瘤，在视神经、视交叉或视通路均可发生，属于低恶性度星形细胞瘤，是 NF1 最常见的颅内恶性肿瘤 (图 1064-1、图 1064-2)。OPGs 可能会引起患儿性早熟[6, 7]。

5) 骨骼异常：包括身材矮小、脊柱侧弯、蝶骨发育不全及胫骨假关节等。胫骨假关节是指长骨弯曲形似假关节。还可出现长骨骨皮质变薄、多发性骨折等。

6) 中枢神经系统受累：可出现间脑综合征、中脑导水管硬化、脑积水等。患儿可出现学习能力缺

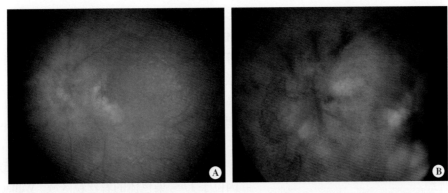

图 1064-1　彩色眼底照相示左眼巨大视神经乳头，其中有血管生成并包裹视网膜下积液

[Middle East Afr J Ophthalmol, 2015, 22(1): 117-118]

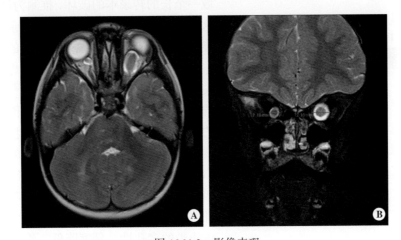

图 1064-2　影像表现

A. MRI 轴位 T_2 加权像示左侧视神经呈纺锤状增大，一部分侵入眼内，视交叉未受累；

B. 冠状位 T_2 加权像脂肪抑制序列示左侧视神经胶质瘤

[Middle East Afr J Ophthalmol, 2015, 22(1): 117-118]

失、轻度精神发育迟缓。

7) 其他：可能出现恶性周围神经鞘瘤，多由丛状神经纤维瘤转化而来；对其他恶性肿瘤易感性增高；血管神经纤维瘤引起肾动脉狭窄，导致高血压，还可累及腹主动脉、颈总动脉等；认知功能障碍及精神心理改变等。

据 1988 年美国国立卫生研究院关于神经纤维瘤病的总结性报告，1 型神经纤维瘤病 (NF1) 达到以下标准中的 2 条即可诊断：① 6 个或 6 个以上的咖啡－牛奶斑；②腋部或腹股沟区出现雀斑样改变；③ 2 个或 2 个以上的 Lisch 小结；④ 2 个或 2 个以上的神经纤维瘤；⑤视神经胶质瘤；⑥骨发育不全；⑦一级亲属罹患此病[2, 3]。

NF2 型临床表现多样，90% 的患者可出现双侧听神经瘤，50% 的患者可出现其他脑神经瘤或脑膜瘤，50% 的患者有脊髓病变，可表现为脊髓星形细胞瘤或脊神经根神经鞘瘤；患者还可出现周围神经病变，出现局限性的肌萎缩、对称性末梢感觉运动神经病变、多发单神经病变、足下垂等；约 70% 的患者出现皮肤肿瘤、皮肤斑块，表现为一片局限、轻微隆起、粗糙不平的区域，典型病变小于 2cm 且表现为色素沉着过度和多毛症，咖啡－牛奶斑的皮肤病变不常见，且多为单发；90% 的患者可出现眼部病变，年轻患者可出现白内障，部分患者可出现视网膜外膜和视网膜错构瘤。恶心、呕吐或眩晕罕见，一般到病变晚期才出现。

(3) 辅助检查

1) 产前检查：若为体外受精，可行着床前胚胎遗传学诊断筛查 NF1；绒毛膜或羊水穿刺取样进行诊断。

2) 眼科检查：裂隙灯下可见 Lisch 小结。

3) X 线检查：可观察骨骼异常改变，如长骨畸形、骨折、脊柱侧弯或假关节等。

4) MRI：可见视神经胶质瘤或颅内其他异常病

变如其他部位肿瘤、脑积水等。

(4) 病理改变

1) 咖啡-牛奶斑：表皮内角质形成细胞及黑素细胞中色素增加，黑素细胞及基底细胞内可见巨大黑素颗粒。

2) 神经纤维瘤瘤体无包膜，界限常清楚，可至皮下脂肪组织，以神经鞘细胞的增生最明显，瘤组织内除有大量纤维组织增生外，还有大小不等的血管及条索状的粗大神经。

(5) 基因突变亚型及受累部位病变汇总（表1064-1、表1064-2）

表 1064-1 亚型汇总

NF 亚型	基因
NFFS	NF1
NF1	NF1
NF2	NF2
NFNS	NF1

表 1064-2 受累部位及表现

受累部位	主要表现
头部	蝶骨发育不良
眼	Lisch 小结、青光眼、眼距增宽
血管	肾血管狭窄、高血压
骨骼	脊柱侧弯、脊柱裂、假关节、长骨骨皮质变薄
皮肤	咖啡-牛奶斑，神经纤维瘤，腋窝、腹股沟雀斑样斑点
神经系统	学习能力缺失、轻度精神发育迟缓、中脑导水管硬化、脑积水
其他	视神经胶质瘤、下丘脑肿瘤、神经纤维肉瘤、横纹肌肉瘤、十二指肠良性肿瘤、甲状旁腺腺瘤、嗜铬细胞瘤、星形细胞瘤、恶性周围神经鞘瘤等

二、NFFS 基因诊断

(1) 概述

NF1 基因，即编码神经纤维瘤蛋白的基因，位于 17 号染色体长臂 1 区 1 带 2 亚带 (17q11.2)，基因组坐标为 (GRCh37):17:29421945-29704695，基因全长 282 751bp，包含 58 个外显子，编码 2840 个氨基酸。

(2) 基因对应蛋白结构及功能

NF1 基因编码的蛋白为神经纤维瘤蛋白，是一种细胞质蛋白，主要在神经元、神经膜细胞、少突胶质细胞及粒细胞中表达。神经纤维瘤蛋白是一种多结构域分子，可以对包括 Ras-cAMP 通路、ERK/MAP 激酶通路、腺苷酸环化酶及细胞骨架的组装等许多细胞内过程进行调控。神经纤维瘤蛋白可以激活 Ras 的 GTP 酶活性，并显示出对 Ras GAP 更高的亲和力，但专性活性较低，可能为 Ras 活性的调节因子。NF1 基因被认为是一种肿瘤抑制基因 [9]。

(3) 基因突变致病机制

Barker 等 [10] 的研究表明，神经纤维瘤的致病基因位于 17 号染色体的着丝粒区域。Wallace 等 [11] 1990 年对 3 例神经纤维瘤患者的研究检测到 17q11.2 区域一个长的转录本的破坏，推测为该病的候选区域。这种破坏影响了 3 例患者 NF1 转录本的表达，进一步支持了 NF1 作为肿瘤抑制因子的假说。

有学者推测 NF1 致病机制与患者不同的表型相关（包括肿瘤及非肿瘤的表征）[12]。一种比较主流的假说认为 NF1 为一种肿瘤抑制因子，只有当 NF1 的等位基因均缺失的情况下才发生肿瘤。

为了研究 NF1 在骨骼发育方面的功能，Kolanczyk 等 [13] 构建了 Nf1 基因敲除的小鼠模型。四肢中无活性的 Nf1 导致了胫骨弯曲、生长减缓、骨骼组织血管异常、髋关节的融合及其他关节异常。皮质骨的多孔性、硬度降低、组织矿物质减少及类骨质增生造成了其稳定性降低，进而引发了胫骨弯曲。相应地，成骨细胞的体外培养结果显示出增殖能力的增强、分化及矿物质化能力的降低。Nf1 敲除小鼠生长能力及软骨细胞分化能力的降低导致其生长缓慢。

(4) 目前基因突变概述

目前人类基因突变数据库报道的 NF1 基因突变有 1244 个，其中错义/无义突变 307 个，剪接突变 284 个，小的缺失 346 个，小的插入 166 个，大片段缺失 129 个，大片段插入 12 个。突变分布在基因整个编码区，无突变热点。

三、NF1 基因诊断

NF1 亚型的致病基因为 NF1 基因，同 NFFS 亚型，相关特点参见"二、NFFS 基因诊断"。

四、NF2 基因诊断

(1) 概述

NF2 基因，即编码一种类似于 ERM 家族蛋白质的基因，位于 22 号染色体长臂 1 区 2 带 2 亚带

(22q12.2)，基因组坐标为 (GRCh37):22:29999545-30094589，全长 95 045bp，包含 16 个外显子，编码 596 个氨基酸。

(2) 基因对应蛋白结构及功能

NF2 基因编码一种类似于 ERM 蛋白家族某些成员 (埃兹蛋白、根蛋白、膜突蛋白) 的蛋白质。这些蛋白质连接细胞骨架组件与细胞内的蛋白。*NF2* 基因的产物与细胞表面蛋白相互作用，包含细胞骨架动力学有关蛋白和与调控离子运输有关的蛋白。主要功能包括：① Hippo/SWH(Sav/Wts/Hpo) 信号通路上可能的调控子，这个信号通路限制细胞增殖和促进细胞凋亡，从而在抑制肿瘤中起了很重要的作用；②与 WWC1 协同诱导 LATS1 和 LATS2 的磷酸化作用，可能在调控 Hippo/SWH(Sav/Wts/Hpo) 信号通路上起作用；③可能起到细胞膜稳定蛋白的作用；④可能通过结合 AGAP2 和减少自身刺激活性抑制 PI3 激酶；⑤通过抑制 CUL4A-RBX1-DDB1-VprBP/DCAF1 E3 泛激素蛋白连接酶复合体来抑制细胞增殖和肿瘤合成。

(3) 基因突变致病机制

Wolff 等 [14] 发现两个肿瘤的杂合性缺失 (LOH) 模式与 22 号染色体末端缺失的存在具有一致性。通过使用附加的多态性标志物，发现其中一个 NF2 患者听神经瘤的染色体末端缺失的断点位于先前被定位的 NF2 区域内。Arai 等 [15] 描述了在一位具有双侧听神经瘤和其他中枢神经系统肿瘤及 t(4；22)(q12；q12.2) 易位的患者，认为 NF2 基因精确地定位在 22q12.2 上。

Rouleau 等 [16] 通过证明 SCH(NF2 基因的别名) 在 NF2 患者和 NF2 相关肿瘤中生殖细胞和体细胞的突变，为 NF2 基因的突变位点会引起多 NF2 提供了无可争议的证据。他们发现的 16 个突变中的 15 个被预测导致形成了截短型蛋白。与典型的 Knudson 肿瘤抑制基因理论一致，在 8 个含有 NF2 突变的肿瘤中，6 例在 NF2 位点上出现了野生型等位基因的缺失 [17]。

半合子的人 NF2 基因会导致对施万细胞瘤易感的综合征。但是半合子的 Nf2 小鼠不会引起施万细胞瘤，而主要导致骨肉瘤。在这两个物种中，Nf2 等位基因均是失活的。Giovannini 等 [18] 报道了在小鼠施万细胞中由 Cre 介导纯合敲除 Nf2 基因 2 号外显子的小鼠，表现出人类 NF2 的特征，包括神经鞘瘤、施万细胞增生、白内障和骨组织变形。因此，在小鼠施万细胞中展现的 Nf2 基因的肿瘤抑制特性，在半合子 Nf2 小鼠中被隐藏。其原因是在这个细胞中第二个等位基因失活比例不充分。

(4) 目前基因突变概述

目前人类基因突变数据库报道的 NF2 基因突变有 376 个，其中错义 / 无义突变 93 个，剪接突变 79 个，小的缺失 102 个，小的插入 34 个，大片段缺失 60 个，大片段插入 8 个。

五、NFNS 基因诊断

NFNS 亚型的致病基因为 NF1 基因，同 NFFS 亚型，相关特点参见 "二、NFFS 基因诊断"。

（ 陈遥枝　彭光格　黎洁洁　孙　岩　樊春娜　吕　靖）

参考文献

[1] Costa RM, Silva AJ. Molecular and cellular mechanisms underlying the cognitive deficits associated with neurofibromatosis 1. J Child Neurol, 2002, 17: 622-626.

[2] Allanson JE, Hall JG, van Allen MI. Noonan phenotype associated with neurofibromatosis.Am J Med Genet, 1985, 21(3): 457-462.

[3] Opitz JM, Weaver DD. The neurofibromatosis-Noonan syndrome. Am J Med Genet, 1985, 21(3): 477-490.

[4] De Luca A, Bottillo I, Sarkozy A, et al. NF1 gene mutations represent the major molecular event underlying neurofibromatosis-Noonan syndrome. Am J Hum Genet, 2005, 77(6): 1092-1101.

[5] Bertola DR, Pereira AC, Passetti F, et al. Neurofibromatosis-Noonan syndrome: molecular evidence of the concurrence of both disorders in a patient.Am J Med Genet A, 2005, 136(3): 242-245.

[6] Ferner RE, Huson SM, Thomas N, et al. Guidelines for the diagnosis and management of individuals with neurofibromatosis 1. J Med Genet, 2007, 44: 81-88.

[7] Williams VC, Lucas J, Babcock MA, et al. Neurofibromatosis type 1 revisited. Pediatrics, 2009, 123: 124-133.

[8] Zehavi C, Romano A, Goodman RM. Iris (Lisch) nodules in neurofibromatosis. Clin Genet, 1986, 29: 51-55.

[9] Cichowski K, Shih TS, Schmitt E, et al. Mouse models of tumor development in neurofibromatosis type 1. Science, 1999, 286: 2172-2176.

[10] Barker D, Wright E, Nguyen K, et al. Gene for von Recklinghausen neurofibromatosis is in the pericentromeric

region of chromosome 17. Science, 1987, 236: 1100-1102.

[11] Wallace MR, Marchuk DA, Andersen LB, et al. Type 1 neurofibromatosis gene: identification of a large transcript disrupted in three NF1 patients. Science, 1990, 249: 181-186.

[12] Theos A, Korf BR, American College of P, American Physio-logical S. Pathophysiology of neurofibromatosis type 1. Ann Intern Med, 2006, 144: 842-849.

[13] Kolanczyk M, Kossler N, Kuhnisch J, et al. Multiple roles for neurofibromin in skeletal development and growth. Hum Mol Genet, 2007, 16: 874-886.

[14] Wolff RK, Frazer KA, Jackler RK, et al. Analysis of chromosome 22 deletions in neurofibromatosis type 2-related tumors. Am J Hum Genet, 1992, 51: 478-485.

[15] Arai E, Ikeuchi T, Karasawa S, et al. Constitutional translocation t(4;22)(q12;q12.2)associated with neur ofibromatosis type 2. Am J Med Genet, 1992, 44: 163-167.

[16] Rouleau GA, Merel P, Lutchman M, et al. Alteration in a new gene encoding a putative membrane-organizing protein causes neuro-fibromatosis type 2. Nature, 1993, 363: 515-521.

[17] Trofatter JA, MacCollin MM, Rutter JL, et al. A, novel moesin-, ezrin-, radixin-like gene is a candidate for the neurofibromatosis 2 tumor suppressor. Cell, 1993, 75: 826.

[18] Giovannini M, Robanus-Maandag E, van der Valk M, et al. Conditional biallelic *Nf2* mutation in the mouse promotes manifestations of human neurofibromatosis type 2. Genes Dev, 2000, 14: 1617-1630.

1068 伴肌强直的轴索神经病
(neuromyotonia and axonal neuropathy, autosomal recessive, NMAN; OMIM 137200)

一、临床诊断

(1) 概述

伴肌强直的轴索神经病（NMAN）是近期报道的，和 *HINT1* 基因杂合突变有关的常染色体隐性遗传病。患者以运动神经受累为主，因周围运动神经高反应性出现肌强直、肌颤搐等表现。

(2) 临床表现

患者多在 10 岁左右发病，出现肌强直、静息性肌颤搐、手脚痉挛，部分患者可有轻度的四肢远端肌无力、远端感觉功能减退和出汗过多，个别患者出现舌肌强直收缩[1]（图 1068-1）。

(3) 辅助检查

血清肌酐升高，肌电图和神经传导检查可发现

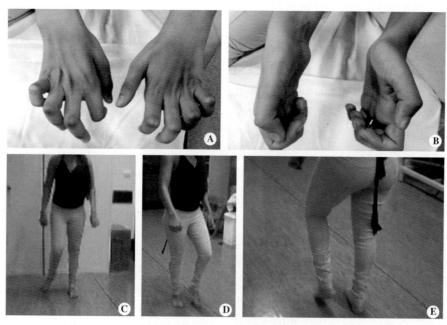

图 1068-1 NMAN 患者临床表现

一例 16 岁患者出现双手肌痉挛，双侧足下垂和跨阈步态 (Pediatric Neurology, 2014, 50: 104-107)

与肌强直或肌颤搐同步的自发的高频运动动作电位。

(4) 病理表现

肌肉活检可发现周围神经慢性去神经化表现。

(5) 受累部位病变汇总（表 1068-1）

表 1068-1　受累部位及表现

受累部位	主要表现
神经肌肉系统	肌强直痉挛，肌颤搐，足下垂，远端肌无力，可有远端轻度感觉异常，步态异常；肌电图和神经传导检查可见与肌强直或肌颤搐同步的自发的高频运动动作电位
足	畸形

二、基因诊断

(1) 概述

HINT1 基因，即编码组氨酸三联核苷酸结合蛋白 1 的基因，位于 5 号染色体长臂 2 区 3 带 3 亚带 (5q23.3)，基因组坐标为 (GRCh37):5:130494976-130501041，基因全长 6066bp，包含 4 个外显子，编码 324 个氨基酸。

(2) 基因对应蛋白结构及功能

HINT1 基因，编码组氨酸三联核苷酸结合蛋白 1(HINT1)，这是一种广泛分布的同型二聚体嘌呤亚磷酰胺。HINT1 蛋白可以经由三组氨酸模体与底物结合并水解底物，包括 AMP- 吗啉酸、AMP-*N*- 丙氨酸甲酯、AMP-α- 乙酰基赖氨酸甲酯和 AMP-NH_2 等。HINT1 蛋白可以调节 p53/TP53 水平，参与 p53/TP53 介导的细胞凋亡途径的调控，与肿瘤抑制相关；通过 E3 泛素蛋白连接酶复合体调控靶蛋白的蛋白酶体降解途径；此外，HINT1 蛋白还可以作为支架蛋白通过 LEF1/TCF1-CTNNB1 复合体参与转录激活调控。

(3) 基因突变致病机制

2012 年，Zimon 等[2]通过连锁分析及全基组测序，对 1 个比利时籍的 NMAN 家系的 2 名同胞患者进行研究，发现患者 *HINT1* 基因存在复合杂合突变：其一是 1 号外显子处的 c.110G＞C 突变，该突变使得其第 37 位的非保守氨基酸精氨酸突变为脯氨酸；其二是 3 号外显子处的 c.250T＞C 突变，该突变使得其第 84 位相对保守的半胱氨酸突变为精氨酸，该位点紧邻二聚体界面，对酶活性具有重要作用。以上突变在其他 270 名比利时对照人群中未发现。在另外一个独立试验中，对具有血缘关系的奥地利籍患者进行基因连锁分析和外显子组测序检测发现，3 例患者均存在 *HINT1* 基因的 p.R37P 纯合突变，随后在一系列大人群基因检测中又发现了 21 个 NMAN 家系患者存在 p.R37P 纯合突变。*NIH1* 基因的 c.110G＞C 突变，曾被认为是良性多态，该变异在塞尔维亚正常人群中杂合携带率为 3/200，在欧洲和亚裔美国人群的等位基因频率分别为 1/7019 和 1/3737。体外功能实验结果显示，p.R37P 突变型酵母中 HINT1 蛋白无酶活性，p.C84R 突变型酵母中 HINT1 蛋白具有部分酶活性。

本病尚无相应的分子研究，致病机制未明。

(4) 目前基因突变概述

目前人类孟德尔遗传在线数据库收录了 *HINT1* 基因的 7 个突变，均为错义 / 无义突变。

（黎洁洁　吕 靖）

参考文献

[1] Hahn AF, Parkes AW, Bolton CF, et al. Neuromyotonia in hereditary motor neuropathy. J Neurol Neurosurg Psychiat, 1991, 54: 230-235.

[2] Zimon M, Baets J, Almeida-Souza L, et al. Loss-of-function mutations in HINT1 cause axonal neuropathy with neuromyotonia. Nat Genet, 2012，44: 1080-1083.

1069~1076　远端型遗传性运动性神经元病
(neuronopathy, distal hereditary motor, HMN)
(1069. HMN2A, OMIM 158590; 1070. HMN2B, OMIM 608634; 1071. HMN2C, OMIM 613376; 1072. HMN2D, OMIM 615575; 1073. HMN5A, OMIM 600794; 1074. HMN5B, OMIM 614751; 1075. HMN7A, OMIM 158580; 1076. HMN7B, OMIM 607641)

一、临床诊断

(1) 概述

远端型遗传性运动性神经元病 (HMN) 是一组由于脊髓前角运动神经元退行性变引起的遗传性周围神经运动障碍性疾病，由 Nelson 等[1]于 1966 年首次报道。本篇所收录的 8 种亚型均为常染色体显性遗传病，根据致病基因的不同分为 2A、2B、

2C、2D、5A、5B、7A 及 7B 共 8 种亚型。

(2) 临床表现

HMN 多成年起病，病程一般发展缓慢。主要表现为四肢远端对称性发展的肌无力或肌萎缩，下肢起病多见，无感觉障碍，查体发现高足弓、锤形趾，腱反射减退或消失 (图 1069-1)。运动神经传导速度 (NCV) 和感觉神经传导速度 (CNV) 均正常。

HMN2 型多以双下肢远端无力及萎缩起病，其中，HMN2D 型多 20 ～ 40 岁发病，以腓肠肌无力伴萎缩为起始表现，而后累及其他肌肉，可累及上肢，主要为三角肌及骨间肌[2]。HMN5 型多以上肢受累为主要表现，其中以手肌麻痹及萎缩最为明显[3]。HMN7 型均可伴有声带麻痹，主要由于迷走神经受累所致[4]。

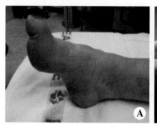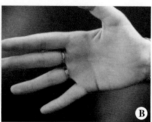

图 1069-1　HMN5B 患者临床表现

A. 弓形足、锤形趾；B. 手肌萎缩

(Neuromusc Disord, 2006, 16: 122-125)

(3) 辅助检查

张付峰等[6]总结国内 26 例 HMN 患者肌电，图结果发现均提示神经源性损害，前角细胞病变，运动神经传导速度和感觉神经传导速度均正常，部分患者可看到纤颤波或正锐波。

(4) 病理表现

dHMN 患者神经活检一般无异常。肌肉活检可发现肌萎缩、肌纤维大小不等，萎缩肌纤维呈角形，簇状分布，并有间质纤维化形成 (图 1069-2)[2]。

(5) 亚型汇总 (表 1069-1)

表 1069-1　亚型汇总

HMN 亚型	致病基因	染色体
HMN2A	HSPB8	12q24.23
HMN2B	HSPB1	7q11.23
HMN2C	HSPB3	5q11.2
HMN2D	FBXO38	5q32
HMN5A	GARS/BSCL2	7p15/11q13
HMN5B	REEP1	2p11.2
HMN7A	SLC5A7	2q12.3
HMN7B	DCTN1	2p13.1

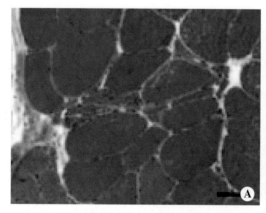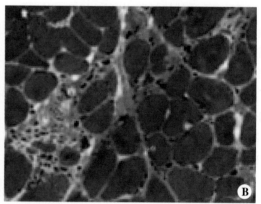

图 1069-2　HMN2D 患者腓肠肌 HE 染色

A. 萎缩肌纤维呈角形、簇状分布；B. 萎缩肌纤维间间质纤维化

(Am J Hum Genet, 2013, 93: 976-983)

二、HMN2A 基因诊断

(1) 概述

HSPB8 基因，编码小热休克蛋白，位于 12 号染色体长臂 2 区 4 带 2 亚带 3 次亚带 (12q24.23)，基因组坐标为 (GRCh37):12:119616595-119632551，基因全长 15 957bp，包含 3 个外显子，编码 196 个氨基酸。

(2) 基因对应蛋白结构及功能

HSPB8 基因编码的蛋白质属于小热休克蛋白超家族，分子 C 末端部分有一个保守的 α- 晶体蛋白域。在雌激素受体阳性的乳腺癌细胞中该基因由雌激素诱导表达, 而该蛋白质也可以作为与 BAG3 相关联的分子伴侣, 是自噬的刺激剂。因此, 该基因似乎参与调节细胞增殖、细胞凋亡、癌变过程, 该基因的突变可引发 HMN2A 病变。

(3) 基因突变致病机制

Timmerman 等[7, 8] 对一个已被报道的 6 代人 HMN2A 家系进行了更多的临床和遗传学研究。多态性标记的全基因组研究数据表明疾病表型与 D12S86 和 HMN2 两个标记相关联。为了完善基因的位置, 他们额外分析了一个 5(CA)$_n$ 二核苷酸重复标记。基于信息重组, HMN2 基因的候选区域包含一个 13cM 的区域, 在染色体 12q24 上标记 D12S86 和 D12S340 之间大约有 5Mb 碱基。Irobi 等[9] 对这个 13cM 区间构建了一个克隆重叠群映射, 其中包含 HMN2 基因。

在 4 例 HMN2A 疾病的家庭患者基因组研究中, Irobi 等[10] 在 HSPB8 基因的相同密码子上发现了杂合突变。其中一个家庭之前已经被 Timmerman 等报道过。

Irobi 等[11] 比较了初级神经元和神经胶质细胞中 HSPB8 突变的影响。在运动神经元中, HSPB8 的 p.K141N 和 p.K141E 突变表达导致了神经突退化, 表现为每个细胞的神经突数量减少, 以及神经突平均长度的缩短。p.K141E 突变的表达, 以及较小程度上跟 p.K141N 一样, 导致神经突的球状体。在神经元中没有凋亡的迹象, 表明 HSPB8 突变导致了神经突退化, 但不会导致神经元死亡。然而在运动神经元中, 只在感觉神经元中有轻微的表型, 在大脑皮质的神经元和神经胶质细胞完全没有。

(4) 目前基因突变概述

目前人类基因突变数据库报道的 HSPB8 基因突变有 5 种, 全部为错义 / 无义突变。

三、HMN2B 基因诊断

(1) 概述

HSPB1 基因, 即编码热休克蛋白 (HSP)27 的基因, 位于 7 号染色体长臂 1 区 1 带 2 亚带 3 次亚带 (7q11.23), 基因组坐标为 (GRCh37):7:75931875-75933614, 基因全长 1740bp, 包含 3 个外显子, 编码 205 个氨基酸。

(2) 基因对应蛋白结构及功能

HSPB1 基因编码的热休克蛋白属于应激蛋白大类, 该类蛋白可通过形成多种组合对环境或者发育过程的选择压力进行响应。这些小分子蛋白 (27kDa HSP) 已证实与物种的耐热性有关。HSP27 蛋白可以通过抑制多聚谷氨酰胺的活性来调节细胞死亡[12]。此外, HSP27 蛋白属于动脉粥样硬化的保护因子[13]。

(3) 基因突变致病机制

2001 年 Ismailov 等[14] 最早发现 HSPB1 基因突变可以引起 HMN2B。Ismailov 等研究发现 HSPB1 基因第 2 个外显子上有一个 c.404C > T 的变换, 这一变换导致苯丙氨酸替代丝氨酸 (p.S135F)。在 2004 年, Evgrafov 等[15] 发现该位点的突变与 HMN2B 有关, 与此同时, 研究人员还发现 HSPB1 第二个外显子上 c.452C > T 及 c.545C > T 的转变均会引起该疾病。研究人员同时在英国的一群 HMN2B 患者中发现同样的突变。该突变发生在高度保守的 α- 晶体蛋白区域, 体外实验证实该突变蛋白容易引起神经细胞活力降低, 同时损伤神经丝的装配过程。Kijima 等[16] 从一例患者身上发现 3 号外显子上的杂合突变 c.544C > T, 该突变导致脯氨酸转换成丝氨酸。

在后续的研究中, Zhai 等[17] 发现, 在培养的小鼠神经元中, HSPB1 基因突变 p.S135F 可以通过扰乱神经网络的同时增加 NFEL 蛋白来引起神经元的进行性退化, 而这一过程最终引起 HMN2B。

(4) 目前基因突变概述

目前人类基因突变数据库收录的 HSPB1 基因突变有 17 个, 其中错义 / 无义突变 13 个, 剪接突变 1 个, 小的缺失 1 个, 调控区突变 2 个。突变分布在基因整个编码区, 无突变热点。

四、HMN2C 基因诊断

(1) 概述

HSPB3 基因, 即编码 27kDa 热休克蛋白 3 的基因, 位于 5 号染色体长臂 1 区 1 带 2 亚带 (5q11.2), 基因组坐标为 (GRCh37):5:53751431-53752214, 基因全长 784bp, 包含 1 个外显子, 编码 150 个氨基酸。

(2) 基因对应蛋白结构及功能

HSPB3 基因编码 27kDa 热休克蛋白 3, 包含 150 个氨基酸。该蛋白与热休克蛋白 27(HSP27) 存在很高的同源性。在功能上也与 HSP27 类似, 可以通过抑制多聚谷氨酰胺的活性来调节细胞死亡。

除此以外，HSPB3 还可抑制肌动蛋白丝的聚合。

(3) 基因突变致病机制

2010 年，Kolb 等[18]第一次发现 *HSPB3* 基因突变会引起 HMN2C。研究人员对两名 HMN2C 患者进行遗传学分析，在 *HSPB3* 基因上发现一个杂合突变 c.21G > T，该突变会引起 N 末端丝氨酸到精氨酸的转变 (p.R7S)。该突变在 200 例正常对照人群中未发现。

本病尚无相应的分子研究，致病机制未明。

(4) 目前基因突变概述

目前人类基因突变数据库收录的 *HSPB3* 基因突变有 1 个，为错义 / 无义突变。突变分布在基因整个编码区，无突变热点。

五、HMN2D 基因诊断

(1) 概述

FBXO38 基因，即编码 F-box 蛋白 38 的基因，位于 5 号染色体长臂 3 区 2 带 (5q32)，基因组坐标为 (GRCh37): 5: 147763498-147822399，基因全长 58 902bp，包含 22 个外显子，编码 1113 个氨基酸。

(2) 基因对应蛋白结构及功能

FBXO38 基因编码的蛋白是 KLF7 转录共活化因子。编码蛋白的 N 端存在一个 F-box 区域，属于 F-box 蛋白家族。F-box 家族蛋白是 E3 泛素连接酶复合物 SCF 的亚基，F-box 蛋白可以识别并结合某些磷酸化蛋白，并促进其泛素化和降解。该蛋白同时可以共激活 KLF7，但不能促进 KLF7 的泛素化。

(3) 基因突变致病机制

2013 年，Sumner 等[2]在 2 个无血缘关系的 HMN2D 家系和其他 192 例 HMN2D 患者中检出 *FBXO38* 基因上的杂合错义突变 c.616T > C。体外实验发现突变蛋白不能促进 KLF7 靶基因的激活，如 *CDKN1A*、*L1CAM*。与野生型相比，转染了 *FBXO38* 基因突变体的原发性运动神经元中神经突起数目相当，但其生长被抑制。这一发现说明该转录通路在轴突发育和神经元状态维持中发挥作用。该基因突变与基因单倍剂量不足、负显性作用及毒性功能获得的关联有待进一步研究。

(4) 目前基因突变概述

目前人类基因突变数据库没有收录 *FBXO38* 基因的突变信息，但在文献中报道该基因有一个错义突变 c.616T > C(p.C206R)[1]。

六、HMN5A 基因诊断

(1) 概述

GARS 基因，编码甘氨酰 -tRNA 合成酶，位于 7 号染色体短臂 1 区 4 带 3 亚带 (7p14.3)，基因组坐标为 (GRCh37):7:30634181-30673649，基因全长 39 469bp，包含 18 个外显子，编码 739 个氨基酸。

BSCL2 基因，编码多通道跨膜蛋白 Seipin 蛋白，位于 11 号染色体长臂 1 区 2 带 3 亚带 (11q12.3)，基因组坐标为 (GRCh37):11:62457734-62477091，基因全长 19 358bp，包含 13 个外显子，编码 462 个氨基酸。

(2) 基因对应蛋白结构及功能

GARS 基因编码的甘氨酰 -tRNA 合成酶是一种 α- 二聚体，它是 Ⅱ 型 tRNA 合成酶家族的一员。人甘氨酰 -tRNA 合成酶是一种同质二元体，其每个单体包含 685 个氨基酸残基，每个氨基酸残基又包括一个 N 端附加的 WHEP-TRS 结构域 (无序晶体结构)，一个催化结构域和一个 C 端反密码子结合域[19]。GARS 基因编码的甘氨酰 -tRNA 合成酶可以催化 tRNA 3′ 端腺苷酸核糖的羟基与其相应氨基酸羧基发生酯化反应，使 tRNA 酰基化。它已被证实是人类自身免疫疾病、多发性肌炎和皮肌炎自身抗体的靶标，可以催化甘氨酸和 tRNA 结合。它同样可以产生四磷酸二腺苷，四磷酸二腺苷是细胞调节途径中一个普遍的多效性信号分子，可以通过两个 ATP 直接缩合产生。

BSCL2 基因编码多通道跨膜蛋白 Seipin 蛋白，该蛋白定位于内质网，对维持脂滴形态有重要作用。Seipin 蛋白是脂分解代谢的调节因子，为脂肪细胞分化所必需；也可能参与能量代谢的中心调节 (按照相似性)。Seipin 蛋白可能在控制脂肪细胞中的脂质储存和防止非脂肪组织中异位脂滴的形成中发挥作用。

(3) 基因突变致病机制

1)*GARS* 基因突变致病机制：到现在为止还不清楚 GARS 基因突变是如何导致 HMN5A 的，突变可能导致甘氨酰 -tRNA 合成酶活性降低，与 CMTD2 疾病一样，甘氨酰 -tRNA 合成酶活性降低会影响神经冲动的传导。

Antonellis 等[20]在远端型脊肌萎缩症的家系中检出了 *GARS* 基因上的突变。Dubourg 等[21]在来自 3 个塞法迪犹太裔法国家系的 12 例 HMN5 型患者中，检出了 GARS 基因上的 1 个突变。4 个突变携带者在临床上无症状表现，说明该疾病具有不完全外显性。大多数患者在 20～40 岁表现出上肢远端受累，不累及感官。单体型分析显示有奠基者效应。

本病尚无相应的分子研究，致病机制未明。

2)BSCL2 基因突变致病机制：Windpassinger 等 [22] 通过研究患有远端型脊肌萎缩症的 1 个意大利家系、1 个英国家系及 8 个澳大利亚家系，发现 BSCL2 基因上的 88 号 N 到 S 的杂合突变。Ito 和 Suzuki[23] 通过体外实验发现，BSCL2 基因上的突变 p.N88S 和 p.S90L 破坏了 Seipin 蛋白的糖基化。过表达的突变 Seipin 蛋白在很大程度上被蛋白酶泛素化及降解。糖基化的异常加剧了内质网滞留，激活了非折叠蛋白反应 (UPR)，从而导致内质网应激的细胞凋亡。Ito 和 Suzuki 推断导致运动神经元疾病的 p.N88S 和 p.S90L 突变为功能获得性突变，它们会使蛋白构象发生变化，激活 UPR、引发细胞死亡及神经元变性。

Yagi 等 [24] 在 2011 年获得了利用小鼠 Thy-1 启动子表达人 BSCL2 基因突变 p.N88S Seipin 蛋白的转基因小鼠系，以进行体内的表型变化分析。它们发现突变体的转基因小鼠会患上渐进型痉挛性运动障碍、脊髓反应胶质化和神经源性肌萎缩症状。他们还发现小鼠体内 Seipin 突变蛋白上调了内质网应激标记、免疫球蛋白重链结合蛋白、蛋白二硫键异构体和 X- 盒结合蛋白 1 的表达水平，他们对于 Seipin 蛋白突变小鼠的研究为了解内质网应激与神经衰退疾病的关系提供了参考，也说明 Seipin 蛋白突变小鼠是研究内质网应激相关疾病新治疗策略的一个有效工具。

(4) 目前基因突变概述

目前人类基因突变数据库收录的 GARS 基因突变有 11 个，均为错义 / 无义突变。

目前人类基因突变数据库收录的 BSCL2 基因突变有 26 个，其中错义 / 无义突变 11 个，剪接突变 6 个，小的缺失 4 个，小的插入 4 个，大片段缺失 1 个。

七、HMN5B 基因诊断

(1) 概述

REEP1 基因，即编码受体表达蛋白 1 的基因，位于 2 号染色体短臂 1 区 1 带 2 亚带 (2p11.2)，基因组坐标为 (GRCh37):2:86441116-86565206，基因全长 124 091bp，包含 7 个外显子，编码 208 个氨基酸。

(2) 基因对应蛋白结构及功能

蛋白 1 为成管膜蛋白家族成员之一，包含 2 个跨膜结构域，第一个跨膜结构域可作为信号肽起作用。该蛋白为内质网网络形成、塑造和重塑所需，可以将内质网小管连接到细胞骨架。此外，该蛋白能增强细胞表面嗅觉受体的表达 [24]，在长期轴突的维护中也可能发挥作用 [25]。

(3) 基因突变致病机制

在患有常染色体显性 HMN5B 的澳大利亚家系患者中，Beetz 等 [26] 检出 REEP1 基因 4 号内含子存在杂合突变 (c.305-2A ＞ G)。该突变导致 5 号外显子的跳跃，并使其编码的蛋白缺失了高度保守区 (c.102_139del38)。该突变在 10 000 条对照染色体中未检出。

功能研究表明，在 HeLa 细胞中，人野生型 REEP1 定位于细胞质网。该 REEP1 突变体虽然在细胞质网上定位与野生型类似，但在胞质中出现异常的大量积累，且主要位于核周区域。

(4) 目前基因突变概述

目前人类基因突变数据库收录的 REEP1 基因突变有 31 个，其中错义 / 无义突变 6 个，剪接突变 6 个，小的缺失 11 个，小的插入 3 个，大片段缺失 1 个，大片段插入 1 个，调控区突变 3 个。突变分布在基因整个编码区，无突变热点。

八、HMN7A 基因诊断

(1) 概述

SLC5A7 基因，编码一种胆碱转运蛋白 (choline transporter，ChT)，位于 2 号染色体长臂 1 区 2 带 3 亚带 (2q12.3)，基因组坐标为 (GRCh37):2: 108602979-108630663，基因全长 27 685bp，包含 9 个外显子，编码 580 个氨基酸。

(2) 基因对应蛋白结构及功能

SLC5A7 基因编码的胆碱转运蛋白 ChT 是一种质膜转运蛋白，把胆碱转运到合成乙酰胆碱的胆碱能神经元。该转运蛋白有 13 个跨膜结构域，1 个较短的胞外 N 末端和 1 个较长的胞质 C 末端。该转运蛋白还含有软件预测的 3 个 N- 糖基化位点和数个磷酸化位点。该转运蛋白调控胆碱的摄入，即胆碱能神经元乙酰胆碱合成限速步骤。

(3) 基因突变致病机制

2000 年，Apparsundaram 等[27]通过辐射杂交图谱和基因组序列分析，将 SLC5A7 基因定位到与 RANBP2 基因邻近的 2q12。2012 年，Barwick 等[4]利用全外显子测序方法对患有 HMN7A 的一个威尔士家系进行研究，在患者样本中检出 SLC5A7 基因杂合缺失 (c.1497delG)，与疾病表型共分离。该突变导致形成的截短蛋白，缺失了野生型胆碱转运蛋白 ChT 保守的胞内 C 末端。体外功能试验表明该突变较野生型能降低胆碱转运蛋白 ChT 水平和胆碱转运能力，并呈现显性抑制效应。

2004 年，Ferguson 等[28]建立了 SLC5A7 基因小鼠模型。ChT−/− 小鼠出生时形态正常，但随后出现了运动状态不稳定、呼吸异常、发绀等症状，并在 1h 内死亡。ChT−/− 小鼠大脑丧失了胆碱转运及后续的乙酰胆碱合成能力。与突触乙酰胆碱功能缺陷一致，ChT−/− 小鼠在运动神经结合处形态呈现发育性变化。成年 Cht+/− 小鼠通过翻译后加工机制克服了较野生型小鼠胆碱转运蛋白水平低和持续摄入胆碱能力低的问题。

(4) 目前基因突变概述

目前人类基因突变数据库收录的 SLC5A7 基因突变有 1 个，为错义 / 无义突变。此外，在文献中报道该基因有 1 个小的缺失突变 c.1497delG[2]。

九、HMN7B 基因诊断

(1) 概述

DCTN1 基因，编码动力蛋白激活蛋白的一个亚基，位于 2 号染色体短臂 1 区 3 带 1 亚带 (2p3.1)，基因组坐标为 (GRCh37):2:74588281-74619214，基因全长 30 934bp，包含 32 个外显子，编码 1278 个氨基酸。

(2) 基因对应蛋白结构及功能

DCTN1 基因编码的蛋白是动力蛋白激活蛋白最大的亚基，是由 10 个亚基组成的一个大分子复合物，这 10 个亚组的大小为 22 ～ 150kDa 不等。动力蛋白激活蛋白可以结合到微管和细胞质动力蛋白上。动力蛋白激活蛋白具有一系列细胞功能，包括内质网到高尔基体的运输、溶酶体和核内体的向心运动、纺锤体的形成、染色体运动、细胞核定位和轴突生成。该亚基通过功能性结构域与动力蛋白的中间链结合发生相互作用，并在 N 末端通过高度保守的甘氨酸富集的细胞骨架关联蛋白 (GAP-Gly) 结构域结合到微管。动力蛋白激活蛋白对于细胞质

动力蛋白驱动的囊泡和细胞器沿微管逆行是必需的。动力蛋白激活蛋白的相互作用是囊泡和细胞器轴突运输机制的关键部分。

(3) 基因突变致病机制

Puls 等[29]在 1 个患有 HMN7B 的家系的患者 DCTN1 基因上检出 p.G59S 突变。在疑诊为肌萎缩性脊髓侧索硬化症的 250 例患者中，Munch 等[30]在 1 例女性患者的 DCTN1 基因上检出 p.T1249I 突变。她在 56 岁时发作末梢下肢无力和萎缩，但不涉及上肢或延髓肌肉。Munch 等认为这例患者的表现不同于 Puls 等所报道的患者的表现；他们表示主要区别之一是在携带 p.G59S 突变的患者中运动神经元信号的缺乏，但是确切的诊断细节不足。

为了研究 DCTN1 基因上的突变 p.G59S 如何影响动力蛋白与动力蛋白激活蛋白复合物的功能及其如何发挥对运动神经元的损伤作用，Lai 等[31]构建了 p150(glued)p.G59S 突变体的小鼠模型。研究发现，突变体 p.G59S 可诱导 p150(glued) 的不稳定，破坏了动力蛋白与动力蛋白激活蛋白复合物的功能；纯合的 p.G59S 突变的个体在胚胎早期出现死亡现象。杂合 p.G59S 突变体的个体在 10 个月时出现类似运动神经元疾病的表现，包括在肌肉神经节点处细胞骨架蛋白和突触囊泡蛋白的过度累积，脊髓运动神经元的损失，反应性胶质化的增加，与同窝出生的野生型小鼠及年龄相当的 p150(glued) 杂合敲除小鼠相比有步伐缩短的表征出现。研究结果表明突变体 p150(glued)p.G59S 破坏了 p150(glued) 蛋白的正常功能，并且加速了运动神经元的退化。

(4) 目前基因突变概述

目前人类基因突变数据库报道的 DCTN1 基因突变有 11 种，其中错义 / 无义突变 11 种。突变分布在基因整个编码区，无突变热点。

（刘大成　韩营民　赵　昕　樊春娜　陈　超

乔鹏鹏　王佳伟　魏秀秀）

参考文献

[1] Nelson JW, Amick LD. Heredofamilial progressive spinal muscular atrophy: a clinical and electromyographic study of a kinship. Neurology, 1966, 16: 306.

[2] Sumner CJ, d'Ydewalle C, Wooley J, et al. A dominant mutation in FBXO38 causes distal spinal muscular atrophy with calf predominance. Am J Hum Genet, 2013, 93: 976-983.

[3] Auer-Grumbach M, Loscher WN, Wagner K, et al. Phenotypic and genotypic heterogeneity in hereditary motor

neuronopathy type V: a clinical, electrophysiological and genetic study. Brain, 2000, 123: 1612-1623.

[4] Barwick KE. Defective presynaptic choline transport underlies hereditary motor neuropathy. Am J Hum Genet, 2012, 91: 1103-1107.

[5] van de Warrenburg BPC, Scheffer H, van Eijk JJJ, et al. BSCL2 mutations in two Dutch families with overlapping Silver syndrome-distal hereditary motor neuropathy. Neuromusc Disord, 2006, 16: 122-125.

[6] 张付峰, 卢晓琴, 严新翔, 等. 远端型遗传性运动神经病的临床特征分析. 第二军医大学学报, 2009, 30(1)57-60.

[7] Timmerman V, Raeymaekers P, Nelis E, et al. Linkage analysis of distal hereditary motor neuropathy type Ⅱ (distal HMN Ⅱ)in a single pedigree. J Neurol Sci, 1992, 109: 41-48.

[8] Timmerman V, De Jonghe P, Simokovic S, et al. Distal hereditary motor neuropathy type Ⅱ (distal HMN Ⅱ): mapping of a locus to chromosome 12q24. Hum Mol Genet, 1996, 5: 1065-1069.

[9] Irobi J, Tissir F, De Jonghe P, et al. A clone contig of 12q24.3 encompassing the distal hereditary motor neuropathy type Ⅱ gene. Genomics, 2000, 65: 34-43.

[10] Irobi J, van Impe K, Seeman P, et al. Hot-spot residue in small heat-shock protein 22 causes distal motor neuropathy. Nat Genet, 2004, 36: 597-601.

[11] Irobi J, Almeida-Souza L, Asselbergh B, et al. Mutant HSPB8 causes motor neuron-specific neurite degeneration. Hum Mol Genet, 2010, 19: 3254-3265.

[12] Wyttenbach A, Sauvageot O, Carmichael J, et al. Heat shock protein 27 prevents cellular polyglutamine toxicity and suppresses the increase of reactive oxygen species caused by huntingtin. Hum Mol Genet, 2002, 11: 1137-1151.

[13] Rayner K, Chen YX, McNulty M, et al. Extracellular release of the atheroprotective heat shock protein 27 is mediated by estrogen and competitively inhibits acLDL binding to scavenger receptor-A. Circ Res, 2008, 103: 133-141.

[14] Ismailov SM, Fedotov VP, Dadali EL, et al. A new locus for autosomal dominant Charcot-Marie-Tooth disease type 2(CMT2F)maps to chromosome 7q11-q21. Eur J Hum Genet, 2001, 9: 646-650.

[15] Evgrafov OV, Mersiyanova I, Irobi J, et al. Mutant small heat-shock protein 27 causes axonal Charcot-Marie-Tooth disease and distal hereditary motor neuropathy. Nat Genet, 2004, 36: 602-606.

[16] Kijima K, Numakura C, Goto T, et al. Small heat shock protein 27 mutation in a Japanese patient with distal hereditary motor neuropathy. J Hum Genet, 2005, 50: 473-476.

[17] Zhai J, Lin H, Julien JP, et al. Disruption of neurofilament network with aggregation of light neurofilament protein: a common pathway leading to motor neuron degeneration due to Charcot-Marie-Tooth disease-linked mutations in NFL and HSPB1. Hum Mol Genet, 2007, 16: 3103-3116.

[18] Kolb SJ, Snyder PJ, Poi EJ, et al. Mutant small heat shock protein B3 causes motor neuropathy: utility of a candidate gene approach. Neurology, 2010, 74: 502-506.

[19] Nangle LA, Zhang W, Xie W, et al. Charcot-Marie-Tooth disease-associated mutant tRNA synthetases linked to altered dimer interface and neurite distribution defect. Proc Natl Acad Sci USA, 2007, 104: 11239-11244.

[20] Antonellis A, Ellsworth RE, Sambuughin N, et al. Glycyl tRNA synthetase mutations in Charcot-Marie-Tooth disease type 2D and distal spinal muscular atrophy type V. Am J Hum Genet, 2003, 72: 1293-1299.

[21] Dubourg O, Azzedine H, Yaou RB, et al. The G526R glycyl-tRNA synthetase gene mutation in distal hereditary motor neuropathy type V. Neurology, 2006, 66: 1721-1726.

[22] Windpassinger C, Auer-Grumbach M, Irobi J, et al. Heterozygous missense mutations in BSCL2 are associated with distal hereditary motor neuropathy and Silver syndrome. Nat Genet, 2004, 36: 271-276.

[23] Ito D, Suzuki N. Molecular pathogenesis of seipin/BSCL2-related motor neuron diseases. Ann Neurol, 2007, 61: 237-250.

[24] Yagi T, Ito D, Nihei Y, et al. N88S seipin mutant transgenic mice develop features of seipinopathy/BSCL2-related motor neuron disease via endoplasmic reticulum stress. Hum Mol Genet, 2011, 20: 3831-3840.

[25] Park SH, Zhu PP, Parker RL, et al. Hereditary spastic paraplegia proteins REEP1, spastin, and atlastin-1 coordinate microtubule interactions with the tubular ER network. The Journal of clinical investigation, 2010, 120: 1097.

[26] Beetz C, Pieber TR, Hertel N, et al. Exome sequencing identifies a REEP1 mutation involved in distal hereditary motor neuropathy type V. The American Journal of Human Genetics, 2012, 91: 139-145.

[27] Apparsundaram S. Molecular cloning of a human, hemicholinium-3-sensitive choline transporter. Biochem Biophys Res Commun, 2000, 276(3): p. 862-867.

[28] Ferguson SM. Lethal impairment of cholinergic neurotransmission in hemicholinium-3-sensitive choline transporter knockout mice. Proc Natl Acad Sci USA, 2004, 101(23): 8762-8767.

[29] Puls I, Jonnakuty C, LaMonte BH, et al. Mutant dynactin in motor neuron disease. Nat Genet, 2003, 33: 455-456.

[30] Munch C, Sedlmeier R, Meyer T, et al. Point mutations of the p150 subunit of dynactin (DCTN1) gene in ALS. Neurology, 2004, 63: 724-726.

[31] Lai C, Lin X, Chandran J, et al. The G59S mutation in p150glued causes dysfunction of dynactin in mice. The Journal of Neuroscience, 2007, 27: 13982-13990.

1077　先天性低髓鞘或无髓鞘神经病
(neuropathy, congenital hypomyelinating or amyelinating, autosomal recessive, CHN; OMIM 605253)

一、临床诊断

(1) 概述

CHN 是 Charcot-Marie-Tooth 病 (CMT) 的一个亚型，是一种遗传性神经病，导致周围神经损害。CHN 与先天髓鞘形成不良有关，而非既存髓鞘的破坏。无论是遗传学还是临床表现，类似于 Dejerine-Sottas 病，但通常发病较早，而进展缓慢。该病可因 EGR2 基因的纯合或杂合突变所致，也可因 MPZ 基因的杂合突变所致。

(2) 临床表现

本病表现为全身无力，感觉丧失，特别是身体的周围区域，如下肢和足、前臂和手。通常发病较早，但进展缓慢或不进展。很多儿童随着成长肌力逐渐改善。查体可见早发的肌张力减低，反射消失，远端肌肉无力。电生理检查显示非常慢的神经传导速度。

(3) 病理表现

腓肠神经活检显示大部分或全部神经纤维髓鞘形成不良（图 1077-1）。基于此，CHN 认为是先天性髓鞘形成不良的结果。

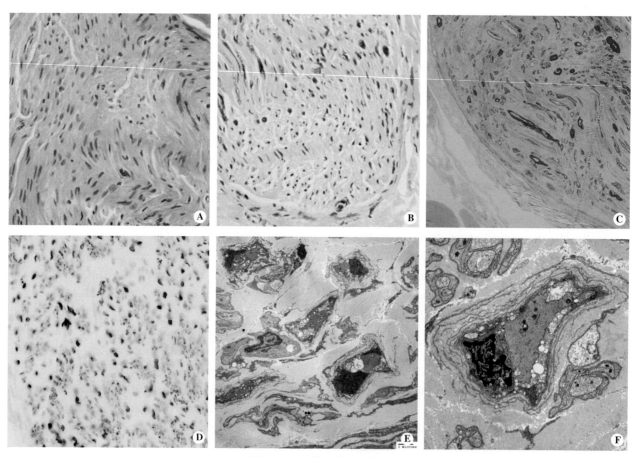

图 1077-1　腓肠神经活检

A. HE 染色 (400×); B. Gomori 三色 (400×); C. 甲苯胺蓝染色 (400×); D. 神经丝蛋白免疫组化染色 (400×) 显示严重的髓鞘发育不良伴完好的轴索；E、F. 透射电镜显示有髓纤维严重减少，周围罕见薄髓纤维。局部可见急性髓鞘破坏及洋葱球形成 (Neuromuscul Disord, 2010, 20: 725-729)

(4) 受累部位病变汇总（表 1077-1）

表 1077-1　受累部位及表现

受累部位	主要表现
神经肌肉系统	新生儿肌张力低下，运动发育延迟，肢体远端神经性肌无力、肌萎缩，反射消失，运动神经传导速度明显下降（低至 3 m/s），神经活检严重髓鞘发育不良
骨骼	可发生先天性多关节挛缩
呼吸系统	神经源性呼吸衰竭

二、基因诊断

(1) 概述（表 1077-2）

表 1077-2　基因亚型汇总

基因	染色体位置	基因组起止坐标	基因全长 (bp)	外显子数	氨基酸数
EGR2	10q21.1	10: 64571756-64578927	7172	2	476
MPZ	1q23.3	1: 161274525-161279762	5238	6	248

(2) 基因对应蛋白结构及功能

EGR2 基因编码的蛋白是一个转录因子，其包含 3 个串联的 C2H2 型锌指结构。该基因的缺陷与 1D 型腓骨肌萎缩症 (CMT1D)、4E 型腓骨肌萎缩症 (CMT4E) 及代 - 索二氏综合征 (DSS) 有关。目前，该基因编码的两个不同亚型的选择性剪接转录变异本已经被发现。

MPZ 基因编码了一个主要的末梢髓鞘质结构蛋白。这个基因发生突变将导致常染色体显性遗传的 1 型腓骨肌萎缩症和其他神经系统疾病。

(3) 基因突变致病机制

Warner 等[1] 报道了 1 个 CHN 患者，7 岁时逐渐显现出肌张力下降、肌肉萎缩，远端肌群受累较近端严重。因其双下肢无力下垂，患者行走需要借助拐杖、踝足矫形器。电生理学检测发现有标志性的改变：缺失的腓肠肌电、尺神经及正中神经有响应、复合肌肉动作电位振幅较低，以及明显的隐性末梢延迟，传导速度也明显变慢。通过对腓肠神经组织进行光显微镜及酶组织化学分析显示：几乎所有轴突中均严重缺少髓鞘或无髓鞘，在整个神经截面上仅仅有 2 个或 3 个正常的有髓鞘的轴突。轴突被相对地保留。

Szigeti 等[2] 报道了一例 CHN 患者，该患者出生时即出现左手张力减退、关节弯曲、呼吸衰竭（需

要辅助呼吸）等症状。后来出现双侧面瘫，累及其他脑神经，反射消失，运动发育严重延迟。神经传导速度是 11 m/s。腓肠神经切片显示很少或没有紧凑的髓鞘和呈洋葱球状，这与 CHN 一致。肌肉活检显示低分化的纤维类型和肌节中断，这可能是由于异常神经支配导致的。通过基因检测分析，在患者的 MPZ 基因中检测出了一个新发突变。

Kochanski 等[3] 报道了一个患有 CHN 的波兰男孩，出生时即表现出肌张力低下（软婴儿），并伴运动发育迟缓。在 7 岁时，患儿出现了远端肌无力和肌肉萎缩，下肢尤其明显。患儿同时还表现出脊椎侧弯、胸部畸形、马蹄内翻足。运动神经传导速度中位数是 3.0 m/s，感觉神经传导速度在右腓肠神经检测不出。腓肠神经活检显示髓鞘纤维严重丢失，完全没有大的有髓鞘纤维，出现并形成一些小的洋葱球状物。12 岁起，他就开始坐轮椅。通过基因检测，在这个 CHN 患儿的 MPZ 基因上发现了一个杂合突变。

Wrabetz 等[1] 通过研究转基因小鼠发现，正常的末梢神经髓鞘形成取决于严格控制的髓磷脂基因表达量，即髓鞘蛋白 zero 的量。含有额外 Mpz 基因拷贝数的转基因小鼠显示出剂量依赖性脱髓鞘神经病。MPZ 基因和 EGR2 基因突变已经被发现与 CHN 相关。Wrabetz 等[1] 提出了一个 EGR2 和 MPZ 基因中突变的相互作用关系。EGR2 编码的 Krox20 转录因子若是发生突变，则会使 Krox20 不再受抑制，进而 Krox20 影响 P(0) 表达。因此，过表达 MPZ 很可能与 EGR2 突变导致的表型的发病机制相关。

(4) 目前基因突变概述

目前人类基因突变数据库报道的 EGR2、MPZ 基因突变概况见表 1077-3。

表 1077-3　基因突变汇总　　　（单位：个）

基因	突变总数	错义/无义突变	剪接突变	小片段缺失突变	小片段插入突变	大片段缺失突变	大片段插入突变	调控区突变
EGR2	13	11	0	0	0	0	0	2
MPZ	167	129	8	18	10	1	0	1

（王新高　曹博洋）

参考文献

[1] Warner L, Mancias P, Butler IJ, et al.Mutations in the early growth response 2(EGR2)gene are associated with hereditary myelinopathies. Nature Genet, 1998, 18: 382-384.

[2] Szigeti K, Saifi GM, Armstrong D, et al. Disturbance of

muscle fiber differentiation in congenital hypomyelinating neuropathy caused by a novel myelin protein zero mutation. Ann Neurol, 2003, 54: 398-402.

[3] Kochanski A, Drac H, Kabzinska D, et al. A novel MPZ gene mutation in congenital neuropathy with hypomyelination. Neurology, 2004, 62：2122-2123.

1078 遗传性运动感觉神经病 Russe 型
(neuropathy, hereditary motor and sensory Russe type, HMSNR; OMIM 605285)

一、临床诊断

(1) 概述

HMSNR(或 CMT4G) 是一种常染色体隐性遗传的进展性复杂周围神经病，特征表现为进行性四肢远端的肌无力、肌萎缩伴感觉障碍。现多认为是由 HK1 基因纯合突变所致，HK1 基因主要编码己糖激酶 -1(HK-1)，参与葡萄糖酵解途径。

(2) 临床表现

HMSNR 是腓骨肌萎缩症中罕见的隐性遗传病，常在儿童期起病，发病年龄早，多数患者在 10 岁以内，病程不等[1]。主要表现为进行性四肢远端的肌无力、肌萎缩伴感觉障碍。多在起病前十年出现下肢远端无力、肌萎缩，从而导致行走困难。随后逐渐累及上肢，出现远端无力、肌萎缩。同时伴有四肢远端感觉障碍、腱反射消失等特点[1]。患者可出现关节变形、手足畸形，如鹤腿、爪形手、高弓足 (图 1078-1)。本病目前尚未无特殊的有效治疗，主要是对症和支持疗法，如足畸形可穿着矫正鞋。对症和支持疗法可提高患者生活质量。

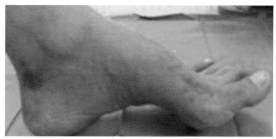

图 1078-1 高弓足

(3) 辅助检查

HMSNR 患者的诊断主要依据电生理检查。电生理检查示神经传导速度中等程度减慢，感觉神经运动电位缺如，对电刺激阈值增加[2]。有时腰穿脑脊液蛋白正常或轻度增高，无诊断意义。

(4) 病理表现

HMSNR 患者神经病理学显示大的有髓神经纤维缺失，有丰富的再生活动，髓鞘厚度减少程度与轴突直径成正比[3]。

(5) 受累部位病变汇总 (表 1078-1)

表 1078-1 受累部位及表现

受累部位	主要表现
四肢	进行性四肢远端肌无力、肌萎缩伴感觉障碍，导致行走困难。可出现关节变形、手足畸形，如鹤腿、爪形手高弓足

二、基因诊断

(1) 概述

HK1 基因，即编码一种己糖激酶的基因，位于 10 号染色体长臂 2 区 2 带 1 亚带 (10q22.1)，基因组坐标为 (GRCh37):10:71029756-71161638，基因全长 131 883bp，包含 22 个外显子，编码 906 个氨基酸。

(2) 基因对应蛋白结构及功能

HK1 基因编码一种常见的位于线粒体外膜的己糖激酶。这种激酶催化葡萄糖代谢的第一步反应，在 ATP 的帮助下将葡萄糖磷酸化为 6- 磷酸葡萄糖。哺乳动物组织中发现有 4 种不同基因编码的己糖激酶，其中，在一些组织和细胞中 HK1 是主要的葡萄糖磷酸化活性激酶，利用葡萄完成相应的生理功能，比如脑、红细胞、血小板、淋巴细胞、成纤维细胞等[4]。

(3) 基因突变致病机制

通过测序分析及基因多态性检测，Rogers 等[2] 2000 年排除了 EGR2 基因与 HMSNR 的相关性，并通过进一步的连锁分析和重组作图，将 HMSNR 定位在 10q22.1 区域的一个小的区间内。在这个区间内，有 7 个保守标记的单体型是所有致病染色体共同拥有的，支持同一个致病突变。Claramunt 等[5]2007 年对 20 个患有常染色体隐性神经系统疾病的西班牙吉卜赛家庭的研究发现其中 3 个家庭伴有 HMSNR 的症状，通过遗传连锁分析进一步研究发现，其致病基因位于 10q22 区域。Hantke 等[6] 在 2009 年发表的研究推测与非线粒体外膜结合的 HK1 可能在 HMSNR 的发病机制中起关键作用。

本病尚无相应的分子研究，致病机制未明。

(4) 目前基因突变概述

目前人类基因突变数据库报道的 HK1 基因突变有 3 个，其中错义/无义突变 2 个，大片段缺失 1 个。

（张　鑫　孙　岩）

参考文献

[1] Sevilla T, Martinez RD, Marquez C, et al. Genetics of the Charcot-Marie-Tooth disease in the Spanish Gypsy population: the hereditary motor and sensory neuropathy-Russe in depth. Clin Genet, 2013, 83: 565-570 .

[2] Rogers T, Chandler D, Angelicheva D, et al. A novel locus for autosomal recessive peripheral neuropathy in the EGR2 region on 10q23. Am J Hum Genet, 2000, 67: 664-671 .

[3] Thomas PK, Kalaydjieva L, Youl B, et al.Hereditary motor and sensory neuropathy-Russe: new autosomal recessive neuropathy in Balkan Gypsies. Ann Neurol, 2001, 50: 452-457.

[4] Bianchi M, Crinelli R, Serafini G, et al. Molecular bases of hexokinase deficiency. Biochim Biophys Acta, 1997, 1360：211-221.

[5] Claramunt R, Sevilla T, Lupo V, et al. The p.R1109X mutation in SH3TC2 gene is predominant in Spanish Gypsies with Charcot-Marie-Tooth disease type 4. Clin Genet, 2007, 71: 343-349.

[6] Hantke J, Chandler D, King R, et al. A mutation in an alternative untranslated exon of hexokinase 1 associated with hereditary motor and sensory neuropathy—Russe(HMSNR). Eur J Hum Genet, 2009, 17: 1606-1614.

1079　遗传性运动感觉神经病 6 型
(neuropathy, hereditary motor and sensory, type Ⅵ, HSMN6; OMIM 601152)

一、临床诊断

(1) 概述

HSMN6(或 CMT6) 亦称为腓骨肌萎缩症 6 型，是一种常染色体隐性遗传的运动感觉均受累的周围神经病，特征表现为运动发育迟缓，进行性加重的四肢肌无力、肌萎缩，以及视神经萎缩导致的视力下降甚至失明。1879 年由 Vizioli 首先报道[1]。现多认为 mitofusin-2 基因 (MFN2) 纯合突变所致，MFN2 基因主要编码线粒体融合蛋白 -2，线粒体融合蛋白为镶嵌在线粒体外膜上的 GTP 酶。

(2) 临床表现

HSMN6 是腓骨肌萎缩症的一种特殊分型，1879 年由 Vizioli 首先报道一个该病家系。他认为 HSMN6 是一种遗传异质性疾病，存在常染色体隐性或常染色体显性遗传的模式[2]。发病年龄不等，两三岁小儿至中老年患者均有报道，男性更多见。主要表现为运动发育迟缓，进行性加重的四肢肌无力、肌萎缩、腱反射降低，下肢比上肢受累更常见，从而导致运动障碍，甚至严重残疾；另一特征性表现为视神经萎缩导致的视力下降甚至失明，而亚急性视力恶化与色觉缺陷、中心暗点、视盘苍白有关[3]（图 1079-1）。有文献报道，神经肌肉异常多发生在儿童早期，而视力异常多出现在儿童晚期或青春期。智力发育多正常，感觉神经及自主神经受累相对较少。本病目前尚未无特殊的有效治疗方法，主要是对症和支持疗法。

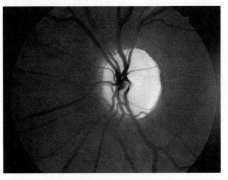

图 1079-1　视盘苍白
(Am J Ophthal, 2003, 136: 670-677)

(3) 辅助检查

HSMN6患者诊断主要依据临床及电生理检查。肌电图显示弥漫性失神经改变。上下肢感觉及运动神经传导速度及波幅均有降低，感觉和运动诱发反应均缺如，瞬目反射时限没有明显异常[2]。与腓骨肌萎缩症其他类型类似，腰穿脑脊液蛋白正常或轻度增高，无诊断意义。

(4) 病理表现

HSMN6患者神经病理学表现为脱髓鞘或轴索损害（图1079-2）。有髓神经纤维缺失明显，伴许多小洋葱头样改变，同时可见小有髓神经纤维集群及轴索再生等表现[2]。

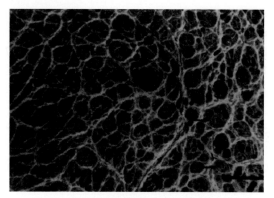

图1079-2 有髓纤维缺失及洋葱头样改变
(J Child Neurol, 1995, 10: 459-463)

(5) 受累部位病变汇总（表1079-1）

表1079-1 受累部位及表现

受累部位	主要表现
四肢	四肢肌无力进行性加重、肌萎缩、腱反射降低，下肢比上肢受累更常见，从而导致运动障碍
眼	视神经萎缩导致的视力下降甚至失明
血管	血管平滑肌细胞增殖

二、基因诊断

(1) 概述

*MFN2*基因，即编码一种线粒体膜蛋白的基因，位于1号染色体短臂3区6带2亚带2次亚带(1p36.22)，基因组坐标为(GRCh37)：1：12040238-12073572，基因全长33 335bp，包含19个外显子，编码758个氨基酸。

(2) 基因对应蛋白结构及功能

*MFN2*基因编码一种线粒体膜蛋白，结构尚不明确。这种蛋白参与线粒体融合过程，并且有助于线粒体网络的维持与运作。这种蛋白参与血管平滑肌细胞的增殖调控，并且可能在肥胖的病理生理机制中发挥作用。

(3) 基因突变致病机制

2004年，Zuchner等[4]的研究表明*MFN2*基因位于染色体1p36.2区域，与着丝粒端的*KIF1B*基因相距1.65Mb。Zuchner等[5]2006年对6个患有HMSN6的无关家庭进行的研究发现了*MFN2*基因6个不同的杂合突变。

本病尚无相应的分子研究，致病机制未明。

(4) 目前基因突变概述

目前人类基因突变数据库报道的*MFN2*基因突变有95个，其中错义/无义突变90个，剪接突变2个，小的缺失2个，小的插入1个。突变分布在基因整个编码区，无突变热点。

（张　鑫　孙　岩）

参考文献

[1] Milhorat AT. Studies in diseases of muscle XIV. Progressive muscular atrophy of peroneal type associated with atrophy of the optic nerves: report on a family. Arch Neurol Psychiatry, 1943, 50: 279-287.

[2] Lippel EF, Wittebol PD, Jennekens FGI, et al. Genetic heterogeneity of hereditary motor and sensory neuropathy type VI. J Child Neurol, 1995, 10: 459-463.

[3] Voo I, Allf BE, Udar N, et al. Hereditary motor and sensory neuropathy type VI with optic atrophy. Am J Ophthal, 2003, 136: 670-677.

[4] Zuchner S, Mersiyanova IV, Muglia M, et al. Mutations in the mitochondrial GTPase mitofusin 2 cause Charcot-Marie-Tooth neuropathy type 2A. Nat Genet, 2004, 36: 449-451.

[5] Zuchner S, De Jonghe P, Jordanova A, et al. Axonal neuropathy with optic atrophy is caused by mutations in mitofusin 2. Ann Neurol, 2006, 59: 276-281.

1080~1091　遗传性感觉和自主神经性神经病

(neuropathy，hereditary sensory and autonomic，HSAN)

(1080. HSAN1A, OMIM 162400; 1081. HSAN1C, OMIM 613640; 1082. HSAN1D, OMIM 613708; 1083. HSAN1E, OMIM 614116; 1084. HSAN1F, OMIM 615632; 1085. HSAN2A, OMIM 201300; 1086. HSAN2B, OMIM 613115; 1087. HSAN2C, OMIM 614213; 1088. HSAN3, OMIM 223900; 1089. HSAN5, OMIM 608654; 1090. HSAN6, OMIM 614653; 1091. HSAN7, OMIM 615548)

一、临床诊断

(1) 概述

遗传性感觉和自主神经性神经病 (HSAN) 的症状最早是在 19 世纪法国文学作品中出现的，主要表现为家族性脚掌溃疡[1]。1922 年，Hicks 描述了一个伦敦家庭中出现类似症状：足部穿孔性溃疡、闪电样或刀刺样痛和耳聋[2]。后来，遗传性感觉和自主神经性神经病正式提出，并分为 6 型。

HSAN1 呈常染色体显性遗传，根据临床特征或基因位点等又分为多个亚型。HSAN1A 的致病基因是 *SPTLC1* 基因，编码 SPTLC1 蛋白。HSAN1C 型的致病基因为 *SPTLC2*，编码 SPTLC2 蛋白。SPTLC1 蛋白和 SPTLC2 蛋白为丝氨酸 C- 棕榈酰转移酶 (SPT) 的两个亚基，SPT 在鞘脂类重新合成的过程中起着关键作用[3]。HSAN1D 又称为遗传性感觉神经病 1D 型 (HSN1D)，致病基因是 *ATL1* 基因，具体致病机制目前不清。其等位基因突变还可引起痉挛性截瘫 3 型 (SPG3)[4]。HSAN1E 的致病基因是 *DNMT1* 基因。该型的致病机制及临床表现可详见 HSAN1E。HSAN1F 的致病基因是 *ALT3* 基因，该基因突变导致 ATL3(atlastin GTPase 3) 氨基酸残基的突变，影响内质网的形成[5]。

HSAN2 又分为 A、B 和 C 三个亚型。HSAN2 发病早，呈常染色体隐性遗传。HSAN2A 的致病基因是 *WNK1* 基因的 HSN2 亚型 (*WNK1/HSN2*)，编码 WNK1/HSN2 蛋白，该蛋白在感觉神经细胞中可找到；HSAN2B 的致病基因是 *FAM134B* 基因，编码 FAM134B 蛋白，该蛋白在感觉神经和自主神经细胞中可找到，尤其是疼痛感受器。HSAN2C 的致病基因是 *KIF1A* 基因，该基因突变还可引起痉挛性截瘫 30 型 (SPG30)。

HSAN3 型为常染色体隐性遗传，其致病基因是 *IKBKAP* 基因，编码 IKAP 蛋白。

HSAN5 呈常染色体隐性遗传，其致病基因是 *NGF* 基因，编码神经生长因子 NGF-β 蛋白，该蛋白对神经细胞生长、存活起着重要作用，尤其是感觉神经细胞。

HSAN6 呈常染色体隐性遗传，致病基因是 *DST* 基因。

HSAN7 呈常染色体显性遗传，其致病基因是 *SCN11A* 基因。

(2) 临床表现

HSAN1 多成人期起病，HSAN1A 更早，青春期即可起病。HSAN1 型的最初表现为肢体 (多为下肢) 末端感觉障碍，痛、温、触觉缺失。随着病情的发展，感觉缺失区域会逐渐向近端扩大，上肢亦可受累，但大多不会引起患者注意。由于痛觉的缺失，长时间行走、穿不合适的鞋或反复出现无痛性伤口都会引起下肢 (尤其是脚掌) 反复溃疡且愈合缓慢。如不注意，可发展成慢性溃疡、骨髓炎、自发性骨折等，可导致足畸形、下肢残疾，甚至需行截肢术或指 (趾) 端自行离断。上肢也可出现这些症状。之后几年，患肢出现闪电样痛或刀刺样痛，最终发展成严重感觉丧失、肢端残疾和神经营养性关节病等[6]。HSAN1 也可出现下肢肌无力及肌萎缩，表现为马蹄内翻足或高弓足 (图 1080-1 ~ 图 1080-4)。神经系统检查可发现下肢腱反射消失，趾伸肌反应缺失，患处痛、温、触觉消失。自主神经功能紊乱多表现为汗液分泌

多表现为汗液分泌异常，如多汗症、无汗症[2, 7, 8]。

HSAN1A 还可出现耳聋、腰骶背根神经节细胞缺失，自主神经症状多表现为汗液异常，如多汗症等[7]。HSAN1C 可出现振动觉异常[8]。HSAN1D 还常伴随营养障碍性皮肤、指甲改变，肢体末端肌萎缩，膝腱反射可亢进，常无自主神经症状。曾有一例患者有婴儿期痉挛性脑性瘫痪病史[4]。HSAN1F 可出现足部皮肤过度角化，形成硬结，踇外翻畸形，无自主神经功能紊乱、痉挛、认知功能受损等症状[5]。

HSAN2 起病较早，多婴儿期或儿童期起病，主要临床特征为感觉异常 (多四肢末端) 和自主神经功能紊乱等。

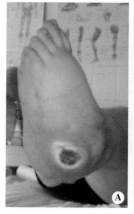
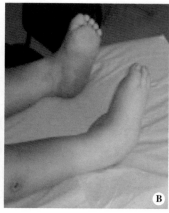

图 1080-1　足部大溃疡及足畸形
(Am J Hum Genet, 2010, 87: 513-522)

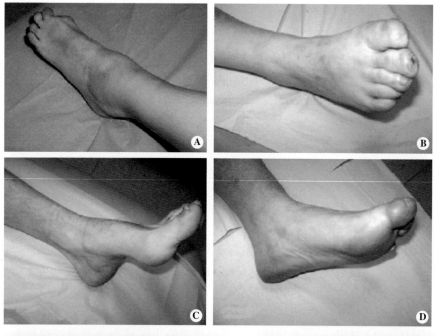

图 1080-2　HSAN1D 表现：失营养性皮肤和指甲，肢端肌萎缩，轻度弓形足，踇趾截断
(Am J Hum Genet, 2011, 88: 99-105)

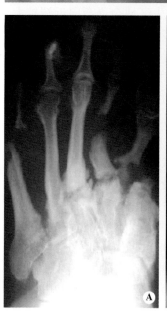
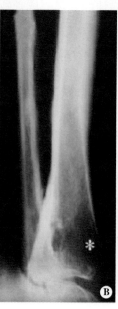
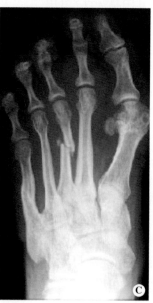

图 1080-3　影像表现
A、B. 多发性骨折和继发性骨联合，胫骨远端可见一脱钙区 (星号)；C. 患者可见第 5 趾骨折愈合，第 3 趾持续性骨折和踇外翻
(Brain, 2014, 137: 683-692)

异常，如多汗症、无汗症[2, 7, 8]。

HSAN1A 还可出现耳聋、腰骶背根神经节细胞缺失，自主神经症状多表现为汗液异常，如多汗症等[7]。HSAN1C 可出现振动觉异常[8]。HSAN1D 还常伴随营养障碍性皮肤、指甲改变，肢体末端肌萎缩，膝腱反射可亢进，常无自主神经症状。曾有一例患者有婴儿期痉挛性脑性瘫痪病史[4]。HSAN1F 可出现足部皮肤过度角化，形成硬结，踇外翻畸形，无自主神经功能紊乱、痉挛、认知功能受损等症状[5]。

HSAN2 起病较早，多婴儿期或儿童期起病，主要临床特征为感觉异常（多四肢末端）和自主神经功能紊乱等。

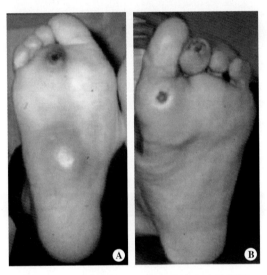

图 1080-4　HSAN1F 患者脚底溃疡和皮肤硬结
(Brain, 2014, 137: 683-692)

感觉异常：HSAN2 的初始表现为手脚麻木，之后痛、温、触觉消失，上肢从肘部到手指，下肢从膝盖到脚趾，呈"手套样"或"袜套样"改变，下肢更严重。反复出现无痛性溃疡或伤口，还可出现无意识自伤行为如咬舌、咬唇、咬手等。由于痛觉消失，溃疡和伤口多不引起患者或家长重视，导致反复出现并愈合缓慢，不及时治疗会引起骨骼和软组织受累，如骨髓炎、骨头坏死、软组织增生和皮肤过度角化等，最终发展成肢端溶解、指（趾）端自行离断、神经性关节退行性变或截肢等严重后果，HSAN2C 还可出现振动觉和位置觉缺失，针刺觉和触觉可正常。

自主神经功能紊乱：临床表现个体差异较大。一些患儿吮吸困难，影响进食及发育。部分患者可出现发作性呼吸减慢或呼吸暂停、胃食管反流、慢性腹泻、瞬目运动减少或咽反射下降。还有可能出现多汗症、尿失禁和瞳孔对光反射延迟等。

HSAN3 型婴儿期或儿童早期即可发病，主要表现为自主神经功能障碍，如周期性呕吐、多汗症、流泪缺乏、体温不稳定等。舌表面蕈状乳头的缺失导致味觉受损，结膜点滴氯醋甲胆碱后瞳孔收缩，血管舒缩不稳定引起阵发性高血压或低血压，肾血管对低血压敏感性的改变导致肾缺血和继发性肾小球硬化。腱反射减退或消失、生长发育迟缓、动作失调、神经性关节病和脊柱侧凸也很常见。患者情绪多不稳定，易焦虑、抑郁或恐慌，智力常不受累。瞳孔对光反射延迟，且对肾上腺素能和胆碱能药物敏感性增高，提示是功能性自主神经去神经支配，而非结构性。

HSAN5 出生时或婴儿期起病，主要表现为先天性痛、温觉缺失，深部痛觉即来自骨骼、韧带或肌肉的痛觉也会消失。由于痛觉消失，会出现无痛性伤口、溃疡或骨折，反复出现并愈合缓慢，严重时出现肢端残疾。关节受累，形成 Charcot 关节，儿童还会有自伤行为，如咬唇、咬舌、咬手指等。患儿可出现神经营养性角膜炎，自主神经功能轻度减退，皮肤出现红斑，汗液分泌减少，体温发作性升高等。

HSAN6 起病早，出生时或儿童期起病。主要临床特征是新生儿张力减低，发作性呼吸暂停，喂养困难，精神运动发育障碍，也可能出现痛觉消失。自主神经功能紊乱表现为心血管功能紊乱，阵发性心动过缓或心动过速引起血压不稳定；无泪，瞬目运动减少导致角膜瘢痕形成；反复出现发作性体温升高；反射减弱或消失，真皮内注射组胺后轴突的潮红反应缺失，还可出现关节挛缩、足畸形、舌蕈状乳头减少。部分患儿出现持续张嘴表情，伴手指挛缩屈曲。

HSAN7 典型临床特征为先天性痛觉缺失，反复出现无痛性伤口、溃疡或骨折，可伴有自伤行为（图 1080-5）。多汗症、胃肠道功能紊乱的表现提示自主神经功能受累。此外，还可出现轻度肌无力和运动发育延迟。

（3）辅助检查

运动神经传导速度 (MNCV) 正常或轻度减慢，感觉神经传导速度 (SNCV) 明显减慢或消失，结果显示为轴突型神经病[7]。

（4）病理改变

患处皮肤活检可发现触觉小体数量较少或消失，数量可能与疾病的严重程度有关[8]。曾有报道 HSAN1C 神经活检为轴突型神经病表现，尤其是受累的无髓鞘神经纤维[9]。

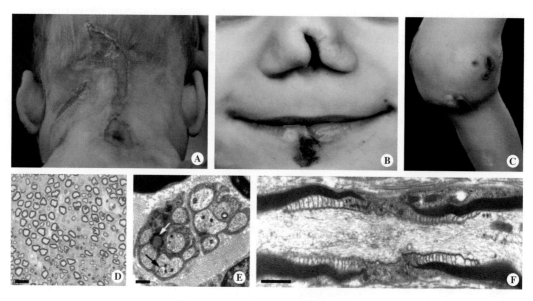

图 1080-5　HSAN7 临床与病理表现

A. 无痛性组织损伤；B. 鼻和唇的无痛性伤口；C. 无痛性骨折导致膝关节移位；D. 腓肠神经活检示大小有髓神经纤维密度正常；E. 电镜示仅小的无髓神经纤维有非特异性改变，轴突中有自噬小泡（黑箭头），无髓施万细胞中聚集有脂褐素样类似物（白箭头）；F. 郎飞结的亚显微结构正常（Nature Genetics, 2013, 45: 1399-1404）

（5）基因突变亚型及受累部位病变汇总（表 1080-1、表 1080-2）

表 1080-1　亚型汇总

HSAN 亚型		致病基因
HSAN1	HSAN1A	SPTLC1
	HSAN1C	SPTLC2
	HSAN1D	ATL1
	HSAN1E	DNMT1
	HSAN1F	ATL3
HSAN2	HSAN2A	WNK1/HSN
	HSAN2B	FAM134B
	HSAN2C	KIF1A
	HSAN2D	SCN9A
HSAN3		IKBKAP
HSAN4		NTRK1
HSAN5		NGF
HSAN6		DST
HSAN7		SCN11A

表 1080-2　受累部位及表现

受累部位	主要表现
耳	耳聋
皮肤、指甲	肢体末端反复无痛性溃疡、失营养性皮肤和指甲、皮肤过度角化或硬结、多汗症、无汗症、无痛性伤口或溃疡、甲沟炎、指（趾）自行离断
骨骼	骨髓炎、马蹄内翻足、踇外翻
周围神经系统	肢体末端痛、温、触觉缺失，闪电样痛或刀刺样痛，末端肌无力或肌萎缩，腱反射减弱或消失，可有膝腱反射亢进，肌电图示慢性轴索性神经病，背根神经节细胞缺失
呼吸系统	误吸引起呼吸系统反复感染、对低氧血症的敏感性降低、发作性憋气
消化系统	喂食困难、胃食管反流、呕吐危象、腹泻、便秘
泌尿系统	肾功能不全、肾小球硬化
免疫系统	病原体特异性免疫功能缺陷、金黄色葡萄球菌易感性增高
心血管系统	阵发性心动过缓或心动过速、血压不稳定

二、HSAN1A 基因诊断

（1）概述

SPTLC1 基因，编码丝氨酸棕榈酰转移酶长链碱性亚基 1，位于 9 号染色体长臂 2 区 2 带 2 亚带 (9q22.2)，基因组坐标为 (GRCh37)：9：94793416-94877756，基因全长 84 341bp，包含 15 个外显子，编码 473 个氨基酸。

(2) 基因对应蛋白结构及功能

SPTLC1 基因编码的蛋白为丝氨酸棕榈酰转移酶的长链碱性亚基 1，属于依赖磷酸吡哆醛的转氨酶家族第二亚类。该蛋白与 SPTLC2 或 SPTLC3 蛋白组成的异质二聚体是丝氨酸棕榈酰转移酶的催化活性中心。丝氨酸棕榈酰转移酶是鞘脂类生物合成途径中的关键酶，催化第一步限速反应，可在 5′ 磷酸吡哆醛存在时将 L- 丝氨酸和软脂酰辅酶 A 转换为 3- 氧二氢鞘氨醇[10]。

(3) 基因突变致病机制

2001 年，Dawkins 等[11] 在 11 个 HSAN1A 家系中检出 *SPTLC1* 基因上的突变。其中 1 个家系在 5 号外显子上携带 c.398G > A 突变，8 个家系在 5 号外显子上携带 c.399T > G 突变，另外 2 个家系在 6 号外显子上携带 c.431T > A 突变。Dawkins 等认为 HSN1A 患者中神经变性很有可能是由神经酰胺介导的细胞凋亡所导致。在 5 例患者中，葡萄糖基神经酰胺合成水平是 8 名对照者水平的 175%。通过细胞实验，Dawkins 等发现 *SPTLC1* 基因突变造成丝氨酸棕榈酰转移酶活性升高，从而导致鞘磷脂代谢产生的神经酰胺增加。由于神经酰胺具有调节程序性细胞死亡的作用，故一些组织出现细胞凋亡。

2010 年，Penno 等[12] 发现 *SPTLC1* 基因突变会造成丝氨酸棕榈酰转移酶底物特异性的转变，导致产生了 2 个非典型的脱氧鞘氨醇：丙氨酸缩合产生的脱氧鞘氨醇和甘氨酸缩合产生的脱氧鞘氨醇。由于不能被转化为鞘脂类复合物或被降解，这些神经毒害性非典型鞘脂类代谢物在细胞内积聚，并表现出明显的神经毒性，从而导致 HSAN1 的发生。

(4) 目前基因突变概述

目前人类基因突变数据库收录的 *SPTLC1* 基因突变有 7 个，均为错义 / 无义突变。

三、HSAN1C 基因诊断

(1) 概述

SPTLC2 基因，编码丝氨酸棕榈酰转移酶长链

碱性亚基 2，位于 14 号染色体长臂 2 区 4 带 3 亚带 (14q24.3)，基因组坐标为 (GRCh37)：14：77972340-78083110，基因全长 110 771bp，包含 13 个外显子，编码 562 个氨基酸。

(2) 基因对应蛋白结构及功能

SPTLC2 基因编码丝氨酸棕榈酰转移酶的长链碱性亚基。丝氨酸棕榈酰转移酶 (SPT) 是神经鞘脂类生物合成的关键酶，包含 2 个主要亚基：常见的 SPTLC1 亚基和 SPTLC2 亚基或其亚型 SPTLC2L(SPTLC3)，这主要取决于发生酶生物合成的组织[13]。SPT 的第 3 种亚基有 2 个高度关联的亚型 SSSPTA 和 SSSPTB，这使得 SPT 酶对酰基辅酶 A 底物具有偏好性，这同时也是 SPT 酶发挥最大生物活性所必需的[14]。LCB1/SPTLC1 异源二聚体构成了 SPT 酶催化的核心结构域，它在 5′- 磷酸吡哆醛存在时将 L- 丝氨酸和棕榈酰辅酶 A 缩合为 3- 氧二氢鞘氨醇。

(3) 基因突变致病机制

SPTLC2 基因突变改变了 SPT 酶催化底物的特异性，由标准底物 L- 丝氨酸改变为 L- 甘氨酸或 L- 丙氨酸，这导致了不能被正确代谢的 1- 脱氧鞘脂的产生[15]。Rotthier 等[16] 在对 78 例无亲缘关系的 HASN 患者的研究中发现 4 例患者有 *SPTLC2* 基因的杂合突变，其中一例患者的母亲携带该杂合突变，有证据证实其有远端感觉神经元病变，同时还患有糖尿病，这可能造成复杂的结果。体内和体外的酵母研究试验都表明 *SPTLC2* 基因突变可以导致丝氨酸棕榈酰转移酶部分或全部功能丢失。另外，*SPTLC2* 基因的 3 个突变可以引起 HEK293 细胞和患者的淋巴母细胞产生神经毒性代谢物，1- 脱氧二氢鞘氨醇。

本病尚无相应的分子研究，致病机制未明。

(4) 目前基因突变概述

目前人类基因突变数据库报道的 *SPTLC2* 基因突变有 3 个，均为错义 / 无义突变。

四、HSN1D 基因诊断

(1) 概述

ATL1 基因，即编码 atlastin-1 蛋白的基因，位于 14 号染色体长臂 2 区 2 带 1 亚带 (14q22.1)，基因组坐标为 (GRCh37):14:50999800-51099786，基因全长 99 987bp，包含 15 个外显子，编码 559 个氨基酸。

(2) 基因对应蛋白结构及功能

Atlastin-1 蛋白是一种动力蛋白相关联的 GTP 酶，在神经元的轴突延长和内质网管状网络的形成中起作用。该蛋白能够形成一个同源四聚体，并且和 spastin 蛋白、丝裂原活化蛋白激酶 4 相互作用。*ATL1* 基因的三个转录剪接体可编码两种不同的蛋白异构体。GTP 酶通过形成跨膜同源性寡聚物约束细胞膜并且介导同型内质网膜的融合。该蛋白在内质网管状网络的生物合成、高尔基体的生物合成和轴突的发育中起调节作用。

(3) 基因突变致病机制

通过对候选基因进行基于芯片的外显子测序及基因组连锁分析，Guelly 等[6] 在一个 HSN1D 家系中检出 *ATL1* 基因的 p.N355K 杂合突变，并认为该突变是 HSN1D 的致病原因。研究人员进一步对 115 例 HSN1D 患者进行 *ATL1* 基因检测，在 2 例无血缘关系的患者中检测到另外 2 个杂合突变 (p.E66Q 及 c.976delG)。在 COS-7 细胞系进行的体外功能研究结果显示，p.N355K 突变蛋白与野生型相比，GTP 酶活性降低，内质网 3- 通路连接被破坏，但 p.E66Q 突变蛋白没有改变 GTP 酶活性和内质网形态，而截短蛋白的突变 c.976delG 导致蛋白的表达下降并且在细胞质中定位弥散。体外功能表达研究结果并不代表普遍的致病机制，并且导致 SPG3A 及 HSN1D 的突变无清晰的功能区分。Guelly 等推测内质网管状网络缺陷会导致这两种疾病的发生。

(4) 目前基因突变概述

目前人类基因突变数据库报道的 *ATL1* 基因突变有 48 个，其中错义 / 无义突变 42 个，剪接突变 1 个，小的缺失 2 个，小的插入 3 个。突变分布在基因整个编码区，无突变热点。

五、HSAN1E 基因诊断

(1) 概述

DNMT1 基因，即编码 DNA 甲基转移酶 1 的基因，位于 19 号染色体短臂 1 区 3 带 2 亚带 (19p13.2)，基因组坐标为 (GRCh37):19:10244021-10305783，基因全长 61 763bp，包含 42 个外显子，编码 1633 个氨基酸。

(2) 基因对应蛋白结构及功能

DNA 甲基转移酶 (DNMT) 可以将甲基基团加到 DNA 上来调节基因表达。DNMT 共有 3 种类型，

DNA 甲基转移酶 1(DNMT1) 主要负责半甲基化 CpG 岛的甲基化。DNMT1 的 N 端调节结构域对于辨别半甲基化和未甲基化的 DNA 链是必不可少的，DNMT1 还包括 1 个增殖细胞核抗原结合结构域 (PBD)，1 个核定位信号 (NLS)，1 个半胱氨酸富集的 ATP 依赖型解旋酶 (ATRX) 锌指结构 DNA 结合模体和 1 个将 DNMT1 靶向于复制点的聚溴同源结构域 (PHD)。因此，DNMT1 构成 DNA 复制机械复合体的核心。DNMT1 参与 DNA 的甲基化，将包含 1 个碳原子和 3 个氢原子的甲基基团加到 DNA 分子上，更多的是将甲基加到核苷酸的碱基 (胞嘧啶) 上。除了甲基转移酶活性，通过与其他蛋白如 DMAP1、E2F1、HDAC1、HDAC2 及甲基化 CpG 结合蛋白发生相互作用，DNMT 也是转录抑制复合体的重要组成部分。

(3) 基因突变致病机制

通过外显子组测序后的连锁分析，Klein 等[17] 在 4 个无血缘关系的常染色体显性遗传性 HSN1E 家系中，检出 *DNMT1* 基因的 2 个杂合突变 (p.Y495C、p.D490E 和 p.P491Y)。在大肠杆菌和 HeLa 细胞系进行的体外功能表达研究结果显示，突变影响 DNMT1 蛋白特有折叠造成蛋白提前降解，使甲基转移酶活性降低，破坏细胞 G_2 期的异染色质结合，进而造成整体的低甲基化和特定位点的高甲基化。以上研究结果显示 *DNMT1* 基因缺陷和神经退行性疾病有直接关联，*DNMT1* 基因直接参与调控神经元细胞的存活及凋亡。

Li 等[18] 在小鼠胚胎干细胞 (ES) 中利用基因敲除使 DNA 甲基转移酶基因发生突变，通过对野生型等位基因的连续敲除获得纯合突变的 ES 细胞系，突变细胞能够存活并且生长率和细胞形态没有明显异常。当将突变引入大鼠种系，引起隐性致死表型，纯合子胚胎发育不良，存活期不超过妊娠中期。DNA 纯合子胚胎和纯合子胚胎干细胞都显示 5- 甲基胞嘧啶水平下降。

(4) 目前基因突变概述

目前人类基因突变数据库报道的 *DNMT1* 基因突变有 2 个，其中错义 / 无义突变 1 个，小的插入 1 个。

六、HSN1F 基因诊断

(1) 概述

ATL3 基因，即编码 atlastin-3 蛋白的基因，位

于 11 号染色体长臂 1 区 3 带 1 亚带 (11q13.1)，基因组坐标为 (GRCh37):11:63391554-63439533，基因全长 47 980bp，包含 13 个外显子，编码 541 个氨基酸。

(2) 基因对应蛋白结构及功能

ATL3 基因编码的蛋白，是发动蛋白样膜结合 GTP 酶蛋白家族成员之一，该蛋白是内质网中小管网络形成所必需的蛋白，包括 3 个拓扑结构域和 2 个跨膜结构域。GTP 酶蛋白通过组建反式低聚物与膜结合，调节内质网膜的同型融合，从而在内质网小管网络形成过程中发挥作用。

(3) 基因突变致病机制

2014 年，Kornak 等[7] 通过全外显子测序在一个来自德国的 HSN1F 家系中，发现 *ATL3* 基因突变 c.575A > G(p.Y192C)。该突变位于 GTP 酶结构域高度保守区，基因突变与疾病表型共分离。研究者进而对 115 例不同类型的感觉性神经病患者进行基因检测，在其中 1 个西班牙家系中的 3 例患者同样检出 *ATL3* 基因 c.575A > G(p.Y192C) 突变，该家系患者与上述德国家系患者的表型基本一致。

Kornak 等通过 COS-7 细胞系对该突变进行体外功能实验，结果显示，该突变可导致其蛋白产物发生错误定位，从而通过显性负效应破坏内质网结构的调节。研究者认为该结果引出了膜蛋白致病性改变会导致轴突病变的理论。

(4) 目前基因突变概述

目前人类基因突变数据库未收录 *ATL3* 基因的突变信息，但在文献中报道该基因有一个错义突变 c.575A > G(p.Y192C)[7]。

七、HSAN2A 基因诊断

(1) 概述

WNK1 基因，编码 WNK 赖氨酸缺陷蛋白激酶 1，位于 12 号染色体短臂 1 区 3 带 3 亚带 3 次亚带 (12p13.33)，基因组坐标为 (GRCh37):12:861759-1020618，基因全长 158 860bp，包含 28 个外显子，编码 2642 个氨基酸。

(2) 基因对应蛋白结构及功能

WNK1 基因编码的蛋白属于丝氨酸 / 苏氨酸蛋白激酶 WNK 家族的一种，丝氨酸 / 苏氨酸蛋白激酶是血压调节的关键酶，它是通过控制钠离子和氯离子转运实现的。丝氨酸 / 苏氨酸蛋白激酶在体内电解质平衡、细胞信号转导、细胞生长和分化方面发挥着重要作用，它也可能在肌动蛋白细胞骨架重组中发挥作用。

(3) 基因突变致病机制

1946 年，Ogryzlo[19] 在纽芬兰、加拿大魁北克和新斯科舍的农村检出 5 例 HSAN2A 型患者。2004 年，Lafreniere 等[20] 在 HSAN2A 型患者中检出 *WNK1* 基因 3 种不同的缺失突变。2004 年，Riviere 等[21] 在 4 例黎巴嫩近亲家系 HSAN2A 型患者中检出了 *WNK1* 基因 1bp 纯合缺失。WNK1 蛋白在外周神经细胞和支持细胞功能维持中发挥重要作用，*WNK1* 基因突变可能引起 WNK1 蛋白功能的缺失，该蛋白功能缺失可能引起外周神经元缺失从而导致 HSAN2A 病[20, 22]。体外细胞实验表明 WNK1 蛋白参与神经突触信号的转导[23]。

本病尚无相应的分子研究，致病机制未明。

(4) 目前基因突变概述

目前人类基因突变数据库收录的 *WNK1* 基因突变有 12 个，其中错义 / 无义突变 1 个，剪接突变 6 个，小的缺失 1 个，小的插入 1 个，大片段缺失 2 个，调控区 1 个。

八、HSAN2B 基因诊断

(1) 概述

FAM134B 基因，编码顺式高尔基体膜蛋白，位于 5 号染色体短臂 1 区 5 带 1 亚带 (5p15.1)，基因组坐标为 (GRCh37):5:16472922-16617167，基因全长 144 246bp，包含 12 个外显子，编码 497 个氨基酸。

(2) 基因对应蛋白结构及功能

FAM134B 基因编码一种顺式高尔基体膜蛋白，该蛋白有 39.3kDa 大小，包括 EGF 式结构域、3*N*-糖基化位点、3*N*- 肉豆蔻酰化位点和许多磷酸化位点。结构分析表明其 FAM134B 的 N 末端的一半有 2 个特别长的疏水链段，约 35 个氨基酸残基，每个氨基酸残基由 60 个氨基酸的亲水环分离。这种结构和具有蛋白质结构的内质网膜曲率是相同的，FAM134B 的 C 末端包含卷曲螺旋结构域。*FAM134B* 基因突变是导致 HSAN2B 的一个原因，在疼痛感的自主神经节神经元的长期存活中发挥着重要作用。这个基因在血管性痴呆症中也发挥重要

作用，研究发现该基因的选择性剪接的转录本可以编码多个亚型。

(3) 基因突变致病机制

FAM134B 基因突变可以导致 HSAN2B 型疾病的发生，*FAM134B* 基因突变可能导致表达异常短的和无功能的蛋白，FAM134B 蛋白功能缺失引起神经元异常凋亡，因此感觉和自主神经元的整体数量会相应减少，HSAN2B 疾病患者会表现出对痛、冷和热不敏感的临床症状。

Kurth 等[24] 在 4 例无亲缘关系的 HSAN2B 型患者中确定了 *FAM134B* 基因 4 种不同的纯合截短型突变。研究证实在感觉神经节的神经元和内质网中检测到 FAM134B 蛋白，该蛋白是顺式高尔基体结构组成成分，高尔基体结构改变可以引起损害轴突存活相关细胞功能。高尔基体作为蛋白质和脂质修饰的中心结构区，其正常对于轴突存活维护是不可或缺的。

(4) 目前基因突变概述

目前人类基因突变数据库报道的 *FAM134B* 基因突变有 4 个，其中错义 / 无义突变 2 个，剪接突变 1 个，小的缺失 1 个。突变分布在基因的整个编码区，多为功能缺失型突变。

九、HSN2C 基因诊断

(1) 概述

KIF1A 基因，编码驱动蛋白，位于 2 号染色体长臂 3 区 7 带 3 亚带 (2q37.3)，基因组坐标为 (GRCh37):2:241653181-241759725，基因全长 106 545bp，包含 47 个外显子，编码 1690 个氨基酸。

(2) 基因对应蛋白结构及功能

KIF1A 基因编码的蛋白，是驱动蛋白家族成员之一，参与膜性细胞器沿轴突微管顺向运输的过程。驱动蛋白及其相关蛋白，组成一个微管依赖性蛋白超家族，介导细胞内运输及细胞分裂等特殊的能动过程。*KIF1A* 基因编码的驱动蛋白含有 1 个驱动蛋白马达结构域、1 个 FHA 结构域及 1 个 PH 结构域，该蛋白是沿轴突微管运输膜性细胞器的顺向马达蛋白，其运输对象包括突触小泡前体的一些成分：突触素、突触结合蛋白及 Rab3A。

(3) 基因突变致病机制

2011 年，Riviere 等[25] 在一个来自阿富汗的近亲婚配的 HSN2C 家系中，检测到 *KIF1A* 基因的截短型突变 c.2840delT，家系中的患者均为纯合突变。进而研究者对 112 例 HSN2C 患者进行了该基因的检测，两个分别来自土耳其和比利时的家系亦检出该突变，另有一例比利时患者检出 c.2840delT 与 c.5271dupC 复合杂合突变。

1998 年，Yonekawa 等[26] 通过动物实验发现，*Kif1a* 基因敲除的小鼠会表现出严重的共济失调、异常肢体运动及疼痛反应减弱等运动和感觉障碍，并在出生后数天内死亡。脊髓细胞及神经轴突分析结果显示，神经末梢突触囊泡密度降低，而神经细胞体中小囊泡异常聚集，这说明顺向轴突运输存在障碍。基因突变型小鼠还存在严重的神经元和轴突变性及凋亡的表现。体外培养的突变型神经元细胞亦观察到神经元细胞变性凋亡的现象，而当突变型神经元细胞与野生型神经元细胞共培养，或提供低浓度谷氨酸盐时，变性凋亡现象可被缓解，说明突变型神经元的凋亡是由于突触运输缺失引起传入刺激的缺乏而导致的。这些实验结果说明，KIF1A 蛋白的主要作用是负责突触小泡前体的运输，该功能对于维持神经元细胞的活性及正常功能具有重要意义。

(4) 目前基因突变概述

目前人类孟德尔遗传在线数据库收录的 *KIF1A* 基因突变共 5 个，其中错义突变 3 个，小的缺失 1 个，小的插入 1 个。其中与 HSN2C 相关的突变为小的缺失 / 插入突变。

十、HSAN3 基因诊断

(1) 概述

IKBKAP 基因，编码 IKK 复合物相关蛋白 (IKAP)，位于 9 号染色体长臂 3 区 1 带 3 亚带 (9q31.3)，基因组坐标为 (GRCh37):9:111629799-111696607，基因全长 66 809bp，包含 37 个外显子，编码 1333 个氨基酸。

(2) 基因对应蛋白结构及功能

IKBKAP 基因编码 IKK 复合物相关蛋白 (IKAP)，是 RNA 聚合酶 II 延伸复合物的一种成分，该延伸蛋白复合物是一种高度保守的转录延长因子复合物，具有组蛋白乙酰转移酶活性，主要作用于组蛋白 H3。RNA 聚合酶 II 延伸复合物由 6 种蛋白组成，包括 IKAP 蛋白、ELP2 蛋白、ELP3 蛋白、ELP4 蛋白、ELP5 蛋白和 ELP6 蛋白，IKAP 蛋白

位于 RNA 聚合酶 II 延伸复合物的中心。IKAP 蛋白是一种支架蛋白，具有调控因子的作用，对促炎细胞因子信号转导中的 3 种不同的激酶起调控作用。

(3) 基因突变致病机制

为了研究家族性自主神经失调的分子机制，Slaugenhaupt 等[27] 对 DNA 相关区域进行克隆和测序，识别了 5 种基因，其中 IKBKAP 基因是其中一个与家族性自主神经失调相关的基因，该基因上的 2 个突变能够引起家族性自主神经失调。

Hims 等[28] 培养转基因小鼠，表达具有家族性自主神经失调相关的 c.2204+6T > C 突变的人 IKBKAP 基因。在转基因小鼠中，突变的 IKBKAP 转基因以组织特异性形式错误剪接，与在家族性自主神经失调患者组织中表现一致。在自主神经失调患者和转基因小鼠的组织中，与非神经组织相比，错误剪接主要出现在神经组织中，而心脏和肾组织中剪接正常。

关于家族性自主神经失调的发病机制的研究表明家族性自主神经失调患者的髓鞘神经元数量及小直径髓鞘轴突数量减少[29, 30]。这些髓鞘神经元及髓鞘轴突数量的减少引起感觉和自主神经系统发育停止，随之大部分交感神经纤维停止发育。患者的交感神经节大小是正常人的三分之一，患者的神经元集群数量是正常人的十分之一。

(4) 目前基因突变概述

目前人类基因突变数据库报道的 IKBKAP 基因突变有 3 个，其中错义/无义突变 2 个，剪接突变 1 个。该基因报道突变较少，而剪接突变 c.2204+6T > C 为热点，在犹太人群中发生率高达 99.5%。

十一、HSAN5 基因诊断

(1) 概述

NGF 基因，即编码神经生长因子 (β 多肽) 的基因，位于 1 号染色体短臂 1 区 3 带 1 亚带 (1p13.1)，基因组坐标为 (GRCh37):1:115828537-115880857，基因全长 52 321bp，包含 3 个外显子，编码 241 个氨基酸。

(2) 基因对应蛋白结构及功能

NGF 基因编码的蛋白为神经生长因子 (β 多肽)，是一种多肽，参与调节交感神经和一些感觉神经元的生长与分化。神经生长因子 (NGF) 包括三种亚基：α 亚基、β 亚基和 γ 亚基，三种亚基相互作用形成

神经生长因子复合物，该蛋白复合物包含两个完全一样的、由 118 个氨基酸组成的 β 链，具有 NGF 的神经生长促进活性。NGF-β 蛋白可以与受体相结合，启动细胞内信号转导途径。NGF-β 蛋白可以与 NTRK1 或 p75NTR 受体结合，其与 NTRK1 受体结合后向神经元传导信号，促进神经元的生长、成熟和分化，二者的结合也可以抑制信号转导，启动细胞自吞噬。另外，NGF-β 蛋白通过 NTRK1 受体在痛觉感受中发挥作用。

(3) 基因突变致病机制

2004 年，Einarsdottir 等[31] 对来自瑞典北部的一个家系进行研究，该家系中患者表现出深度痛觉和温觉的丧失。通过对候选基因进行分析，在 NGF 基因中检出一个突变，该基因突变与疾病表型共分离。

2009 年，Larsson 等[32] 研究了 NGF 基因突变 p.R100W 对 NGF 蛋白形成 与分泌的影响，将野生型和突变型 NGF(hNGF) 转染至大鼠肾上腺嗜铬细胞瘤细胞 (PC12) 或者 COS-7 细胞中，并对细胞内的 hNGF 及分泌至胞外的 hNGF 进行检测。结果表明，与野生型相比，转染突变型 NGF(hNGF) 的大鼠，成熟 hNGF 的分泌量非常低。通过对 PC12 细胞进行基因转染，Carvalho 等[33] 比较了阿拉伯人群中发现的 NGF 基因的 p.V232fs 突变、野生型及 NGF 基因突变 p.R100W 对 hNGF 蛋白分泌和裂解效率的影响，结果表明，与野生型 PC12 细胞相比，具有 NGF 基因突变 p.R100W 的 PC12 细胞，其 hNGF 蛋白分泌量极少，与 Larsson 等研究的结果相一致；在具有 NGF 基因突变 p.V232fs 的 PC12 细胞中只检测到了 hNGF 蛋白前体，但是没有分泌至胞外，不能形成成熟的 hNGF 蛋白，导致 PC12 细胞不能进行正常的分化。

(4) 目前基因突变概述

目前人类基因突变数据库收录的 NGF 基因突变有 6 个，其中错义/无义突变 3 个，小的缺失 1 个，小的插入缺失 1 个，大片段缺失 1 个。

十二、HSAN6 基因诊断

(1) 概述

DST 基因，编码肌张力异常蛋白，位于 6 号染色体短臂 1 区 2 带 1 亚带 (6p12.1)，基因组坐标为 (GRCh37):6:56322784-56819425，基因全长

496 642bp，包含 111 个外显子，编码 7570 个氨基酸。

(2) 基因对应蛋白结构及功能

DST 基因编码肌张力异常蛋白或大疱类天疱疮抗原 1，该蛋白是血小板溶素家族蛋白的一员，发挥着细胞骨架纤维网络桥梁的作用。DST 基因在中枢神经系统、肌肉和皮肤中表达不同的转录本。该蛋白具有 7 个结构域 (肌动蛋白结合域、CH1 结构域、CH2 结构域、SH3 结构域、EF-hand1 结构域、EF-hand2 结构域和 GAR 结构域) 和 25 个重复区域。该蛋白是一种细胞支架连接蛋白，在中间纤维、肌动蛋白和微管细胞骨架中发挥着整合作用。在神经和肌肉细胞中，肌张力异常蛋白在中间纤维肌和动蛋白细胞骨架之间起锚定作用；或者在上皮细胞中，在角蛋白与半桥粒之间起锚定作用。肌张力异常蛋白可以自我组装形成单纤维或者二维网格。

(3) 基因突变致病机制

在一个患有 HSAN6 的犹太家系中，通过纯合子定位及全基因组测序，Edvardson 等 [34] 在 DST 基因中检测，出了一个纯合的截短蛋白突变。该犹太家系患儿表现出肌张力减退、呼吸和喂养困难、精神发育障碍，以及自主神经失调，包括心血管功能不稳定、角膜反射障碍及其所导致的角膜瘢痕、反射消失、注射组胺后无轴突耀斑响应。该家系的 3 例患者均在 2 岁时死亡。

大疱类天疱疮抗原 1 或肌张力异常蛋白是由复层鳞状上皮组成，位于特异性整合素介导的半桥粒内表面。通过敲除小鼠细胞中的 Bpag1(DST) 基因，Guo 等 [35] 研究了大疱类天疱疮抗原 1 的功能及其与大疱性类天疱疮的关系。研究结果表明，半桥粒其他方面正常，但是缺乏内板、无细胞骨架附着。虽然这些变化不影响细胞生长或基质的黏附，但是这种变化破坏蛋白机械完整性及影响半桥粒迁移。并且敲除 Bpag1(DST) 基因后，小鼠表现出纯合的典型肌张力不足 (dt/dt) 表征，如重度的肌张力障碍和感觉神经退化。

在 dt 位点具有一个插入突变的转基因小鼠中，以及在具有自发 dt 突变的小鼠中，Brown 等 [36] 发现这些小鼠的肌张力异常蛋白转录单元发生部分缺失。经研究推测在 dt 小鼠中肌张力异常蛋白基因突变是主要的致病因素。他们提出，肌张力异常蛋白基因突变破坏了肌动蛋白或者神经丝网络从而导致神经退行性病变。

(4) 目前基因突变概述

目前人类基因突变数据库报道的 DST 基因突变有 3 个，均为错义 / 无义突变。该基因报道的突变较少，突变热点未知。

十三、HSAN7 基因诊断

(1) 概述

SCN11A 基因，即编码电压门控钠离子通道蛋白 α 亚基 (Nav1.9) 的基因，位于 3 号染色体短臂 2 区 2 带 2 亚带 (3p22.2)，基因组坐标为 (GRCh37):3:38887260-38992052，基因全长 104 793bp，包含 28 个外显子，编码 1792 个氨基酸。

(2) 基因对应蛋白结构及功能

电压门控钠离子通道是在大部分可兴奋细胞的动作电位上升相位期发挥基础性作用的膜蛋白复合物。像 SCN11A 这样的 α 亚基，介导电压依赖性门控和电传导。每个 α 亚基是由 4 个结构域组成，这 4 个结构域通过 3 个胞内环相连，每个结构域包含 6 个跨膜片段和胞内外连接器。电压门控钠离子通道调整可兴奋膜的电压依赖型钠离子渗透性。通过开放或关闭的构象响应跨膜电压差，形成一个钠离子选择性通道，在电化学梯度一致的情况下，钠离子可顺利进入。

(3) 基因突变致病机制

在 2 例无血缘关系、主要表现为 HSAN7 的患者中，Leipold 等 [37] 检测到 SCN11A 基因上相同的新生杂合突变 (p.L811P)。突变基因敲入小鼠模型表现出对痛觉敏感性降低及组织的自损伤表型。SCN11A 突变会显著提高离子通道的活性，疼痛感受器持续地去极化，导致动作电位产生及异常的突触传导。

Priest 等 [38] 发现 SCN11A 基因缺失小鼠与同龄、同性别野生型小鼠相比无显著差异。分离背根神经节 (DRG) 神经元的电压钳记录表明，Nav1.9 对静息电位、动作电位及痛觉感知没有贡献。而 Nav1.9 促成在小口径背根神经节 (DRG) 神经元中产生持续性河豚毒素抵抗电流，以及接触炎症介质后产生持久的高热敏性及自发疼痛行为。他们推论炎症介质调节 Nav1.9 的功能以维持炎症诱导的痛觉过敏。以上研究表明，SCN11A 的突变是一种功能获得性突变，通过影响离子通道的活性，最终导致痛觉感知的异常。

(4) 目前基因突变概述

目前人类基因突变数据库没有关于 *SCN11A* 基因突变的报道，而 ClinVar 数据库中仅报道了 1 种 *SCN11A* 基因突变，为错义突变。

（彭光格　樊春娜　陈　超　阳紫莹

宋立洁　赵素敏）

参考文献

[1] Leplat M. Dictionnaire de medecine en 30 volumes. Paris, 1846, 30: 25.

[2] Hicks EP. Hereditary perforating ulcer of the foot. Lancet, 1922, 199: 319-321.

[3] Hanada K. Serine palmitoyltransferase, a key enzyme of sphingolipid metabolism. Biochim Biophys Acta, 2003, 1632: 16-30.

[4] Guelly C, Zhu PP, Leonardis L, et al. Targeted high-throughput sequencing identifies mutations in atlastin-1 as a cause of hereditary sensory neuropathy type I. Am J Hum Genet, 2011, 88: 99-105.

[5] Kornak U, Mademan I, Schinke M, et al. Sensory neuropathy with bone destruction due to a mutation in the membrane-shaping atlastin GTPase 3. Brain, 2014, 137: 683-692.

[6] Dyck PJ, Low PA, Stevens JC. 'Burning feet' as the only manifestation of dominantly inherited sensory neuropathy. Mayo Clin Proc, 1983, 58: 426-429.

[7] Dubourg O, Barhoumi C, Azzedine H, et al. Phenotypic and genetic study of a family with hereditary sensory neuropathy and prominent weakness. Muscle Nerve, 2000, 23: 1508-1514

[8] Dyck PJ, Kennel AJ, Magal IV, et al. A Virginia kinship with hereditary sensory neuropathy: peroneal muscular atrophy and pes cavus. Mayo Clin Proc, 1965, 40: 685-694.

[9] Rotthier A, Auer-Grumbach M, Janssens K, et al. Mutations in the SPTLC2 subunit of serine palmitoyltransferase cause hereditary sensory and autonomic neuropathy type I. Am J Hum Genet, 2010, 87: 513-522.

[10] Weiss B, Stoffel W. Human and murine serine-palmitoyl-CoA transferase—cloning, expression and characterization of the key enzyme in sphingolipid synthesis. Eur J Biochem, 1997, 249: 239-247.

[11] Dawkins JL, Hulme DJ, Brahmbhatt SB, et al. Mutations in SPTLC1, encoding serine palmitoyltransferase, long chain base subunit-1, cause hereditary sensory neuropathy type I. Nat Genet, 2001, 27: 309-312.

[12] Penno A, Reilly MM, Houlden H, et al. Hereditary sensory neuropathy type 1 is caused by the accumulation of two neurotoxic sphingolipids. J Biol Chem, 2010, 285: 11178-11187.

[13] Hornemann T, Richard S, Rutti MF, et al. Cloning and initial characterization of a new subunit for mammalian serine-palmitoyltransferase. J Biol Chem, 2006, 281: 37275-37281.

[14] Han G, Gupta SD, Gable K, et al. Identification of small subunits of mammalian serine palmitoyltransferase that confer distinct acyl-CoA substrate specificities. Proc Natl Acad Sci U S A, 2009, 106: 8186-8191.

[15] Murphy SM, Ernst D, Wei Y, et al. Hereditary sensory and autonomic neuropathy type 1(HSANI)caused by a novel mutation in SPTLC2. Neurology, 2013, 80: 2106-2111.

[16] Rotthier A, Auer-Grumbach M, Janssens K, et al. Mutations in the SPTLC2 subunit of serine palmitoyltransferase cause hereditary sensory and autonomic neuropathy type I. Am J Hum Genet, 2010, 87: 513-522.

[17] Klein CJ, Botuyan MV, Wu Y, et al. Mutations in DNMT1 cause hereditary sensory neuropathy with dementia and hearing loss. Nat Genet, 2011, 43; 595-600.

[18] Li E, Bestor TH, Jaenisch R. Targeted mutation of the DNA methyltransferase gene results in embryonic lethality. Cell, 1992, 69; 915-926.

[19] Ogryzlo MA. A familial peripheral neuropathy of unknown etiology resembling Morvan's disease. Can Med Assoc J, 1946, 54: 547-553.

[20] Lafreniere RG, MacDonald ML, Dube MP, et al. Identification of a novel gene(HSN2)causing hereditary sensory and autonomic neuropathy type Ⅱ through the Study of Canadian Genetic Isolates. Am J Hum Genet, 2004, 74: 1064-1073.

[21] Riviere JB, Verlaan DJ, Shekarabi M, et al. A mutation in the HSN2 gene causes sensory neuropathy type Ⅱ in a Lebanese family. Ann Neurol, 2004, 56: 572-575.

[22] Murray TJ. Congenital sensory neuropathy. Brain, 1973, 96: 387-394.

[23] Zhang Z, Xu X, Zhang Y, et al. LINGO-1 interacts with WNK1 to regulate nogo-induced inhibition of neurite extension. J BiolChem, 2009, 284: 15717-15728.

[24] Kurth I, Pamminger T, Hennings JC, et al. Mutations in FAM134B, encoding a newly identified Golgi protein, cause severe sensory and autonomic neuropathy. Nat Genet, 2009, 41: 1179-1181.

[25] Riviere JB, Ramalingam S, Lavastre V, et al. KIF1A, an axonal transporter of synaptic vesicles, is mutated in hereditary sensory and autonomic neuropathy type 2. Am J Hum Genet, 2011, 89: 219-230.

[26] Yonekawa Y, Harada A, Okada Y, et al. Defect in synaptic vesicle precursor transport and neuronal cell death in KIF1A

motor protein-deficient mice. J Cell Biol, 1998, 141: 431-441.

[27] Slaugenhaupt SA, Blumenfeld A, Gill SP, et al. Tissue-specific expression of a splicing mutation in the IKBKAP gene causes familial dysautonomia. Am J Hum Genet, 2001, 68: 598-605.

[28] Hims MM, Shetty RS, Pickel J, et al. A humanized IKBKAP transgenic mouse models a tissue-specific human splicing defect. Genomics, 2007, 90: 389-396.

[29] Axelrod FB. Familial dysautonomia. Muscle Nerve, 2004, 29: 352-363.

[30] Pearson J, Pytel BA, Grover-Johnson N, et al. Quantitative studies of dorsal root ganglia and neuropathologic observations on spinal cords in familial dysautonomia. J Neurol Sci, 1978, 35: 77-92.

[31] Einarsdottir E, Carlsson A, Minde J, et al. A mutation in the nerve growth factor beta gene(NGFB)causes loss of pain perception. Hum Molec Genet, 2004, 13: 799-805.

[32] Larsson E, Kuma R, Norberg A, et al. Nerve growth factor R221W responsible for insensitivity to pain is defectively processed and accumulates as proNGF. Neurobiol Dis, 2009, 33: 221-228.

[33] Carvalho OP, Thornton GK, Hertecant J, et al. A novel NGF mutation clarifies the molecular mechanism and extends the phenotypic spectrum of the HSAN5 neuropathy. J Med Genet, 2010, 48: 131-135.

[34] Edvardson S, Cinnamon Y, Jalas C, et al. Hereditary sensory autonomic neuropathy caused by a mutation in dystonin. Ann Neurol, 2012, 71: 569-572.

[35] Guo L, Degenstein L, Dowling J, et al. Gene targeting of BPAG1: abnormalities in mechanical strength and cell migration in stratified epithelia and neurologic degeneration. Cell, 1995, 81: 233-243.

[36] Brown A, Bernier G, Mathieu M, et al. The mouse dystonia musculorum gene is a neural isoform of bullous pemphigoid antigen 1. Nat Genet, 1995, 10: 301-306.

[37] Leipold E, Liebmann L, Korenke GC, et al. A de novo gain-of-function mutation in SCN11A causes loss of pain perception. Nat Genet, 2013, 45: 1399-1404.

[38] Priest BT, Murphy BA, Lindia JA, et al. Contribution of the tetrodotoxin-resistant voltage-gated sodium channel NaV1.9 to sensory transmission and nociceptive behavior. Proc Natl Acad Sci U S A, 2005, 102: 9382-9387.

1092 常染色体隐性遗传性感觉神经病伴痉挛性截瘫
(neuropathy, hereditary sensory, with spastic paraplegia, autosomal recessive; OMIM 256840)

一、临床诊断

(1) 概述

1979 年，Cavanagh 等[1]发现了感觉神经病的一种特殊形式，除了手足反复性溃疡的典型表现外，还出现痉挛性截瘫。后将其命名为常染色体隐性遗传性感觉神经病伴痉挛性截瘫。该病呈常染色体隐性遗传，致病基因是 CCT5 基因。

(2) 临床表现

常染色体隐性遗传性感觉神经病伴痉挛性截瘫的主要临床表现即为感觉异常和痉挛性截瘫。感觉异常具体表现为痛觉消失，出现无痛性伤口、溃疡（多在下肢），反复发生且愈合缓慢，严重者可导致骨髓炎、足畸形和自行截断。具体可参考 HSAN1 感觉异常的表现。

痉挛性截瘫可发生于出生后两年，表现为下肢痉挛状态，抽搐时反射亢进，巴宾斯基征阳性，末端轻度肌萎缩，但运动神经功能正常。痉挛症状进展较慢，感觉神经病症状多在痉挛之后出现，进展快且症状重[2]。

(3) 辅助检查

血液生化检查提示血清载脂蛋白 β、总胆固醇和三酰甘油减少。肌电图检查可有运动神经传导速度正常或轻度减慢，感觉神经传导速度明显减慢，提示为感觉轴突神经病。MRI 可有脊髓严重萎缩的表现[2]。

(4) 病理改变

神经活检可见有髓神经纤维和无髓神经轴突的缺失，提示为轴突病[3]。

(5) 受累部位病变汇总（表 1092-1）

表 1092-1 受累部位及表现

受累部位	主要表现
骨骼	肢体末端溃疡、骨髓炎、手足畸形、肢体末端自行截断
周围神经系统	下肢痉挛、痉挛步态、痉挛性截瘫、锥体束征、反射亢进、阵挛、巴宾斯基征阳性、肢体远端感觉缺失

二、基因诊断

(1) 概述

CCT5 基因，即编码伴侣蛋白含 T 复合物蛋白 1 亚基 ε 的基因，位于 5 号染色体短臂 1 区 5 带 2 亚带 (5p15.2)，基因组坐标为 (GRCh37):5:10250041-10266501，基因全长 16 461bp，包含 11 个外显子，编码 541 个氨基酸。

(2) 基因对应蛋白结构及功能

CCT5 基因编码的蛋白是一种分子伴侣，是伴侣蛋白含 T 复合物蛋白 1 成员之一。该复合物由两个相同的堆叠环组成，每个包含 8 个不同的蛋白。未折叠的多肽会进入复合物的中央腔，并且通过 ATP- 依赖方式进行折叠。该复合物可以折叠多种不同的蛋白，包括肌动蛋白和微管蛋白。作为 BBS/CCT 复合物的一部分，该蛋白还可能参与 BBSome 的组装。

(3) 基因突变致病机制

2006 年，Bouhouche 等[4] 在 1 个来自摩洛哥的患有常染色体隐性遗传性感觉神经病伴痉挛性截瘫家系的 4 例患者中，发现 CCT5 基因的 1 个纯合突变 c.492A ＞ G(p.H147R)。

2014 年，Sergeeva 等[5] 利用大肠杆菌表达系统研究突变体的生化特性，该表达系统可以形成 CCT5 的同源寡聚环，通过评估 CCT5 复合物抑制聚合和重折叠模型底物 γd- 晶状体蛋白、抑制突变的亨廷顿蛋白聚集及重折叠生理底物 β- 肌动蛋白的能力，发现 p.H147R 突变型蛋白与野生型相比，对上述底物的伴侣能力相对较低。

(4) 目前基因突变概述

目前人类基因突变数据库收录的 CCT5 基因突变有 1 个，为错义突变。

（彭光格　杜慧谦）

参考文献

[1] Cavanagh NPC, Eames RA, Galvin RJ, et al. Hereditary sensory neuropathy with spastic paraplegia. Brain, 1979, 102: 79-94.

[2] Bouhouche A, Benomar A, Bouslam N, et al. Autosomal recessive mutilating sensory neuropathy with spastic paraplegia maps to chromosome 5p15.31-14.1. Europ J Hum Genet, 2006, 14: 249-252.

[3] Thomas PK, Misra VP, King RHM, et al. Autosomal recessive hereditary sensory neuropathy with spastic paraplegia. Brain, 1994, 117: 651-659.

[4] Bouhouche A, Benomar A, Bouslam N, et al. Mutation in the epsilon subunit of the cytosolic chaperonin-containing t-complex peptide-1(Cct5)gene causes autosomal recessive mutilating sensory neuropathy with spastic paraplegia. J Med Genet, 2006, 43: 441-443.

[5] Sergeeva OA, Tran MT, Haase-Pettingell C, et al. Biochemical characterization of mutants in chaperonin proteins CCT4 and CCT5 associated with hereditary sensory neuropathy. J Biol Chem, 2014, 289(40): 27470-27480.

1093　遗传性压力易感性周围神经病
(neuropathy, hereditary, with liability to pressure palsies, HNPP; OMIM 162500)

一、临床诊断

(1) 概述

遗传性压力易感性周围神经病 (HNPP) 是一种少见的常染色体显性遗传周围神经病。1947 年由 de Rong 首先报道。研究认为 70% 的 HNPP 患者是由于 17 号染色体短臂 1 区 2 带 (17p12) 的 1.5Mb 片段缺失所致[1]。但也有研究发现，在 17p12 发生框移突变和拼接部位的点突变也可导致 HNPP 的发生[2]，主要为 PMP22 基因，即外周髓鞘蛋白 (peripheral myelin protein) 基因。

(2) 临床表现

HNPP 可在 7 ～ 62 岁发病，但多于 10 ～ 30 岁起病，男女无差异。临床表现为反复发作的急性单神经病或多神经病。典型 HNPP 患者多有阳性家族史，急性起病，感觉和（或）运动症状通常于轻微牵拉、压迫后出现，表现为受累神经支配区域的麻木和肌无力，感觉症状主要为非疼痛性感觉障碍，麻痹常发生在易受压的部位，如腓骨小头处腓神经、腕管处正中神经、尺神经沟处尺神经等，桡神经、臂丛神经也易受累[3]。症状和体征多于数周或数月内自行恢复，少数可遗留部分神经功能缺损。

(3) 辅助检查

HNPP 是一种弥散性脱髓鞘性的感觉运动神经病，HNPP 患者电生理特点主要为弥漫性的神经传导速度 (NCV) 减慢，甚至在临床上没有症状的肢体也有 NCV 异常，常见于易卡压部位。

(4) 病理表现

HNPP 神经活检光镜下横切面见大量有髓神经纤维髓鞘变薄，提示轻度髓鞘脱失；部分有髓纤维髓鞘不规则增厚，板层层数增加，形成腊肠样结构（图 1093-1）[4]。电镜下可见有髓大纤维数目减少，有髓纤维总数正常或减少，有髓小纤维数目正常[5]。腊肠样结构较光镜下清晰易辨（图 1093-2）[6]。但应说明的是，腊肠样结构并非 HNPP 所特有，其他周围神经病中亦可见到。

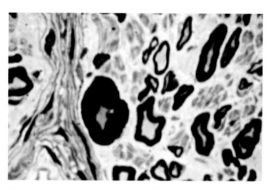

图 1093-1　电镜下 HNPP 患者尺神经腊肠样结构[4]

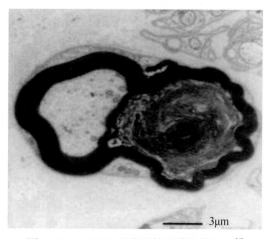

3μm

图 1093-2　HNPP 患者光镜下腊肠样改变[6]

(5) 受累部位病变汇总（表 1093-1）

表 1093-1　受累部位及表现

受累部位	主要表现
神经、肌肉	四肢远端进行性的肌萎缩和无力伴感觉障碍，神经电生理检查发现神经传导速度减慢

二、基因诊断

(1) 概述

PMP22 基因，编码外周髓磷脂的蛋白，位于 17 号染色体短臂 1 区 2 带 (17p12)，基因组坐标为 (GRCh37):17:15133094-15168674，基因全长 35 581bp，包含 5 个外显子，编码 160 个氨基酸。

(2) 基因对应蛋白结构及功能

PMP22 基因编码一种完整的膜蛋白，后者是外周神经系统中髓磷脂的主要成分。可变剪接导致其拥有多个转录本。研究表明有两种类型的启动子驱动该蛋白的组织特异性表达。基因上不同的突变导致了如下不同的疾病：CMT1A、Dejerine-Sottas 综合征和 HNPP。编码的蛋白质可能与生长调控及外周神经系统髓鞘形成有关。

(3) 基因突变致病机制

HNPP 是由于 *PMP22* 基因发生缺失突变导致的；*PMP22* 基因发生重复突变导致 CMT1A；点突变则会导致 HNPP 或者 CMT1A。利用 DNA 分子标记的方法，Chance 等[1] 在 3 个无关联的 HNPP 家系中确定了位于 17p11.2 上的缺失片段，并在第一个家系中对这个新发缺失突变进行了描述。这个缺失区域大概有 1.5Mb，并且包含所有的已知的在 CMT1A 中重复的分子标记。这个缺失的区域看起来在所有家系中都比较均一，该区域包含 *PMP22* 基因，这个基因在 CMT1A 中是重复的或者是其点突变位置所在。因为在 HNPP 和 CMT1A 中的断点都位于 17p11.2 上相同的间隔区域里，所以这些疾病可能是不平衡交换形成的产物。

Maycox 等[7] 发现在转基因小鼠中表达 *Pmp22* 的反义 RNA 后，*Pmp22* 表达量有一定的减少，最终导致小鼠具有 HNPP 的表现。纯合反义表达的转基因小鼠表现出强烈的运动障碍，神经传导减慢，并伴随着年龄增长发生恶化。该研究发现在青壮年人群中的轴突出现了增厚的髓鞘，同时在年长的动物中也检测到了明显的神经髓鞘变性。

(4) 目前基因突变概述

目前人类基因突变数据库报道的 *PMP22* 基因

突变有 112 个，其中包括错义 / 无义突变 47 个，剪接突变 5 个，小的缺失 18 个，小的插入 3 个，大的缺失 18 个，大的插入或重复 15 个，复杂重组 6 个。

（刘大成 尹 丹）

参考文献

[1] Chance PF, Alderson MK, Leppig KA, et al. DNA deletion associated with hereditary neuropathy with liability to pressure palsies. Cell, 1993, 72: 143-151.

[2] Luigetti M, Conte A, Madia F, et al. A new single-nucleotide deletion of PMP22 in an HNPP family without recurrent palsies. Muscle Nerve, 2008, 38: 1060-1064.

[3] 张付峰，唐北沙，严新翔，等 . 经基因诊断确诊的遗传性压迫易感性神经病临床特点分析 . 中华神经科杂志，2006, 39: 440-443.

[4] Sander S, Ouvrier RA, Mcleod JG, et al. Clinical syndromes associated with tomaculaormyelin swellings in sural nerve biopsies. J Neurol Neurosurg Psychiatry, 2000, 68: 483-488.

[5] Vital A, Vital C, Latour P, et al. Periferal nerve biopsy study in 19 cases with 17p11.2 deletion. J Neuropathol Exp Neurol, 2004, 63: 1167-1172.

[6] Hui-chou HG, Hashemi SS, Hoke A, et al. Clinical implications of peripheral myelin.J Reconstr Microsurg, 2011, 27: 67-73.

[7] Maycox PR, Ortuno D, Burrola P, et al. A transgenic mouse model for human hereditary neuropathy with liability to pressure palsies. Mol Cell Neurosci, 1997, 8: 405-416.

1094　中性脂质贮积肌病
(neutral lipid storage disease with myopathy, NLSDM; OMIM 610717)

一、临床诊断

(1) 概述

中性脂质贮积肌病 (NLSDM) 为常染色体隐性肌病，由编码三酰甘油脂酶的 *PNPLA2* 基因 (OMIM 609059) 纯合或复合杂合突变所致。

主要表现为中性脂肪贮积，轻度肌病，但不伴有鱼鳞病。

(2) 临床表现

中性脂质贮积肌病为常染色体隐性肌病，特征为成人起病，慢性进展，近端肌无力，累及上肢和下肢，血清肌酸激酶升高。远端肌无力也可发生。一半患者在疾病后期出现心肌病，其他表现有糖尿病、脂肪肝、高三酰甘油血症，有可能出现感音神经性听力丧失。白细胞和肌肉细胞显示三酰甘油的贮积。中性脂质贮积肌病属于中性脂质沉积病 (NLSDs)，Chanarin-Dorfman 综合征 (CDS；275630) 定义为 NLSD 伴鱼鳞病 (NLSDI)，而 NLSDM 患者表现为肌病不伴鱼鳞病。

(3) 病理表现

该病病理上表现为在白细胞及其他组织如骨髓、皮肤和肌肉的细胞质中存在包裹三酰甘油的微滴（图 1094-1)[1]。

(4) 受累部位病变汇总（表 1094-1）

表 1094-1　受累部位及表现

受累部位	主要表现
肌肉	肌无力，以近端为著，肌肉萎缩，步行障碍，CK 升高
心脏	心肌病
肝脏	肝大
内分泌	糖尿病
耳	神经性耳聋

二、基因诊断

(1) 概述

PNPLA2 基因又称 *ATGL* 基因，即编码含 patatin 样磷脂酶域 2 的基因，位于 11 号染色体短臂 1 区 5 带 5 亚带 (11p15.5)，基因组坐标为 (GRCh37):11:818901-825573，基因全长 6673 bp，包含 10 个外显子，编码 505 个氨基酸。

(2) 基因对应蛋白结构及功能

该基因编码催化脂肪细胞和非脂肪细胞脂滴中三酰甘油水解第一步的酶，有催化酰基甘油转酰基酶的活性。可以协调脂肪分解级联中 LIPE/ HLS，调节

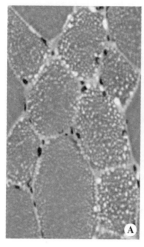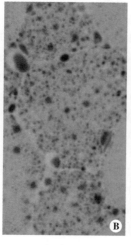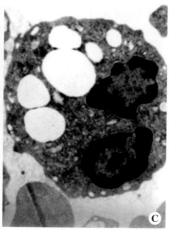

图 1094-1　NLSDM 患者病理表现

A. 肌肉 HE 染色显示肌肉细胞内空泡；
B. 骨骼肌冰冻切片油红 O 染色，光镜下可见细胞质内包裹中性脂质（三酰甘油类）微滴（橙色）；C. 电镜观察发现外周血白细胞胞质内空泡

(Muscle Nerve, 2007, 36: 856-859)

脂肪细胞大小，参与脂质体的降解。该基因可能在能量稳态中起重要作用，参与有机体在饥饿时的应激反应，通过增加三酰甘油的水解向其他组织提供游离脂肪酸，以在能量消耗的情况下被组织氧化利用。

（3）基因突变致病机制

Fischer 等[2]在 3 例患有中性脂质贮积症 (NLSD) 伴轻度肌肉病变而无鱼鳞病患者身上检测到了 *PNPLA2* 基因突变。其中一例患者有一个 1bp 的复合杂合缺失 (c.808delC) 和一个错义突变 (p.P195L)。第二例患者有一个 1bp 的纯合缺失 (c.847delC)。第三例患者有一个纯合无义突变 (p.Q289X)。*PNPLA2* 可被 ABHD5 激活，而 ABHD5 突变会造成另外一种 NLSD，伴有鱼鳞病 (NLSDI)，也称 Chanarin-Dorfman 综合征。研究指出，c.808delC、c.847delC 和 p.Q289X 突变会引起蛋白质 C 末端的剧烈改变和丢失，而此区域为脂质结合位点。C 末端区域缺失能够解释脂滴相关脂酶活性低和三酰甘油分解代谢缺陷的原因。

Reilich 等[5]在 6 例 NLSDM 患者（包括两名血亲）中发现了 *PNPLA2* 纯合或复合杂合突变。大多数突变导致蛋白表达的缺乏。体外实验显示，使用 β 肾上腺素类似物激活的激素敏感性脂肪酶能够避开 *PNPLA2* 缺乏的患者细胞的酶活性抑制现象。

Das 等[6]表明，基因敲除 *ATGL* 或激素敏感性脂肪酶 (HSL) 抑制脂肪分解后能够改善与癌症相关的恶性病变。在野生型 C57BL / 6 小鼠中，注射的 Lewis 肺癌细胞或 B16 黑色素瘤细胞会引起肿瘤生长，白色脂肪组织的损失，腓肠肌减少。与此相反，*Atgl* 缺陷型小鼠发生肿瘤抵抗，白色脂肪组织的脂肪分解增强，肌细胞凋亡和蛋白酶体肌肉退化，并保持正常的脂肪和腓肠肌肌肉质量。HSL 缺陷型小鼠的肿瘤也被保护，尽管程度较小。研究结论是，功能性的脂类分解在癌症相关的恶病质发展中必不可少。

Haemmerle 等[7]发现，*Atgl* 基因敲除导致小鼠心脏供血不足和过早死亡。他们认为小鼠心功能不全与脂质和糖原过度积累，底物氧化和线粒体肌膜上的呼吸作用打断，PPAR-α 和 PPAR-DELTA 的靶基因表达降低，以及 PGC1-α 和 PGC1-β 表达降低有关。说明该基因在心脏线粒体功能和作为信号分子的脂肪激活过程中是必要的。

（4）目前基因突变概述

目前人类基因突变数据库报道的 *PNPLA2* 基因突变有 24 个，其中错义 / 无义突变 15 个，剪接突变 1 个，小的缺失 6 个，小的插入 1 个，大片段缺失 1 个。

（王新高　刘　梦）

参考文献

[1] Akiyama M, Sakai K, Ogawa M, et al. Novel duplication mutation in the patatin domain of adipose triglyceride lipase (PNPLA2) in neutral lipid storage disease with severe myopathy. Muscle Nerve, 2007, 36: 856-859.

[2] Fischer J, Lefevre C, Morava E, et al. The gene encoding adipose triglyceride lipase (PNPLA2) is mutated in neutral lipid storage disease with myopathy. Nature Genet, 2007, 39: 28-30.

[3] Janssen MCH, van Engelen B, Kapusta L, et al. Symptomatic

lipid storage in carriers for the PNPLA2 gene. Europ J Hum Genet, 21: 807-815. Note: Erratum: Europ J Hum Genet, 2013, 21: 892 only.

[4] Lin P, Li W, Wen B, et al. Novel PNPLA2 gene mutations in Chinese Han patients causing neutral lipid storage disease with myopathy. J Hum Genet, 2012, 57: 679-681.

[5] Reilich P, Horvath R, Krause S, et al. The phenotypic spectrum of neutral lipid storage myopathy due to mutations in the PNPLA2 gene. J Neurol, 2011, 258: 1987-1997.

[6] Das SK, Eder S, Schauer S, et al. Adipose triglyceride lipase contributes to cancer-associated cachexia. Science, 2011, 333: 233-238.

[7] Haemmerle G, Moustafa T, Woelkart G, et al. ATGL-mediated fat catabolism regulates cardiac mitochondrial function via PPAR-alpha and PGC-1. Nat Med, 2011, 17: 1076-1085.

1095　严重先天性中性粒细胞减少症 3 型
(neutropenia, severe comgenital, 3, autosomal, recessive, SCN3; OMIM 610738)

一、临床诊断

(1) 概述

严重先天性中性粒细胞减少症 3 型，又称婴儿粒细胞缺乏症、Kostmann 病，是一种常染色体隐性遗传性疾病，是由于 HAX1 基因突变引起的。它是先天性骨髓衰竭导致中性粒细胞减少，从而增加了细菌和真菌感染的易感性，增加了骨髓增生异常综合征和急性髓性白血病的风险。

(2) 临床表现

Kostmann[1] 在 1956 年首先描述了一种幼稚粒细胞缺乏症。本病可以在婴儿期起病，由于中性粒细胞减少，患儿容易出现复发性细菌和真菌感染，还可能出现骨髓增生异常综合征、急性淋巴细胞性白血病等，并且因严重感染而导致死亡[2, 3]；存活的患者神经系统受累可以出现癫痫，部分患者有精神发育迟滞和认知功能下降、听力障碍、周围神经病变等[4, 5]。

(3) 辅助检查

定量磁共振检查示脑白质和灰质中的脑质子密度降低，但也可能只有小脑萎缩而无其他异常[5]。血常规检查可见先天性中性粒细胞减少。

(4) 病理表现

暂无相关资料。

(5) 受累部位病变汇总（表 1095-1）

表 1095-1　受累部位及表现

受累部位	主要表现
神经系统	癫痫、精神发育迟滞（部分患者）
免疫系统	中性粒细胞减少、复发性真菌感染
肿瘤	骨髓增生异常综合征的风险增加、急性髓性白血病风险增加

二、基因诊断

(1) 概述

HAX1 基因，即编码造血细胞特异性 Src 酪氨酸激酶底物 1 关联蛋白 X-1 的基因，位于 1 号染色体长臂 2 区 1 带 3 亚带 (1q21.3)，基因组坐标为 (GRCh37):1:154245039-154248351，基因全长 3313bp，包含 7 个外显子，编码 279 个氨基酸。

(2) 基因对应蛋白结构及功能

HAX1 基因编码造血细胞特异性 Src 酪氨酸激酶底物 1(HCLS1) 关联蛋白 X-1(HAX-1)。HAX-1 在羧基端有一个跨膜的疏水结构域，同时在 104 ～ 117 位氨基酸中还包含 PEST 泛素化识别序列，它在细胞中可能被泛素化而快速降解并以时相特异性的方式表达。HAX-1 与 HS1 蛋白相互作用，在细胞凋亡调节及细胞迁移过程中起着重要作用，而线粒体中的 HAX-1 蛋白与线粒体中信号转导和细胞骨架控制相关。

(3) 基因突变致病机制

利用定位克隆方法和对候选基因评估，Klein 等[6] 在 3 个库尔德家系中发现 HAX1 基因的一个重复出现的纯合生殖系突变。对其他患有重度先天性中性粒细胞减少症患者个体进行分子筛查，发现了 19 例患者的 HAX1 基因纯合突变。Ishikawa 等[7] 在 18 例严重的先天性中性粒细胞减少症的日本患者中，发现 5 例患者 HAX1 基因存在纯合或复合杂合突变。Smith 等[8] 在 109 例 SCN 先证者中，发现 3 例患者 HAX1 基因存在纯合突变。

本病尚无相应的分子研究，致病机制未明。

(4) 目前基因突变概述

目前人类基因突变数据库收录的 *HAX1* 基因突变有15个，其中错义/无义突变5个，小的缺失3个，小的插入5个，大的缺失2个。

（王　琰　李飞达）

参考文献

[1] Kostmann R. Infantile genetic agranulocytosis(agranulocytosis infantilis hereditaria): a new recessive lethal disease in man. Acta Paeddiatrica, 2008, 45(3): 309-310.

[2] Corcione A, Roncella S, Cutrona G, et al. Transforming growth factor beta-1(TGF-beta-1)released by an Epstein-Barr virus(EBV) positive spontaneous lymphoblastoid cell line from a patient with Kostmann's congenital neutropenia inhibits the growth of normal committed haemopoietic progenitors in vitro. Brit J Haemat, 1993, 85: 684-691.

[3] Koren A, Bar Sela P, Barak Y, et al. Congenital dysgranulopoietic neutropenia in two siblings: clinical, ultrastructural and in vitro bone marrow culture studies. Pediat Hemat Oncol, 1989, 6: 293-305.

[4] Germeshausen M, Grudzien M, Zeidler C, et al. Novel HAX1 mutations in patients with severe congenital neutropenia reveal isoform-dependent genotype-phenotype correlations. Blood, 2008, 111: 4954-4957.

[5] Boztug K, Ding XQ, Hartmann H, et al. HAX1 mutations causing severe congenital neuropenia(sic) and neurological disease lead to cerebral microstructural abnormalities documented by quantitative MRI. Am J Med Genet, 2010, 152A: 3157-3163.

[6] Klein C, Grudzien M, Appaswamy G, et al. HAX1 deficiency causes autosomal recessive severe congenital neutropenia(Kostmann disease). Nat Genet, 2007, 39: 86-92.

[7] Ishikawa N, Okada S, Miki M, et al. Neurodevelopmental abnormalities associated with severe congenital neutropenia due to the R86X mutation in the HAX1 gene. J Med Genet, 2008, 45: 802-807.

[8] Smith BN, Ancliff PJ, Pizzey A, et al. Homozygous HAX1 mutations in severe congenital neutropenia patients with sporadic disease: a novel mutation in two unrelated British kindreds. Brit J Haemat, 2008, 144: 762-770.

1096　严重先天性中性粒细胞减少症 4 型
(neutropenia, severe congenital, 4, autosomal recessive, SCN4; OMIM 612541)

一、临床诊断

(1) 概述

严重先天性中性粒细胞减少症 4 型 (SCN4) 和杜尔孙综合征均因 *G6PC3* 基因的纯合突变引起，主要表现为中性粒细胞先天性严重减少，心脏异常及浅表静脉曲张等[1](图 1096-1)。

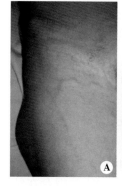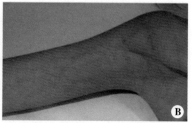

图 1096-1　静脉曲张

(Blood, 2009, 114: 1718-1719)

(2) 临床表现

该病患者常表现为新生儿败血症、肺炎、进行性加重的细菌易感性；心脏缺陷包括心房间隔缺损、二尖瓣关闭不全；并有肝脾大及间断性血小板减少症。Banka 等 [2] 报道 3 例患者除上述表现外，还有婴儿发育不良及第二性征发育不良。男性患者有单侧肾发育不良和肾盂积水，1 例女性有动脉导管未闭和房间隔缺损。1 例女性患者有轻微驼背，圆锥形的手指，第 4 和第 5 根手指弯曲，男性患者有宽拇指。另有一例 2 岁男孩有肺动脉瓣狭窄、动脉导管未闭、房间隔缺损和主动脉高压。轻度的变形特性包括斜颈、头发稀疏、颜面中部发育不全、帐篷形嘴、漏斗胸、手掌和脚底皮肤宽松。

杜尔孙等描述了一对土耳其的兄妹，有拇指近心端移位 (图 1096-2)、宽鼻梁 (图 1096-3) 等表现，实验室检查可见肺动脉高血压，心脏畸形包括房中隔缺损，血液学异常包括间歇性中性粒细胞减少、淋巴细胞减少、单核细胞增多症、贫血、胸腺退化的标志，故命名为杜尔孙综合征[3]。

(3) 辅助检查

血常规提示中性粒细胞严重减少、淋巴细胞减少、单核细胞增多、间断性血小板减少、贫血、胸腺退化、高密度脂蛋白减少、淀粉酶增加、血促甲

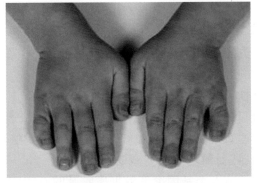

图 1096-2　拇指近心端移位

(Am J Med Genet, Part A, 2009, 149A: 93-127)

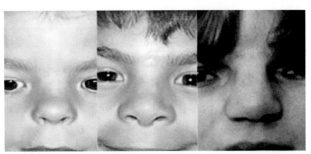

图 1096-3　宽鼻梁

(Am J Med Genet, Part A, 2009, 149A: 61-76)

状腺激素水平增加、转氨酶升高，甚至黄疸、肾发育不良，心脏超声及肺血管影像提示二尖瓣增厚狭窄、肺动脉狭窄、房间隔缺损 (图 1096-4)、动脉导管未闭 (图 1096-5) 及主动脉高压。

(4) 病理表现

暂无相关资料。

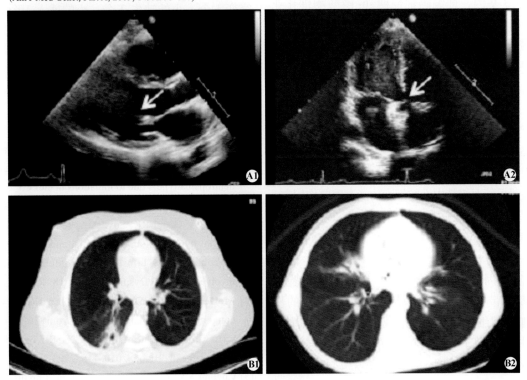

图 1096-4　心脏缺陷

A1、A2 超声心动图示二尖瓣增厚、狭窄及偏移减少和房间隔缺损中植入导管 (箭头)；B1、B2.胸部 CT 提示肺浸润及支气管扩张

(Blood, 2010, 116: 2793-2802)

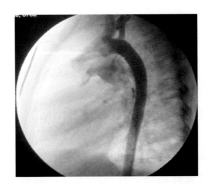

图 1096-5　横向投影的造影术

结果提示动脉导管未闭的形状和大小 [Yonsei Med J, 2008, 49(3): 500-502]

(5) 受累部位病变汇总 (表 1096-1)

表 1096-1　受累部位及表现

受累部位	主要表现
头颈	小头畸形、宽鼻梁、腭裂、弓形上腭
耳	听力丧失
心脏	房间隔缺损 2 型、二尖瓣关闭不全、肺动脉瓣狭窄、三房心、动脉导管未闭、肺动脉高压
呼吸系统	反复发生肺部感染、呼吸功能衰竭
胸廓	漏斗胸

续表

受累部位	主要表现
肝脾	肝大、脾大
泌尿生殖系统	隐睾、孤立肾、肾盂积水
手	拇指近心端移位、宽拇指、指弯曲、猿线
脉管系统	明显静脉分布及曲张、静脉淤血性溃疡
神经系统	延迟发育、学习能力障碍
内分泌系统	第二性征发育不良、青春期延迟或者发育不良、血浆促甲状腺激素水平升高
血液系统	血小板减少、中性粒细胞减少、贫血、单核细胞增多、淋巴细胞减少、血小板减少、骨髓异常（包括髓系和红系）、空泡化、骨髓髓细胞株液化
免疫系统	中性粒细胞减少、细菌易感性增加

二、基因诊断

(1) 概述

G6PC3 基因，即编码葡萄糖 -6- 磷酸酶催化亚基的基因，位于 17 号染色体长臂 2 区 1 带 3 亚带 1 次亚带 (17q21.31)，基因组坐标为 (GRCh37):17: 42148098-42153712，基因全长 5615bp，包含 6 个外显子，编码 346 个氨基酸。

(2) 基因对应蛋白结构及功能

G6PC3 基因编码葡萄糖 -6- 磷酸酶催化亚基，葡萄糖 -6- 磷酸酶位于内质网上，在糖异生作用和糖原分解过程的最后一步水解葡萄糖 -6- 磷酸为葡萄糖和磷酸。另外，可能对维持中性粒细胞功能有重要作用。

(3) 基因突变致病机制

Boztug 等 [1] 在一个土耳其家族的 SCN4 患者和另外一个不相关的土耳其 SCN4 患儿中，检测出 G6PC3 基因的一个纯合突变。体外功能试验表明，患者携带突变的中性粒细胞对细胞凋亡的易感性增加，但细胞氧化作用正常。此外，在其他 7 例患者中检测到了 G6PC3 基因的另外 8 个突变。McDermott 等 [4] 在 2 例 SCN4 兄弟中发现 G6PC3 基因的 1 个纯合突变 p.G260R。

Cheung 等 [5] 获得了 G6pc3 基因缺失的小鼠，发现其与野生型小鼠相比没有明显区别，并且葡萄糖稳态没有被破坏。然而，G6pc3 基因缺失的小鼠中性粒细胞减少，呼吸系统、趋药性、钙流动性缺陷，并且对细菌感染的敏感性增高，造血作用和粒细胞的分化正常，但粒细胞凋亡速率提高。研究人员推断，G6pc3 基因失活引起中性粒细胞功能紊乱主要发生在免疫刺激的情况下，并且 G6pc3 基因缺陷引起的骨髓功能异常与 G6pt 基因缺失的糖原贮积病模型类似。McDermott 等 [4] 发现尽管 G6pc3 基因缺失的小鼠外周血中性粒细胞降低，但在骨髓中成熟的中性粒细胞数目增多。G6pc3 基因缺失的小鼠中性粒细胞 Cxcr4 表达增高，Cxcr4 拮抗剂治疗会引起骨髓中性粒细胞活性提高。这些研究表明，高表达 CXCR4 的中性粒细胞可能与 SCN4 相关。

(4) 目前基因突变概述

目前人类基因突变数据库收录的 G6PC3 基因的突变有 16 个，其中错义 / 无义突变 11 个，剪接突变 1 个，小的缺失 3 个，小的插入 1 个。

（吴硕琳　刘传宇）

参考文献

[1] Boztug K, Appaswamy G, Ashikov A, et al. A syndrome with congenital neutropenia and mutations in G6PC3. New Eng J Med, 2009, 360: 32-43.

[2] Banka S, Chervinsky E, Newman WG, et al. Further delineation of the phenotype of severe congenital neutropenia type 4 due to mutations in G6PC3. Europ J Hum Genet, 2011, 19: 18-22.

[3] Dursun A, Ozgul RK, Soydas A, et al. Familial pulmonary arterial hypertension, leucopenia, and atrial septal defect: a probable new familial syndrome with multisystem involvement. Clin Dysmorph, 2009, 18: 19-23.

[4] McDermott DH, De Ravin SS, Jun HS, et al. Severe congenital neutropenia resulting from G6PC3 deficiency with increased neutrophil CXCR4 expression and myelokathexis. Blood, 2010, 116: 2793-2802.

[5] Cheung YY, Kim SY, Yiu WH, et al. Impaired neutrophil activity and increased susceptibility to bacterial infection in mice lacking glucose-6-phosphatase-beta. J Clin Invest, 2007, 117: 784-793.

1097　Nicolaides-Baraitser 综合征
(Nicolaides-Baraitser syndrome, NCBRS; OMIM 601358)

一、临床诊断

(1) 概述

Nicolaides-Baraitser 综合征，也称稀疏头发和精神发育迟滞，是由于 SMARCA2 基因突变引起。

(2) 临床表现

Nicolaides 和 Baraitser 首先报道了一例 16 岁的患者，有严重的精神发育迟滞，稀疏的头发，眉毛和睫毛正常，下唇突出，短指和指间关节肿胀[1]。其他学者提出该症还有早发性癫痫，语言功能障碍，身材矮小，低体重，骨骼多发畸形，如脊柱侧弯、指间关节突出、远端指骨突出、短掌骨、短指骨等，多种面部畸形，如三角形脸、人中增宽及增长、鼻梁窄、鼻底宽、鼻尖朝上、鼻孔朝前等，隐睾，皮肤湿疹，皱皮，皮肤敏感等[2-4]。

(3) 病理表现

暂无相关资料。

(4) 受累部位病变汇总（表 1097-1）

表 1097-1　受累部位及表现

受累部位	主要表现
神经系统	严重的精神发育迟滞、早发性癫痫、语言功能障碍、爱发脾气、有攻击性
头面部	小头畸形，三角形脸、人中增宽、增长、双眼睑狭窄、眼周皮肤下垂、鼻桥窄、鼻底宽、鼻尖朝上、鼻孔朝前、厚鼻翼、大嘴、上唇薄、下唇厚、下唇外翻、牙齿较分散
泌尿生殖系统	隐睾（男性）
骨骼	脊柱侧弯、指间关节突出、远端指骨突出、短掌骨、短指骨
皮肤	皱皮、湿疹、皮肤敏感、皮肤苍白
毛发	发际低、头发稀疏、眉毛缺失、睫毛正常或密集

二、基因诊断

(1) 概述

SMARCA2 基因，即编码基因转录调控的 SWI/SNF ATP 依赖性染色质重塑复合体的核心催化单元蛋白 2 的基因，位于 9 号染色体短臂 2 区 2 带 3 亚带 (9p22.3)，基因组坐标为 (GRCh37):9:2015342-2193624，基因全长 178 283bp，包含 34 个外显子，编码 1590 个氨基酸。

(2) 基因对应蛋白结构及功能

SMARCA2 基因，编码基因转录调控的 SWI/SNF ATP 依赖性染色质重塑复合体的核心催化单元蛋白 2，该蛋白含有一个高度保守的解旋酶活性结构域和具有转录活性的结构域。SMARCA2 蛋白具有共转录活性和解旋酶活性，在基因表达调节、细胞周期调控、肿瘤发生等过程中起重要作用。

(3) 基因突变致病机制

Wolff 等[5] 报道了 3 例 Nicolaides-Baraitser 综合征患者，均有 SMARCA2 基因突变，其中 1 例是框内缺失，2 例是位于 C 端解旋酶结构域的错义突变。van Houdt 等[2] 使用外显子基因组测序的方法，对多个患 Nicolaides-Baraitser 综合征的个体进行研究分析，在 44 个患 Nicolaides-Baraitser 综合征的个体中检测出了 36 个个体有非同义 SMARCA2 基因突变；与父母的样本比较后，发现这些突变是在 DNA 分子从头合成时发生的。SMARCA2 基因编码 SWI/SNF ATP 依赖性染色质重塑复合体的核心催化单元，复合体参与基因转录调控。编码蛋白质催化 ATPase 区域极端保守基序的序列中存在突变簇。这些突变可能不会损伤 SWI/SNF 复合体组装，但可能会使 ATP 酶丧失活力。

Koga 等[6] 通过基因工程方法获得了 Smarca2 敲除小鼠，该敲除小鼠出现了社交能力下降和惊吓反射的前脉冲抑制。

(4) 目前基因突变概述

目前人类基因突变数据库收录的 SMARCA2 基因突变有 14 个，其中错义 / 无义突变 13 个，小的缺失 1 个。

（王　琰　张雪雁）

参考文献

[1] Nicolaides P, Baraitser M. An unusual syndrome with mental retardation and sparse hair. Clin Dysmorph, 1993, 2: 232-236.

[2] van Houdt JKJ, Nowakowska BA, Sousa SB, et al. Heterozygous missense mutations in SMARCA2 cause Nicolaides-Baraitser syndrome. Nature Genet, 2012, 44: 445-449.

[3] Krajewska-Walasek M, Chrzanowska K, Czermiska-Kowalska A. Another patient with an unusual syndrome of mental retardation and sparse hair? Clin Dysmorph, 1996, 5: 183-186.

[4] Morin G, Villemain L, Baumann C, et al. Nicolaides-Baraitser syndrome: confirmatory report of a syndrome with sparse hair, mental retardation, and short stature and metacarpals. Clin Dysmorph, 2003, 12: 237-240.

[5] Wolff D, Endele S, Azzarello-Burri S, et al. In-frame deletion and missense mutations of the C-terminal helicase domain of SMARCA2 in three patients with Nicolaides-Baraitser syndrome. Mol Syndromol, 2012, 2: 237-244.

[6] Koga M, Ishiguro H, Yazaki S, et al. Involvement of SMARCA2/BRM in the SWI/SNF chromatin-remodeling complex in schizophrenia. Hum Mol Genet, 2009, 18: 2483-2494.

1098, 1099　尼曼－皮克病 A、B 型
(Niemann-Pick disease type A, B, NPA, NPB)
(1098. NPA, OMIM 257200; 1099. NPB, OMIM 607616)

一、临床诊断

(1) 概述

尼曼－皮克病 (NPD) 又称为鞘磷脂贮积病、鞘磷脂酶缺乏症，是一组由于细胞溶酶体内酸性鞘磷脂酶缺乏或活力减低导致酸性鞘磷脂沉积于内脏和神经系统的遗传性代谢疾病。本病属常染色体隐性遗传，包括 A、B、C 型，其中 A、B 型致病基因 *SMPD1*。因 C 型在致病基因、病理过程及临床表现上与 A、B 型不同，故不在本文介绍。

(2) 临床表现

NPA、NPB 发病率约 1/250 000。NPA 又称为急性神经型，患儿于新生儿期多发育正常，于婴儿早期 (6 个月内) 逐渐出现发育停滞、进行性神经运动功能减退，表现为肌张力进行性下降，深反射消失，不能独立坐、爬、走。非神经系统表现包括肝脾大、胆汁淤积性黄疸、反复呼吸道感染。约 50% 患儿出现视网膜樱桃红斑。其他表现包括皮肤黄瘤病、小细胞性贫血、骨质疏松。该型进展迅速，患儿多于 3 岁内死[1]。

NPB 又称为慢性非神经型，以多内脏受累而缺乏神经系统表现为特征。患者多于儿童期或成人期 (30～40 岁) 发病，表现为肝脾大、脾功能亢进、高脂血症、肝硬化、浸润性肺疾病。心脏受累表现为心脏瓣膜病、冠状动脉粥样硬化性心脏病。可伴有骨质疏松、血小板减少。视网膜樱桃红斑少见。发育缓慢不明显[2-4]。该型临床异质性明显，少数儿童期起病患者可伴有共济失调、发育迟缓和周围神经病变的神经系统受累表现[5, 6]。部分患者可仅表现为轻度脾大[7]。

(3) 辅助检查

血鞘磷脂酶活性测定：鞘磷脂酶活性减低 < 5%。骨髓涂片 / 外周血淋巴细胞和单核细胞：胞质内见泡沫细胞。腹部超声：肝脾大，实质内多发结节形成 (图 1098-1)。肺部 CT：肺纹理增粗，磨玻璃样改变，小叶间隔增厚。

(4) 病理表现

肝、脾、肾、脑、淋巴结、骨髓活检找到泡沫细胞 (NP 细胞，图 1098-2)。

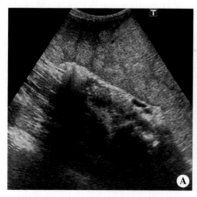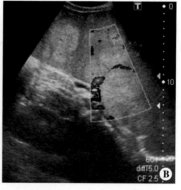

图 1098-1　NPB 患者腹部超声

A. 脾大，实质内多发结节；B. 彩色多普勒示外周环状血管

(J Clin Ultrasound, 2013, 41: 32-34)

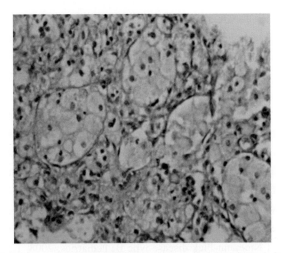

图 1098-2　NPB 患者脾脏组织石蜡切片苏木精-伊红染色，脾实质内泡沫细胞（×200）

(E J Clin Ultrasound, 2013, 41: 32-34)

(5) 受累部位病变汇总（表 1098-1）

表 1098-1　受累部位及表现

受累部位	主要表现
眼	视网膜樱桃红斑
肺	反复肺感染、浸润性肺疾病
消化系统	肝脾大、脾功能亢进、新生儿黄疸、肝硬化
神经肌肉	肌张力减低、腱反射减低、神经运动发育迟缓
皮肤	黄瘤病
骨骼	骨质疏松
血液	小细胞性贫血、血小板减少、骨髓涂片有泡沫细胞

二、NPA 基因诊断

(1) 概述

SMPD1 基因，即编码鞘磷脂磷酸二酯酶的基因，位于 11 号染色体短臂 1 区 5 带 4 亚带 (11p15.4)，基因组坐标为 (GRCh37):11:6411644-6416228，基因全长 4585bp，包含 6 个外显子，编码 631 个氨基酸。

(2) 基因对应蛋白结构及功能

SMPD1 基因编码的蛋白质是一种溶酶体酸性鞘磷脂酶 (ASM)，该酶能将鞘磷脂转换为神经酰胺，所编码的蛋白质也具有磷脂酶 C 活性。该基因上的突变是引起 NPA 和 NPB 的原因。编码不同亚型的多个转录变体已经被确定。

(3) 基因突变致病机制

1991 年 Levran 等 [8] 在患有 NPA 的德裔犹太人中发现了一个 SMPD1 基因的突变位点。1992 年 Takahashi 等 [9] 在 SMPD1 基因上发现了 3 个可以导致 NPA1 的突变。1996 年 Ida 等 [10] 在 2 个同时患有 NPA 和 NPB 的日本患者身上发现了 3 个位于 SMPD1 基因上的新突变。2009 年 Rodriguez-Pascau 等 [11] 在 19 个西班牙和 2 个北非的 NPA(8 个)、NPB(13 个) 患者中找到 17 个位于 SMPD1 基因上的突变，其中包括 10 个新的突变。在 NPA 患者中发现的位点为 p.A482E 及 p.Y467S。在 COS-7 细胞中进行功能性表达，发现该突变蛋白在 COS-7 细胞中酶活性降低了。

1995 年 Otterbach 等 [12] 通过基因重组的胚胎干细胞实现了在小鼠中对 Smpd1 基因进行了靶向突变，构建了 Smpd1 基因突变小鼠模型。纯合子小鼠在单核-吞噬细胞系统的肝、脾、骨髓和肺，以及在大脑中积累了大量的鞘磷脂。最引人注目的是，小脑浦肯野细胞的神经节细胞层完全退化，导致神经运动的协调严重损害。Horinouchi 等 [13] 在 ASM 基因敲除的小鼠中也获得类似的结果。

(4) 目前基因突变概述

目前人类基因突变数据库收录的 SMPD1 基因突变有 130 个，其中错义/无义突变 103 个，剪接突变 1 个，小的缺失 21 个，小的插入 5 个。突变分布在基因整个编码区，无突变热点。

三、NPB 基因诊断

(1) 概述

SMPD1 基因，即编码鞘磷脂磷酸二酯酶的基因，位于 11 号染色体短臂 1 区 5 带 4 亚带 (11p15.4)，基因组坐标为 (GRCh37):11:6411644-6416228，基因全长 4585bp，包含 6 个外显子，编码 631 个氨基酸。

(2) 基因对应蛋白结构及功能

SMPD1 基因编码的蛋白质是一种溶酶体酸性鞘磷脂酶 (ASM)，该酶能将鞘磷脂转换为神经酰胺，所编码的蛋白质也具有磷脂酶 C 活性。该基因上的突变是引起 NPA 和 NPB 的原因。编码不同亚型的多个转录变体已经被确定。

(3) 基因突变致病机制

1991 年 Levran 等 [8] 在患有 NPB 的德裔犹太人中发现了一个 SMPD1 基因的突变位点。1992 年 Takahashi 等 [9] 在 SMPD1 基因上发现了 3 个可以导致 NPA1 的突变。2009 年 Rodriguez-Pascau 等 [10] 在 19 个

西班牙和 2 个北非的 NPA(8 个)、NPB(13 个) 患者中找到了 17 个位于 *SMPD1* 基因上的突变，其中包括了 10 个新的突变。其中最常见的变异为 p.R608del，在 NPB 患者中发现的。在 COS-7 细胞中进行功能性表达，发现该突变蛋白在 COS-7 细胞中酶活性降低了。

2000 年 Marathe 等[14] 使用了一种新的转基因 / 基因敲除方法来控制水解酶的细胞内定位，创建了一个完全没有促进分泌鞘磷脂酶 (S-SMase) 却能够稳定表达低水平的溶酶体鞘磷脂酶 (L-SMase) 的小鼠。这些小鼠的大脑表现出 11.5% ~ 18.2% 的野生型小鼠的 L-SMase 活性，但在小鼠 4 个月大的时候将其丢在完全缺乏 L-SMase 和 S-SMase 的情况下，它们小脑的蒲肯野细胞层维持了至少 8 个月。在其他器官的 L-SMase 活性是野生型小鼠水平的 1% ~ 14%，但在 8 个月大的时候所有周边器官已经积累了鞘磷脂和证实了病理细胞内含物。最重要的是，L-SMase 表达的小鼠没有显示出在完全缺陷小鼠中观察到的严重的神经系统疾病的迹象，并且它们的寿命和总体健康状况基本上正常。由此得出结论：在无分泌酶或其他因素干扰的情况下，在大脑稳定、连续、低水平表达溶酶体内酶活性可以保护中枢神经系统功能。

(4) 目前基因突变概述

目前人类基因突变数据库收录的 *SMPD1* 基因突变有 130 个，其中错义 / 无义突变 103 个，剪接突变 1 个，小的缺失 21 个，小的插入 5 个。突变分布在基因整个编码区，无突变热点。

（ 董 培 吕 梅 ）

参考文献

[1] McGovern MM, Aron A, Brodie SE, et al. Natural history of type A Niemann-Pick disease：possible endpoints for therapeutic trials. Neurology, 2006, 66：228-232.

[2] Wasserstein MP, Larkin AE, Glass RB, et al. Growth restriction in children with type B Niemann-Pick disease. J Pediatr, 2003, 142：424-428.

[3] Wasserstein M, Godbold J, McGovern MM. Skeletal manifestations in pediatric and adult patients with Niemann Pick disease type B. J Inherit Metab Dis, 2013, 36：123-127.

[4] McGovern MM, Pohl-Worgall T, Deckelbaum RJ, et al. Lipid abnormalities in children with types A and B Niemann

Pick disease. J Pediatr, 2004, 145：77-81.

[5] Wasserstein MP, Aron A, Brodie SE, et al.Acid sphingomyelinase deficiency：prevalence and characterization of an intermediate phenotype of Niemann-Pick disease. J Pediatr, 2006, 149：554-559.

[6] Pavlu-Pereira H, Asfaw B, Poupctová H, et al. Acid sphingomyelinase deficiency. Phenotype variability with prevalence of intermediate phenotype in a series of twenty-five Czech and Slovak patients. A multi-approach study. J Inherit Metab Dis, 2005, 28：203-227.

[7] McGovern MM, Wasserstein MP, Giugliani R, et al. A prospective, cross-sectional survey study of the natural history of Niemann-Pick disease type B. Pediatrics, 2008, 122：e341-e349.

[8] Levran O, Desnick RJ, Schuchman EH. Niemann-Pick disease: A frequent missense mutation in the acid sphingomyelinase gene of Ashkenazi Jewish type A and B patients. Proc Natl Acad Sci USA, 1991, 88: 3748-3752.

[9] Takahashi T, Suchi M, Desnick RJ, et al. Identification and expression of five mutations in the human acid sphingomyelinase gene causing types A and B Niemann-Pick disease: molecular evidence for genetic heterogeneity in the neuronopathic and non-neuronopathic forms. J Biol Chem, 1992, 267: 12552-12558.

[10] Ida H, Rennert OM, Maekawa K, et al. Identification of three novel mutations in the acid sphingomyelinase gene of Japanese patients with Niemann-Pick disease type A and B. Hum Mutat, 1996, 7: 65-67.

[11] Rodriguez-Pascau L, Gort L, Schuchman EH, et al. Identification and characterization of SMPD1 mutations causing Niemann-Pick types A and B in Spanish patients. Hum Mutat, 2009, 30: 1117-1122.

[12] Otterbach B, Stoffel W. Acid Sphingomyelinase-deficient mice mimic the neurovisceral form of human lysosomal storage disease(Niemann-Pick disease). Cell, 1995, 81: 1053-1061.

[13] Horinouchi KES, Perl DP. Acid sphingomyelinase deficient mice: a model of types A and B Niemann-Pick disease. Nature Genetics, 1995, 10: 288-293.

[14] Marathe S, Miranda SR, Devlin C, et al. Creation of a mouse-model for non-neurological(type B)Niemann-Pick disease by stable, low level expression of lysosomal sphingomyelinase in the absence of secretory sphingomyelinase: relationship between brain intra-lysosomal enzyme activity and central nervous system function. Hum Mol Genet, 2000, 9(13): 1967-1976.

1100, 1101　尼曼－皮克病 C 型
(Niemann-Pick disease type C, NPC)
(1100. NPC1, OMIM 257220; 1122. NPC2, OMIM 607625)

一、临床诊断

(1) 概述

尼曼－皮克病 C 型 (NPC) 是由于细胞内脂质转运缺陷和自噬功能障碍，导致胆固醇、鞘糖脂、磷脂和鞘磷脂不同程度沉积在脾脏、肝脏和中枢神经系统 [1]。本病属常染色体隐性遗传，分为 NPC1 及 NPC2 型，约 95% 家系为 NPC1 型。NPC1 型和 2 型生化改变、临床表现相似 [2]。

(2) 临床表现

NPC 多隐匿起病，据报道发病率为 1/120 000[3]。NPC 发病越早，病情发展越迅速。依据神经系统表现出现的时间将该病分为 4 型：婴儿早期 (2 个月～2 岁)、婴儿晚期 (2～6 岁)、青少年期 (6～15 岁) 和成人期 (＞15 岁，20～30 岁甚至＞50 岁)。系统性疾病早于神经系统表现出现，主要表现为脾大或伴肝大，临床表现轻微甚至仅超声发现轻度肿大。神经系统表现：小脑性共济失调、构音障碍、吞咽障碍、进行性痴呆。垂直性核上性凝视麻痹是本病的特征性早期表现，但易漏诊 [4]。笑声诱发的猝倒发作、癫痫、肌张力减低常见 [5]。其中肌张力减低、小脑性共济失调是婴儿期起病患儿早期表现之一，表现为动作笨拙、易摔倒。认知障碍多表现为学龄期语言发育缓慢，注意力缺陷，书写障碍。精神行为异常主要见于成人期起病患者，以偏执性妄想、幻听、幻视等阳性表现为主 [3]。晚期因锥体束受累而出现痉挛而行走不能 [3]。

(3) 辅助检查

生化检测：将皮肤成纤维细胞与低密度脂蛋白共同培养，filipin 染色显示由于脂质转运障碍，大量未酯化胆固醇聚集在细胞核周围。约 85% 病例呈现典型无酯化或极低程度酯化，这是本病诊断的依据 (图 1100-1)。

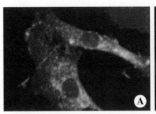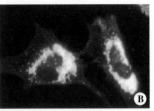

图 1100-1　皮肤成纤维细胞培养 filipin 染色

A. 正常人少量胞质染色；B. NPC 患者细胞内核周大量颗粒状未酯化胆固醇沉积 [Hum Mol Genet, 2003, 12(3): 257-272]

影像学无特异性，表现为小脑萎缩。婴儿早期起病患儿表现为脑白质发育不良 (图 1100-2)。

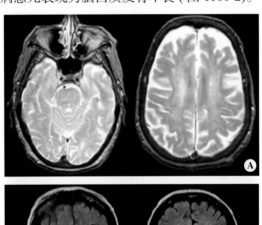

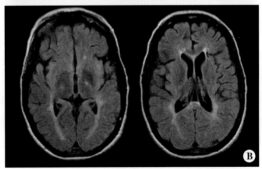

图 1100-2　成人期起病 NPC 患者头颅影像

A. 头颅 MRI T_2 加权显示，脑桥、脑白质高信号；B. 脑萎缩，侧脑室旁白质、基底核高信号 (J Neurol Neurosurg Psychiatry, 2003, 74: 528-529)

(4) 病理表现

脾、肝、脑内细胞肿胀缺失，以小脑浦肯野细胞为主，细胞内脂质沉积，伴神经原纤维缠结 (NFT) 形成。

(5) 受累部位病变汇总 (表 1100-1)

表 1100-1 受累部位及表现

受累部位	主要表现
眼	垂直性眼肌麻痹
消化系统	脾大
神经系统	肌张力减低、构音障碍、吞咽障碍、痴呆、痉挛、癫痫、小脑性共济失调、猝倒发作、小脑萎缩、注意力缺陷、偏执、幻视幻听

二、NPC1 基因诊断

(1) 概述

NPC1 基因，即编码调节细胞内胆固醇运输蛋白基因，位于 18 号染色体长臂 1 区 1 带 2 亚带 (18q11.2)，基因组坐标为 (GRCh37):18:21086148-21166581，基因全长 80 434bp，包含 25 个外显子，编码 1278 个氨基酸。

(2) 基因对应蛋白结构及功能

NPC1 基因编码一个驻留在核内体和溶酶体界膜上的蛋白质，通过 N 端结构域与胆固醇结合来调节细胞内胆固醇的运输。该蛋白可能具有细胞质 C 末端、13 个跨膜结构域及 3 个大的核内体在内腔中循环，最后一个循环在 N 末端。该蛋白在后期能够将低密度脂蛋白运输到胞内体 / 溶酶体室，被水解的同时释放游离的胆固醇。该基因缺陷会导致 NPC1，一种罕见的常染色体隐性遗传的神经退行性疾病。其遗传特点是后期会在胞内体 / 溶酶体室积累胆固醇和鞘磷脂。

(3) 基因突变致病机制

1997 年 Carstea 等 [6] 通过 9 个不相关的 NPC1 家系确定了 NPC1 基因上 8 个不同的突变。10 例日本 NPC1 患者 (7 例婴儿、2 例青少年和 1 例成人患者) 及 1 例高加索 NPC1 患者的成纤维细胞中分离的 cDNA 和基因组 DNA 的研究中，Yamamoto 等 [7] (1999) 在 NPC1 基因中发现了 14 个 NPC1 基因上的新突变，包括小片段的缺失和点突变。2000 年 Yamamoto 等 [8] 进一步对 15 例日本 NPC 患者及 2 例白种人 NPC 患者进行研究，发现晚期婴儿型的患者无论是哪种突变类型，其 NPC1 蛋白水平都明显较低，NPC1 蛋白在成纤维细胞 5 中的表达量还达不到检测的水平。而晚期临床发病的患者，NPC1 蛋白在其皮肤成纤维细胞中的表达量却达到了相当的水平。2002 年 Kaminski 等 [9] 对 NPC1 相

关家系中的 5 例德国患者进行分析，验证了 5 个位于 NPC1 基因编码区上的新突变。

2010 年 Elrick 等 [10] 构建了 Npc1 条件无效突变小鼠模型。在成熟小脑的浦肯野细胞的 Npc1 基因的缺失会导致其在运动时产生年龄相关性的障碍，包括在进行旋转杆和平衡木时的表现。这些小鼠并没有显示出完全的 Npc1 无效小鼠在早期死亡或者体重下降等特点，表明浦肯野细胞的退化可能不造成这些表型。组织学检查发现浦肯野细胞的渐进性退化在前期至后期呈梯度变化。这种细胞自主性神经退行性变发生在类似于完全基因敲除的小鼠模式中。浦肯野细胞的后小脑亚群表现出显著的抗细胞死亡，尽管 Npc1 基因已经敲除。浦肯野细胞退化之前在这两个脆弱和耐药的亚群中均显示没有电生理学的异常。由此得出结论：Npc1 基因缺陷会导致细胞自主性和选择性的神经退行性疾病，表明 NPC 疾病运动性失调的症状可能来自浦肯野细胞的死亡而不是细胞功能障碍。

(4) 目前基因突变概述

目前人类基因突变数据库收录的 NPC1 基因突变有 313 个，其中错义 / 无义突变 215 个，剪接突变 24 个，小的缺失 46 个，小的插入 23 个，大片段缺失 4 个，大片段插入 1 个。突变分布在基因整个编码区，无突变热点。

三、NPC2 基因诊断

(1) 概述

NPC2 基因，编码含有一个脂类识别位点的蛋白质，位于 14 号染色体长臂 2 区 4 带 3 亚带 (14q24.3)，基因组坐标为 (GRCh37):14:74942900-74960084，全长 17 185bp，包含 5 个外显子，编码 151 个氨基酸。

(2) 基因对应蛋白结构及功能

2003 年 Friedland 等 [11] 报告了 NPC2 蛋白质的晶体结构和特征及其配体的结合特性。人类 NPC2 蛋白质在酸性和中性 pH 条件下以亚微摩尔的亲和力结合胆固醇类似物去氢麦角固醇。牛 NPC2 蛋白的结构揭示了贯穿其松散填充区域表面到疏水核心所形成的总体积约 160Å 的相邻细孔。Friedland 等 [11] 提出，该区域代表的早期胆固醇结合位点能够膨胀以适应约 740Å 的胆固醇分子。

蛋白 NPC1 与 NPC2 互相配合共同作为细胞内

胆固醇的运输载体，NPC2 对细胞内胆固醇在晚期核内体与溶酶体内的正常运输有着至关重要的作用。作为小型可溶性溶酶体蛋白质，NPC2 会在晚期核内体与溶酶体内，通过高亲和力与胆固醇结合并进行运送，主要结合晚期核内体与溶酶体内低密度脂蛋白 (LDL) 中的未酯化胆固醇，并将其运送至 NPC1 末端结构域的胆固醇结合域，未酯化胆固醇与结合袋中隐藏的羟基结合，被 NPC1 运送至细胞质膜及内质网 (ER) 并于细胞内被回收。NPC2 通过 ABCG5/ABCG8 介导的胆固醇转运系统的刺激来控制胆汁胆固醇的分泌。

(3) 基因突变致病机制

鉴于 NPC2 存在于溶酶体中，先前识别为胆固醇结合蛋白，Naureckiene 等 [12] 推测其可能与疾病 NPC2 相关。NPC2 蛋白在 NPC2 患者的成纤维细胞中不能检测到，但存在于正常对照和 *NPC1* 患者的成纤维细胞。使用外源重组的 NPC2 蛋白处理 NPC2 患者的成纤维细胞能够改善低密度脂蛋白胆固醇类似物在溶酶体的累积。

2000 年 Naureckiene 等 [12] 在 2 例 NPC2 患者中发现了 *NPC2* 基因上的 2 个纯合突变。2007 年 Verot 等 [13] 在 6 例不相关的 NPC2 患者中找到了 *NPC2* 基因上 5 个不同的 *NPC2* 基因突变，其中 p.E20X 是最常见的变异，占所有变异等位基因的 34%。

NPC1 和 NPC2 蛋白对溶酶体内脂质的运输是必需的。为了深入了解 NPC2 的正常功能，并调查其与 NPC1 的相互作用，Sleat 等 [14] 构建了能够在不同组织中表达 0～4% 的残余蛋白质的 NPC2 亚等位基因小鼠模型，并观察其在 NPC1 存在与缺失情况下的表型。NPC1 与 NPC2 单突变体和 NPC1/NPC2 双突变体在疾病发生和进展，病理学上神经细胞存储和脂质堆积生物化学方面的表型是相似或相同的。这些发现提供的遗传证据表明，NPC1 和 NPC2 蛋白的功能与促进细胞内脂质从溶酶体向其他细胞部位的运输是一致的。

(4) 目前基因突变概述

目前人类基因突变数据库收录的 *NPC2* 基因突变有 20 个，其中错义 / 无义突变 15 个，剪接突变 2 个，小的缺失 3 个。p.E20X 是 *NPC2* 基因的突变热点 [4]。

（董　培　吕　梅　薛文斌）

参考文献

[1] Rosenbaum AI, Maxfield FR . Niemann-Pick type C disease: molecular mechanisms and potential therapeutic approaches. J Neurochem, 2011, 116: 789-795.

[2] Vance JE. Lipid imbalance in the neurological disorder, Niemann-Pick C disease. FEBS Lett, 2006, 580: 5518-5524.

[3] Vanier MT .Niemann–Pick disease type C. Orphanet J Rare Dis, 2010, 5: 16.

[4] Solomon D, Winkelman AC, Zee DS, et al. Niemann-Pick type C disease in two affected sisters: ocular motor recordings and brain-stem neuropathology. Ann N Y Acad Sci, 2005, 1039: 436-445.

[5] Oyama K, Takahashi T, Shoji Y, et al.Niemann-Pick disease type C: cataplexy and hypocretin in cerebrospinal fluid. Tohoku J Exp Med, 2006, 209: 263-267.

[6] Eugene D, Carstea JAM, Katherine G, et al. Niemann-Pick C1 Disease Gene: Homology to Mediators of Cholesterol Homeostasis. Science, 1997, 277: 228-231.

[7] Yamamoto T, Nanba E, Ninomiya H, et al. *NPC1* gene mutations in Japanese patients with Niemann-Pick disease type C. Hum Genet, 1999, 105: 10-16.

[8] Yamamoto T NH, Matsumoto M, et al. Genotype-phenotype relationship of Niemann-Pick disease type C: a possible correlation between clinical onset and levels of NPC1 protein in isolated skin fibroblast. J Med Genet, 2000, 37: 707-712.

[9] Kaminski W E, Klunemann HH, Ibach B, et al. Identification of novel mutations in the *NPC1* gene in German patients with Niemann-Pick C disease. J Inherit Metab Dis, 2002, 25: 385-389.

[10] Elrick MJ, Pacheco CD, Yu T, et al. Conditional Niemann-Pick C mice demonstrate cell autonomous Purkinje cell neurodegeneration. Hum Mol Genet, 2010, 19: 837-847.

[11] Friedland N, Liou HL, Lobel P, et al. Structure of a cholesterol-binding protein deficient in Niemann-Pick type C2 disease. Proc Natl Acad Sci USA, 2003, 100: 2512-2517.

[12] Naureckiene S, Sleat DE, Lackland H, et al. Identification of HE1 as the second gene of Niemann-Pick C disease. Science, 2000, 290: 2298-2301.

[13] Verot L, Chikh K, Freydiere E, et al. Niemann-Pick C disease: functional characterization of three *NPC2* mutations and clinical and molecular update on patients with NPC2. Clin Genet, 2007, 71: 320-330.

[14] Sleat DE, Wiseman JA, El-Banna M, et al. Genetic evidence for nonredundant functional cooperativity between NPC1 and NPC2 in lipid transport. Proc Natl Acad Sci USA, 2004, 101: 5886-5891.

1102 Nijmegen 破损综合征
(Nijmegen breakage syndrome, NBS; OMIM 251260)

一、临床诊断

(1) 概述

Nijmegen 破损综合征 (Nijmegen breakage syndrome，NBS) 是一种罕见的常染色体隐性遗传病，主要是由于 NBS1 基因 (即 NBN 基因) 突变引起，有特殊临床表现、特征性的染色体断裂和免疫缺陷。该病主要临床表现包括小头畸形、发育迟滞、恶性肿瘤倾向、皮肤病损[1]。

(2) 临床特点

先天性骨关节异常，如指弯曲、多指畸形、并指是最常见的症状，一半以上的患者会有此症状。肾盂积水、肾脏发育不全、肛门闭锁/狭窄、中枢神经系统发育异常、性腺异常等症状少见[2, 3]。

特殊面容可表现为突出的面中部、大耳、头发稀少、眼距过宽、内眦赘皮、睑裂上斜等 (图 1102-1)。

原发性免疫缺陷疾病，非感染性、慢性对称性多发关节炎类似于风湿性关节炎或青少年特发性关节炎[1, 4-6]，大小关节均可受累。

皮肤病变，可表现为皮肤咖啡斑、鱼鳞病 (图 1102-2)、白癜风、毛细血管扩张症、扁平血管瘤、眼睑的光敏感性。恶性肿瘤倾向，如淋巴瘤等。

(3) 病理表现

皮肤病损的组织学特点是肉芽肿性反应 (图 1102-3)。

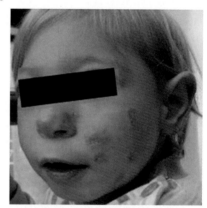

图 1102-1　特殊面容，突出的面中部、大耳、头发稀少等
[Iran J Pediatr, 2013, 23(1): 100-104]

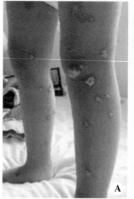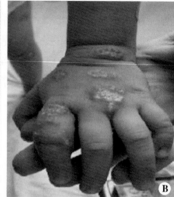

图 1102-2　皮肤异常病变，上、下肢可见鱼鳞病
[Iran J Pediatr, 2013, 23(1): 100-104]

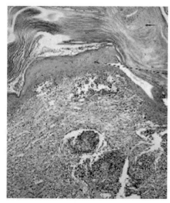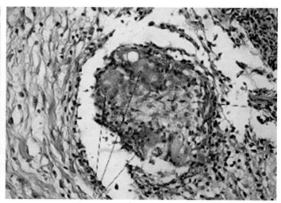

图 1102-3　皮肤组织学特点：可见肉芽肿
[Iran J Pediatr, 2013, 23(1): 100-104]

(4) 受累部位病变汇总 (表 1102-1)

表 1102-1 受累部位及表现

受累部位	主要表现
骨骼	指弯曲、多指畸形、并指
头面部	突出的面中部、大耳、头发稀少、眼距过宽、内眦赘皮、睑裂上斜
关节	关节炎
皮肤	咖啡斑、鱼鳞病、白癜风、毛细血管扩张症、扁平血管瘤

二、基因诊断

(1) 概述

NBN 基因，即编码纤维蛋白的基因，位于 8 号染色体长臂 2 区 1 带 (8q21)，基因组坐标为 (GRCh37):8:90945564-90996952，基因全长 51 389bp，包含 19 个外显子，编码 672 个氨基酸。

(2) 基因对应蛋白结构及功能

该基因编码的蛋白是 MRE11/RAD50 双链损伤修复复合体成员，该复合体由 5 种蛋白组成。NBN 基因产物与 DNA 双链损伤修复和 DNA 损伤引起的检查点激活有关。该基因突变与 NBS 有关。

(3) 基因突变致病机制

1998 年，Varon 等 [7] 在大多数携带标记基因单体型的 NBS 患者中观察到他们的 NBS1 基因上存在一个 5bp 的缺失。而在其他单体型患者中发现了另外 5 种截短突变。纤维蛋白原和 NBS 蛋白中发现的结构域表明该疾病是由 DNA 双链损伤 (DSB) 应答缺陷引起的。

2003 年，Tanzarella 等 [8] 发现来自 3 个无血缘关系的带有不同基因缺失突变的 NBS 家系的杂合个体的血液淋巴细胞具有自发性染色体不稳定性 (染色单体和染色体断裂及重组)，但是 X 线照射下他们的淋巴细胞却与对照组没有差别。纤维蛋白免疫沉淀实验在所有 3 个家系的携带者中同时检测到了正常蛋白和变异蛋白。

2004 年，Demuth 等 [9] 使用 Cre/loxP 系统构建了 Nbs1 基因缺失突变小鼠，利用该小鼠可以在纤维蛋白原完全缺失条件下，检测 DNA 修复和细胞周期检查点的情况。诱导的缺失突变导致 G_2/M 检查点缺失，染色体损伤增加，辐射易感及细胞死亡。

在体内，淋巴组织、骨髓、胸腺和脾脏的细胞存活率显著降低，但是肝、肾和肌肉的细胞存活却未受到影响。在体外，注入人类 NBS1 cDNA 可以使 Nbs1 基因缺失的小鼠成纤维细胞幸免于死亡，如果使用 Nbs1 基因上有 5bp 缺失的 cDNA，效果更加明显。2004 年，Demuth 等 [9] 经过研究得出结论，这种常见的人类 5bp 缺失影响很小，这种截短蛋白的表达足以保持纤维蛋白的重要细胞功能。

(4) 目前基因突变概述

目前人类基因突变数据库收录的 NBN 基因突变有 23 个，其中错义/无义突变 12 个，小的缺失突变 7 个，小的插入 3 个，大片段缺失 1 个。

（左丽君 张 鸣）

参考文献

[1] Liana RA, Dan G, Nicolae M. Cutaneous sarcoid-like granulomas in a child known with nijmegen breakage syndrome.Iran J Pediatr, 2013, 23(1): 100-104.

[2] International Nijmegen breakage syndrome study group. Nijmegen breakage syndrome. Arch Dis Child, 2000, 82: 400-406.

[3] Chrzanowska KH, Hanna Gregorek H, Dembowska-Bagińska B. Nijmegen breakage syndrome. Orphanet J Rare Diseases, 2012, 7: 13.

[4] Hansel TT, Haeney MR, Thompson RA. Primary hypogammaglobulinaemia and arthritis. Br Med J, 1987, 295: 174-175.

[5] Cunningham-Rundles C, Bodian C. Common variable immunodeficiency: clinical and immunological features of 248 patients. Clin Immunol, 1999, 92: 34-48.

[6] Ardeniz O, Cunningham-Rundles C. Granulomatous disease in common variable immunodeficiency. J Aller Clin Immunol, 2009, 133: 198-207.

[7] Varon R, Vissinga C, Fau-Platzer M, et al. Nibrin, a novel DNA double-strand break repair protein, is mutated in Nijmegen breakage syndrome. Cell, 1998, 93: 467-476.

[8] Tanzanella C, Antoccia A, Fau-Spadoni E, et al. Chromosome instability and nibrin protein variants in NBS heterozygotes. Eur J Hum Genet, 2003, 11: 297-303.

[9] Demuth I, Frappart Po, Fau-Hildebrand G, et al. An inducible null mutant murine model of Nijmegen breakage syndrome proves the essential function of NBS1 in chromosomal stability and cell viability. Hum Mol Genet, 2004, 13: 2385-2397.

1103 Nonaka 肌病
(Nonaka myopathy, NM; OMIM 605820)

一、临床诊断

(1) 概述

Nonaka 肌病 (NM) 又称伴镶边空泡的远端肌病，由编码 UDP-*N*- 乙酰葡糖胺 -2- 差向异构酶 / *N*- 乙酰甘露糖胺激酶的 *GNE* 基因突变引起。常染色体隐性遗传性包涵体肌病 2 型 (IBM2) 是一种具有相似表型的等位基因疾病。

(2) 临床表现

Nonaka 等[1]1981 年描述了一种远端型肌营养不良，发病在成年早期，特异性累及胫前肌。EMG 显示肌源性改变，CPK 轻度升高，临床进展快速，Nonaka 认为该病为常染色体隐性遗传，在日本常见。

Asaka 等[2]2001 年提出 Nonaka 远端肌病其肌无力及萎缩分布较独特，虽然腘绳肌和胫前肌在成年早期就受累严重，但股四头肌即使在疾病的晚期也不受累。

(3) 病理表现

骨骼肌病理表现为肌纤维大小不等，伴镶边空泡 (图 1103-1)。

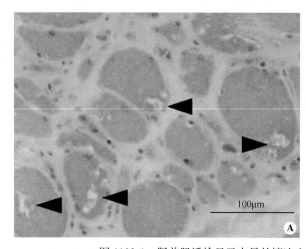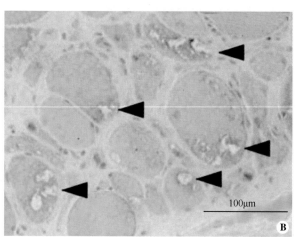

图 1103-1 胫前肌活检显示大量的镶边空泡 (箭头) 及纤维大小不等，无炎症表现
A. HE 染色；B. Gomori 三色染色 (J Hum Genet, 2002, 47: 77-79)

(4) 受累部位病变汇总 (表 1103-1)

表 1103-1 受累部位及表现

受累部位	主要表现
肌肉	肌无力，肌萎缩，以远端为著，常见于胫前肌，股四头肌多不受累

二、基因诊断

(1) 概述

GNE 基因，即编码 UDP(尿苷二磷酸)-*N*- 乙酰葡糖胺 -2- 差向异构酶的基因，位于 9 号染色体短臂 1 区 3 带 3 亚带 (9p13.3)，基因组坐标为 (GRCh37): 9:36214438-36277053，基因全长 62 616bp，包含 12 个外显子，编码 753 个氨基酸。

(2) 基因对应蛋白结构及功能

该基因编码的蛋白为可启动和调节 *N*- 乙酰神经氨酸 (唾液酸的前体) 的生物合成的双功能酶，是唾液酸生物合成途径中的限速酶。唾液酸的细胞表面分子的修饰作用在细胞黏附和信号转导等生物过程中是至关重要的。细胞表面分子的特异性唾液酸化也与致瘤和恶性细胞的转移行为相关。该基因的突变与 NM 相关，产生的转录剪接变异体编码不同的亚型。

(3) 基因突变致病机制

Eisenberg 等[3] 证明，在 NM 中 *GNE* 基因存在

突变。Kayashima 等[4] 在对日本的一个 NM 家系的研究中，通过对 GNE 基因的测序和单倍体分析发现，两个患者在该基因上都有两个复合杂合型错义突变。他们表现型正常的父母和哥哥都是一个或其他突变的携带者。

Tomimitsu 等[5] 在 9 个没有亲缘关系的 NM 患者研究中确定了 7 个患者有 GNE 基因纯合 p.V572L 突变，第 8 个患者的 GNE 基因存在杂合 p.V572L 和 p.C303V 突变，第 9 个患者有纯合 p.A631V 突变。携带不同突变的患者其临床特征也各不相同，有些患者也表现出 IBM2 的特征，说明 NM 和 IBM2 可能有同样的机制。

Malicdan 等[6] 构建了一种 Gne 缺陷小鼠模型，该小鼠具有人 p.D176V 突变，他们发现，与未经处理的 p.D176V 突变小鼠的紊乱相比，口服唾液酸的 p.D176V 突变小鼠表现为存活率增加，运动功能增强，骨骼肌镶边空泡数量减少。说明预防性治疗可防止肌病表型的发展。该发现暗示多聚唾液酸是 DMRV-HIBM 病理机制中的一个重要因素。

(4) 目前基因突变概述

目前人类基因突变数据库报道的 GNE 基因突变有 84 个，其中错义/无义突变 77 个，剪接突变 1 个，小的缺失 3 个，小的插入 2 个，大的缺失 1 个，突变分布在基因整个编码区，无突变热点。

（王新高　刘　梦）

参考文献

[1] Nonaka I, Sunohara N, Ishiura, et al.Familial distal myopathy with rimmed vacuole and lamellar(myeloid)body formation. J Neurol Sci, 1981, 51: 141-155.

[2] Asaka T, Ikeuchi K, Okino S, et al.Homozygosity and linkage disequilibrium mapping of autosomal recessive distal myopathy(Nonaka distal myopathy). J Hum Genet, 2001, 46: 649-655.

[3] Eisenberg I, Avidan N, Potikha T, et al.The UDP-N-acetylglucosamine 2-epimerase/N-acetylmannosamine kinase gene is mutated in recessive hereditary inclusion body myopathy. Nature Genet, 2001, 29: 83-87.

[4] Kayashima T, Matsuo H, Satoh A, et al.Nonaka myopathy is caused by mutations in the UDP-N-acetylglucosamine-2-epimerase/N-acetylmannosamine kinase gene(GNE). J Hum Genet, 2002, 47: 77-79.

[5] Tomimitsu H, Ishikaw K, Shimizu J, et al. Distal myopathy with rimmed vacuoles: novel mutations in the GNE gene. Neurology, 2002, 59: 451-454.

[6] Malicdan MCV, Noguchi S, Hayashi YK, et al. Prophylactic treatment with sialic acid metabolites precludes the development of the myopathic phenotype in the DMRV-hIBM mouse model. Nature Med, 2009, 15: 690-695.

1104　努南综合征 1 型
(Noonan syndrome 1, NS1; OMIM 163950)

一、临床诊断

(1) 概述

努南综合征 1 型 (NS1) 是一种罕见的常染色体显性遗传疾病。新生儿中发病率为 1/(1000 ~ 2500)。主要临床表现为身材矮小、特殊面容和先天性心脏病。近 50% 的病例为 11 型非受体蛋白酪氨酸磷酸化酶 (protein tyrosine phosphatase, non-receptor 11) 基因 PTPN11 发生错义点突变，导致非受体蛋白酪氨酸磷酸酶 SHP-2 自体磷酸化而获得自身功能所致[1, 2]。染色体核型正常。NS1 患者的年龄越大，临床表型越不典型。但一旦确诊就要进行智力、视力、听力、生长发育及心脏等多系统的评估，并相应予以智力引导、生长激素治疗及先天性心脏病的外科治疗等。

(2) 临床表现 (图 1104-1 ～图 1104-3)

努南综合征是一种常染色体显性遗传疾病，男女均可发病，多为散发病例，几乎呈完全外显率。努南综合征在合并先天性心脏病的综合征中为第二常见，仅次于 21- 三体综合征。其临床表型复杂，可累及多系统，包括特殊面容[3]：上睑下垂、突眼、后发际低等；骨骼畸形，如鸡胸、漏斗胸，脊柱侧弯、后突，肘外翻等；身材矮小。努南综合征患者出生体重和身长正常，但随后生长延迟影响身高、体重和骨发育。平均成年身高：男 162.5cm，女 152.7cm。身高低于均数 −2 个标准差；生殖器发育不良，女性可有卵巢发育不良，男性可有隐睾。婴儿期出现不明原因的肝脾大、出血倾向（Ⅺ 因

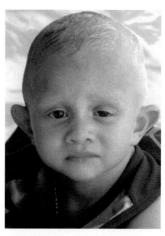

图 1104-1　NS1 患者的特殊面容：上睑下垂、头发及眉毛稀少

(Progress in Pediatric Cardiology, 2005, 20: 177-185)

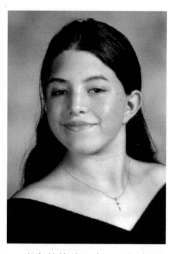

图 1104-3　患者的特殊面容：面部雀斑、色素痣

(Progress in Pediatric Cardiology, 2005, 20: 177-185)

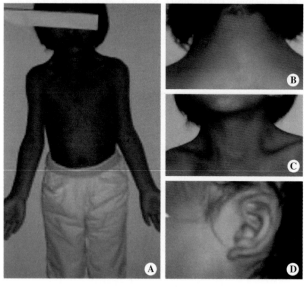

图 1104-2　NS1 患者的表型

A. 双侧肘外翻；B. 后发际低；C. 蹼颈；D. 耳轮增厚

[中南大学学报（医学版），2009, 34（12）：1261-1265]

子缺陷、血友病、血小板减少或血小板功能障碍)；智力轻至中度低下；大多数合并心血管畸形，以肺动脉狭窄 (60%)、肺动脉瓣发育不良和继发孔型房间隔缺损 (25%) 最为常见；50% 的患者可有心电图异常。所有患儿均有传导性耳聋，斜视及屈光不正常见，虹膜呈淡蓝色或淡绿色常见。神经系统主要表现为肌张力低下、周围神经病及小脑扁桃体下疝，患儿通常喂养困难，甚至需要鼻饲。患者雀斑、色素痣及瘢痕体质常见。患者常因并发心力衰竭和继发感染而死亡。

(3) 辅助检查

合并出血倾向患者，血常规可见血小板减少，凝血象可见 PT 延长。心电图可见电轴左偏及胸导联大 S 波 (图 1104-4)。肺动脉瓣狭窄最常见。也可见室间隔缺损、法洛四联症、三尖瓣下移畸形，但大动脉移位少见。20% ～ 30% 的患者可出现不同

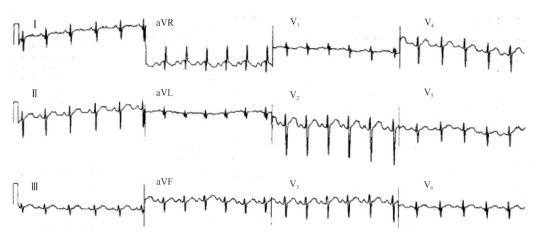

图 1104-4　6 岁合并肺动脉狭窄 NS1 患者的心电图：电轴左偏和胸导联大 S 波

(Progress in Pediatric Cardiology, 2005, 20: 177-185)

程度的肥厚型心肌病表现。

(4) 病理表现

暂无相关文献。

(5) 受累部位病变汇总 (表 1104-1)

表 1104-1 受累部位及表现

受累部位	主要表现
头面部	上睑下垂、突眼、眼距增宽、弱视、鼻梁塌、耳郭低位、高腭弓、小下颌、颈蹼、后发际低等
骨骼	鸡胸、漏斗胸、脊柱侧弯、脊柱后凸、肘外翻、身材矮小、出生体重和身长正常，但随后生长延迟影响身高、体重和骨发育
泌尿生殖系统	生殖器发育不良，女性可有卵巢发育不良，男性可有隐睾
神经系统	肌张力低下，精神发育迟滞、学习困难
循环系统	肺动脉狭窄 (60%)、继发孔型房间隔缺损 (25%)
血液系统	婴儿期出现不明原因的肝脾大、出血倾向 (XI 因子缺陷、血友病、血小板减少或血小板功能障碍)

二、基因诊断

(1) 概述

PTPN11 基因，编码蛋白质酪氨酸磷酸酶 (PTP) 家族成员之一，位于 12 号染色体长臂 2 区 4 带 (12q24)，基 因 组 坐 标 为 (GRCh37):12:112856536-112947717，基因全长 91 182bp，包含 16 个外显子，编码 593 个氨基酸。

(2) 基因对应蛋白结构及功能

PTPN11 基因编码 PTP 家族的非受体 11 型。PTP 家族蛋白是调节多种细胞过程的信号分子，包括细胞生长、分化、有丝分裂周期及致癌转化，其包含两个串联 Src2 号同源结构域，作为磷酸酪氨酸结合域介导 PTP 与其底物的相互作用。该蛋白在多数组织中广泛表达，并在多种重要细胞功能的信号转导过程中发挥调节作用，如有丝分裂激活、代谢控制、转录调控及细胞迁移。

(3) 基因突变致病机制

PTPN11 基因的突变在多例 NS1 患者中被检测出[4-16]，其中多数 *PTPN11* 基因的错义突变集中在氨基的 N-SH2 结构域和 PTP 结构域，这些区域参与蛋白质非活性构象与活性构象之间的转换。对 2 个 N-SH2 突变体进行热力学结构分析，表明这些突变打破了活性构象的平衡[4]。

Tartaglia 等[9] 研究了 *PTPN11* 病变的亲本来源，并探讨了父亲年龄对 NS1 的影响。在 49 例非家族性 NS1 病例中，通过对 *PTPN11* 突变外显子的侧翼内含子序列进行分析，发现所有突变遗传自父亲，但并未发现影响 CpG 二核苷酸的碱基置换。而 *PTPN11* 突变导致的非家族性 NS1 及遗传性该病的家族中，都表现出显著男性偏好性。有研究发现此病有胎儿致死的记录，表明性别的特异性发育是影响 *PTPN11* 相关 NS1 的因素。

为了研究 *PTPN11* 基因的 p.Y279C 和 p.T468M 突变对发育的影响，Oishi 等[17] 在果蝇的同源基因 corkscrew(CSW) 上制造了等效突变。突变的 CSW 等位基因在组织中普遍表达，导致翅静脉的异位，而 p.Y279C 突变导致眼睛粗糙及 R 7 感光体数目的增加。这些功能获得的表型是通过增加 RAS/MAPK 信号所调节，并需要 p.Y279C 和 p.T468M 突变的等位基因编码的磷酸酶活性的参与。

(4) 目前基因突变概述

目前人类基因突变数据库收录的 *PTPN11* 基因突变有 96 个，其中错义 / 无义突变 80 个，剪接突变 3 个，小的缺失 7 个，小的插入缺失 2 个，大的插入 2 个，复杂重排 2 个。

（史伟雄　陈晓丽）

参考文献

[1] Mona LE, Manal FI, Hanan HA, et al. Mutational analysis of the PTPN11 gene in Egyptian patients with Noonan syndrome. J Formos Med Assoc, 2013, 112(11): 707-712.

[2] Marco Tartaglia, Bruce D Gelb, Martin Zenker. Noonan syndrome and clinically related disorders. Best Pract Res Clin Endocrinol Metab, 2011, 25: 161-179.

[3] Jacqueline AN. Noonan syndrome and related disorders. Progress in Pediatric Cardiology, 2005, 20(2): 177-185.

[4] Tartaglia M, Mehler EL, Goldberg R, et al. Mutations in PTPN11, encoding the protein tyrosine phosphatase SHP-2, cause Noonan syndrome. Nat genet, 2001, 29: 465-468.

[5] Tartaglia M, Kalidas K, Shaw A, et al. PTPN11 mutations in Noonan syndrome: molecular spectrum, genotype-phenotype correlation, and phenotypic heterogeneity. Am J Huma Genet, 2002, 70: 1555-1563.

[6] Maheshwari M, Belmont J, Fernbach S, et al. PTPN11 mutations in Noonan syndrome type I: detection of recurrent mutations in exons 3 and 13. Hum Mutat, 2002, 20: 298-304.

[7] Musante L, Kehl HG, Majewski F, et al. Spectrum of mutations in PTPN11 and genotype-phenotype correlation in 96 patients with Noonan syndrome and five patients with cardio-facio-cutaneous syndrome. Eur J Hum Genet, 2003, 11: 201-206.

[8] Kosaki K, Suzuki T, Muroya K, et al. PTPN11(protein-tyrosine phosphatase, nonreceptor-type 11)mutations in seven Japanese patients with Noonan syndrome. J Clin Endocrinol Metab, 2002, 87: 3529-3533.

[9] Tartaglia M, Cordeddu V, Chang H, et al. Paternal germline origin and sex-ratio distortion in transmission of PTPN11 mutations in Noonan syndrome. Am J Hum Genet, 2004, 75: 492-497.

[10] Yoshida R, Hasegawa T, Hasegawa Y, et al. Protein-tyrosine phosphatase, nonreceptor type 11 mutation analysis and clinical assessment in 45 patients with Noonan syndrome. J Clin Endocrinol Metab, 2004, 89: 3359-3364.

[11] Becker K, Hughes H, Howard K, et al. Early fetal death asso-ciated with compound heterozygosity for Noonan syndrome-causative PTPN11 mutations. Am J Med Genet A, 2007, 143A: 1249-1252.

[12] Shchelochkov OA, Patel A, Weissenberger GM, et al. Dupli-cation of chromosome band 12q24. 11q24. 23 results in apparent Noonan syndrome. Am J Med Genet A, 2008, 146A: 1042-1048.

[13] Graham JM, Kramer N, Bejjani BA, et al. Genomic duplication of PTPN11 is an uncommon cause of Noonan syndrome. Am J Med Genet A, 2009, 149A: 2122-2128.

[14] Ion A, Tartaglia M, Song X, et al. Absence of PTPN11 mut-ations in 28 cases of cardiofaciocutaneous(CFC)syndrome. Hum Genet, 2002, 111: 421-427.

[15] Schollen E, Matthijs G, Fryns JF. PTPN11 mutation in a young man with Noonan syndrome and retinitis pigmentosa. Genet Couns, 2003, 14: 259.

[16] Bertola DR, Pereira AC, de Oliveira PS, et al. Clinical varia-bility in a Noonan syndrome family with a new PTPN11 gene mutation. Am J Med Genet A, 2004, 130A: 378-383.

[17] Oishi K, Zhang H, Gault WJ, et al. Phosphatase-defective LEOPARD syndrome mutations in PTPN11 gene have gain-of-function effects during Drosophila development. Hum Mol Genet, 2009, 18: 193-201.

1105 努南综合征 8 型
(Noonan syndrome 8, NS8; OMIM 615355)

一、临床诊断

(1) 概述

努南综合征 8 是一种常染色体显性遗传病，主要以身材矮小、特殊面容及先天性心脏病和肥厚型心肌病高发为主要特点。一部分患者还表现为智力障碍。其主要是由于 *RIT1* 突变所致[1]。

(2) 临床表现

主要表现为特殊面容，如小颅畸形、眼距过宽、眼裂下斜、上睑下垂、内眦赘皮、低位耳；皮肤及毛发异常，如卷发、皮肤弹性过大、表皮角化过度等；发育异常，如身材矮小、短颈；其他，如胸膜腔积液、急性淋巴细胞性白血病等；心脏病，如肥厚型心肌病、肺动脉狭窄、房间隔缺损、智力障碍；围生期异常，如羊水过多、颈部半透明、乳糜胸等[2]。

(3) 受累部位病变汇总 (表 1105-1)

表 1105-1 受累部位及表现

受累部位	主要表现
头面部	小颅畸形、眼距过宽、眼裂下斜、上睑下垂、内眦赘皮、低位耳
皮肤及毛发	卷发、皮肤弹性过大、表皮角化过度
心脏	肥厚型心肌病、肺动脉狭窄、房间隔缺损、智力障碍

二、基因诊断

(1) 概述

RIT1 基因，即编码 GTP 结合蛋白的基因，位于 1 号染色体长臂 2 区 2 带 (1q22)，基因组坐标为 (GRCh37):1:155867599-155881193，基因全长 13 595bp，包含 6 个外显子，编码 219 个氨基酸。

(2) 基因对应蛋白结构及功能

该基因编码的蛋白是 RAS 相关的 GTP 酶的一个亚族中的一员。该蛋白参与了与细胞应激相关的 p38 丝裂原活化蛋白激酶的信号转导。该蛋白还与神经生长因子共同作用，促进神经的发育和再生。

(3) 基因突变致病机制

2013 年，Aoki 等[1] 对 180 例无关联的疑似努南综合征患者进行分析，这些患者在已知的努南综合征致病基因的外显子中都没有发生突变，研究人员在其中 17 例 (9%) 的体内检测到了 *RIT1* 基因的杂合突变。首先是在 1 例患者的全外显子测序中发现了一处突变，然后对大批患者进行了 *RIT1* 基因的检测，发现了一些突变。突变主要集中在蛋白的开关 II 区，对其中 3 个突变的体外实验表明他们会导致功能发生改变。将其中 2 个突变转染至斑马鱼胚胎内会导致一系列发育异常，包括原肠胚形成缺陷、颅颌面畸形、心包水肿和卵黄囊过长。这些发现与其他 *RAS* 基因（例如 *PTPN11*、*SOS1* 等）突变引发的努南综合征的症状相似。

2014 年，Bertola 等[2] 在 70 名巴西患者中的 6 名检出了 *RIT1* 基因的 4 个杂合错义突变，这些突变都在 Aoki 等的研究中找到过。这 70 名患者在已知的疾病相关基因所选的外显子中未找到致病突变。Bertola 等认为，*RIT1* 所编码蛋白的第 57 和 95 个氨基酸经常出现突变，可能是热点突变，并建议将 *RIT1* 加入努南综合征的基因诊断芯片中。

本病尚无相应的分子研究，致病机制未明。

(4) 目前基因突变概述

目前人类基因突变数据库暂无 *RTI1* 突变种类的相关报道。目前 OMIM 报道了此基因的 4 个突变，均为错义突变。

（左丽君　陈祖煜）

参考文献

[1] Aoki Y, Niihori T, Banjo T, et al. Gain-of-function mutations in *RIT1* cause Noonan syndrome, a RAS/MAPK pathway syndrome. Am J Hum Genet, 2013, 93: 173-180.

[2] Bertola DR, Yamamoto GL, Almeida TF, et al. Further evidence of the importance of *RIT1* in Noonan syndrome. Am J Med Genet A, 2014, 164A: 2952-2957.

1106　努南综合征样生长期头发松动症
(Noonan syndrome-like disorder with loose anagen hair, NSLH; OMIM 607721)

一、临床诊断

(1) 概述

努南综合征样生长期头发松动症 (NSLH) 是一种常染色体显性遗传疾病[1]，致病基因为 *SHOC2* 基因[2]。

(2) 临床表现

努南综合征样生长期头发松动症既有努南综合征表现，又有生长期头发松动症表现。努南综合征临床表现为巨头、前额突出、眼距过宽、眼睑下垂、招风耳、双耳位置低，短颈、颈蹼等[3]。生长期头发松动症则表现为头发稀少，易拔出，生长缓慢，颜色变淡等（图 1106-1）。由于生长激素缺乏，大多数患者身材矮小[4]。该病还可累及其他外胚层来源的组织，累及皮肤时，部分患者可表现为湿疹、鱼鳞癣、毛发角化症；心血管系统受累时可表现为房间隔或室间隔缺损、二尖瓣/三尖瓣发育异常、肺

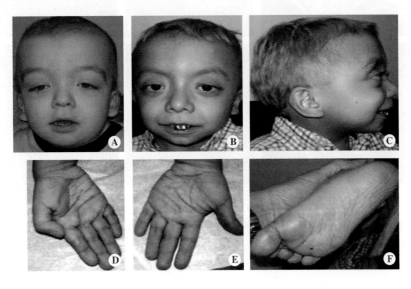

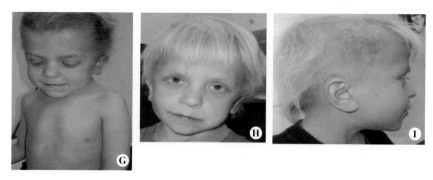

图 1106-1　NSLH 患者临床表现

A ～ C.患者头发稀少、长睫毛、前额长、眼睑下斜、低位耳、耳垂大；D ～ F.手掌、脚掌皱增多部位色素沉着；G.漏斗胸；H.前额长、头发稀疏；
I.低位耳 [Am J Med Genet A, 2013, 161A(10): 2420-2430]

动脉狭窄、心肌肥厚等。部分患者还可表现为盾胸、鸡胸、漏斗胸、肘外翻等骨骼发育异常。中枢神经系统受累时可表现为精神发育迟滞，常合并有注意力缺陷/多动障碍。

(3) 辅助检查

影像学表现见图 1106-2。

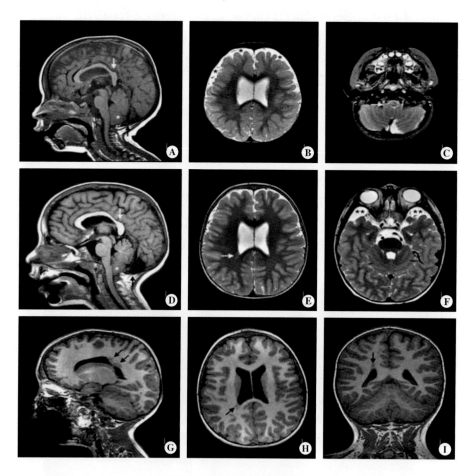

图 1106-2　头颅 MRI 表现

矢状位(A、D)示颅后窝小，胼胝体压部呈尖角样改变(白箭头)、小脑幕垂直(黑箭头)，后枕部体积大，小脑扁桃体疝从 A 至 D 逐渐加重至 Chiari 畸形，胼胝体逐渐增厚。轴位侧脑室水平 T$_2$WI 可见额叶前部间隙消失 (E)，C 图箭头示小脑扁桃体包裹延髓，额极前蛛网膜下腔囊肿，侧脑室后角室旁结节性异位一直延伸至皮质下白质 (E、G、H、I 箭头)[Am J Med Genet A, 2013, 161A(10): 2420-2430]

(4) 病理表现

暂尚无相关资料。

(5) 受累部位病变汇总 (表 1106-1)

表 1106-1 受累部位及表现

受累部位	主要表现
头发及皮肤	头发稀少、生长缓慢、颜色变淡, 皮肤黑、湿疹、鱼鳞癣, 毛发角化症
内分泌系统	身材矮小
头颈部	巨头, 前额突出、眼距过宽、上睑下垂, 招风耳、低位耳、短颈、颈蹼
心血管系统	房间隔或室间隔缺损、二尖瓣 / 三尖瓣发育异常、肺动脉狭窄、心肌肥厚
骨骼系统	盾胸、鸡胸、漏斗胸、肘外翻
神经系统	精神发育迟滞、注意力缺陷 / 多动障碍

二、基因诊断

(1) 概述

SHOC2 基因, 编码连接 RAS 在 RAS/ERK MAP 激酶信号转导通路的下游信号转导的支架蛋白, 位于 10 号染色体长臂 2 区 5 带 2 亚带 (10q25.2), 基因组坐标为 (GRCh37):10:112679301-112773425, 基因全长 94 125bp, 包含 9 个外显子, 编码 582 个氨基酸。

(2) 基因对应蛋白结构及功能

该基因编码的蛋白几乎完全由亮氨酸富集的重复序列构成, 该结构域与蛋白相互作用相关。该蛋白可能作为一个支架蛋白在 RAS/ERK MAP 激酶信号转导通路中连接 RAS 与下游的信号转导子。研究发现, 该基因的突变与 NLSH 相关。

(3) 基因突变致病机制

在 96 例 NLSH 患者中, 已知相关致病基因均未发现突变, 利用基于模拟的蛋白网络分析的系统生物学途径研究, 认为 SHOC2 是候选基因, 因而 Cordeddu 等 [4] 对 SHOC2 外显子进行了测序, 在 4 例无亲缘关系的患者中发现了 SHOC2 基因的杂合突变 p.S2G。他们进一步分析了 410 例患有 NLSH 或相关表型的无已知基因突变的患者, 发现了 21 个个体在 SHOC2 基因有同样的突变 p.S2G。25 个含 p.S2G 突变的患者均表现出与 NLSH 相似的症状。对 p.S2G 突变的 SHOC2 基因进行功能研究, 证明突变引入了 N- 豆蔻酰化位点, 造成蛋白的定位和信号转导的异常。

(4) 目前基因突变概述

目前人类基因突变数据库收录的 SHOC2 基因突变有 1 个, 为错义 / 无义突变。

(王 铄 陈晓丽)

参考文献

[1] Mazzanti L, Cacciari E, Cicognani A, et al. Noonan-like syndrome with loose anagen hair: a new syndrome? Am J Med Genet A, 2003, 118A(3): 279-286.

[2] Hoban R, Roberts AE, Demmer L, et al. Noonan syndrome due to a SHOC2 mutation presenting with fetal distress and fatal hypertrophic cardiomyopathy in a premature infant. Am J Med Genet A, 2012, 158A(6): 1411-1413.

[3] Tosti A, Peluso AM, Misciali C, et al. Loose anagen hair. Arch Dermatol, 1997, 133(9): 1089-1093.

[4] Cordeddu V, Di Schiavi E, Pennacchio LA, et al. Mutation of SHOC2 promotes aberrant protein N-myristoylation and causes Noonan-like syndrome with loose anagen hair. Nat Gehet, 2009, 41(9): 1022-1026.

1107 诺 里 病
(Norrie disease, ND; OMIM 310600)

一、临床诊断

(1) 概述

诺里病 (ND) 是 X 连锁隐性遗传病, 由 NDP 基因突变引起。

(2) 临床表现

诺里病可累及多个器官、系统, 包括眼、耳、神经系统、内分泌系统。临床表现为小眼球、瞳孔散大, 角膜白斑、混浊, 晶状体混浊, 萎缩性虹膜 (图 1107-1)[1], 眼球震颤。此外, 有些患者还常表现出耳聋、智力低下、精神行为异常、癫痫、糖尿病[2]。

(3) 辅助检查

眼部 CT 成像显示晶状体、角膜粘连, 晶状体、角膜混浊[2]。

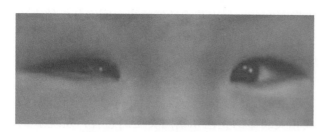

图 1107-1　双眼小眼球，右眼角膜混浊，瞳孔散大，晶状体混浊

[中华眼科杂志 , 2012, 4(9): 815-818]

(4) 病理表现

组织学检查可见后房内有出血坏死性肿块，周围可见未分化的神经胶质组织[2]。

(5) 受累部位病变汇总 (表 1107-1)

表 1107-1　受累部位及表现

受累部位	主要表现
眼	失明，小眼球，瞳孔散大，角膜、晶状体混浊，虹膜萎缩，眼球震颤
耳	耳聋
神经系统	癫痫、智力低下、精神行为异常
内分泌系统	糖尿病

二、基因诊断

(1) 概述

NDP 基因，即编码激活 Wnt/β-catenin 信号通路的分泌蛋白的基因，位于 X 染色体短臂 1 区 1 带 4 亚带 (Xp11.4)，基因组坐标为 (GRCh37):X: 43808022-43832921，基因全长 24 900bp，包含 3 个外显子，编码 133 个氨基酸。

(2) 基因对应蛋白结构及功能

该基因编码的蛋白质是一个带有半胱氨酸结合体的分泌蛋白。这种蛋白在细胞外基质中，由二硫键连接的低聚物组成。该蛋白通过 FZD4 和 LRP5 复合受体激活经典的 Wnt 信号通路。该蛋白作为 FZD4 的配体，通过稳定 β- 连环蛋白 (CTNNB1)，以及激活 LEF/TCF 介导的转录过程，在视网膜血管形成过程中有重要作用。它还可以在不依赖 Wnt 信号通路的同时，与 TSPAN12 配合从而激活 FZD4，以上信息表明，细胞中存在一条不依赖 Wnt 的通路促进 CTNNB1 的积累。该蛋白还可能参与神经细胞分化增殖的调节，以及神经外胚层的细胞相互作用通路。

(3) 基因突变致病机制

研究发现，在几例 ND 患者中检测出 NDP 基因小的缺失[3]。17 例无亲缘关系的 ND 患者中，有 12 人存在 NDP 基因 11 个不同突变，其中多数突变位于 3 号外显子[4]。

在 3 例无亲缘关系的 ND 患者中，Meindi 等[5]检测出 NDP 基因的 3 个错义突变，这 3 个突变代替了进化中保守的半胱氨酸，形成新的半胱氨酸密码子。以上发现及 ND 的临床特点表明，NDP 基因可能在神经外胚层细胞间的相互作用中发挥作用。

Berger 等[6]使用基因靶向技术获得了 Ndp 基因突变的小鼠。在携带 Ndp 基因的替代突变的半合子小鼠中发现，玻璃体产生晶状体结构，并表现出视网膜神经节细胞层的整体结构破坏。外网状层偶尔会消失，产生一个并列的内核层和外核层。这些眼部的症状与 ND 患者的症状一致。

(4) 目前基因突变概述

目前人类基因突变数据库收录的 NDP 基因的突变有 128 个，其中错义 / 无义突变 79 个，剪接突变 6 个，小的缺失 17 个，小的插入 8 个，小的插入缺失 3 个，大片段缺失 14 个，调控区突变 1 个。

（吴　曦　陈晓丽）

参考文献

[1] 张天晓 , 赵秀丽 , 华芮 , 等 . 我国诺里病家系 NDP 基因的突变分析 . 中华眼科杂志， 2012, 4(9): 815-818.

[2] Lev D, Weigl Y, Hasan M, et al. A novel missense mutation in the NDP gene in a child with Norrie disease and severe neurological involvement including infantile spasms. Am J Med Genet, 2007, 143A: 921-924.

[3] Berger W, Meindl A, Van de Pol T, et al. Isolation of a candidate gene for Norrie disease by positional cloning. Nat Genet, 1992, 1: 199-203.

[4] Berger W, van de Pol D, Warburg M, et al. Mutations in the candidate gene for Norrie disease. Hum Mol Genet, 1992, 1: 461-465.

[5] Meindl A, Berger W, Meitinger T, et al. Norrie disease is caused by mutations in an extracellular protein resembling C-terminal globular domain of mucins. Nat Genet, 1992, 2: 139-143.

[6] Berger W, van de Pol D, Bächner D, et al. An animal model for Norrie disease(ND): gene targeting of the mouse ND gene. Hum Mol Genet, 1996, 5: 51-59.

1108 枕角综合征
(occipital horn syndrome, OHS; OMIM 304150)

一、临床诊断

(1) 概述

Lazoff 等[1] 于 1975 年报道一种 X 连锁的皮肤松弛症，发现其发病呈 X 连锁隐性方式遗传，因患者枕骨常有异常，遂命名为枕角综合征。本病致病基因为 *ATP7A* 基因[2]。

(2) 临床表现

枕角综合征又称 X 连锁隐性遗传性皮肤松弛症，常见的临床症状为皮肤松弛、多发性疝、憩室及肺气肿等，患者在出生时即有特殊的表现，除了广泛的皮肤松弛，患者还具有典型的面容、骨骼异常，心血管系统及其他系统也可受累[3]。

(3) 辅助检查

骨骼 X 线检查显示骨骼形态结构等异常，胃肠道 X 线检查可见胃黏膜多皱褶和脱垂。膀胱造影可见一些大小不等之憩室膨出阴影。

(4) 病理表现

皮肤组织地衣红染色见真皮各层弹性纤维数量减少，形态异常，纤维变短、增粗、粗细不一致，高倍镜下见颗粒状变性和断裂。胶原纤维一般正常。超微结构示在看似正常的微纤维框架中沉积着不正常的球状或无定形电子致密弹性蛋白。

(5) 受累部位病变汇总（表 1108-1）

表 1108-1 受累部位及表现

受累部位	主要表现
头面部	长人中、鹰钩鼻、高前额、瘦脸
消化系统	腹泻、吸收不良
泌尿系统	先天性肾积水、尿道膀胱憩室
骨骼	囟门宽大和晚闭、鸡胸、髋外翻、管状骨过短、骨盆外生骨疣、脊柱后凸及扁平椎、枕骨大孔两侧角状外生骨疣
心血管系统	直立性低血压、颈动脉迂曲及皮肤瘀血

二、基因诊断

(1) 概述

ATP7A 基因，即编码铜转运 ATP 酶 1 的基因，位于 X 染色体长臂 2 区 1 带 1 亚带 (Xq21.1)，基因组坐标为 (GRCh37):X:77166194-77305892，基因全长 139 699bp，包含 23 个外显子，编码 1500 个氨基酸。

(2) 基因对应蛋白结构及功能

ATP7A 基因编码铜转运 ATP 酶 1，该蛋白是一种跨膜蛋白，位于高尔基体反式网状结构，能使铜离子通过细胞膜，可能在分泌途径中为特定的酶提供铜元素。当胞内的铜过多时，它可以结合质膜将多余的铜排出。这个基因突变与多个疾病有关，如 OHS、门克斯病和 X 染色体相关的脊髓性肌肉萎缩症。

(3) 基因突变致病机制

ATP7A 基因与轴突再生、保证突触完整和神经细胞活化有关。这个基因的缺陷会导致门克斯病，而 OHS 是门克斯病的一个变种。新生儿确诊并提前补充铜元素能提高存活率。在因 *Atp7a* 基因缺失而患门克斯病的小鼠模型中，通过基因替换可能治愈。另外，最新发现，ATP7A 紊乱（隔离性运动神经病）引发的异常不会导致门克斯病和 OHS，其症状更像夏科马里图斯病[4]。Kaler 等[5] 报道了一例 15 岁的 OHS 男性患者，这位患者的 MNK 基因座的 2642 位点有一个 A 到 G 的突变，预测发生了丝氨酸到甘氨酸的替换。这个突变在拼接供体位点的 2 外显位点，导致外显子跳读并且激活了未知的一个剪接受体位点。作者同时指出该患者存有一些正常的剪接是症状较轻的原因。Levinson 等[6] 在一例 OHS 患者 *MNK* 基因的一个上游调控元件基因发现一个 98bp 的缺失。Tang 等[7] 报道了两例兄弟 OHS 患者，他们有一个错义突变，导致他们的铜转运能力只有健康者的三分之一，而且血清铜和血浆铜蓝

蛋白处于较低水平。

(4) 目前基因突变概述

目前人类基因突变数据库报道的 *ATP7A* 基因突变有 236 个，其中错义 / 无义突变 72 个，剪接突变 59 个，小的缺失 36 个，小的插入 11 个，大片段缺失 53 个，大片段插入 5 个。突变分布在整个编码区，无热点突变。

（刘永红　蒋弘刚）

参考文献

[1] Lazoff SG, Rybak JJ, Parker B, et al. Skeletal dysplasia, occipital horns, intestinal malabsorption, and obstructive uropathy—a new hereditary syndrome. Birth Defects Orig, Art Ser, 1975, XI(5): 71-74.

[2] Das S, Levinson B, Vulpe C, et al. Similar splicing mutations of the Menkes/mottled copper-transporting ATPase gene

inoccipital horn syndrome and the blotchy mouse. Am J Hum Genet, 1995, 56: 570-576.

[3] 邹翀，王佳琦，王太玲. 遗传性皮肤松弛症的研究进展. 中国美容医学，2012, 21(5): 89-92.

[4] Kaler SG. ATP7A-related copper transport diseases-emerging concepts and future trends. Nat Rev Neurol, 2011, 7: 15-29.

[5] Kaler SG, Gallo LK, Proud VK, et al. Occipital horn syndrome and a mild Menkes phenotype associated with splice site mutations at the MNK locus. Nat Genet, 1994, 8: 195-202.

[6] Levinson B, Conant R, Schnur R, et al. A repeated element in the regulatory region of the MNK gene and Its deletion in a patient with occipital horn syndrome. Human Molecular Genetics, 1996, 5: 1737-1742.

[7] Tang J, Robertson S, Lem KE, et al. Functional copper transport explains neurologic sparing in occipital horn syndrome. Genet Med, 2006, 8: 711-718.

1109　眼-齿-指综合征
(oculodentodigital dysplasia, ODDD; OMIM 164200)

一、临床诊断

(1) 概述

该综合征由 Gillespie 在 1964 年首次报道，根据其临床特点命名为眼-齿-指综合征。眼-齿-指综合征呈常染色体显性遗传性疾病，致病基因为 *GJA1* 基因[1, 2]。

(2) 临床表现

眼-齿-指综合征是一种罕见的儿童遗传性疾病，发病率尚无文献报道。临床表现主要为眼部、牙齿和指(趾)发育不良。眼部病变主要表现为小眼、青光眼、内眦赘皮、斜视、眼震颤等。牙齿异常主要表现为小牙、龋齿、齿列不齐、齿釉质发育不良等。指(趾)异常表现为屈曲、并指(趾)、各趾中节趾骨缺如等。其他表现有下颌骨肥大、小鼻或无鼻翼、色素痣等(图 1109-1)[3, 4]。

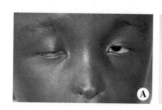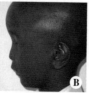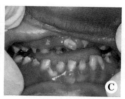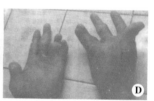

图 1109-1　临床表现
A、B. 可见小眼、小睑裂、细鼻；C. 可见小牙、齿列不齐；D. 可见并指畸形
[A ~ C 引自 : Am J Med Genet A, 2008, 146A(10): 1350-1353; D 引自 : 眼科，1993, 2(4): 241-243]

(3) 辅助检查

双眼图形视觉诱发电位 (P-vE)P 检查均异常，眼底视网膜神经纤维变薄。

牙齿 X 线检查显示牙齿结构紊乱，大小形态异常，釉质发育不全及牙髓腔扩大等(图 1109-2)。

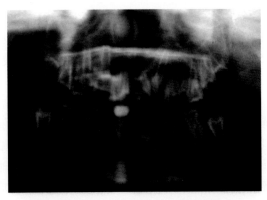

图 1109-2　釉质发育不全和牙髓腔扩大
[Am J Med Genet A, 2008, 146A(10): 1350-1353]

(4) 病理表现

尚无特征性病理改变。

(5) 受累部位病变汇总（表 1109-1）

表 1109-1　受累部位及表现

受累部位	主要表现
眼	小眼、青光眼、内眦赘皮、斜视、眼震颤、小睑裂、小眼球、视力差
牙	小牙、龋齿、齿列不齐、釉质发育不良
指（趾）	指（趾）屈曲、并指（趾）、各趾中节趾骨缺如
皮肤、毛发	皮肤线状色素痣、毛发稀疏

二、基因诊断

(1) 概述

GJA1 基因，即编码缝隙连接 α1 蛋白的基因，位于 6 号染色体长臂 2 区 2 带 3 亚带 1 次亚带 (6q22.31)，基因组坐标为 (GRCh37):6:121756745-121770873，基因全长 14 129bp，包含 2 个外显子，编码 382 个氨基酸。

(2) 基因对应蛋白结构及功能

GJA1 基因，编码缝隙连接 α1 蛋白。细胞间存有缝隙连接，这些连接使得小分子物质能在细胞间进行扩散。这个基因编码的蛋白是构成这些连接的组件。它可以增强细胞间电子和化学物质的转运，使膀胱肌肉收缩，从而缩小膀胱的容积。在心脏细胞间连接中这种蛋白占比也很高，一般认为这些蛋白在心脏同步收缩和胚胎发育中起重要作用。*GJA1* 基因的变异与 ODDD 和心脏畸形有关。

(3) 基因突变致病机制

ODDD 是由 *GJA1* 基因错义突变引起的，这些变异可能导致细胞间的缝隙连接异常。*GJA1* 基因变异在动物模型中的表达模式和表型特征与 ODDD 的临床表现相似[5]。

(4) 目前基因突变概述

目前人类基因突变数据库收录的 *GJA1* 基因突变有 86 个，其中错义 / 无义突变 79 个，小的缺失 5 个，小的插入 2 个。突变分布在基因整个编码区，无突变热点。

（刘永红　蒋弘刚）

参考文献

[1] Brice G, Ostergaard P, Jeffery S, et al.A novel mutation in GJA1 causing oculodentodigitalsyndrome and primary lymphoedema in a three generation family. Clin Genet, 2013, 84: 378-381.

[2] Judisch GF, Martin-Casals A, Hanson JW, et al. Oculodentodigital dysplasia: four new reports and a literature review. Arch Ophthal, 1979, 97: 878-884.

[3] Feller L, Wood NH, Sluiter MD, et al.Report of black South African child with oculodentodigital dysplasia and a novel GJA1 gene mutation. Am J Med Genet A, 2008, 146A(10): 1350-1353.

[4] 李丹杨，陈又昭 . 眼齿指发育不良一家系 . 眼科，1993, 2(4): 241-243.

[5] Paznekas WA, Boyadjiev SA, Shapiro RE, et al. Connexin 43(GJA1)mutations cause the pleiotropic phenotype of oculodentodigital dysplasia. Am J Hum Genet, 2003, 72: 408-418.

1110　Ogden 综合征
(Ogden syndrome, OGDNS; OMIM 300855)

一、临床诊断

(1) 概述

Ogden 综合征 (Ogden syndrome，OGDNS) 是一种 X 连锁的遗传疾病，又称 N- 末端乙酰转移酶缺乏症 (N-terminal acetyltransferase deficiency)。致病基因为 *NAA10* 基因[1]。

(2) 临床表现

OGDNS 婴儿期发病，病变特点为显著的衰老面容，出生后生长发育障碍，肌张力低，全脑发育迟缓，隐睾和获得性心律失常。Ogden 综合征是 Rope 等于 2011 年首次报道，由首个发病的 Ogden 家系而命名。特殊的衰老面容表现为额头和前后囟皱纹、突眼、大的下斜睑裂、眼睑增厚、大耳、喇叭形鼻孔、鼻翼发育不全、短鼻梁、上唇突出和颏微后缩。此外可见囟门闭合延迟，足趾宽大，皮肤松弛，皮下脂肪极少，皮肤毛细血管畸形，毛发稀少。所有患者均出现心律失常，可导致心源性休克而死亡。心脏结构异常，包括室间隔缺损、房间隔缺损、肺动脉狭窄。致死性心律失常包括尖端扭转型室速、室性早搏、房性早搏、室上性心动过速和室性心动过速。大多数患儿有腹股沟疝和隐睾。神经系统受累包括新生儿肌张力低下进展至痉挛、神经性脊柱侧弯[1]。

(3) 辅助检查

Ogden 综合征的诊断是基于临床表现和分子基因检测。MRI 显示脑萎缩；超声心动图检查可发现心脏结构异常；心电图检查可提示心律失常。

(4) 病理表现

暂无相关资料。

(5) 受累部位病变汇总 (表 1110-1)

表 1110-1 受累部位及表现

受累部位	主要表现
头面部	额头和前后囟皱纹、突眼、大的下斜睑裂、眼睑增厚、大耳、喇叭形鼻孔、鼻翼发育不全、短鼻梁、上唇突出和颏微后缩
皮肤、毛发	皮肤松弛、皮下脂肪极少、皮肤毛细血管畸形、毛发稀少
神经系统	新生儿肌张力低下进展至痉挛、神经性脊柱侧弯、脑萎缩
骨骼	囟门闭合延迟、足趾宽大
心脏	心脏结构异常、心律失常
腹部	腹股沟疝、隐睾

二、基因诊断

(1) 概述

NAA10 基因，即编码 N- 末端乙酰转移酶的基因，位于 X 染色体长臂 2 区 8 带 (Xq28)，基因组坐标为 (GRCh37):X:153195280-153200607，基因全长 5328bp，包含 8 个外显子，编码 235 个氨基酸。

(2) 基因对应蛋白结构及功能

该基因编码 N - 末端乙酰转氨酶，N - 末端乙酰转氨酶起到氨基末端乙酰转移酶 A 复合体的催化亚基作用。N-α- 乙酰化作用是真核细胞中最常见的翻译后蛋白质修饰中的一部分，包含了从乙酰辅酶 A 到新生多肽链的 α 氨基的转移，而且其对正常细胞功能的维持也是至关重要的。这个基因的变异能够导致 Ogden 综合征，选择性剪接可以导致多种转录变异体。

(3) 基因突变致病机制

Rope 等[1]在 2 个家庭中发现了 *NAA10* 基因的错义突变，这 2 个家庭的患者表现为幼年伴有 X 性染色体连锁隐性紊乱，即 Ogden 综合征。

Esmailpour 等[2]在 3 个患有小眼综合征的兄弟中，通过外显子测序，在 *NAA10* 基因中发现了一个剪接位点突变，并且经 Sanger 测序验证了该位点，而且他们的母亲和母亲的阿姨以及阿姨的女儿是杂合携带者，但是在其他家系成员中没有发现，这是杂合子表现减弱的证据。

本病尚无相应的分子研究，致病机制未明。

(4) 目前基因突变概述

目前人类基因突变数据库没有收录 *NAA10* 基因突变信息，但在文献 [1] 中报道该基因有一个错义突变，在文献 [2] 中报道该基因有 1 个剪接位点突变。

（谭 颖 侯 淼）

参考文献

[1] Rope AF, Wang K, Evjenth R, et al. Using VAAST to identify an X-linked disorder resulting in lethality in male infants due to N-terminal acetyltransferase deficiency. Am J Hum Genet, 2011, 89: 28-43.

[2] Esmailpour T, Riazifar H, Liu L, et al. A splice donor mutation in NAA10 results in the dysregulation of the retinoic acid signalling pathway and causes Lenz microphthalmia syndrome. J Med Genet, 2014, 51: 185-196.

1111 睑裂狭小－智力低下综合征
(Ohdo syndrome, X-linked, OHDOX; OMIM 300895)

一、临床诊断

(1) 概述

Maat-Kievit 等[1]于 1993 年报道了一种以低体重、睑裂狭小、面部畸形、发育迟缓为主要表现的遗传性疾病，遂命名为 blepharophimosis mental retardation syndrome，又名 Ohdo 综合征。后来研究发现其发病呈 X 连锁隐性方式遗传，致病基因为 *MED12* 基因[2]。

(2) 临床表现

OHDOX 是一种罕见的遗传性疾病，目前报道的病例极少，患者主要有智力低下、低体重、睑裂狭小、发育迟缓、面部畸形等，其他表现包括隐睾、脚趾弯曲、耳聋等。诊类患儿多存在喂养困难的问题。几乎所有患者均有睑裂狭小表现，大多数具有面部结构异常[2](图 1111-1)。

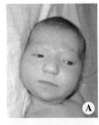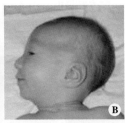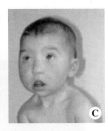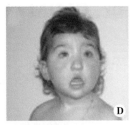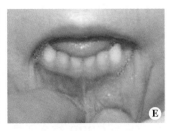

图 1111-1　OHDOX 患者临床表现

A、B. 出生后不久可见球状鼻子；C、D.1 到 2 岁半时照片，可见睑裂狭小、眼距过宽、小颌畸形；E. 可见患者小牙

(Am J Med Genet, 2006, 140A: 1285-1296)

(3) 影像学表现

X 线检查可见面部骨骼发育、形态异常，骨骼畸形等病变。超声检查可能发现隐睾。

(4) 病理表现

暂无相关报道。

(5) 受累部位病变汇总 (表 1111-1)

表 1111-1　受累部位及表现

受累部位	主要表现
头面部	睑裂狭小、上睑下垂、宽鼻梁、长人中、小口、小颌畸形、眼距过宽、耳聋
骨骼	脚趾弯曲、发育迟缓、小牙
其他	隐睾、喂养困难

二、基因诊断

(1) 概述

MED12 基因，即编码 MED12 蛋白的基因，位于 X 染色体长臂 1 区 3 带 (Xq13)，基因组坐标 为 (GRCh37):X:70338406-70362304，基因全长 23 899bp，包含 45 个外显子，编码 2177 个氨基酸。

(2) 基因对应蛋白结构及功能

MED12 基因编码的是 RNA 聚合酶 Ⅱ 的转录子单元 12 中介蛋白，是中介蛋白复合体的一个组件，辅助激活几乎所有依赖 RNA 聚合酶 Ⅱ 而激活的基因。中介蛋白将调控蛋白的信息传递给 RNA 聚合酶 Ⅱ 转录体。转录的开始由一个复杂的起始复合体所控制，其中一个组件是一个 1.2MDa 聚合蛋白，这个蛋白与 CDK8 子复合体结合起调节作用。

而此基因编码的蛋白为 CDK8 子复合体的一部分。CDK8 调节中介蛋白 - 聚合酶 Ⅱ 的相互作用，从而调节转录的起始和起始率。MED12 蛋白是激活 CDK8 激酶的必要蛋白。这个基 因的缺陷会导致 X 连锁 Opitz-Kaveggia 综合征，也被称为 FG 综合征和 Lujan-Fryns 综合征。

(3) 基因突变致病机制

OHDOX 有多种表型，如智力障碍和睑裂狭小。临床上这个综合征被分为 5 种，其中 MKB 型与另外 4 型有较大区别。*MED12* 基因的变异导致 OHDOX，而异常的核染色修饰是致病的根本原因[3]。

(4) 目前基因突变概述

目前人类基因突变数据库收录的 *MED12* 基因突变有 13 个，其中错义/无义突变 12 个，小的插入 1 个。

（刘永红　蒋弘刚）

参考文献

[1] Maat-Kievit A, Brunner HG, Maaswinkel-Mooij P. Two additional cases of the Ohdo blepharophimosis syndrome. Am J Med Genet, 1993, 47: 901-906.

[2] Verloes A, Bremond-Gignac D, Isidor B, et al. Blepharophimosis-mental retardation(BMR)syndromes: a proposed clinical classification of the so-called Ohdosyndrome, and delineation of two new BMR syndromes, one X-linked and one autosomal recessive. Am J Med Genet, 2006, 140A: 1285-1296.

[3] Vulto-van Silfhout AT, de Vries BBA, van Bon BWM, et al. Mutations in MED12 cause X-linked Ohdo syndrome. Am J Med Genet, 2013, 92: 401-406.

1112, 1113　Opitz GBBB 综合征
(Opitz GBBB syndrome)
(1112. 常染色体显性型, OMIM 145410; 1113. X 连锁型, OMIM 300000)

一、临床诊断

(1) 概述

Opitz GBBB 综合征是一种表观复杂的遗传病，临床表现为一系列发育障碍，包括额面部、心脏、外生殖器异常等，可以由常染色体突变或 X 染色体突变所致。

(2) 临床表现

常染色体显性型 Opitz GBBB 综合征的临床特点包括：眼距过宽、食管神经肌肉缺陷导致吞咽困难、哭声嘶哑、唇腭裂等 (图 1112-1、图 1112-2）；尿道畸形、尿道下裂、隐睾症、阴囊壁裂、(图 1112-2）；如先天性耳聋、色素性视网膜炎，甚至

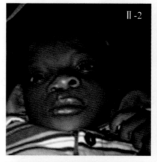
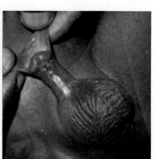
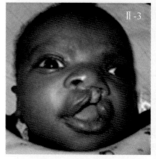
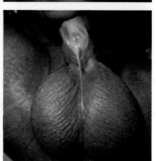

图 1112-2　特殊面容、唇腭裂及外生殖器异常
[Eur J Med Genet, 2013, 56(8): 404-410]

智力发育低下等 [1, 2]。

X 连锁型 Opitz GBBB 综合征的临床特点包括：眼距增宽、唇腭裂、气管食管裂等，导致吞咽困难、反复肺部感染；结构性心脏缺陷，如右心室双出口、肺动脉闭锁、室间隔缺损、主动脉弓右位；肛门外生殖器异常，如尿道下裂、膀胱外翻，导致反复的尿道感染等 [3-5]；严重的肺部感染。

(3) 病理表现

暂无相关资料。

(4) 受累部位病变汇总 (表 1112-1)

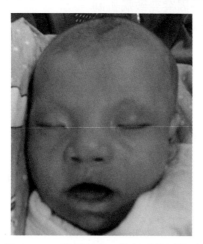

图 1112-1　眼距过宽，修复后的唇腭裂
[Gene, 2014, 537(1): 140-142]

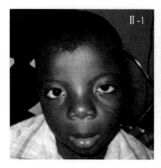
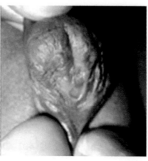

表 1112-1　受累部位及表现

受累部位	主要表现
头面部	眼距过宽、唇腭裂
神经肌肉	食管神经肌肉缺陷导致吞咽困难、哭声嘶哑
泌尿生殖系统	尿道畸形、尿道下裂、隐睾症、阴囊壁裂
心脏	右心室双出口、肺动脉闭锁、室间隔缺损、主动脉弓右位

二、常染色体显性型基因诊断

(1) 概述

SPECC1L 基因，即编码含有卷曲螺旋结构域蛋白的基因，位于 22 号染色体长臂 1 区 1 带 2 亚带 3 次亚带 (22q11.23)，基因组坐标为 (GRCh37): 22:24666785-24813708，基因全长 146 924bp，包含 19 个外显子，编码 1117 个氨基酸。

(2) 基因对应蛋白结构及功能

该基因编码一个含有卷曲螺旋结构域的蛋白质。该蛋白质可在面部形态形成时肌动蛋白骨架的重组中起关键作用。该基因参与胞质分裂和纺锤体构建，可能在肌动蛋白细胞骨架组织和迁移中发挥重要作用。该基因突变导致 Opitz GBBB 等多变综合征。

(3) 基因突变致病机制

2015 年，Kruszka 等 [6] 在一个包括 3 代的 GBBB2 病家系的 4 个成员中，检出 SPECC1L 基因的一个杂合错义突变 (p.T397P)。通过全外显子测序和家系成员疾病隔离关系确定该突变。通过对 19 个表型相似患者的 SPECC1L 基因进行筛查，在 Allanson 报道的一个家系的患者中检出了一个杂合错义突变 (p.G1083)。体外功能表达研究表明，这两个突变蛋白均为点状的异常表达，稳定微管的能力显著降低。

Saadi 等 [7] 的研究表明，在人骨肉瘤细胞中 SPECC1L 稳定微管，包括乙酰化肌动蛋白，并且过表达 SPECC1L 会破坏肌动蛋白骨架和细胞形态。在细胞分化过程的有丝分裂纺锤体、细胞黏附的间隙连接及微管组织中心附近的微管中，都能观察到 SPECC1L 与乙酰化微管蛋白共定位。这种类型提示其在参与细胞迁移过程的纺锤体定向和细胞极性中有一定作用。SPECC1L 通过与肌动蛋白 C 端结构域相互作用，在肌动蛋白骨架重组中起作用。敲除 SPECC1L 的细胞，其细胞黏附和迁移作用受影响，伴随着细胞中 F 肌动蛋白微突和丝状伪足数量减少，这些改变导致不能正确地重组肌动蛋白骨架，在钙或 WNT5A 的应答反应中尤为明显。

(4) 目前基因突变概述

目前人类基因突变数据库没有收录 SPECC1L 基因突变的报道，但在文献中报道该基因有 3 个错义突变 [6, 7]。

三、X 连锁型基因诊断

(1) 概述

MID1 基因，即编码 E3 泛素连接酶蛋白中线 -1 的基因，是 Opitz GBBB 综合征的一个主要致病基因，位于 X 染色体长臂 2 区 2 带 (Xq22)，基因组坐标为 (p.GRCh37):X:10413350-10851829，基因全长 438 480bp，包含 10 个外显子，编码 667 个氨基酸。

(2) 基因对应蛋白结构及功能

该基因编码的蛋白质是三方结构域 (TRIM) 家族的成员，也称为环指蛋白的"环形 B 框卷曲螺旋" (RBCC) 亚组。TRIM 结构包括三个锌结合结构域、一个环、一个 1 型 B 框、一个 2 型 B 框和一个卷曲螺旋区域。这种蛋白形成细胞质中与微管相关联的同源二聚体。该蛋白可能参与作为微管锚点的多元蛋白结构的形成。该基因的突变与 X 连锁型 Opitz 综合征相关，该综合征的特征是中线结构异常，例如唇裂、喉裂、心脏缺陷、尿道下裂和胼胝体发育不全。这个基因也是第一个与人的 X 染色体失活有关的基因，而在小鼠身上没有发现。选择性剪接可以产生多个不同的转录变异；然而，其中某些变异的性质还没有被确定。该基因编码的蛋白，对于牛免疫球蛋白结合蛋白 1 具有 E3 泛素连接酶活性，可以促进其单泛素化，导致蛋白磷酸酶 PP2A 的催化亚基的脱保护，以及随后其通过泛素化的降解。

(3) 基因突变致病机制

在 15 例 Opitz GBBB 综合征患者中，Cox 等 [8] 确定了 MID1 基因的 7 个新生突变，其中 2 个可以破坏蛋白质的 N 末端。上述突变中最严重的突变是谷氨酸第 115 位的终止密码子突变，预测这会在 B-框基序前截断蛋白质。另一个突变是亮氨酸第 626 位变为脯氨酸，这是最靠近 C 端的变异。

De Falco 等 [9] 在 63 个为零星或家族 X 连锁型 Opitz GBBB 综合征的男性患者中，发现了 MID1 基因的 11 个新突变。这些突变分散在整个基因，但更多地分布在 3′ 端区域。MID1 基因的低频突变和表型的高可变性，提示 Opitz GBBB 综合征可能有其他的致病基因。

Trockenbacher 等 [10] 表明，MID1 基因突变导致了中央细胞调节剂蛋白磷酸酶 2A 的催化亚基的显著积累。在一个 Opitz GBBB 综合征胎儿派生的胚胎成纤维细胞系中发现，这种积累是由 *MID1* 蛋白质的 E3 泛素连接酶活性的损害引起的，通常通过结合其 α-4 调节亚基来降解 PP2Cα。高架 PP2A 催化亚基导致微管相关蛋白过度表达，该病理机制是与 Opitz 综合征的表型相一致。

本病尚无相应的分子研究，致病机制未明。

(4) 目前基因突变概述

目前人类基因突变数据库报道的 *MID1* 基因突变有 73 个，其中错义/无义突变 31 个，剪接突变 10 个，小的缺失 15 个，小的插入 10 个，大片段缺失 3 个，大片段插入 4 个。突变分布在基因整个编码区，无突变热点。

（左丽君　田汸泽寰　王晓凤）

参考文献

[1] Christian JC, Bixler D, Blythe SC, et al. Familial telecanthus with associated congenital anomalies. Birth Defects Orig Art Ser, 1969, V(2): 82-85.

[2] Opitz JM, Summitt RL, Smith DW. The BBB syndrome : familial telecanthus with associated congenital anomalies. Birth Defects Orig Art Ser, 1969, V(2): 86-94.

[3] So J, Suckow V. Kijas Z, et al. Mild phenotypes in a series of patients with Opitz GBBB syndrome with MID1 mutations. Am J Med Genet, 2005, 132A: 1-7.

[4] Ji X, Xing Y, Xu Y, et al. A novel mutation in MID1 in a patient with X-linked Opitz G/BBB syndrome. Gene. 2014, 537(1): 140-142.

[5] Migliore C, Athanasakis E, Dahoun S, et al. Complex rearrangement of the exon 6 genomic region among Opitz G/BBB syndrome MID1 alterations.Eur J Med Genet, 2013, 56(8): 404-410.

[6] Kruszka P, Li D, Harr MH. Mutations in SPECC1L, encoding sperm antigen with calponin homology and coiled-coil domains 1-like, are found in some cases of autosomal dominant Opitz G/BBB syndrome. J Med Genet, 2015, 52: 104-110.

[7] Saadi I, Alkuraya FS, Gisselbrecht SS, et al. Deficiency of the cytoskeletal protein SPECC1L leads to oblique facial clefting. Am J Hum Genet, 2011, 89: 44-55.

[8] Cox TC, Allen LR, Cox LL, et al. New mutations in MID1 provide support for loss of function as the cause of X-linked Opitz syndrome. Hum Mol Genet, 2000, 9: 2553-2562.

[9] De Falco F, Cainarca S, Andolfi G, et al. X-linked Opitz syndrome: novel mutations in the MID1 gene and redefinition of the clinical spectrum. Am J Med Genet A, 2003, 120a: 222-228.

[10] Trockenbacher A, Suckow V, Foerster J, et al. MID1, mutated in Opitz syndrome, encodes an ubiquitin ligase that targets phosphatase 2A for degradation. Nat Genet, 2001, 29: 287-294.

1114　Opitz-Kaveggia 综合征
(Opitz-Kaveggia syndrome, OKS; OMIM 305450)

一、临床诊断

(1) 概述

Opitz-Kaveggia 综合征 (OKS) 也称为 FG 综合征 -1(FGS1)，是一种 X 连锁隐性遗传疾病，致病基因为 *MED12* 基因[1]。

(2) 临床表现

Opitz-Kaveggia 综合征可累及头面部、神经系统、消化系统等多个系统。患者常表现出特征性的发育畸形，患者可表现为大头畸形、眼距过宽、睑裂缩小、前额突出、头发向上弯曲、拇指和踇趾增宽。神经系统受累可表现为肌张力减低、胼胝体发育不全、认知和行为异常、智力低下、语言表达障碍、注意力不集中，有时会出现冲动行为[2]。部分患者还可有便秘和(或)肛门畸形，部分患者存在感音性耳聋、关节挛缩等症状[3]。

(3) 辅助检查

部分患者影像学检查可表现为胼胝体发育不全。电测听检查提示神经性耳聋[4]。

(4) 病理表现

暂无相关资料。

(5) 受累部位病变汇总 (表 1114-1)

表 1114-1　受累部位及表现

受累部位	主要表现
神经系统	智力低下、语言障碍、注意力不集中、冲动行为、感音神经性耳聋
头面部	大头畸形、眼距过宽、睑裂缩小、前额突出、头发向上弯曲
消化系统	便秘
指 (趾)、关节	拇指和踇趾增宽、关节松弛、关节挛缩

二、基因诊断

(1) 概述

MED12 基因，即编码 MED12 蛋白的基因，位于 X 染色体长臂 1 区 3 带 (Xq13)，基因组坐标为 (GRCh37)：X:70338406-70362304，基因全长 23 899bp，包含 45 个外显子，编码 2177 个氨基酸。

(2) 基因对应蛋白结构及功能

MED12 基因编码的甲状腺激素受体相关蛋白，是细胞转录过程中的一个重要蛋白，其主要的结构域为 Med12-LCEWAV。MED12 蛋白对激活 CDK8 激酶起重要作用。转录的起始受一个起始前复合体蛋白调控，而起始前复合体的其中一个元件是被称为中介复合体的 1.2MDa 的蛋白。这个中介复合体可以和 CDK8 亚体结合，CDK8 亚体调节中介复合体和聚合酶 Ⅱ 之间的相互作用，从而调节转录的起始及起始的速率。

(3) 基因突变致病机制

OKS 是一种 X 染色体隐性智力缺陷综合征，是在筛选影响甲状腺功能候选基因的过程中发现的。这个候选基因位于 Xq13，即 *MED12*，编码一个甲状腺激素受体相关蛋白。为了检测 *MED12* 在伴 X 染色体智力缺陷上 (XLMR) 的作用，对 24 个来自于 XLMR 家族病例的 *MED12* 基因 45 个外显子进行了测序，其中 2 个病例在相同的位置存在核苷酸替代 (c.2881C > T，导致 p.R961W)。基于连锁分析和临床文献报道，Risheg 等[5]认为 OKS 实际上是 *MED12* 基因不同位点都有突变的异质群体。

Rump 等[6]随后在有 3 个患者的新家系中发现一个新的 *MED12* 突变 (p.G958E)。他们对 *MED12* 基因的第 21 号外显子进行测序，发现了一个新的突变 c.2873G > A，导致了位于 958 位氨基酸的一个小的疏水非极性氨基酸——甘氨酸被一个大的亲水的带电谷氨酸取代。以上结果证明 *MED12* 不同位置上的突变导致了 OKS。

本病尚无相应的分子研究，致病机制未明。

(4) 目前基因突变概述

目前人类基因突变数据库收录的 *MED12* 基因突变有 13 个，其中错义 / 无义突变 12 个，小的插入 1 个。

（吴　曦　汪　洋）

参考文献

[1] Opitz JM, Kaveggia EG. The FG syndrome: an X-linked recessive syndrome of multiple congenital anomalies and mental retardation. Z Kinderheilk, 1974, 117: 1-18.

[2] Graham JM Jr, Visootsak J, Dykens E, et al. Behavior of 10 patients with FG syndrome(Opitz-Kaveggia syndrome) and the p.R961W mutation in the MED12 gene. Am J Med Genet, 2008, 146A: 3011-3017.

[3] Graham JM Jr, Superneau D, Roqers RC, et al. Clinical and behavioral characteristics in FG syndrome. Am J Med Genet, 1999, 85: 470-475.

[4] Zwamborn-Hanssen AM, Schrander-Stumpel CT, Smeets E, et al. FG syndrome: the triad mental retardation, hypotonia and constipation reviewed. Genet Counsel, 1995, 6: 313-319.

[5] Risheg H, Graham JM Jr, Clark RD, et al. A recurrent mutation in MED12 leading to R961W causes Opitz-Kaveggia syndrome. Nat Genet, 2007, 39: 451-453.

[6] Rump P, Niessen RC, Verbruggen KT, et al. A novel mutation in MED12 causes FG syndrome(Opitz-Kaveggia syndrome). Clin Genet, 2011, 79: 183-188.

1115　骨成熟不良
(opsismodysplasia, OPSMD; OMIM 258480)

一、临床诊断

(1) 概述

Maroteaux 等[1]1982 年报道一种骨骼发育不良性遗传性疾病——骨骼成熟延迟，发现其发病呈常染色体隐性遗传方式，遂命名为骨成熟不良 (OPSMD)，致病基因为 *INPPL1* 基因。

(2) 临床表现

OPSMD 是一种罕见的骨骼疾病，患者主要表现为骨成熟的延迟，患儿出生时即可表现为四肢短小畸形，包括小手和小脚，前囟门相对较大、巨头、前额高突、低鼻梁，患者多于发病后数年因继发呼吸衰竭而死亡,但也有报道长期存活者[2]。

(3) 辅助检查

骨骼 X 线检查见四肢长骨缩短,骨骺骨化迟缓,椎骨扁平,特异性掌骨和趾骨畸形。

(4) 病理表现

骨组织病理主要表现为成骨细胞发育不全,软骨钙化不良,干骺端软骨区最明显[3]。

(5) 受累部位病变汇总 (表 1115-1)

表 1115-1　受累部位及表现

受累部位	主要表现
头面部	前额高突、低鼻梁、鼻孔前倾、长人中、前囟相对较大、巨头
骨骼	四肢短小,长骨变短、弯曲,掌骨短小,骨干骺端发育不全,髋臼畸形
四肢	小手和小脚、指 (趾) 短
肺	呼吸衰竭

二、基因诊断

(1) 概述

INPPL1 基因,即编码多磷酸肌醇磷酸酶的基因,位于 11 号染色体长臂 1 区 3 带 4 亚带 (11q13.4),基因组坐标为 (GRCh37):11:71934916-71950191,基因全长 15 276bp,包含 28 个外显子,编码 1258 个氨基酸。

(2) 基因对应蛋白结构及功能

INPPL1 基因编码的是多磷酸肌醇磷酸酶,该蛋白是一个含 SH2 的 5′- 肌醇磷酸酶,该酶参与胰岛素功能的调控,在表皮生长因子受体翻转和肌动蛋白重构的调控中也发挥一定的作用。另外,该酶维持乳腺癌的转移与生长,因此是乳腺癌的一个重要生物标志物。

(3) 基因突变致病机制

Below 等[2]利用关联分析和全基因组测序技术先后对 12 个有 OPSMD 患儿的家族进行了研究,在其中的 7 个 (58%) 家族的 *INPPL1* 基因上发现了突变,并且发现患儿父母是杂合子,而患儿是纯合子或复合杂合子。

Huber 等[3]利用外显子捕获测序技术对 10 个独立的 OPSMD 家族进行研究,在 *INPPL1* 基因上共发现 12 个纯合或者复合杂合的突变。其中,在 SH3 结合位点、SH2 或 5- 磷酸酶结构域的编码区存在 2 个无义突变 (c.2845C > T [p.R949X], c.2719C > T [p.R907X]) 和 4 个 移 码 突 变 (c.276_280del 5 [p.Q93Pfs*3], c.1845dupT [p.I616Yfs*14], c.94_121del 28[p.E32Mfs*77]),这些突变造成编码的蛋白缺少富含脯氨酸结构域和 SAM 结构域,而这些结构域在蛋白之间的相互作用过程中起着非常重要的作用;另外,有 2 个突变为剪接位点突变 (c.519_3A > G,c.1951+1G > A),利用 Alamut Splicing Predictions 软件,通过生物信息学分析,在 c.5192 上预测到一个新的受体位点,造成 2 个增加的碱基移码,提前产生终止密码子;在 c.1951 上预测到供体位点受到抑制,从而提前产生一个终止密码子;剩余的 4 个突变为 5- 磷酸酶结构域上的错义突变 (c.1975C > T[p.P659S], c.1201C > T[p.R401W], c.2164T > A[p.F722I], c.2064G > T[p.W688K])。

(4) 目前基因突变概述

目前人类基因突变数据库没有收入 *INPPL1* 基因突变信息,但是 Below 等[2]报道该基因有 1 个错义突变;Huber 等[3]报道该基因有 12 个突变,其中错义突变 4 个,无义突变 2 个,移码 4 个,剪接突变 2 个。

（刘永红　万景旺）

参考文献

[1] Maroteaux P, Stanescu V, Stanescu R. Four recently described osteochondrodysplasias. Prog Clin Biol Res, 1982, 104: 345-350.

[2] Below JE, Earl DL, Shively KM, et al. Whole-genome analysis reveals that mutations in inositol polyphosphate phosphatase-like 1 cause opsismodysplasia. Am J Hum Genet, 2013, 92: 137-143.

[3] Huber C, Faqeih EA, Bartholdi D, et al.Exome sequencing i dentifies INPPL1 mutations as a cause of opsismodysplasia. Am J Hum Genet, 2013, 92(1): 144-149.

1116, 1117　遗传性视神经萎缩叠加综合征
(optic atrophy)
(1116. OPA3, OMIM 165300; 1117. OPA1, OMIM 125250)

一、临床诊断

(1) 概述

遗传性视神经萎缩叠加综合征是由于一系列基因突变导致患者在青年时期视力下降，并可伴随神经系统症状、体征的疾病总称。按不同基因突变可分成不同类型，大部分患者呈常染色体方式遗传。

(2) 临床表现

显性视神经萎缩叠加综合征是由 *OPA1* 基因突变所致。患者在青少年时期逐渐出现视力丧失，伴神经性耳聋，并可出现进行性的外部眼肌麻痹、周围神经病变、卒中、多发性硬化症或痉挛性截瘫，共济失调不常见 [1]。

视神经萎缩 3 型是由 *OPA3* 基因突变导致、患者以进行性视神经萎缩为主要表现的常染色体显性 / 隐性遗传性疾病。患者在婴幼儿或者青少年时期就可以出现视力下降，症状呈进行性加重，并伴白内障 (图 1116-1)。虽不常见，但部分患者

可出现震颤、肌强直等锥体外系症状 [2]。

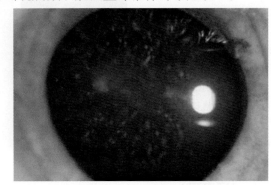

图 1116-1　OPA3 患者出现白内障
(Med Genet, 2004, 41: e110)

(3) 辅助检查

显性视神经萎缩叠加综合征患者眼科检查可发现视神经萎缩 (图 1116-2)，视觉诱发电位检查可发现振幅下降。视神经萎缩 3 型患者眼科检查可发现视神经萎缩、白内障。有报道称显性视神经萎缩叠加综合征患者头颅影像学检查可发现脑萎缩、苍白球区钙化 (图 1116-3)。

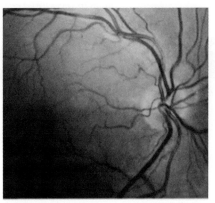
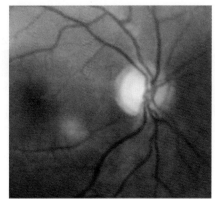
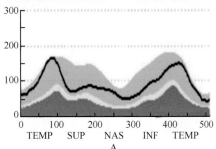
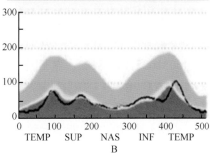

图 1116-2　OPA1 患者的眼科检查
A. 眼底检查：与正常 (左侧) 相比，可发现 OPA1 患者 (右侧) 视神经苍白，尤其是在颞侧；B. 用光学相干断层成像术显示视神经纤维层厚度 (黑线)，可发现与正常 (左侧) 相比，OPA1 患者 (右侧) 视神经纤维层明显变薄

(Orphanet J Rare Dise, 2012, 7: 46)

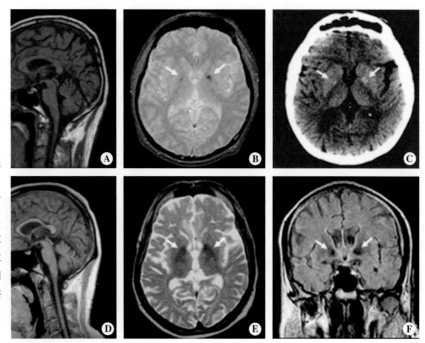

图 1116-3　OPA1 患者的头颅影像学检查

A ～ C 来自同一位患者，MRI 检查可发现：A. 大脑皮质、脑干和小脑萎缩；B. 苍白球区低信号；C.CT 检查可发现苍白球区钙化；D ～ F 来自另一位患者，MRI 检查可发现：D. 胼胝体明显变薄，脑干和小脑萎缩；E、F. 苍白球区低信号

[Brain, 2008, 131(Pt 2): 338-351]

(4) 病理表现

本病最典型的病理表现为视网膜神经节细胞的丢失。

(5) 受累部位病变汇总 (表 1116-1、表 1116-2)

表 1116-1　OPA1 受累部位及表现

受累部位	主要表现
眼	视力下降，中央盲点，检查可发现视神经萎缩，视觉诱发电位检查可发现振幅下降
神经系统	进行性的外部眼肌麻痹、周围神经病变、卒中、多发性硬化症或痉挛性截瘫，共济失调不常见

表 1116-2　OPA3 受累部位及表现

受累部位	主要表现
眼	视力下降、白内障，检查可发现视神经萎缩
神经系统	轻度震颤、肌强直等锥体外系症状

二、OPA3 基因诊断

(1) 概述

OPA3 基因，位于 19 号染色体长臂 1 区 3 带 3 亚带 2 次亚带 (19q13.32)，基因组坐标为 (GRCh37): 19:46031025-46088122，基因全长 57 098bp，包含 2 个外显子，编码 180 个氨基酸。

(2) 基因对应蛋白结构及功能

OPA3 基因的突变能够导致 OPA3 和白内障。小鼠中该直系同源基因编码的蛋白与线粒体内膜共同行使功能。目前尚无文献表明该基因编码蛋白的结构及其所行使的具体功能。Lenaers 等 [1] 研究表明，*OPA3* 负责编码一种广泛表达的线粒体蛋白，并在线粒体内膜上起辅助作用，可能与膜转运功能密切相关。

(3) 基因突变致病机制

Anikster 等 [3] 发现内含子 G > C 突变导致了纤维原细胞内的 *OPA3* mRNA 表达被终止，从而引起视神经萎缩。Reynier 等 [2] 则研究了两种新发现的 *OPA3* 基因的错义突变。这两种突变均发生在第二个外显子上，并且发现该基因所编码的一种线粒体内膜蛋白与常染色体隐性遗传及常染色体显性视神经萎缩均有关联。

本病尚无相应的分子研究，致病机制未明。

(4) 目前基因突变概述

目前人类基因突变数据库报道的 *OPA3* 基因突变有 5 种，其中错义 / 无义突变 3 种，剪接突变 1 种，小的缺失 1 种。突变分布在基因整个编码区，无突变热点。

三、OPA1 基因诊断

(1) 概述

OPA1 基因，即编码 OPA1 蛋白的基因，位于 3 号染色体长臂 2 区 9 带 (3q29)，基因组坐标为 (GRCh37): 3:193310933-193415600，基因全长 104 668bp，包含 32 个外显子，编码 1015 个氨基酸。

(2) 基因对应蛋白结构及功能

该基因产物是一种核编码的线粒体蛋白，属于线粒体网络中的组成成员，与动力蛋白相关 GTP 酶有一定的相似性。该基因的突变与遗传性视神经萎缩的发生相关。目前已经发现其编码不同异构体的多种转录本变异。OPA1 蛋白在线粒体融合及细胞凋亡的调节过程中发挥作用：蛋白可能形成线粒体嵴中储存蛋白的扩散屏障，内源性凋亡信号介导的蛋白水解过程可能会引起 OPA1 低聚体的分解，并且释放半胱天冬酶激活物细胞色素 c 进入线粒体膜间隙中。

(3) 基因突变致病机制

2000 年，Alexander 等 [4] 和 Delettre 等 [5] 分别在遗传性视神经萎缩候选区域定位了 OPA1 基因，并且分别在遗传性视神经萎缩患者中发现 OPA1 基因的 c.899G > A、c.2708_2711delTTAG、c.869G > A 等突变。2009 年，Fuhrmann 等 [6] 通过多重连接探针扩增 (MLPA) 技术，对 42 例通过常规基因检测未发现 OPA1 基因致病突变的患者进行分析，发现其中 5 例患者存在 OPA1 基因的 1 个或多个外显子缺失突变，研究者还发现，约 12.9% 常染色体显性遗传性视神经萎缩患者可能是由于 OPA1 基因重组导致的。

体外功能实验显示，通过 RNA 干扰下调 OPA1 基因的表达水平，可导致 HeLa 细胞中线粒体网络破坏、线粒体膜电位消失及线粒体嵴紊乱等现象。Davies 等 [7] 研究发现，OPA1 基因的 p.Q285X 突变可导致小鼠视网膜等组织中 OPA1 蛋白的表达量下降 50% 左右，成纤维细胞中线粒体碎片明显增多，电镜下可见视神经退化，小鼠视觉功能明显受损。研究者认为 OPA1 蛋白对视网膜神经节细胞的功能及早期胚胎存活具有重要意义。

(4) 目前基因突变概述

目前人类基因突变数据库收录的 OPA1 基因突变有 229 个，其中错义 / 无义突变 100 个，剪接突变 65 个，小的缺失 50 个，小的插入 14 个。突变分布在基因整个编码区，其中移码突变 c.2708_2711delTTAG 在白种人患者中常见。

（黎洁洁　方　超）

参考文献

[1] Lenaers G, Hamel C, Delettre C, et al. Dominant optic atrophy. Orphanet J Rare Dis, 2012, 7: 46.

[2] Reynier P, Amati-Bonneau P, Verny C, et al. OPA3 gene mutations responsible for autosomal dominant optic atrophy and cataract. J Med Genet, 2004, 41: e110.

[3] Anikster Y, Kleta R, Shaag A, et al. Type Ⅲ 3-methylglutaconic aciduria(optic atrophy plus syndrome, or Costeff optic atrophy syndrome): identification of the OPA3 gene and its founder mutation in Iraqi Jews. Am J Hum Genet, 2001, 69: 1218-1224.

[4] Alexander C, Votruba M, Pesch UE, et al. OPA1, encoding a dynamin-related GTPase, is mutated in autosomal dominant optic atrophy linked to chromosome 3q28. Nature genetics, 2000, 26: 211-215.

[5] Delettre C, Lenaers G, Griffoin JM, et al. Nuclear gene OPA1, encoding a mitochondrial dynamin-related protein, is mutated in dominant optic atrophy. Nature genetics, 2000, 26: 207-210.

[6] Fuhrmann N, Alavi M, Bitoun P, et al. Genomic rearrangements in OPA1 are frequent in patients with autosomal dominant optic atrophy. J Med Genet, 2009, 46: 136-144.

[7] Davies VJ, Hollins AJ, Piechota MJ, et al. Opa1 deficiency in a mouse model of autosomal dominant optic atrophy impairs mitochondrial morphology, optic nerve structure and visual function. Hum Mol Gene, 2007, 16: 1307-1318.

1118　视听神经萎缩伴痴呆
(opticoacoustic nerve atrophy with dementia; OMIM 311150)

一、临床诊断

(1) 概述

视听神经萎缩又被称为 Mohr-Tranebjaerg 综合征，是由 Jensen[1] 于 1981 年首次报道，主要表现为听力丧失、视神经萎缩及进行性痴呆，主要是由 TIMM8A 基因突变引起 [2]。

(2) 临床表现

该病为发病率较低的罕见病，临床报道少，为中枢神经系统广泛退行性改变，主要呈 X 连锁隐性遗传[3]，患者大多寿命短。婴儿期即可发病，以严重的听力丧失为特征，青春期表现为进行性视神经萎缩伴有视力丧失，成年后表现为进行性痴呆。个别患者还可有中等程度的弥漫性骨骼肌萎缩[4]。

(3) 辅助检查

眼科检查：包括视力、视野、OTC等，可发现患者存在严重的视力障碍、视野缺损及OTC检查明确发现视神经萎缩。

听力检查：患者大多无明显诱因出现不可逆的严重听力障碍。

认知功能评价：患者呈现进行性加重的认知功能障碍，可通过MMSE、MOCA等进行评价。

(4) 病理检查

Jensen[1]报道患者尸检发现中枢神经系统存在广泛的钙化，影响到所有的组织结构，包括脑膜、血管、神经组织。

(5) 受累部位病变汇总（表1118-1）

表1118-1　受累部位及表现

受累部位	主要表现
眼睛	婴儿期即可见视力下降，甚至丧失
耳	青春期即可见听力下降，甚至丧失
脑	成年期出现认知功能下降，呈进行性痴呆
骨骼肌	中等程度弥漫性萎缩

二、基因诊断

(1) 概述

*TIMM8A*基因，即编码转位酶亚基Tim8A的基因，位于X染色体长臂2区2带1亚带(Xq22.1)，基因组坐标为(GRCh37):X:100600644-100603957，基因全长3314bp，包含3个外显子，编码97个氨基酸。

(2) 基因对应蛋白结构及功能

该基因编码的蛋白质，与TIMM13一起形成一个70 kDa的异质六聚物。选择性剪接能产生多个变异转录本，它们编码不同的亚型。这种转位酶参与疏水膜蛋白从细胞质进入和插入线粒体内膜的过程。

(3) 基因突变致病机制

在Mohr-Tranebjaerg综合征及Deafness Dystonia综合征患者中这个基因发生了突变，并且可以假设MTS/DDS是由有缺陷的线粒体蛋白质导入系统引起的线粒体病。这个基因缺陷也会引起Jensen综合征，它是一种患有视听神经萎缩和肌无力的X连锁疾病。

1981年，Jensen[1]发现一个3岁的男孩和他的两个舅舅，分别为33岁和41岁，患有一种看似为"新"的综合征。1987年，Jensen等[3]对此家庭进行进一步调查，发现该综合征是一种中枢神经系统的全身退行性疾病，并且是X连锁隐性遗传疾病。两个叔叔在40岁左右的时候因为全身状况恶化而死亡。

在一个患有Jensen综合征的患者中，1997年Tranebjaerg等[5]在*TIMM8A*基因中发现一种无义突变。本病尚无相应的分子研究，致病机制未明。

(4) 目前基因突变概述

目前人类基因突变数据库收录的*TIMM8A*基因突变有18个，其中错义/无义突变5个，剪接突变3个，小的缺失4个，大片段缺失6个。

（王雪梅　王伊卓）

参考文献

[1] Jensen PK. Nerve deafness, optic nerve atrophy, and dementia: a new X-linked recessive syndrome? Am J Med Genet, 1981, 9: 55-60.

[2] Tranebjaerg L, van Ghelue M, Nilssen O. Jensen syndrome is allelic to Mohr-Tranebjaerg syndrome and both are caused by stop mutations in the DDP gene.(Abstract)Am J Hum Genet, 1997, 61(suppl): A349.

[3] Jensen PK, Reske-Nielsen E, Hein-Sorensen O. The syndrome of opticoacoustic nerve atrophy with dementia. Am J Med Genet, 1987, 28: 517-518.

[4] Jensen PK, Reske-Nielsen E, Hein-Sorensen O. The syndrome of opticoacoustic nerve atrophy with dementia: a new X-linked recessive syndrome with extensive calcifications of the central nervous system. Clin Genet, 1989, 35: 222-223.

[5] Tranebjaerg L, Jensen PK, van Ghelue M, et al. Neuronal cell death in the visual cortex is a prominent feature of the X-linked recessive mitochondrial deafness-dystonia syndrome caused by mutations in the TIMM8a gene. Ophthalmic Genet, 2001, 22: 207-223.

1119　鸟氨酸氨甲酰基转移酶缺陷症
(ornithine transcarbamylase deficiency, hyperammonemia due to, OTcD; OMIM 311250)

一、临床诊断

(1) 概述

鸟氨酸氨甲酰基转移酶 (ornithine transcarbamylase, OTc) 是尿素生成过程中所必需的酶之一。OTc 的作用是在尿素合成过程中催化鸟氨酸和氨基甲酰磷酸化形成瓜氨酸。OTc 缺乏则不能合成瓜氨酸。导致尿素合成中断，使氨基酸分解代谢的最终代谢产物之一游离氨不能解毒而引起血氨增高，出现中枢神经系统的症状。同时，OTc 缺乏时，其底物氨基甲酰磷酸在肝细胞线粒体内大量堆积并转移至胞质内，产生大量乳清酸，并进一步生成尿嘧啶核苷酸和胞嘧啶核苷酸，后两者分解产生大量尿嘧啶。乳清酸和尿嘧啶可通过尿液排泄，因此常被作为诊断 OTcD 的分子标志[1]。本病的致病基因为 *OTC* 基因。

(2) 临床特点

主要为高氨血症的神经毒性，遗传性高氨血症临床症状的严重程度与酶活性缺陷的程度相平行，即酶缺陷越严重，起病越早，症状越严重。新生儿期发病：通常患婴出生时正常，几天后在喂哺含蛋白质饮食 (如乳汁) 时出现症状，表现为拒食、呕吐、呼吸急促、嗜睡并很快进入深昏迷，常有惊厥发作[2]。体检时发现除深昏迷外，可有肝大，肌张力增高或低下。儿童期起病者，症状多较轻，呈间歇性发作，急性高氨血症表现为呕吐、神经精神症状如共济失调、神志模糊、焦虑、易激惹和攻击性行为等，可出现嗜睡甚至昏迷，也可表现为厌食和头痛。慢性高氨血症则主要表现为进行性脑变性症状，可有体格发育不良及智力低下。部分高氨血症可有特殊的临床表现，如结节性脆发症见于精氨酸琥珀酸尿症。因氨对呼吸中枢的刺激作用，常导致患儿呼吸深快、过度换气而发生呼吸性碱中毒。高氨血症患儿常有呼吸系统症状，如呼吸急促、呼吸窘迫等[2]。

(3) 辅助检查

影像学检查可表现为脑萎缩，头颅 B 超可能发现颅内出血、大脑供血不足等。

(4) 病理表现

高氨血症昏迷者有脑水肿，脑内广泛星形细胞肿胀。肝线粒体呈多形性。慢性期可有脑皮质萎缩、脑室扩大、髓鞘生成不良、海绵样变性。

(5) 受累部位病变汇总 (表 1119-1)

表 1119-1　受累部位及表现

受累部位	主要表现
神经系统	嗜睡、昏迷、惊厥发作、神经精神症状、智力低下
呼吸系统	呼吸深快、过度换气而发生呼吸性碱中毒
肝脏	肝大
胃肠道	恶心、呕吐
血液	高氨血症

二、基因诊断

(1) 概述

OTC 基因，即编码线粒体基质酶的基因，位于 X 染色体短臂 2 区 1 带 1 亚带 (Xp21.1)，基因组坐标为 (GRCh37):X:38211736-38280703，基因全长 68 968bp，包含 10 个外显子，编码 354 个氨基酸。

(2) 基因对应蛋白结构及功能

OTC 基因编码一种线粒体的基质酶。该酶的错义、无义和移码突变会导致鸟氨酸酶缺乏，从而导致高血氨症。由于 *OTC* 基因与杜氏肌营养不良症的基因距离较近，它也可能在该疾病中发挥作用。与 *OTC* 基因相关的疾病还包括氨基酸代谢紊乱和尿布疹。

(3) 基因突变致病机制

很多证据表明，鸟氨酸氧甲酰转移酶缺陷症患者中存在 OTC 基因的突变，并对突变类型、突变位点等做了阐述[3-16]。

Yamaguchi 等[11] 对 OTC 基因的突变进行了更新，共发现 341 个突变，其中 93 个以前未见报道，29 个非致病性突变和多态性。在 341 个突变中，149 个与新生儿高氨血症(生命的第 1 周内)相关联，70 个在高氨血症发病后的男性患者中存在，121 个存在于杂合的女性中。OTC 基因的多数突变发生在特定的家族中(为"私人"突变)。这些突变分布在整个基因中，而在编码前导肽(外显子 1 和外显子 2 的开头)的 32 个首密码子中，突变率显著降低。几乎所有的剪接位点的突变都会导致新生儿发病。

OTC 缺失小鼠表现为"稀疏皮毛"[17]。Veres 等[18] 证明，OTC 基因包含一个 C → A 的颠换，从而导致 117 位氨基酸由一个组氨酸变成一个天冬酰胺而致病。

(4) 目前基因突变概述

目前人类基因突变数据库收录的 OTC 基因突变有 425 个，其中错义／无义突变 287 个，剪接突变 48 个，小的缺失 38 个，小的插入 10 个，小的插入缺失 3 个，大片段缺失 34 个，调控区突变 2 个，重复变异 3 个。

(徐浩明　陈晓丽)

参考文献

[1] 钟丽霞，王潞超，曹蓓，等．新生儿期高氨血症的临床筛查．实用儿科临床杂志，2011，26(24)：1879-1881.

[2] 汤行录，刘一苇，梁莉丹．鸟氨酸氨甲酰转移酶缺乏症 1 例．温州医学院医报，2010，40(3)：307.

[3] Rozen R, Fox J, Fenton WA, et al. Gene deletion and restriction fragment length polymorphisms at the human ornithine transcarbamylase locus. Nature, 1985, 313: 815-817.

[4] Maddalena A, Spence JE, O'Brien WE, et al. Characterization of point mutations in the same arginine codon in three unrelated patients with ornithine transcarbamylase deficiency. J Clin Invest, 1988, 82: 1353-1358.

[5] Maddalena A, Sosnoski DM, Berry GT, et al. Mosaicism for an intragenic deletion in a boy with mild ornithine transcarbamylase deficiency. N Engl J Med, 1988, 319: 999-1003.

[6] Grompe M, Caskey CT, Fenwick RG. Improved molecular diagnostics for ornithine transcarbamylase deficiency. Am J Hum Genet, 1991, 48: 212-222.

[7] Tuchman M. Mutations and polymorphisms in the human ornithine transcarbamylase gene. Hum Mutat, 1993, 2: 174-178.

[8] Gilbert-Dussardier B, Segues B, Rozet JM, et al. Partial duplication [dup. TCAC(178)] and novel point mutations(T125M, G188R, A209V, and H302L)of the ornithine transcarbamylase gene in congenital hyperammonemia. Hum Mutat, 1996, 8: 74-76.

[9] Oppliger Leibundgut EO, Wermuth B, Colombo JP, et al. Ornithine transcarbamylase deficiency: characterization of gene mutations and polymorphisms. Hum Mutat, 1996, 8: 333-339.

[10] Tuchman M, Jaleel N, Morizono H, et al. Mutations and polymorphisms in the human ornithine transcarbamylase gene. Hum Mutat, 2002, 19: 93-107.

[11] Yamaguchi S, Brailey LL, Morizono H, et al. Mutations and polymorphisms in the human ornithine transcarbamylase(OTC) gene. Hum Mutat, 2006, 27: 626-632.

[12] Cotton R, Rodrigues NR, Campbell RD. Reactivity of cytosine and thymine in single-base-pair mismatches with hydroxylamine and osmium tetroxide and its application to the study of mutations. Proc Nat Acad Sci USA, 1988, 85: 4397-4401.

[13] Grompe M, Muzny DM, Caskey CT. Scanning detection of mutations in human ornithine transcarbamoylase by chemical mismatch cleavage. Proc Nat Acad Sci USA, 1989, 86: 5888-5892.

[14] Tuchman M, Morizono H, Reish O, et al. The molecular basis of ornithine transcarbamylase deficiency: modelling the human enzyme and the effects of mutations. J Med Genet, 1995, 32: 680-688.

[15] Tuchman M, Plante RJ, García-Pérez MA, et al. Relative frequency of mutations causing ornithine transcarbamylase deficiency in 78 families. Hum Genet, 1996, 97: 274-276.

[16] Genet S, Cranston T, Middleton-Price H. Mutation detection in 65 families with a possible diagnosis of ornithine carbamoyltransferase deficiency including 14 novel mutations. J Inherit Metab Dis, 2000, 23: 669-676.

[17] DeMars R, LeVan SL, Trend BL, et al. Abnormal ornithine carbamoyltransferase in mice having the sparse-fur mutation. Proc Nat Acad Sci USA, 1976, 73: 1693-1697.

[18] Veres G, Gibbs RA, Scherer SE, et al. The molecular basis of the sparse fur mouse mutation. Science, 1987, 237: 415-417.

1120~1122　口-面-指综合征
(orofaciodigital syndrome, OFD)
(1120. OFD1, OMIM 311200; 1121. OFD4, OMIM 258860; 1122. OFD5, OMIM 174300)

一、临床诊断

(1) 概述

口-面-指综合征是一种以面、口腔和手指(足趾)畸形为特点的 X 连锁显性遗传病。口-面-指综合征 1 是由于 *OFD1* 基因突变所致，口-面-指综合征 4 的致病基因为 *TCTN3* 基因，口-面-指综合征 5 是由于 *DDX59* 基因突变所致[1]。

(2) 临床表现

口-面-指综合征 1 临床表现：口腔，如牙槽嵴增厚、唇腭裂、异常齿列，没有侧切牙；头面部，如眼距过宽、双侧颅顶、鼻前庭、下颌骨不对称、眼间距增宽、小颌畸形、鼻翼软骨发育不全等；指或趾畸形，如并指、指弯曲、多指、双手短指症、三叉戟状手；肾脏，如多囊肾或肾衰竭；约40%的患者有中枢神经系统受累；面、头皮或耳上有粟粒状丘疹等。

口-面-指综合征 4 是临床罕见的遗传性疾病，主要表现为口腔颌面部畸形、手足骨骼畸形，或伴有肾脏、神经系统等多系统畸形，常伴有严重胫骨发育不良、枕部劈裂、脑畸形、视觉缺损、肝囊肿、肾囊肿、肛门闭锁和关节错位。

口-面-指综合征 5 临床表现 (图 1120-1)：多指、上唇正中裂、双唇裂、腭裂、分叶舌、额部隆起；心脏畸形，包括法洛四联症、室间隔缺损；伴有法洛四联症的患者有脊柱侧凸、心脏异位、胼胝体发育不全；先天性巨结肠症。

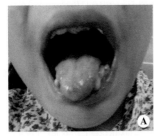 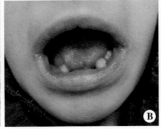 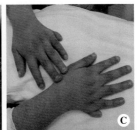

图 1120-1　临床表现

A、B. 显示多叶舌；C. 显示多指畸形 [Am J Hum Genet, 2013, 93(3): 555-560]

(3) 辅助检查

口腔 X 线检查可见上、下颌恒牙胚缺失；脊椎四肢 X 线检查可见四肢骨骼发育不良，长骨弯曲 (图 1120-2)。

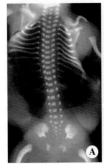 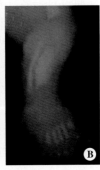 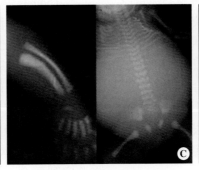 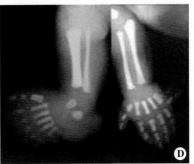

图 1120-2　影像表现

A、B 为同一患者，C、D 为同一患者。可见肋骨、脊椎、长骨发育不良，肋骨呈排骨样改变 (A、C)，长骨弯曲 (B)，胫骨发育不全 (D)

[Am J Hum Genet, 2012, 91(2): 372-378]

(4) 组织学表现

组织学检查提示结膜组织浓缩、上皮内陷。

(5) 基因突变亚型及受累部位病变汇总（表 1120-1、表 1120-2）

表 1120-1　基因突变亚型

OFD 亚型	基因
OFD1	OFD1
OFD4	TCTN3
OFD5	DDX59

表 1120-2　受累部位及表现

受累部位	主要表现
口腔	牙槽嵴增厚、唇腭裂、异常齿列、没有侧切牙，上唇正中裂、双唇裂、腭裂、分叶舌
头面部	眼距过宽、双侧颅顶、鼻前庭、下颌骨不对称、眼间距增宽、小颌畸形、鼻翼软骨发育不全、额部隆起
指或趾	并指、指弯曲、多指、双手短指症、三叉戟状手
肾脏	多囊肾或肾衰竭
中枢神经系统	智力发育迟滞
皮肤	面部、头皮或耳上有粟粒状丘疹
心脏	心脏畸形，包括法洛四联症、室间隔缺损
肠	先天性巨结肠症

二、OFD1 基因诊断

(1) 概述

OFD1 基因，即编码 OFD1 蛋白的基因，位于 X 染色体短臂 2 区 2 带 2 亚带 (Xp22.2)，基因组坐标为 (GRCh37):X:13733549-13787480，基因全长 53 932bp，包含 23 个外显子，编码 1012 个氨基酸。

(2) 基因对应蛋白结构及功能

该基因位于 X 染色体，编码一种中心体蛋白。采用基因敲除小鼠模型研究该基因突变的影响。小鼠的基因位于 X 染色体，与人类基因不同的是，小鼠基因不受 X 染色体失活影响。该基因的突变与口 - 面 - 指综合征 I 和 2 型过度生长综合征相关。该基因存在很多假基因，在 5 号染色体上发现了 1 个假基因，在 Y 染色体上发现了 15 个假基因。该基因编码多种转录本，但是仍然没有确定多种转录本的生物有效性。

(3) 基因突变致病机制

Ferrante 等[2] 为了鉴定该基因是导致口 - 面 - 指综合征 I 型 (OFDI) 的原因，分析了 Xp22 关键区域的多个转录本，在 *OFD1* 基因上发现了突变。研究者分析了口 - 面 - 指综合征的 3 个家族性病例和 4 个散发病例。通过对家族性病例的分析，发现了一个错义突变、19bp 的缺失、一个碱基对缺失导致的移码突变。通过散发病例的分析，发现了一个错义突变、一个无义突变、一个剪接位点突变、一个移码突变。小鼠胚胎组织切片的原位 RNA 研究发现，*OFD1* 基因受发育调控，在 OFD1 的所有组织中表达。

(4) 目前基因突变概述

目前人类基因突变数据库收录的 *OFD1* 基因突变有 99 个，其中错义 / 无义突变 23 个，剪接突变 9 个，小的缺失 50 个，小的插入 9 个，小片段插入缺失 1 个，大片段缺失 6 个，复杂重组 1 个。

三、OFD4 基因诊断

(1) 概述

TCTN3 基因，即编码结构基因家族蛋白的基因，位于 10 号染色体长臂 2 区 4 带 1 亚带 (10q24.1)，基因组坐标为 (GRCh37):10:97423153-97453900，基因全长 30 748bp，包含 14 个外显子，编码 607 个氨基酸。

(2) 基因对应蛋白结构及功能

该基因编码的蛋白质属于结构基因家族，在 Hedgehog 信号转导和神经管发育过程中起作用。该基因的突变导致 OFD4 及 Joubert 综合征 18。该基因的可变剪接产生多个转录本，编码不同的蛋白亚型。

(3) 基因突变致病机制

Thomas 等[3] 通过对一名具有 OFD4 临床症状的婴儿进行全基因组纯合定位分析，确定了 14 个纯合区域。结合定向捕获及二代基因测序技术，确定了 *TCTN3* 基因的一个无义突变，该基因在婴儿体内以纯合子的形式存在。对另外 18 个有不同程度大脑、肾脏、骨骼、口面畸形及多指趾畸形的病例进行纯合映射分析，显示 *TCTN3* 基因内有 6 个纯合区域；对 3 名婴儿的 *TCTN3* 基因进行测序，鉴定到两个不同的纯合型截短突变。另外，在具有亲缘关系的两名法国婴儿中，确定了复合杂合型移码突变。

本病尚无相应的分子研究，致病机制未明。

(4) 目前基因突变概述

目前人类基因突变数据库没有收入 *TCTN3* 基因突变信息，但在文献报道中该基因有 5 个突变。

四、OFD5 基因诊断

(1) 概述

DDX59 基因，即一种编码 ATP 依赖解旋酶的基因，位于 1 号染色长臂 3 区 2 带 1 亚带 (1q32.1)，基因组坐标为 (GRCh37):1:200609935-200639126，基因全长 29 192bp，包含 8 个外显子，编码 619 个氨基酸。

(2) 基因对应蛋白结构及功能

DDX59 基因是一个蛋白编码基因。与 OFD5 型和 12 型有关，这个基因的功能为与 RNA 结合和 ATP 依赖的解旋酶活性相关。它有一个重要的假基因是 *DDX23*。

(3) 基因突变致病机制

自 1987 年以来，多个典型的 OFD 患者被发现，其典型症状为多指 (趾) 畸形及唇裂等，并具有典型的家族性。

2013 年 Shamseldin 等 [4] 研究了 2 个有血缘关系的患 OFD 的阿拉伯家系。通过对其中一个患者的外显子测序，发现了在 *DDX59* 基因上的两个纯合错义突变 (p.V367G 和 p.G534R)。这个突变在家系中被疾病所隔离，并未在其他 300 个外显子数据和 200 个对照样本中发现，也未在其他 4 例 OFD

患者中发现。

DDX59 编码了一个含 DEAD 盒 RNA 解旋酶家族的蛋白成员，在几乎所有的 RNA 新陈代谢过程中扮演了至关重要的作用。在发育小鼠的上腭和肢芽中发现了 *DDX59* 的高表达。在细胞水平，*DDX59* 在细胞核和细胞质中动态定位。在纤毛数据库中没有发现 *DDX59*，与试验中发现它与纤毛的定位不一致。在突变的成纤维细胞中纤毛能够形成，但是信号功能受损。研究表明 *DDX59* 这个 RNA 解旋酶家族成员正是导致 OFD 的原因，但是致病机制到目前为止尚不明确。

本病尚无相应的分子研究，致病机制未明。

(4) 目前基因突变概述

目前人类基因突变数据库收录的 *DOX59* 基因突变有 2 个，均为错义 / 无义突变。在编码区均匀分布，无热点突变。

（左丽君　刘永红　钱朝阳　徐　菁　郭俊甫）

参考文献

[1] Anneren G, Arvidson B, Gustavson KH, et al. Oro-facio-digital syndromes Ⅰ and Ⅱ: radiological methods for diagnosis and the clinical variations. Clin Genet, 1984, 26: 178-186.

[2] Ferrante MI, Giorgio G, Feather SA, et al. Identification of the gene for oral-facial-digital type I syndrome. Am J Hum Genet, 2001, 68: 569-576.

[3] Thomas S, Legendre M, Saunier SA, et al. TCTN3 mutations cause Mohr-Majewski syndrome. Am J Hum Genet, 2012, 91(2): 372-378.

[4] Shamseldin HE, Rajab A, Alhashem A, et al. Mutations in DDX59 implicate RNA helicase in the pathogenesis of orofaciodigital syndrome. Am J Hum Genet, 2013, 93(3): 555-560.

1123　乳清酸尿症
(orotic aciduria; OMIM 258900)

一、临床诊断

(1) 概述

乳清酸尿症是一种罕见的常染色体隐性疾病，其特点是巨幼红细胞性贫血和乳清酸结晶尿，经常伴发一定程度的运动和精神发育迟滞。患者对适当

的尿嘧啶替代疗法大多数情况下预后良好。少数病例有其他特征，特别是先天性畸形和免疫缺陷，可能影响预后。该病很可能是由于 *UMPS* 基因复合杂合突变引起，它编码一个双功能酶，具有乳清盐磷酸核糖转移酶 (OPRT) 和乳清酸核苷 -5- 主要磷酸脱羧酶 (ODC) 活性。

(2) 临床特征

乳清酸尿症的表型特征是巨幼红细胞性贫血，对维生素 B_{12} 和叶酸无反应，低色素，持续的铁或吡哆醇注射，大量尿苷酸和胞苷酸注射时可纠正贫血和降低乳清酸排泄[1]。Fallon 等[2]描述了第一杂合子家族。第二个家庭在新西兰被发现，第三个家庭在得克萨斯州被发现。Rogers 等[3]描述了来自北加利福尼亚州的另一个病例。Girot 等[4]指出，曾经报道的 9 例，额外增加 2 例，兄妹存在细胞免疫缺陷，而体液免疫正常。在一些患者中存在严重感染；一例死于水痘，另一例死于脑膜炎。Rogers 等[3]设计了一种乳清酸尿的筛检试验，有效地检测纯合子或杂合子。患儿表现为生长发育不良（图 1123-1）。

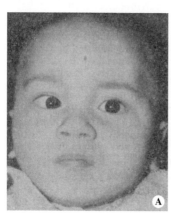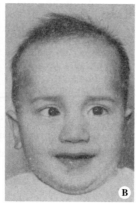

图 1123-1　出长发育不良

A.1 岁 5 个月生长发育不良；B.2 岁 9 个月给予尿苷治疗后长出头发

(Brit med J, 1965, 1: 547-552)

乳清酸尿症 II 型：Fox 等[5]确诊了只有乳清酸核苷 -5- 主要磷酸脱羧酶有缺陷。只存在一个酶，该酶又称为乳清盐磷酸核糖转移酶，被称为乳清酸尿症 II 型。

乳清酸尿症不伴有巨幼红细胞性贫血：Bailey[6]指出，2 例乳清酸尿症没有巨幼红细胞性贫血 (OAWA)。他指出，在 I 型情况下尿 OA/OR 的比值 >10，而在 OAWA 患者约等于 1。Bailey 表明，在这些情况下，UMPS 活性足够来缓解潜在的贫血。

(3) 辅助检查

有的患者可表现为先天性畸形，如房间隔缺损、室间隔缺损，可通过超声心动图检查发现。

(4) 病理表现（图 1123-2）

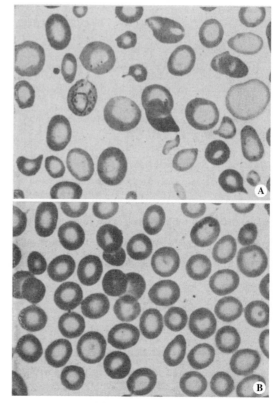

图 1123-2　外周血

A. 巨幼红细胞性贫血；B. 尿苷治疗 6 个月后巨幼红细胞性贫血程度减轻 (Brit med J, 1965, 1: 547-552)

(5) 受累部位病变汇总（表 1123-1）

表 1123-1　受累部位及表现

受累部位	主要表现
心脏	房间隔缺损、室间隔缺损
泌尿生殖系统	尿路梗阻
神经系统	部分患者发育延迟
血液系统	巨幼红细胞性贫血、网织红细胞低至正常、红细胞大小不均、异形红细胞症、血红蛋白过少、血小板计数正常
免疫系统	T 淋巴细胞功能受损
其他	乳清酸尿症

二、基因诊断

(1) 概述

UMPS 基因，即编码尿苷 5′- 磷酸合酶的基因，位于 3 号染色体长臂 1 区 3 带 (3q13)，基因组坐标

为 (GRCh37):3:124449213-124468120，基因全长 18 908bp，包含 6 个外显子，编码 480 个氨基酸。

(2) 基因对应蛋白结构及功能

UMPS 基因编码尿苷 5′- 磷酸合酶，后者是一种双功能蛋白酶，该蛋白酶由乳清酸磷酸核糖转移酶和乳清酸核苷 -5′- 磷酸脱羧酶 2 个亚单位组成，参与催化嘧啶合成过程最后两个步骤。首先，N 端的乳清酸磷酸核糖转移酶将乳清酸转变为乳清酸 -5′- 核苷，然后由 C 端脱羧酶将乳清酸 -5′- 核苷转化为尿嘧啶核苷酸。该基因缺陷将引起遗传性乳清酸尿症。

(3) 基因突变致病机制

乳清酸尿症是由 *UMPS* 基因突变引起的一种罕见的常染色体隐性遗传病。1997 年，在由 Morishita[7] 等首先报道的一位日本乳清酸尿症患者中，Suchi[8] 等发现了 *UMPS* 基因的复合杂合突变 p.R96G、p.G429R 和 p.V109G。在嘧啶营养缺陷型大肠杆菌和重组杆状病毒感染的 Sf21 细胞中，携带这些突变的人 UMPS cDNA 表达情况显示 UMPS 活性受损，可能和尿乳清酸底物积聚有关。

Robinson[9] 等发现在很多黑白花奶牛中存在 UMPS 的杂合性缺陷，表现为哺乳期乳清酸尿症、乳清酸血症、牛乳中乳清酸浓度为正常值的 4~12 倍；而 UMPS 纯合性缺陷时，表现为死胎或胎牛出生后快速死亡。Harden 等 [10] 发现 UMPS 缺乏导致纯合子胎牛宫内早死。Schwenger 等 [11] 发现 UMPS 缺乏的牛 *UMPS* 基因的 1 个 p.R405X 无义突变，对另外的 102 头牛也进行了 DNA 检测，发现 UMPS 缺乏与 *UMPS* 基因 p.R405X 同时存在，证明该突变是 UMPS 缺乏牛最基本的缺陷。

(4) 目前基因突变概述

目前人类基因突变数据库收录的 *UMPS* 基因突变有 3 个，均为错义 / 无义突变。

（吴硕琳　王全磊）

参考文献

[1] Huguley CM Jr, Bain J A, Rivers SL, et al. Refractory megaloblastic anemia associated with excretion of orotic acid. Blood, 1959, 14: 615-634.

[2] Fallon HJ, Smith LH Jr, Graham JB, et al. A genetic study of hereditary orotic aciduria. New Eng J Med, 1964, 270: 878-881.

[3] Rogers LE, Warford LR, Patterson RB, et al. Hereditary orotic aciduria. I. A new case with family studies. Pediatrics, 1968, 42: 415-422.

[4] Girot R, Hamet M, Perignon JL, et al. Cellular immune deficiency in two siblings with hereditary orotic aciduria. New Eng J Med, 1983, 308: 700-704.

[5] Fox RM, O'Sullivan WJ, Firkin BG. Orotic aciduria: differing enzyme patterns. Am J Med, 1969, 47: 332-336.

[6] Bailey CJ. Orotic aciduria and uridine monophosphate synthase: a reappraisal. J Inherit Metab Dis, 2009, 32(Suppl 1): S227-233.

[7] Morishita H, Kokubo M, Sumi S, et al. The first case of hereditary oroticaciduria in Japan. J JPN Pediat Soc, 1986, 90: 2775-2778.

[8] Suchi M, Mizuno H, Kawai Y, et al.Molecular cloning of the human UMP synthase gene and characterization of point mutations in two hereditary oroticaciduria families. Am J Hum Genet, 1997, 60: 525-539.

[9] Robinson JL, Drabik MR, Dombrowski DB, et al. Consequences of UMP synthase deficiency in cattle. Proc Nat AcadSci, 1983, 80: 321-323.

[10] Harden KK, Robinson JL. Deficiency of UMP synthase in dairy cattle: a model for hereditary oroticaciduria. J Inherit Metab Dis, 1987, 10: 201-209.

[11] Schwenger B, Schober S, Simon D. DUMPS cattle carry a point mutation in the uridine monophosphate synthase gene. Genomics, 1993, 16: 241-244.

1124~1127　成骨不全
(osteogenesis imperfecta, OI)
(1124. OI3, OMIM 259420; 1125. OI8, OMIM 610915; 1126. OI10, OMIM 613848; 1127. OI13, OMIM 614856)

一、临床诊断

(1) 概述

1979 年 Sillence 首先报道成骨不全 (OI)[1]。

OI 是一种少见的先天性骨骼发育障碍性疾病，又称脆骨病、原发性骨脆症及骨膜发育不良、脆骨 - 蓝巩膜 - 耳聋综合征，是一组由于间充质组织发育不全，以骨骼脆性增加及胶原代谢紊乱为特征的先天性遗传性全身性结缔组织疾病。根据致病基因不同可分为 1 ~ 15 亚型，大部分为常染色体显性遗传，少数为常染色体隐性遗传。

(2) 临床表现

国外文献报道 OI 的发病率为 1/(10 000~25 000)。在中国发病率为 1/(10 000~15 000)，属于先天性类型的 40 000 名新生儿中仅有 1 例[2]。其病变不仅限于骨骼，还常常累及其他结缔组织如眼、耳、皮肤、牙齿等，其特点是多发性骨折、蓝巩膜、进行性耳聋、牙齿改变、关节松弛和皮肤异常。本病具有遗传性和家族性，但也有少数为单发病例。

残骨不全 1 型患者临床特点是骨质脆弱，生后骨折、蓝巩膜。其中又以牙齿正常为 A 型，成牙不全为 B 型。2 型患者可在围生期死亡，存活者表现为深蓝色巩膜、股骨畸形和串珠肋[2]。3 型患者出生时有骨折，因多次骨折骨骼畸形进行性加重，巩膜和听力正常。4 型患者巩膜和听力正常，仅表现为骨质脆弱。8 型患者巩膜呈白色，有严重的骨骼畸形及生长受限，干骺端呈球形改变[3]。10 型患者主要表现为多发骨折、骨骼畸形、牙质发育不全、骨质疏松及蓝巩膜[4]；13 型患者牙齿正常，巩膜变蓝程度较轻，严重的生长受限及成骨发育不全，四肢每年可发生 10~15 次骨折[5]。

根据第 1 次发生骨折的时间早晚，分为先天型及迟发型；根据病情轻重分为 3 型；即胎儿型、婴儿型、少年型 (迟发性)。先天性成骨不全，最严重的是死胎，或只能存活很短的时间，可以在母胎内或在围生期发生多发性骨折，肢体短而畸形。颅骨好似一个膜形袋，都因颅内出血而死亡。婴儿型成骨不全病情略轻些，出生时就能发现有骨折，颅骨骨化较好，患儿能存活 1~2 年。骨极脆弱，轻伤可引起骨折。头颅大而圆，多伴有脑积水。迟发型成骨不全又称为青少年型。出生时可能正常，只是在儿童期容易因轻伤而发生骨折。可分为重型和轻型，前者在婴儿期就有骨折，后者发生骨折较迟，最轻的只表现为蓝色巩膜，无骨折。

(3) 辅助检查

1) 超声检查：可早期发现头面部和肋骨的畸形等先天性骨发育障碍性疾病。

2) X 线片表现[6]：关节见骨干变细，骨端粗大，骨骺内可见钙化点，假关节形成。骨骼见多发性骨折，骨痂形成和骨骼变形，骨质疏松，长骨弯曲或股骨短而粗呈手风琴样改变。长骨皮质缺损毛糙。

肋骨呈串珠样改变，手指呈花生样改变。牙槽板吸收。脊椎侧凸，小椎体。颅骨菲薄，缝骨存在，前后凸出[7]。

(4) 病理改变

骨骼方面主要表现为松质骨和皮质骨内的骨小梁变得细小，并钙化不全，其间尚可见成群的软骨细胞，软骨样组织和钙化不全的骨样组织，而骨的钙盐沉积正常。全身皮肤、肌腱、骨骼、软骨及其他结缔组织的主要成分——胶原蛋白发育不良 (图 1124-1)。

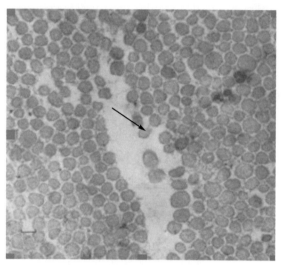

图 1124-1　皮肤胶原纤维病理 (电镜下)
可见病灶区纤维形态异常并杂乱无序地排列 (蓝箭头)
[(J Med Genet, 1984, 21(4): 257-262]

(5) 基因突变与受累部位病变汇总 (表 1124-1、表 1124-2)

表 1124-1　疾病分型及突变基因

OI 亚型	致病基因 (别名)
OI1	COL1A1
OI2	COL1A2/COL1A1
OI3	COL1A2/COL1A1
OI4	COL1A2/COL1A1
OI5	IFITM5
OI6	SERPINF1
OI7	CRTAP
OI8	P3H1
OI9	PPIB
OI10	SERPINH1
OI11	FKBP10
OI12	SP7

续表

OI 亚型	致病基因（别名）
OI13	*BMP1*
OI14	*TMEM38B*
OI15	*WNT1*

表 1124-2 受累部位及表现

受累部位	主要表现
骨骼	脊柱后凸、侧弯，长骨弯曲，肋骨呈串珠样改变，下肢似蛙腿形态，关节活动幅度超过正常，在骨折处成角或重叠，假关节形成
头面部	前额宽阔、顶骨与颞骨隆起、枕骨下垂、面部呈三角形，耳向外向下移位，使头颅形成"军盔"状
眼	部分患者巩膜薄而透明，颜色可自深天蓝色至蓝白色；有时可见"土星环"，往往伴远视，但一般视力正常；有时角膜外围可有混浊（青少年环）
牙齿	釉质正常，牙本质缺乏；乳牙和恒牙易断，龋牙不易填充，呈黄棕色或蓝灰色；幼儿的门齿最易受累
耳	耳聋多见于年龄较大的儿童，不是主要特征；耳、颞骨硬化；也可有耳鸣和眩晕

二、OI3 型基因诊断

(1) 概述

COL1A2 基因，即编码 I 型胶原蛋白的 α2 链前体的基因，位于 7 号染色体长臂 2 区 1 带 3 亚带 (7q21.3)，基因组坐标为 (GRCh37):7:94023873-94060544，基因全长 36 672bp，包含 52 个外显子，编码 1366 个氨基酸。

(2) 基因对应蛋白结构及功能

该基因编码 I 型胶原蛋白的 α2 链前体，该蛋白是两个 α1 链和一个 α2 链组成的三螺旋体。I 型胶原蛋白是一种纤丝状胶原蛋白，广泛存在于结缔组织，并在骨骼、角膜、皮肤和肌腱中富集。该基因可产生三个转录本。

(3) 基因突变致病机制

某些 *COL1A2* 基因突变导致该基因上的部分片段的丢失，从而导致 α2 链前体缺失某些关键区域。其他的突变改变了 α2 链前体中的部分氨基酸，通常是将甘氨酸替换成了其他氨基酸。有时，氨基酸替换会改变肽链的羧基端，这会影响胶原蛋白分子的装配。*COL1A2* 基因的突变影响了 I 型胶原蛋白的合成，这些异常的胶原蛋白参与骨骼及其他结缔组织的发育，导致了 OI 的一系列严重的临床症状。

(4) 目前基因突变概述

目前人类基因突变数据库收录的 *COL1A2* 基因突变有 315 个，其中错义 / 无义突变 227 个，剪接突变 50 个，小的缺失 16 个，小的插入 7 个，大片段缺失 14 个，大片段插入 1 个。

三、OI8 型基因诊断

(1) 概述

P3H1 基因，即编码脯氨酰 3- 羟化酶 1 的基因，位于 1 号染色体短臂 3 区 4 带 1 亚带 (1p34.1)，基因组坐标为 (GRCh37):1:43212006-43232755，基因全长 20 750bp，包含 14 个外显子，编码 804 个氨基酸。

(2) 基因对应蛋白结构及功能

P3H1 基因编码脯氨酰 3- 羟化酶 1，该酶是胶原蛋白脯氨酰羟化酶家族成员之一。胶原蛋白脯氨酰羟化酶家族主要分布在内质网上，对胶原蛋白的合成和组装非常重要。该酶与软骨相关蛋白、亲环素 B 是合成某些类型胶原的复合物的一部分。该复合物修饰胶原分子中的脯氨酸，即进行脯氨酸 3 羟基化，该修饰过程是胶原正常折叠和组装中的关键步骤。细胞胶原分泌对于结缔组织（如骨、软骨、肌腱）形成至关重要。研究提示脯氨酰 3- 羟化酶 1 可能还参与某些类型的细胞与细胞外基质的相互作用，可能发挥抑制肿瘤的作用，阻碍细胞快速生长和分化。

(3) 基因突变致病机制

Cabral 等 [3] 研究了来自非洲西部的 5 个由 *P3H1* 基因无义突变导致的隐性骨疾病患者，有 4 人含有同一个突变。所有先证者 *P3H1* 基因突变导致密码子的提前中止及 mRNA 和蛋白质减少。Cabral 等 [3] 发现在先证者的成纤维细胞培养时加入吐根碱，可以一定程度上缓解 mRNA 和蛋白质合成的减少，表明 *P3H1* 基因无义突变会引起转录本的迅速降解。在 2 例 OI8 先证者中（一个为加纳的非近亲后代，另一个为非裔美国人后代），Cabral 等 [3] 发现 *P3H1* 基因剪接位点的纯合突变：IVS5+1G > T。Willaert 等 [7] 检测了 20 例严重型 / 致死型 OI 患者的 *P3H1* 基因、*CRTAP* 基因、*PPIB* 基因，在 4 名先证者中发现 *P3H1* 基因的 4 个纯合和复合杂合突变，未检测到 *CRTAP* 基因、*PPIB* 基因突变。

本病尚无相应的分子研究，致病机制未明。

(4) 目前基因突变概述

目前人类基因突变数据库没有收入 *P3H1* 基因突变信息，但在文献中报道该基因有 4 个错义 / 无义突变 [3]。

四、OI10 型基因诊断

(1) 概述

SERPINH1 基因，即编码丝氨酸蛋白酶抑制剂 H 分支 (热休克蛋白 47) 成员 1 的基因，位于 11 号染色体长臂 1 区 3 带 5 亚带 (11q13.5)，基因组坐标为 (GRCh37): 11: 75273101-75283849，基因全长 10 749bp，包含 5 个外显子，编码 418 个氨基酸。

(2) 基因对应蛋白结构及功能

SERPINH1 基因编码丝氨酸蛋白酶抑制剂 H 分支 (热休克蛋白 47) 成员 1，亦称为胶原结合蛋白 1，该蛋白属于丝氨酸蛋白酶抑制剂家族成员。该蛋白定位在内质网上，并作为胶原蛋白特异的分子伴侣在胶原蛋白合成中具有重要作用，研究发现在类风湿关节炎患者中含有该蛋白的自身抗体。SERPINH1 基因表达的可能是一种肿瘤标志物，并且该基因的核苷酸多态可能和胎膜早破造成的早产有关。

(3) 基因突变致病机制

Christiansen 等 [4] 对细胞中不产生过度修饰的 Ⅰ 型胶原蛋白的 OI 患者进行 SERPINH1 基因检测，在 1 例严重 OI10 沙特阿拉伯患者中发现了 SERPINH1 基因的 1 个纯合错义突变 p.L78P。该突变导致内质网中的 HSP47 通过蛋白酶体降解，而引起严重的 OI 表型。患者成纤维细胞中 Ⅰ 型原骨胶原在高尔基体过度累积，并且这些分泌的 Ⅰ 型原骨胶原对蛋白酶敏感。在三螺旋结构域的第 986 位脯氨酰基的正常 3- 羟基化，在 CRTAP/P3H1/CyPB 复合物的下游发挥 HSP47 的作用。

本病尚无相应的分子研究，致病机制未明。

(4) 目前基因突变概述

目前人类基因突变数据库没有收录 SERPINH1 基因突变信息，但在文献中报道该基因存在 1 个错义突变 p.L78P[4]。

五、OI13 型基因诊断

(1) 概述

BMP1 基因，即编码骨形成蛋白 1 的基因，位于 8 号染色体短臂 2 区 1 带 3 亚带 (8p21.3)，基因组坐标为 (GRCh37):8:22022653-22069839，基因全长 47 187bp，包含 20 个外显子，编码 986 个氨基酸。

(2) 基因对应蛋白结构及功能

BMP1 基因编码骨形成蛋白 1，是一种虾红素金属蛋白，具有多种亚型，包括细胞外基质蛋白和部分 TGF-β 超家族的拮抗剂。尽管其他的骨形成蛋白是 TGF-β 超家族的成员，但骨形成蛋白 1 与其他已知的生长因子的相关性不高。该基因的不同剪接体具有相同 N 端的蛋白酶结构域，但 C 端不同。该蛋白具有剪接原骨胶原 Ⅰ 、Ⅱ 、Ⅲ 的 C 端前肽的作用，诱导软骨和骨生成，可能通过剪接腱蛋白参与早期发育中的背腹分化，参与赖氨酰氧化酶的蛋白水解激活。

(3) 基因突变致病机制

Martinez-Glez 等 [5] 通过对埃及近亲婚姻家庭中患有常染色体隐性成骨不全症和脐疝的先证者的 BMP1 基因进行测序，发现 BMP1 基因中存在一个纯合错义突变 p.F249L。相同的突变也在患者的患病兄弟中出现，但他们的父母和未发病的兄弟姐妹在该突变位点为杂合子。Asharani 等 [8] 通过全外显子测序和纯合子突变筛查，在土耳其近亲结婚家庭子代的 2 例患有骨密度增加和多发性骨折患者中，发现 BMP1 基因存在一个纯合的错义突变 p.G12R。Valencia 等 [9] 利用全基因组 SNP 芯片杂交技术，在一例 3 岁巴基斯坦成骨不全症患者中，发现 8 号染色体上存在 99Mb 的纯合区域，该区域覆盖了 BMP1 基因，进一步对 BMP1 基因测序，发现了 Asharani 等 [8] 在 BMP1 基因上发现的纯合错义突变 p.G12R，且用免疫荧光技术和电镜成像技术证实 BMP1 基因纯合错义突变 p.G12R 和 p.F249L 的成纤维细胞中细胞外基质的 Ⅰ 型胶原纤维的组装受损。Fahiminiya 等 [10] 在 4 例无血缘关系、患有脆骨症的法裔加拿大人，发现在 BMP1 基因的 3′ 端的非编码区存在一个点突变 c.*241T > C，该突变影响短的 BMP1 转录本的聚腺苷酸化。该突变在其中 3 例患者中为纯合突变，第 4 例患者为复合杂合子，且在 BMP1 基因中存在一个剪接位点突变 c.2107G > C。Cho 等 [11] 对患有成骨不全症，但未出现 Ⅰ 型骨胶原 α 链的编码基因突变及 IFITM5 基因突变的 22 月龄的韩国女孩进行了全外显子测序，发现其在 BMP1 基因存在一个复合杂合突变 p.M270V 和一个剪接位点突变 c.1297G > T。患者的父母中并未出现相关症状，但他们在 2 个突变位点上都为杂合子。

本病尚无相应的分子研究，致病机制未明。

(4) 目前基因突变概述

目前人类基因突变数据库没有收录 BMP1 基因突变信息，但在文献中报道该基因有 6 个错义 /

无义突变[5, 8-11]。

（刘永红　徐　菁　商周春　吴　亮）

参考文献

[1] 胡亚美，江载芳．诸福棠．实用儿科学．第 7 版．北京：人民卫生出版社，2002，23-48．

[2] Sillence DO, Senn A, Danks DM. Genetic heterogeneity inosteogenesis imperfecta. J Med Genet, 1979, 16: 101-116.

[3] Cabral WA, Chang W, Barnes AM, et al. Prolyl 3-hydroxylase 1 deficiency causes A recessive metabolic bone disorder resembling lethal/severe osteogenesis imperfecta. Nature Genet, 2007, 39: 359-365.

[4] Christiansen HE, Schwarze U, Pyott SM, et al. Homozygosity for a missense mutation in SERPINH1, which encodes the collagen chaperone protein HSP47, results in severe recessive osteogenesis imperfecta. Am J Hum Genet, 2007, 86: 389-398.

[5] Martinez-Glez V, Valencia M, Caparros-Martin JA, et al. Identification of a mutation causing deficient BMP1/mTLD proteolytic activity in autosomal recessive osteogenesisimperfecta. Hum Mutat, 2012, 33: 343-350.

[6] Nicholls AC, Osse G, Schloon HG, et al. The clinical features of homozygous alpha 2(I) collagen deficient osteogenesis imperfecta. J Med Genet, 1984, 21(4): 257-262.

[7] Willaert A, Malfait F, Symoens S, et al. Recessive osteogenesisimperfeca caused by LEPRE1 mutations: clinical documentation and identification of the splice form responsible for polyl 3-hydroxylation. J Med Genet, 2009, 46: 233-241.

[8] Asharani PV, Keupp K, Semler O, et al. Attenuated BMP1 function compromises osteogenesis, leading to bone fragility in humans and zebrafish. Am J Hum Genet, 2012, 90: 661-674.

[9] Valencia M, Caparros-Martin JA, Sirerol-Piquer MS, et al. Report of a newly indentified(sic)patient with mutations in BMP1 and underlying pathogenetic aspects. Am J Med Genet, 2014, 164A: 1143-1150.

[10] Fahiminiya S, Al-Jallad H, Majewski J, et al. A polyadenylation site variant causes transcript-specific BMP1 deficiency and frequent fractures in children. Hum Molec Genet, 2015, 24: 516-524.

[11] Cho SY, Asharani PV, Kim OH, et al. Identification and in vivo functional characterization of novel compound heterozygous BMP1 variants in osteogenesisimperfecta. Hum Mutat, 2015, 36: 191-195.

1128　干骺端发育不全
(osteoglophonic dysplasia, OGD; OMIM 166250)

一、临床诊断

(1) 概述

Beighton 于 1980 年报道一种类似侏儒症的遗传性疾病——身材矮小且 X 线片显示骨骺端骨质呈网状、镂空样变化，发现其发病呈常染色体显性遗传方式，遂命名为干骺端发育不全 (OGD)[1]。致病基因为 *FGFR1* 基因，即成纤维细胞生长因子受体 1 基因[2]。

(2) 临床表现

OGD 患者出生后数月即可发病，寿命数月到数十年不等，呈常染色体显性遗传，临床表现类似侏儒患者，智力一般正常，但可有言语发育较缓，临床表现主要为四肢短小、肢体近端型发育不全，头面部发育异常，可有颅缝早闭、眉弓前突、鼻梁较低、前额高突、下颌前突等软骨发育不全[3-5]。其他可有皮肤毛发病变，如指（趾）甲发育不全。

(3) 辅助检查

影像学表现：主要表现为干骺端发育不全，骨密度重度减低，长骨变短，可呈蜂窝状、镂空样改变（图 1128-1）。

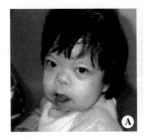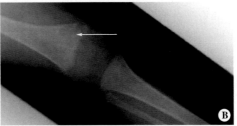

图 1128-1　影像学表现

A. 患者有颅缝早闭、面部发育异常、趾（指）甲发育不全；B. 可见骨骺端密度减低

（白色箭头）(Am J Hum Genet, 2005, 76: 361-367)

实验室检查：碱性磷酸酶过少。

(4) 病理表现

主要表现为干骺端发育异常，成骨细胞减少，骨量减低，骨质破坏，骨密度可呈重度减低，尚无特征性病理改变。

(5) 受累部位病变汇总 (表 1128-1)

表 1128-1　受累部位及表现

受累部位	主要表现
头面部	前额高突、下颌前突、人中较长、耳朵位置偏后下、眼距过宽、眼球突出、眼缝下斜、鼻孔前倾、鼻子短小、低鼻梁、弓状腭、牙齿发育不全
骨骼	肩胛骨较小、胸廓变宽、颅缝早闭、椎体扁平、四肢短小、长骨弯曲，X 线提示干骺端不规则及骨折
皮肤及附属器	胫前皮肤凹凸不平、指 (趾) 甲发育不全
神经系统	言语发育延后
肺	阻塞性肺病
其他	身材矮小、短颈、男性有尿道下裂、腹股沟疝、隐睾

二、基因诊断

(1) 概述

FGFR1 基因，即编码成纤维细胞生长因子受体 1 的基因，位于 8 号染色体短臂 1 区 1 带 2 亚带 2 次亚带和 3 次亚带之间 (8p11.22—p11.23)，基因组坐标为 (GRCh37):8:38268656-38326352，基因全长 57 697bp，包含 18 个外显子，编码 822 个氨基酸。

(2) 基因对应蛋白结构及功能

FGFR1 基因编码成纤维细胞生长因子受体 1，属于成纤维细胞生长因子受体 (FGFR) 家族成员。FGFR 家族成员在进化过程中，氨基酸序列具有高保守性，成员间的区别在于与配体结合的亲和力及组织分布。一个典型的全长蛋白，由三个免疫球蛋白样区域组成的胞外区域、一个疏水性跨膜区域及一个胞质酪氨酸激酶区域组成。蛋白胞外区域与成纤维细胞生长因子相互作用，启动下游一系列的信号通路，最终影响细胞的有丝分裂和分化。此外，FGFR 家族成员参与调控细胞生长和成熟、血管生成、创伤修复、胚胎发育。FGFR1 可结合酸性和碱性的成纤维细胞生长因子，并且参与肢体的感应。

FGFR1 可能在神经系统发育中发挥着重要作用，可能参与调控长骨生长。

(3) 基因突变致病机制

White 等 [6] 指出，OGD 是由 FGFR1 基因高保守区域组成的配体结合区域和跨膜区域的错义突变导致的，并指出 FGFR1 在长骨生长中的负调控作用，多种骨骼异常是由编码成纤维细胞生长因子受体 (FGFR1、FGFR2、FGFR3) 的激活突变引起的。通常 FGFR1 和 FGFR2 突变引起大多数的综合征并伴有颅缝早闭，而矮化病综合征主要与 FGFR3 突变有关。OGD 是一种交叉疾病，其骨骼表型与 3 个成纤维细胞生长因子受体突变有关。Farrow 等 [7] 在 Beighton 等 [3] 报道的 OGD 患者中，发现其 FGFR1 基因存在一个突变。

本病尚无相应的分子研究，致病机制未明。

(4) 目前基因突变概述

目前人类基因突变数据库收录的 FGFR1 基因突变有 97 个，其中错义 / 无义突变 81 个，剪接突变 6 个，小的缺失 6 个，小的插入 3 个，大片段缺失 1 个。

（刘永红　吴　亮）

参考文献

[1] Beighton P. Osteoglophonic dysplasia. J Med Genet, 1989, 26: 572-576.

[2] White KE, Cabral JM, Davis SI, et al. Mutations that cause osteoglophonic dysplasia define novel roles for FGFR1 in bone elongation. Am J Hum Genet, 2005, 76: 361-367.

[3] Beighton P, Cremin BJ, Kozlowski K. Osteoglophonicdwarfism. Pediat Radiol, 1980, 10: 46-50.

[4] Farrow EG, Davis SI, Mooney SD, et al.Extended mutational analyses of FGFR1 in osteoglophonicdysplasia.(Letter) Am J Med Genet, 2006, 140A: 537-539.

[5] Kenneth EW, Jose MC, Siobhan ID, et al.Mutations that cause osteoglophonic dysplasia define novel roles for FGFR1 in bone elongation. Am J Hum Genet, 2005, 76: 361-367.

[6] White KE, Cabral JM, Davis SI, et al.Mutations that cause osteoglophonicdysplasia define novel roles for FGFR1 in bone elongation.Am J Hum Genet, 2005, 76: 361-367.

[7] Farrow EG, Davis SI, Mooney SD, et al.Extended mutational analyses of FGFR1 in osteoglophonicdysplasia. Am J Med Genet, 2006, 140A: 537-539.

1129　多发无菌性骨髓炎伴骨膜炎和脓疱病
(osteomyelitis, sterile multifocal, with and periostitis and pustulosis, OMPP; OMIM 612852)

一、临床诊断

(1) 概述

Leung 和 Lee 在 1985 年依据临床、放射和组织学表现描述了一种表现为骨皮质增生伴随皮肤脓疱症的病例，发现其发病呈常染色体隐性遗传方式[1]，遂命名为多发无菌性骨髓炎伴骨膜炎和脓疱病 (OMPP)。Aksentijevich 等[2] 于 2009 年证实致病基因为 *IL1RN* 基因，即白细胞介素 1 受体拮抗剂基因。

(2) 临床表现

OMPP 临床上主要表现为皮肤改变和骨骼关节病变 (图 1129-1、图 1129-2) 的一种重度致死性系统性炎性疾病，患者出生后即可出现多发性骨髓炎，关节病变主要表现为关节疼痛、肿胀。皮肤病变可表现为低热、皮肤丘疹、囊泡状脓疱，进而发展为硬瘢，最后到皮肤脱屑。发作周期约 3 周[1]。大约有 20% 的患者合并慢性复发性多病灶性骨髓炎 (CRMO) 和掌跖脓疱病[3]。

(3) 辅助检查

骨骼 X 线：多关节干骺端及长骨近端呈气球样骨质改变，肋骨及锁骨增宽，透明骨膜和骨膜增厚，干骺端呈溶骨样病变，长骨边缘硬化 (图 1129-1D ~ F 和图 1129-2 C、D)。

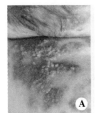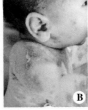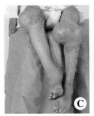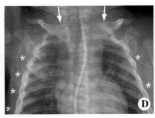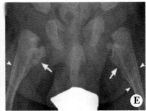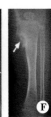

图 1129-1　皮肤改变和骨骼关节病变

A、B. 可见皮肤疱疹，由小疱疹到脓疱病不等；C. 骨骼病变表现为多关节干骺端及长骨近端呈气球样膨胀；D. 典型的影像学表现为肋骨及锁骨增宽 [(肋骨用星号表示) 和锁骨 (箭头)]；E. 伴随股骨近端干骨后端异位骨化，透明骨膜 (箭头) 和骨干骺膜增厚 (三角箭头)；F. 干骺端呈溶骨样病变，长骨边缘硬化 [N Engl J Med, 2009, 360(23): 2426-2437]

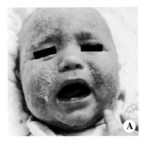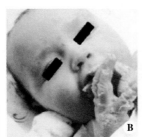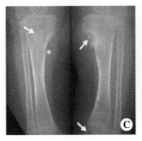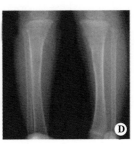

图 1129-2　皮肤改变和治疗后骨骼改变

A、C. 面部疱疹和骨质破坏；B、D. 经药物治疗后改变 [N Engl J Med, 2009, 360(23): 2426-2437]

(4) 病理表现

皮肤活检显示角质层呈脓疱性皮炎或脓疱性银屑病[1]。脓疱组织病理：表皮内中性粒细胞聚集伴角化过度，脓疱及骨的需氧菌、厌氧菌、抗酸菌及霉菌等培养阴性；肋骨活检为慢性非特异性炎症。

（5）受累部位病变汇总（表 1129-1）

表 1129-1　受累部位及表现

受累部位	主要表现
口腔	口腔炎、口腔溃疡
皮肤及附属器	皮肤水疱
骨骼	部分患者有颈椎融合、透明骨膜、骨膜炎、无菌性多灶性骨膜炎、关节疼痛和肿胀
毛发	脓疱病或脓疱性银屑病、真皮和表皮中性粒细胞浸润、毛囊脓疱、棘皮症、角化过度、部分患者指甲银屑病样改变、指甲脱落
血管	罕见脑血管炎或血管病
呼吸系统	部分患者有呼吸窘迫现象、罕见有间质性肺疾病
肝脾	肝脾大

二、基因诊断

（1）概述

IL1RN 基因，即编码白介素 1 受体拮抗剂（IL-1RA）的基因，位于 2 号染色体长臂 1 区 4 带 2 亚带（2q14.2），基因组坐标为（GRCh37）:2:113868693-113891593，基因全长 22 901bp，包含 6 个外显子，编码 180 个氨基酸。

（2）基因对应蛋白结构及功能

IL1RN 基因编码的蛋白质是白介素 1 细胞因子家族的成员之一。该蛋白抑制白介素 1α 和白细胞介素 1β 的活性，并且调节一系列白细胞介素 1 相关的免疫和炎症反应。

（3）基因突变致病机制

Aksentijevich 等 [2] 研究多名患有无菌多发骨髓炎、骨膜炎、脓疱病的新生儿，在 *IL1RN* 基因上发现了 1 个 2 bp 纯合缺失突变和多个纯合无义突变，在另一名来自波多黎各西北部一个孤立群体的患者中，发现 2q13 上 175 kb 的纯合缺失突变，该区域包括 *IL1RN* 基因。而杂合子携带者无症状，在体外实验中也无细胞因子的异常，并表现对阿那白滞素治疗的迅速反应。Reddy 等 [5] 在一个 18 月龄发病的男婴中，也发现了 2q13 上 175 kb 的纯合缺失突变，该区域包括 *IL1RN* 基因。

本病尚无相应的分子研究，致病机制未明。

（4）目前基因突变概述

目前人类基因突变数据库收录的 *IL1RN* 基因突变有 7 个，其中错义/无义突变 3 个，小的缺失 1 个，大片段缺失 2 个，调控区突变 1 个。

（刘永红　刘彩璇）

参考文献

[1] Leung VC, Lee KE. Infantile cortical hyperostosis with intramedullary lesions. J Pediat Orthop, 1985, 5: 354-357.

[2] Aksentijevich I, Masters SL, Ferguson PJ, et al. An autoinflammatory disease with deficiency of the interleukin-1-receptor antagonist. N Engl J Med, 2009, 360: 2426-2437.

[3] Sofman MS, Prose NS. Dermatoses associated with sterile lytic bone lesions. J Am Acad Derm, 1990, 23: 494-498.

[4] Ivona A, Seth LM, Polly JF, et al. An autoinflammatory disease with deficiency of the interleukin-1–receptor antagonist. N Engl J Med, 2009, 360(23): 2426-2437.

[5] Reddy S, Jia S, Geoffrey R, et al. An autoinflammatory disease due to homozygous deletion of the IL1RN locus. New Eng J Med, 2009, 360: 2438-2444.

1130　条纹状骨病伴颅骨硬化
(osteopathia striata with cranial sclerosis, OSCS; OMIM 300373)

一、临床诊断

（1）概述

Fairbank 于 1951 年报道了一种遗传性疾病——条纹状骨病伴有颅骨硬化 [1]，遂命名为 OSCS。Walker（1969）和 Jones、Mulcahy（1968）报道此病只见于女性 [2]，Horan 、Beighton（1978）报道本病为常染色体显性遗传 [3]，但 Jenkins 等于 2009 年证实本病为 X 连锁显性遗传方式 [4]，Perdu 等于 2010 年发现其致病基因为 *AMER1*（又称 *WTX*）基因，即肾母细胞瘤抑癌基因 [5]。

（2）临床表现

OSCS 以家族发病为主，但 1/3 患者为散发。男女均可发病，典型病变见于女性，男性患者往往症状较重，出生后即可发病，严重者发病数天即可死亡。患者骨骼病变主要为长骨骨干和干骺端条纹状硬化，颅面骨增厚等。女性典型表现为先天性颅面畸形，常有腭裂 (30%)(图 1130-1)[5, 6]，条纹状骨病只见于女性，可于出生后 5 个月到 6 岁起病。幸存的男性患者表现为面部先天性畸形和骨骼异常，同时神经发育障碍和神经肌肉异常患病率较高，但病变不累及干骺端[7]。

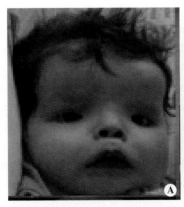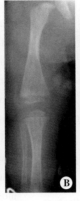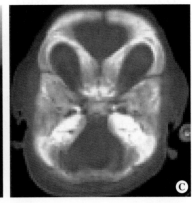

图 1130-1 颅骨硬化

A. 患者可见前额高突、面部器官间距增宽畸形、小颌畸形；B. X 线片显示下肢纵行条纹状改变；C. 颅骨 CT 显示颅底骨和额骨增厚

[Nat Genet, 2009, 41(1): 95-100]

(3) 辅助检查

X 线像显示颅骨硬化 (图 1130-1C) 及双侧对称性纵行条状骨密度增高，四肢长骨干骺端为好发部位，条纹之间的骨质可有疏松现象 (图 1130-1B)。其他有脊椎侧弯畸形、漏斗胸、锁骨宽大、肋骨肥厚等。

(4) 病理表现

骨活检可见骨小梁厚度增加。

(5) 受累部位病变汇总 (表 1130-1)

表 1130-1 受累部位及表现

受累部位	主要表现
头面部	巨头畸形、囟门增大、颅缝增宽、前囟门延迟闭合、前额狭窄、面神经麻痹、小颌畸形、小耳、耳形态异常、眼距过宽、内眦赘皮、宽鼻梁、唇腭裂、腭垂裂、男性有厚嘴唇、硬腭高拱 (15%)、牙齿幼稚及咬合不正、牙齿拥挤、蹼状颈
骨骼	条纹状骨病 (只见于女性)、颅骨硬化 (31%)、枕叶肥大、头骨呈梯形改变、鼻旁窦发育不全、漏斗胸、锁骨宽大、肋骨肥厚、腰胸椎后凸畸形、脊柱侧凸 (23%)、隐性脊柱裂、手指、脚趾挛缩
神经系统	脑积水、头痛、言语发育延迟 (10%)、男性可有肌张力减退、癫痫 (罕见)、轻到中度精神发育迟滞 (28%)、胼胝体发育不全等
心肺	室中隔缺损、动脉导管未闭、呼吸暂停、喉蹼
消化系统	男性罕见脐疝、肠扭转、肛门狭窄及闭锁、胃食管反流
其他	男性罕见多房性肾囊性变、胎儿期可有羊水过多或过少

二、基因诊断

(1) 概述

AMER1 基因，即编码抗原提呈细胞膜招募蛋白 1 的基因，位于 X 染色体长臂 1 区 1 带 2 亚带 (Xq11.2)，基因组坐标为 (GRCh37):X:63404997-63425624，基因全长 20 628bp，包含 2 个外显子，编码 1135 个氨基酸。

(2) 基因对应蛋白结构及功能

AMER1 基因编码抗原提呈细胞膜蛋白招募蛋白 1，该蛋白通过肾母细胞瘤蛋白可上调转录活性，并且与许多其他蛋白质相互作用，包括 CTNNB1、APC AXIN1 和 AXIN2。该蛋白具有 CTNNB1、AXIN1、LRP6、KEAP1、APC 和 BTRC 亚基。该蛋白是经典 Wnt 信号转导通路的调控因子，特异性结合细胞膜上的磷脂酰肌醇 4，5- 二磷酸，与经典 Wnt 信号通路的关键调节因子相互作用，如 β 链蛋白破坏复合体成分。作为 Wnt 信号通路的正调控因子，该蛋白促进 LRP6 磷酸化；作为负调控因子，该蛋白是 β 链蛋白破坏复合体的支架蛋白，同时促进 AXIN 在细胞膜的稳定。该蛋白促进 CTNNB1 的泛素化和降解，参与肾脏发育。

(3) 基因突变致病机制

Jenkins 等 [4] 研究发现一名女性先证者有头骨和附肢骨骼严重骨质增生、显著发育迟缓和癫痫发作的症状，骨骼表型与 OSCS 一致，DNA 分析显示在 Xq11.1 上有大于 2.1 Mb 的缺失区，对该缺失区域中 4 个基因进行注释分析，发现 AMER1 作为常规 Wnt 信号转导的抑制子是骨骼表型的潜在单基因诱因。测序结果显示，在 19 个没有关联的家庭中，有 18 个家庭的 AMER1 基因存在突变，包括整个基因的缺失、无义突变和移码突变，并且发现所有的点突变都聚集在 AMER1 基因的 5′ 区域。在 Savarirayan 等 [8]、Keymolen 等 [9]、Konig 等 [10] 报道的家系中的病例中，Perdu 等 [5] 发现存在 AMER1 基因缺失和 AMER1 基因的 2 个突变，另外，在 4 例不相关的女性患者中，反复检测到 AMER1 基因 p.R358X。Perdu 等 [11] 在 1 例 17 岁条纹状骨病颅硬化症的男性患者中，发现了在该基因 5′ 端的半合子截短突变 p.C143X。

本病尚无相应的分子研究，致病机制未明。

(4) 目前基因突变概述

目前人类基因突变数据库收录的 AMER1 基因突变有 20 个，其中错义/无义突变 8 个，小的缺失 5 个，小片段插入 3 个，小片段插入缺失 1 个，大片段缺失 3 个。

（刘永红　刘彩璇）

参考文献

[1] Fairbank T. An atlas of General Affections of the Skeleton. Baltimore: Williams and Wilkins(pub.), 1951, 86: 304-305.

[2] Jones MD, Mulcahy ND. Osteopathia striata, osteopetrosis, and impaired hearing: a case report. Arch Otolaryng, 1968, 87: 116-118.

[3] Horan FT, Beighton PH. Osteopathia striata with cranialscl-erosis: an autosomal dominant entity. Clin Genet, 1978, 13: 201-206.

[4] Jenkins ZA, van Kogelenberg M, Morgan T, et al. Germline mutations in WTX cause a sclerosing skeletal dysplasia but do not predispose to tumorigenesis. Nature Genet, 2009, 41: 95-100.

[5] Perdu B, de Freitas F, Frints SGM, et al. Osteopathia striata withcranial sclerosis owing to WTX gene defect. J Bone Miner Res, 2010, 25: 82-90.

[6] Herman SB, Holman SK, Robertson SP, et al. Severe osteopathia striata with cranial sclerosis in a female case with whole WTX gene deletion.Am J Med Genet A, 2013, 161A(3): 594-599.

[7] Chénier S, Noor A, Dupuis L, et al.Osteopathia striata with cranial sclerosis and developmental delay in a male with a mosaic deletion in chromosome region Xq11.2.Am J Med Genet A, 2012, 158A(11): 2946-2952.

[8] Savarirayan R, Nance J, Morris L, et al. Osteopathia striata with cranial sclerosis: highly variable phenotypic expression within a family. Clin Genet, 1997, 52: 199-205.

[9] Keymolen K, Bonduelle M, De Maeseneer M, et al. How to counsel in osteopathia striata with cranial sclerosis. Genet Counsel, 1997, 8: 207-211.

[10] Konig R, Dukiet C, Dorries A, et al. Osteopathia striata with cranial sclerosis: variable expressivity in a four generation pedigree. Am J Med Genet, 1996, 63: 68-73.

[11] Perdu B, Lakeman P, Mortier G, et al. Two novel WTX mutations underscore the unpredictability of male survival in osteopathia striata with cranial sclerosis. Clin Genet, 2011, 80: 383-388.

1131~1136　骨硬化症
(osteopetrosis, OPT)
(1131. OPTA1, OMIM 607634; 1132. OPTA2, OMIM 166600; 1133. OPTB1, OMIM 259700; 1134. OPTB2, OMIM 259710; 1135. OPTB3, OMIM 259730; 1136. OPTB5, OMIM 259720)

一、临床诊断

(1) 概述

德国放射学家在 1904 年首先发现了部分骨骼 X 线检查时呈高密度表现但易发生骨折的病例，将其命名为骨硬化症 (OPT)，也称为 Albergs-Schönberg 病或石骨症。骨硬化症按其遗传方式可分为常染色体隐性遗传和常染色体显性遗传。致病基因包括 T 细胞免疫调节因子 1 基因 (T cell immune regulator 1, TCIRG 1)、氯化物第七蛋白基因 (CLCN7)、骨硬化相关跨膜蛋白 1 基因 (osteopetrosis associated transmembrane protein 1, OSTM1)、PLEKHM1、低密度脂蛋白受体相关蛋白基因 (low dendity lipoprotein receptor-realted protein 5, LRP5) 等数十种基因[1]。

(2) 临床表现

骨硬化症是一类全身骨结构发育异常的罕见遗传性疾病，主要由于破骨细胞的形成和功能缺陷导致全身骨密度增高，好发于颅骨。骨硬化症的临床表现多样，绝大多数患者在出生前即开始有病变，患儿通常表现为生长发育迟缓、骨骼畸形，经常有脊柱侧凸，易骨折，出牙延后；可合并有脑神经受压症状如失明、失聪、面瘫、咀嚼困难、脑水肿等，还可有贫血、溶血、反复感染和脾大等血液系统受累表现，骨硬化症按其遗传方式可分为常染色体隐性遗传和常染色体显性遗传两类，前者预后好，后者预后差[1, 2]。

(3) 辅助检查

骨骼X线片示骨密度增高并在长骨干骺端见漏斗或烧瓶样改变和特征性的透明带；趾骨、骨盆和椎骨等处可见"骨中骨"现象；颅底、骨盆和椎骨终板的中央型硬化——三明治现象或"橄榄球衣"征 (图 1131-1)[2]。

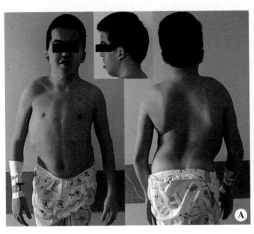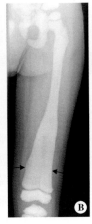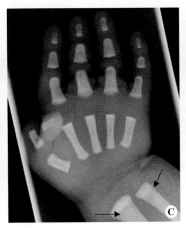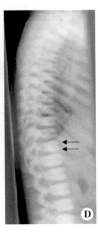

图 1131-1　患儿全身骨骼畸形

A. 脊柱侧凸，肩胛骨外翻；B、C. 肩关节 X 线正位片可见肱骨干骺端呈漏斗或烧瓶样改变和特征性的透明带；D. 椎骨终板的中央型硬化——三明治现象或"橄榄球衣"征 [N Engl J Med, 2004, 35(27): 2839-2849]

(4) 病理表现

骨硬化症患者骨骼病理学表现为骨髓腔缩小甚至闭塞，腔内充满极少毛细血管硬化的纤维组织，骨皮质增厚致密，松质的骨小梁增多增厚 (图 1131-2)。

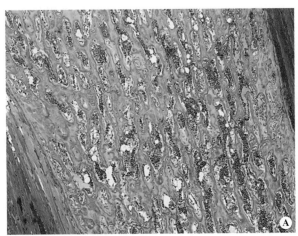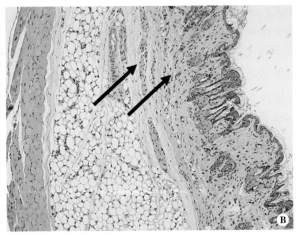

图 1131-2　病理表现

（5）基因突变亚型及受累部位病变汇总（表1131-1、表1131-2）

表1131-1　亚型汇总

OPT 亚型	致病基因（别名）
OPTA1	LRP5
OPTA2	CLCN7
OPTB1	TCIRG1
OPTB2	TNFSF11
OPTB3	CA2
OPTB5	OSTM1

表1131-2　受累部位及表现

受累部位	主要表现
骨骼	骨骼发育迟缓、畸形，易骨折
牙齿	出生后出牙延迟
神经系统	脑神经受压症状如失明、失聪、面瘫、咀嚼困难，脑水肿等
血液系统	贫血、溶血、反复感染等

二、OPTA1 基因诊断

（1）概述

LRP5 基因编码低密度脂蛋白受体相关蛋白5，位于11号染色体长臂1区3带2亚带(11q13.2)，基因组坐标为 (GRCh37):11:68080108-68216743，基因全长 136 636bp，包含 23 个外显子，编码 1615 个氨基酸。

（2）基因对应蛋白结构及功能

LRP5 基因编码一种跨膜低密度脂蛋白受体(LDLR)，该蛋白具有 LDLR 家族的保守功能结构域，包括 1 个可能的信号肽用于蛋白外运，4 个表皮生长因子重复，3 个低密度脂蛋白受体重复，1 个跨膜延伸域及 1 个胞质区[3]。该蛋白受体可以结合和内化受体介导的胞吞作用过程中的配体。该蛋白也可与 Frizzled 蛋白家族的成员一起作为 Wnt 信号转导的共受体。该蛋白在骨骼动态平衡中起着关键性的作用，并且许多与骨密度相关的疾病都是由该基因突变引起的。

（3）基因突变致病机制

Gong 等[4] 发现 LRP 的功能丢失突变可导致骨质疏松 - 假性胶质瘤综合征，从而首次将 Wnt 信号通路与骨发育联系起来。之后两个研究中发现，LRP5 若发生功能获得性突变则会引起高骨密度[5, 6]。

Kato 等[7] 构建了 Lrp5 基因缺陷的小鼠模型，研究结果表明这些小鼠呈现出低骨密度表型。Cui 等[8] 构建了骨细胞特异表达 Lrp5 突变基因的小鼠模型，结果突变小鼠在骨密度、骨强度、骨生成率方面都要高于野生型小鼠。此外，对附肢骨骼细胞进行 LRP5 基因突变诱导，中轴骨细胞不做突变诱导，结果四肢的骨骼特性发生了变化而脊柱保持原样。作者推断 LRP5 是通过骨细胞中经典的 Wnt 通路去调节骨密度而不是间接通过其他组织。

（4）目前基因突变概述

目前人类基因突变数据库收录的 LRP5 基因突变有 100 个，其中错义 / 无义突变 79 个，剪接突变 5 个，小的缺失 8 个，小的插入 4 个，大片段缺失 3 个，调控区突变 1 个。

三、OPTA2 基因诊断

（1）概述

CLCN7 基因编码 CLC 氯离子通道蛋白 7，位于 16 号染色体短臂 1 区 3 带 3 亚带 (16p13.3)，基因组坐标为 (GRCh37)：16：1494934-1525085，基因全长 30 152 bp，包含 25 个外显子，编码 805 个氨基酸。

（2）基因对应蛋白结构及功能

CLCN7 基因编码 CLC 氯离子通道蛋白 7，属于 CLC 氯离子通道蛋白家族。氯离子通道在细胞质膜和细胞器中起着重要的作用。该蛋白的功能是作为电压门控通道来调节离子的交换，主要是 Cl$^-$ 和 H$^+$ 的逆向转运，并对溶酶体进行酸化。

（3）基因突变致病机制

Kornak 等[9] 在 1 例有早期视觉障碍的患者身上发现 CLCN7 基因的复合杂合突变，包括无义突变 p.Q555X 和错义突变 p.R762Q，在 12 例患有 OPTA2 的家族研究中发现了 7 个不同的突变。

Kornak 等[1] 发现 Clcn7 基因靶向失活 (Clcn7$^{-/-}$) 的小鼠有严重的骨硬化和视网膜变性。尽管破骨细胞的数量正常，但由于它们不能酸化细胞外腔隙而丧失对骨的重吸收功能。2005 年，Kasper 等[10] 指出 Clcn7 基因敲除的小鼠，除了骨硬化之外还会伴随神经退行性疾病等。同时，该研究在破骨细胞进行 Clcn7 的转基因表达后延长了小鼠的寿命。Weinert 等[11] 构建了不成对 (unc) 的氯离子传导小鼠模型。虽然维持了溶酶体传导及正常的 pH，但这些 Clcn7(unc/unc) 小鼠表现出了和缺失 Clcn7 基因一样的溶酶体贮积症，不过它们的骨硬化程度弱一些。

(4) 目前基因突变概述

目前人类基因突变数据库收录的 *CLCN7* 基因突变有 57 个，其中错义 / 无义突变 45 个，剪接突变 2 个，小的缺失 6 个，小的插入 3 个，大片段缺失 1 个。

四、OPTB1 基因诊断

(1) 概述

TCIRG1 基因，即编码液泡 ATP 酶亚基的基因，位于 11 号染色体长臂 1 区 3 带 2 亚带 (11q13.2)，基因组坐标为 (GRCh37):11:67806462-67818366，基因全长 11 905bp，包含 20 个外显子，编码 830 个氨基酸。

(2) 基因对应蛋白结构及功能

TCIRG1 基因可以编码几个蛋白异构体，最主要的有 2 个。全长的异构体 a(OC116) 编码液泡 ATP 酶的 A3 亚基，这与真核细胞内腔和细胞器酸性调节有关，包括破骨细胞的 pH 调节。较短的异构体 b(TIRC7) 编码一个 T 细胞特有的膜蛋白，该蛋白对 T 淋巴细胞的活化及免疫应答有不可或缺的作用[12, 13]。

(3) 基因突变致病机制

骨硬化症是以破骨细胞缺乏或功能缺陷导致骨吸收障碍为临床特征的遗传性疾病。破骨细胞发挥骨重吸收需要 H^+ 为骨基质的溶解提供酸环境，而 *TCIRG1* 基因的编码蛋白可以为骨与破骨细胞接触面酸化提供条件。

Heaney 等[14] 在 2 个有亲缘关系的贝多因人的研究中发现 11q12——q13 区域的一些微卫星标志与骨硬化有关，而这个区域正是 *TCIRG1* 基因。Frattini 等[15] 根据其研究指出，9 例婴儿恶性骨硬化患者中就有 5 例发生 *TCIRG1* 基因的突变。Kornak 等[16] 也在 10 例患者中发现 5 例含有 *TCIRG1* 基因突变。

Li 等[17] 在小鼠的研究中发现 *Tcirg1* 基因的失活会引起破骨细胞富集的骨硬化。Scimeca[18] 等同样在小鼠模型中发现 *Tcirg1* 基因 5 个主要部分的缺失是自发 oc/oc 突变的基础。

(4) 目前基因突变概述

目前人类基因突变数据库收录的 *TCIRG1* 基因突变有 60 个，其中错义 / 无义突变 20 个，剪接突变 21 个，小的缺失 10 个，小的插入 3 个，大片段缺失 5 个，调控区突变 1 个。

五、OPTB2 基因诊断

(1) 概述

TNFSF11 基因，即编码肿瘤坏死因子蛋白的基因，位于 13 号染色体长臂 1 区 4 带 1 亚带 1 次亚带 (13q14.11)，基因组坐标为 (GRCh37):13:43148291-43182149，基因全长 33 859bp，包含 5 个外显子，编码 317 个氨基酸。

(2) 基因对应蛋白结构及功能

TNFSF11 基因编码肿瘤坏死因子家族中的一员，该蛋白是骨保护素的配体并且是骨细胞分化和活化的关键因子。该蛋白还是树突状细胞存活因子并参与了 T 细胞依赖性免疫应答的调节。

该基因编码的蛋白通过包含 SRC 激酶和肿瘤坏死因子受体相关因子 (TRAF)6 的信号复合体激活抗细胞凋亡激酶 AKT/PKB，这表明该蛋白可能参与细胞凋亡的调控。

(3) 基因突变致病机制

Sobacchi 等[19] 对来自 4 个不相关家庭的 6 例由于破骨细胞贫乏导致的 OPTB2 患者进行研究，发现 3 种纯合突变出现在所有患者的 *TNFSF11* 基因上，分别是：来自突尼斯近亲家庭的 5bp 删除、来自库尔德近亲家庭的 2bp 删除和来自 2 个锡克家庭的错义突变。

本病尚无相应的分子研究，致病机制未明。

(4) 目前基因突变概述

目前人类基因突变数据库收录的 *TNFSF11* 基因突变有 7 个，其中错义 / 无义突变 2 个，小的缺失 2 个，调控区突变 3 个。

六、OPTB3 基因诊断

(1) 概述

CA2 基因，即编码碳酸酐酶 2(CA Ⅱ) 的基因，位于 8 号染色体长臂 2 区 1 带 2 亚带 (8q21.2)，基因组坐标为 (GRCh37):8:86376131-86393721，基因全长 17 591bp，包含 7 个外显子，编码 260 个氨基酸。

(2) 基因对应蛋白结构及功能

CA2 基因编码属于裂解酶家族的含锌酶类。*CA2* 编码的碳酸酐酶具有催化二氧化碳的可逆水合作用。该酶的缺陷与骨硬化症和肾小管酸中毒有关。在骨吸收作用时，于成骨细胞中高度表达。体外试验表明，反义 RNA 和 DNA 阻碍 *CA2* 的表达会导致骨吸收作用的减弱。在脉络丛中，*CA2* 协助碳酸氢盐离子、钠离子和水从血液到脑脊髓的运输。

(3) 基因突变致病机制

Sly 等[20]检查了 OPTB3 患者的碳酸酐酶 (CA)，因为 CA 磺酰胺抑制剂可产生肾小管性酸中毒并阻断甲状旁腺激素介导的骨骼中钙的释放。尽管 CA 缺乏与脑钙化的关系还不清楚，但存在于脑中的 CA Ⅱ，以及 CA 抑制剂降低了脑脊液产生，从而影响大脑的电活动。CA Ⅱ 是 3 种同时在肾脏和大脑中表达的碳酸酐酶中的 1 种。CA Ⅱ 也在红细胞中表达，表达水平在患病的个体中非常低，在杂合子个体中水平中等。该结果表明 CA Ⅱ 在破骨细胞功能和骨质吸收中发挥作用。

Lewis 等[21]通过诱导突变得到 CA Ⅱ 缺乏的小鼠家系，发现该小鼠出现了生长发育迟缓和肾小管性酸中毒。在第 154 位谷氨酰胺上发现的点突变导致翻译过早地终止。Brechue 等[22]发现这些缺乏 CA Ⅱ 的小鼠肾脏功能有缺陷，包括酸负载后无法使尿液正常酸化。

(4) 目前基因突变概述

目前人类基因突变数据库收录的 *CA2* 基因突变有 25 个，其中错义 / 无义突变 8 个，剪接突变 4 个，小的缺失 12 个，小的插入 1 个。突变分布在基因整个编码区，无突变热点。

七、OPTB5 基因诊断

(1) 概述

OSTM1 基因，编码骨硬化症相关跨膜蛋白 1，位于 6 号染色体长臂 2 区 1 带 (6q21)，基因组坐标为 (GRCh37):6:108362613-108395941，基因全长 33 329bp，包含 6 个外显子，编码 334 个氨基酸。

(2) 基因对应蛋白结构及功能

OSTM1 基因编码一种蛋白质，可能通过泛素依赖性蛋白酶通路参与 G 蛋白降解。*OSTM1* 基因编码的蛋白通过 N 端亮氨酸富集区域与 G 蛋白信号通路调节蛋白 (RGS) 的亚家族 A 成员结合。该蛋白质还有一个中央结构域和 E3 泛素连接酶活性。从苍蝇到人类，该蛋白都是高度保守的。*OSTM1* 基因的缺陷可能导致常染色体隐性遗传的婴儿恶性骨硬化症。

(3) 基因突变致病机制

Chalhoub 等[23]在 1 例意大利 OPTB5 患者中发现了 *OSTM1* 基因剪接位点纯合突变。该患者的未患病父母均为该突变的杂合携带者，但在其他 100 名正常对照者中未发现该突变。Ramirez 等[24]在一名 3 个月大小的女婴中发现 *OSTM1* 基因纯合的 2bp 缺失突变。Pangrazio 等[25]在新发患者中验证了 *OSTM1* 基因纯合的 2bp 缺失突变，同时发现新的纯合无义突变 p.C12X。

本病尚无相应的分子研究，致病机制未明。

(4) 目前基因突变概述

目前人类基因突变数据库收录的 *OSTM1* 基因突变有 4 个，其中错义 / 无义突变 1 个，剪接突变 2 个，小的缺失 1 个。突变分布在基因整个编码区，无突变热点。

（赵　琳　邹志艳　张通达　张　伟）

参考文献

[1] Lam DK, Sándor GK, Holmes HI, et al. Marble bone disease: a review of osteopetrosis and its oral health implications for dentists. J Can Dent Assoc, 2007, 73(9): 839-843.

[2] Tolar J, Teitelbaum S, Orchard PJ. Osteopetrosis. N Engl J Med, 2004, 351 (27): 2839-2849.

[3] Hey PJ, Twells RC, Phillips MS, et al. Cloning of a novel member of the low-density lipoprotein receptor family. Gene, 1998, 216: 103-111.

[4] Gong Y, Slee RB, Fukai N, et al. LDL receptor-related protein 5(LRP5)affects bone accrual and eye development. Cell, 2001, 107: 513-523.

[5] Little RD, Carulli JP, Del Mastro RG, et al. A mutation in the LDL receptor-related protein 5 gene results in the autosomal dominant high-bone-mass trait. Am J Hum Genet, 2002, 70: 11-19.

[6] Boyden LM, Mao J, Belsky J, et al. High bone density due to a mutation in LDL-receptor-related protein 5. N Engl J Med, 2002, 346: 1513-1521.

[7] Kato M, Patel MS, Levasseur R, et al. Cbfa1-independent decrease in osteoblast proliferation, osteopenia, and persistent embryonic eye vascularization in mice deficient in Lrp5, a Wnt coreceptor. J Cell Biol, 2002, 157: 303-314.

[8] Cui Y, Niziolek PJ, MacDonald BT, et al. Lrp5 functions in bone to regulate bone mass. Nat Med, 2011, 17: 684-691.

[9] Kornak U, Kasper D, Bosl MR, et, al. Loss of the ClC-7 chloride channel leads to osteopetrosis in mice and man. Cell, 2001, 104: 205-215.

[10] Kasper D, Planells-Cases R, Fuhrmann JC, et al. Loss of the chloride channel ClC-7 leads to lysosomal storage disease and neurodegeneration. EMBO J, 2005, 24: 1079-1091.

[11] Weinert S, Jabs S, Supanchart C, et al. Lysosomal pathology and osteopetrosis upon loss of H⁺-driven lysosomal Cl- accumulation. Science, 2010, 328: 1401-1403.

[12] Smirnova AS, Morgun A, Shulzhenko N, et al. Identification of new alternative splice events in the TCIRG1 gene in different human tissues. Biochem Biophys Res Commun, 2005, 330: 943-949.

[13] Makaryan V, Rosenthal EA, Bolyard AA, et al. TCIRG1-associated congenital neutropenia. Hum Mutat, 2014, 35: 824-827.

[14] Heaney C, Shalev H, Elbedour K, et al. Human autosomal recessive osteopetrosis maps to 11q13, a position predicted by comparative mapping of the murine osteosclerosis(oc) mutation. Hum Mol Genet, 1998, 7: 1407-1410.

[15] Frattini A, Orchard PJ, Sobacchi C, et al. Defects in TCIRG1 subunit of the vacuolar proton pump are responsible for a subset of human autosomal recessive osteopetrosis. Nat Genet, 2000, 25: 343-346.

[16] Kornak U, Schulz A, Friedrich W, et al. Mutations in the a3 subunit of the vacuolar H(+)-ATPase cause infantile malignant osteopetrosis. Hum Mol Genet, 2000, 9: 2059-2063.

[17] Li YP, Chen W, Liang Y, et al. Atp6i-deficient mice exhibit severe osteopetrosis due to loss of osteoclast-mediated extra-cellular acidification. Nat Genet, 1999, 23: 447-451.

[18] Scimeca JC, Franchi A, Trojani C, et al. The gene encoding the mouse homologue of the human osteoclast-specific 116-kDa V-ATPase subunit bears a deletion in osteosclerotic(oc/oc)mutants. Bone, 2000, 26: 207-213.

[19] Sobacchi C, Frattini A, Guerrini MM, et al.Osteoclast-poor human osteopetrosis due to mutations in the gene encoding RANKL. Nature Genet, 2007, 39: 960-962.

[20] Sly WS, Hewett-Emmett D, Whyte MP, et al. Carbonic anhydrase II deficiency identified as the primary defect in the autosomal recessive syndrome of osteopetrosis with renal tubular acidosis and cerebral calcification. Proc Nat Acad Sci, 1983, 80: 2752-2756.

[21] Lewis SE, Erickson RP, Barnett LB, et al. N-ethyl-N-nitrosourea-induced null mutation at the mouse Car-2 locus: an animal model for human carbonic anhydrase II deficiency syndrome. Proc Nat Acad Sci, 1988, 85: 1962-1966.

[22] Brechue WF, Kinne-Saffran E, Kinne RKH, et al. Localization and activity of renal carbonic anhydrase(CA)in CA-II deficient mice. Biochim Biophys Acta, 1991, 1066: 201-207.

[23] Chalhoub N, Benachenhou N, Rajapurohitam V, et al. Grey-lethal mutation induces severe malignant autosomal recessive osteopetrosis in mouse and human. Nat Med, 2003, 9: 399-406.

[24] Ramirez A, Faupel J, Goebel I, et al. Identification of a novel mutation in the coding region of the grey-lethal gene OSTM1 in human malignant infantile osteopetrosis. Hum Mutat, 2004, 23: 471-476.

[25] Pangrazio A, Poliani PL, Megarbane A, et al. Mutations in OSTM1(grey lethal)define a particularly severe form of autosomal recessive osteopetrosis with neural involvement. J Bone Miner Res, 2006, 21: 1098-1105.

1137 骨质疏松－假性胶质瘤综合征
(osteoporosis-pseudoglioma syndrom, OPPG; OMIM 259770)

一、临床诊断

(1) 概述

1972 年 Bianchine 等报道 1 例全身有多处骨折 (成骨不全症) 并在出生数周后发现双眼患有视网膜母细胞瘤的病例，该患者放疗后进行了摘除术，病理提示假性胶质瘤[1]。之后以先天性或出生后即发生的眼盲合并青年起病的严重骨质疏松和自发性骨折的疾病称为骨质疏松－假性胶质瘤综合征 (OPPG)，其发病呈常染色体隐性遗传方式，致病基因为 *LPR*5 基因，即低密度脂蛋白相关蛋白基因 (low-density lipoprotein related protein 5，5*LPR*5)[2]。

(2) 临床表现

OPPG 是一种非常罕见的疾病，发病率大约为 1/200 万，患者多于儿童期发病，以骨质疏松和易出现多发性骨折为特征，常可见椎骨压缩性骨折、脊柱侧凸、四肢畸形和身材矮小等。大多数患者在出生后不久便发现视力下降，成年后不久视力完全丧失，这是由于眼部的一种或多种结构发生病变导致的视网膜感光组织受影响，因和视网膜瘤导致的症状相似，故称为假性胶质细胞瘤（图1137-1）[3]。某些患者还可有神经系统和循环系统受累表现，如轻微的智力缺陷、肌张力降低或癫痫[4]。

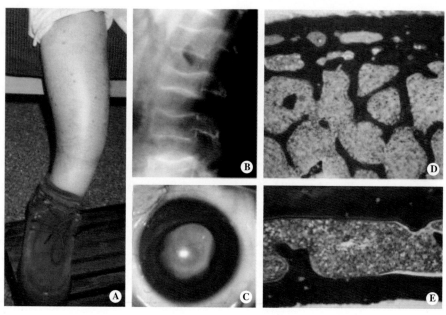

图 1137-1 假性胶质细胞瘤

A.40岁女性患者因婴儿期多发性骨折而造成的胫腓骨发育畸形；B.10岁患者的椎骨 X 线片示异常的扁平和椎体上下缘的凹陷；C.3 个月的男性患者的"白瞳"；D、E. 分别为正常 2.5 岁儿童和 OPS2.5 岁儿童的髂峰的活检切片，后者骨小梁明显减少 (Cell, 2001, 107: 513-523)

(3) 影像学表现

骨骼 X 线片可见全身骨质疏松、多处骨折、椎骨压缩性骨折（图 1137-1、图 1137-2）。

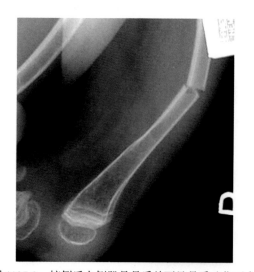

图 1137-2 摔倒后右侧股骨骨质并可见骨质矿化不全

(Br J Ophthalmol, 2001, 85: 1139)

(4) 受累部位病变汇总（表 1137-1）

表 1137-1 受累部位及表现

受累部位	主要表现
骨骼	骨质密度下降，易发生骨折，常有身材矮小、四肢畸形和椎骨压缩性骨折等
眼	出生后不久即有视力异常，成年后不久视力完全丧失
神经系统	轻度智力障碍、肌张力减低、癫痫等
循环系统	心脏损伤

二、基因诊断

(1) 概述

LRP5 基因，即编码低密度脂蛋白受体相关蛋白 5 的基因，位于 11 号染色体长臂 1 区 3 带 2 亚带 (11q13.2)，基因组坐标为 (GRCh37):11:68080108-68216743，基因全长 136 636bp，包含 23 个外显子，编码 1615 个氨基酸。

(2) 基因对应蛋白结构及功能

该基因编码了一个跨膜低密度脂蛋白受体，此受体在受体介导的胞吞过程中结合并使配体内化。该蛋白同时也与卷曲蛋白一起作为转换 Wnt 蛋白信号的共受体，最初是基于与人类 1 型糖尿病之间的关联而被克隆的。这个受体蛋白在骨骼内稳态中具有重要作用，许多骨密度相关疾病都是由该基因突变引起的。此基因突变也可导致家族性渗出性玻璃体视网膜病变。

(3) 基因突变致病机制

Gong 等 [5] 研究表明 LRP5 在生长过程中对骨量增长有影响作用，并指出 OPPG 是由 *LRP5* 纯合突变导致的。

Cui 等 [6] 的实验中构建了含有特定骨细胞表达能力、可导致高骨量的 *Lrp5* 诱导突变的小鼠。观察发现，突变小鼠与正常小鼠相比具有更高的骨量、骨强度和骨形成速率。在相似的截短 *Lrp5* 突变实验中，突变小鼠表现出比正常小鼠更低水平的骨量。然而在肠道中，*Lrp5* 的失活并不会对骨量造成严重影响。此外，引导 *Lrp5* 在形成四肢骨骼的细胞中突变，而不在形成中轴骨骼的细胞中突变，可导致四肢骨性能的改变，但脊椎的骨性能不改变。因此 Cui 等推断小鼠具有使 *Lrp5* 通过骨细胞中典型的 Wnt 信号通路发挥功能从而调节骨量的机制，而不需要通过其他组织来间接调节。

(4) 目前基因突变概述

目前人类基因突变数据库收录的 *LRP5* 基因突变有 100 个，其中错义 / 无义突变 79 个，剪接突变 5 个，小的缺失 8 个，小的插入 4 个，大片段缺失 3 个，调控区突变 1 个。突变分布在基因整个编码区，有 1 个突变热点，为从 1 号内含子到 7 号内含子的重排。

（赵　琳　殷　玥）

参考文献

[1] Beighton P. Osteoporosis-pseudoglioma syndrome. (Letter) Clin Genet, 1986, 29: 263.

[2] Gong Y, Slee RB, Fukai N, et al. LDL receptor-related protein 5(LRP5)affects bone accrual and eye development. Cell, 107(4): 513-523.

[3] McDowell CL, Moore JD. Multiple fractures in a child: the osteoporosis pseudoglioma syndrome. J Bone Joint Surg Am, 74: 1247-1249.

[4] Teebi AS, Al-Awadi SA, Marafie MJ, et al. Osteoporosis pse-udoglioma syndrome with congenital heart disease: a new association. J Med Genet, 25: 32-36.

[5] Gong Y, Vikkula M, Boon L, et al. Osteoporosis-pseudoglioma syndrome, a disorder affecting skeletal strength and vision, is assigned to chromosome region 11q12-13. Am J Hum Genet, 1996, 59: 146-151.

[6] Cui Y, Niziolek PJ, MacDonald BT, et al. Lrp5 functions in bone to regulate bone mass. Nat Med, 2011, 17: 684-691.

1138, 1139　耳-面-长颈综合征
(otofacialcervical syndrome, OFC)
(1138. OFC1, OMIM 166780; 1139. OFC2, OMIM 615560)

一、临床诊断

(1) 概述

1867 年首次报道一种类似腮-耳-肾综合征 (branchio-oto-renal syndrome，BOR) 的遗传性疾病——耳-面-长颈综合征 (OFC)，以耳部、鼻部、肩部、锁骨畸形为特征的疾病 [1]，分为 1 型 (OFC1) 和 2 型 (OFC2) 两种亚型。前者呈常染色体显性方式遗传 [1]，致病基因为 *EYA1* 基因；后者呈常染色体隐性方式遗传，致病基因为 *PAX1* 基因。

(2) 临床表现

OFC 幼年即可发病，特征性症状包括传导性耳聋、贝壳状耳郭并可见其上瘘管，外耳道畸形、长脸、长颈、斜肩、翼状肩、锁骨位置低于正常人，有些患者还可见颈侧面瘘管、鼻泪管狭窄、鼻外形异常、身材矮小和鳃裂囊肿，累及神经系统时可见轻度精神发育迟滞、肌张力增高、腱反射活跃，还可累及肾脏造成肾脏畸形 [2-4](图 1138-1、图 1138-2)。

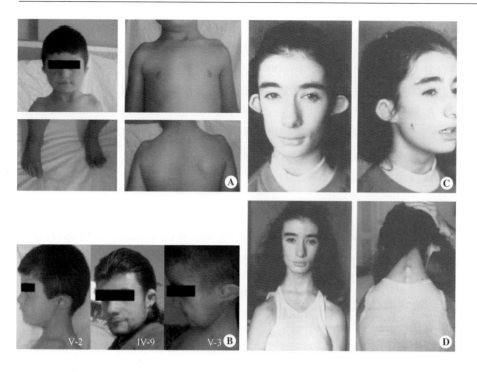

图 1138-1　临床表现

A. 肩部下垂、锁骨倾斜, 2、3 脚趾并趾和翼状肩; B. 贝壳状耳郭, 唇裂、缩颌; C、D. 可见面部异常, 斜肩、翼状肩及贝壳状耳郭

(Acta Chir Plast, 1967, 9: 255-268; Hum Genet, 2013, 132: 1311-1320)

(3) 影像学表现

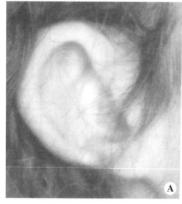
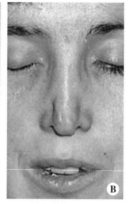

图 1138-2　贝壳状耳郭和窄鼻

(J Med Genet, 1995, 32(10): 816-818)

OFC 患者骨骼 X 线检查可见肩胛骨位置偏低, 可伴有倾斜, 锁骨可低于第 4 肋水平, 其肩峰端向下倾斜, 耳部 CT 可见外耳双耳蜗及内耳畸形, 如半规管缺如、前庭扩张等 (图 1138-3)[3]。

(4) 受累部位病变汇总 (表 1138-1)

表 1138-1　受累部位及表现

受累部位	主要表现
耳	传导性耳聋、贝壳样耳郭、外耳及内耳畸形
面颈部	长脸、窄鼻、长颈、颈部瘘管、鳃裂囊肿、鼻泪管狭窄
骨骼	斜肩、翼状肩
神经系统	轻度精神发育迟滞、肌张力增高、腱反射活跃
心脏	法洛四联症
肾脏	畸形

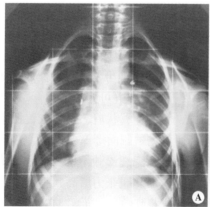
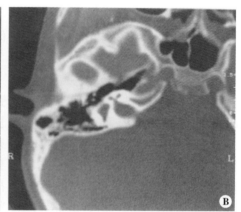

图 1138-3　影像学表现

A. 肩胛骨位置偏低, 锁骨低于第 4 肋水平, 其肩峰端向下倾斜; B. 耳部 CT 可见外耳双耳蜗及内耳畸形, 半规管缺如、前庭扩张

(Ann Hum Genet, 2006, 70: 140-144)

二、OGC1 基因诊断

(1) 概述

EYA1 基因，即编码蛋白质眼缺失同源蛋白 1 的基因，位于 8 号染色体长臂 1 区 3 带 3 亚带 (8q13.3)，基因组坐标为 (GRCh37):8:72109668-72459888，基因全长 350 221bp，包含 17 个外显子，编码 592 个氨基酸。

(2) 基因对应蛋白结构及功能

该基因作为 SIX1 的蛋白磷酸酶和转录辅助激活因子，可能对 SIX2、SIX4 及 SIX5 也有相同的功能。其组蛋白磷酸酶的功能在器官形成中起作用。体外实验证实其磷酸化活性是通过对丝氨酸和苏氨酸的磷酸化激活。对于正常胚胎发育过程中颅面、躯干及肾和耳发育是必需的。与 SIX1 一起，该蛋白在脊柱轴下方肌肉发育中起重要作用，该功能与 EYA2 的功能是类似的。

(3) 基因突变致病机制

Estefania 等 [4] 于 2006 年发现一例 OFC1 患者携带有 *EYA1* 基因 6 号内含子第 1 个核苷酸的改变 (c.540+1G > A)。目前该基因突变的致病机制未明。

(4) 目前基因突变概述

目前人类基因突变数据库收录的 *EYA1* 基因突变有 150 个，其中错义/无义突变 56 个，剪接突变 23 个，小的缺失 32 个，小的插入 22 个，大片段缺失 16 个，大片段插入 1 个。

三、OFC2 基因诊断

(1) 概述

PAX1 基因，即编码蛋白质配对盒蛋白 -1 Pax-1 的基因，位于 20 号染色体短臂 1 区 1 带 2 亚带 2 次亚带 (20p11.22)，基因组坐标为 (GRCh37):20: 21686297-21699124，基因全长 12 828bp，包含 5 个外显子，编码 534 个氨基酸。

(2) 基因对应蛋白结构及功能

该基因编码的蛋白是 PAX 家族的转录因子成员。PAX 家族典型的成员含有 1 对盒结构域和 1 对同源结构域。这些基因在胎儿发育中发挥着关键的作用。该基因在胚胎发育模式形成中发挥作用，对于脊柱发育可能起关键性作用。

(3) 基因突变致病机制

Pohl 等 [2] 于 2013 年在一个患有 OFC2 的土耳其近亲家系中检测出一个纯合的 *PAX1* 基因突变 (c.497G > T)。该突变导致了 166 位氨基酸从甘氨酸变为缬氨酸 (p.G166V)，该氨基酸位于 DNA 结合成对盒状结构域内，是一个高度保守的残基。患者父母为该变异的杂合携带者，未受影响。在来自于外显子组数据的 13 000 个等位基因型中没有发现这个变异类型。使用双重荧光报告基团在 HEK293T 细胞中进行的功能分析显示，与 *PAX1* 野生型表达细胞相比，p.G166V 突变型细胞显著降低了利用 *PAX1* 基因为转录调节靶点的 NKX3-2 调节序列的反式激活作用。

(4) 目前基因突变概述

目前人类基因突变数据库收录的 *PAX1* 基因突变有 6 个，其中包括错义/无义突变 4 个，剪接突变 2 个。

（赵　琳　管彦芳）

参考文献

[1] Fara M, Chlupackova V, Hrivnakova J. Dismorphia oto-facio-cervicalis familiaris. Acta Chir Plast, 1967, 9: 255-268.

[2] Pohl E, Aykut A, Beleggia F, et, al. A hypofunctional PAX1 mutation causes autosomal recessively inherited otofaciocervical syndrome. Hum Genet, 2013, 132: 1311-1320.

[3] Dallapiccola B, Mingarelli R. Otofaciocervical syndrome: a sporadic patient supports splitting from the branchio-oto-renal syndrome. J Med Genet, 1995, 32: 816-818.

[4] Estefania E, Ramirez-Camacho R, Gomar M, et al. Point mutation of an EYA1-gene splice site in a patient with oto-facio-cervical syndrome. Ann Hum Genet, 2006, 70: 140-144.

1140, 1141　耳-腭-指（趾）综合征
(otoplalatodigital syndrome，OPD)
(1140. OPD1, OMIM 311300; 1141. OPD2, OMIM 304120)

一、临床诊断

(1) 概述

1967 年由 Duding 等首次发现和描述的遗传性疾病——耳-腭-指（趾）综合征 (OPD)，表现为幼年起病的失聪、腭裂、并指（趾）及特殊面容的骨发育不良 [1]，1976 年 Fitch 等发现一男性婴儿患有小头畸形、腭裂、3 和 4 指并指，2~5 趾并趾并

合其他器官受累，证实为 OPD 的另外一种亚型[2]。现在 OPD 为一种包括四种亚型的综合征，分别为耳-腭-指(趾)综合征 1 型(OPD1)，耳-腭-指(趾)综合征 2 型(OPD2)、额骨发育异常(rontometaphyseal dysplasia，FMD) 和 Melnick-Needles 综合征(MNS)。OPD1 和 OPD2 均呈 X 连锁显性方式遗传，为 *FLAN* 基因突变导致[3]。

(2) 临床表现

OPD 在出生后即可发病，为 X 染色体连锁显性遗传，发病率小于 1/10 万，男性病情均重于女性，患者可有全身骨发育不良，由于听小骨畸形造成听力障碍，腭骨发育不良造成腭裂，面部畸形造成特殊面容，包括如下特征：眼距过宽、眼裂下斜、宽大鼻梁、眉骨突出等。四肢骨发育不良可导致弓样畸形，累及指趾后可有指(趾)短小粗大、指(趾)端粗钝、合并并指(趾)时外观似树蛙足。OPD2 症状较 OPD1 重，男性患者出生 1 年内多由于胸廓发育不良造成肺功能不全而死亡，此外还可累及脑、心脏、肾等器官，造成脑发育异常、脑水肿、心功能异常、脐疝、输尿管梗阻、男性尿道下裂等[1-4](图 1140-1)。

(3) 影像学表现

X 线检查可显示全身骨骼畸形，最常见四肢弓样弯曲，还可见胸廓呈漏斗样。

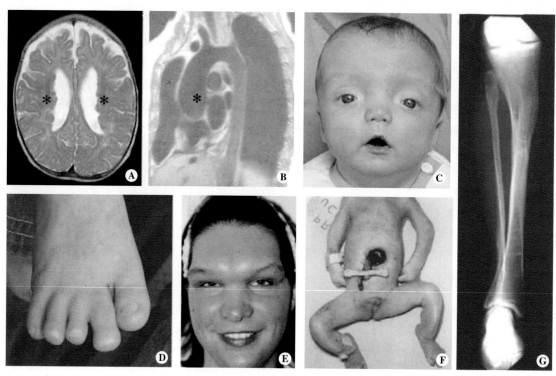

图 1140-1 耳-腭-指(趾)综合征

A. 一女性患者的头颅 MRI 示脑室旁结节样灰质异位 (星号); B. 主动脉扩张 (星号); C. OPD1 女性患者的面容可见眼距宽; D. 2、3 趾并趾并可见趾端粗钝; E.FMD 患者的眉骨突出; F. 一男性 OPD2 患者可见脐疝和弓样下肢; G. 一 MNS 的胫腓骨 X 线片示弓样变形

[Curr Opin Genet Dev, 2005, 15(3): 301-307]

头 MRI 检查可见灰质异位和脑水肿 (图 1140-1)。

(4) 基因突变与受累部位病变汇总 (表 1140-1、表 1140-2)

表 1140-1 亚型汇总

OPD 亚型	致病基因
OPD1	*FLNA*
OPD2	*FLNA*
FMD	*FLNA*
MNS	*FLNA*

表 1140-2 受累部位及表现

受累部位	主要表现
骨骼	由于听小骨畸形造成听力障碍，腭骨发育不良造成腭裂，面部畸形造成特殊面容，包括如下特征：眼距过宽、眼裂下斜，宽大鼻梁、眉骨突出等。四肢骨发育不良可导致弓样畸形，累及指(趾)后可有指(趾)短小粗大，指(趾)端粗钝，合并并指(趾)时外观似树蛙足。漏斗胸、脊柱侧凸
脑	轻度精神发育迟滞、灰质异位、脑水肿
输尿管	输尿管梗阻
心脏	心功能差
牙齿	选择性牙齿发育不良
其他	脐疝

二、OPD1 基因诊断

(1) 概述

FLNA 基因，即编码蛋白质 filamin A 的基因，位于 X 染色体长臂 2 区 8 带 (Xq28)，基因组坐标为 (GRCh37):X:153576900-153603006，基因全长 26 107bp，包含 48 个外显子，编码 2647 个氨基酸。

(2) 基因对应蛋白结构及功能

该基因编码的蛋白质属于肌动蛋白结合蛋白，交联肌动蛋白微丝，将肌动蛋白微丝与糖蛋白薄膜连接。该基因参与细胞骨架重塑，从而影响细胞形态和细胞迁移。该基因与整合素、跨膜受体复合物及第二信使相互作用。

(3) 基因突变致病机制

Robertson 等[3]2003 年报道了 OPD1 是由 *FLNA* 基因发生的功能获得性突变引起，同时证明该基因的突变也是 OPD2 发病的原因。Hidalgo-Bravo 等[5]于 2005 年在一例 26 岁的墨西哥 OPD1 的女性患者中发现了一个杂合的 *FLNA* 基因错义突变。

(4) 目前基因突变概述

目前人类基因突变数据库收录的 *FLNA* 基因突变有 110 个，其中错义 / 无义突变 63 个，剪接突变 15 个，小的缺失 22 个，小的插入 5 个，大片段缺失 2 个，大片段插入 3 个。

三、OPD2 基因诊断

(1) 概述

OPD2 致病基因为 *FLNA* 基因，同 OPD1。

(2) 基因对应蛋白结构及功能

相关内容参见 OPD1。

(3) 基因突变致病机制

Robertson 等[5] 表明，OPD2 是由编码 *FLNA* 的功能获得性突变引起的。在 *FLNA* 基因发生功能缺失型突变时会导致男性胚胎死亡，以及女性的局部神经细胞迁移障碍，称为 PVNH。

少数 OPD2 患者在 *FLNA* 基因上确定了突变。所有的突变均导致细丝蛋白、肌动蛋白接合区蛋白的变化。该基因突变属于功能获得性突变，这是由于突变型似乎增强细丝蛋白的活性或者给蛋白增加新的功能。研究人员认为这种突变通过改变细丝蛋白而参与骨骼发育的调节，但是具体这种蛋白是如何参与及影响耳－腭－指 (趾)2 型综合征的体征和症状是不清楚的。

本病尚无相应的分子研究，致病机制未明。

(4) 目前基因突变概述

相关内容参见 OPD1。

（赵　琳　管彦芳　韩颖鑫）

参考文献

[1] Dudding BA, Gorlin RJ, Langer LO. The oto-palato-digital syndrome: a new symptom-complex consisting of deafness, dwarfism, cleft palate, characteristic facies, and a generalized bone dysplasia. Am J Dis Child, 1967, 113(2): 214-221.

[2] Fitch N, Jequier S, Papageorgiou A. A familial syndrome of cranial, facial, oral and limb anomalies. Clin Genet, 1976, 10(4): 226-231.

[3] Robertson SP, Twigg SR, Sutherland-Smith A J, et al. Localized mutations in the gene encoding the cytoskeletal protein filamin A cause diverse malformations in humans. Nat Genet, 2003, 33(4): 487-491.

[4] Robertson SP. Filamin A: phenotypic diversity. Curr Opin Genet Dev, 2005, 15(3): 301-307.

[5] Hidalgo-Bravo A, Pompa-Mera EN, Kofman-Alfaro S, et al. A noval filamin A D2O3Y mutation in a female patient with otopalatodigital type 1 syndrome and extremely skewed X chromosome inactivation. Am J Med Genet A, 2005, 136(3): 160-193.

1142, 1143　霍－帕综合征
(Pallister-Hall syndrome, PHS)
(1142. PHS1, OMIM 146510; 1143.PHS2, OMIM 146510)

一、临床诊断

(1) 概述

霍－帕综合征 (PHS) 于 1980 年首次被报道，为一种影响全身多处组织和器官生长发育的先天性疾病，临床症状轻重不等[1]，其发病呈常染色体显性遗传，致病基因为 *GLI3*，即 gli-kruppekl 基因家族成员 3(gli-kruppekl family menber 3)[2]。PHS 是以 Judith Hall 和 Philip Pallister 的名字命名的。

(2) 临床表现

PHS 是一种非常罕见的疾病，发病率不清，在出生前就可影响机体多组织和器官的生长发育，临床症状轻重不等，重者可造成围生期胎儿死亡。PHS 有很多特异性的症状，包括下丘脑错构瘤，多指及并指、会厌分叉、喉裂、肛门闭锁和肾脏畸形等。少数患者还可发生并发症，最主要的是下丘脑错构瘤可引起痴笑样癫痫和内分泌失调（图 1142-1）[3,4]。

(3) 影像学表现

骨骼 X 线片可见全身骨骼异常，特别是手部出现多指骨或指骨分叉；头颅 MRI 的 T_2WI 及 Flair 像可见垂体柄后方、视交叉与中脑之间、灰结节和乳头体区圆形或椭圆形肿物，边界清晰，呈有蒂或无蒂灰质样均匀信号改变区；向上可突入第三脑室底，呈圆形或椭圆形隆起。少数病例信号稍低于脑皮质，个别为稍高信号；T_2WI 呈等信号或高 T_2 信号改变。增强后无强化，喉镜及肾脏 B 超可见气管和肾脏异常（图 1142-2）[5]。

(4) 病理表现

PHS 患者下丘脑病理组织切片可见错构瘤由分

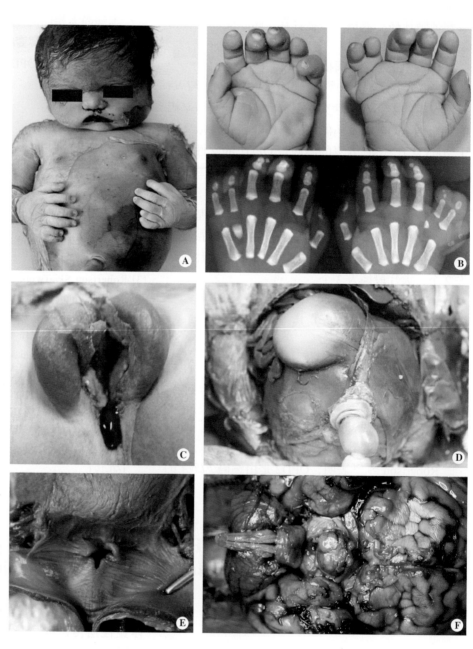

图 1142-1　39 周宫内死亡霍 - 帕综合征胎儿的尸解

A. PHS 的特殊面容；B. 多指和并指；
C. 未发育完全的外生殖器；D. 尿道阴道未分隔；E. 会厌分叉；F. 下丘脑错构瘤

[Indian J Pathol Microbiol, 2012, J55(1): 100-103]

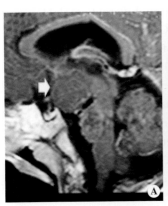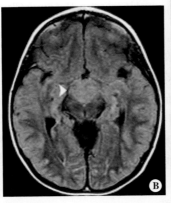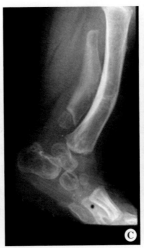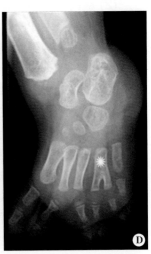

图 1142-2　影像学表现

A、B. 头颅 MRI 可见 Flair 像下丘脑处有类似灰质密度信号区；左下肢 X 线检查可见：C. 胫骨弓样变形；D. 多趾及并趾

[Neurology, 2012, 79(9): 950-951]

化良好、形态各异而分布不规则的各种神经元构成，星形细胞及神经节细胞散在分布于纤维基质间，其中纤维结缔组织和血管结构并不明显。电镜显示在神经元核周有大小不同的类圆形的小体，突起内含无数小泡及微管，可见突触结构，偶见有髓鞘轴突，其末端有大量高密度的分泌颗粒[6]。

(5) 基因突变与受累部位病变汇总（表 1142-1、表 1142-2)

表 1142-1　亚型汇总

NPHP 亚型	致病基因
PHS1	GLI3
PHS2	GLI3

表 1142-2　受累部位及表现

受累部位	主要表现
骨骼	全身骨骼发育异常，可见弓样骨、多指(趾)和并指(趾)
脑	错构瘤、可引起痴笑样癫痫和内分泌失调(性早熟等)
咽喉	会厌分叉、喉裂
消化道	肛门闭锁
肾脏	畸形

二、PHS1 基因诊断

(1) 概述

GLI3 基因，即编码锌指蛋白的基因，位于 7 号染色体短臂 1 区 4 带 1 亚带 (7p14.1)，基因组坐标为 (GRCh37):7:42000547-42277469，基因全长 276 923bp，包含 15 个外显子，编码 1580 个氨基酸。

(2) 基因对应蛋白结构及功能

该基因编码的蛋白属于 C2H2 型锌指蛋白类的 GLI 家族。该蛋白可作为 DNA 结合转录因子和 Shh 信号转导的介质。该基因编码的蛋白定位于细胞质中，激活了 PTCH 基因的表达，在胚胎发育过程中发挥作用。

(3) 基因突变致病机制

GLI3 基因的突变导致霍－帕综合征。调控蛋白的生成受 GLI3 基因控制。在特定细胞中，调控蛋白能够开启或关闭基因表达。在发育的特定时期，通过与某些基因的交互作用，GIL3 蛋白在许多器官和组织的形成中发挥作用。

Kang 等[7] 将 GLI3 作为 PHS 的候选基因，报道了 2 例在 GLI3 编码的锌指结构的 3 个主要区域发生的移码突变及 1 例新发突变。

本病尚无相应的分子研究，致病机制未明。

(4) 目前基因突变概述

目前人类基因突变数据库收录的 GLI3 基因突变有 134 个，其中错义/无义突变 48 个，剪接突变 7 个，小的缺失 47 个，小的插入 13 个，大的缺失 16 个，大的插入 3 个。突变分布在基因整个编码区，无突变热点。

三、PHS2 基因诊断

(1) 概述

PHS2 的致病基因为 GLI3 基因，同 PHS1 型。

(2) 基因对应蛋白结构及功能

相关内容参见 PHS1 型。

(3) 基因突变致病机制

1997 年，Kang 等[7] 在患有霍 – 帕综合征的患者中发现 GLI3 基因移码突变。在其中一个家庭中，移码突变导致蛋白编码在突变 3′ 端 16 号密码子处提前终止。在第二个家庭中，3 个受累成员具有杂合性单碱基缺失形成移码突变，进而引起蛋白编码提前终止于与另一个家族相同的位置。与正常基因产物编码氨基酸长度 (1580 个氨基酸) 相比，这类突变导致蛋白截短 (675 个氨基酸)。因此，GLI3 基因移码突变可引起常染色体显性霍 – 帕综合征。

2002 年，Litingtung 等[8] 报道了对 Gli3 基因敲除小鼠的基因分析结果。他们发现，Shh 和 Gli3 对于四肢骨骼形成并不是必不可少的。Shh/Gli 基因双敲除小鼠的四肢末端完整，且为多趾，但完全缺乏野生型小鼠所特有的足趾特性。

(4) 目前基因突变概述

相关内容参见 PHS1 型。

（赵　琳　韩颖鑫　杨　颖）

参考文献

[1] Hall JG, Pallister PD, Clarren SK, et al. Congenital hypothalamic hamartoblastoma, hypopituitarism, imperforate anus and postaxial polydactyly—a new syndrome? Part I: clinical, causal, and pathogenetic considerations. Am J Med Genet, 1980, 7 (1): 47-74.

[2] Johnston JJ, Olivos-Glander I, Killoran C, et al. Molecular and clinical analyses of Greig cephalopolysyndactyly and Pallister-Hall syndromes: Robust phenotype prediction from the type and position of GLI3 mutations. Am J Hum Genet, 2005, 76(4): 609-622.

[3] Narumi Y, Kosho T, Tsuruta G, et al. Genital abnormalities in Pallister-Hall syndrome: Report of two patients and review of the literature. Am J Med Genet Part A, 2010, 152: 3143-3147.

[4] McCann E, Fryer AE, Craigie R, et al. Genitourinary malformations as a feature of the Pallister-Hall syndrome. Clin Dysmorphol, 2006, 15(2): 75-79.

[5] da Rocha AJ, Rosa Junior M, Arita FN, et al. Teaching NeuroImages: isolated hypothalamic hamartoma vs Pallister-Hall syndrome: imaging and clinical correlation. Neurology, 2012, 79(9): 950-951.

[6] Jaiman S, Nalluri H, Aziz N, et al. Pallister-Hall syndrome presenting as an intrauterine fetal demise at 39 weeks' gestation. Indian J Pathol Microbiol, 2012, 55(1): 100-103.

[7] Kang S, Graham JM Jr, Olney AH, et al. GLI3 frameshift mutations cause autosomal dominant Pallister-Hall syndrome. Nat Genet, 1997, 15: 266-268.

[8] Litingtung Y, Dahn RD, Li Y, et al. Shh and Gli3 are dispensable for limb skeleton formation but regulate digit number and identity. Nature, 2002, 418: 979-983.

1144　胰腺发育不全和先天性心脏病
(pancreatic agenesis and congenital heart defects, PACHD; OMIM 600001)

一、临床诊断

(1) 概述

胰腺发育不全和先天性心脏病是因 GATA6 基因杂合突变引起的先天性心脏缺陷和其他先天畸形。

(2) 临床表现

患者发病时间和严重程度不等，心脏畸形可包括大动脉转位、卵圆孔未闭、房 / 室间隔缺损、肺动脉狭窄等[1]，此外，患者可出现糖尿病等内分泌异常，发育迟滞，认知功能减退[2]。

(3) 辅助检查

腹部超声、CT、MRI 检查可发现胰腺发育不全[1]（图 1144-1），心脏超声检查可发现结构异常，头颅影像学检查可发现钙化灶和脑萎缩。

(4) 病理表现

尸检可发现严重的胰腺发育不全[1]。

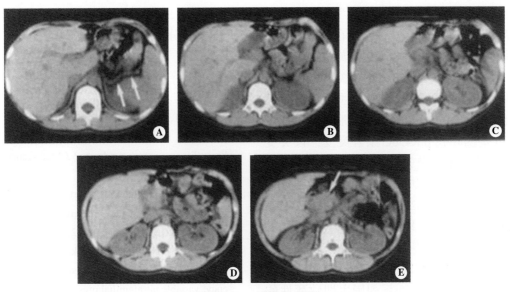

图 1144-1　影像学表现

A ~ D. 患者的腹部 CT 检查可发现胰腺体缺失；E. 仅可见胰头

[J Med Genel, 1994, 31(4): 331-333]

(5) 受累部位病变汇总 (表 1144-1)

表 1144-1　受累部位及表现

受累部位	主要表现
心脏	卵圆孔未闭、动脉导管未闭、房 / 室间隔缺损、右心室发育不全、左心室双出口、肺动脉狭窄等
消化系统	胰腺发育不全、肝炎、胆囊发育不全、胆道闭锁、结肠憩室、肠旋转不良
腹壁	脐疝、腹股沟疝 (男性)
内分泌系统	高血糖、暂时性低甲状腺素血症
神经系统	生长发育迟滞、认知功能下降、癫痫 (部分患者)、垂体茎发育不全 (罕见)
泌尿系统	输尿管重复畸形

二、基因诊断

(1) 概述

GATA6 基因，即编码转录激活因子 GATA6 的基因，位于 18 号染色体长臂 1 区 1 带 1 亚带至 2 亚带 (18q11.1—q11.2)，基因组坐标为 (GRCh37): 18:19749404-19782491，基因全长 33 088bp，包含 7 个外显子，编码 595 个氨基酸。

(2) 基因对应蛋白结构及功能

GATA6 蛋白是锌指转录激活因子家族成员之一，具有该家族标志性的 2 个相邻的锌指 / 碱基结构域，具有蛋白酶结合及特异性 DNA 转录激活活性，主要负责转录活化并调控 SEMA3C 和 PLXNA2，在终末分化及细胞增殖方面发挥作用。锌指转录激活因子在脊椎动物发育过程中的细胞分化及器官形成的调控过程中发挥重要作用。GATA6 基因在早期胚胎发育过程中表达，在胚胎发育后期定位于内胚层和中胚层源性干细胞中，在内脏、肺及心脏的发育过程中发挥重要作用。

(3) 基因突变致病机制

2012 年，Longo 等 [2] 对两个不同家族中的胰腺发育不全患者及患者的健康父母进行了外显子测序，发现两例患者分别存在 GATA6 基因的 p.T452A 和 c.1448_1455delTGAAAAAA 突变，研究者又对 24 个有胰腺发育不全表型的家系进行了进一步分析。这些受试者中有 13 个家系不存在 PTF1A 基因和 PDX1 基因的突变，但这其中的 12 个家系检出了 GATA6 基因突变。此外，研究者发现，在 15 例检测到 GATA6 基因突变的胰腺发育不全的患者中，有 14 例患者还同时有先天性心脏缺陷，且畸形现象在这些患者中普遍存在。但在非 GATA6 基因突变型的 11 例患者中，这些额外的畸形临床表征则相当罕见。2012 年，Yorifuji 等 [3] 对一例日本籍胰腺发育不全及先天心脏缺陷的女性患者进行检测，发现 GATA6 基因存在 c.1504_1505delAA 杂合突变。研究者发现，过去所报道的胰腺发育不全和先天性心脏缺陷患者的相关基因突变均为新发突变，这些突变能够引起胰腺完全或显著的发育不全。在这些患者家系中，显性突变的遗传导致了一系列不同程度的胰腺发育不全及严重的糖尿病表型，包括新生儿致死性糖尿病及成年型糖尿病，而在额外有先天性心脏缺陷的患者中也存在相似的家族性表型差异现象。2014 年，Yu 等[4] 对两个不相关的先天性膈疝及心脏缺陷的患者家系进行外显子测序，发现其中一名患有左膈疝、法洛四联征及单脐动脉的 3 岁男孩 GATA6 基因存在 p.R456C 杂合突变，该突变曾在 2 例胰腺发育不全及先天性心脏缺陷患者中检出；另一名患有较大心室中隔缺损和膈疝的男婴被检测出 GATA6 基因的 p.E238X。上述两个突变在各自家系中分别与疾病表型共分离。

2006 年，Lepore 等[5] 通过体外功能研究实验发现，小鼠血管平滑肌细胞或神经嵴细胞中 Gata6 基因失活型突变，可导致一系列围生期致死性的心血管系统缺陷，包括主动脉弓离断及主动脉干永存等。这些缺陷并非是平滑肌细胞分化受损导致的，而是 SEMA3C 的表达减弱导致的，研究者认为 Gata6 基因在心血管发育过程中的主要作用是调控心脏流出通道及主动脉弓的形态结构。

（4）目前基因突变概述

目前人类基因突变数据库收录的 GATA6 基因突变有 5 个，其中错义 / 无义突变 4 个，小的缺失 1 个。突变分布在基因整个编码区，无突变热点。

（黎洁洁　方　超）

参考文献

[1] Yorifuji T, Matsumura M, Okuno T, et al. Hereditary pancreatic hypoplasia, diabetes mellitus, and congenital heart disease: a new syndrome? J Med Genet, 1994, 31(4): 331-333.

[2] Longo AH, Flanagan SE, Shaw-Smith C, et al. GATA6 haploinsufficiency causes pancreatic agenesis in humans. Nature Genet, 2012, 44(1): 20-22.

[3] Yorifuji T, Kawakita R, Hosokawa Y, et al. Dominantly inherited diabetes mellitus caused by GATA6 haploinsufficiency: variable intrafamilial presentation. J Med Genet, 2012, 49: 642-643.

[4] Yu L, Bennett JT, Wynn J, et al. Whole exome sequencing identifies de novo mutations in GATA6 associated with congenital diaphragmatic hernia. J Med Genet, 2014, 51: 197-202.

[5] Lepore JJ, Mericko PA, Cheng L, et al. GATA-6 regulates semaphorin 3C and is required in cardiac neural crest for cardiovascular morphogenesis. J Clin Invest, 2006, 116: 929-939.

1145　胰腺和小脑发育不全
(pancreatic and cerebellar agenesis，PACA; OMIM 609069)

一、临床诊断

（1）概述

1999 年 Hoveyda 等[1] 首次描述了一个巴基斯坦家族的胰腺和小脑发育不全综合征，它的致病基因是 PTF1A 基因 (pancreas transcription factor 1, alpha subunit)，是 PTF1A 基因纯合突变导致的一种疾病。2004 年 Sellick 等[2] 通过定位候选基因发现了接近的 PTF1A 基因。他们发现了一个不同的 PTF1A 突变的北欧家系。2009 年 Tutak 等[3] 报道了第 5 个患者。

（2）临床表现

PACA 常见表现为新生儿糖尿病与小脑发育不良 / 发育不全、畸形[1]，体格检查可发现特征性的三角脸、小下巴、全身关节强直、双侧马蹄内翻足[2]。产前检查可发现严重的胎儿宫内发育迟缓，手脚屈曲挛缩，皮下脂肪缺乏，视神经发育不全[3]。

婴儿常在出生后 4 个月内死亡[1]。

（3）影像学表现

头颅影像显示小脑发育不全 (图 1145-1)。

（4）病理表现

暂无相关资料。

（5）受累部位病变汇总 (表 1145-1)

表 1145-1　受累部位及表现

受累部位	主要表现
脑	小脑发育不全
内脏	胰腺缺如
骨骼	关节强直、内翻足
眼	视神经发育不全

二、基因诊断

（1）概述

PTF1A 基因，即编码胰腺转录因子 1 的 α 区域

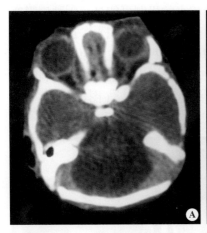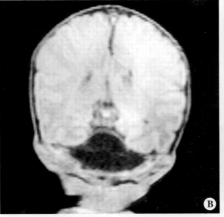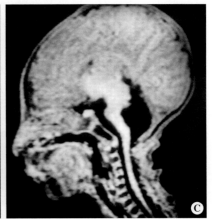

图 1145-1　头颅影像学表现
[Nat Genet, 2004, 36(12): 1301-1305]

蛋白的基因，位于 10 号染色体短臂 1 区 2 带 2 亚带 (10p12.2)，基因组坐标为 (GRCh37):10:23481460-23483181，基因全长 1722bp，包含 2 个外显子，编码 328 个氨基酸。

(2) 基因对应蛋白结构及功能

PTF1A 基因编码的蛋白是胰腺转录因子 1(PTF) 复合物的成分，在哺乳动物胰腺的发育过程中起作用。该蛋白决定了胰芽细胞是继续发育成胰腺还是退化成十二指肠。该蛋白参与维持胰腺特异性外分泌基因表达，包括弹性蛋白酶 1 和淀粉酶。它与 E 盒共有序列 5'-CANNTG-3' 结合，也是胰腺胰泡和导管形成所需的蛋白质，同时在小脑的发育中起着重要作用。

(3) 基因突变致病机制

Sellick 等[2] 通过研究巴基斯坦和北欧的 PACA 患病家系发现患者的 *PTF1A* 基因存在突变。他们发现 *PTF1A* 基因的 c.705_706insG 和 p.C886T 突变是致病突变。这两个突变导致了 *PTF1A* 编码蛋白的 C 端被截短断形成螺旋区域。*PTF1A* 缺失突变的报告基因研究表明，缺失造成的新结构域对蛋白的功能有重要的影响。*PTF1A* 是胰腺发育相关基因，也在小脑神经发育中有重要的调节作用。Sellick 等

通过 *Ptf1a*-/- 小鼠模型证实 *Ptf1a* 基因在小脑发育中的重要作用。*Ptf1a* 在小鼠胚胎 E9 ~ E10 期的神经组织中的表达，一直持续到胚胎发育中小脑原基发育 (E12 期)。同样在斑马鱼胚胎中，*ptf1a* 表达于中后脑边缘处，与小脑的发育有关。

(4) 目前基因突变概述

目前人类基因突变数据库收录的 *PTF1A* 基因突变有 3 个，其中错义 / 无义突变 1 个，小的缺失 1 个，小的插入 1 个。突变分布在基因整个编码区，无突变热点。

（陈　超　樊　宗）

参考文献

[1] Hoveyda N, Shield JPH, Garrett C, et al. Neonatal diabetes mellitus and cerebellar hypoplasia/agenesis: report of a new recessive syndrome. J Med Genet, 1999, 36: 700-704.

[2] Sellick GS, Barker KT, Stolte-Dijkstra I, et al. Mutations in ptf1a cause pancreatic and cerebellar agenesis. Nat Genet, 2004, 36: 1301-1305.

[3] Tutak E, Satar M, Yapicioglu H, et al. A Turkish newborn infant with cerebellar agenesis/neonatal diabetes mellitus and PTF1A mutation. Genet Counsel, 2009, 20: 147-152.

1146　脉络丛乳头状瘤
(papilloma of choroid plexus, CPP; OMIM 260500)

一、临床诊断

(1) 概述

脉络丛乳头状瘤 (CPP) 起源于脑室内脉络丛上皮，多数为良性肿瘤，占成人颅内肿瘤的 0.5%，占儿童脑肿瘤的 2%~4%[1]。可发生于任何年龄，以儿童及青少年多见，男性多于女性。肿瘤多发生于脑室系统，少数可发生于脑桥小脑脚、鞍上池、鞍

区、脑干、颅后窝、骶管及脊髓内等。致病基因为 *TP53*。

(2) 临床表现

CPP 临床上主要表现为脑积水而产生的颅高压症状和局限性神经损害。脉络丛乳头状瘤常引起脑积水。引起脑积水的机制可能是：①肿瘤阻塞脑脊液循环通路，造成梗阻性脑积水，这是第四脑室脉络丛乳头状瘤引起脑积水的主要原因；②肿瘤分泌过量的脑脊液，多见于侧脑室脉络丛乳头状瘤，也见于第四脑室脉络丛乳头状瘤[2]（图 1146-1）。

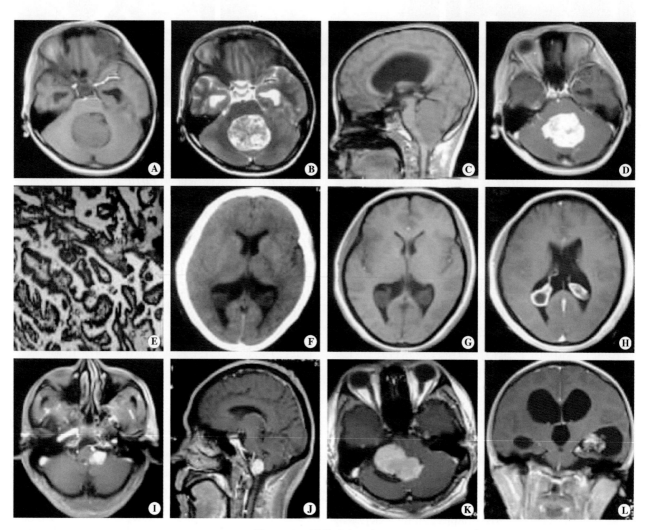

图 1146-1　影像及病理表现

A~E.男，45 岁，第四脑室脉络丛乳头状瘤。A. 横轴位 T_1WI 呈稍长 T_1 信号，边界清楚；B. 横轴位 T_2WI 呈颗粒状长 T_2 信号；C. 矢状位 T_1WI 呈稍长 T_1 信号，向前方压迫脑干，侧脑室明显扩张、积水；D. 增强 T_1WI 肿瘤显著强化；E. 病理切片显示肿瘤细胞呈单层或复层排列，细胞间有连接，细胞顶部由刷状缘形成杯状微绒毛。F~H. 女，49 岁，双侧脑室三角区脉络丛乳头状瘤。F. CT 平扫显示双侧脑室三角区类圆形稍高密度影；G. 横轴位 T_1WI 呈稍长 T_1 信号；H. 增强 MRI 肿瘤明显强化图。I~J. 男，42 岁，左侧 CPA 区脉络丛乳头状瘤，增强显著均匀强化。I. 横轴位；J. 矢状位。K. 女，56 岁，右侧 CPA 区脉络丛乳头状瘤。增强 MRI 显示肿瘤显著强化，呈分叶状，并可见肿瘤与第四脑室脉络丛相连。L. 男，30 岁，左侧脑室三角区脉络丛乳头状瘤。增强 MRI 显示肿瘤呈颗粒状强化，侧脑室明显扩张 (Br J Cancer, 2002, 86: 1592-1596)

(3) 影像学表现

脉络丛乳头状瘤的位置和形态具有影像学特点，多局限于脑室内，位于侧脑室者以三角区居多，多为单侧，少数为双侧，非典型脉络丛乳头状瘤与侧脑室壁分界不清，瘤周可见水肿；肿瘤边缘常凹凸不平，呈分叶状或颗粒状。肿瘤内部信号虽然基本均匀，但仍可分辨出细小的颗粒样信号，这是脉络丛乳头状瘤最大的影像学特点，与其大体病理特点相一致。肿瘤常位于扩大的脑室内，并与脉络丛组织相连，周围可见脑脊液包绕，积水严重者肿瘤几乎完全浸泡在脑脊液内，这是肿瘤的另一个特点。肿瘤很少侵犯脑组织，一般不引起脑水肿，肿瘤向周围脑实质内生长时，瘤周可见脑水肿，这是肿瘤破坏室管膜所致。脉络丛乳头状瘤血供丰富，但是出血少见，很少引起脑室内积血[2]（图1146-1）。

(4) 病理表现

光镜下肿瘤细胞分化良好，形态如正常脉络丛组织，表现为在基底层间质上整齐排列的单层矩状或柱状上皮细胞。电镜下可见肿瘤细胞呈单层柱状，排列成乳突状，瘤细胞表面富有生长旺盛的微绒毛（图1146-1E）。

(5) 受累部位病变汇总（表1146-1）

表1146-1 受累部位及表现

受累部位	主要表现
脑	恶心、呕吐等颅高压症状，脑积水，极少数可出现出血、脑室内积血

二、基因诊断

(1) 概述

TP53 基因，即编码肿瘤蛋白 p53 的基因，位于 17 号染色体短臂 1 区 3 带 1 亚带 (17p13.1)，基因组坐标为 (GRCh37):17:7571720-7590868，基因全长 19 149bp，包含 12 个外显子，编码 341 个氨基酸。

(2) 基因对应蛋白结构及功能

TP53 基因编码的肿瘤抑制蛋白包括转录激活结构域、DNA 结合结构域和寡聚化结构域。该蛋白可通过对不同的细胞压力进行应答来调节目标基因的表达，从而诱导细胞周期停滞、细胞凋亡、细

胞衰老、DNA 修复，或引起代谢变化。该基因的突变与人类的一些肿瘤有关，包括李-佛美尼综合征等遗传性肿瘤。该基因的可变剪接和交替启动子的应用可产生多种转录剪接体，而可变翻译起始密码子也可产生其他转录本。

(3) 基因突变致病机制

1991 年，Zwetsloot 等[4] 在一个患 CPP 的近亲结婚的家系进行分析，结果表明该病为常染色体隐性遗传。2002 年，Rutherford 等[5] 在一位患有 CPP 的 29 岁的女性检测到 TP53 基因的 5 号外显子上有一个 7bp 的插入突变，该患者曾患骨肉瘤，在 22 岁时成功治愈。

本病尚无相应的分子研究，致病机制未明。

(4) 目前基因突变概述

目前人类基因突变数据库收录的 TP53 基因突变有 314 个，其中错义/无义突变 213 个，剪接突变 36 个，调控区突变 3 个，小的缺失 41 个，小的插入 16 个，小的插入缺失 5 个。突变分布在基因整个编码区，无突变热点。

（周怡茉 王新颖）

参考文献

[1] 郭亮，夏之柏. 脉络丛乳头状瘤的临床特点及手术治疗. 山东医药，2014, 54: 37-39.

[2] 葛永强，李东，李振强，等. 脉络丛乳头状瘤的影像诊断. 实用放射学杂志，2013, 29: 1054-1066.

[3] 韩春，毕海霞，张福林. 脉络丛乳头状瘤13例临床病理分析. 复旦学报（医学版），2013, 40: 579-583.

[4] Zwetsloot CP, Kros JM, Geuze P, et al. Familial occurrence of tumours of the choroid plexus. J Med Genet, 1991, 28: 492-494.

[5] Rutherford J, Chu CE, Duddy PM, et al. Investigations on a clinically and functionally unusual and novel germline p53 mutation. Br J Cancer, 2002, 86: 1592-1596.

1147 掌跖角化-牙周病综合征
(papillon-lefevre syndrome, PALS; OMIM 245000)

一、临床诊断

(1) 概述

掌跖角化-牙周病综合征 (PALS) 是以掌跖角化过度为特征的疾病之一。掌跖角化同时伴有牙周组织

破坏称作掌跖角化-牙周病综合征，属于先天性异常，为常染色体隐性遗传性疾病，是一组由于编码组织蛋白酶 C 基因 (CTSC 或 DPPI) 的纯合或复合杂合突变导致的疾病。此综合征在 1924 年由 Papillon 和 Lefevre 首先报道，因此又被称为 Papillon-Lefevre 综

合征[1]。男女发病概率相同，没有种族特异性。大约
1/3 的家系是近亲结婚[2]。

(2) 临床表现

PALS 是临床罕见的一种疾病，表现为早发性
牙周炎和掌跖皮肤角化[2-4]。

牙周破坏表现为早发性牙周炎累及乳恒牙，
牙龈红肿、牙周溢脓，短期内牙齿松动，牙齿
脱落后炎症消失。掌跖皮肤的角化认为发生在
牙周破坏之前，出生后数月至 2 岁发病，表
现为掌跖皮肤的发红、脱屑、角化和皲裂（图
1147-1~图 1147-5）。

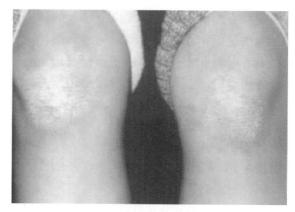

图 1147-3 双膝关节伸侧见片状角化斑，境界清楚

[China J Lepr Skin Dis, 2007, 23(4): 1124]

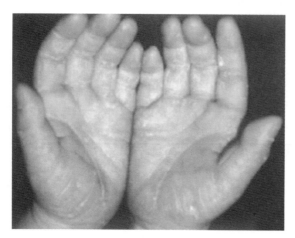

图 1147-1 双手掌弥漫性角化、增厚、脱屑

[China J Lepr Skin Dis, 2007, 23(4): 1124]

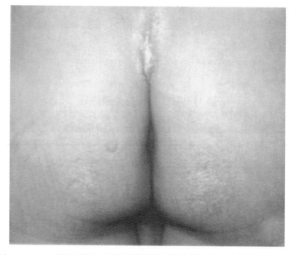

图 1147-4 骶尾部和两侧臀部坐骨结节处见片状角化斑，
境界尚清

[China J Lepr Skin Dis, 2007, 23(4): 1124]

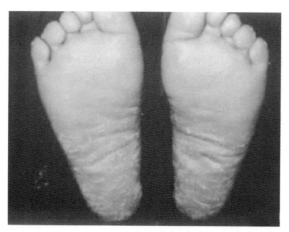

图 1147-2 双足跖弥漫性角化、增厚、脱屑，其中跖前部
可见许多顶针样小凹

[China J Lepr Skin Dis, 2007, 23(4): 1124]

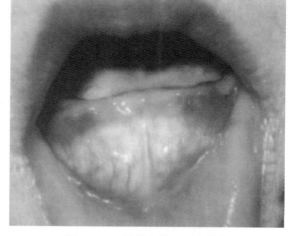

图 1147-5 牙龈红肿，牙齿脱落

[China J Lepr Skin Dis, 2007, 23(4): 1124]

此外文献报道在膝盖、肘部、臀部、胫骨粗隆等部位也有类似皮损，皮损多呈左右对称[3]。其他一些不常见的临床表现有儿童期容易发生感染（疖病、脓皮病和肝脓肿等），反复发生的发热及硬脑膜钙化。

(3) 辅助检查

实验室检查，在牙周感染期，白细胞的水平会有轻度的增高，血常规、白细胞分类、尿常规、蛋白检查、血糖和碱性磷酸酶水平通常正常。

(4) 病理改变

病理检查见组织蛋白酶变异，淋巴细胞、中性粒细胞、单核细胞的功能降低，患者的皮肤发生复发性化脓性感染的概率增加[5]。

(5) 受累部位病变汇总（表 1147-1）

表 1147-1　受累部位及表现

受累部位	主要表现
口腔	早发性牙周炎，牙龈红肿、牙周溢脓，短期内牙齿松动，牙齿脱落后炎症消失
皮肤	掌跖皮肤发红、脱屑、角化和皲裂，膝盖、肘部、臀部、胫骨粗隆等部位皮损
脑	硬脑膜钙化

二、基因诊断

(1) 概述

CTSC 基因，即编码二肽基肽酶的基因，位于 11 号染色体长臂 1 区 4 带 2 亚带 (11q14.2)，基因组坐标为 (GRCh37):11:88026760-88070941，基因全长 44 182bp，包含 7 个外显子，编码 464 个氨基酸。

(2) 基因对应蛋白结构及功能

该基因编码的蛋白是蛋白酶 C1 家族的一员，即溶酶体半胱氨酸蛋白酶，此酶是激活免疫／炎症细胞中的丝氨酸蛋白酶的关键酶，它由二硫键相连的重链和轻链的二聚物组成，它们从一个蛋白前体中产生，前肽的剩余部分成为分子内伴侣，用于折叠和保持成熟酶的稳定性。该酶需要氯离子来增加活性，可以降低胰高血糖素。编码蛋白缺陷能够引起牙周破坏综合征，一种以掌跖角化和牙周炎为特

征的常染色体隐性遗传疾病。目前已经发现了该基因的多种不同亚型的转录本变异体。

(3) 基因突变致病机制

1999 年，Toomes 等[6]确定了 CTSC 基因的结构，在 8 个家系中发现了 CTSC 基因突变。对于其中的两个家系，进行了功能性分析，发现 PLS 患者的组织蛋白酶 C 几乎丧失了所有活性。

1999 年，Hart 等在 5 个有血缘关系的土耳其家系中发现了 4 个 CTSC 基因的突变。这些患者均为 CTSC 的纯合突变，且来自同一个共同祖先。在所有被确认的携带者身上都没有该病的临床特征。通过实时定量反转录聚合酶反应实验，结果发现 CTSC 基因在手掌、脚底、膝盖、角质化的牙龈内皮细胞中表达。

本病尚无相应的分子研究，致病机制未明。

(4) 目前基因突变概述

目前人类基因突变数据库收录的 CTSC 基因突变有 74 个，其中错义／无义突变 52 个，剪接突变 4 个，小的缺失 13 个，小的插入 3 个，大片段缺失 2 个。热点突变为 c.815G > C(p.R272P)、c.856C > T(p.Q286X)、c.1286G > A(p.W429X)。

（谢欣煜　侯　淼）

参考文献

[1] 曹采方 . 掌跖角化 - 牙周破坏综合征 // 牙周病学 . 4 版 . 北京 : 人民卫生出版社 , 2000, 129, 130.

[2] Gorlin RJ, Pindborg JJ, Cohen MM. Syndromes of the Head and Neck. 2nd ed. New York: McGraw-Hill(pub), 1976, 373 -376.

[3] Gorlin RJ, Sedano H, Anderson VF. The syndrome of palmo -plant ar hyperkeratosis and premature periodontal destruct ion of the teeth: A clinical and genetic analysis of the Papillon-Lefevre syndrome J. Pediatr, 1964, 65: 895- 908.

[4] 林崇韬 . 掌跖角化 - 牙周破坏综合征 1 例 . 华西口腔医学杂志 , 2007, 6(25): 461.

[5] Subramaniam P, Mathew S, Gupta KK. Papillon- lefevresyndrome: A case report. Indian Soc Pedod Prev Dent, 2008, 26: 171.

[6] Toomes C, James J, Fau-Wood AJ, et al. Loss-of-function mutations in the cathepsin C gene result in periodontal disease and palmoplantar keratosis. Nat Genet, 1999, 23(4): 421-424.

1148 视乳头－肾综合征
(papillorenal syndrome, PAPRS; OMIM 120330)

一、临床诊断

(1) 概述

视乳头－肾综合征 (PAPRS) 是以眼和肾发育不良为特征的常染色体显性遗传性疾病，其致病基因是 PAX2 基因，即配对盒基因 2。1977 年 Rieger [1] 首次报道在一个家庭中，父亲双侧视盘异常并死于慢性肾炎；儿子表现出黄斑和视网膜异常，但肾功能正常，而女儿眼睛正常，但患有肾衰竭。1995 年 Sanyanusin 等 [2] 首次在伴有视神经缺损和肾脏疾病的父子 4 例患者中确定了 PAX2 基因的突变。

(2) 临床表现

PAPRS 的特征性表现是眼和肾的异常，其他不常见的表现包括高频听力损失、中枢神经系统异常、皮肤柔软、韧带松弛和 (或) 外阴异常，具体表现与 PAX2 在这些组织早期胚胎发育中的表达有关 [3]。

眼部异常包括视盘异常增宽或内陷，伴有视网膜血管从视盘的边缘发出，常称为视神经缺损或呈牵牛花样异常 (图 1148-1)。

其他的眼部症状包括视网膜缺损、巩膜葡萄肿、小角膜直径、视神经囊肿 (图 1148-2) 和小眼球。

肾脏和泌尿系畸形包括肾发育不全、膀胱输尿管反流、多囊肾、先天性肾单位减少症伴代偿性肥大、马蹄肾。

(3) 影像学表现

影像学无特异性表现。

(4) 病理表现

组织学表现可见肾小球硬化和肾小球系膜纤维化 (图 1148-3)。

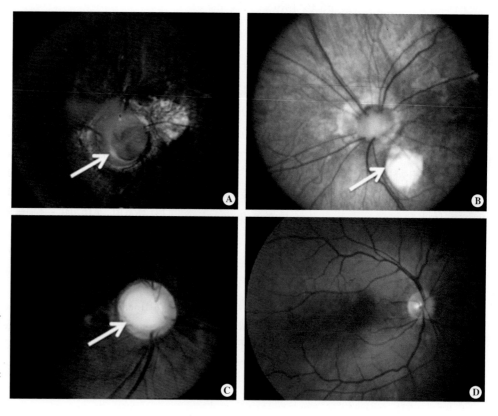

图 1148-1 视神经发育异常
A ~ C. 视神经发育异常眼底；
D. 正常眼底
(Europ J Hum Genet, 2011, 19: 1207-1212)

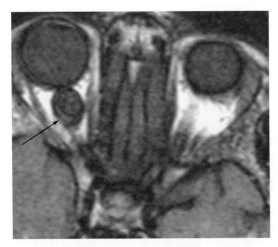

图 1148-2　视神经囊肿
(Europ J Hum Genet, 2011, 19: 1207-1212)

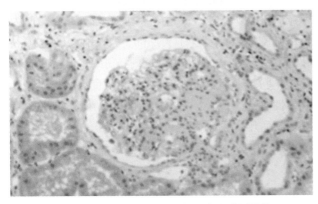

图 1148-3　肾小球硬化和肾小球系膜纤维化
(Europ J Hum Genet, 2011, 19: 1207-1212)

(5) 受累部位病变汇总 (表 1148-1)

表 1148-1　受累部位及表现

受累部位	主要表现
眼	视神经缺损,视神经发育不良,呈牵牛花样异常和视神经的囊性畸形;其他眼部畸形包括视网膜缺损、小眼球和视网膜黄斑发育不良
肾	肾发育不全、膀胱输尿管反流、多囊肾、先天性肾单位减少症伴代偿性肥大、马蹄肾
听觉	高频听力丧失
其他	韧带松弛、Chiari 畸形 1 型 [4]

二、基因诊断

(1) 概述

PAX2 基因,即编码成对盒蛋白 PAX2 的基因,位于 10 号染色体长臂 2 区 4 带 3 亚带 1 次亚带 (10q24.31),基因组坐标为 (GRCh37):10:102505468-

102589698,基因全长 84 231bp,包含 11 个外显子,编码 432 个氨基酸。

(2) 基因对应蛋白结构及功能

PAX2 蛋白是一个以 N 端 DNA 结合对结构域和 C 端反式结合域为特征的多区域转录因子。PAX2 基因被认为是肿瘤抑制基因 WT1 的转录抑制靶点。该蛋白可能是肾细胞分化中重要的转录因子,其在泌尿生殖系统、眼及中枢神经系统的发育中也起到一定的作用。

(3) 基因突变致病机制

Sanyanusin 等 [2] 通过对一个 PAPRS 家系的研究发现了患者的 PAX2 基因发生突变。Parsa 等 [5] 认为 PAPRS 的视盘发育异常的症状并不是真正的缺损;血管再生障碍而不是异常的裂缝闭合导致了异常的视盘形态及视网膜和脉络膜的发育不全及其导致的视域缺陷。患者表现出多条睫状视网膜血管以及一条衰退或缺失的中央视网膜血管。血管发育的改变也可以解释肾皮质异常。

(4) 目前基因突变概述

目前人类基因突变数据库收录的 PAX2 基因突变有 28 个,其中错义 / 无义突变 9 个,剪接突变 3 个,小的缺失 10 个,小的插入 3 个,大片段缺失 3 个。突变分布在基因整个编码区,无突变热点。

（陈　超　樊　宗）

参考文献

[1] Rieger G. Zum krankheitsbild der handmannschen sehnerven-anomalie:'winderblum'-('morning glory') syndrom? Klin Monatsbl Augenheilkd, 1977, 170: 697-706.

[2] Sanyanusin P, Schimmenti LA, McNoe LA, et al. Mutation of the PAX2 gene in a family with optic nerve colobomas, renal anomalies and vesicoureteral reflux. Nature Genet, 1995, 9: 358-364.

[3] Eccles MR, Schimmenti LA. Renal-coloboma syndrome: a multi-system developmental disorder caused by PAX2 mutations. Clin. Genet, 1999, 56: 1-9.

[4] Ford B, Rupps R, Lirenman D, et al. Renal-coloboma syndrome: prenatal detection and clinical spectrum in a large family. Am J Med Genet, 2001, 99: 137-141.

[5] Parsa CF, Goldberg MF, Hunter DG. Papillorenal("renal coloboma")syndrome. Am J Ophthalmol, 2002, 134: 300-301: author reply 301.

1149~1152 副神经节瘤
(paragangliomas，PGL)
(1149. PGL1, OMIM 168000; 1150. PGL2, OMIM 601650; 1151. PGL3, OMIM 605373; 1152. PGL4, OMIM 115310)

一、临床诊断

(1) 概述

副神经节瘤 (PGL) 起源于副交感神经节，分为嗜铬性与非嗜铬性[1, 2]。该病按常染色体显性遗传分为 5 型：PGL1 型，致病基因为 *SDHD* 基因[3]；PGL2 型，致病基因为 *SDHAF2* 基因；PGL3 型，致病基因为 *SDHC* 基因[4]；PGL4 型，致病基因为 *SDHB* 基因[5]；PGL5 型，致病基因为 *SDHA* 基因。

(2) 临床表现

该病起源于副交感神经节，分为嗜铬性与非嗜铬性。嗜铬细胞瘤多发生在头颈部以下 (如肾上腺髓质、椎前或椎旁胸腹区)；非嗜铬细胞瘤多位于头颈部，临床可表现为颈动脉体瘤、颈静脉球体瘤、肾上腺嗜铬细胞瘤、肾上腺以外肿瘤等。副神经节瘤可表现为头颈部的非嗜铬细胞瘤，也可表现为肾上腺或其他部位的嗜铬细胞瘤，也可二者共存。

PGL1 型：多在成人期起病，平均发病年龄在 14~47 岁，可双侧多发，患者可出现咽喉痛、发音困难、呼吸困难、轻度高血压、耳聋、耳鸣等症状[6]；大多数突变携带者最终会出现头颈部副神经节瘤，大多数为良性肿瘤，少部分为恶性肿瘤，并有转移。在无症状的 PGL1 型患者中，超过半数患者罹患肿瘤，如患有颈动脉体瘤、迷走神经体瘤、颈静脉球瘤、交感神经节旁体瘤等[7]。其中 74% 的患者有多发肿瘤。而中枢神经系统副神经节瘤较罕见，几乎只发生在脊髓马尾。

PGL2 型：临床表现多种多样，常见其他症状如阵发性头痛、面色苍白、多汗、高血压，偶尔可以发现肾上腺肿瘤，血液中儿茶酚胺类物质过度释放等。

PGL3 型：与 PGL1 型和 PGL4 型相比，PGL3 型肿瘤很少为嗜铬细胞瘤，而且很少为恶性[8]。

PGL4 型：成人起病 (平均 30 岁)，多表现为嗜铬细胞瘤，可发生于头颈部、肾上腺及肾上腺以外的部位，如甲状腺、肺、心脏、肝、胃肠道、肾、胰腺、膀胱、子宫等，其中 28% 为良性肿瘤，34% 为恶性肿瘤。瘤体可分泌大量儿茶酚胺[9]，患者可出现高血压、搏动性头痛、心悸、大汗、焦虑等症状。在发病 (2.7 ± 4.1) 年后几乎所有患者均出现肿瘤转移[10]。PGL4 型患者常患有嗜铬细胞瘤[7]，但很少有患者合并有胃肠道间质瘤、肾细胞癌、神经纤维瘤。

(3) 辅助检查

嗜铬细胞瘤患者血清儿茶酚胺升高，肾上腺素、多巴胺分泌增多，尿中儿茶酚胺水平也升高。

(4) 病理表现

肾细胞癌细胞 SDHB 染色可直接检测副神经节瘤相关异常 (图 1149-1)[1]。

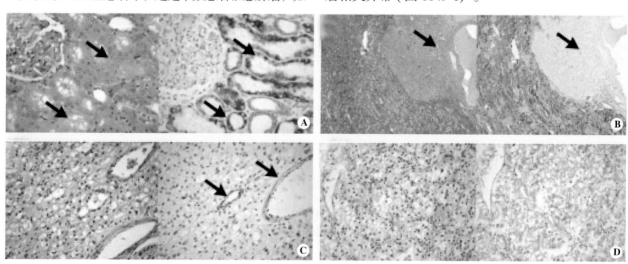

图 1149-1　对照组和 PLG4 型患者肾细胞癌病理

每幅图左侧为苏木精 - 伊红染色，右侧为检测 *SDHB* 突变的 IHC 染色；A. 非瘤肾组织染色，二者均有明显的颗粒状胞质染色；B. PGL4 型患者肿瘤染色阴性；C. 增生的肿瘤细胞染色阴性，非增生内皮细胞染色阳性；D. 典型的肾透明细胞癌，可见所有增生细胞染色均阳性

[N Engl J Med, 2011, 364(9): 885-886]

(5) 基因突变亚型及受累部位病变汇总（表 1149-1、表 1149-2）

表 1149-1 亚型汇总

PGL 亚型	致病基因
PGL1	SDHD [3]
PGL2	SDHAF2
PGL3	SDHC [4]
PGL4	SDHB [5]

表 1149-2 受累部位及表现

受累部位	主要表现
头颈部	颈动脉体瘤、颈静脉球体瘤
咽喉部	咽喉痛、声音嘶哑或发音困难、声带麻痹（肿瘤压迫）
耳	鼓膜神经瘤、交感神经节旁体瘤、搏动性耳鸣（鼓膜副神经节瘤）、耳聋
心血管系统	心动过速、心悸、高血压（嗜铬细胞瘤）
呼吸系统	呼吸困难
神经系统	脑神经麻痹（副神经节瘤、神经纤维瘤）

二、PGL1 基因诊断

(1) 概述

SDHD 基因，即编码线粒体电子转运链复合体 Ⅱ 中的琥珀酸脱氢酶线粒体膜锚定亚基的基因，位于 11 号染色体长臂 2 区 3 带 (11q23)，基因组坐标为 (GRCh37):11:111957571-111966518，基因全长 8948bp，包含 4 个外显子，编码 159 个氨基酸。

(2) 基因对应蛋白结构及功能

该基因编码的蛋白是线粒体电子转运链 Ⅱ 类复合体的一员，其负责将电子从琥珀酸转移到辅酶 Q。同时该蛋白是锚定复合体在线粒体基质一侧的线粒体内膜的两个整合膜蛋白之一。

(3) 基因突变致病机制

Baysal 等 [3] 通过研究 PGL1 家系发现患者在 SDHD 基因上存在突变。

研究发现家族性头颈部副神经节瘤发生涉及的两种致病机制即假性低氧驱动和细胞凋亡异常都与 SDHD 亚基的突变相关。SDHD 基因的失活导致琥珀酸增加，体外实验发现这与低氧诱导因子 (HIF) 的下调有关 [12]。假性低氧驱动机制研究通过模拟细胞对低氧的反应，发现在 SDHD 突变肿瘤中 VEGF 和其他 HIF 表达上调 [13]。而细胞凋亡异常是在家系遗传的嗜铬细胞瘤中发现的。Lee 等 [14] 发现调节副神经节细胞凋亡的因子之一的脯羟化酶 Eg1N3 被积聚的琥珀酸抑制，这导致了 SDHD 亚基的失活。这个发现表明患者体内 SDHD 基因突变使副神经节组织正常发育选择受损，从而导致敏感性副神经节瘤的产生。

(4) 目前基因突变概述

目前人类基因突变数据库收录的 SDHD 基因突变有 112 个，其中错义 / 无义突变 49 个，剪接突变 11 个，小的缺失 29 个，小的插入 11 个，大片段缺失 12 个。突变分布在基因整个编码区，无突变热点。

三、PGL2 基因诊断

(1) 概述

SDHAF2 基因，编码线粒体蛋白，位于 11 号染色体长臂 1 区 2 带 2 亚带 (11q12.2)，基因组坐标为 (GRCh37):11:61197597-61214239，基因全长 16 643bp，包含 4 个外显子，编码 167 个氨基酸。

(2) 基因对应蛋白结构及功能

SDHAF2(琥珀酸脱氢酶复合物的组装因子 2) 是一种蛋白编码基因。该基因的一个重要旁系是 ENSG00000256591。所表达的蛋白是琥珀酸脱氢酶 (SDH) 的催化亚基，是 FAD 辅因子插入 SDHA 所必需的。SDH 是线粒体电子传递链的复合物 Ⅱ，参与电子从琥珀酸到泛醌 (辅酶 Q) 的转移。目前还不清楚是否参与了 FAD 吸附的化学过程 (酶功能)，或充当分子伴侣维持 SDHA 在一个易受 FAD 吸附的自动催化的构象中。与 SDHAF2 相关的疾病包括副神经节瘤 2 和神经脊肿瘤。

(3) 基因突变致病机制

在 van Baars 等 [15] 报道了荷兰一个大家系的遗传性副神经节瘤后，Hao 等 [16] 在 11q13.1 的 SDH5 基因上发现一个错义突变，该突变编码 78 位点上甘氨酸到精氨酸的变异 (p.G78R)。在 400 位不受影响的对照人群中未检测到这一基因突变。在家系中所有遗传了这个疾病单倍型的 45 人中，发现了疾病单体型相互分离的突变，44 位没有疾病表型的成员中并未检出突变。33 个携带该突变的人已经发展成疾病，除了其中 7 个 (平均年龄 74 岁) 从母亲遗传获得突变的个体。这表明 SDHD 具有近母系的特异性起源遗传模式。在遗传自父亲突变个体中只有 5 个 (平均年龄 42 岁) 没有明显的副神经节瘤病。由于本病的外显率随着年龄增加，Hao 等认为，这些人可能形成了肿瘤，或肿瘤已存在但未被发现。

本病尚无相应的分子研究，致病机制未明。

(4) 目前基因突变概述

目前人类基因突变数据库收录的 SDHAF2 基因

突变有 1 个，为错义/无义突变。突变分布在基因整个编码区，无突变热点。

四、PGL3 基因诊断

(1) 概述

SDHC 基因，即编码线粒体电子转运链复合体Ⅱ中的琥珀酸脱氢酶复合体亚基 C 整合膜蛋白 (succinate dehydrogenase complex，subunit C，integral membrane protein，15kDa) 的基因，位于 1 号染色体长臂 2 区 3 带 3 亚带 (1q23.3)，基因组坐标为 (GRCh37):1:161284166-161334541，基因全长 50 376bp，包含 6 个外显子，编码 169 个氨基酸。

(2) 基因对应蛋白结构及功能

该基因编码两个整合膜蛋白之一，能将构成催化核心的复合物的其他亚基锚定到线粒体内膜上。琥珀酸脱氢酶的膜锚定亚基参与了线粒体电子传递链的Ⅱ类复合体并且负责将电子从琥珀酸转移到辅酶 Q 的过程。

(3) 基因突变致病机制

Niemann 和 Müller[17] 通过研究一个 PGL3 家系发现患者的 *SDHC* 基因有一个杂合突变。Schiavi 等 [18] 在 121 例 PGL3 患者身上发现 *SDHC* 基因发生了突变。而在 371 例 PCC 患者身上未找到 *SDHC* 基因突变，但是有 21 例携带 *SDHB* 突变，21 例携带 *SDHD* 突变。他们推断 *SDHC* 相关肿瘤相比 *SDHB* 或 *SDHD* 相关肿瘤而言，其为恶性或多病灶的可能性更低。

本病尚无相应的分子研究，致病机制未明。

(4) 目前基因突变概述

目前人类基因突变数据库收录的 *SDHC* 基因突变有 33 个，其中错义/无义突变 18 个，剪接突变 5 个，小的插入 3 个，大的缺失 6 个，调控区突变 1 个，突变分布在基因整个编码区，无突变热点。

五、PGL4 基因诊断

(1) 概述

SDHB 基因，即编码琥珀酸脱氢酶铁硫亚基的基因，位于 1 号染色体短臂 3 区 6 带 1 亚带到 3 区 5 带之间 (1p36.1—p35)，基因组坐标为 (GRCh37):1:17345217-17380665，基因全长 35 449bp，包含 8 个外显子，编码 280 个氨基酸。

(2) 基因对应蛋白结构及功能

呼吸链复合物Ⅱ特异性参与琥珀酸的氧化，将电子从甲醛脱氢酶 (FADH) 转移到泛醌 (辅酶 Q)。这个复合物是由 4 个核编码的亚基组成，并定位于线粒体内膜。在这个复合物中，铁硫亚基高度保守，含有 3 个组成该酶铁－硫中心的富含半胱氨酸的簇。琥珀酸脱氢酶的铁硫蛋白亚基参与线粒体电子传递链的复合体Ⅱ，负责将电子从琥珀酸转移到泛醌 (辅酶 Q)。

(3) 基因突变致病机制

2001 年，Astuti 等 [5] 通过研究 PGL 和 PCC 家系发现患者的 *SDHB* 基因发生突变。

2002 年，Gimenez-Roqueplo 等 [19] 描述了一种由于 *SDHB* 基因的错义突变所引起的恶性嗜铬细胞瘤。在这个肿瘤中，由于 1 号染色体短臂末端附近的杂合性丢失，导致 *SDHB* 基因出现无效等位基因并同时使得呼吸链中Ⅱ型复合物酶失活。与之前观察到的 *SDHB* 基因的遗传性肿瘤类似，在原位杂交和免疫组化实验也发现了低氧－血管新生应答基因的高表达。这些实验结果说明呼吸链中的Ⅱ型复合物在氧敏通路及神经嵴来源的肿瘤的血管新生调控中起重要作用。

(4) 目前基因突变概述

目前人类基因突变数据库收录的 *SDHB* 基因突变有 155 个，其中错义/无义突变 77 个，剪接突变 24 个，小的缺失 30 个，小的插入 11 个，大片段缺失 12 个，大片段插入 1 个。突变分布在基因整个编码区，无突变热点。

（王　铄　左丽君　樊宗金　皓）

参考文献

[1] Baysal BE. Hereditary paraganglioma targets diverse paraganglia. J Med Genet, 2002, 39(9): 617-622.

[2] Neumann HP, Pawlu C, Peczkowska M, et al. Distinct clinical features of paraganglioma syndromes associated with SDHB and SDHD gene mutations. JAMA, 2004, 292(8): 943-951.

[3] Baysal BE, Ferrell RE, Willett-Brozick JE, et al. Mutations in SDHD, a mitochondrial complex II gene, in hereditary paraganglioma. Science, 2000, 287(5454): 848-851.

[4] Niemann S, Muller U. Mutations in SDHC cause autosomal dominant paraganglioma, type 3. Nat Genet, 2000, 26(3): 268-270.

[5] Astuti D, Latif F, Dallol A, et al. Gene mutations in the succinate dehydrogenase subunit SDHB cause susceptibility to familial pheochromocytoma and to familial paraganglioma. Am J Hum Genet, 2001, 69(1): 49-54.

[6] Hensen EF, Jansen JC, Siemers MD, et al. The Dutch founder mutation SDHD.D92Y shows a reduced penetrance for the development of paragangliomas in a large multigenerational family. Eur J Hum Genet, 2010, 18(1): 62-66.

[7] Heesterman BL, Bayley JP, Tops CM, et al. High prevalence of occult paragangliomas in asymptomatic carriers of SDHD and SDHB gene mutations. Eur J Hum Genet, 2013, 21(4): 469-470.

[8] Schiavi F, Boedeker C C, Bausch B, et al. Predictors and prevalence of paraganglioma syndrome associated with mutations of the SDHC gene. JAMA, 2005, 294(16): 2057-2063.

[9] Karasov RS, Sheps SG, Carney JA, et al. Paragang liomatosis with numerous catecholamine-producing tumors. Mayo Clin Proc, 1982. 57(9): 590-595.

[10] Timmers H J, Kozupa A, Eisenhofer G, et al. Clinical presentations, biochemical phenotypes, and genotype-phenotype correlations in patients with succinate dehydrogenase subunit B-associated pheochromocytomas and paragangliomas. J Clin Endocrinol Metab, 2007, 92(3): 779-786.

[11] Gill AJ, Pachter NS, Clarkson A, et al. Renal tumors and hereditary pheochromocytoma-paraganglioma syndrome type 4. N Engl J Med, 2011, 364(9): 885-886.

[12] Selak MA, Armour SM, MacKenzie ED, et al. Succinate links TCA cycle dysfunction to oncogenesis by inhibiting HIF-alpha prolyl hydroxylase. Cancer Cell, 2005, 7: 77-85.

[13] Gimenez-Roqueplo AP, Favier J, Rustin P, et al. The R22X mutation of the SDHD gene in hereditary paraganglioma abolishes the enzymatic activity of complex II in the mitochondrial respiratory chain and activates the hypoxia pathway. Am J Hum Genet, 2001, 69: 1186-1197.

[14] Lee S, Nakamura E, Yang H, et al. Neuronal apoptosis linked to EglN3 prolyl hydroxylase and familial pheochromocytoma genes: developmental culling and cancer. Cancer Cell, 2005, 8: 155-167.

[15] Van Baars F, Cremers C, van den Broek P, et al. Genetic aspects of nonchromaffin paraganglioma. Hum Genet, 1982, 60(4): 305-309.

[16] Hao HX, Khalimonchuk O, Schraders M, et al. SDH5, a gene required for flavination of succinate dehydrogenase, is mutated in paraganglioma. Science, 2009, 325(5944): 1139-1142.

[17] Niemann S1, Müller U. Mutations in SDHC cause autosomal dominant paraganglioma, type 3. Nat. Genet, 2000, 26(3): 268-270.

[18] Schiavi F, Boedeker CC, Bausch B, et al. Predictors and prevalence of paraganglioma syndrome associated with mutations of the SDHC gene. JAMA, 2005, 294: 2057-2063.

[19] Gimenez-Roqueplo AP, Favier J, Rustin P, et al. Functional consequences of a SDHB gene mutation in an apparently sporadic pheochromocytoma. J Clin Endocrinol Metab, 2002, 87: 4771-4774.

1153 类扭伤性侏儒症
(parastremmatic dwarfism, OMIM 168400)

一、临床诊断

(1) 概述

1970 年由 Langer 等[1]首先报道，是一种非常罕见的先天性骨科疾病，以严重的侏儒症和肢体扭曲为特征，此病为常染色体显性遗传方式，致病基因为 *TRPV4*，即瞬时受体电位阳离子通道亚家族 V 成员 4(transient receptor potencial cation channel, subfamily V, member 4) 基因。

(2) 临床表现

类扭伤性侏儒症是一种极其罕见的先天性骨骼疾病，患者在出生后即可出现症状，由于骨软化或骨矿化不全可造成严重的骨骼畸形，出生后 6~12 个月患儿可因外观特点被形容为"硬板状"或"扭曲的小矮人"。此病典型的临床症状包括：严重的侏儒症、胸椎后凸即驼背、肢体扭曲、大关节痉挛、椎体和骨盆严重变形 (图 1153-1、图 1153-2)，还可有大小便失禁等症状[1-3]。

(3) 影像学表现

X 线片可见全身骨骼畸形，长骨呈弓形改变，椎体变扁，脊柱可有后凸和侧凸畸形。最典型的 X 线片表现为骨骼的毛刺样或花边样改变 (图 1153-2)[3]。

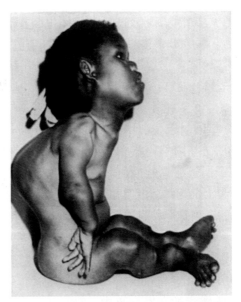

图 1153-1 5 岁患儿躯干及肢体形态的异常
[J Bone Joint Surg Br, 1976, 58(3): 343-346]

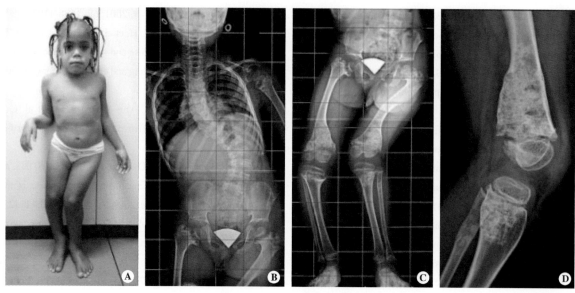

图 1153-2　临床和影像表现

A.可见患儿由于椎体畸形和膝盖弯曲(左侧为著)造成躯干短小，并可见患儿右膝内翻，左膝外翻；B.X线片示扁平椎和脊柱侧凸；

C、D.可见股骨远端和胫骨近端干骺端爆米花样改变，并可见内生软骨瘤 [Am J Med Genet A, 2010, 152A(6): 1443-1449]

(4) 受累部位病变汇总 (表 1153-1)

表 1153-1　受累部位及表现

受累部位	主要表现
骨骼	出生后即可受累，主要表现为严重的侏儒症、胸椎后凸即驼背、肢体扭曲、大关节痉挛、椎体和骨盆严重变形
其他	大小便失禁

二、基因诊断

(1) 概述

TRPV4 基因，即编码瞬时受体电位阳离子通道亚家族 V 成员 4 的基因，位于 12 号染色体长臂 2 区 4 带 1 亚带 1 次亚带 (12q24.11)，基因组坐标为 (GRCH37):12:110220890-110271212，基因全长 50 323bp，包含 18 个外显子，编码 871 个氨基酸。

(2) 基因对应蛋白结构及功能

TRPV4 基因编码蛋白是 OSM9 样瞬时受体电位阳离子通道亚家族成员。该蛋白包含 3 个 ANK 重复区和 1 个与钙调蛋白相互作用区域。TRPV4 基因编码的蛋白是一种渗透性、非选择性 Ca^{2+} 通道，可参与渗透压系统调节。

(3) 基因突变致病机制

2010 年，Nishimura 等 [3] 发现在一个患有类扭伤性侏儒症的 7 岁女孩中，TRPV4 基因发生了 p.R594H 的杂合性突变。2006 年，Kang 等 [4] 发现，

TRPV4 基因突变 p.E797K 和 p.P799R 可引起类扭伤性侏儒症等。该研究认为，TRPV4 基因激活突变可抑制软骨细胞的分化，促进破骨细胞激活或成骨细胞凋亡，导致相关的转录因子，如 NFATc1 增加。因此，突变的 TRPV4 通道活性比野生型 TRPV4 高，TRPV4 突变可引起脊柱骨形态发生异常。

2003 年，Suzuki 等 [5] 发现了 Trpv4 基因敲除小鼠尾部对压力和酸性伤害感受的敏感性降低，对伤害性刺激的反应和有髓神经对刺激的传导速度受损。但是它们保留了嗅觉、味觉和高温逃避的功能。

(4) 目前基因突变概述

人类基因突变数据库收录的 TRPV4 基因突变有 41 个，其中错义 / 无义突变 38 个，小的缺失 3 个。突变分布在基因整个编码区，无突变热点。

(赵琳杨颖)

参考文献

[1] Langer L O, Petersen D, Spranger J. An unusual bone dysplasia: Parastremmatic dwarfism. Am J Roentgenol Radium Ther Nucl Med, 1970, 110(3): 550-603.

[2] Horan F. Beighton. Parastremmatic dwarfism. J Bone Joint Surg Br, 1976, 58(3): 343-346.

[3] Nishimura G, Dai J, Lausch E, et al. Spondylo-epiphyseal dysplasia, Maroteaux type(pseudo-Morquio syndrome type 2), and parastremmatic dysplasia are caused by TRPV4 mutations. Am J Med Genet A, 2010, 152A(6): 1443-1449.

[4] Kang SS, Shin SH, Auh CK, et al. Human skeletal dysplasia

caused by a constitutive activated transient receptor potential vanilloid 4(TRPV4)cation channel mutation. Exp Mol Med, 2012, 44(12): 707-722.

[5] Suzuki M, Mizuno A, Kodaira K, et al. Impaired pressure sensation in mice lacking TRPV4. J Biol Chem, 2003, 278: 22664-22668.

1154 顶 骨 孔
(parietal foramina, PFM; OMIM 168500)

一、临床诊断

(1) 概述

在头颅顶骨后上角、导静脉穿颅盖骨的细小缺损为顶骨孔，偶尔在顶骨区有较大的骨质缺损，称扩大的顶骨孔，这种缺损是膜性骨体钙化不全的结果。Goldsmith[1] 曾在 Catlin 家族中发现 16 个成员有扩大的顶骨孔，他把这种情况称为 "Catlin marks"。PMF1 的致病基因是 *MSX2*，PMF2 的致病基因是 *ALX4*。

(2) 临床表现

患者常无特征性临床表现。临床及生化等相关检查无异常，排除其他疾病所致的颅骨缺损即可诊断，若有家族成员发病则可确诊。

(3) 影像学表现

顶骨孔 X 线平片一般表现为顶后部圆形、类圆形颅骨缺损区，常对称分布于矢状缝两侧，其大小不等，边缘稍有硬化；CT 上除表现为两侧顶骨后上方对称、大小不等的骨缺损区外，还可观察到与颅骨内外板垂直的黑白相间的细条状影，形似毛刷状 (图 1154-1)[2]。

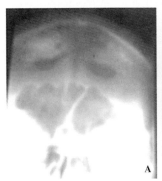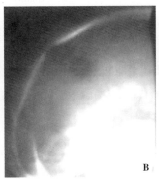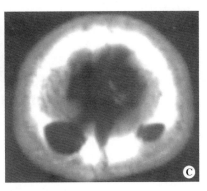

图 1154-1　影像表现
A. 头颅正位片示对称性顶骨缺损区；B. 顶后部骨缺损区；C. 平扫见骨缺损区颅板呈毛刷状，板障显示不清

[临床放射学杂志 , 2003, (10): 894-895]

(4) 病理表现
暂无相关资料。

二、基因诊断

(1) 概述

MSX2 基因，即编码同源盒蛋白 MSX2 的基因，位于 5 号染色体长臂 3 区 5 带 2 亚带 (5q35.2)，基因组坐标为 (GRCh37):5:174151575-174157902，基因全长 6328bp，包含 2 个外显子，编码 267 个氨基酸。

(2) 基因对应蛋白结构及功能

MSX2 基因编码的蛋白是一个转录抑制因子，其正常的活动基于神经嵴源性细胞的生存和凋亡之间的平衡，这是保持正常的颅面形态所需要的。这一蛋白在一定条件下也可能有促进细胞生长的作用，也可能是 RAS 信号通路的一个重要靶点。

(3) 基因突变致病机制

Wuyts 等 [3] 在关于顶骨发育不全 (PFM) 家系的研究中揭示了 *MSX2* 基因的突变通过 DNA 和 MSX2 蛋白结合的稳定效应进而影响了 MSX2 蛋白的 DNA 结合特性，从而导致致病性的功能缺失。

Satokata 等 [4] 通过破坏目标靶点得到了 *Msx2*

缺陷的小鼠，这种小鼠具有颅骨骨化能力和持续的颅骨孔缺陷。这种表型是由颅顶盖形态形成时、成骨前、成骨细胞的增殖缺陷造成的，这与人类 PFM 的 *MSX2* 单倍剂量不足很相似。*Msx2*⁻/⁻ 缺陷小鼠也表现出软骨内成骨的缺陷。在中轴骨和附肢骨处，甲状旁腺激素、甲状旁腺激素受体信号传递及骨骼分化标志基因的表达后天缺陷都表明 MSX2 是软骨和骨形成所需要的。与 PFM 表型相一致的是，*Msx2* 突变小鼠也表现出牙齿、毛囊和乳腺发育缺陷及癫痫发作等症状，后者还伴有小脑发育异常。多数 *Msx2* 突变体的表型包括颅骨缺损，在 *Msx1* 基因功能缺失同时发生时更为严重，这表明 *Msx* 基因剂量可以改变 PFM 表型的表达。Satokata 等认为他们的研究结果为 PFM 的研究提供了发展基础，并且能够证明 *Msx2* 在多个器官的发生阶段起着至关重要的作用。与 PFM 缺陷不同的是，*Msx2*⁻/⁻ 小鼠表现出的颅骨缺损是一种横跨额骨的大面积孔缺损，其顶骨和上枕骨很小且形状异常。但 *Msx2*⁺/⁻ 型小鼠和野生型小鼠无明显区别。

(4) 目前基因突变概述

目前人类基因突变数据库收录的 *MSX2* 基因突变有 15 个，其中错义/无义突变 4 个，小的缺失 4 个，小的插入 3 个，大片段缺失 1 个，大片段插入 3 个。突变分布在基因整个编码区，无突变热点。

（陈　超　范楚珧）

参考文献

[1] Goldsmith WM. The Catlin mark: the inheritance of an unusual opening in the parietal bones. J Hered, 1992, 13: 69-71.

[2] 郑世军，施长华. 先天性顶骨孔的影像诊断及其鉴别诊断. 临床放射学杂志, 2003, (10): 894-895.

[3] Wuyts W, Reardon W, Preis S, et al. Identification of mutations in the MSX2 homeobox gene in families affected with foramina parietalia permagna. Hum Mol Genet, 2000, 9: 1251-1255.

[4] Satokata I, Ma L, Ohshima H, et al. Msx2 deficiency in mice causes pleiotropic defects in bone growth and ectodermal gan formation. Nat Genet, 2000, 24: 391-395.

1155　遗传性帕金森综合征 14 型
(Parkinson disease 14, autosomal recessive, PARK14; OMIM 612953)

一、临床诊断

(1) 概述

遗传性帕金森综合征 14 型由 *PLA2G6* 基因突变引起，其临床特点表现为早发的复杂型肌张力障碍 – 帕金森综合征。

(2) 临床表现

患者 30 岁左右，也有报道称 10 岁，即可出现震颤、肌强直、肌张力障碍、平衡障碍、运动迟缓等帕金森病的症状，也可伴有焦虑、面具脸、核上性垂直凝视麻痹和认知功能障碍 [1]。患者对左旋多巴治疗反应好。

(3) 辅助检查

PET 检查可发现基底核区多巴胺转运体 (DAT) 的活性下降 (图 1155-1)[2]。

(4) 病理表现

病理表现尚不明确。

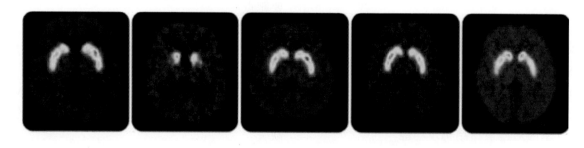

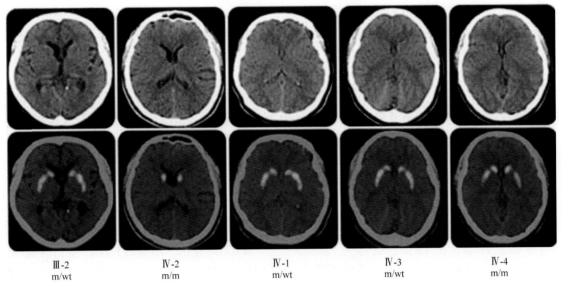

Ⅲ-2   Ⅳ-2   Ⅳ-1   Ⅳ-3   Ⅳ-4
m/wt   m/m   m/wt   m/wt   m/m

图 1155-1   [^{11}C]-CFT-PET 检查

与正常对照（Ⅳ-1）相比，先证者（Ⅳ-2)DAT 结合明显下降，纯合突变携带者（Ⅳ-4）右侧壳核 DAT 结合轻度下降，杂合突变（Ⅲ-2，Ⅳ-3）
则无明显异常 [Neurology, 2011, 77(1): 75-81]

(5) 受累部位病变汇总（表 1155-1）

表 1155-1 受累部位及表现

受累部位	主要表现
神经系统	震颤、肌强直、平衡障碍、运动迟缓等帕金森病的表现；认知功能下降；头颅 MRI 检查可能发现脑萎缩，PET 检查可发现基底核区多巴胺转运体的活性下降
面	面具脸
眼	垂直凝视麻痹

二、基因诊断

(1) 概述

PLA2G6 基因，即编码磷脂酶 A2 的基因，位于 22 号染色体长臂 1 区 3 带 1 亚带（22q13.1），基因组坐标为 (GRCh37):22:38507502-38577761，基因全长 70 260bp，包含 17 个外显子，编码 806 个氨基酸。

(2) 基因对应蛋白结构及功能

PLA2G6 基因编码磷脂酶 A2，是一种非钙依赖性磷脂酶。磷脂酶 A2 的主要作用是催化甘油的第二碳基处脂肪酸的释放。这个特殊的磷脂酶可以特异性识别磷脂的 sn-2 酰基键，并催化其水解释放花生四烯酸和溶血磷脂。该蛋白质可能在磷脂重塑、花生四烯酸释放、白三烯和前列腺素的合成、Fas 受体介导的细胞凋亡及葡萄糖刺激的 B 细胞跨膜离子流出等过程中发挥作用。

(3) 基因突变致病机制

Paisan-Ruiz 等 [2] 对一个印度籍的 PARK14 大家系进行研究，发现该家系中两名表兄弟患者均存在 PLA2G6 基因的 c.2222G > A 纯合突变，该突变导致氨基酸序列 741 位保守的精氨酸改变为谷氨酰胺。

Malik 等 [3] 通过动物模型实验发现，Pla2g6 基因缺陷小鼠在 13 个月龄时在旋转、平衡及攀爬试验中表现出明显的年龄依赖性的神经功能障碍。神经病理学分析发现，小鼠大脑中出现一些球状物，与人类婴儿神经轴索营养不良患者脑中的变化相似。这些球状物含有管泡膜，且抗泛素蛋白抗体染色呈强阳性。研究者认为，这些几乎在整个大脑区域的神经纤维中出现的球状物与运动功能障碍的临床表现相关。

(4) 目前基因突变概述

目前人类基因突变数据库收录的 PLA2G6 基因突变有 76 个，其中错义 / 无义突变 58 个，剪接突变 5 个，小的缺失 9 个，大片段缺失 3 个，大片段插入 1 个。

（黎洁洁 郝梨岚）

参考文献

[1] Shi C, Tang B, Wang L, et al. PLA2G6 gene mutation in autosomal recessive early-onset parkinsonism in a Chinese cohort. Neurology, 2011, 77(1): 75-81.

[2] Paisan-Ruiz C, Bhatia KP, Li A, et al. Characterization of PLA2G6 as a locus for dystonia-Parkinsonism. Ann Neurol, 2009, 65: 19-23.

[3] Malik I, Turk J, Mancuso DJ, et al. Disrupted membrane homeostasis and accumulation of ubiquitinated proteins in a mouse model of infantile neuroaxonal dystrophy caused by PLA2G6 mutations. Am J Pathol, 2008, 172: 406-416.

1156　遗传性帕金森综合征 15 型
(Parkinson disease 15, autosomal recessive early-onset, PARK15; OMIM 260300)

一、临床诊断

(1) 概述

遗传性帕金森综合征 15 型，也称为 Pallido-pyramidal 综合征，1954 年由 Davidson 首次报道[1]，由 FBXO7 基因突变引起，其临床特点是早发的帕金森－锥体束症状。

(2) 临床表现

患者早年，多数报道为 20 岁左右，即可出现震颤、肌强直、肌张力障碍、平衡障碍、运动迟缓等帕金森病的症状，并可有偏瘫、腱反射亢进、假性延髓性麻痹、病理征阳性等锥体束征，罕见小脑征。患者对左旋多巴治疗反应好[1, 2]。

(3) 辅助检查

有报道称 PET 检查可发现纹状体多巴胺摄取下降 (图 1156-1)[3]。

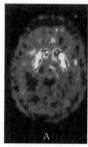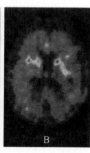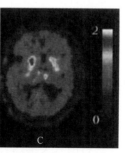

图 1156-1　^{18}F-DOPA-PET 检查

与正常对照 (A) 相比，患者 (B，C) 纹状体区多巴胺摄取明显下降

[Ann Neurol, 1995, 38(6): 954-956]

(4) 病理表现

暂无相关资料。

(5) 受累部位病变汇总 (表 1156-1)

表 1156-1　受累部位及表现

受累部位	主要表现
神经系统	震颤、肌强直、平衡障碍、运动迟缓等帕金森病的表现，偏瘫、腱反射亢进、假性延髓性麻痹、病理征阳性等锥体束症，PET 检查可发现纹状体出现多巴胺能去神经化表现

二、基因诊断

(1) 概述

FBXO7 基因，即编码 F-box7 蛋白的基因，位于 22 号染色体长臂 1 区 2 带 3 亚带 (22q12.3)，基因组坐标为 (GRCh37):22:32870707-32894818，基因全长 24 112bp，包含 9 个外显子，编码 522 个氨基酸。

(2) 基因对应蛋白结构及功能

FBXO7 基因编码 F-box7 蛋白，是 F-box 蛋白家族中的一个成员。F-box 蛋白含有特征性的 F-box 结构域，由大约 40 个氨基酸组成。F-box 蛋白是泛素蛋白连接酶复合物 SCF 的四种成分之一，SCF 复合体在磷酸依赖性泛素化过程中发挥作用。F-box 蛋白分为 3 类，分别为 Fbws、Fbls 和 Fbxs。Fbws 含有 WD-40 结构域，Fbls 含有富含亮氨酸的重复序列结构域，Fbxs 含有不同蛋白相互作用的结构域，或其他一些未知结构域。由 FBXO7 基因编码的 F-box7 蛋白属于 Fbxs 类，可能参与造血过程的调节。F-box7 蛋白的主要功能包括：作为 SCF 复合体底物识别原件，参与其靶蛋白的泛素化及蛋白酶体降解过程，以及参与异常线粒体的选择性自噬过程等。

(3) 基因突变致病机制

2008 年，Shojaee 等[2] 利用 500K SNP 阵列芯片，对一个印度籍的 PARK15 家系进行全基因组关联分析，将致病基因定位于 22 号染色体长臂。后来研究发现，该家系中患者存在 FBXO7 基因的 c.1132C > G 纯合突变，导致第 378 位高度保守的精氨酸突变为甘氨酸，但未在 800 名对照人群中检出该突变。2009 年，Di Fonzo 等[4] 对一个印度家系和一个荷兰家系分别进行研究，发现一个家系的患者存在 FBXO7 基因的 c.1492C > T 纯合突变，该突变为无义突变，导致氨基酸序列提前终止；另一家系的患者存在 FBXO7 基因的 IVS7 + 1G > T 和 c.65C > T 复合杂合突变。

暂无关于该病致病机制的分子研究，其致病机制尚不明确。

(4) 目前基因突变概述

目前人类基因突变数据库收录的 *FBXO7* 基因突变有 4 个，其中错义 / 无义突变 3 个，剪接突变 1 个。突变分布在基因整个编码区，无突变热点。

（黎洁洁　任华慧）

参考文献

[1] Davison C. Pallido-pyramidal disease. J Neuropath Exp Neurol, 1954, 13: 50-59.

[2] Shojaee S, Sina F, Banihosseini SS, et al. Genome-wide linkage analysis of a parkinsonian-pyramidal syndrome pedigree by 500 K SNP arrays. Am J Hum Genetm, 2008, 82(6): 1375-1384.

[3] Remy P, Hosseini H, Degos JD, et al. Striatal dopaminergic denervation in pallidopyramidal disease demonstrated by positron emission tomography. Ann Neurol, 1995, 38(6): 954-956.

[4] Di Fonzo A, Dekker MC, Montagna P, et al. FBXO7 mutations cause autosomal recessive, early-onset parkinsonian-pyramidal syndrome. Neurology, 2009, 72: 240-245.

1157　遗传性帕金森综合征 17 型
(Parkinson disease 17, PARK17; OMIM 614203)

一、临床诊断

(1) 概述

遗传性帕金森综合征 17 型是由 *VPS35* 基因杂合突变引起，呈常染色体显性遗传。

(2) 临床表现

遗传性帕金森综合征 17 型患者在 42~64 岁发病，和特发性帕金森病的临床表现相似，主要表现为静息性震颤，还可出现肌张力障碍、运动迟缓等症状，个别患者出现学习能力低下，左旋多巴治疗有效[1]。

(3) 辅助检查

无特征性辅助检查。

(4) 受累部位病变汇总（表 1157-1）

表 1157-1　受累部位及表现

受累部位	主要表现
神经系统	静息性震颤、肌强直、运动迟缓

二、基因诊断

(1) 概述

VPS35 基因，即编码膜泡分选蛋白 35(VPS35) 的基因，位于 16 号染色体长臂 1 区 1 带 2 亚带 (16q11.2)，基因组坐标为 (GRCh37):16:46693589-46723144，基因全长 29 556bp，包含 17 个外显子，编码 796 个氨基酸。

(2) 基因对应蛋白结构及功能

VPS35 基因属于膜泡分选蛋白基因中的一种，编码的蛋白是称为膜转运复合体 retromer 的一种多聚复合物的组成成分之一，参与蛋白质从核内体到反面高尔基网的逆行运输过程。该蛋白还调控聚合免疫球蛋白受体 pIgR-pIgA 的胞内转运过程。

(3) 基因突变致病机制

Vilariño-Güell 等[2] 对一个瑞士家系中常染色体显性遗传的 PARK17 患者进行全外显子测序研究，发现该家系患者存在 *VPS35* 基因的 c.1858G ＞ A (p.D620N) 杂合突变。随后对 4326 例帕金森病患者进行 *VPS35* 基因的测序，发现 4 例患者存在该突变。单体型分析证明这个突变是非连锁的，表明该突变为 *VPS35* 基因的热点突变。研究者认为内体转运功能的破坏可能是神经退行性变的基础。

Bi 等[3] 报道指出，神经毒素和遗传因素都与帕金森病发病相关。线粒体毒性物质 MPP+ 对多巴胺能神经元具有高特异性毒性。研究者发现，*VPS35* 基因的高表达可以保护多巴胺能神经元细胞来对抗 MPP+ 毒性，而 *VPS35* 基因的致病性突变会削弱这种保护。因此，*VPS35* 基因突变的致病机制可能是神经元保护功能丧失所致。

(4) 目前基因突变概述

目前人类孟德尔遗传在线数据库收录的 *VPS35* 基因错义突变 (p.D620N) 有 1 个，其为热点突变。

（黎洁洁　刘　建）

参考文献

[1] Wider C, Skipper L, Solida A,et al. Autosomal dominant dopa-responsive parkinsonism in a multigenerational Swiss family. Parkinsonism Relat Disord, 2008, 14: 465-470

[2] Vilariño-Güell C, Wider C, Ross OA, et al. VPS35 mutations in Parkinson disease. Am J Hum Genet, 2011, 89: 162-167.

[3] Bi F, Li F, Huang C, et al. Pathogenic mutation in VPS35 impairs its protection against MPP+ cytotoxicity. Inter J Biol Sci, 2013, 9: 149.

1158 遗传性帕金森综合征 18 型
(Parkinson disease 18, PARK18; OMIM 614251)

一、临床诊断

(1) 概述

遗传性帕金森综合征 18 型是由 *EIF4G1* 杂合突变引起，呈常染色体显性遗传。

(2) 临床表现

遗传性帕金森综合征 18 型患者报道较少，患者多在 50~80 岁发病，平均发病年龄 64 岁，和特发性帕金森病的临床表现相似，可出现震颤、肌张力障碍、平衡障碍、运动功能障碍等症状，对左旋多巴治疗反应好 [1]。

(3) 辅助检查

无特征性辅助检查。

(4) 受累部位病变汇总 (表 1158-1)

表 1158-1 受累部位及表现

受累部位	主要表现
神经系统	震颤、肌强直、平衡障碍、运动迟缓

二、基因诊断

(1) 概述

EIF4G1 基因，即编码真核翻译起始因子 4 的 γ 亚基的基因，位于 3 号染色体长臂 2 区 7 带 1 亚带 (3q27.1)，基因组坐标为 (GRCh37):3:184032283-184053146，基因全长 20 864bp，包含 33 个外显子，编码 1599 个氨基酸。

(2) 基因对应蛋白结构及功能

EIF4G1 基因编码的蛋白是多亚基蛋白复合体真核翻译起始因子 4 的组成成分。该蛋白复合体促进 mRNA 定位到核糖体，这是蛋白质合成起始阶段的限速步骤。该复合体催化识别 mRNA 帽子及 5′ 端二级结构 ATP 依赖的解旋。*EIF4G1* 基因编码的 γ 亚基是一个包含多个结合位点的支架蛋白，可结合 EIF4 复合体的其他组分。其 N 端的一个结构域能与 poly(A) 结合蛋白相互作用，在翻译期间可能调节 mRNA 的环化。

(3) 基因突变致病机制

PARK18 为常染色体显性遗传，成人发病，其表型与先天性帕金森病类似。由 *EIF4G1* 基因突变引起。

Chartier-Harlin 等 [1] 在一个法国家族 PARK18 患病成员中发现了 *EIF4G1* 的一个杂合型突变 (p.R1205H)。此外，更多样本的分析还发现了 p.R1205H、p.A502V 和 p.G686C 突变。免疫共沉淀研究表明，p.R1205H 和 p.A502V 的突变使得 EIF4 复合体形成受阻。这个结果与显性功能失活及年龄依赖性的神经退行性衰变是相符的。Chartier-Harlin 推测 *EIF4G1* 的突变，会改变对细胞生存至关重要的 mRNA 翻译过程，从而阻碍患者面对压力做出迅速、动态的反应。

Nuytemans 等 [2] 通过对 213 个帕金森病患者的全外显子测序，检测出 1 名先证者携带 p.R1205H 杂合突变。然而，同时发现 1 名 86 岁的无症状家庭成员也携带该变异，这表明 p.R1205H 突变的不完全外显性。

EIF4G1 基因的功能已经非常明确，其在真核细胞的翻译过程中起非常重要的作用。然而，暂无关于 PARK18 致病机制的分子研究，其致病机制尚不明确。

(4) 目前基因突变概述

目前人类基因突变数据库没有 *EIF4G1* 基因突变的记录，但文献报道了多个错义突变。

（黎洁洁　林宇翔）

参考文献

[1] Chartier-Harlin MC, Dachsel JC, Vilarino-Guell C, et al.

Translation initiator EIF4G1 mutations in familial Parkinson disease. Am J Hum Genet, 2011, 89: 398-406.

[2] Nuytemans K, Bademci G, Inchausti V, et al. Whole exome sequencing of rare variants in EIF4G1 and VPS35 in Parkinson disease. Neurology, 2013, 80: 982-989.

1159　遗传性帕金森综合征 19 型
(Parkinson disease 19, juvenile-onset, PARK19; OMIM 615528)

一、临床诊断

(1) 概述

有关青少年型帕金森综合征报道较为罕见，大多由于相关基因的遗传变异所引起。遗传性帕金森综合征 19 型，是 Edvardson 于 2012 年报道的一种青少年起病的帕金森综合征，其发病呈常染色体隐性遗传方式，致病基因为 *DNAJC6*(dnaj/hsp40 homolog，subfamily c，member6) 基因[1]。

(2) 临床表现

遗传性帕金森综合征 19 型患者发病年龄较早，大多在 7~11 岁起病，出现与帕金森病一致的症状，包括动作迟缓、肌强直、姿势不稳、构音障碍、不对称的静息震颤。病情进展较为迅速，在发病 10~15 年后丧失行动能力，但认知功能良好[1]。Koroglu 等[2] 报道了一个家系的 4 位帕金森病 19 型患者，均发现在 *DNAJC6* 基因位点变异，临床观察发现这些患者智力水平中等，逐渐出现动作迟缓、肌强直、姿势不稳、构音障碍、静息震颤等，其中 3 例患者在 1~5 岁开始出现间歇性癫痫发作。左旋多巴治疗总体有效，但会带来较重的运动和精神障碍。

(3) 辅助检查

帕金森病 19 型患者未发现明显异常特征，仅有个别出现弥漫性脑萎缩。

(4) 病理表现

尚无相关资料。

(5) 受累部位病变汇总 (表 1159-1)

表 1159-1　受累部位及表现

受累部位	主要表现
脑	动作迟缓、肌强直、姿势不稳、构音障碍、不对称的静息震颤
面部	面具脸
眼	辨距不足性眼急动

二、基因诊断

(1) 概述

DNAJC6 基因，即编码 DNAJ 同源的 C 亚家族成员 6 蛋白的基因，位于 1 号染色体短臂 3 区 1 带 3 亚带 (1p31.3)，基因组坐标为 (GRCh37):1:65775218-65881552，基因全长 106 335bp，包含 19 个外显子，编码 970 个氨基酸。

(2) 基因对应蛋白结构及功能

DNAJC6 属于进化保守的 DNAJ/HSP40 蛋白家族，该蛋白家族通过刺激 ATP 酶活性来调节分子伴侣活性。DNAJ 蛋白最多可有 3 个结构域：1 个通常在 N 端的含 70 个氨基酸的保守 J 结构域，1 个甘氨酸 / 苯丙氨酸富集区，以及 1 个富含半胱氨酸、包含 4 个基序、类似锌指蛋白的结构域。*DNAJC6* 编码一个辅助蛋白，于神经元中选择性表达，并于神经末梢富集，在网格蛋白介导的内吞中起重要作用。它与广泛存在的细胞周期 G 关联蛋白 GAK 具有同源性，这两者都作为协同伴侣分子以支持 HSC70 依赖性的披网格蛋白小泡解包被。Koroglu 等[2] 发现 *DNAJC6* 基因在人脑不同的区域均有丰富的表达，而在非神经组织表达量则非常低。

(3) 基因突变致病机制

PARK19 是一种常染色体隐性遗传、青少年 (20 岁前) 发病的神经退行性疾病。部分患者会伴随其他症状，如智力迟钝、癫痫等。通过纯合子定位和全外显子组测序，研究者在 PARK19 的患者中检测出 *DNAJC6* 基因出现功能丢失的纯合性突变。Edvardson 等[1] 在 2 例 PARK19 的患者中检测出了 *DNAJC6* 基因的纯合变异，其 6 号内含子发生 c.801-2A > G 转换，该突变会形成 2 个错误的剪接体：一个是跳过 7 号外显子，缺少 268~328 位氨基酸的转录本；另外一个转录本是插入了 6 号内含子最后的 91nt，而这导致在终止密码子前多了 8 个氨基酸。患者没检测到正常的转录本，而突变的转录本不稳定，导致了基因功能的丢失。在这位患者的有该位点杂合变异的家庭成员中，并未发现有神经功能缺损现象。Koroglu 等[2] 在 4 个来自同一家庭、患有 PARK19，且智力迟钝的患者中，发现 DNAJC6 基因 16 号外显子发生了 c.2200C > T 转换，该突变导致 p.Q734X 的替换，使得翻译提前终止，蛋白质缩短约 20%。

由于 DNAJC6 基因在网格蛋白介导的内吞过程中起重要作用，暗示了神经细胞内吞功能及其溶酶体通路的缺失会导致帕金森病。

在小鼠的动物模型实验中，已证实 DNAJC6 的功能缺失使囊泡内吞途径受损。Yim 等[3] 发现 Dnajc6 基因敲除的小鼠有很高的产后早期死亡率，而尽管存活的幼崽体重会变轻，但能有正常的生存寿命。在培养的 Dnajc6 基因敲除小鼠神经细胞中可发现，突触泡循环受损，披网格蛋白增多，并且网格蛋白介导的突触囊泡内吞途径受损。而本来这一途径可由 GAK 蛋白上调，但是在 DNAJC6 基因缺失的情况下，该途径并没能得到完全的补偿。在 Dnajc6 基因敲除的小鼠大脑中，Edvardson 等[1] 并未发现黑质在形态上的改变，或者多巴胺转运蛋白的富集或分布，这与突变小鼠没有出现步伐或动作异常的现象相符。

(4) 目前基因突变概述

目前人类基因突变数据库没有 DNAJC6 基因突变的报道，已有的突变报道见于文献。

（王　晖　林宇翔）

参考文献

[1] Edvardson S, Cinnamon Y, Ta-Shma A, et al. A deleterious mutation in DNAJC6 encoding the neuronal-specific clathrin-uncoating co-chaperone auxilin, is associated with juvenile parkinsonism. PLoS One, 2012, 7: e36458.

[2] Koroglu C, Baysal L, Cetinkaya M, et al. DNAJC6 is responsible for juvenile parkinsonism with phenotypic variability. Parkinsonism Relat Disord, 2013, 19: 320-324.

[3] Yim YI, Sun T, Wu LG, et al. Endocytosis and clathrin-uncoating defects at synapses of auxilin knockout mice. Proc Natl Acad Sci USA, 2010, 107: 4412-4417.

1160　遗传性帕金森综合征 2 型
(Parkinson disease 2, autosomal recessive juvenile, PARK2; OMIM 600116)

一、临床诊断

(1) 概述

遗传性帕金森综合征 2 型 (RARK2)，即常染色体隐性遗传性青少年型帕金森综合征，1994 年 Takahashi 等报道了一个日本家系中近一半的成员患有此病，且发现其发病呈常染色体隐性遗传方式，致病基因为 PRKN 基因，常由该基因的位点突变引起。

(2) 临床表现

遗传性帕金森综合征 2 型患者发病年龄通常小于 40 岁，出现不同程度帕金森病的症状，包括动作迟缓、肌强直、姿势不稳、静息震颤、步态障碍、肌张力障碍等，个别病例出现反射亢进。Mitsui 等[1] 报道了一对兄弟和一对姐妹患有帕金森综合征 2 型患者，于 38~40 岁出现动作迟缓、肌强直、姿势不稳、静息震颤等，左旋多巴治疗效果不佳。但也有报道显示多数患者对左旋多巴治疗有效，但是频繁使用会导致运动障碍。睡眠可改善症状。患者总体认知良好，无痴呆表现[2, 3]。

(3) 辅助检查

遗传性帕金森综合征 2 型患者的 MRI 发现部分患者小脑半球和小脑蚓部出现不同程度萎缩[1]。PET 显示尾状核和壳核对荧光多巴 (FDOPA) 的吸收明显减低[4]。

(4) 病理表现

遗传性帕金森综合征 2 型患者病理学表现为由于致密部脑黑质神经元数目大量减少以及胶质增生，引起脑黑质部分明显褪色[5]。

(5) 受累部位病变汇总（表 1160-1）

表 1160-1　受累部位及表现

受累部位	主要表现
脑	动作迟缓、肌强直、姿势不稳、静息震颤、无痴呆表现

二、基因诊断

(1) 概述

PRKN 基因，又名 *PARK2* 基因，即编码 E3 泛素连接酶 Parkin 蛋白的基因，位于 6 号染色体长臂 2 区 5 带 2 亚带至 7 带 (6q25.2—q27)，基因组坐标为 (GRCh37):6:161768590-163148834，基因全长 1 380 245bp，包含 12 个外显子，编码 465 个氨基酸。

(2) 基因对应蛋白结构及功能

PRKN 基因的确切功能目前尚未完全清楚，该基因编码的蛋白产物包含 3 个结构域：泛素化结构域、锌指结构域及 Parkin 信号结构域，是 E3 泛素连接酶复合体的组分之一，介导泛素与底物蛋白的共价连接，调控靶向蛋白的降解过程，实现降解或移除错误折叠及受损蛋白的功能。此外，Parkin 蛋白通过溶酶体依赖性的降解途径参与受损线粒体的降解，对线粒体质量控制具有重要作用。

(3) 基因突变致病机制

Lucking 等[6] 对一个印度籍的帕金森病患者家系进行研究，发现该家系中父亲 (57 岁发病)*PRKN* 基因存在一个纯合突变：2 号外显子有 3 个拷贝；表型正常的母亲携带一个杂合突变：*PRKN* 基因 3 号和 4 号外显子缺失；其儿子 (31 岁发病) 为上述两个突变的复合杂合突变基因型。

Itier 等[7] 研究发现，*Prkn* 基因失活突变会导致小鼠运动及认知障碍，同时存在苯丙胺诱导的多巴胺释放的抑制，以及谷氨酸神经传递的抑制。*Prkn* 基因突变型小鼠的黑质纹状体多巴胺神经元未见明显减少，而纹状体和胎脑神经元中谷胱甘肽水平的升高说明存在某些补偿途径来保护多巴胺神经元以避免神经元死亡。Kubli 等[8] 发现，虽然 *Prkn* 基因敲除的小鼠心脏出现线粒体调控网络絮乱及线粒体显著变小，但是这些小鼠的心脏和线粒体功能却表现正常。相比于野生型小鼠，*Prkn* 基因敲除的小鼠对心肌梗死更为敏感：基因敲除小鼠表现出梗死面积更大，存活率降低，同时，在梗死发生后，出现伴随着肿胀累积的线粒体自噬减少及线粒体功能失调等现象。

(4) 目前基因突变概述

目前人类基因突变数据库没有 *PRKN* 基因突变的报道，已有的突变报道见于文献。

（王 晖 林宇翔）

参考文献

[1] Mitsui T, Kawai H, Sakoda S, et al. Hereditary parkinsonism with multiple system degeneration: beneficial effect of anticholinergics, but not of levodopa. J Neurol Sci, 1994, 125: 153-157.

[2] Takahashi H, Ohama E, Suzuki S, et al. Familial juvenile parkinsonism: clinical and pathologic study in a family. Neurology, 1994, 44: 437-441.

[3] Ishikawa A, Tsuji S. Clinical analysis of 17 patients in 12 Japanese families with autosomal-recessive type juvenile parkinsonism. Neurology, 1996, 47: 160-166.

[4] Portman AT, Giladi N, Leenders KL, et al. The nigrostriatal dopaminergic system in familial early onset parkinsonism with parkin mutations. Neurology, 2001, 56: 1759-1762.

[5] Mori H, Kondo T, Yokochi M, et al. Pathologic and biochemical studies of juvenile parkinsonism linked to chromosome 6q. Neurology, 1998, 51: 890-892.

[6] Lucking CB, Bonifati V, Periquet M, et al. Pseudo-dominant inheritance and exon 2 triplication in a family with parkin gene mutations. Neurology, 2001, 57: 924-927.

[7] Itier JM, Ibanez P, Mena MA, et al. Parkin gene inactivation alters behaviour and dopamine neurotransmission in the mouse. Hum Mol Genet, 2003, 12: 2277-2291.

[8] Kubli DA, Zhang X, Lee Y, et al. Parkin protein deficiency exacerbates cardiac injury and reduces survival following myocardial infarction. J Biol Chem, 2013, 288: 915-926.

1161 遗传性帕金森综合征 20 型
(Parkinson disease 20, early-onset, PARK20; OMIM 615530)

一、临床诊断

(1) 概述

遗传性帕金森综合征 20 型，是一种常发生于年轻成年人的帕金森综合征，Krebs 等和 Quadri 等[2] 于 2013 年分别报道了 2 个意大利家族患者，其发病呈常染色体隐性遗传方式，致病基因为 *SYNJ1* (Synaptojanin-1) 基因。

(2) 临床表现

遗传性帕金森病 20 型患者多为年轻成年人，儿童时期可能由癫痫起病，逐渐发展为帕金森病症状，其症状主要包括动作迟缓、肌强直、步态障碍、姿势不稳，还会出现特征性的眼球运动异常、眼睑失用症等。Krebs 等和 Quadri 等报道的 4 例意大利患者，从儿童时期渐进性出现动作迟缓、肌强直、步态障碍、姿势不稳等，到 30 多岁已发展为严重的运动功能缺失。患者对左旋多巴治疗有效，但是会继发运动障碍。

(3) 辅助检查

部分遗传性帕金森综合征 20 型患者可发现皮质有轻度萎缩 (图 1161-1)，以及纹状体部位的多巴胺转运密度明显减低 (图 1161-2) 和基底核等部位代谢率明显降低 (图 1161-3)。

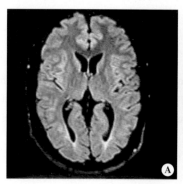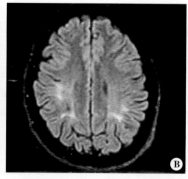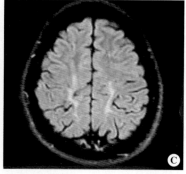

图 1161-1 遗传性帕金森综合征 20 型患者的头颅 MRI

发现皮质可有轻度萎缩，Flair 序列扫描发现脑白质区可呈现 T_2 高信号 [Hum Mutat, 2013, 34(9): 1200-1207]

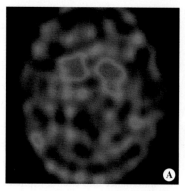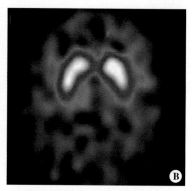

图 1161-2 SPECT 显示纹状体的多巴胺转运密度明显减低

A. 患者；B. 正常对照

[Hum Mutat, 2013, 34(9): 1208-1215]

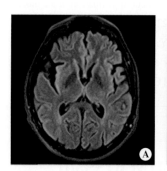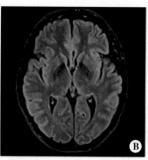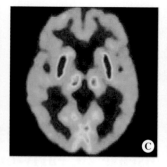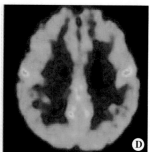

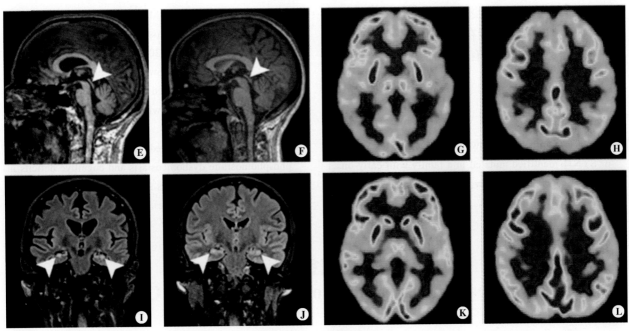

图 1161-3　磁共振表现

患者磁共振影像 Flair 序列显示有不同程度的脑皮质萎缩 (A 和 B)，以及侧脑室扩大 (I 和 J)，T_1 序列 (E 和 F) 显示患者四叠体变薄。PET 影像提示基底核等部位代谢率明显降低：患者 (C、G、D、H)VS 与正常对照 (K、L) 比较 [Hum Mutat, 2013, 34(9): 1208-1215]

(4) 病理表现

暂无相关资料。

(5) 受累部位病变汇总（表 1161-1）

表 1161-1　受累部位及表现

受累部位	主要表现
神经系统	动作迟缓、肌强直、姿势不稳、构音障碍、认知下降、早发癫痫
眼	目光凝视、眼睑失用症、核上凝视麻痹
面部	面具脸
口唇	下颌震颤

二、基因诊断

(1) 概述

SYNJ1 基因，即编码磷酸肌醇磷酸酶的基因，位于 21 号染色体长臂 2 区 2 带 1 亚带 1 次亚带 (21q22.11)，基因组坐标为 (GRCh37):21:34001069-34100351，基因全长 99 283bp，包含 33 个外显子，编码 1350 个氨基酸。

(2) 基因对应蛋白结构及功能

SYNJ1 基因编码的磷酸肌醇磷酸酶，是一种在神经元中参与囊泡脱壳过程的蛋白质，它可以调节膜的磷脂酰肌醇 -4，5- 二磷酸水平。该蛋白质由三个结构域组成：第一个是一个中央肌醇 5- 磷酸酶结构域，主要作用于 PIP2 和 PIP3；第二个是 N 端类 SAC1 肌醇磷酸酶结构域，主要作用是水解 PIP1 和 PIP2 为 PI；第三个是一个富含脯氨酸的 C 端结构域，其主要作用为蛋白相互作用，且与囊泡的胞吞作用相关。

(3) 基因突变致病机制

Quadri 等 [2] 通过纯合性映射和外显子测序的方法对一个意大利籍的 PARK20 家系进行研究，发现该家系患者存在 SYNJ1 基因的 p.R258Q 纯合突变，该突变导致氨基酸序列中高度保守的精氨酸发生改变，破坏了蛋白功能。该突变在家系中与疾病表型共分离。

Krebs 等 [3] 通过纯合性映射和外显子测序的方法对一个伊朗籍的早发型 PARK20 家系进行研究，也发现该家系患者存在 SYNJ1 基因的 p.R258Q 纯合突变。研究者针对该突变进行体外功能实验，发现该突变使得其蛋白产物的磷酸酶活性受损。研究者认为，突触小泡回收障碍可能与帕金森病中神经退行性病变相关。

Voronov 等 [4] 在唐氏综合征常用的 Ts65Dn 小鼠模型的大脑中，发现了磷脂酰肌醇 -4，5- 二磷酸代谢障碍，该缺陷可以通过在 Ts65Dn 小鼠内恢复 Synj1 二倍体而改善，也可以通过在小鼠体内过表达 Synj1 基因来弥补。

(4) 目前基因突变概述

目前人类孟德尔遗传在线数据库收录的 *SYNJ1* 基因错义突变 (p.R258Q) 有 1 个。

（王　晖　郝梨岚）

参考文献

[1] Krebs CE, Karkheiran S, Powell JC, et al. The Sac1 domain of SYNJ1 identified mutated in a family with early-onset progressive Parkinsonism with generalized seizures. Hum Mutat, 2013, 34: 1200-1207.

[2] Quadri M, Fang M, Picillo M, et al. Mutation in the SYNJ1 gene associated with autosomal recessive, early-onset Parkinsonism. Hum Mutat, 2013, 34: 1208-1215.

[3] Krebs CE, Karkheiran S, Powell JC, et al. The Sac1 domain of SYNJ1 identified mutated in a family with early - onset progressive Parkinsonism with generalized seizures. Hum Mutat, 2013, 34: 1200-1207.

[4] Voronov SV, Frere SG, Giovedi S, et al. Synaptojanin 1-linked phosphoinositide dyshomeostasis and cognitive deficits in mouse models of Down's syndrome. Proceedings of the National Academy of Sciences, 2008, 105: 9415-9420.

1162　遗传性帕金森综合征 4 型
(Parkinson disease 4, autosomal dominant, PARK4; OMIM 605543)

一、临床诊断

(1) 概述

帕金森病 (PD) 是仅次于阿尔茨海默病的第二大神经退行性疾病，表现为进展性的选择性的黑质多巴胺神经元的丢失，神经元中出现由 α- 突触核蛋白组成的路易小体是本病的重要病理特点。SNCA 又被称作 PARK1/4，1997 年通过研究一个具有常染色体显性遗传特征的意大利籍美国人家系发现了 *SNCA* 的第一个错义突变 p.A53T[1]。

SNCA 基因包含 6 个外显子，后 5 个外显子编码 140 个氨基酸组成的 α- 突触核蛋白。*SNCA* 基因突变包括错义突变、二倍重复和三倍重复。各类突变可导致 α- 突触核蛋白错误折叠、异常聚集，继续导致黑质细胞凋亡等，出现帕金森病相应症状。

(2) 临床表现

典型帕金森病表现为运动性和非运动性症状。运动性症状包括静止性震颤、运动迟缓、肌强直、姿势步态异常；非运动症状包括睡眠障碍、便秘和精神障碍等。*SNCA* 基因突变帕金森病患者发病年龄相对较早，可表现为典型帕金森病、不典型帕金森病和侵袭表型 (除帕金森综合征外，还有肌阵挛、严重自主神经功能障碍和痴呆)，类似路易体痴呆表型、类多系统萎缩型。SNCA 二倍重复患者多表现为经典型帕金森病，但三倍重复患者临床症状更重。

(3) 影像学表现及辅助检查

MRI 无特异性表现。

其他辅助检查：α- 突触核蛋白广泛存在于外周血单核细胞、血浆、血清及脑脊液中，帕金森病患者脑脊液中 α- 突触核蛋白寡聚物水平与对照组相比明显升高，一定程度上可作为早期诊断帕金森病的生物标志物[2]。

(4) 病理表现

可见黑质多巴胺能神经元丢失，大量路易小体形成 (α- 突触核蛋白染色阳性)。

(5) 受累部位病变汇总 (表 1162-1)

表 1162-1　受累部位及表现

受累部位	主要表现
神经系统	运动症状 (静止性震颤、运动迟缓、肌强直、姿势步态异常)
	非运动症状 (嗅觉减退、睡眠障碍、便秘和精神障碍等)

二、基因诊断

(1) 概述

SNCA 基因，即编码突触核蛋白的基因，位于 4 号染色体长臂 2 区 1 带 (4q21)，基因组坐标为 (GRCh37):4:90645250-90759447，基因全长 114 198bp，包含 5 个外显子，编码 112 个氨基酸。

(2) 基因对应蛋白质结构及功能

SNCA 基因编码突触核蛋白。α- 突触核蛋白属

于突触核蛋白家族，该蛋白家族还包括 β- 突触核蛋白和 γ- 突触核蛋白。突触核蛋白在脑部大量表达，α- 突触核蛋白和 β- 突触核蛋白可以选择性地抑制磷脂酶 -D2，*SNCA* 基因能促进突触前信号和膜运输的整合。

该基因功能可能涉及多巴胺的释放和运输，诱导微管结合蛋白 tau 的纤维化，降低神经元对各种凋亡刺激的应答，从而导致半胱天冬蛋白酶 -3 活化作用的降低。

(3) 基因突变致病机制

Waters 和 Miller[3]、Singleton 等[4] 利用一个来自大家系的 PARK4 样本，通过定量 PCR 的方式扩增 *SNCA* 基因的外显子，发现了一个基因三倍化的证据。分析该家系的其他成员，发现 *SNCA* 基因的三倍化和 PARK4 存在着共分离，但是和体位性震颤不存在共分离。这个三倍化的区域预计有 17 个基因，包括 *SNCA* 基因。*SNCA* 基因在这些基因三倍化的个体上有 4 个完整功能的拷贝，是其他 17 个基因的两倍。因此研究者们认为正是由于增加的 *SNCA* 基因剂量的变化导致了在这个家系中帕金森疾病的发生。他们注意到这种疾病的病因可能类似于伴随唐氏综合征发生的老年痴呆症，该疾病是由 21 号染色体的三倍化引起 *APP* 基因的过表达所致。

Ibanez 等[5] 研究了 22 个非典型的 PARK4 家系，其中 1(1.5%) 个家系检测出具有 *SNCA* 基因的三倍化。基因分型和剂量分析的结果表明 *SNCA* 基因的多倍化是独立发生的。由此研究者们推断由于基因重排导致的 *SNCA* 基因剂量的变化较基因的点突变更能导致 PARK4 的发生。

(4) 目前基因突变概述

目前人类基因突变数据库收录的 *SNCA* 基因突变有 16 个，其中错义 / 无义突变 3 个，大片段插入 12 个，调节突变 1 个。

（马凌燕　刘程章）

参考文献

[1] Polymeropoulos MH, Lavedan C, Leroy E, et al. Mutation in the alpha-synuclein gene identified in families with Parkinson's disease. Science, 1997, 276(5321): 2045-2047.

[2] Bruggink KA, Kuiperij HB, Ekholm-Pettersson F, et al. Detection of elevated levels of alpha-synuclein oligomers in CSF from patients with Parkinson disease. Neurology, 2011, 77(5): 510-511.

[3] Waters CH, Miller CA. Autosomal dominant Lewy body parkinsonism in a four-generation family. Ann Neurol, 1994, 35: 59-64.

[4] Singleton AB, Farrer M, Johnson J, et al. Alpha-Synuclein locus triplication causes Parkinson's disease. Science, 2003, 302: 841.

[5] Ibanez P, Lesage S, Janin S, et al. Alpha-synuclein gene rearrangements in dominantly inherited parkinsonism: frequency, phenotype, and mechanisms. Arch Neurol, 2009, 66: 102-108.

1163　遗传性帕金森综合征 6 型
(Parkinson disease 6, autosomal recessive early-onset, PARK6; OMIM 605909)

一、临床诊断

(1) 概述

遗传性帕金森综合征 6 型，是一种发生于青中年成人的帕金森病。Hatano 等于 2004 年发现 8 个亚裔家族，其成员于成年后逐渐出现帕金森病症状，其致病基因为 *PINK1*(PTEN induced putative kinase 1) 基因，呈常染色体隐性遗传。

(2) 临床表现

Hatano 等报道了遗传性帕金森综合征 6 型患者发病年龄在 18~56 岁[1]，之后逐渐出现帕金森病症状，主要包括动作迟缓、肌强直、姿势不稳、静息震颤、步态障碍、肌张力障碍、反射亢进等。此病患者对左旋多巴治疗是有效的，但是会继发运动障碍。睡眠后可出现症状明显改善。本病进展通常较为缓慢，而且患者总体认知良好，无痴呆表现[2]。Hedrich 等[3] 发现大约 2/3 的遗传性帕金森综合征 6 型患者除了常见的帕金森病症状，还会伴有精神障碍，如焦虑症和抑郁症等。Albanese 等[4] 还发现约 40% 的患者会发生尿急症。

(3) 辅助检查

遗传性帕金森综合征 6 型患者呈现不同程度的不对称的壳状核和尾状核 ^{123}I-Ioflupane 吸收减弱（图 1163-1）。

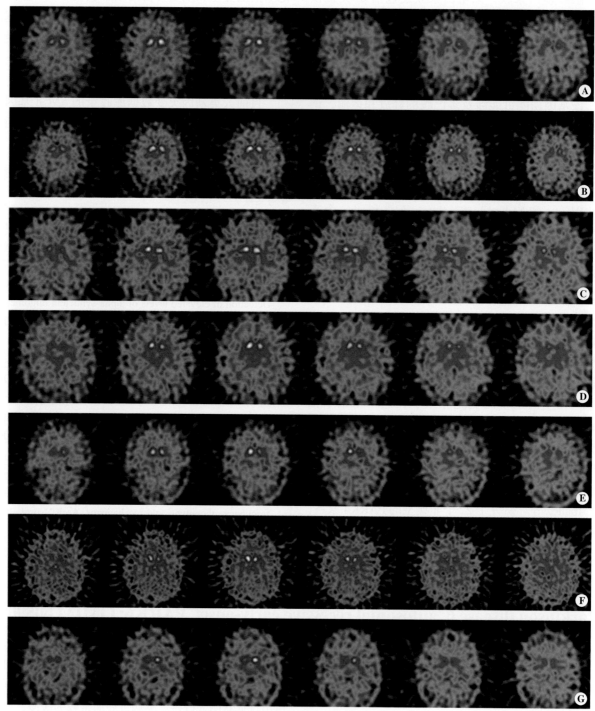

图 1163-1　^{123}I-Ioflupane SPECT 结果

显示 6 例患者均呈现不同程度的不对称的壳状核和尾状核 ^{123}I-Ioflupane 吸收减弱

[Brain, 2010, 133(Pt 4): 1128-1142]

(4) 病理表现

遗传性帕金森综合征 6 型患者病理学表现为脑黑质神经元数目减少及胶质增生，一些剩余的神经元，显示有路易小体。特别是在脑干区域可明显发现一些路易小体，而在蓝斑和杏仁核区没有明显的细胞损失和路易小体[5]（图 1163-2、图 1163-3）。

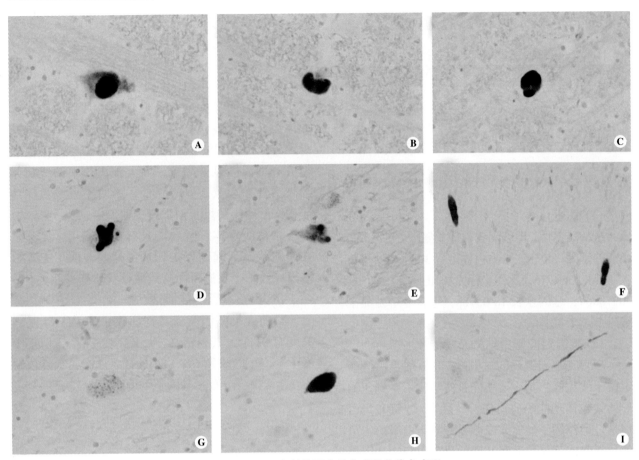

图 1163-2 α- 突触核蛋白的免疫组化染色表现

路易小体和异常神经突出现在：A.外侧网状核，B、C.黑质致密部，D、E、F. Meynert 核，G.网状结构巨细胞核，H.网状结构中央核和 I.网状结果外侧核。

倍率：400 倍 (A~I)[Brain, 2010, 133(pt4): 1128-1142]

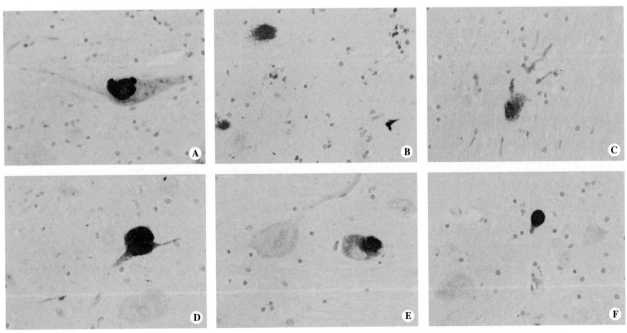

图 1163-3 α- 突触核蛋白 -PSer129 的免疫组化染色表现

磷酸化 α- 突触核蛋白阳性分别出现在：A.路易小体和异常神经突，B.黑质致密部，C.外侧网状核，D.内侧网状结构，E、F. Meynert 核。倍率：
400 倍 (A~F)[Brain, 2010, 133(Pt 4): 1128-1142]

(5) 受累部位病变汇总 (表 1163-1)

表 1163-1 受累部位及表现

受累部位	主要表现
神经系统	动作迟缓、肌强直、步态障碍、姿势不稳、构音障碍、静息性震颤、反射亢进、痴呆、焦虑症、抑郁症
泌尿系统	尿急症

二、基因诊断

(1) 概述

PINK1 基因, 即编码线粒体丝氨酸 / 苏氨酸蛋白激酶的基因, 位于 1 号染色体短臂 3 区 6 带 1 亚带 2 次亚带 (1p36.12), 基因组坐标为 (GRCh37):1:20959948-20978004, 基因全长 18 057bp, 包含 8 个外显子, 编码 581 个氨基酸。

(2) 基因对应蛋白结构及功能

PINK1 基因编码的丝氨酸 / 苏氨酸蛋白激酶, 定位于线粒体, 其主要功能是使细胞不受到压力诱导的线粒体功能障碍损伤。丝氨酸 / 苏氨酸蛋白激酶是一类作用于丝氨酸或苏氨酸的蛋白激酶, 可以使丝氨酸或苏氨酸的羟基磷酸化。PINK1 基因编码的丝氨酸 / 苏氨酸蛋白激酶, 可以通过催化线粒体蛋白丝氨酸 / 苏氨酸羟基的磷酸化, 保护细胞不受到应激损伤, 在选择性自噬过程中, 在线粒体间隙中发挥作用。

(3) 基因突变致病机制

2004 年, Valente 等 [6] 对 3 个近亲婚配的帕金森家系进行研究, 发现了 2 个 PINK1 基因的纯合突变: 一个是位于高度保守位置的 p.G309D 突变, 一个是使得氨基酸序列提前终止的无义突变 p.W437X。这两个突变均位于 PINK1 的激酶结构域。2004 年, Hatano 等 [7] 对 3 个日本籍以及 3 个分别来自以色列、菲律宾和中国台湾地区的帕金森家系进行研究, 发现了 PINK1 基因的 6 种致病性变异。研究者认为, PINK1 基因可能是仅次于 PARKIN 之后的第二常见的常染色体隐性遗传的早发性帕金森症的致病基因。2004 年, Valente 等 [8] 对 90 例早发性帕金森病患者进行检测, 发现 1 例患者存在 PINK1 基因的纯合突变, 2 例患者存在 PINK1 基因的复合杂合突变, 5 例患者存在 PINK1 基因的杂合突变, 这 5 例患者均出现典型的帕金森病临床表型, 其平均发病年龄为 44 岁。研究者认为, PINK1 基因的杂合突变可能会引起多

巴胺功能障碍的亚临床表现并且在帕金森病的发展过程中作为风险因素发挥作用。

2008 年, Gautier 等 [9] 研究发现, Pink1 基因缺失会严重破坏小鼠的线粒体功能。尽管线粒体形态上没有明显的变化, 但是 3~4 月龄的小鼠纹状体线粒体呼吸功能受损, 而大脑皮质中未见异常。Pink1 基因缺失小鼠的纹状体中, 三羧酸循环相关的酶活性显著降低, 而大脑皮质中的线粒体呼吸活性在小鼠 2 岁时降低, 说明小鼠线粒体功能损伤会随年龄增长而加剧。研究者认为, PINK1 对于维持线粒体正常功能具有重要作用, 尤其是在应激状态下起到保护作用, 这些说明了 PINK1 基因导致帕金森病可能与黑质纹状体变性相关。

(4) 目前基因突变概述

目前人类基因突变数据库收录的 PINK1 基因突变有 93 个, 其中错义 / 无义突变 77 个, 剪接突变 1 个, 小的缺失 5 个, 小的插入 3 个, 大片段缺失 7 个。突变分布在基因整个编码区, 无突变热点。

（ 王　晖　郝梨岚 ）

参考文献

[1] Hatano Y, Sato K, Elibol B, et al. PARK6-linked autosomal recessive early-onset parkinsonism in Asian populations. Neurology, 2004, 63: 1482-1485.

[2] Bonifati V, Rohe CF, Breedveld GJ, et al. Early-onset parkinsonism associated with PINK1 mutations: frequency, genotypes, and phenotypes. Neurology, 2005, 65: 87-95.

[3] Hedrich K, Hagenah J, Djarmati A, et al. Clinical spectrum of homozygous and heterozygous PINK1 mutations in a large German family with Parkinson disease: role of a single hit? Arch Neurol, 2006, 63: 833-838.

[4] Albanese A, Valente EM, Romito LM, et al. The PINK1 phenotype can be indistinguishable from idiopathic Parkinson disease. Neurology, 2005, 64: 1958-1960.

[5] Samaranch L, Lorenzo-Betancor O, Arbelo JM, et al. PINK1-linked parkinsonism is associated with Lewy body pathology. Brain, 2010, 133: 1128-1142.

[6] Valente EM, Abou-Sleiman PM, Caputo V, et al. Hereditary early-onset Parkinson's disease caused by mutations in PINK1. Science, 2004, 304：1158-1160.

[7] Hatano Y, Li Y, Sato K, et al. Novel PINK1 mutations in early-onset parkinsonism. Ann Neurol, 2004, 56: 424-427.

[8] Valente EM, Salvi S, Ialongo T, et al. PINK1 mutations are associated with sporadic early-onset parkinsonism. Ann Neurol, 2004, 56: 336-341.

[9] Gautier CA, Kitada T, Shen J. Loss of PINK1 causes mitochondrial functional defects and increased sensitivity to oxidative stress. Proc Natl Acad Sci USA, 2008, 105：11364-11369.

1164 遗传性帕金森综合征 7 型
(Parkinson disease 7, autosomal recessive early-onset, PARK7; OMIM 606324)

一、临床诊断

(1) 概述

遗传性帕金森综合征 7 型为常染色体隐性遗传疾病，属于早发型，由 DJ1 基因纯合或复合杂合突变引起[1]。

(2) 临床表现

PARK7 是一种早发型帕金森病，40 岁前发病。临床表现为非对称起病的静止性及姿势性震颤、运动迟缓、肌强直、姿势步态异常，可伴有精神病症状。该疾病进展缓慢，对 L-DOPA 治疗反应良好，多无其他神经系统受累表现[2,3]。此外，有些患者还出现认知功能障碍、反射亢进、尿失禁和行为异常，如攻击行为和贪食症[4]。

(3) 辅助检查

尚无相关报道。

(4) 病理表现

尚无相关报道。

(5) 受累部位病变汇总 (表 1164-1)

表 1164-1 受累部位及表现

受累部位	主要表现
神经系统	震颤、运动迟缓、肌强直、姿势步态异常、反射亢进、认知功能障碍、精神病症状、尿失禁

二、基因诊断

(1) 概述

DJ1 基因，编码肽酶 C56 蛋白质家族的一个成员，位于 1 号染色体短臂 3 区 6 带 (1p36)，基因组坐标为 (GRCh37):1:8021714-8045342，基因全长 23 629bp，包含 8 个外显子，编码 189 个氨基酸。

(2) 基因对应蛋白结构及功能

该基因的产物属于蛋白 C56 家族肽酶。DJ1 蛋白单体含有 α/β 折叠，这一结构在 DJ1/ThiJ/Pfpl 超家族非常保守。然而它在 C 端存在一个额外的螺旋结构，介导二聚体的形成。DJ1 蛋白可能只以二聚体的形式发挥功能。它对雄激素依赖的转录进行正调节。同时作为氧化还原敏感的伴侣蛋白，传递氧化压力，保护神经元免受氧化压力和细胞死亡。

(3) 基因突变致病机制

van Duijn 等[2] 报道了一个帕金森家系，并将致病遗传物质定位到 DJ1 基因。2003 年，Bonifati 等[5] 在另一个意大利家系中找到了 DJ1 基因的致病突变，他们在可读框起始的第 497 碱基发现了纯合的点突变 (T > C)，符合家系共分离。

一些研究显示，DJ1 基因可能会阻止 SNCA 有害突变的发生和发挥作用。Ramsey 等[6] 对比了两种转基因小鼠：表达 Snca p.A53T 突变的小鼠和 Snca p.A53T 突变且 Dj1 基因敲除的小鼠，两者都表现出了相似的发病特征和机制。研究者认为 DJ1 并没有直接调控 SNCA，不能保护机体免于 p.A53T 突变的影响。SNCA 和 DJ1 突变通过独立的机制导致帕金森病。

(4) 目前基因突变概述

目前人类基因突变数据库收录的 DJ1 基因突变有 31 个，其中错义 / 无义突变 15 个，剪接突变 2 个，调控区突变 1 个，小的插入缺失 6 个，大的缺失 7 个。突变分布在基因整个编码区，无突变热点。

(吴 曦 朱红梅)

参考文献

[1] Bonifati V, Breedveld GJ, Squitieri F, et al. Localization of

autosomal recessive early-onset parkinsonism to chromosome 1p36(PARK7)in an independent dataset.Ann Neurol, 2002, 51: 253-256.

[2] van Duijn CM, Dekker MC, Bonifati V, et al. PARK7, a novel locus for autosomal recessive early-onset parkinsonism, on chromosome 1p36.Am J Hum Genet, 2001, 69: 629-634.

[3] Abou-Sleiman PM, Healy DG, Quinn N, et al. The role of pathogenic DJ-1 mutations in Parkinson's disease.Ann Neurol, 2003, 54: 283-286.

[4] Annesi G, Savettieri G, Puqliese P, et al. DJ-1 mutations

and parkinsonism-dementia-amyotrophic lateral sclerosis complex. Ann Neurol, 2005, 58: 803-807.

[5] Bonifati V, Rizzu P, van Baren MJ, et al. Mutations in the DJ-1 gene associated with autosomal recessive early-onset parkinsonism. Science, 2003, 299: 256-259.

[6] Ramsey CP, Tsika E, Ischiropoulos H, et al. DJ-1 deficient mice demonstrate similar vulnerability to pathogenic Ala53Thr human alpha-syn toxicity. Hum Mol Genet, 2010, 19: 1425-1437.

1165 遗传性帕金森综合征 8 型
(Parkinson disease 8, autosomal dominant, PARK8; OMIM 607060)

一、临床诊断

(1) 概述

遗传性帕金森综合征 8 型 (PARK8)，是一种常发生于中年人的帕金森综合征。Wszolek 于 1994 年报道了美国西部内布拉斯加州的一个大家族，其 6 代人中 18 名成员逐渐出现帕金森病症状，其发病呈常染色体隐性遗传方式，致病基因为 *LRRK2* 基因。

(2) 临床表现

Hasegawa 等[1] 报道了一个日本家族，其中患有遗传性帕金森综合征 8 型的成员平均发病年龄在 (51±6) 岁，其临床症状主要包括动作迟缓、肌强直、姿势不稳、静息震颤等。患者对于左旋多巴的治疗效果良好，但部分患者会继发运动功能障碍[2]。患者总体未发现认知能力下降及痴呆表现[3]。Silveira-Moriyama 等[4] 还报道部分患者除了出现帕金森病症状以外，还出现了明显的嗅觉减退。本病病程较为缓和，进展缓慢。

(3) 辅助检查

遗传性帕金森综合征 8 型患者的 PET 扫描显示壳核尾状核的基础代谢明显下降 (图 1165-1)。

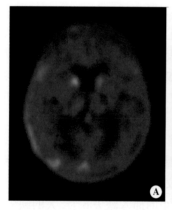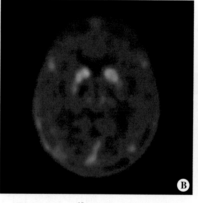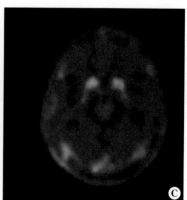

图 1165-1 [18F]- 氟 - 多巴 PET 扫描
显示壳核尾状核的代谢明显下降，黑质纹状体功能障碍
[Ann Neurol, 2005, 57(3): 365-372]

(4) 病理表现

遗传性帕金森综合征 8 型患者病理学表现为脑黑质神经元数目减少及胶质增生，部分患者的神经元显示有路易小体[6](图 1165-2)。

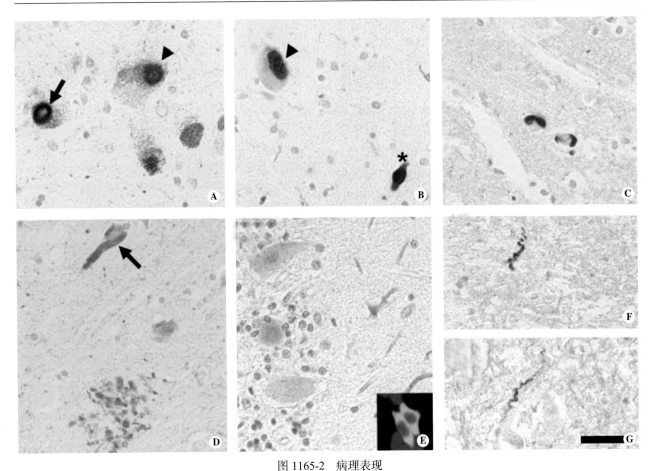

图 1165-2　病理表现

A、B、C. 经典的路易小体 (箭头) 和 α- 突触蛋白 (三角) 出现在多巴胺神经元 (A，B) 及扣带回神经元 (C)；D. 海马处出现神经元纤维缠结 (箭头) 和 Tau 免疫染色阳性的营养不良神经突；E~G. 部分浦肯野神经元 (E) 和营养不良神经突 (F，G) 呈现 Lrrk2 免疫染色阳性 (比例标尺 =40μm)

[Ann Neurol, 2006, 59(2): 315-322]

(5) 受累部位病变汇总 (表 1165-1)

表 1165-1　受累部位及表现

受累部位	主要表现
脑	动作迟缓、肌强直、步态障碍、姿势不稳
鼻	嗅觉减退

二、基因诊断

(1) 概述

LRRK2 基因即编码 LRRK2 激酶蛋白的基因，位于 12 号染色体长臂 1 区 2 带 (12q12)，基因组坐标为 (GRCh37):12:40618813-40763087，基因全长 144 276bp，包含 51 个外显子，编码 2527 个氨基酸。

(2) 基因对应蛋白结构及功能

LRRK2 基因编码的 LRRK2 激酶，是富含亮氨酸重复序列的激酶家族成员之一，LRRK2 蛋白含有锚蛋白重复结构区、富含亮氨酸重复序列 (LRR) 结构域、激酶结构域、DFG 样基序、RAS 结构域、GTP 酶结构域、MLK 样结构域及 WD40 结构域。该蛋白质主要在细胞质中表达，但同时也与线粒体外膜相关。LRRK2 激酶的主要功能是在帕金森病发生发展过程中参与蛋白的磷酸化过程，包括磷酸化 PRDX3 等；LRRK2 激酶还具有 GTP 酶活性，通过钙依赖性的 CaMKK/AMPK 信号通路参与自噬过程的调节，包括调节烟酸腺嘌呤二核苷酸磷酸 (NAADP) 受体的活性、提高溶酶体 pH 以及调控溶酶体中钙释放等过程。

(3) 基因突变致病机制

2004 年，Paisan-Ruiz 等 [3] 对 4 例 PAPK8 患者进行研究，发现了 LRRK2 基因编码蛋白的 p.R1441G 杂合突变，该突变位于 RAS 结构域。研究者后续对 137 例散发的帕金森患者进行检测，检出 11 例患者携带该杂合突变。同时研究者在一个英国籍的帕金森大家系的 7 例患者中，检出 LRRK2 基因编码蛋白的 p.Y1699C 杂合突变，家系中 7 名表型正常的成员均未检测出该突变。上述两个突变在

650 名北美地区对照人群及 80 名巴斯克对照人群中未检出。2004 年，Zimprich 等[7]通过对帕金森家系患者进行研究，又发现了 *LRRK2* 基因的 6 种突变，后续研究发现，这些患者存在一系列不同的病理改变，包括路易小体、非路易小体性黑质退化、Tau 反射性神经元及神经胶质病变等。研究者认为 *LRRK2* 基因可能与多种神经退行性疾病相关。2005 年 Di Fonzo 等[8]对 61 个不相关的 PARK8 家系进行研究，发现其中 4 个家系的患者存在 *LRRK2* 基因编码蛋白的 p.G2019S 杂合突变。Nichols 等[9]研究发现，358 个帕金森家系中的 20 个家系是由 p.G2019S 突变致病的，认为该突变是 *LRRK2* 基因的热点突变。后续多个研究团队的检测结果也同样显示该突变是常见致病突变。

2006 年，MacLeod 等[10]在体外功能研究中发现，在 COS-7 细胞系中，p.G2019S 或 p.I2020T 突变均可显著增强 LRRK2 蛋白的激酶活性。p.G2019S 突变型蛋白出现在独特的 Tau 蛋白阳性的球状轴突包裹物中。在大鼠皮质神经元中过表达这两种突变型蛋白，会导致神经突触的长度及分支数显著减少，且严重降低神经元存活率。研究者认为，LRRK2 蛋白在中枢神经系统中起到调控神经元形态及功能的作用。

(4) 目前基因突变概述

目前人类基因突变数据库收录的 *LRRK2* 基因突变有 67 个，其中错义／无义突变 61 个，剪接突变 5 个，小的缺失 1 个。其中错义突变引起的 p.Gly2019Ser 为热点突变。

（王　晖　郝梨岚）

参考文献

[1] Hasegawa K, Kowa H. Autosomal dominant familial Parkinson disease: older onset of age, and good response to levodopa therapy. Eur Neurol, 1997, 38: 39-43.

[2] Wszolek ZK, Pfeiffer B, Fulgham JR, et al. Western Nebraska family(family D)with autosomal dominant parkinsonism. Neurology, 1995, 45: 502-505.

[3] Paisan-Ruiz C, Jain S, Evans EW, et al. Cloning of the gene containing mutations that cause PARK8-linked Parkinson's disease. Neuron, 2004, 44: 595-600.

[4] Silveira-Moriyama L, Guedes LC, Kingsbury A, et al. Hyposmia in G2019S LRRK2-related parkinsonism: clinical and pathologic data. Neurology, 2008, 71: 1021-1026.

[5] Paisan-Ruiz C, Saenz A, Lopez de Munain A, et al. Familial Parkinson's disease: clinical and genetic analysis of four Basque families. Ann Neurol, 2005, 57: 365-372.

[6] Giasson BI, Covy JP, Bonini NM, et al. Biochemical and pathological characterization of Lrrk2. Ann Neurol, 2006, 59: 315-322.

[7] Zimprich A, Biskup S, Leitner P, et al. Mutations in LRRK2 cause autosomal-dominant parkinsonism with pleomorphic pathology. Neuron, 2004, 44: 601-607.

[8] Di Fonzo A, Rohe CF, Ferreira J, et al. A frequent LRRK2 gene mutation associated with autosomal dominant Parkinson's disease. Lancet, 2005, 365: 412-415.

[9] Nichols WC, Pankratz N, Hernandez D, et al. Genetic screening for a single common LRRK2 mutation in familial Parkinson's disease. Lancet, 2005, 365: 410-412.

[10] MacLeod D, Dowman J, Hammond R, et al. The familial Parkinsonism gene LRRK2 regulates neurite process morphology. Neuron, 2006, 52: 587-593.

1166　帕金森－痴呆综合征
(Parkinson-dementia syndrome; OMIM 260540)

一、临床诊断

(1) 概述

Mata 等于 1983 年发现一个家族兄妹三人出现了一种伴有痴呆的帕金森综合征，即帕金森－痴呆综合征，其发病呈低频率的染色体显性遗传，但也不能排除常染色体隐性遗传，致病基因为 *MAPT* 基因。

(2) 临床表现

Rossi 等和 Ohara 等分别报道了此帕金森－痴呆综合征患者，该类患者发病年龄在 30 岁左右，临床症状主要包括痴呆、静息震颤、肌强直、姿势不稳、构音障碍、眼肌瘫痪、深部腱反射亢进等[1-4]。患者对于左旋多巴的治疗效果总体较差[4]。且部分患者除了出现典型的痴呆伴帕金森病的症状外，还出现了脊柱后侧凸等症状[2]。

(3) 辅助检查

尚未发现异常。

(4) 病理表现

本病主要以海马、基底神经核和脑干核团的神经元变性为主。在患者大脑皮质和脑干神经元胞质内发现路易小体[4]。

(5) 受累部位病变汇总 (表 1166-1)

表 1166-1 受累部位及表现

受累部位	主要表现
神经系统	痴呆、静息震颤、肌强直、姿势不稳、构音障碍、眼肌瘫痪、锥体束征
骨骼	脊柱后侧凸

二、基因诊断

(1) 概述

MAPT 基因，即编码微管相关 Tau 蛋白的基因，位于 17 号染色体长臂 2 区 1 带 3 亚带 1 次亚带 (17q21.31)，基因组坐标为 (GRCh37):17:43971748-44105700，基因全长 133 953bp，包含 15 个外显子，编码 776 个氨基酸。

(2) 基因对应蛋白结构及功能

MAPT 基因编码微管相关蛋白 Tau，这个蛋白的转录经历了复杂的可变剪接，导致生成多种 mRNA。根据带正电的 C 端结合域 (与带负电的微管结合) 的数目，*MAPT* 编码蛋白可分为不同亚型。*MAPT* 编码的蛋白能促进微管组装和稳定，也可能与神经元极性的形成和稳定性有关。其 C 端与神经元轴突微管结合，N 端与神经元细胞膜组分结合，这意味着 Tau 蛋白具有连接蛋白的功能。轴突极性由 Tau 蛋白定位在神经元中心体的位置决定。短亚型决定细胞骨架的可塑性，而长亚型对其稳定性起重要作用。

(3) 基因突变致病机制

Hutton 等[5] 在 13 个患病家庭中检测出 *MAPT* 基因上的突变，包括 3 个错义突变，3 个 10 号外显子 5′ 端剪接位点突变。所有这些剪接位点突变破坏了涉及调节 10 号外显子可变剪接的茎环结构[6]，导致 5′ 端剪接位点高频使用，增加了含 10 号外显子的 Tau 转录本比例。这种包含 10 号外显子 mRNA 的增加提高了拥有 4 个微管蛋白结合重复序列的 Tau 蛋白比例，与该疾病的神经病理学描述相符。

老年斑和神经原纤维缠结是老年痴呆症的两个重要病变特点，由大脑中普遍存在的蛋白错误沉积而导致。老年斑是纤维 β- 淀粉样蛋白肽在细胞外沉积，神经原纤维缠结则是细胞内高度磷酸化 Tau 蛋白自我组装而形成的纤维束。这两种结构通常出现在大脑的相同区域，Rapoport 等[7] 则揭示了两者间的一种联系机制。分析了 Tau 蛋白是否在纤维 β- 淀粉样蛋白诱导的中央神经系统神经突退化进程中起关键作用。用纤维 β- 淀粉样蛋白处理来自野生型、Tau 敲除型和人类 Tau 转基因小鼠的海马神经元，形态学分析证明无论是表达小鼠还是人类 Tau 蛋白的神经元都会在 β- 淀粉样蛋白的存在下发生退化。不表达 Tau 蛋白的神经元在 β- 淀粉样蛋白的影响下没有退化迹象。

(4) 目前基因突变概述

目前人类基因突变数据库收录的 *MAPT* 基因突变有 70 个，其中错义 / 无义突变 37 个，剪接突变 19 个，小的缺失 2 个，大片段缺失 9 个，大片段插入 1 个，调接区突变 2 个。突变主要分布在基因整个编码区，无突变热点。

（王 晖 陈 冰）

参考文献

[1] Rossi G, Gasparoli E, Pasquali C, et al. Progressive supranuclear palsy and Parkinson's disease in a family with a new mutation in the tau gene. Ann Neurol, 2004, 55: 448.

[2] Mata M, Dorovini-Zis K, Wilson M, et al. New form of familial Parkinson-dementia syndrome: clinical and pathologic findings. Neurology, 1983, 33: 1439-1443.

[3] Pastor P, Pastor E, Carnero C, et al. Familial atypical progressive supranuclear palsy associated with homozigosity for the delN296 mutation in the tau gene. Ann Neurol, 2001, 49: 263-267.

[4] Ohara S, Kondo K, Morita H, et al. Progressive supranuclear palsy-like syndrome in two siblings of a consanguineous marriage. Neurology, 1992, 42: 1009-1014.

[5] Hutton M, Lendon CL, Rizzu P, et al. Association of missense and 5-prime-splice-site mutations in tau with the inherited dementia FTDP-17. Nature, 1998, 393: 702-705.

[6] Goedert M, Spillantini MG, Potier MC, et al. Cloning and sequencing of the cDNA encoding an isoform of microtubule-associated protein tau containing four tandem repeats: differential expression of tau protein mRNAs in human brain. EMBO J, 1989, 8: 393-399.

[7] Rapoport M, Dawson HN, Binder LI, et al. Tau is essential to beta-amyloid-induced neurotoxicity. Proc Nat Acad Sci, 2002, 99: 6364-6369.

1167　X染色体遗传强直型帕金森病
(Parkinsonism with spasticity, X-linked, XPDS; OMIM 300911)

一、临床诊断

(1) 概述

X染色体遗传强直型帕金森病，是一种以肌强直为特征伴发帕金森病症状的综合征。Poorkaj 等[1]于2010年报道一个有着丹麦和德国血统的美国家庭中部分成员出现此病，经研究发现此病呈X性染色体隐性遗传方式，致病基因为 *ATP6AP2* 基因。

(2) 临床表现

Poorkaj 等[1]报道了一个丹麦和德国血统的美国家庭，4代人中共有5位男性患有X染色体遗传强直型帕金森病，患者发病年龄平均在14~50岁，且出现后代患者发病年龄逐渐前移的现象。临床症状主要包括动作迟缓、肌强直、静息震颤、面具脸等帕金森病症状，此外部分患者还出现强直痉挛状态、反射亢进等。X染色体遗传强直型帕金森病的病程较为缓和，进展缓慢。

(3) 辅助检查

氟多巴 PET 扫描显示壳核代谢下降。

(4) 病理表现

X染色体遗传强直型帕金森病患者病理学表现为脑黑质神经元数目减少，无明显路易小体出现（图1167-1）。

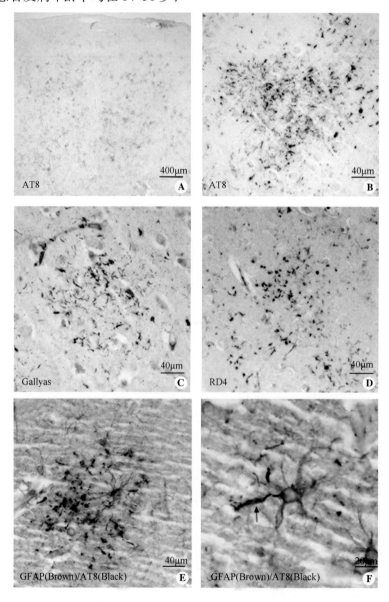

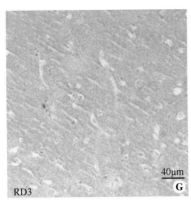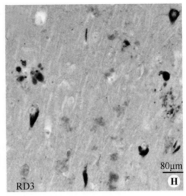

图 1167-1　免疫染色

A~D. 显示壳核尾状核处 AT8(A、B)，Gallyas(C) 和 RD4(D) 阳性；E、F. AT8 阳性主要在星形胶质细胞表达；

G. RD3 在壳核尾状核处表达阴性；H. RD3 在海马处表达阳性 [Mor Disord, 2010, 25(10): 1409-1417]

(5) 受累部位病变汇总 (表 1167-1)

表 1167-1　受累部位及表现

受累部位	主要表现
神经系统	动作迟缓、肌强直、静息震颤、反射亢进
面部	面具脸

二、基因诊断

(1) 概述

ATP6AP2 基因，即编码 ATPases 相关蛋白的基因，位于 X 染色体短臂 1 区 1 带 4 亚带 (Xp11.4)，基因组坐标为 (GRCh37):X:40440141-40465889，基因全长 25 749bp，包含 9 个外显子，编码 350 个氨基酸。

(2) 基因对应蛋白结构及功能

ATP6AP2 基因编码一种跨膜蛋白，是质子转运 ATP 酶的重要组分之一。质子转运 ATP 酶在溶酶体降解及自体吞噬等过程中发挥作用，并且在能量保持、次级主动运输、维持细胞内 pH 稳定等方面具有基础功能。质子转运 ATP 酶有 ATPases-F、P、V 三种形式，其中 V 型 ATP 酶有一个跨膜的质子传导区域和一个膜外的催化区域，*ATP6AP2* 基因编码的蛋白与其跨膜区域相关。该蛋白作为肾素和肾素原的细胞受体发挥作用，通过激活 ERK1 和 ERK2 来介导肾素依赖的胞内反应，还可通过提高 AGT/ 血管紧张肽原转化成血管紧张素

I 过程中肾素的催化效率，在肾素 - 血管紧张素系统 (RAS) 中发挥作用。

(3) 基因突变致病机制

2013 年，Korvatska 等 [2] 在一个 XPDS 家系中，通过对 X 染色体的外显子测序，发现了 *ATP6AP2* 基因的 c.345C > T 突变，该突变为同义突变，但是可引起异常剪接从而导致 4 号外显子的丢失，产生缺失 32 个氨基酸的异常蛋白产物，使得正常蛋白产物相对减少。Sanger 测序验证结果显示，该突变在家系中与患者表型共分离。1 例去世患者的大脑组织检测显示其额叶皮质和纹状体中 ATP6AP2 蛋白明显降低，而其纹状体有大量的 SQSTM1 积累，说明溶酶体介导的蛋白降解功能异常及自体吞噬功能受损。

本病尚无相应的分子研究，致病机制未明。

(4) 目前基因突变概述

目前人类基因突变数据库收录的 *ATP6AP2* 基因突变有 1 个，为剪接突变。

（王　晖　陈　冰）

参考文献

[1] Poorkaj P, Raskind WH, Leverenz JB, et al. A novel X-linked four-repeat tauopathy with Parkinsonism and spasticity. Mov Disord, 2010, 25: 1409-1417.

[2] Korvatska O, Strand NS, Berndt JD, et al. Altered splicing of ATP6AP2 causes X-linked parkinsonism with spasticity (XPDS). Hum Mol Genet, 2013, 22: 3259-3268.

1168　婴幼儿肌张力障碍型帕金森病
(Parkinsonism-dystonia, infantile, PKDYS; OMIM 613135)

一、临床诊断

(1) 概述

婴幼儿肌张力障碍型帕金森病 (PKDYS)，是 Kurian 于 2009 年报道的一种常发生于婴幼儿时期、伴随明显肌张力障碍的帕金森病，其发病呈常染色体隐性遗传方式，致病基因为 *SLC6A3*。

(2) 临床表现

Kurian[1, 2] 等报道，婴幼儿肌张力障碍型帕金森病患者发病年龄在 0.5~7 个月，常表现为易激惹、喂养困难等。临床症状主要包括动作迟缓、肌强直、静息震颤、肌张力障碍、面具脸等帕金森病症状，不同程度的多动症，或者运动功能减退症，以及锥体束征、口舌运动障碍、眼球运动障碍等。患者言语交流少，但是认知良好。患儿对于多巴胺的治疗效果不佳。

(3) 辅助检查

婴幼儿肌张力障碍型帕金森病患者的 SPECT 检查显示在基底核区多巴胺转运的能力几乎完全丧失 (图 1168-1)。

脑脊液中 HAV 含量升高 [3]。

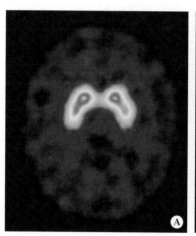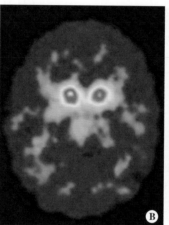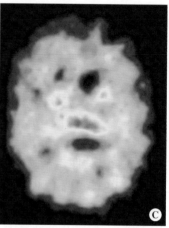

图 1168-1　DaTSCAN SPECT 结果显示患者在基底核几乎完全丧失多巴胺载体的活力
A. 正常对照；B. 其他不明原因的青少年帕金森病；C. 婴幼儿肌张力障碍型帕金森病 [Lancet Neurol, 2011, 10(1): 54-62]

(4) 病理表现

暂无相关资料。

(5) 受累部位病变汇总表 (表 1168-1)

表 1168-1　受累部位及表现

受累部位	主要表现
神经系统	动作迟缓、肌强直、静息震颤、反射亢进
面部	面具脸
眼	眼球运动障碍
口	口舌运动障碍

二、基因诊断

(1) 概述

SLC6A3 基因，即编码多巴胺转运蛋白 (DAT) 的基因，位于 5 号染色体短臂 1 区 5 带 3 亚带 (5p15.3)，基因组坐标为 (GRCh37):5:1392905-1445543，基因全长 52 639bp，包含 15 个外显子，编码 620 个氨基酸。

(2) 基因对应蛋白结构及功能

SLC6A3 基因编码的 DAT 是一个跨膜转运蛋白，它将神经突触外的神经递质多巴胺向胞质内转运。该蛋白具有 12 个跨膜结构域，在第三和第四跨膜结构域之间的胞外区域有一个大的环状结构。DAT 是广泛分布于大脑中包括纹状体和黑质在内的多巴胺能活性区域的溶质载体家族 6(SLC6) 中的钠依赖和氯依赖性的家族成员。它们起着迅速消除突触间隙的多巴胺、肾上腺素、去甲肾上腺素并终止神经递质信号的作用。多巴胺转运蛋白还可以介导物质向外转运，并且向内转运与向外转运的过程是

各自独立调控的。

(3) 基因突变致病机制

2009 年，Kurian 等[2] 通过连锁分析结合候选基因测序的方法，对一个来自巴基斯坦的近亲婚配的 PKDYS 家系进行检测分析，发现家系中两例患者存在 SLC6A3 基因的 c.1103T > A 纯合突变，该突变导致其蛋白产物位于第 7 个跨膜结构域的胞外高度保守的亮氨酸突变为谷氨酰胺，该突变在 277 名亚洲对照人群及 219 名欧洲对照人群中未检出。体外功能实验显示，p.L368Q 突变型的 HEK293 细胞中，DAT 失去了多巴胺重摄取能力，该突变同时导致成熟的糖基化 DAT 显著减少，从而使得其转运功能受损。此外，研究者在另一个欧洲的 PKDYS 家系发现了 SLC6A3 基因的 c.1184C > T 纯合突变，该突变导致蛋白产物第 8 个跨膜结构域附近的 4E8 环状结构中高度保守的脯氨酸突变为亮氨酸 (p.P395L)。Giros 等[4] 研究发现，基因敲除型小鼠体内，多巴胺在胞外的时间比在胞内的时间至少延长 100 倍，在生化水平上解释了小鼠出现高多巴胺能表型的原因，并且说明 DAT 蛋白在神经递质调控方面具有重要作用。研究者认为，兴奋剂对缺乏转运蛋白的小鼠丧失了运动活性和多巴胺释放的激活功效，说明多巴胺转运蛋白是可卡因和苯丙胺所必需的目标靶点。研究者认为，

基因敲除小鼠具有与精神分裂症患者相似的高多巴胺能表型，特异性 DAT1 蛋白抑制剂可以降低多巴胺水平，从而可能对帕金森等疾病有益。

(4) 目前基因突变概述

目前人类基因突变数据库收录的 SLC6A3 基因突变有 19 个，其中错义 / 无义突变 12 个，剪接突变 1 个，小的缺失 2 个，大片段缺失 1 个，调控区突变 3 个。突变分布在基因整个编码区，无突变热点。

（王　晖　陈　冰）

参考文献

[1] Kurian MA, Li Y, Zhen J, et al. Clinical and molecular characterisation of hereditary dopamine transporter deficiency syndrome: an observational cohort and experimental study. Lancet Neurol, 2011, 10: 54-62.

[2] Kurian MA, Zhen J, Cheng SY, et al. Homozygous loss-of-function mutations in the gene encoding the dopamine transporter are associated with infantile parkinsonism-dystonia. J Clin Invest, 2009, 119: 1595-1603.

[3] Kurian MA, Gissen P, Smith M, et al. The monoamine neurotransmitter disorders: an expanding range of neurological syndromes. Lancet Neurol, 2011, 10: 721-733.

[4] Giros B, Jaber M, Jones SR, et al. Hyperlocomotion and indifference to cocaine and amphetamine in mice lacking the dopamine transporter. Nature, 1996, 379: 606-612.

1169　阵发性剧痛症
(paroxysmal extreme pain disorder, PEXPD/PEPD; OMIM 167400)

一、临床诊断

(1) 概述

阵发性剧痛症 (PEPD/PEXPD) 是一种常染色体显性遗传的疼痛性疾病，特征性表现为直肠、眼部及下颌部阵发性灼痛。1959 年由 Hayden 等[1] 首先报道。现多认为由 SCN9A 基因错义突变所致[2]。

(2) 临床表现

PEPD 可于胚胎期发病，部分于出生时即起病[3]。主要表现为阵发性直肠、眼睛或下颌区的灼痛，常伴皮肤发红 (图 1169-1)、心动过缓、便秘、鼻溢等自主神经症状，疾病自发或可由进食、排便、情绪波动等诱发[2]。婴儿及儿童患者常可出现癫痫样发作，如姿势样发作、心动过缓、呼吸暂停甚至心搏骤停。PEPD 发病年龄呈下降趋势，但持续终身。卡马西平治疗对部分患者有效[3]。

(3) 辅助检查

PEPD 患者体格检查、影像学检查、神经电生理检查等多正常。PEPD 患者癫痫发作时可由心电图及脑电图发现相应异常。

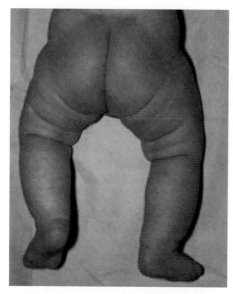

图 1169-1　PEPD 患者发作下肢红肿
(Neurology, 2007, 69: 586-595)

(4) 病理表现

PEPD 患者皮肤或神经病理活检多为正常。

(5) 受累部位病变汇总 (表 1169-1)

表 1169-1　受累部位及表现

受累部位	主要表现
自主神经	皮肤发红、心动过缓、便秘、鼻溢
直肠	直肠痛
眼睛	眼睛痛
下颌	下颌痛
脑	癫痫发作

二、基因突变

(1) 概述

SCN9A 基因，即编码电压门控钠通道蛋白 α 亚基的基因，位于 2 号染色体长臂 2 区 4 带 3 亚带 (2q24.3)，基因组坐标为 (GRCh37):2:167051695-167232503，基因全长 180 809bp，包含 27 个外显子，编码 1977 个氨基酸。

(2) 基因对应蛋白结构及功能

SCN9A 基因编码一种在痛觉传导中发挥重要作用的电压门控钠通道。突变导致原发性红斑性肢痛、离子通道相关的疼痛不敏感症和阵发性剧痛症。

钠通道是由 α 亚基连接一到多个 β 亚基而形成的一个孔洞构成的。α 亚基由 4 个同源域组成，每个同源域包含有 6 个跨膜片段。第 4 个跨膜环 (S4) 充当电压传感器，通过膜电位的变化被激活，S4 也参与通道门控。

该蛋白在产生兴奋的细胞膜上调节电压依赖性钠离子的通透性，是一个对河豚毒素敏感的钠通道亚单位，在疼痛机制中发挥作用，尤其是在炎症性疼痛中更为明显。

(3) 基因突变致病机制

在 11 个患 PEPD 的家庭和 2 例散发的病例中，Fertleman 等 [5] 检测出了编码 Nav1.7 电压门控钠通道 α 亚基的 SCN9A 基因的 8 个错义突变。已有研究表明 SCN9A 上的其余与负激活阈值相关联的突变导致了原发性红斑性肢痛。卡马西平，一种在 PEPD 中有疗效但在原发性红斑性肢痛无疗效的药物，表现出对 PEPD 突变型的持续性电流进行选择性的阻断，但是不影响原发性红斑性肢痛突变体的负激活阈值。

Weiss 等 [6] 培养出 Nav1.7 缺失的小鼠，即把 Nav1.7 从小鼠嗅觉神经元中敲除。在 Nav1.7 缺失的情况下，这些神经元仍然具有气味诱发动作电位的潜能，但是并不能诱发嗅觉系统中位于第一个突触轴突终端的突触信号。突变小鼠不再具备先天的气味识别和规避本能及短期气味认知等行为。据此 Weiss 等认为他们的研究创造出了先天嗅觉丧失的小鼠模型，并提供了对探索人类嗅觉遗传基础的新策略。

(4) 目前基因突变概述

目前人类基因突变数据库收录的 SCN9A 基因突变有 63 个，其中错义 / 无义突变 54 个，小的缺失 8 个，小的插入 1 个。

（刘大成　尹　丹）

参考文献

[1] Hayden R, Grossman M. Rectal, ocular and submaxillary pain. A familial autonomic disorder related to proctalgia fugax: report of a family. Am J Dis Child, 1959, 97: 479-482.

[2] Fertleman CR, Ferrie CD. What's in a name—familial rectal pain syndrome becomes paroxysmal extreme pain disorder. (Letter)J Neurol Neurosurg Psych, 2006, 77: 1294-1295.

[3] Fertleman CR, Ferrie CD, Aicardi J, et al. Paroxysmal extreme pain disorder (previously familial rectal pain syndrome). Neurology, 2007, 69: 586-595.

[4] Drenth JP, Michiels JJ. Erythromelalgia and erythermalgia: diagnostic differentiation.Int J Dermatol, 1994, 33: 393-397.

[5] Fertleman CR, Baker MD, Parker KA, et al. SCN9A

mutations in paroxysmal extreme pain disorder: allelic variants underlie distinct channel defects and phenotypes. Neuron, 2006, 52: 767-774.

[6] Weiss J, Pyrski M, Jacobi E, et al. Loss-of-function mutations in sodium channel Nav1.7 cause anosmia. Nature, 2011, 472: 186-190.

1170 阵发性睡眠性血红蛋白尿 2 型
(paroxysmal nocturnal hemoglobinuria 2, PNH2; OMIM 615399)

一、临床诊断

(1) 概述

阵发性睡眠性血红蛋白尿 2 型 (PNH2) 是由 t 型糖基磷脂酰肌醇 (phosphatidylinositol glycan, class t，PIGT) 基因杂合突变引起。

(2) 临床表现

阵发性睡眠性血红蛋白尿 2 型是一种少见的遗传性溶血性贫血，可累及血液系统、消化系统、呼吸系统、神经系统、皮肤等，临床表现为血红蛋白尿、腹痛、平滑肌肌张力障碍、疲劳、勃起功能障碍、食管痉挛等[1]。患者可出现频繁的溶血危象、腹痛、腹泻、头痛、关节痛、呼吸困难和疲劳；部分患者在童年期会有寒冷性荨麻疹，随着年龄的增长，症状逐渐好转，但仍偶发荨麻疹[2]。

(3) 实验室及影像学表现

直接抗球蛋白试验阴性。流式细胞学分析显示血细胞的 GPI 固定蛋白表达减少[2]。

(4) 病理表现

尚无病理学表现报道。

(5) 受累部位病变汇总 (表 1170-1)

表 1170-1 受累部位及表现

受累部位	主要表现
血液系统	溶血性贫血
消化系统	腹痛、腹泻、食管痉挛
呼吸系统	呼吸困难
神经系统	头痛
皮肤	荨麻疹
其他	易疲劳、关节痛、平滑肌肌张力障碍、勃起功能障碍

二、基因诊断

(1) 概述

PIGT 基因，即编码糖基磷脂酰肌醇锚蛋白合成酶的基因，位于 20 号染色体长臂 1 区 3 带 1 亚带 2 次亚带 (20q13.12)，基因组坐标为 (GRCh37):20: 44044707-44054885，基因全长 10 179bp，包含 12 个外显子，编码 578 个氨基酸。

(2) 基因对应蛋白结构及功能

PIGT 基因编码参与糖基磷脂酰肌醇 (GPI) 锚生物合成的蛋白。GPI 是一种通常在血细胞上存在的糖脂类化合物，作用是锚定蛋白到细胞表面。GPI 转酰胺酶通过催化组装好的 GPI 到蛋白质的转移，来调节 GPI 在内质网上的锚定。

(3) 基因突变致病机制

2013 年，在一例 44 岁的白种人女性 PNH2 患者身上，Krawitz 等[2] 通过对参与 GPI 锚合成的基因外显子区域进行深度测序发现了一个位于生殖细胞系的 PIGT 基因杂合剪接位点突变，并且经过 Sanger 测序的验证。而 CGH 阵列检测结果表明，在患者外周血中，大部分粒细胞发生了约 8Mb 的染色体杂合缺失，其中包含了 PIGT 基因。转染这个剪接位点突变到 PIGT 缺失的 CHO 细胞中，仅能导致 CD55 表面表达的轻微增加，但是 CD59 几乎没有表达，暗示突变导致功能的丧失。这个结果表明，在生殖细胞系和造血干细胞同时发生 PIGT 基因突变，是该病发生的必要因素。

本病尚无相应的分子研究，致病机制未明。

(4) 目前基因突变概述

目前人类基因突变数据库收录的 PIGT 基因突变有 4 个，其中错义/无义突变 3 个，剪接突变 1 个。突变分布在基因整个编码区，无热点突变。

（吴 曦 郭俊甫）

参考文献

[1] Brodsky RA. Advances in the diagnosis and therapy of paroxysmal nocturnal hemoglobinuria. Blood Rev, 2008, 22: 65-74.

[2] Krawitz P M, Hochsmann B, Murakami Y, et al. A case of paroxysmal nocturnal hemoglobinuria caused by a germline mutation and a somatic mutation in PIGT. Blood, 2013, 122: 1312-1315.

1171　发作性非运动诱发性运动障碍 1 型
(paroxysmal nonkinesigenic dyskinesia 1, PNKD1; OMIM 118800)

一、临床诊断

(1) 概述

发作性非运动诱发性运动障碍 1 型 (PNKD1)，是一类以非运动为诱发因素导致运动障碍的遗传病，由 Mount 和 Reback 于 1940 年首次报道，后研究发现其发病呈常染色体隐性遗传，致病基因为 *MR1* 基因。

(2) 临床表现

Mount 和 Reback 在 1940 年最早报道了美国东南部的一个 5 代人的家族，其中很多成员患有发作性非运动诱发性运动障碍 1 型，其诱发因素有乙醇、咖啡、饥饿、疲劳和烟草等。每次发作持续数十分钟到数小时不等，每日可发作数次，发作时意识清楚。患者发病年龄在 3 个月至 12 岁 [1]，临床症状主要包括发作时肢体躯干呈舞蹈症状及肌张力障碍。部分患者有面肌、舌肌不自主运动，构音障碍等症状 [2]。本病随年龄增长逐渐恶化，安定类药物可以有效预防控制病情。

(3) 辅助检查

尚未发现异常。

(4) 病理表现

尚未发现异常。

(5) 受累部位病变汇总 (表 1171-1)

表 1171-1　受累部位及表现

受累部位	主要表现
四肢	发作性舞蹈症
躯干	肌张力障碍
面部	面肌不自主运动
舌咽部	构音障碍

二、基因诊断

(1) 概述

PNKD 基因，即 *MR1* 基因，位于 2 号染色体长臂 3 区 5 带 (2q35)，基因组坐标为 (GRCh37):2: 219135115-219211516，基因全长 76 402bp，包含 10 个外显子，编码 385 个氨基酸。

(2) 基因对应蛋白结构及功能

PNKD 基因编码的蛋白可能作为水解酶通过激活 NF-κB 信号通路，在心肌肥厚的发展过程中发挥作用。该蛋白含有 β- 内酰胺酶结构域及氧酰谷胱甘肽水解酶结构域。

(3) 基因突变致病机制

Fink 等 [2] 对一个波兰裔美国人 PNKD1 大家系中的 8 例患者进行研究，将致病基因定位于 2 号染色体。Rainier 等 [3] 在两个不相关的 PNKD1 家系患者中，发现了 *PNKD* 基因的 2 个杂合突变 c.72C > T 及 c.66C > T。Lee 等 [4] 在 3 个不相关的 PNKD1 家系中发现 p.A9V 突变，在 5 个不相关的 PNKD1 家系中发现 p.A7V 突变。研究者认为 *PNKD* 编码蛋白很可能具有与 HAGH 类似的酶活性，这种酶在甲基乙二醛代谢通路中发挥作用，研究者提出了乙醇、咖啡和压力可能引发 PNKD1 的机制。然而，Shen 等 [5] 研究发现，在细胞和果蝇中 *PNKD* 编码蛋白无法完全代偿 HAGH 酶活性，说明蛋白在体内无法水解足够的 *S*-D- 乳酰基－谷胱甘肽 (SLG)。相比于野生小鼠，*Pnkd* 基因敲除小鼠额叶皮质的谷胱甘肽水平明显下降，表明谷胱甘肽相关的代谢发生了变化。

(4) 目前基因突变概述

目前人类基因突变数据库收录的 *PNKD* 基因突变有 3 个，为错义 / 无义突变。

（王　晖　叶志强）

参考文献

[1] Bruno MK, Lee HY, Auburger GW, et al. Genotype-phenotype correlation of paroxysmal nonkinesigenic dyskinesia. Neurology, 2007, 68: 1782-1789.

[2] Fink JK, Rainer S, Wilkowski J, et al. Paroxysmal dystonic choreoathetosis：tight linkage to chromosome 2q. Am J

Hum Genet, 1996, 59: 140-145.

[3] Rainier S, Thomas D, Tokarz D, et al. Myofibrillogenesis regulator 1 gene mutations cause paroxysmal dystonic choreoathetosis. Archives of Neurology, 2004, 61: 1025-1029.

[4] Lee HY, Xu Y, Huang Y, et al. The gene for paroxysmal non-kinesigenic dyskinesia encodes an enzyme in a stress response pathway. Human Molecular Genetics, 2004, 13: 3161-3170.

[5] Shen Y, Lee HY, Rawson J, et al. Mutations in PNKD causing paroxysmal dyskinesia alters protein cleavage and stability. Human Molecular Genetics, 2011, 20: 2322-2332.

1172　局部脂肪代谢障碍、先天性白内障和神经退行性疾病综合征
(partial lipodystrophy, congenital cataracts, and neurodegeneration syndrome, LCCNS; OMIM 606721)

一、临床诊断

(1) 概述

局部脂肪代谢障碍、先天性白内障和神经退行性疾病综合征 (LCCNS) 由 *CAV1* 基因杂合突变所致，呈常染色体显性遗传，主要表现为部分性脂肪代谢障碍、先天性白内障和神经退行性疾病。*CAV1* 基因纯合突变可引起先天性全身脂肪代谢障碍 -3(CGL3)。

(2) 临床表现

Berger 等[1]于 2002 年描述一组家族性脂肪代谢障碍患者，伴发先天性白内障及小脑和脊髓功能障碍。先证者为一位先天性部分脂肪代谢障碍和白内障的 28 岁女性 (图 1172-1A、图 1172-1B)，18 岁时出现痉挛－共济失调样步态和下肢感觉异常。实验室检查显示为 V 型高脂血症、胰岛素抵抗、高维生素 E 水平。在出生时即存在面部和上身缺乏脂肪，下巴小而需要拔掉多颗牙。除了先天性白内障，还有色素性视网膜病、乳房不发育和胰腺炎并发高脂血症。其有症状性直立性低血压和轻度黑棘皮病。其下肢呈痉挛性，并有自发性阵挛、腱反射亢进、双侧巴宾斯基征阳性。颈椎 MRI 检查显示脊髓信号异常。过氧化物酶体功能筛查正常，肌肉活检没有线粒体病的表现。她的父亲、妹妹、5 个孩子中的 2 个都同样受累。父亲 (图 1172-1C、图 1172-1D) 有先天性白内障、视网膜色素变性及轻度高脂血症。面部、颈部和四肢脂肪缺乏情况未提及。神经系统表现很轻微。受影响的姑姑大约 40 岁时因神经系统疾病去世，死亡归因于多发性硬化。其脂肪分布情况类似于另外 2 例患者。下肢无力和共济失调开始于 18~20 岁，病情迅速恶化，2 年内发展到无法行走，需坐轮椅。检查排除多个基因突变，包括引起脊髓小脑性共济失调的 1~7 基因。

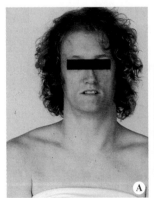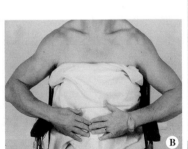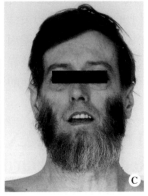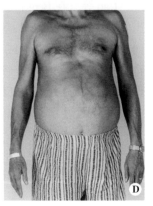

图 1172-1　临床表现

A、B. 患者 1 体检所见，面部缺乏脂肪导致 "斧头脸" 表现，鼻子紧缩，面中部发育不良，头发脱落，上肢和躯干也显示脂肪缺乏；C、D. 患者 2 为患者 1 父亲，类似的面部表现 (C) 和体部脂肪分布 (D)

(Neurology, 2002, 58: 43-47)

(3) 受累部位病变汇总 (表 1172-1)

表 1172-1　受累部位及表现

受累部位	主要表现
面部	面部脂肪缺乏、斧头脸表现、下巴小
上身	上身脂肪缺乏、乳房不发育
五官	先天性白内障、色素性视网膜病、牙齿脱落、耳鸣、鼻子紧缩
毛发	脱发
神经系统	下肢痉挛性无力、共济失调、自主神经功能异常
胰腺	反复胰腺炎、胰岛素抵抗

二、基因诊断

(1) 概述

CAV1 基因，即编码小窝蛋白 1(caveolin 1) 的基因，位于 7 号染色体长臂 3 区 1 带 1 亚带 (7q31.1)，基因组坐标为 (GRCh37):7:116164839-116201239，基因全长 36 401bp，包含 4 个外显子，编码 179 个氨基酸。

(2) 基因对应蛋白结构及功能

该基因编码的支架蛋白是在大多数细胞类型中发现的细胞质膜微囊的主要成分。该蛋白将一个整合素亚基和一个酪氨酸激酶 FYN 连接，偶联整合素至 RAS-ERK 信号通路，促进细胞周期进程。该基因是一个潜在的肿瘤抑制基因，也是 RAS-p42/44 促分裂原活化蛋白激酶级联的负调节因子。小窝蛋白 1 和小窝蛋白 2 在 7 号染色体上彼此相邻，表达的蛋白形成一个稳定的杂寡聚复合物。

(3) 基因突变致病机制

Cao 等[2] 在 Berger 等[1] 报告过的一对父女 LCCNS 患者中，发现了 CAV1 基因上的一个杂合截短突变，而在 LMNA 或 PPARG 或 BSCL2 或 AGPAT2 的基因上都没有发现编码序列的突变。患者女儿的神经表现型更严重，表明还存在其他遗传性或非遗传性的因

素可调节表现型的严重程度。Cao 等[2] 还在一例不相关的视觉 / 神经系统没有异常的 LCCNS 患者身上发现一个位于 CAV1 基因的 5′ 非翻译区的 c.-88delC 杂合突变，该突变对基因的阅读框存在潜在影响。Cao 等[2] 在 1063 个对照组中没有发现任何突变。目前还没有对该突变的进一步研究。两个先证者是在 CAV1 基因突变筛查时，在 60 例 LCCNS 患者中发现的。

Razani 等[3] 发现，相对于野生型的小鼠，鼠龄大的 Cav1 缺失小鼠具有低体重和饮食诱导的肥胖抵抗的特征。Cav1 缺失小鼠的脂肪细胞缺乏小窝膜。在早期，缺乏 Cav1 选择性只影响女性乳腺脂肪垫并导致皮下脂肪层的几乎完全消融。随着年龄的增长，系统性的脂质积累代偿失调，导致更小的脂肪垫、脂肪细胞直径减小、低分化/高细胞白色脂肪实质。实验室研究表明，尽管 Cav1 缺失小鼠的胰岛素、葡萄糖和胆固醇水平正常，但它们的三酰甘油和游离脂肪酸的水平严重升高。这些观察到的低体重表型和代谢缺陷的小鼠暗示 Cav1 在体内全身脂质稳态中起重要作用。

(4) 目前基因突变概述

目前人类基因突变数据库收录的 CAV1 基因突变有 3 个，其中错义 / 无义突变 1 个，小的缺失 2 个。

（王新高　刘　梦）

参考文献

[1] Berger JR, Oral EA, Taylor SI. Familial lipodystrophy associated with neurodegeneration and congenital cataracts. Neurology, 2002, 58: 43-47.

[2] Cao H, Alston L, Ruschman J, et al. Heterozygous CAV1 frameshift mutations(OMIM 601047)in patients with atypical partial lipodystrophy and hypertriglyceridemia. Lipids Health Dis, 2008, 7: 3.

[3] Razani B, Combs TP, Wang XB, et al. Caveolin-1-deficient mice are lean, resistant to diet-induced obesity, and show hypertriglyceridemia with adipocyte abnormalities. J Biol Chem, 2002, 277：8635-8647.

1173　帕廷顿 X 连锁智力低下综合征
(Partington X-linked mental retardation syndrome, PRTS; OMIM 309510)

一、临床诊断

(1) 概述

帕廷顿 X 连锁智力低下综合征 (PRTS) 是一种

X 染色体连锁的发育障碍，其特征为智力低下和运动障碍，是由 ARX 基因突变引起的一系列的发育障碍综合征的一部分。其他还有表现为积水性无脑畸形和无脑回畸形 Proud 综合征，无脑回畸形婴儿

痉挛征，以及非综合征性精神发育迟滞。

(2) 临床表现

1988 年 Partington 等 [1] 首次报道了一家三代的 PRTS，表现为中度智力低下和手部肌张力障碍，有时伴有构音障碍。2002 年 Frints 等 [2] 重新研究 1996 年 Claes 报道的 3 兄弟患者发现了颜面部的畸形（宽短睑裂、大嘴巴、长三角形脸）。

(3) 影像学表现

尚无特异性表现。

(4) 病理表现

尚无特异性表现。

(5) 受累部位病变汇总（表 1173-1）

表 1173-1　受累部位及表现

受累部位	主要表现
神经系统	智力低下和运动障碍

二、基因诊断

(1) 概述

ARX 基因，编码同源异形蛋白，位于 X 染色体短臂 2 区 1 带 3 亚带 (Xp21.3)，基因组坐标为 (GRCh37):X:25021811-25034065，基因全长 12 255bp，包含 5 个外显子，编码 562 个氨基酸。

(2) 基因对应蛋白结构及功能

ARX 基因编码的蛋白是一个大脑正常发育所必需的转录因子，包含两个保守结构域，即一个 C 肽（或 aristaless 域）和 prd 样同源异型域。该蛋白是 II 型 aristaless 相关蛋白家族的成员，该蛋白家族的成员主要在中枢神经系统或外周神经系统表达。目前认为该蛋白参与中枢神经系统的发育。

(3) 基因突变致病机制

Strφmme 等 [3] 在患有 RPTS 的两个家系中分别发现了 ARX 基因上 24bp 碱基的重复。

Kitamura 等 [4] 通过敲入人类 X 连锁无脑回畸形和智力障碍相关的 ARX 突变得到了 3 种类型的小鼠。携带 p.P353R（相当于人类的 353 位点）突变且出生后便死亡的小鼠与 p.P355L 和 c.304-306GCG[17] 突变的小鼠在 Arx 蛋白含量、γ-氨基丁酸能和类胆碱能神经元的发育及大脑形态和寿命等方面有显著差异，但与携带 Arx 截短突变的小鼠在无脑回畸形方面很相似。c.304-306GCG[17] 突变的小鼠表现出严重的癫痫和学习障碍，而 p.P355L 突变的小鼠只表现出轻微的癫痫发作和轻微的学习障碍。这两种类型的突变小鼠与野生型小鼠相比，纹状体、内侧隔核、腹侧前脑表现出突变特异性的 γ-氨基丁酸能和胆碱能神经元减少。

(4) 目前基因突变概述

目前人类基因突变数据库收录的 ARX 基因突变有 52 个，其中错义/无义突变 21 个，剪接突变 2 个，小的缺失 6 个，小的插入 8 个，大片段缺失 8 个，大片段插入 7 个。

（陈　超　范楚珧）

参考文献

[1] Partington MW, Mulley JC, Sutherland GR, et al. X-linked mental retardation with dystonic movements of the hands. Am J Med Genet, 1988, 30: 251-262

[2] Frints SGM, Froyen G, Marynen P, et al. Re-evaluation of MRX36 family after discovery of an ARX gene mutation reveals mild neurological features of Partington syndrome. Am J Med Genet, 2002, 112: 427-428.

[3] Strφmme P, Mangelsdorf ME, Shaw MA, et al. Mutations in the human ortholog of aristaless cause X-linked mental retardation and epilepsy. Nat Genet, 2002, 30: 441-445.

[4] Kitamura K, Itou Y, Yanazawa M, et al. Three human ARX mutations cause the lissencephaly-like and mental retardation with epilepsy-like pleiotropic phenotypes in mice. Hum Mol Genet, 2009, 18: 3708-3724.

1174　佩尔杰异常症
(Pelger-Huet anomaly, PHA; OMIM 169400)

一、临床诊断

(1) 概述

佩尔杰异常症 (PHA) 是一种以良性为主的遗传性终末中性粒细胞分化缺陷，继发于核纤层蛋白 B 受体基因 (lamin B receptor, LBR) 的突变 [1]。荷兰血液学专家 Pelger 在 1928 年首次报道该病特征性的白细胞表现，白细胞核呈哑铃形双叶核，核分叶数目减少，核染色质呈粗团块状。1931 年，荷兰儿科学专家 Huet 确定其为一种遗传性疾病[2]。

(2) 临床表现

佩尔杰异常症是一种常染色体显性遗传疾病，该病以血液中粒细胞核形态及染色质排列异常为特征。杂合子表现为中性粒细胞核分叶减少伴染色质粗糙。纯合子患者中性粒细胞核呈卵圆形，并伴有不同程度的发育迟滞、癫痫和骨骼异常 (如掌骨短小)[3]。也有文献报道新生儿佩尔杰异常症患者表现为多种先天异常 (膈疝、丑陋面容及远端肢体异常)，但无血液异常[4]。

(3) 影像学表现

暂无相关报道。

(4) 病理表现

粒细胞核分叶减少，呈杆状、哑铃状或花生状或眼镜状，且核染色质呈粗团块状[3]。

(5) 受累部位病变汇总 (表 1174-1)

表 1174-1　受累部位及表现

受累部位	主要表现
血液系统	粒细胞核分叶减少，呈杆状、哑铃状或花生状或眼镜状，且核染色质呈粗团块状
骨骼系统	骨骼异常 (如掌骨短小)
神经系统	癫痫
面部	丑陋面容

二、基因诊断

(1) 概述

LBR 基因，即编码 ERG4/ERG24 蛋白的基因，位于 1 号染色体长臂 4 区 2 带 1 亚带 2 次亚带 (1q42.12)，基因组坐标为 (GRCh37):1:225589204-225616557，基因全长 27 354bp，包含 14 个外显子，编码 616 个氨基酸。

(2) 基因对应蛋白结构及功能

LBR 基因编码的蛋白质属于 ERG4/ERG24 家族。这种蛋白位于细胞核的核内膜，负责将核纤层和异染色质锚定在膜上，起着调节染色质与核纤层蛋白 B 的相互作用。这个基因的变异体与常染色体隐性 HEM/Greenberg 骨骼发育不良有关。已被确认该基因可变剪接形成的两个不同的转录本编码了相同的蛋白。

(3) 基因突变致病机制

为了确认 PHA 的遗传机制，Hoffmann 等[3]研究了 11 个来自格莱瑙 (Gelenau) 的家庭，其中有 18 例非 PHA 患者和 29 例 PHA 患者。在 11 个家庭的 10 个家庭中确认了一个初始的单倍型。来自这 10 个家庭的患者均携带相同的变异，在 *LBR* 基因的 12 号内含子的 3' 剪接位点处发生了 5 个碱基的丢失。在来自第 11 个家庭的患者中，在 *LBR* 基因的 2 号内含子中发现了一个不同的剪接位点变异。还有另外 6 个关于 *LBR* 基因的变异在西班牙人、美国人和俄罗斯人身上找到。现在只发现了剪接位点，移码和无义突变。

致死性常染色体隐性遗传胎儿软骨营养障碍，积水－异位钙化－蛀蚀 (HEM) 或者 Greenberg 骨骼发育不良是由于 *LBR* 基因纯合变异导致缺少 3β 羟基甾醇 -δ 还原酶活性而引起的。Waterham 等[5]提出 PHA 代表了这个缺陷的杂合状态。然而，Oosterwi 等[6]确认了 11 个被报道的 PHA 患者，拥有纯合的 *LBR* 基因突变，并且发现没有出现骨骼发育不良、早期致死、先天畸形或者皮肤畸形。他们提出基于等位基因异质性，纯合的 *LBR* 基因变异导致特殊的温和表现型 (PHA) 或剧烈的表现型 (格林伯格骨骼发育不良)。

在利比里亚，两个独立的血液表现型为 PHA 的小鼠中，Hoffmann 等[3]发现了 1 个移码和 1 个无义突变。

鱼鳞癣 (ic) 表型的小鼠显示，被标记为核异染色质畸形，类似于 PHA 观察到的结果。Shultz 等[7]注意到，在 ic 区域拥有纯合的有害突变的小鼠出现一种表型类似于 PHA，并发展为其他表型上的缺陷，包括秃头、数量变化的并指和脑积水。ic 位于小鼠 1 号染色体，与位于人类 1 号染色体上的 *LBR* 基因具有染色体定位保守共线性。Shultz 等[7]在小鼠 1 号染色体的 *LBR* 基因中确认了一个无义突变和两个移码突变，其中一个位于 ic 区域。这些等位的突变导致一个被缩短了的或严重损伤的蛋白。这一系列的小鼠纯合 icj 变异导致 LBR 蛋白完全丢失，和免疫荧光显微检测及免疫印迹法展示的一样。

(4) 目前基因突变概述

目前人类基因突变数据库收录的 *LBR* 基因突变有 15 个，其中错义 / 无义突变 7 个，剪接突变 4 个，小的缺失 4 个。

（杨华俊　陈世宏）

参考文献

[1] Cohen TV, Klarmann KD, Sakchaisri K, et al. The lamin B receptor under transcriptional control of C/EBPepsilon is required for morphological but not functional maturation of neutrophils. Hum Mol Genet, 2008, 17(19):2921-2933.

[2] Cunningham JM, Patnaik MM, Hammerschmidt DE, et al. Historical perspective and clinical implications of the Pelger-Hüet cell. Am J Hematol, 2009, 84(2):116-119.

[3] Hoffmann K, Dreger CK, Olins AL, et al. Mutations in the gene encoding the lamin B receptor produce an altered nuclear morphology in granulocytes (Pelger-Huet anomaly). Nat Genet, 2002, 31: 410-414.

[4] Fishbein JD, Falletta JM. Pelger-Huet anomaly in an infant with multiple congenital anomalies. Am J Hemat, 1991, 38: 240-242.

[5] Waterham HR, Koster J, Mooyer P, et al. Autosomal recessive HEM/Greenberg skeletal dysplasia is caused by 3-beta-hydroxysterol delta(14)-reductase deficiency due to mutations in the lamin B receptor gene. Am J Hum Genet, 2003, 72: 1013-1017.

[6] Oosterwijk JC, Mansour S, van Noort G, et al. Congenital abnormalities reported in Pelger-Huet homozygosity as compared to Greenberg/HEM dysplasia: highly variable expression of allelic phenotypes. J Med Genet, 2003, 40: 937-941.

[7] Shultz LD, Lyons BL, Burzenski LM, et al. Mutations at the mouse ichthyosis locus are within the lamin B receptor gene: a single gene model for human Pelger-Huet anomaly. Hum Molec Genet, 2003, 12: 61-69.

1175　佩－梅病
(Pelizaeus-Merzbacher disease, PMD; OMIM 312080)

一、临床诊断

(1) 概述

佩－梅病 (PMD) 是一种 X 染色体连锁隐性遗传疾病，表现为髓鞘发育不良 (HLD1)，即中枢神经系统髓鞘发育异常。痉挛性截瘫 (SPG_2) 是中枢神经系统 (CNS) 脱髓鞘、脑白质发育不良的最显著特征。PMD 和 SPG_2 均为蛋白脂质蛋白 1(PLP1) 基因突变所致，该基因是编码中枢神经系统髓鞘蛋白的一种主要成分，人体和动物模型的各种 *PLP1* 突变研究已揭示了 PMD/SPG_2 的基因、分子和细胞形成机制。近期研究发现了包括突变机制和相关疾病表型、造成少突胶质细胞变性的新型分子途径、导致独特染色体重构的基因组结构特征[1]。

(2) 临床表现

PMD 的主要临床表现为眼球震颤、痉挛性四肢瘫痪、共济失调和发育迟缓[1]。PMD 有三型：

1) 经典型：初始体征为眼球震颤样运动、猛烈抽动、头部滚动式运动或头部震颤，于婴儿期发病，青春期后期或青年期死亡。随着患者年龄的增长，共济失调、痉挛和不自主运动逐渐明显，眼球震颤消失，同时出视神经萎缩、小头畸形和体格发育异常。

2) 先天型：表现为病情快速进展，婴儿期或儿童期死亡。

3) 过渡型：介于以上两型之间。某些 PMD 病例的早期表现为喘鸣。目前认为，X 染色体连锁的喉外展肌麻痹与先天性智力缺陷可能相关[2,3]。

(3) 辅助检查

头颅 MRI 检查的 T_2 及 Flair 序列可见在双侧脑室周围和皮质下白质多个区域高信号 (图 1175-1)[4,5]。

(4) 病理表现

PMD 的发病机制为 PLP1-p.A243V 突变体表达，该突变体可造成严重临床表现，同时耗尽 HeLa 细胞和人少突胶质细胞的一些 ER 伴侣及 KDEL(K-D-E-L) 模体。PLP1 突变体还可诱导高尔基体破裂[6]。动物病理显示，脑白质普遍偏薄，髓鞘发育迟缓[7]。

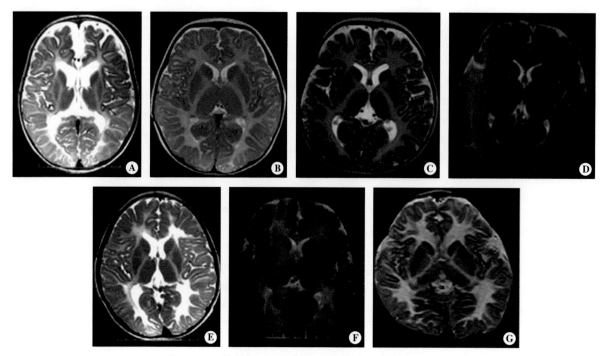

图 1175-1　携带 *PLP1* 突变的 PMD 患者头颅 MRI 表现

A. 患者 1，6 年；B. 患者 2，5 个月；C. 患者 3，5 个月；D. 患者 4，1 年；E. 患者 5，7 年；F. 患者 6，9 年；

G. 患者 7，6 个月 [Brain Dev, 2015, 37(8): 797-802]

(5) 受累部位病变汇总 (表 1175-1)

表 1175-1　受累部位及表现

受累部位	主要表现
头	小头畸形
耳	脑干听觉诱发电位 (BAEP) Ⅲ - Ⅴ波减弱或缺失，可能出现听觉障碍
眼	旋转性眼球震颤、视神经萎缩
喉	喘鸣
神经系统	头部旋转运动 (滚动、震颤)、肌张力减退、反射减退、共济失调、痉挛、肌张力障碍、舞蹈手足徐动、精神运动迟缓、精神运动发育缺失 (严重先天性)、精神运动恶化 (经典形式)、进行性锥体和小脑体征、断续言语、构音障碍、癫痫和智力低下，大脑髓鞘形成障碍、髓鞘未正确形成、大脑髓鞘形成缺乏 (严重先天性)，T₂ 加权成像弥散、白质信号增强

二、基因诊断

(1) 概述

PLP1 基因，为编码一种跨膜蛋白脂蛋白的基因，位于 X 染色体长臂 2 区 2 带 2 亚带 (Xq22.2)，基因组坐标为 (GRCh37):X:103031754-103047548，基因全长 15 795bp，包含 7 个外显子，编码 277 个氨基酸。

(2) 基因对应蛋白结构及功能

PLP1 基因编码的跨膜蛋白脂蛋白是中枢神经系统中的主要髓鞘蛋白。该蛋白在髓鞘的形成或维持，以及在少突胶质细胞发育和轴突的存活中可能起着重要作用。

(3) 基因突变致病机制

Willard 等 [8] 研究了 9 个患有 PMD 男孩的 *PLP1* 基因结构。其中一个样本显示出的异常 Southern 印记，与 *PLP1* 基因的缺陷是一致的。

Sidman 等 [9] 描述了小鼠的一种 X 连锁脱髓鞘病症 "jimpy"，这个病症与人类的 PMD 相似。Nave 等 [10] 验证 jimpy 变异发生在 *Plp* 基因上并导致了不正确剪接的 RNA 转录物还观察到了 *Plp* 基因的 mRNA 存在 74 个碱基的缺失。Hudson 等 [11] 发现 jimpy 小鼠的 PLP 缺乏氨基酸 208~232，而这个区域存在于 jimpy 小鼠的 *Plp* 编码基因中。研究者提出 jimpy 突变体有一个点突变或者几个碱基的缺失，从而改变了正常的剪接模式，并产生部分删除的 *Plp* 转录物。Hudson 等 [12] 指出 *Plp* 的缺乏会产生比髓鞘形成障碍更具破坏性的影响：jimpy 突变的小鼠明显存在少突胶质细胞成熟的阻断，jimpy 突变小鼠和患有 PMD 人类的大脑中都缺乏成熟的少突胶质细胞。Gencic 和 Hudson[13] 证明了 jimpy-msd(髓磷脂合成缺乏) 小鼠在 *Plp1* 基因上具有一个 p.A242V 的突变。Koeppen 等 [14] 和 Boison 等 [15] 表明 X 连锁的 "髓鞘缺陷" 突变在大鼠上与 PMD 同源。

(4) 目前基因突变概述

目前人类基因突变数据库收录的 *PLP1* 基因突变有 158 个，其中错义 / 无义突变 93 个，剪接突变 22 个，小的缺失 12 个，小的插入 3 个，大片段缺失 7 个，大片段插入 20 个和调控区突变 1 个。

（陈　宇　孟　霞　叶志强）

参考文献

[1] Inoue K. PLP1-related inherited dysmyelinating disorders: Pelizaeus-Merzbacher disease and spastic paraplegia type 2. Neurogenetics, 2005, 6: 1-16.

[2] Renier WO, Gabreels FJ, Hustinx TW, et al. Connatal Pelizaeus-Merzbacher disease with congenital stridor in two maternal cousins. Acta Neuropathol, 1981, 54: 11-17.

[3] Brender T, Wallerstein D, Sum J, et al. Unusual presentation of pelizaeus-merzbacher disease: female patient with deletion of the proteolipid protein 1 gene. Case Rep Genet, 2015, 2015: 453105.

[4] Boltshauser E, Schinzel A, Wichmann W, et al. Pelizaeus-Merzbacher disease: identification of heterozygotes with magnetic resonance imaging? Hum Genet, 1988, 80: 393-394.

[5] Xie H, Feng H, Ji J, et al. Identification and functional study of novel PLP1 mutations in Chinese patients with Pelizaeus-Merzbacher disease. Brain Dev, 2015，37(8)：797-802.

[6] Numata Y, Morimura T, Nakamura S, et al. Depletion of molecular chaperones from the endoplasmic reticulum and fragmentation of the Golgi apparatus associated with pathogenesis in Pelizaeus-Merzbacher disease. J Biol Chem, 2013, 288: 7451-7466.

[7] Mayer JA, Griffiths IR, Goldman JE, et al. Modeling the natural history of Pelizaeus-Merzbacher disease. Neurobiol Dis, 2015, 75: 115-130.

[8] Willard HF, Munroe G, Riordan JR, et al. Regional assignment of the proteolipid protein(PLP)gene to Xq21.2-q22 and gene analysis in X-linked Pelizaeus-Merzbacher disease. (Abstract)Cytogenet. Cell Genet, 1987, 46: 716.

[9] Sidman RL, Dickie MM, Appel SH. Mutant mice(quaking and jimpy)with deficient myelination in the central nervous system. Science, 1964, 144: 309-311.

[10] Nave KA, Lai C, Bloom FE, et al. Jimpy mutant mouse: a 74-base deletion in the mRNA for myelin proteolipid protein and evidence for a primary defect in RNA splicing. Proc. Nat Acad Sci, 1986, 83: 9264-9268.

[11] Hudson LD, Berndt JA, Puckett C, et al. Aberrant splicing of proteolipid protein mRNA in the dysmyelinating jimpy mutant mouse. Proc. Nat Acad Sci, 1987, 84: 1454-1458.

[12] Hudson LD, Puckett C, Berndt J, et al. Mutation of the proteolipid protein gene PLP in a human X chromosome-linked myelin disorder. Proc Nat Acad Sci, 1989, 86: 8128-8131.

[13] Gencic S, Hudson LD. Conservative amino acid substitution in the myelin proteolipid protein of jimpy-msd mice. J Neurosci, 1990, 10: 117-124.

[14] Koeppen AH, Barron KD, Csiza CK, et al. Comparative immunocytochemistry of Pelizaeus-Merzbacher disease, the jimpy mouse, and the myelin-deficient rat. J Neurol Sci, 1988, 84: 315-327.

[15] Boison D, Stoffel W. Myelin-deficient rat: a point mutation in exon Ⅲ (A-to-C, thr75-to-pro)of the myelin proteolipid protein causes dysmyelination and oligodendrocyte death. EMBO J, 1989, 8: 3295-3302.

1176　彭德莱综合征
(Pendred syndrome, PDS; OMIM 274600)

一、临床诊断

(1) 概述

彭德莱综合征 (PDS) 是由于 *SLC26A4* 基因的纯合或复合杂合突变引起的。该基因由 Pendred 报道 [1]。*SLC26A4* 基因突变可导致常染色体隐性遗传耳聋 -4 伴有前庭导水管扩大。PDS 是耳聋中最常见的综合征，是一种常染色体隐性遗传疾病，有耳蜗的发育异常，表现为感音神经性听力损失和弥漫性甲状腺肿大 [2](图 1176-1)。

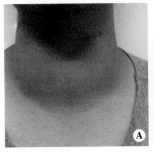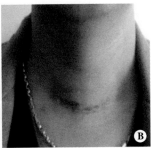

图 1176-1　彭德莱综合征甲状腺表现
A. 孤立性甲状腺肿；B. 孤立性甲状腺肿切除术后
[Oncol Lett, 2014, 8(5): 2059-2062]

(2) 临床表现

轻度有机物缺失是和先天性耳聋有关的，耳聋可在出生时或者在儿童期早年出现，有学者报道此综合征占遗传性耳聋的 1%~10%[3]。当给予硫氰酸盐或者高氯酸根时，患者只有部分碘排泄。儿童时期有甲状腺肿。通常患者甲状腺功能正常，尽管对促甲状腺激素释放激素存在过度反应，其实是甲状腺功能减退的代偿性反应。可表现为智力障碍、孤立性甲状腺结节、甲状腺癌。Illum 等报道 15 例患者，其中 1 例患者组织学显示蒙迪尼型耳蜗畸形（即

只有耳蜗基底螺旋保留，根尖变形成了一个共同的腔）。14 例中有 6~7 例存在共同的缺陷，由轴向锥体投影的颞骨 CT 证实[4]（图 1176-2）。菲尔普斯指出耳蜗的远端圈阶间隔膜的缺陷（蒙迪尼畸形）是常见的，但不恒定。头颅 MRI 可表现内淋巴囊和导水管扩大伴有前庭导水管扩大。需选择高分辨率 MRI 轴位和矢状位薄层 T$_2$ 相，并推论如果有一个关于耳蜗畸形是彭德莱综合征的恒定特性有那么一点不确定，那么前庭管扩大、内淋巴囊和淋巴管的扩大则是肯定的恒定表现[5]（图 1176-3）。

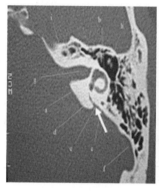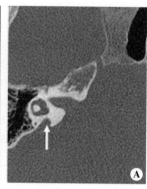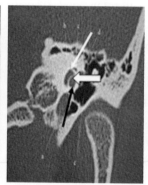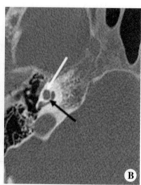

图 1176-2　彭德莱综合征耳部 CT 骨窗表现

A. 与正常相比，患者前庭导水管扩大（白色箭头表示）；B. 蒙迪尼畸形：与正常相比，患者耳蜗中间螺旋缺如，耳蜗较小（白色窄箭头为顶端螺旋，白色宽箭头为中部螺旋，黑色箭头为耳蜗基底螺旋）(Eur J Endocrinol, 2011, 165: 167-170)

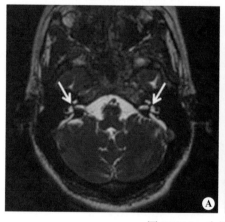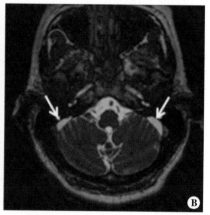

图 1176-3　头颅 MRI 表现

左、右侧分别显示颞骨前庭管扩大和单侧或者双侧内淋巴囊扩大

(Arq Bras Endocrinol Metab, 2008, 52: 1296-1303)

(3) 辅助检查

彭德莱综合征耳部 CT 骨窗表现与正常人相比有不同，例如前庭导水管扩大、蒙迪尼畸形。

此外，甲状腺超声可见甲状腺肿大。

(4) 病理表现

甲状腺组织呈暗红色，含有胶质（图 1176-

4A）。显微镜病理分析表明，甲状腺滤泡上皮细胞变短，增生减少，吸收穴蚀现象减少，胶体的数量增加，厚度也增加，细胞间隙毛细管血液堵塞减轻和淋巴细胞比例下降（图 1176-4B）。

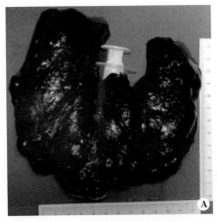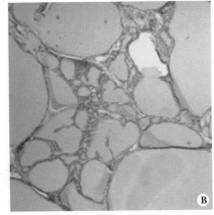

图 1176-4　孤立的甲状腺切除术后甲状腺标本

B 放大 40 倍 [Oncol Lett, 2014, 8(5): 2059-2062]

(5) 受累部位病变汇总 (表 1176-1)

表 1176-1　受累部位及表现

受累部位	主要表现
耳	先天性感音神经性耳聋、前庭功能受累、耳蜗畸形
甲状腺	甲状腺肿，可以表现为甲状腺功能正常和甲状腺功能减低，代偿性甲状腺功能减低，甲状腺激素碘化缺陷，甲状腺癌

二、基因诊断

(1) 概述

SLC26A4 基因，即编码溶质运载蛋白家族 26 成员 4(一种离子转运蛋白) 的基因，位于 7 号染色体长臂 2 区 2 带 3 亚带 (7q22.3)，基因组坐标为 (GRCh37):7:107301080-107358254，基因全长 57 175bp，包含 21 个外显子，编码 780 个氨基酸。

(2) 基因对应蛋白结构及功能

SLC26A4 基因编码溶质运载蛋白家族 26 成员 4，是一种阴离子转运蛋白，又称为 pendrin 蛋白。该蛋白与硫酸盐转运蛋白类似，也是钠离子依赖的氯化物 / 碘化物转运蛋白。作为体内多种细胞类型的离子交换蛋白，如肾集合管内皮细胞、甲状腺囊泡细胞等，转运碘离子等从细胞质到滤泡腔，参与甲状腺激素的合成。

(3) 基因突变致病机制

PDS 是由 SLC26A4 基因突变引起的一种常染色体隐性遗传性疾病。Everett 等 [2] 在 PDS 患者中发现了 SLC26A4 基因的 3 个纯合缺失突变，提示该基因突变导致的甲状腺功能缺失是 PDS 最主要和直接的致病原因。van Hauwe 等 [6] 验证分析了来自 7 个国家 14 个 PDS 家系样本，发现 SLC26A4 基因的 3 个单碱基的缺失突变、1 个剪接突变和 10 个错义突变，所有的突变在 14 个家庭中的 9 个家庭中都被检测到。

Taylor 等 [7] 研究了 SLC26A4 基因的 9 个错义突变对 pendrin 蛋白定位及碘转运的影响，发现 SLC26A4 基因突变严重影响着机体对碘等离子的运输，同时也揭示了遗传和环境因素共同影响患者的甲状腺活性。Everett 等 [8] 构建了 Pds 基因敲除小鼠模型，该种小鼠出现了耳聋和前庭功能障碍。

(4) 目前基因突变概述

目前人类基因突变数据库收录的 SLC26A4 基因突变有 301 个，其中错义 / 无义突变 197 个，剪接突变 43 个，调控区突变为 2 个，小的缺失 32 个，小的插入 20 个，小的插入缺失 1 个，大片段缺失 4 个，复杂重排 2 个。

(吴硕琳　王全磊)

参考文献

[1] Pendred V. Deaf-mutism and goitre. Lancet, 1896, 148: 532.

[2] Everett LA, Glaser B, Beck JC, et al. Pendred syndrome is caused by mutations in a putative sulphate transporter gene(PDS). Nat Genet, 1997, 17: 411-422.

[3] Batsakis JG, Nishiyama RH. Deafness with sporadic goiter: Pendred's syndrome. Arch Otolaryng, 1962, 76: 401-406.

[4] Illum P, Kiaer HW, Hvidberg-Hansen J, et al. Fifteen cases of Pendred's syndrome. Arch Otolaryng, 1972, 96: 297-304.

[5] Phelps PD, Coffey RA, Trembath RC, et al. Radiological malformations of the ear in Pendred syndrome. Clin Radiol, 1998, 53: 268-273.

[6] van Hauwe P1, Everett LA, Coucke P, et al. Two frequent missense mutations in Pendred syndrome. Hum Molec Genet, 1998, 7: 1099-1104.

[7] Taylor JP, Metcalfe RA, Watson PF, et al. Mutations of the PDS gene, encoding pendrin, are associated with protein mislocalization and loss of iodide efflux: implications for thyroid dysfunction in Pendred syndrome. J Clin Endocr Metab, 2002, 87: 1778-1784.

[8] Everett LA, Belyantseva IA, Noben-Trauth K, et al. Targeted disruption of mouse Pds provides insight about the inner-ear defects encountered in Pendred syndrome. Hum Molec Genet, 2001, 10: 153-161.

1177　月经周期相关性周期热
(periodic fever, menstrual cycle-dependent; OMIM 614674)

一、临床诊断

(1) 概述

月经周期相关性周期热是由 *HTR1A* 基因发生的杂合突变所致，Rutanen 等[1]首次报道 2 位芬兰女性，反复出现 40℃高热，且该现象与月经周期黄体期相关，同时 TNF 和 IL-6 的血清水平也持续升高。

(2) 临床表现

女性表现出与性激素水平相关的月经周期依赖性生理变化。因排卵触发体内激素变化，出现与局部炎症相关的显著变化，通常排卵后的基础体温升高 0.5~1.0℃，该基础体温上升是因诱导炎症细胞因子而触发，与孕激素分泌有关。还有几例女性表现出黄体期依赖模式[2]。罕见病例表现出震颤、共济失调、下肢无力伴发热，可能出现偏头痛。

(3) 辅助检查

尚未发现异常。

(4) 病理表现

尚未发现异常。

(5) 受累部位病变汇总 (表 1177-1)

表 1177-1　受累部位及表现

受累部位	主要表现
神经系统	震颤伴发热事件 (罕见)、共济失调伴发热事件 (罕见)、下肢无力伴发热事件 (罕见)、偏头痛 (男性)
免疫系统	TNF 持续升高 (某些患者)、IL-6 持续升高 (某些患者)

二、基因诊断

(1) 概述

HTR1A 基因，即编码 5- 羟色胺 G 蛋白偶联受体的基因，位于 5 号染色体长臂 1 区 2 带 3 亚带 (5q12.3)，基因组坐标为 (GRCh37):5:63255875-63258119，基因全长 2245bp，包含 1 个外显子，编码 423 个氨基酸。

(2) 基因对应蛋白结构及功能

HTR1A 基因编码 5- 羟色胺 (血清素)G 蛋白偶联受体，属于 5- 羟色胺受体亚家族。血清素已涉及许多生理过程和病理情况。该基因在失活小鼠可表现出与应激反应一致的行为异常和焦虑。该基因的启动子突变与月经周期相关周期性发热有关。5- 羟色胺 (血清素)G 蛋白偶联受体也可以作为多种药物和精神活性物质的受体。该蛋白通过调节大脑中多巴胺、5- 羟色胺的水平，从而影响神经活动、情绪和行为。

(3) 基因突变致病机制

Jiang 等[1]在 1 例患有月经周期相关性周期热的 33 岁台湾女性，发现了 *HTR1A* 翻译起始位点上游 480bp 位置有 1bp 杂合性缺失 (c.-480delA)。该突变在她患有糖尿病和偏头痛 (与 5- 羟色胺失调有关) 的父亲和兄弟中也有所发现，但在她健康的母亲、姐妹和 50 个不相关的群体中并未出现。功能分析表明 *HTR1A* 可以与多个核蛋白结合，包括 PRAP1，而 PARP1 能够抑制 *HTR1A* 基因的转录。此外，*HTR1A*(c.-480delA) 突变体增加了与 PARP1 的相互作用，导致 *HTR1A* 转录水平再度降低；同

时 *HTR1A*(c.-480delA) 突变体对 17β- 雌二醇管理的增加进一步降低了与突变启动子有关的转录。Jiang 等[2]认为，*HTR1A* 突变启动子的雌激素诱导过度活跃导致 *HTR1A* mRNA 的减少和 *HTR1A* 介导温度调节的破坏。大脑中的 5- 羟色胺与多种生理过程和病理条件密切相关。这些活动至少由 14 种不同的 5- 羟色胺受体促成。Parks 等[3]通过在鼠中阻止编码 5- 羟色胺 -1A 受体，发现受体缺陷的动物逃避陌生可怕环境的趋势、焦虑行为和应激反应等增加。基于 5- 羟色胺 -1A 受体的作用和 5- 羟色胺系统的反馈调节，Parks 猜测逐渐增加的血清素神经传递是造成受体缺陷动物类似焦虑行为的原因。这个观点与早期证明的 5- 羟色胺系统药理活性是焦虑遗传机制的研究是一致的。

(4) 目前基因突然概述

目前人类基因突变数据库收录的 *HTR1A* 基因突变有 4 个，其中错义 / 无义突变 3 个，调控区突变 1 个。

（陈　宇　孟　霞　李晓云）

参考文献

[1] Rutanen EM, Teppo AM, Stenman UH, et al. Recurrent fever associated with progesterone action and persistently elevated serum levels of immunoreactive tumor necrosis factor-alpha and interleukin-6. J Clin Endocrinol Metab, 1993, 76: 1594-1598.

[2] Jiang YC, Wu HM, Cheng KH, et al. Menstrual cycle-dependent febrile episode mediated by sequence-specific repression of poly(ADP-ribose)polymerase-1 on the transcription of the human serotonin receptor 1A gene. Hum Mutat, 2012, 33: 209-217.

[3] Parks CL, Robinson PS, Sibille E, et al. Increased anxiety of mice lacking the serotonin1A receptor. Proc Natl Acad Sci USA, 1998, 95: 10734-10739.

1178　瓦登伯格症
(peripheral demyelinating neuropathy, central dysmyelination, Waardenburg syndrome, and hirschsprung disease, PCWH; OMIM 609136)

一、临床诊断

(1) 概述

瓦登伯格症又称瓦沙综合征 (PCWH)，是由于 *SOX10* 基因杂合突变引起的一组复杂的神经综合征，包括 4 种不同的临床特点：周围性及中枢性髓鞘形成障碍、瓦登伯格症、先天性巨结肠症[1]。

(2) 临床表现

Inoue 等[2]1999 年报道一个 11 岁的日本女孩患有瓦登伯格症和神经异常，包括严重的脑白质营养不良 (提示佩－梅病) 和外周神经病变 (符合夏玛丽齿病 I 型)。患者早产，重 2.1kg，新生儿 Apgar 评分 4 分，新生儿窒息 5min，且存在虹膜异色 (图 1178-1)，严重感音神经性聋、宽鼻根和内眦移位。有严重的发育延迟和从未抬头直立、爬或坐。从出生开始就一直卧床不起且四肢痉挛。深腱反射减弱和感觉迟钝提示周围神经病变。电生理研究表明所有被测试神经的运动神经传导速度减慢。所有的四肢肌肉严重萎缩。脑脊液蛋白升高到 62mg/ dl。双侧听性脑干反应消失。Touraine 等[3]报道 1 例患者早期发育迟缓、眼球震颤、近视、泪液减少、肌张力低下和生长不良。除了广泛的肠神经节细胞缺乏症、耳聋、虹膜异色和皮肤与瓦登伯格症一致，还出现小脑性共济失调、痉挛及重度精神发育迟滞、自主神经功能紊乱，还有肝脾大和不明原因的门静脉高压。Vinuela 等[4]报道一个 11 岁的男孩有先天性巨结肠，由于耳蜗发育不良，感音神经性听力损失，并存在先天性眼球震颤，由于肌张力低下，运动发育迟缓及痉挛。

(3) 辅助检查

2013 年 Elmaleh-Berges 等[5]指出患者都有双侧颞骨异常，最常见的表现包括颞骨发育不全或者存在发育不全的一个或多个半圆形凹槽、前庭扩大，以及和耳蜗变小或者形态异常 (图 1178-2)，但结构正常。

(4) 病理表现

图 1178-3 显示人类胚胎卡内基 13~17 阶段中 *SOX10* 基因的表达[3]。

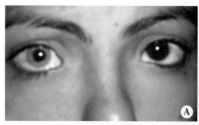
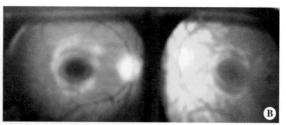

图 1178-1 虹膜异色表现

A. 右眼虹膜亮蓝色；B. 右眼眼底白色

(Ann Neurol, 1999, 46: 313-318)

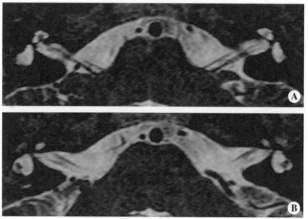

图 1178-2 颞骨 3D 高分辨率 T_2 成像

通过耳蜗和横向半规管轴向扫描显示耳蜗缩小伴有中部旋转和顶点平坦，扩大前庭和一个横向半规管直径小、

薄拱形和小骨岛 (Am J Neuroradiol, 2013, 34: 1257-1263)

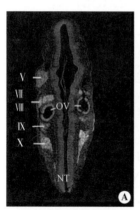
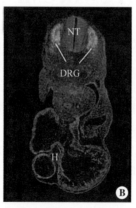
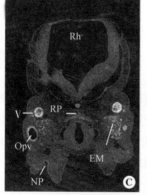
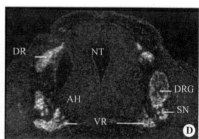
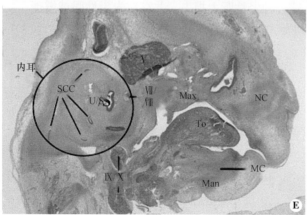
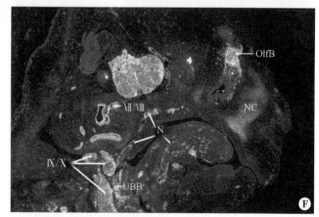

图 1178-3 在人类胚胎卡内基 13~17 阶段中 SOX10 基因的表达

A. 脑神经节、听泡、神经管；B.16 阶段背根神经节 (DRG)；C. 第 V 脑神经节和外胚层间质 (EM)；D.17 阶段背根，背根神经节 (DRG)、脊髓神经 (SN) 和腹根

(VR)；E. 与 SOX10 核糖核酸探针杂交；F. 脑神经根 SOX10 的表达 (V，Ⅶ / Ⅷ，Ⅸ / Ⅹ)，嗅球、颅外胚层间质 (Am J Hum Genet, 2000, 66: 1496-1503)

(5) 受累部位病变汇总 (表 1178-1)

表 1178-1　受累部位及表现

受累部位	主要表现
面部	面部不对称
眼	眼睛虹膜异色、明亮的蓝眼睛、无泪、眼球震颤
耳	耳聋（感音神经性）、无脑干听觉反应
腹部	胃肠道先天性巨结肠病、肌间和黏膜下的肠神经节减少、肠神经节细胞缺乏症、慢性肠假性梗阻
泌尿生殖系统	隐睾
骨骼	前庭畸形、半规管发育不良、弓形足
皮肤	色素减退型皮肤缺损、白前额
毛发	白睫毛、白眉毛
神经系统	发育延迟、精神发育迟滞、新生儿肌张力低下、痉挛性截瘫、痉挛性四肢瘫、共济失调、自主神经功能失调、脱髓鞘性周围神经病、反射消失、减弱、远端肌肉萎缩引起的外周神经病、远端肌肉无力、神经传导速度减慢、远端感觉障碍、腓肠神经活检显示脱髓鞘、髓鞘折叠

二、基因诊断

(1) 概述

SOX10 基因，即编码 SOX 转录因子蛋白家族成员的基因，位于 22 号染色体长臂 1 区 3 带 1 亚带 (22q13.1)，基因组坐标为 (GRCh37):22:38368319-38380556，基因全长 12 238bp，包含 5 个外显子，编码 466 个氨基酸。

(2) 基因对应蛋白结构及功能

该基因编码 SOX 转录因子蛋白家族成员，该转录因子含有一个高度保守、高活性的组织结构域，通过蛋白之间相互结合形成蛋白复合物后激活靶基因调节转录活性，并调节胚胎发育及决定细胞命运，在神经嵴和周围神经系统发育方面至关重要。

(3) 基因突变致病机制

PCWH 是常染色体显性遗传病，分为多个疾病亚型，由 SOX10 基因杂合突变引起。Inoue 等[1] 在 PCWH 患者中发现了 SOX10 基因的第 5 个外显子的截短突变 p.Q250X，功能实验提示该突变以剂量依赖性方式抑制野生型 SOX10 基因转录活性，说明 PCWH 是由显性位点失活突变导致的。在一名西班牙 PCWH 男孩中，Vinuela 等[4] 发现了 SOX10 基因的杂合突变 c.915delG。

Bondurand 等[6] 基于细胞学层面的研究进一步证实了 SOX10 基因在神经嵴细胞及其前体细胞的增殖和神经胶质细胞命运决定中发挥着关键作用。Pingault 等[7] 在 Sox10 基因敲除构建的小鼠模型中，发现嗅神经通路中嗅鞘细胞几乎完全缺失，神经纤维层发育缺陷，促性腺激素释放激素细胞迁移受损，嗅球嗅神经层结构错乱，揭示了 Sox10 基因功能缺失引发神经系统发育异常。

(4) 目前基因突变概述

目前人类基因突变数据库收录的 SOX10 基因突变有 56 个，其中错义 / 无义突变 19 个，剪接突变 3 个，小的缺失 18 个，小的插入 4 个，小的插入缺失 2 个，大片段缺失 8 个，复杂重排 2 个。

（吴硕琳　王全磊）

参考文献

[1] Inoue K, Khajavi M, Ohyama T, et al. Molecular mechanism for distinct neurological phenotypes conveyed by allelic truncating mutations. Nat Genet, 2004, 36: 361-369.

[2] Inoue K, Tanabe Y, Lupski JR. Myelin deficiencies in both the central and the peripheral nervous systems associated with a SOX10 mutation. Ann Neurol, 1999, 46: 313-318.

[3] Touraine RL, Attie-Bitach T, Manceau E, et al. Neurological phenotype in Waardenburg syndrome type 4 correlates with novel SOX10 truncating mutations and expression in developing brain. Am J Hum Genet, 2000, 66: 1496-1503.

[4] Vinuela A, Morin M, Villamar M, et al. Genetic and phenotypic heterogeneity in two novel cases of Waardenburg syndrome type IV.(Letter) Am J Med Genet, 2009, 149A: 2296-2302.

[5] Elmaleh-Berges M, Baumann C, Noel-Petroff N, et al. Spectrum of temporal bone abnormalities in patients with Waardenburg syndrome and SOX10 mutations. Am J Neuroradiol, 2013, 34: 1257-1263.

[6] Bondurand N, Sham MH. The role of SOX10 during enteric nervous system development. Dev Biol, 2013, 382(1): 330-343.

[7] Pingault V, Bodereau V, Baral V, et al. Loss-of-function mutations in SOX10 cause Kallmann syndrome with deafness. Am J Hum Genet, 2013, 92: 707-724.

1179 伴声嘶、耳聋的周围神经病及肌病
(peripheral neuropathy, myopathy, hoarseness and hearing loss, PNMHH; OMIM 614369)

一、临床诊断

(1) 概述

伴声嘶、耳聋的周围神经病及肌病 (PNMHH) 以肌无力伴声嘶、耳聋为主要特征，由 Choi 等[1] 于 2011 年报道。PNMHH 为常染色体显性遗传病，致病基因为 MYH14 基因。MYH14 基因属于 3 个编码非肌肉肌球蛋白重链的基因 (MYH9、MYH10、MYH14) 之一，MYH14 基因在毛细胞与支持细胞广泛分布的内耳耳蜗、柯蒂器、血管纹和耳蜗管中均高度表达[2]。

(2) 临床表现

根据 Choi 等[1] 报道，PNMHH 患者平均发病年龄为 10.6 岁，以进行性的周围神经病和远端型肌病为主要特点，伴肌萎缩，下肢重于上肢，下肢屈肌首先受累，随后进展至伸肌。而 3 例成年起病 (40 岁) 患者以下肢近端无力为主要表现。PNMHH 患者多有足部畸形、反射减弱或消失等，但无感觉异常。53% 的患者发现声音嘶哑，但无吞咽困难或声带麻痹。听力学检查发现 45% 的患者有迟发性神经性耳聋，且发病年龄均大于 28 岁，多考虑为进展性耳聋而非先天性耳聋。血清 CK 可轻度升高。肌电图可发现复合运动动作电位重度减低。

(3) 影像学表现

PNMHH 患者肌肉 MRI 检查可发现受累肌肉萎缩，脂肪组织替代并沉积，且随病程延长有加重趋势 (图 1179-1)[1]。

(4) 病理表现

PNMHH 肌肉活检可发现肌纤维大小、形态不一，肌膜下可见大量包含各种形态杂质沉积的肿大线粒体 (图 1179-2)[1]。

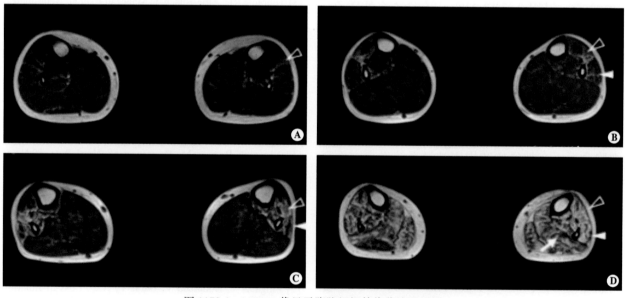

图 1179-1 MRI T_1 像显示脂肪组织替代萎缩肌组织

A.16 岁男性，病程 4 年；B.15 岁男性，病程 5 年；C.33 岁男性，病程 24 年；D.41 岁女性，病程 28 年

(Hum Mutat, 2011, 32: 669-677)

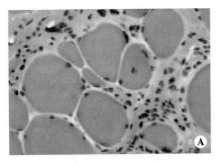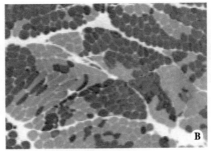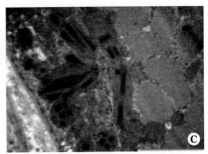

图 1179-2 病理表现

A.HE 染色示腓肠肌肌纤维大小不等，见较多小圆状纤维包绕及再生肌纤维，未发现明显炎性细胞浸润；B. 免疫组化染色发现纤维组成成分包括慢肌球蛋白、快肌球蛋白和肌球蛋白Ⅱa；C. 电镜下发现肌膜下池存在大量富含异形杂质的肿大线粒体 (Hum Mutat, 2011, 32: 669-677)

(5) 受累部位病变汇总 (表 1179-1)

表 1179-1 受累部位及表现

受累部位	主要表现
肌肉	肌无力、萎缩、反射减弱或消失等
喉	声音嘶哑
耳	神经性耳聋

二、基因诊断

(1) 概述

MYH14 基因，即编码肌球蛋白超家族成员的基因，位于 19 号染色体长臂 1 区 3 带 3 亚带 3 次亚带 (19q13.33)，基因组坐标为 (GRCh37):19:50706885-50813801，基因全长 106 917bp，包含 43 个外显子，编码 2036 个氨基酸。

(2) 基因对应蛋白结构及功能

肌球蛋白是一个动力蛋白大家族，均有 ATP 水解、肌动蛋白结合、动能能量转化的特性。肌球蛋白包含一个可以结合肌动蛋白微丝的头部结构域，该区域也是 ATP 水解的位点。尾部结构域与被转运的分子相互作用，颈部起到连接头部和尾部的作用，同时颈部也是调节肌球蛋白轻链结合的位点。MYH14 基因编码蛋白属于肌球蛋白超家族，该蛋白为常规的非肌肉型肌球蛋白，不能与非常规肌球蛋白 14(MYO14) 相混淆。肌球蛋白为肌动蛋白依赖性动力蛋白，拥有多种功能，如胞质分裂的调节、细胞运动和细胞极性形成。

(3) 基因突变致病机制

2011 年，Choi 等 [1] 选取一个患有 PNMHH 的韩国大家系，对其进行候选基因的测序及基因组的连锁分析，检测出一个 MYH14 基因的杂合突变。

由于 MYH14 基因位于 DFNA4 对应的 Ch9 区域上，而且现认为大量的非常规和常规肌球蛋白与遗传性耳聋相关，因此该基因被认为是听力损失的重要候选基因。在证实 Myh14 基因在小鼠耳蜗中高度表达后，Donaudy 等 [2] 对 300 例听力障碍患者进行 MYH14 基因的突变筛选，结果在一个 DFNA4 家系中发现 MYH14 基因上的 1 个无义突变和 2 个错义突变，在散发病例中发现 1 个新发的等位基因，均未在 200 名健康人对照中检出这些突变。

本病尚无相应的分子研究，致病机制未明。

(4) 目前基因突变概述

目前人类基因突变数据库收录的 MYH14 基因突变有 6 个，均为错义 / 无义突变。

（刘大成 谢文茜）

参考文献

[1] Choi BO, Kang SH, Hyun YS, et al. A complex phenotype of peripheral neuropathy, myopathy, hoarseness, and hearing loss is linked to an autosomal dominant mutation in MYH14. Hum Mutat, 2011, 32: 669-677.

[2] Donaudy F, Snoeckx R, Pfister M, et al. Nonmuscle myosin heavy-chain gene MYH14 is expressed in cochlea and mutated in patients affected by autosomal dominant hearing impairment(DFNA4). Am J Hum Genet, 2004, 74: 770-776.

1180 常染色体隐性遗传脑室周围异位和小头畸形
(periventricular heterotopia with microcephaly, autosomal recessive, ARPHM; OMIM 608097)

一、临床诊断

(1) 概述

常染色体隐性遗传脑室周围异位和小头畸形 (ARPHM) 是大脑皮质的严重畸形，是由于 ADP- 核糖基化因子鸟嘌呤核苷酸交换因子 2(ADP-ribosylation factor guanine nucleotide-exchange factor-2，*ARFGEF2*) 基因纯合突变导致的。

(2) 临床表现

2004 年 Sheen 等[1] 报道 ARPHM 的特征性表现是严重发育迟缓和反复感染。在仅有脑室旁结节样异位 (无其他大脑畸形) 的患者常见癫痫和学习困难，偶可见更严重的发育异常 (虽然并不常见)。如合并小头畸形或其他大脑畸形，认知功能损害的可能性很大。

(3) 影像学表现

典型表现为双侧连续室周结节异位灶，可伴有重度先天性小脑畸形和脑回异常的菲薄皮质 (图 1180-1)。

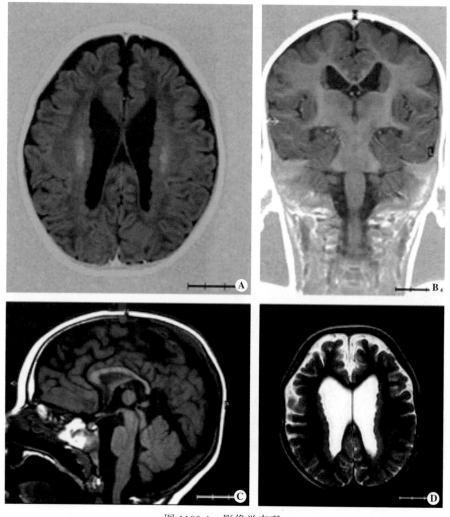

图 1180-1 影像学表现

A. 轴位 T_1 像显示双侧室旁连续结节异位和皮质菲薄，脑室突出和扩大；B. 冠状位；C. 矢状位 Flair 序列显示胼胝体较小，后部显著，但小脑、脑干相对保留；D. 轴位 T_2 像显示室旁结节异位和轻微脑积水 (Nature Genet, 2004, 36: 69-76)

(4) 病理表现

显微镜下异位组织可见神经元和胶质细胞，形成成簇的圆形、不规则结节，并被有髓纤维分层。单个结节可缺少任何结构或有未成熟分层。

(5) 受累部位病变汇总（表 1180-1）

表 1180-1　受累部位及表现

受累部位	主要表现
脑	癫痫、发育迟缓、认知障碍

二、基因诊断

(1) 概述

ARFGEF2 基因，即编码受布雷菲德菌素 A 抑制的鸟嘌呤核苷酸交换因子 2 的基因，位于 20 号染色体长臂 1 区 3 带 1 亚带 3 次亚带 (20q13.13)，基因组坐标为 (GRCh37):20:47538250-47653230，基因全长 114 981bp，包含 39 个外显子，编码 1785 个氨基酸。

(2) 基因对应蛋白结构及功能

ADP- 核糖基化因子 (ARFs) 在细胞内囊泡运输中扮演着重要的角色，*ARFGEF2* 基因编码的蛋白通过促进 GTP 替换结合的 GDP 来活化 ARFs，同时也参与高尔基体运输过程。它包含的一个 Sec7 功能域可能是响应其鸟嘌呤核苷酸交换活性和布雷菲德菌素 A 抑制的区域。

(3) 基因突变致病机制

Sheen 等[2] 报道过来自于土耳其的一个有 ARPHM 患者的家庭，并确认了该患者存在 *ARFGEF2* 基因纯合突变。

在巴勒斯坦家庭中具有血缘关系的 5 名 ARPHM 患者，Banne 等[3] 通过纯合匹配与全外显子测序的方法，发现在 *ARFGEF2* 基因中存在 1 个纯合突变。

(4) 目前基因突变概述

目前人类基因突变数据库收录的 *ARFGEF2* 基因突变有 3 个，其中错义/无义突变 1 个，小的插入 1 个，小的缺失 1 个。

（陈　超　陈世宏）

参考文献

[1] Sheen VL, Ganesh VS, Topcu M, Mutations in ARFGEF2 implicate vesicle trafficking in neural progenitor proliferation and migration in the human cerebral cortex. Nature Genet, 2004, 36: 69-76.

[2] Sheen VL, Topcu M, Berkovic S, et al. Autosomal recessive form of periventricular heterotopia. Neurology, 2003, 60: 1108-1112.

[3] Banne E, Atawneh O, Henneke M, et al. West syndrome, microcephaly, grey matter heterotopia and hypoplasia of corpus callosum due to a novel ARFGEF2 mutation. J Med Genet, 2013, 50: 772-775.

1181　脑室周围结节性异位 6 型
(perivetricular nodular heterotopia 6, PVNH6; OMIM 615544)

一、临床诊断

(1) 概述

脑室周围结节性异位 6 型 (PVNH6) 是内质网膜相关 RNA 降解蛋白基因杂合突变导致的脑发育畸形。

(2) 临床表现

2013 年 Conti 等[1] 报道了一例 7 岁的女孩，她有精神运动发育延迟、语言发育延迟、斜视，并且 3 个月时开始出现有高度失律的癫痫发作。通过对 155 例脑畸形的阵列 CGH 研究确定有 12 例 6 号染色体长臂 2 区 7 带的杂合缺失涉及 *ERMARD* 基因。

脑发育异常是多样的，包括脑室周围结节性异位、胼胝体发育不全、侧脑室枕角增大、多小脑回、海马下旋或发育不全、小脑发育不全。相关的临床表现包括癫痫 (9/12)、发育迟缓 (12/12)、或共济失调、步态笨拙 (6/12)、关节松弛、面部异形 (10/12)。

(3) 影像学表现

头颅 MRI 可见脑室周围结节性异位、胼胝体发育不全、侧脑室枕角增大、多小脑回、海马下旋或发育不全、小脑发育不全。

(4) 病理表现

显微镜下异位组织可见神经元和胶质细胞，形成成簇的圆形、不规则结节，并被有髓纤维分层。

单个结节可缺少任何结构或有未成熟分层。

(5) 受累部位病变汇总 (表 1181-1)

表 1181-1 受累部位及表现

受累部位	主要表现
脑	脑室周围结节性异位、胼胝体发育不全、侧脑室枕角增大、多小脑回、海马下旋或发育不全、小脑发育不全

二、基因诊断

(1) 概述

ERMARD 基因，即编码内质网膜相关 RNA 降解蛋白的基因，位于 6 号染色体长臂 2 区 7 带 (6q27)，基因组坐标为 (GRCh37.p13):6:170151718-170181680，基因全长 29 963bp，包含 20 个外显子，编码 631 个氨基酸。

(2) 基因对应蛋白结构和功能

ERMARD 基因编码的蛋白质定位于内质网，靠近 C 端处包含 2 个跨膜结构域。在发育中的大鼠脑部敲除 *Ermard* 基因，结果显示该蛋白可能参与神经元迁移。与 *ERMARD* 基因相关的疾病包括 PVNH6 和 6 号染色体长臂末端缺失综合征。

(3) 基因突变致病机制

2013 年，Conti 等[1] 研究了 *ERMARD* 基因与 PVNH 的关联性。PVNH 是由于神经元迁移缺陷引起侧脑神经元发生异位的疾病。突变体发生在细丝蛋白 A(FLNA) 或者 ADP- 核糖基化因子鸟嘌呤核苷酸交换因子 2(ARFGEF2) 将引起的室旁结节性异位，然而大多数患者有这种结构变形却没有找到致病原因。运用比较基因组杂交确定了 12 例患者均携带 6 号染色体长臂 2 区 7 带中一个最小 1.2 Mb 片段的缺失，而位于 6 号染色体长臂 2 区 7 带的基因便是 *ERMARD* 基因，这些结构上的特征主要与癫痫、运动失调和认知障碍有关。

本病尚无相应的分子研究，致病机制未明。

(4) 目前基因突变概述

目前人类基因突变数据库没有收录 *ERMARD* 基因突变信息，有文献报道，发现该基因存在 1.2Mb 片段的缺失。

（陈　超　刘龙英）

参考文献

[1] Conti V, Carabalona A, Pallesi-Pocachard E, et al. Periventricular heterotopia in 6q terminal deletion syndrome: role of the C6orf70 gene.Brain, 2013, 136: 3378-3394.

1182　Perlman 综合征
(Perlman syndrome, PRLMNS; OMIM 267000)

一、临床诊断

(1) 概述

Perlman 综合征也称为肾错构瘤、肾母细胞瘤和巨大儿，由 *DIS3L2* 基因突变导致。

(2) 临床表现

Perlman 综合征是一种常染色体隐性遗传的先天性过度生长综合征，类似 Beckwith-Wiedemann 综合征 (Beckwith-Wiedemann syndrome，BWS)，受累患儿出生时即为巨大儿，肌张力低，器官肿大，特征性的面部畸形 (倒 V 形上唇、突额、眼睛深陷、阔鼻和低位耳)，肾功能异常 (巨肾和肾积水)(图 1182-1)；胎儿期可见增长过快，巨大儿，羊水过多，常伴神经系统发育迟滞和新生儿死亡率高。其他病例报道的表现包括胼胝体发育不全，脉络丛血管瘤，

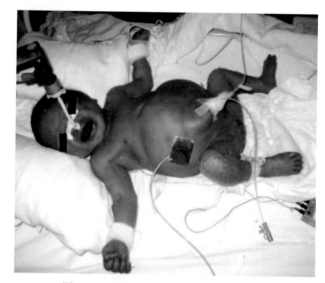

图 1182-1　Perlman 综合征患儿外观表现
腹部胀大、肾脏大、钟形胸
[Am J Med Genet A, 2008, 146A(19): 2532-2537]

腭裂，右位心，主动脉弓离断，膈疝，脏器肿大包括巨肾、肝大、心脏肥大、胸腺增生、肝纤维化和腹肌发育不全，回肠远端发育不全闭锁和隐睾。高胰岛素血症是本病的一个重要特征，可能导致死亡。Perlman 综合征与肾母细胞瘤高度关联，存活的婴儿发生率为 64%。Perlman 综合征肾脏组织学检查显示了肾母细胞瘤病，这是一种肾母细胞瘤的前期病变[1-24]。

(3) 辅助检查

胎儿期超声发现胎儿巨大，枕额径超过 90% 的胎龄，以及羊水过多需考虑 Perlman 综合征可能。巨大儿、肾脏肿大、肾肿瘤 (包括错构瘤和肾母细胞瘤)、心脏异常和器官肿大。血液检查可发现高胰岛素血症。

(4) 病理表现

患者肾脏病理检查提示肾母细胞瘤病 (图 1182-2)。

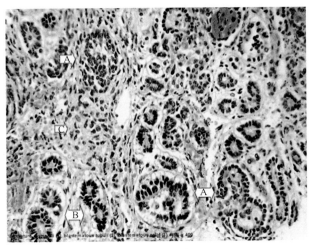

图 1182-2 肾活检表现

A. 未成熟的肾小球；B. 未分化肾小管；C. 未分化细胞 (HE 染色，×400 倍)

[Am J Med Genet A, 2008, 146A(19): 2532-2537]

(5) 受累部位病变汇总 (表 1182-1)

表 1182-1 受累部位及表现

受累部位	主要表现
胎儿	增长过快、巨大儿、羊水过多
神经系统	胼胝体发育不全、脉络丛血管瘤、神经系统发育迟滞、肌张力低
面部	倒 V 形上唇、突额、眼睛深陷、阔鼻和低位耳、腭裂
肾脏	肾功能异常、巨肾和肾积水、肾母细胞瘤
心脏	右位心、主动脉弓离断、心脏肥大
其他	膈疝、肝大、胸腺增生、肝纤维化与腹肌发育不全、回肠远端发育不全和闭锁、隐睾、高胰岛素血症

二、基因诊断

(1) 概述

DIS3L2(like 3′-5′ exoribonuclease 2) 编码类 3′ → 5′ 核酸外切酶蛋白，该基因位于 2 号染色体长臂 3 区 7 带 1 亚带 (2q37.1)，基因组坐标为 (GRCh37):2: 232826293-233208678，基因全长 389 386bp，包含 21 个外显子，编码 885 个氨基酸。

(2) 基因对应蛋白结构及功能

DIS3L2 有多种转录产物，有些转录本编码蛋白，有些不编码。其蛋白产物序列与 3′ → 5′ 核糖核酸外切酶相似，3′ → 5′ 核糖核酸外切酶是 RNA 外切体的一个亚基，该酶功能是特异性识别 RNA 3′ 端的多聚尿苷酸并介导其降解。

(3) 基因突变致病机制

2012 年，Astuti 等[7] 采用转染的 COS-7 细胞和 HeLa 细胞，发现 DIS3L2 主要分布于细胞质。转染的 HEK293 细胞 RNA 降解分析实验表明，DIS3L2 具有核糖核酸外切酶活性。敲除 Hela 细胞的 DIS3L2 研究表明，DIS3L2 的失活与细胞有丝分裂异常有关，并改变有丝分裂检查点蛋白的表达，使 TTK、极光激酶 B、磷酸化的 CDC25C 表达水平降低，而细胞周期蛋白 B1、RAD21 和分离酶抑制蛋白的表达上调。DIS3L2 的过表达会抑制人类癌细胞的生长。Astuti 等[7] 认为 DIS3L2 在 RNA 的代谢和调节细胞增殖与分裂中具有重要作用。

在未分化细胞的发育中，具有干细胞活性的 LIN28 通过结合 pre-LET7 RNAs 和募集 RNA 尿苷化转移酶 ZCCHC11(613692) 和 ZCCHC6(613467) 来尿苷化 pre-LET7，而抑制 LET7 miRNAs 的表达。而尚未发现能够降解尿苷化 pre-LET7 的 RNA 酶。2013 年，Chang 等[4] 发现在小鼠胚胎干细胞中，具有 3′ → 5′ 核糖核酸外切酶活性的 DIS3I2 参与了 pre-let7 的衰减过程。生化重组实验结果显示 3 寡尿苷酸能够体外激活 DIS3I2 的活性，并且，在小鼠胚胎干细胞中沉默的 Dis3l2 基因可导致 pre-let7 的稳定性增强。Chang 等发现 3 寡尿苷酸是 DIS3L2 诱导的 RNA 衰减信号，并首次发现这个核酸外切酶的生理 RNA 底物。

(4) 目前基因突变概述

目前人类孟德尔遗传数据库收录的 DIS3L2 基因突变有 4 个，其中错义 / 无义突变 2 个，小的缺失 2 个。突变多分布在基因的 9 号外显子，无突变热点。

(谭 颖 姬利延)

参考文献

[1] Ferianec V, Bartova M. Beckwith-Wiedemann syndrome with overlapping Perlman syndrome manifestation. J Matern Fetal Neonatal Med, 2014, 27: 1607-1609.

[2] Neri G, Martini-Neri ME, Katz BE, et al. The Perlman syndrome: familial renal dysplasia with Wilms tumor, fetal gigantism and multiple congenital anomalies. 1984. Am J Med Genet A, 2013, 161A: 2691-2696.

[3] Morris MR, Astuti D, Maher ER. Perlman syndrome: overgrowth, Wilms tumor predisposition and DIS3L2. Am J Med Genet C Semin Med Genet, 2013, 163C: 106-113.

[4] Chang HM, Triboulet R, Thornton JE, et al. A role for the Perlman syndrome exonuclease Dis3l2 in the Lin28-let-7 pathway. Nature, 2013, 497: 244-248.

[5] Morris MR, Astuti D, Maher ER. Perlman Syndrome: Overgrowth, Wilms Tumor Predisposition and DIS3L2. Am J Med Genet C Semin Med Genet, 2013, 163(c): 106-113.

[6] Higashimoto K, Maeda T, Okada J, et al. Homozygous deletion of DIS3L2 exon 9 due to non-allelic homologous recombination between LINE-1s in a Japanese patient with Perlman syndrome. Eur J Hum Genet, 2013, 21: 1316-1319.

[7] Astuti D, Morris MR, Cooper WN, et al. Germline mutations in DIS3L2 cause the Perlman syndrome of overgrowth and Wilms tumor susceptibility. Nat Genet, 2012, 44: 277-284.

[8] Demirel G, Oguz SS, Celik IH, et al. Rare clinical entity Perlman syndrome: is cholestasis a new finding? Congenit Anom(Kyoto), 2011, 51: 43-45.

[9] Alessandri JL, Cuillier F, Ramful D, et al. Perlman syndrome: report, prenatal findings and review. Am J Med Genet A, 2008, 146A: 2532-2537.

[10] Katori K, Hirata K, Higa K, et al. Anesthetic management of an infant with Perlman syndrome. Paediatr Anaesth, 2006, 16: 1289-1290.

[11] Pirgon O, Atabek ME, Akin F, et al. A case of Perlman syndrome presenting with hemorrhagic hemangioma. J Pediatr Hematol Oncol, 2006, 28: 531-533.

[12] Piccione M, Cecconi M, Giuffre M, et al. Perlman syndrome: clinical report and nine-year follow-up. Am J Med Genet A, 2005, 139A: 131-135.

[13] DeRoche ME, Craffey A, Greenstein R, et al. Antenatal sonographic features of Perlman syndrome. J Ultrasound Med, 2004, 23: 561-564.

[14] Schilke K, Schaefer F, Waldherr R, et al. A case of Perlman syndrome: fetal gigantism, renal dysplasia, and severe neurological deficits. Am J Med Genet, 2000, 91: 29-33.

[15] Henneveld HT, van Lingen RA, Hamel BC, et al. Perlman syndrome: four additional cases and review. Am J Med Genet, 1999, 86: 439-446.

[16] Chitty LS, Clark T, Maxwell D. Perlman syndrome--a cause of enlarged, hyperechogenic kidneys. Prenat Diagn, 1998, 18: 1163-1168.

[17] Fahmy J, Kaminsky CK, Parisi MT. Perlman syndrome: a case report emphasizing its similarity to and distinction from Beckwith-Wiedemann and prune-belly syndromes. Pediatr Radiol, 1998, 28: 179-182.

[18] van der Stege JG, van Eyck J, Arabin B. Prenatal ultrasound observations in subsequent pregnancies with Perlman syndrome. Ultrasound Obstet Gynecol, 1998, 11: 149-151.

[19] Herman TE, McAlister WH. Perlman syndrome: report of a case with additional radiographic findings. Pediatr Radiol, 1995, 25 Suppl 1: S70-72.

[20] Greenberg F, Copeland K, Gresik MV. Expanding the spectrum of the Perlman syndrome. Am J Med Genet, 1988, 29: 773-776.

[21] Perlman M. Perlman syndrome: familial renal dysplasia with Wilms tumor, fetal gigantism, and multiple congenital anomalies. Am J Med Genet, 1986, 25: 793-795.

[22] Greenberg F, Stein F, Gresik MV, et al. The Perlman familial nephroblastomatosis syndrome. Am J Med Genet, 1986, 24: 101-110.

[23] Neri G, Martini-Neri ME, Opitz JM, et al. The Perlman syndrome: clinical and biological aspects. Prog Clin Biol Res, 1985, 200: 269-276.

[24] Neri G, Martini-Neri ME, Katz BE, et al. The Perlman syndrome: familial renal dysplasia with Wilms tumor, fetal gigantism and multiple congenital anomalies. Am J Med Genet, 1984, 19: 195-207.

1183 过氧化物酶酰基辅酶 A 氧化酶缺乏症
(peroxisomal acyl-CoA oxidase deficiency, ACOX; OMIM 264470)

一、临床诊断

（1）概述

过氧化物酶酰基辅酶 A 氧化酶缺乏症是过氧化物酶脂肪酸 β- 氧化障碍的疾病。它的致病基因是过氧化物酶酰基辅酶 A 氧化酶 Ⅰ (acyl-CoA oxidase 1, palmitoyl, ACOX1) 基因。

(2) 临床表现

1988 年 Poll-The 等[1] 报道了一对表亲结婚夫妇的一双儿女出现的新生儿肌张力低下、惊厥、发作性呼吸暂停、精神运动发育延迟、2 岁以后出现神经系统退化。脑影像呈进行性白质脱髓鞘，无皮质畸形。生化分析显示极长链脂肪酸 (VLCFA) 积累。临床表现类似新生儿肾上腺脑白质营养不良，但肝活检显示，肝体积增大，过氧化物酶下降不明显。

1994 年 Suzuki 等[2] 报道了近亲父母生育的日本兄妹，通过互补性分析确定独立的过氧化物酶体酰基辅酶 A 氧化酶缺乏症。这两例患者表现出严重的肌张力低下和畸形特征，包括眼距增宽、内眦赘皮、低鼻梁、低位耳和多趾。2002 年 Suzuki 等[3] 提供了这两例患者的随访情况和第 3 例无亲缘关系的患者。前 2 例患者分别在 34 个月和 26 个月时出现了神经系统倒退。11 岁时男孩失聪并需鼻饲进食。女孩在 4 岁时因呼吸问题死亡。第三个孩子在新生儿期出现轻度肌张力低下及眼球震颤，在 2 个月时出现惊厥，28 个月时出现神经退化，表现出严重的肌无力、吞咽困难、下肢反射亢进、跖伸反应和视网膜变性，于 42 个月时死于呼吸衰竭，并没有出现特征性的畸形。MRI 显示脑桥延髓皮质脊髓束和小脑白质的脱髓鞘，类似于成年患者 X 连锁的肾上腺脑白质营养不良 (ALD)。

(3) 影像学表现

脑影像学检查可见进行性白质脱髓鞘，无皮质畸形。

(4) 病理表现

暂无特异性病理表现。

(5) 受累部位病变汇总 (表 1183-1)

表 1183-1　受累部位及表现

受累部位	主要表现
神经系统	肌张力低下、惊厥、神经退化、白质脱髓鞘
眼	视网膜变性、眼球震颤
肝	肝大

二、基因诊断

(1) 概述

ACOX1 基因，编码过氧化物酶酰基辅酶 A 氧化酶 I，位于 17 号染色体长臂 2 区 5 带 1 亚带 (17q25.1)，基因组坐标为 (GRCh37):17:73937588-73975515，基因全长 37 927bp，包含 14 个外显子，编码 661 个氨基酸。

(2) 基因对应蛋白结构及功能

ACOX1 基因编码的蛋白质是脂肪酸 - 氧化途径的第一个反应酶，即过氧化物酶酰基辅酶 A 氧化酶 I，可催化乙酰 -CoAs 去饱和为 2- 反式 - 烯酰 -CoAs，在此过程中提供电子供氧分子，生成过氧化氢。过氧化物酶酰基辅酶 A 氧化酶 I 以 2 个可变剪接异构体的形式存在。*ACOX1* 基因缺失将导致假 -NALD 疾病。

(3) 基因突变致病机制

Carrozzo 等[4] 在 2 例酰基辅酶 A 氧化酶缺乏症患者基因分子生物学分析中发现，第一例患者的 *ACOX1* 基因存在一个纯合缺失区域，致使基因的第 3 个内含子和第 4~14 个外显子区域大部分丢失。第二例患者的突变分析表明存在复合杂合两种突变，包括：① c.692G > T(p.G231V) 突变；②第 13 个外显子跳跃式突变 (c.1729_1935del, p.G577_E645del)。

Fan 等[5] 发现纯合子小鼠因为缺失 *Acox1*，而在血液中积累长链脂肪酸。这些小鼠可以存活，但是生长缓慢、不育。

(4) 目前基因突变概述

目前人类基因突变数据库收录的 *ACOX1* 基因突变有 22 个，其中错义 / 无义突变 9 个，剪接突变 2 个，小的缺失 5 个，小的插入 2 个。

(陈　超　赵宏翠)

参考文献

[1] Poll-The BT, Roels F, Ogier H, et al. A new peroxisomal disorder with enlarged peroxisomes and a specific deficiency of acyl-CoA oxidase(pseudo-neonatal adrenoleukodystrophy). Am J Hum Genet, 1988, 42: 422-434.

[2] Suzuki Y, Shimozawa N, Yajima S, et al. Novel subtype of peroxisomal acyl-CoA oxidase deficiency and bifunctional enzyme deficiency with detectable enzyme protein: identification by means of complementation analysis. Am J Hum Genet, 1994, 54: 36-43.

[3] Suzuki Y, Iai M, Kamei A, et al. Peroxisomal acyl CoA oxidase deficiency. J Pediat, 2002, 140: 128-130.

[4] Carrozzo R, Bellini C, Lucioli S, et al.Peroxisomal acyl-CoA-oxidase deficiency: two new cases.Am J Med Genet A, 2008, 146A: 1676-1681.

[5] Fan CY, Pan J, Chu R, et al.Hepatocellular and hepatic peroxisomal alterations in mice with a disrupted peroxisomal fatty acyl-coenzyme A oxidase gene.J Biol Chem, 1996, 271: 24698-24710.

1184~1187 过氧化物酶体病
(peroxisome biogenesis disorder, PBD)
(1184. PBD1A, OMIM 214100; 1185. PBD2A, OMIM 214110; 1186. PBD2B, OMIM 202370; 1187. PBD3B, OMIM 266510)

一、临床诊断

(1) 概述

Zellweger 综合征 (ZS)，又称脑肝肾综合征。属于过氧化物酶体病 (PBD) 的一种，呈常染色体隐性遗传。ZS 的致病基因为 *PEX* 基因，主要编码过氧化物酶体内与代谢相关的各种蛋白，发生突变后将会影响过氧化物酶体中初生蛋白的功能。该初生蛋白包含过氧化物酶体导向信号 1(PTSl) 或导向信号 2(PTS2)。当该蛋白发生功能障碍使翻译后蛋白不能正常转运入过氧化物酶体，从而导致代谢功能障碍。目前共发现 12 种不同的 *PEX* 基因，其中任何一个发生突变均可导致本病。

(2) 临床表现

Zellweger 综合征是一种罕见的常染色体隐性遗传病，最早由 Zellweger 提出，据国外研究者报道其在美国的发病率约为 1/5 万，而在日本仅为 1/50 万[1-3]。临床表现以多发性先天畸形、发育迟缓或不发育、肝肾功能异常、进行性肌张力减低为特征。

ZS 患儿的临床表现较危重，多在 1 岁以内死亡，通常不发育或发育落后。可表现为特殊面容 (前额宽阔、大囟门、枕部平坦、框上嵴浅、小耳畸形、内眦赘皮、小下颌、颈部皮肤褶皱)，智力运动发育落后，进行性肌张力下降，感觉神经性耳聋，肝功能异常，黄疸，青光眼，眼球震颤，多发畸形 (猿线、肘外翻、四肢挛缩、髌骨异常钙化、马蹄足内翻、尿道下裂、隐睾、耻骨偏斜、骶骨窝深陷、单脐动脉、胎产式多为臀先露)[4, 5]。

本病诊断除典型临床特征外，主要依靠生化检查，血浆中极长链脂肪酸水平升高是初筛中最常用也是最具提示意义的检测指标。其他常见的异常发现包括肝功能异常 (胆汁酸水平异常、低凝血酶原血症、肝过氧化物酶降低等)、血清铁水平升高、储存铁升高、蛋白尿、哌可酸血症，但这些检查缺乏诊断特异性，最终确诊必须依靠基因诊断，相关基因突变的检出也有助于开展遗传咨询和产前诊断。

(3) 辅助检查

同位素肾图和肾盂造影可见异常。

MRI：常提示巨大脑回、多小脑回、脑白质营养不良及髓鞘形成不全。

X 线：可提示长骨斑点状软骨发育异常。

心脏彩超：动脉导管未闭、室间隔缺损。

肾脏 B 超：可发现肾小球囊肿、多囊肾等畸形。

(4) 病理改变

对患儿尸检显示，脑部具有多重异常，肝脏增大，肾上腺皮质呈网状。患儿细胞内具有片层状内含物，且具有 2 点明显异常：①缺少过氧化物酶；②血影样过氧化物酶，即过氧化物酶呈现空泡状。

(5) 基因突变亚型汇总 (表 1184-1)

表 1184-1 亚型汇总

PBD 亚型	致病基因 (别名)
PBD1A	*PEX1*
PBD2A	*PEX5*
PBD2B	*PEX5*
PBD3B	*PEX12*

(6) 受累部位病变汇总 (表 1184-2)

表 1184-2 受累部位及表现

受累部位	主要表现
肾脏	肾小球囊肿、多囊肾
肝脏	肝功能异常
脑	巨大脑回、多小脑回、脑白质营养不良及髓鞘形成不全
骨骼	长骨斑点状软骨发育异常
眼	眼球震颤、青光眼
心脏	动脉导管未闭、室间隔缺损

二、PBD1A 基因诊断

(1) 概述

PEX1 基因，即编码 1 型过氧化物酶体生物合成调控因子的基因，位于 7 号染色体长臂 2 区 1 带 2 亚带 (7q21.2)，基因组坐标为 (GRCh37):7: 92116337-92157845，基因全长 41 509bp，包含 24 个外显子，编码 1283 个氨基酸。

(2) 基因对应蛋白结构及功能

PEX1 基因编码的蛋白是 AAA ATP 酶家族的成员之一，大部分 ATP 酶家族与各种不同的细胞活动有关。该蛋白属于胞质蛋白，但常被锚定到过氧化物酶体膜上，形成异聚复合体。它参与蛋白质从胞质进入过氧化物酶体的运输过程及其过氧化物酶体的生物合成，同时还能维持同家族成员 *PEX5* 的稳定性。

(3) 基因突变致病机制

1997 年 Reuber 等[6] 在 30 个过氧化物酶体病互补群患者中，发现他们的 *PEX1* 基因的表达恢复了成纤维细胞中过氧化物酶蛋白的输入，并在部分先证者中检测到 *PEX1* 基因突变。大约一半的患者含有一个共同的 *PEX1* 基因 p.G843D 突变，表现为对 PEX1 蛋白活性有害作用。PEX1 蛋白缺陷细胞的表型分析显示过氧化物基质蛋白严重缺陷，PEX5 蛋白及 1 型过氧化物酶目标信号受体不稳定，尽管这些细胞中含有过氧化物酶体并有能力导入过氧化物膜蛋白。这些数据显示 *PEX1* 基因在过氧化物酶体生物合成中有着重要作用，*PEX1* 基因突变是导致过氧化物酶体病最常见的原因。

本病尚无相应的动物模型研究，致病机制未明。

(4) 目前基因突变概述

目前人类基因突变数据库收录的 *PEX1* 基因突变有 101 个，其中错义 / 无义突变 41 个，剪接突变 12 个，小的缺失 25 个，小的插入 11 个，小的插入缺失 2 个，大片段缺失 6 个，大片段插入 1 个，调控区域突变 2 个，复杂染色体重排 1 个。

三、PBD2A 基因诊断

(1) 概述

PEX5 基因，即编码 5 型过氧化物酶体生物合成调控因子的基因，位于 12 号染色体短臂 1 区 3 带 3 亚带 1 次亚带 (12p13.31)，基因组坐标为 (GRCh37):12:7341281-7371170，基因全长 29 890bp，包含 16 个外显子，编码 660 个氨基酸。

(2) 基因对应蛋白结构及功能

PEX5 编码过氧化物酶体生物合成调节因子 5。该蛋白与 PTS1 型三肽过氧化物酶信号肽 (SKL 型) C 端结合，在过氧化物蛋白的输入过程中起重要作用。它所在的蛋白家族在过氧化物酶体的生物合成过程中起到至关重要的作用。ZS 是一类具有遗传异质性的常染色体隐性遗传病，该病是以过氧化物酶体功能的多重缺失为特征导致的致命性疾病。*PEX5* 转录子的可变剪接突变体可编码形成不同的亚型。

(3) 基因突变致病机制

Dodt 等[7] 通过研究 ZS 患者的细胞系检测出一个第 1168 位核苷酸 C 到 T 的纯合突变，导致第 390 位氨基酸翻译终止。

Baes 等[8] 通过使 *Pxr1* 基因失活构建过氧化物酶体缺失的小鼠来研究过氧化物酶体的多效性。纯合的 *Pxr1* 敲除小鼠观察不到形态学意义上的过氧化物酶体，并表现出典型的 ZS 患者的症状。表现为严重的功能发育迟缓，出生时严重低渗，并且在出生 72h 内死亡。分析大脑新皮质显示，神经元迁移和成熟受损，并且神经细胞大量凋亡。

(4) 目前基因突变概述

目前人类基因突变数据库收录的 *PEX5* 基因突变有 12 个，其中错义 / 无义突变 8 个，剪接突变 2 个，复杂染色体重排 2 个。

四、PBD2B 基因诊断

(1) 概述

同 "三、PBD2A 基因诊断"。

(2) 基因对应蛋白结构及功能

同 "三、PBD2A 基因诊断"。

(3) 基因突变致病机制

Dodt 等[7] 在一个 NALD 患者的细胞系中检测到 *PEX5* 基因上的纯合突变。PBD2B 患者会表现 NALD 及婴儿型 IRD 的部分表型，且表现为轻度的过氧化物酶体生物合成障碍[9]。

*PEX*5 表达产物连接新合成的酰基辅酶 A 氧化酶 1(ACOX1) 和尿酸氧化酶 (UOX)，能有效地抑制它们的寡聚化。其次体外导入实验表明，相对于相应的寡聚化结构，单分子的 ACOX1 和 UOX 是更好的过氧化物酶体导入底物。研究的数据还表明，尽管缺乏过氧化物酶体靶向信号分子的 ACOX1 可以通过与含有靶向信号分子的 ACOX1 共表达导入过氧化物酶体，但是这种导入途径通常效率很低。

(4) 目前基因突变概述

目前人类基因突变数据库收录的 *PEX*5 基因突变有 12 个，其中错义 / 无义突变 8 个，剪接突变 2 个，复杂染色体重排 2 个。

五、PBD3B 基因诊断

(1) 概述

PEX12 基因，即编码过氧化物酶体生物发生因子 12 的基因，位于 17 号染色体长臂 1 区 2 带 (17q12)，基因组坐标为 (GRCh37):17:33901814-33905656，基因全长 3843bp，包含 3 个外显子，编码 359 个氨基酸。

(2) 基因对应蛋白结构及功能

PEX12 基因编码过氧化物酶体生物发生因子 12，属于 peroxin-12 家族。41kDa 的 PEX12 蛋白是 RING(really interesting new gene) 指形蛋白的一种。它包含两个跨膜结构域和一个 C 端，是锌连接的基团。Peroxins(PEXs) 是组装功能性过氧化物酶体所必需的一类蛋白质。

(3) 基因突变致病机制

PBD3B 是一类遗传异质性的常染色体隐性致死性疾病，其特征是过氧化物酶体具有多种功能缺陷。Gootjes 等[10] 在 1 例病情较轻的 PBD3B 患者中，检测到 *PEX12* 基因 1 个复合杂合无义突变 p.R180X 和 1 个复合杂合错义突变 p.L317F。Gootjes 等[11] 另外对 8 例较轻类型的 PBD 患者进行研究，其中 7 例来自有血缘关系的家庭，这些患者均存在 *PEX12* 基因的 1 个纯合无义突变 p.S320F。

本病尚无相应的分子研究，致病机制未明。

(4) 目前基因突变概述

目前人类基因突变数据库收录的 *PEX12* 基因突变有 30 个，其中错义 / 无义突变 12 个，剪接突变 2 个，小的缺失 10 个，小的插入 6 个。

(陈 超 吴硕琳 饶 斌 叶李莉 蒋廷亚 刘 聪)

参考文献

[1] Krause C, Rosewich H, Thanos M, et al. "Identification of novel mutations inPEX2, PEX6, PEX10, PEX12, and PEX13 in Zellweger spectrum patients". Human Mutation 27, 2006, (11): 1157.

[2] Shimozawa N, Nagase T, Takemoto Y, et a1. A novel aberrant splicing mutation of the PEXl6 gene in two patients with Zellweger syndrome. Biochem Biophys Res Commun, 2002, 292: 109-112.

[3] Steinberg S, Chen L, Wei L, The PEX Gene Screen: molecular diagnosis of peroxisome biogenesis disorders in the Zellweger syndrome spectrum. Mol Genet Metab, 2004, 83(3): 252-263.

[4] Shimozawa N, Suzuki Y, Orii T, et al. Standardization of complementation grouping of peroxisome-deficient disorders and the second Zellweger patient with peroxisomal assembly factor-1(PAF-1)defect. (Letter)Am J Hum Genet, 1993, 52: 843-844.

[5] Moser HW. Personal Communication. Baltimore, Md, 1998.

[6] Reuber BE, Germain-Lee E, Collins CS, et al. Mutations in PEX1 are the most common cause ofperoxisome biogenesis disorders.Nat Genet, 1997, 17: 445-448.

[7] Dodt G, Braverman N, Wong C, et al.Mutations in the PTS1 receptor gene, PXR1, define complementation group 2 of the peroxisome biogenesis disorders.Nat Genet, 1995, 9: 115-125.

[8] Baes M, Gressens P, Baumgart E, et al.A mouse model for Zellweger syndrome.Nat Genet, 1997, 17: 49-57.

[9] Waterham HR, Ebberink MS. Genetics and molecular basis of human peroxisome biogenesis disorders. Biochim Biophys Acta, 2012, 1822: 1430-1441.

[10] Gootjes J, Skovby F, Christensen E, et al. Reinvestigation of trihydroxycholestanoic acidemia reveals a peroxisome biogenesis disorder. Neurology, 2004, 62: 2077-2081.

[11] Gootjes J, Schmohl F, Waterham HR, et al. Novel mutations in the PEX12 gene of patients with a peroxisome biogenesis disorder, Eur J Hum Genet, 2004, 12: 115-120.

1188　佩罗特综合征 1 型
(Perrault syndrome 1, PRLTS1; OMIM 233400)

一、临床诊断

(1) 概述

佩罗特综合征 1 型 (PRLTS1) 是一种存在性别遗传差异的疾病，表现为两性的神经性耳聋和女性卵巢发育不全。一些患者也有神经症状，包括轻度精神发育迟滞，最初由 Perrault 等在 1951 年报道[1]。Pierce 等指出，佩罗特综合征 1 型根据临床异质性分为 I 型和 II 型，I 型没有进展，没有神经系统疾病[2]。佩罗特综合征 1 型是由基因 *HSD17B4* 的复合杂合突变引起的。

(2) 临床表现

佩罗特等描述了 2 个姐妹神经性耳聋和卵巢发育不全综合征，其父母是表亲关系，为常染色体隐性遗传。Josso 等描述了该姐妹在成年后的表现，发现她们均有正常的 46，XX 核型，并且聋哑及卵巢缺如及促性腺激素尿排泄水平降低，姐姐还表现为肥胖和短颈[3]。McCarthy 和 Opiz 描述了另外 2 个姐妹，除了上述表现外，还表现为青春期发育延迟，姐姐存在神经系统异常，包括运动延迟和轻度痉挛性瘫与下肢无力，有轻度面部畸形，但这也许是由于难产导致而非疾病本身。Fiumara 等重新研究了上面报道的 2 个姐妹，电生理证据支持姐姐的外周神经病变，还存在小脑发育不良、水平凝视伴眼球震颤、构音障碍、轻度头部抖动、反射减弱、感觉神经病变和学习困难，以及进行性无力、弓形足、轴索神经病和青春期发育不良及卵巢功能衰竭，而代谢和线粒体功能相关检查是正常的[4]。其他学者报道的与该综合征有关的神经系统异常表现有共济失调步态、马蹄内翻足 (图 1188-1)、眼球震颤、眼球运动受限和身材矮小[5]；感觉神经病和牙釉质发育不全、精神发育迟滞、精细动作协调障碍[6]、扫视辨距不良、躯干四肢共济失调[7]、进行性轴索小脑变性[4]、眼睑下垂[8]、小脑萎缩、视网膜色素变性、视杆细胞功能障碍[9]和构音障碍。

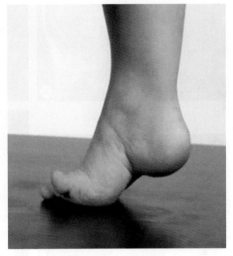

图 1188-1　弓形足

(Am J Med Genet A, 2009, 149A: 93-127)

(3) 辅助检查

神经电生理检查提示运动脱髓鞘性多发性神经病。腰穿检查可见脑脊液寡克隆带阳性。血生化检查提示血清总胆汁酸是正常的，而成纤维细胞 β- 氧化降植烷酸水平降低，过氧化物酶体形态正常[10]。头颅 MRI 检查表现为不伴大脑萎缩的小脑萎缩 (图 1188-2)、胼胝体萎缩、空泡样脑白质病变和脑容积丢失、进行性幕上脑白质病变 (图 1188-3)，有的患者表现为视网膜色素变性 (图 1188-4)。

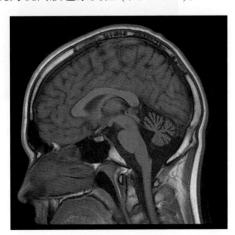

图 1188-2　小脑萎缩

(Orphanet J Rare Dis, 2012, 7: 90)

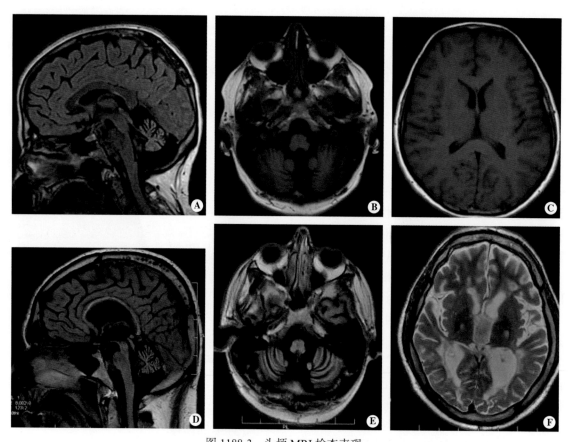

图 1188-3　头颅 MRI 检查表现

A~C. 提示严重弥漫的小脑萎缩，无大脑萎缩；D~F. 提示更加严重的小脑萎缩、胼胝体萎缩、空泡样脑白质病变和脑容积丢失

(Neurology, 2014, 82: 963-968)

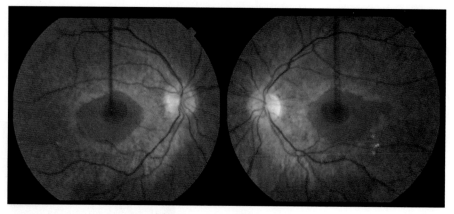

图 1188-4　视网膜色素变性

(Orphanet J Rare Dis, 2012, 7: 90)

(4) 病理表现

　　有的患者可以表现为视网膜色素变性，主要病理改变为光感细胞的变性、死亡及继发的视网膜色素上皮改变，包括脱色素、萎缩、增生或多层视网膜色素上皮出现上述异常，以及色素迁移到视网膜。

（5）受累部位病变汇总（表 1188-1）

表 1188-1　受累部位及表现

受累部位	主要表现
头颈部	听力丧失、感应性耳聋、眼球震颤、眼球运动受限、拱形上腭
泌尿生殖道	生殖器发育不全、卵巢发育不全、小卵巢、卵巢缺如、性腺退化
骨骼	脊柱侧凸、弓形足
中枢神经系统	双下肢无力、运动发育延迟、认知功能障碍、共济失调步态、脑萎缩、痉挛性双瘫及构音障碍
周围神经系统	某些患者感觉及运动脱髓鞘、外周神经轴索病变、反射减低、消失
内分泌系统	闭经、促性腺激素水平增加、雌激素减少

二、基因诊断

（1）概述

$HSD17B4$ 基因，即编码羟基类固醇 (17β) 脱氢酶 4 的基因，位于 5 号染色体长臂 2 区 3 带 1 亚带 (5q23.1)，基因组坐标为 (GRCh37):5:118788138-118878030，基因全长 89 893bp，包含 25 个外显子，编码 761 个氨基酸。

（2）基因对应蛋白结构及功能

$HSD17B4$ 基因编码羟基类固醇 (17β) 脱氢酶 4，这是一种过氧化物酶，该酶包含三个结构域：一个 N 端的脱氢酶结构域、一个水合酶结构域和一个固醇载体蛋白结构域，C 端的三个氨基酸 (ALK) 组成过氧化物酶体定位信号 (PTS)，导入过氧化物酶体后，79kDa 的全长蛋白被裂解成 35kDa 的脱氢酶亚基和一个 45kDa 水合酶亚基，包含水合酶和 SCP 结构域。该酶是一个双功能的酶，参与脂肪酸的过氧化物酶体 β 氧化代谢途径，此外是直链和 2- 甲基支链脂肪酸形成 3- 酮脂酰辅酶 A 中间产物过程中的催化剂。

（3）基因突变致病机制

Pierce[11] 等对一例 PRLTS1 女性患者的全外显子组测序研究，发现 $HSD17B4$ 基因的 2 个罕见突变，该先证者与其 PRLTS1 姐妹 $HSD17B4$ 基因的错义突变和无义突变均为复合杂合类型，其母亲 $HSD17B4$ 基因的错义突变为杂合型。McMillan[9] 等在 2 名欧洲 PRLTS1 兄弟中，通过外显子测序和 Sanger 测序验证发现 $HSD17B4$ 基因复合杂合突变 p.A34V 和 p.I516T，在其家系中与疾病共分离。Lines[10] 等在 3 名意大利 PRLTS1 姐妹中，发现 $HSD17B4$ 基因复合杂合错义突变 p.P513L 和 p.R543P，均影响该基因的水合酶结构域，经免疫印迹分析该突变导致水合酶活性下降，也导致包含水合酶结构域的 45kDa 转录后大片段的丢失。

本病尚无相应的分子研究，致病机制未明。

（4）目前基因突变概述

目前人类基因突变数据库收录的 $HSD17B4$ 基因突变有 72 个，其中错义 / 无义突变 43 个，剪接突变 1 个，小的缺失 7 个，小的插入 2 个，大片段缺失 17 个，大片段插入 / 重复 1 个，复杂重排 1 个。

（吴硕琳　刘　聪）

参考文献

[1] Perrault M, Klotz B, Housset E. Deux cas de syndrome de Turner avec surdi-mutite dans une meme fratrie. Bull Mem Soc Med Hop Paris, 1951, 16: 79-84.

[2] Pierce SB, Walsh T, Chisholm KM, et al. Mutations in the DBP-deficiency protein HSD17B4 cause ovarian dysgenesis, hearing loss, and ataxia of Perrault syndrome. Am J Hum Genet, 2010, 87: 282-288.

[3] Josso N, de Grouchy J, Frezal J, et al. Le syndrome de Turner familial；etude de deux families avec caryotypes XO et XX. Ann Pediat, 1963, 10: 163-167.

[4] Fiumara A, Sorge G, Toscano A, et al. Perrault syndrome: evidence for progressive nervous system involvement. Am J Med Genet, 2004, 128A: 246-249.

[5] Nishi Y, Hamamoto K, Kajiyama M, et al. The Perrault syndrome: clinical report and review. Am J Med Genet, 1988, 31: 623-629.

[6] Linssen WH JP, Van den Bent MJ, Brunner HG, et al. Deafness, sensory neuropathy, and ovarian dysgenesis: a new syndrome or a broader spectrum of Perrault syndrome? Am J Med Genet, 1994, 51: 81-82.

[7] Gottschalk ME, Coker SB, Fox LA. Neurologic anomalies of Perrault syndrome. Am J Med Genet, 1996, 65: 274-276.

[8] Marlin S, Lacombe D, Jonard L, et al. Perrault syndrome: Report of four new cases, review and exclusion of candidate genes. Am J Med Genet, 2008, 146A: 661-664.

[9] McMillan HJ, Worthylake T, Schwartzentruber J, et al. Specific combination of compound heterozygous mutations in 17-beta-hydroxysteroid dehydrogenase type 4(HSD17B4) defines a new subtype of D-bifunctional protein deficiency. Orphanet J Rare Dis, 2012, 7: 90.

[10] Lines MA, Jobling R, Brady L, et al. Peroxisomal D-bifunctional protein deficiency: three adults diagnosed by whole-exome sequencing. Neurology, 2014, 82: 963-968.

[11] Pierce SB, Chisholm KM, Lynch ED, et al. Mutations in mitochondrial histidyl tRNA synthetase HARS2 cause

ovarian dysgenesis and sensorineural hearing loss of Perrault syndrome. Proc Nat Acad Sci, 2011, 108: 6543-6548.

1189 佩罗特综合征 3 型
(Perrault syndrome 3, PRLTS3; OMIM 614129)

一、临床诊断

(1) 概述

佩罗特综合征 3 型 (PRLTS3) 是一种常染色体隐性遗传性疾病，由酪蛋白线粒体基质蛋白水解肽酶亚单位基因 (caseinolytic mitochondrial matrix peptidase proteolytic subunit，*CLPP*) 的突变引起。

(2) 临床表现

PRLTS3 的主要特点是感音性听力损失 (SNHL) 和继发于卵巢发育不全的卵巢早衰 (POF)。男性患者有 SNHL，但青春期发育正常。其他不常见的临床特征包括小脑性共济失调、学习障碍和周围神经病变[1]。

(3) 影像学表现

超声显示卵巢小。

(4) 病理表现

病理表现无特异性。

(5) 受累部位病变汇总 (表 1189-1)

表 1189-1 受累部位及表现

受累部位	主要表现
全身	身材矮小
头颅	小头畸形
耳	重度先天性感音性耳聋
生殖系统	卵巢早衰、残角子宫
神经系统	癫痫发作、学习和发育迟缓、小脑性共济失调

二、基因诊断

(1) 概述

CLPP 基因，即编码 ATP 依赖型蛋白酶蛋白水解亚基的基因，位于 19 号染色体短臂 1 区 3 带 3 亚带 (19p13.3)，基因组坐标为 (GRCh37):19:6361463-6368915，基因全长 7453bp，包含 6 个外显子，编码 277 个氨基酸。

(2) 基因对应蛋白结构及功能

CLPP 基因编码的蛋白质属于肽酶家族 S14，该蛋白在 ATP 与镁的条件下能将蛋白水解成小肽段，是形成蛋白复合物 Clp 蛋白酶的重要元件。该蛋白会被运输到线粒体基质中，并与线粒体膜有关。ClpP 单体被折叠成三个子区域：一个 "柄端"、一个球状的 "头部" 及一个 N 端区域，同时它还可以形成一个由 14 个单体组成的封闭蛋白水解腔。一个完整的 Clp 蛋白酶复合体有一个筒形结构，其中两个堆叠的环状蛋白水解亚基 (ClpP 和 ClpQ) 在两个 ATP 酶活性伴侣亚基的环间形成三明治结构，或者由单个 ATP 酶活性伴侣亚基环覆盖。

(3) 基因突变致病机制

Jenkinson 等[1] 对 3 个无关的巴基斯坦 PRLTS3 患者进行外显子测序，包括曾被 Ain 等[2] 报道的 PKDF291 家系和被 Jenkinson 等[3] 报道的 PDF1 家系。这 3 个家系的致病区域均定位到 19p13，并且都在 *CLPP* 基因上有纯合突变。PDF1 和 PKDF291 家系分别检测到 T145P 和 C147S 纯合错义突变，而 DEM4395 家系的 3 例患者为剪接突变。对另外 20 个佩罗特综合征家系的 *CLPP* 基因进行 Sanger 测序，并没有发现任何突变。

本病尚无相应的分子研究，致病机制未明。

(4) 目前基因突变概述

目前人类基因突变数据库没有收录 *CLPP* 基因突变信息。但在文献中报道该基因有 2 个错义突变和 1 个剪接突变[3]。

（陈 超 曹 流）

参考文献

[1] Jenkinson EM, Rehman AU, Walsh T, et al. Perrault syndrome is caused by recessive mutations in CLPP, encoding a mitochondrial ATP-dependent chambered protease. Am J

Hum Genet, 2013, 92: 605-613.

[2] Ain Q, Nazli S, Riazuddin S, et al. The autosomal recessive nonsyndromic deafness locus DFNB72 is located on chromosome 19p13. 3. Hum Genet, 2007, 122: 445-450.

[3] Jenkinson EM, Clayton-Smith J, Mehta S, et al. Perrault syndrome: further evidence for genetic heterogeneity. J Neurol, 2012, 259: 974-976.

1190　Perry 综合征
(Perry syndrome; OMIM 168605)

一、临床诊断

(1) 概述

1975 年 Perry 及其同事报道了一个加拿大家系[1]，呈常染色体显性遗传，表现为快速进展的帕金森综合征、抑郁、体重下降、睡眠障碍和中枢性呼吸通气不足。之后的 30 余年共有 8 个来自加拿大、美国、英国、法国、土耳其和日本等的家系先后被报道。致病基因为动力蛋白激活蛋白基因 (DCTN1)，该基因编码 p150^{glued}，是动力蛋白激活蛋白复合物的主要亚基[2]。

(2) 临床表现

Perry 综合征的主要临床表现包括：①常染色体显性遗传的帕金森综合征；②通气不足；③抑郁、冷漠、社交能力下降和自杀倾向；④体重下降。起病年龄从 30 岁到 56 岁，最初的症状为精神方面或者运动方面，常伴随体重下降，大多数患者表现为逐渐进展的运动迟缓，伴随抑郁或者情绪淡漠。平均病程为 5 年 (2~10 年)，患者死于呼吸系统并发症、难以解释的猝死或者自杀[2, 3]。

(3) 影像学表现

头颅 CT 扫描未见明显异常。头颅 MRI 检查未见明显脑萎缩，尤其是在中脑区域。脑 ^{18}F-氟脱氧葡萄糖 PET 扫描可见在额叶和颞叶外侧区域代谢活性降低[3]。

(4) 病理表现

Perry 综合征病理表现的普遍特征是在黑质区域可见大量的细胞缺失和神经胶质细胞增生，尤其是在致密部，而少有或无路易体。黑质区域病变程度明显重于散发的帕金森病。其他表现为细胞缺失的区域包括蓝斑、尾状核、壳核和苍白球。皮质区域多不受累 (图 1190-1)。

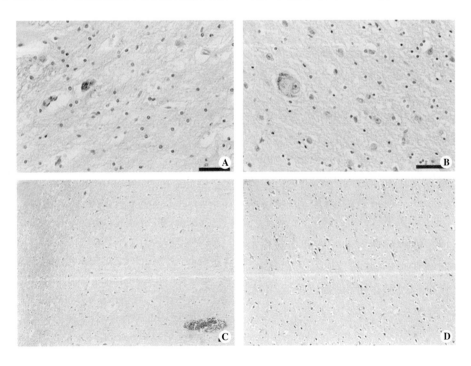

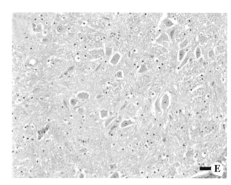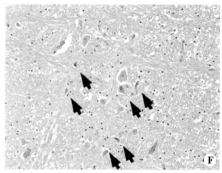

图 1190-1　Perry 综合征患者的病理表现

A. 黑质；B. 蓝斑：显著的神经元缺失和胶质细胞增生；C. 海马：严重的神经元缺失，未见神经原纤维缠结或老年斑；D. 颞中回：中度的神经元缺失，C 和 D 的改变与低通气导致的缺氧性脑病相一致；E. 髓核未见明显改变；F. 延髓背侧核：可见许多萎缩的神经元（箭头）。苏木精染色，比例尺 50μm

[Neurology, 2002, 58(7): 1025-1030]

(5) 受累部位病变汇总（表 1190-1）

表 1190-1　受累部位及表现

受累部位	主要表现
脑	运动迟缓、僵直、静息震颤和姿势反射改变
呼吸系统	呼吸困难和呼吸急促，逐渐进展为呼吸暂停和呼吸衰竭

二、基因诊断

(1) 概述

DCTN1 基因，即编码动力蛋白激活蛋白最大的亚基的基因，位于 2 号染色体短臂 1 区 3 带 (2p13)，基因组坐标为 (GRCh37):2:74588281-74619214，基因全长 30 934bp，包含 32 个外显子，编码 1278 个氨基酸。

(2) 基因对应蛋白结构及功能

动力肌动蛋白是一种大分子复合物，包含有 10 个亚基，亚基大小为 22~150kDa，DCNT1 基因编码最大的动力肌动蛋白亚基。动力肌动蛋白将细胞微管和细胞质动力蛋白绑定在一起。动力肌动蛋白涉及一系列的细胞功能，包括内质网到高尔基体的运输过程、溶酶体和核内体的向心运动、纺锤体的形成、染色体的运动、细胞核的定位，以及突触的形成。

动力肌动蛋白是细胞质动力蛋白驱动囊泡和细胞器沿着微管逆向运动所必需的。动力蛋白－动力肌动蛋白的交互作用是突触囊泡和细胞器运输机制的重要组成部分。

(3) 基因突变致病机制

Perry 综合征是一种常染色体显性疾病，这种疾病的平均发病年龄为 48 岁，平均病程大约 5 年。组织学和免疫学表现为在脑黑质和蓝斑核中神经元的严重缺失，病理学检测显示神经元和胶质细胞中 TDP-43 呈阳性[2]。

全基因组的连锁分析已经确定 5 个与疾病相关的替换变异，这些变异与 Perry 综合征在遗传学上存在着共分离的现象。DCTN1 基因负责编码动力肌动蛋白 CAP-Gly 结构域。DCTN1 基因的致病变异可以导致细胞微管结合能力的降低，从而导致细胞内含物的降低。DCTN1 的基因突变在以前的研究中和运动神经元疾病相关，在神经退行性疾病中 DCTN1 的基因突变将导致神经元集群的选择性损伤[5]。

(4) 目前基因突变概述

目前人类基因突变数据库收录的 DCTN1 基因突变有 11 个，均为错义 / 无义突变。

（马凌燕　刘程章）

参考文献

[1] Perry TL, Bratty PJ, Hansen S, et al. Hereditary mental depression and Parkinsonism with taurine deficiency. Arch Neurol, 1975, 32(2): 108-113.

[2] Wider C, Dachsel JC, Farrer MJ, et al. Elucidating the genetics and pathology of Perry syndrome. J Neurol Sci, 2010, 289(1-2): 149-154.

[3] Wider C, Wszolek ZK. Rapidly progressive familial parkins-onism with central hypoventilation, depression and weight loss(Perry syndrome)--a literature review. Parkinsonism Relat Disord, 2008, 14(1): 1-7.

[4] Tsuboi Y, Wszolek ZK, Kusuhara T, et al. Japanese family with parkinsonism, depression, weight loss, and central

hypoventilation. Neurology, 2002, 58(7): 1025-1030.

[5] Farrer MJ, Hulihan MM, Kachergus JM, et al. DCTN1 muta-

tions in Perry syndrome. Nat Genet, 2009, 41: 163-165.

1191　Peters-Plus 综合征
(Peters-Plus syndrome, OMIM 261540)

一、临床诊断

(1) 概述

Peters-Plus 综合征是由 *B3GALTL* 基因突变所导致的疾病，此基因功能在于提供制造葡萄糖基转移酶 (beta-1，3-glucosyltransferase，B3Glc-T) 的指令，此酶参与将蛋白质糖化的复杂过程 (将糖分子接到蛋白质上)，使蛋白质能行使各种不同的功能。大部分 *B3GALTL* 基因突变会导致 B3Glc-T 酶形态变短而失去功能，使蛋白质糖化作用无法进行，但目前医学界还不清楚 B3Glc-T 酶失去功能与 Peters- Plus 综合征典型症状间的关联。

(2) 临床表现

1) 眼部疾患：Peters-Plus 综合征对眼睛的影响通常是双侧性的，最常见的眼内腔前房区域缺损为 "彼得斯异常" [1]，临床上可观察到角膜中心混浊、角膜后表面变薄、虹膜角膜粘连等表现。彼得斯异常可分为症状轻微的第一型及症状严重的第二型，轻微的前房区异常可能不会导致视觉障碍，而严重的第二型患者通常合并白内障、先天性青光眼等晶状体异常，患者视觉的预后差；此外，也有一些 Peters-Plus 综合征患者出生时并没有白内障或青光眼，而是在年龄稍长后才出现这类症状。其他非特定于眼睛前房区域的症状，如间叶组织发育不全、虹膜缺损等，也可能发生。Peters-Plus 综合征所造成的眼科症状因人而异，即使是同一家族中的 Peters-Plus 综合征患者，也可能观察到不同的症状。

2) 生长发育：Peters-Plus 综合征患者典型表现有肢体近端型生长迟缓，此情况通常于产前即会发生，但患者出生时身长未必会小于正常值，成年患者平均身高为女性 128~151cm、男性 141~155cm。

3) 认知发展：有 78%~83% 的儿童患者可能出现认知发展迟缓，而成年患者的认知功能可能正常，或有轻重程度不一的智力障碍。曾有数个病例被诊断出有典型的孤独症，但 Peters-Plus 综合征患者的行为表现至今尚未被完整地描述。

4) 颜面特征：Peters-Plus 综合征患者典型的颜面外观为前额突出、眼睛细长、人中较长，如丘比特弓样上唇等特征，这些颜面部特征未必会全部表现。45% 的患者可能有唇裂，而 33% 的患者则同时伴有腭裂的情况。大于 1/3 的患者可能会有耳前瘘管等耳部异常，约 3/4 的患者则有较宽的颈部 [2]。

5) 其他症状

A. 先天性心脏病：小于 1/3 的患者可能患有房间隔缺损、室间隔缺损、主动脉副心瓣狭窄、肺动脉瓣狭窄、二尖瓣型肺动脉瓣等疾病。

B. 泌尿生殖系统异常：10%~19% 的患者可能有泌尿系统异常症状，如水肾、双套肾及双套输尿管、肾脏发育不全、多囊性肾脏发育不良等。

C. 结构性脑部异常：如胼胝体发育不全、脑积水等，曾有两例怀疑为 Peters-Plus 综合征的儿童患者出现小脑发育不全症状，其中一例同时患有胼胝体发育不良。

D. 其他：有 3 例患者有先天性甲状腺功能低下；少数患者有传导性听力障碍，可能与腭裂有关，但此症状并非诊断 Peters-Plus 综合征时重要的临床依据。

6) 围生期合并症：胎儿罹患 Peters-Plus 综合征可能增加流产或死产的风险，根据临床统计的结果，患者的父母再次经历流产或死产的发生率为 37%；此外，有 18.6% 的患者曾发生羊水过多的情形。罹患此症的新生儿可能因心脏衰竭或其他不明原因死亡。

(3) 影像学表现

尚无特异性表现。

(4) 病理表现

尚无特异性表现。

（5）受累部位病变汇总（表 1191-1）

表 1191-1　受累部位及表现

受累部位	主要表现
全身	出生长度＜第 3 百分位 (63%)，成年男性身高 141~155cm，成年女性身高 128~151cm，侏儒症，不相称的短肢，体重＜第 3 百分位 (87%)；胎儿宫内发育迟缓，产后发育迟缓
头面部	小头畸形 (22%)，大头畸形 (8%)，大前囟（出生），囟门过早闭合；圆脸（童年），前额突出，长人中，小颌畸形；小耳，畸形耳、耳前瘘管、窄耳道、耳突出；眼距增宽，彼得斯异常，前房沟障碍，眼球震颤，上睑下垂，青光眼，白内障，近视，虹膜缺损，视网膜缺损；丘比特弓形上唇，唇裂、腭裂、短舌系带
颈部	颈蹼
心血管系统	房间隔缺损、室间隔缺损、肺动脉瓣狭窄
神经系统	轻度、重度精神发育迟滞 (20%)，癫痫发作，胼胝体发育不全，脑积水、脑室扩大、脑萎缩

二、基因诊断

（1）概述

B3GALTL 基因，即编码 β-1，3 葡萄糖基转移酶的基因，位于 13 号染色体长臂 1 区 3 带 3 亚带 (13q13.3)，基因组坐标为 (GRCh37):13:31774112-31906413，基因全长 132 302bp，包含 18 个外显子，编码 498 个氨基酸。

（2）基因对应蛋白结构及功能

B3GALTL 基因编码的 β-1，3 葡萄糖基转移酶在多种蛋白血小板反应素 1 重复序列 (TSRs) 上把葡萄糖转移到 O- 连接岩藻糖基多聚糖上，对 O- 岩藻糖基多聚糖的延长起重要作用。该蛋白是一个由 498 个氨基酸组成的跨膜蛋白，包含一个短 N 端尾、

一个跨膜区、一个"stem"区和一个 C 端催化区。人类基因组大约编码 100 种包含 TSR 的蛋白，这些蛋白发挥许多重要生物学功能，包括对凝血系统的调控和细胞与轴突的导向作用。

（3）基因突变致病机制

Oberstein 等[3] 采用 CGH 阵列方法在两个 Peters-Plus 综合征亲兄弟 B3GALTL 基因 8 号外显子的剪切位点上检测到剪接子突变 (c.660+1G＞A)。该剪接子纯合突变 (c.660+1G＞A) 在 16 例患者中也被检测到。另外，作者在两个荷兰同胞中也检测到 B3GALTL 基因复合杂合突变（其中一个为 c.660+1G＞A，另一个为 c.347+5G＞A)。SNP 研究结果显示 B3GALTL 基因 c.660+1G＞A 剪接子突变是个频发突变。该突变位于一个潜在性甲基化 CpG 二核苷酸位点，这可能是其频发的原因。

本病尚无相应的分子研究，致病机制未明。

（4）目前基因突变概述

目前人类基因突变数据库收录的 B3GALTL 基因突变有 8 个，其中错义 / 无义突变 2 个，剪接突变 3 个，小片段的插入 1 个，大的缺失 2 个。

（陈　超　罗红玉）

参考文献

[1] Peters A Ueber angeborene Defektbildung der Descemetschen Membran. Klin Monatsbl Augenheilkd, 1960, 44: 27-40 and 105-119.

[2] Wenniger-Prick LJJMM de B, Hennekam RCM. he Peters' plus syndrome: a review. Ann Genet, 2002, 45: 97-103.

[3] Lesnik Oberstein SA, Kriek M, White SJ, et al. Peters Plus syndrome is caused by mutations in B3GALTL, a putative glycosyltransferase. Am J Hum Genet, 2006, 79: 562-566.

1192　菲佛综合征
(Pfeiffer syndrome; OMIM 101600)

一、临床诊断

（1）概述

菲佛综合征是一种罕见的常染色体显性遗传性疾病，伴有手和脚部特征性异常的颅缝早闭综合征，1964 年由 Pfeiffer 报道。主要表现为颅缝早闭，宽大外翻的踇趾 / 足趾及部分并指 / 趾畸形。疾病由成纤维细胞生长因子受体 FGFR1 或

FGFR2 突变引起。

（2）临床表现

菲佛综合征发病率在 1/10 万[1]。患者冠状缝和人字缝过早闭合导致颅骨畸形。面部特征为头部宽、枕部平、额头饱满、颧骨低、鼻梁塌陷、眼距增宽、眼球突出。拇指 / 踇趾宽大粗短，与其余的手指 / 足趾分离，而剩余的手指 / 足趾可能出现并指 / 趾畸形。根据表型分为三个临床亚型。1 型，为经典型，包含

了颅缝早闭、面中部缺陷、宽拇指、宽大脚趾、短指等各类指畸形，智力正常，预后大体良好。2 型除了三叶草样颅骨 (图 1192-1)、手脚畸形外，还同时伴眼球显著突出，肘部关节强直，发育迟缓和神经系统并发症。3 型与 2 型相像，但无三叶草样颅骨。各类内脏畸形也被发现与 3 型相关。早夭是 2 型和 3 型的特征。三个临床亚型有可能相互重叠。

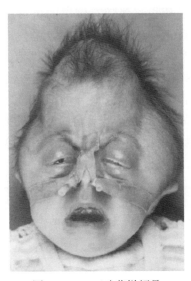

图 1192-1　三叶草样颅骨
(Eur J Pediatr, 1986, 145: 442-445.)

其他的少见损害包括脑积水、听力损害、上呼吸道畸形导致的气道狭窄、内脏发育异常等[2, 3]。

(3) 影像学表现

头颅 X 线片显示三叶草样头骨为典型的蜂窝样结构，而在前后颅骨交界处有骨骼生成[4]。

(4) 病理表现

尚无特异性病理表现。

(5) 受累部位病变汇总 (表 1192-1)

表 1192-1　受累部位及表现

受累部位	主要表现
头面部	尖颅，三叶草样颅骨；上颌骨发育不全，下颌前突；眼距增宽，眼球突出，斜视；小鼻，低鼻梁，后鼻孔闭锁或狭窄；高腭弓，牙齿拥挤
呼吸系统	喉、气管、支气管软化
骨骼	颅缝早闭，肘部桡骨肱骨骨性连接，宽大的拇指、手指和脚趾的部分并指畸形，短指畸形，宽大的脚趾
神经系统	偶有智力低下、脑积水

二、基因诊断

(1) 概述 (表 1192-2)

表 1192-2　基因亚型汇总

基因	染色体位置	基因组起止坐标	基因全长 (bp)	外显子数 (个)	氨基酸数 (个)
FGFR1	8p11.22	(GRCh37): 8: 38268656-38325363	56 708	19	854
FGFR2	10q26.13	(GRCh37): 10: 123237844-123357972	120 129	18	823

(2) 基因对应蛋白结构及功能

1) *FGFR1* 基因：由该基因编码的蛋白质是成纤维细胞生长因子受体 (FGFR) 家族的一员，在成员之间和进化过程中氨基酸序列是高度保守的。*FGFR* 家族成员彼此间的配体亲和力和组织分布是不同的。典型的全长蛋白是由一个胞外区、三个免疫球蛋白样结构域、单个疏水跨膜片段和细胞质酪氨酸激酶结构域组成。该蛋白质的胞外部分与成纤维细胞生长因子相互作用，调控一系列的下游信号，最终影响有丝分裂和分化。这个特殊的家族成员结合酸性和碱性成纤维细胞生长因子，参与肢体感应。这个基因的突变已经发现与菲佛综合征、Jackson-Weiss 综合征，Antley-Bixler 综合征、单纯性三角头畸形发育不良、常染色体显性 Kallmann 综合征 2 相关。涉及该基因的染色体

畸变是与干细胞骨髓及外骨髓增生性疾病和干细胞白血病淋巴瘤综合征相关。虽然已报道了不同编码的蛋白质亚型的剪接变异体，但是并非所有的变体已被充分表征。

2) *FGFR2* 基因：由该基因编码的蛋白质是成纤维细胞生长因子受体家族一员，在成员之间和进化过程中氨基酸序列是高度保守的。这个特殊的家庭成员是酸性和 (或) 碱性角化细胞生长因子的高亲密受体型别依赖于亚型。已经报道该基因编码不同亚型多重选择性剪接转录变异体。

(3) 基因突变致病机制

1) *FGFR1* 基因：通过对菲佛综合征患者进行 *FGFR1* 基因的 SSCP 分析，Muenke 等[5] 在 5 号外显因子的 755 位置发现 1 个 C→G 颠换，该颠换预测为 252 脯氨酸至精氨酸置换，FGFR1 蛋白的第

二个和第三个预测 Ig 域之间。脯氨酸残基在进化过程中高度保守，鸡、小鼠、大鼠和人类的全部 4 个 FGFR 基因中均存在。

Zhou 等 [6] 发现小鼠携带与人类菲佛综合征脯氨酸到精氨酸突变同源的 FGFR1 突变，显示出头颅的前后方向缩短、横向扩大、垂直方向增高。产后早期突变小鼠的颅缝出现多个过早融合，加速成骨细胞增殖和增加的与成骨细胞分化相关的基因表达，表明菲佛综合征的骨形成在缝合局部增大。显著增加 Cbfa1 的表达 (RUNX2) 伴随着过早融合，表明 Cbfa1 可能是 FGF/FGFR1 信号的下游靶标。这证实了在体外转染野生型或 FGFR1 突变诱导 Cbfa1 表达。在 Fgf 配体 Fgf2 和 Fgf8 也诱导表达。

2）FGFR2 基因：在菲佛综合征零星病例中，

Rutland 等 [7] 发现 FGFR2 基因在核苷酸 1033 位发生一个 A 到 C 的颠换，导致苏氨酸变为脯氨酸，邻近的半胱氨酸 342 位残基在 Crouzon 综合征和菲佛综合征病例中也发生了改变。

Arman 等 [8] 发现破坏小鼠体内 Fgfr2 基因将导致隐性胚胎致死突变。胚胎植入前直到胚包阶段发育正常。纯合突变胚胎在随机植入子宫腺窝几个小时后死亡，伴随有倒塌的蛋黄腔。其他观察结果表明 FGFR2 对于移植后期的发展和形成卵圆筒是必需的。Arman 等表明 FGFR2 有助于生长、分化和维持内细胞团，并且提出这个活性可能是由 FGF4 信号经 FGFR2 转导而调节的。

本病尚无相应的分子研究，致病机制未明。

（4）目前基因突变概述（表 1192-3）

表 1192-3　目前基因突变汇总

（单位：个）

基因	突变种数	错义/无义突变数	剪切突变数	小片段缺失数	小片段插入数	大片段缺失数	大片段插入数	调解突变数
FGFR1	97	81	6	6	3	1	0	0
FGFR2	102	68	17	7	4	3	3	0

注：FGFR2 基因的 Trp290Arg 为热点突变。

（丁杜宇　金　皓）

参考文献

[1] Annick V, Jean-Pierre F. Pfeiffer syndrome. Orphanet J Rare Dis, 2006, 1: 19.

[2] Cohen MM. Pfeiffer syndrome update, clinical subtypes, and guidelines for differential diagnosis. Am J Med Genet, 1993, 45: 300-307.

[3] Cremers, CWRJ. Hearing loss in Pfeiffer's syndrome. Int J Pediat Otorhinolaryng, 1981, 3: 343-353.

[4] Kroczek RA, Mühlbauer W, Zimmermann I. Cloverleaf skull associated with pfeiffer syndrome: pathology and management Eur J Pediatr, 1986, 145(5): 442-445.

[5] Muenke M, Schell U, Hehr A, et al. A common mutation in the fibroblast growth factor receptor 1 gene in Pfeiffer syndrome. Nat Genet, 1994, 8(3): 269-274

[6] Zhou YX, Xu X, Chen L, et al. A Pro250Arg substitution in mouse Fgfr1 causes increased expression of Cbfa1 and premature fusion of calvarial sutures. Hum Mol Genet, 2000, 9(13): 2001-2008.

[7] Rutland P, Pulleyn LJ, Reardon W, et al. Identical mutations in the FGFR2 gene cause both Pfeiffer and Crouzon syndrome phenotypes. Nat Genet, 1995, 9(2): 173-176.

[8] Arman E, Haffner-Krausz R, Chen Y, et al. Targeted disruption of fibroblast growth factor(FGF)receptor 2 suggests a role for FGF signaling in pregastrulation mammalian development. Proc Natl Acad Sci USA, 1998, 95(9): 5082-5087.

1193　苯丙酮尿症
(phenylketonuria, PKU; OMIM 261600)

一、临床诊断

(1) 概述

1934 年 Folling 在挪威首先描述了苯丙酮尿症 (PKU)[1]。PKU 是一种常染色体隐性遗传病。该病是由于苯丙氨酸 (PA) 代谢途径中的苯丙氨酸羟化酶 (PAH) 缺陷，使得苯丙氨酸不能转变为酪氨酸，导致苯丙氨酸及其酮酸蓄积，并从尿中大量排出。

高苯丙氨酸血症具有神经毒性，表现为智力低下及癫痫等症状。早期诊断和治疗有助于减轻神经功能损害[2]。

(2) 临床表现

患儿出生时表现正常，新生儿期无明显症状，部分患儿可能出现喂养困难、呕吐、易激惹等非特异性症状。未经治疗的患儿 3~4 个月后逐渐表现出智力、运动、发育落后，头发由黑变黄，皮肤白。全身和尿液有特殊鼠臭味，常有湿疹。

随着年龄增长患儿智力落后越来越明显，年长儿约 60% 有严重的智力障碍，并有轻微的神经系统体征如肌张力增高、腱反射亢进、小头畸形等，严重者可有脑瘫。患儿常在 18 个月以前出现婴儿痉挛性发作、点头样发作或其他形式的癫痫发作。约 80% 的患儿有脑电图异常，以癫痫样放电为主。经治疗，血苯丙氨酸浓度下降后脑电图亦明显改善。PKU 患者还可出现一些行为性格的异常如忧郁、多动、自卑、孤僻等。

根据不同的临床类型，PKU 可分为：

1) 经典型：患儿有典型的临床表现，有程度不等的智力低下，约 1/4 患儿有癫痫发作。患者头发、皮肤颜色浅淡，尿液汗液中散发出鼠臭味，伴有精神行为异常。血苯丙氨酸浓度 > 1200μmol/L(20mg/dl)，尿三氯化铁 (FeCl$_3$) 和 2，4- 二硝基苯肼 (DNPH) 试验强阳性。

2) 中度型：临床表现相对较轻，实验室检查结果同经典型 PKU，但是血苯丙氨酸浓度为 360~1200μmol/L，患儿对治疗反应较好。

3) 轻型：临床表现较轻或者无症状血苯丙氨酸浓度为 120~360μmol/L，见于极少数新生儿或早产儿，或者苯丙氨酸羟化酶残余酶活性较高者。

4) 四氢生物蝶呤 (BH4) 缺乏症：临床上将所有血苯丙氨酸浓度 > 120μmol/L 者称为高苯丙氨酸血症，从病因上将高苯丙氨酸血症分两大类：苯丙氨酸羟化酶缺乏和苯丙氨酸羟化酶的辅酶——四氢生物蝶呤缺乏两类，高苯丙氨酸血症治疗方法不同。

(3) 辅助检查

1) 尿 (FeCl$_3$) 和 DNPH 试验：① FeCl$_3$ 试验，在 5ml 新鲜尿液中加入 0.5ml 的 FeCl$_3$，尿呈绿色为阳性；② DNPH 试验，在 1ml 尿液中加入 1ml 的 DNPH 试剂，尿液呈黄色荧光反应为阳性。

这两种试验阳性反应也可见于枫糖尿症胱氨酸血症，需进一步做血苯丙氨酸测定才能确诊。

2) 血苯丙氨酸测定：有两种方法，①Guthrie 细菌抑制法中正常浓度 < 120μmol/L(2mg/dl)，PKU > 1200μmol/L；②苯丙氨酸荧光定量法中正常值同细菌抑制法。

3) 苯丙氨酸负荷试验：对血苯丙氨酸浓度大于正常浓度且 < 1200μmol/L 者口服苯丙氨酸 100mg/kg 体重，口服前后 1、2、3、4h 分别测定血苯丙氨酸浓度。血苯丙氨酸浓度 > 1200μmol/L 诊断为 PKU，< 1200μmol/L 为高苯丙氨酸血症。

4) HPLC 尿蝶呤图谱分析：10ml 晨尿中加入 0.2g 维生素 C 酸化尿液后，用 8cm×10cm 新生儿筛查滤纸浸湿晾干寄送有条件的实验室，分析尿蝶呤图谱，进行四氢生物蝶呤缺乏症的诊断和鉴别诊断。

5) 脑电图：主要是棘慢波，偶见高波幅节律紊乱。EEG 随访研究显示，随年龄增长，EEG 异常表现逐渐增多，至 12 岁后 EEG 异常才逐渐减少。

6) X 线检查：可见小头畸形，CT 和 MRI 可发现弥漫性脑皮质萎缩等非特异性改变。

(4) 病理改变

经典的 PKU 显著影响神经髓鞘和未经治疗的婴幼儿脑白质。该病理改变在皮质运动区和运动前区以及丘脑和海马较为明显。

(5) 受累部位病变汇总 (表 1193-1)

表 1193-1　受累部位汇总表

受累部位	主要表现
神经系统	精神运动发育迟滞，癫痫发作，肌张力增高
头	X 线检查小头畸形，弥漫性脑皮质萎缩
肾脏	尿液有鼠臭味
皮肤	皮肤常干燥，易有湿疹和皮肤划痕症，毛发色淡而呈棕色，汗液有鼠臭味

二、基因诊断

(1) 概述

PAH 基因，编码苯丙氨酸羟化酶的基因，位于 12 号染色体长臂 2 区 3 带 2 亚带 (12q23.2)，基因坐标为 (GRCh37):12:103232104-103311381，基因全长 79 278bp，包含 13 个外显子，编码 452 个氨基酸。

(2) 基因对应蛋白结构及功能

PAH 基因编码苯丙氨酸羟化酶 (PAH)，在苯丙氨酸代谢过程中起限速作用。它是蝶呤依赖性氨基酸羟化酶的成员之一，是一类通过四氢蝶呤和非血

红素铁参与催化的单氧酶。PAH 单体 (51.9kDa) 包括三个不同的结构域：一个 N 端调节结构域、一个催化结构域和一个负责相同单体寡聚化的 C 端结构域。现认为 PAH 的 N 端结构域包含苯丙氨酸的变构结合位点，能构建一个调节分子 C 端催化结构域活性的抑制性结构域。PAH 通过催化苯丙氨酸芳香环侧链的羟基化生成酪氨酸。

(3) 基因突变致病机制

经典的 PKU 病症是常染色体隐性遗传，而且是由 *PAH* 基因突变引起的 [3]。

PKU 是一种由 (PAH) 缺乏导致先天代谢异常的常染色体隐性遗传病。PAH 能通过催化苯丙氨酸羟基化生成酪氨酸，在苯丙氨酸代谢中起限速作用。基因突变导致蛋白质折叠和错误聚集，并导致酶降解加速，功能缺失。研究人员利用一种能稳定 PAH 构象的化合物 BH4 增加蛋白质有效浓度来衰减这种作用，结果发现小鼠的 PAH 酶活和表型得到了缓解 [4]。PKU 主要的致病机制是突变的 PAH 酶错误折叠增多及泛素依赖性退化的发生 [5]。第一个被发现的 PKU 突变是在 *PAH* 基因中 12 号内含子的 5- 剪接供体位点单碱基的突变 (从 GT 变成 AT)。转基因实验和基因表达实验表明这个剪接供体位点的突变导致 *PAH* mRNA 转录过程的异常和 PAH 蛋白活性的丧失 [6]。

Martynyuk 等 [7] 综述了通过动物模型研究苯丙氨酸在 PKU 动物大脑中的作用机制，包括髓鞘和蛋白质合成缺陷，血脑屏障运输，苯丙氨酸的直接神经毒性作用，神经递质失调，谷氨酸受体的活性，以及动物的行为。

(4) 目前基因突变概述

目前人类基因突变数据库收录的 *PAH* 基因突变有 655 个，其中错义 / 无义突变 444 个，剪接突变 92 个，小片段缺失 73 个，小片段插入 10 个，大片段缺失 31 个，大片段插入 3 个，调控区突变 2 个。

(冯 皓 张通达)

参考文献

[1] Folling A. Ueber Ausscheidung von Phenylbrenztraubensaeure in den Harn als Stoffwechselanomalie in Verbindung mit Imbezillitaet. Ztschr Physiol Chem, 1934, 227: 169-176.

[2] Zurfluh M R, Zschocke J, Lindner M, et al. Molecular genetics of tetrahydrobiopterin-responsive phenylalanine hydroxylase deficiency. Hum Mutat, 2008, 29: 167-175.

[3] Bartholome K, Olek K, Trefz F. Compound heterozygotes in hyperphenylalaninaemia. Hum Genet, 1984, 65: 405-406.

[4] Gersting SW, Lagler FB, Eichinger A, et al. Pahenu1 is a mouse model for tetrahydrobiopterin-responsive phenylalanine hydroxylase deficiency and promotes analysis of the pharmacological chaperone mechanism in vivo. Hum Mol Genet, 2010, 19: 2039-2049.

[5] Underhaug J, Aubi O, Martinez A. Phenylalanine hydroxylase misfolding and pharmacological chaperones. Curr Top Med Chem, 2012, 12(22): 2534-2545.

[6] DiLella AG, Kwok SC, Ledley FD, et al. Molecular structure and polymorphic map of the human phenylalanine hydroxylase gene. Biochemistry, 1986, 25: 743-749.

[7] Martynyuk AE, van Spronsen FJ, Van der Zee EA. Animal models of brain dysfunction in phenylketonuria. Mol Genet Metab, 2010, 99 Suppl 1: S100-105.

1194　磷酸甘油酸脱氢酶缺乏症
(phosphoglycerate dehydrogenase deficiency, PHGDHD; OMIM 601815)

一、临床诊断

(1) 概述

磷酸甘油酸脱氢酶缺乏症 (PHGDHD) 是 L- 丝氨酸生物合成的一种常染色体隐性遗传的先天异常疾病，是由于磷酸甘油酸脱氢酶 (phosphoglycerate dehydrogenase，PHGDH) 基因突变导致的。

(2) 临床表现

PHGDHD 特征性表现是先天小头畸形、精神运动发育迟缓和癫痫发作 [1]。可伴有巨幼细胞性贫血和血小板减少。实验室检查提示血浆丝氨酸 (空腹) 降低，脑脊液丝氨酸降低，PHGDH 活性 (成纤维细胞) 降低，血浆甘氨酸 (空腹) 正常或降低，脑脊液甘氨酸降低。口服丝氨酸能显著以剂量依赖性方式提高脑脊液丝氨酸浓度，惊厥停止 [1]。PHGDHD 是可以于产前成功治疗的先天性代谢异常 [2]。

(3) 影像学表现

尚无特异性表现。

(4) 病理表现

尚无特殊表现。

（5）受累部位病变汇总（表 1194-1）

表 1194-1　受累部位及表现

受累部位	主要表现
全身	发育迟缓
头	先天性小头畸形
眼	白内障、先天性眼球震颤
生殖系统	睾丸小
神经系统	智力低下、癫痫发作、痉挛性四肢瘫，EEG 背景活动不佳，高幅失律

二、基因诊断

（1）概述

PHGDH 基因，即编码磷酸甘油酸脱氢酶的基因，位于 1 号染色体短臂 1 区 2 带 (1p12)，基因组坐标为 (GRCh37):1:120254419-120286849，基因全长 32 431bp，包含 17 个外显子，编码 533 个氨基酸。

（2）基因对应蛋白结构及功能

PHGDH 基因编码的蛋白参与动物细胞内的 L- 丝氨酸酶的早期合成。L- 丝氨酸为合成 D- 丝氨酸和其他氨基酸所必需的氨基酸。PHGDH 需要 NAD/NADH 作为辅因子并且形成同源四聚体以行使活性。*PHGDH* 基因突变会导致先天性小头畸形、精神运动迟缓和其他症状。

（3）基因突变致病机制

为了研究 PHGDHD 的分子机制，在 2000 年 Klomp 等 [3] 根据 *PHGDH* mRNA 序列的特征，分析了 4 个家庭中 6 例 PHGDHD 患者 *PHGDH* 基因变异。其中 5 例患者发生纯合错义突变 (p.V490M)，第 6 例患者为杂合子 (p.V425M)。这两类突变都位于 *PHGDH* 基因的 C 端。这些突变蛋白的体外表达都导致 PHGDH 的活性明显减弱。RNA 印迹分析表明 PHGDH 在成人和胎儿的大脑组织大量表达。研究者结合患者严重的神经损伤等特征，证明

PHGDH 活性和 L- 丝氨酸生物合成在人体新陈代谢发育中的重要性，并且作用于中枢神经系统。

2009 年，Tabatabaie 等 [4] 在 5 个 3- 磷酸甘油酸脱氢酶缺乏症 (3-PHGDHD) 患者中发现了 5 个新突变：1 个移码突变 (p.G238fsX) 和 4 个错义突变 (p.R135W，p.V261M，p.A373T 和 p.G377S)。这些错义突变位于 3-PHGDH 的核苷酸结合和调节结构域，但不影响蛋白稳定表达、蛋白稳定性和降解率。但是所有发生错义突变患者的成纤维细胞的最大酶活性都表现出明显但不完全降低。在 HEK293T 细胞的瞬时过表达研究中，p.A373T、p.V425M 和 p.V490M 突变会导致酶活性的严重下降。p.R135W 和 p.V261M 突变的分子模型预测这些突变影响底物和辅因子的结合。结果显示 3-PHGDH 缺乏的相关错义突变可能主要影响底物结合或者导致残留的酶活性低。

（4）目前基因突变概述

目前人类基因突变数据库收录的 *PHGDH* 基因突变有 7 个，其中错义 / 无义突变 6 个，小的缺失 1 个。

（陈　超　梁鑫明）

参考文献

[1] Jaeken J, Detheux M, Van Maldergem L, et al. 3-Phosphoglycerate dehydrogenase deficiency: an inborn error of serine biosynthesis. Arch Dis Child, 1996, 74: 542-545.

[2] de Koning TJ, Klomp LWJ, van Oppen ACC, et al. Prenatal and early postnatal treatment in 3-phosphoglycerate-dehydrogenase deficiency. (Letter)Lancet, 2004, 364: 2221-2222.

[3] Klomp LW, de Koning TJ, Malingré HE, et al. Molecular characterization of 3-phosphoglycerate dehydrogenase deficiency—a neurometabolic disorder associated with reduced L-serine biosynthesis. Am J Hum Genet, 2000, 67: 1389-1399.

[4] Tabatabaie L, de Koning TJ, Geboers AJ, et al. Novel mutations in 3-phosphoglycerate dehydrogenase(PHGDH) are distributed throughout the protein and result in altered enzyme kinetics. Hum Mutat, 2009, 30: 749-756.

1195　磷酸甘油酸激酶 1 缺乏症
(phosphoglycerate kinase 1 deficiency, OMIM 300653)

一、临床诊断

（1）概述

磷酸甘油酸激酶 1 缺乏症是一种 X 连锁隐性遗

传的疾病，是由磷酸甘油酸激酶 1(phosphoglycerate kinase 1, *PGK1*) 基因突变引起的。

（2）临床表现

PGK1 缺乏症的主要表现为溶血性贫血、肌病

和神经系统受累[1]。中枢神经系统受累的患者约占50%，表现为发育迟缓、智力低下、语言延迟、癫痫发作、偏瘫型偏头痛、共济失调。肌病患者约45%表现为运动后肌肉痉挛、横纹肌溶解、运动不耐受。溶血性贫血的患者约占60%，部分患者劳累后出现肌红蛋白尿[2]。实验室检查可有血红蛋白下降，血清胆红素升高，网织红可出现细胞计数降低，磷酸激酶1的活性降低。

(3) 影像学表现

尚无特异性表现。

(4) 病理表现

尚无特异性表现。

(5) 受累部位病变汇总 (表 1195-1)

表 1195-1 受累部位及表现

受累部位	主要表现
神经系统	发育迟缓、智力低下、语言延迟、癫痫发作、偏瘫型偏头痛、共济失调
肌肉	运动时肌肉痉挛、横纹肌溶解、运动不耐受
眼	视网膜萎缩症 (罕见)、视野 (罕见) 损失
泌尿系统	肾衰竭、肌红蛋白尿

二、基因诊断

(1) 概述

PGK1 基因，编码磷酸甘油酸激酶1，位于X染色体长臂1区3带3亚带(Xq13.3)，基因组坐标为 (GRCh37):X:77359666-77382324，基因全长 22 659bp，包含 11 个外显子，编码 417 个氨基酸。

(2) 基因对应蛋白结构及功能

PGK1 基因编码的蛋白是一种催化 1，3- 二磷酸甘油酸转变为 3- 磷酸甘油酸的糖酵解酶。该编码蛋白也可能是 α 聚合酶的辅因子。另外，这个蛋白由一类肿瘤细胞分泌，并在肿瘤细胞中通过减少丝氨酸蛋白酶和胞质素蛋白的二硫键参与血管再生过程，从而导致血管增生抑制素 (肿瘤血管的抑制子) 的释放。基于这类蛋白在机制上表现出不同功能，它被确定为兼职蛋白。该酶的缺乏和很多溶血性贫血表型与神经损伤有关。

(3) 基因突变致病机制

Chen 等[3] 描述 PGK 的酶活性和电泳变异在正常范围内。Hutz 等[4] 使用 PGK cDNA 探针确定了限制性内切酶常见的 DNA 多态性，在各种族的女性中约 48% 被认为是杂合子。

Fujii 等[5] 在 *PGK1* 基因上检测出一个与慢性溶血和肌红蛋白尿病有关的变异 (PGK Shizuoka)。PGK Shizuoka 的酶活性极低，但其具有正常的动力学特性及电泳速率。研究者对血细胞 RNA 反转录并进行 PCR 扩增，结果在 PGK 信使 RNA 的 473 位上发现核苷酸替换 (鸟嘌呤替代为胸腺嘧啶)，该核苷酸的替换导致该酶 N 端 157 位上的甘氨酸变为缬氨酸。

对于两名西班牙血统男孩终身慢性溶血性贫血和严重的进行性神经功能障碍，Noel 等[6] 确定了在 *PGK1* 基因中的两个不同的突变。

Spiegel 等[7] 利用基因分析确认了一个 18 岁的阿拉伯男性患有磷酸甘油酸激酶 1 缺乏症 (p.T378P)。该患者的肌病表型特征完全。其母亲和两个姐妹都是该突变的杂合携带者，不表现出表型。尽管 PGK 缺乏对不同组织的影响还不清楚，但所有肌病突变都趋向于集中在 C 端结构域，靠近底物结合袋。这可能会导致 N 端和 C 端结构域关闭异常，并且由于在催化过程中缺乏域间联系而使稳定性降低。

(4) 目前基因突变概述

目前人类基因突变数据库收录的 *PGK1* 基因突变有 19 个，其中错义 / 无义突变 13 个，剪接突变 4 个，小的缺失 2 个。突变分布在基因整个编码区，无突变热点。

(陈 超 麻凯龙)

参考文献

[1] Shirakawa K, Takahashi Y, Miyajima H. Intronic mutation in the PGK1 gene may cause recurrent myoglobinuria by aberrant splicing. Neurology, 2006, 66: 925-927.

[2] DiMauro S, Dalakas M, Miranda AS. Phosphoglycerate kinase deficiency: another cause of recurrent myoglobinuria Ann Neurol, 1983, 13: 11-19.

[3] Chen SH, Malcolm LA, Yoshida A, et al. Phosphoglycerate kinase: an X-linked polymorphism in man. Am J Hum Genet, 1971, 23: 87-91.

[4] Hutz MH, Michelson AM, Antonarakis SE, et al. Restriction site polymorphism in the phosphoglycerate kinase gene on the X chromosome. Hum Genet, 1984, 66: 217-219.

[5] Fujii H, Kanno H, Hirono A, et al. A single amino acid substitution(157 Gly—Val)in a phosphoglycerate kinase variant(PGK Shizuoka)associated with chronic hemolysis and myoglobinuria. Blood, 1992, 79: 1582-1585.

[6] Noel N, Flanagan J, Kalko SG, et al. Two new phosphoglycerate kinase mutations associated with chronic haemolytic anaemia and neurological dysfunction in two patients from Spain. Brit J Haemat, 2005, 132: 523-529.

[7] Spiegel R, Gomez EA, Akman HO, et al. Myopathic form of phosphoglycerate kinase(PGK)deficiency: A new case and pathogenic considerations. Neuromuscular Disorders, 2009, 19: 207-211.

1196　磷酸核糖焦磷酸合成酶超活性
(phosphoribosylpyrophosphate synthetase superactivity; OMIM 300661)

一、临床诊断

(1) 概述

磷酸核糖焦磷酸合成酶 1(PRPS1) 超活性是一种 X 连锁先天性代谢缺陷疾病，病因是 RPS 酶活性升高，PRPS1 的突变是已知的导致 PRS 超活性的唯一的基因。X 连锁的隐性遗传的 Charcot-Marie-Tooth 病 (CMTX5) 是一个由于 PRS1 活动降低导致的等位症。受累患者存在神经系统症状，包括感音性耳聋。另外一个等位症——Arts 综合征，是由于 PRPS1 活性丧失导致，表现出严重的神经系统症状，包括智力低下、早期出现的肌张力低下和易发生感染。

(2) 临床表现

磷酸核糖焦磷酸合成酶超活性被分成少年晚期或成年早期发病温和型，婴儿或儿童早期发病的严重型。前者以高尿酸血症、高尿酸尿症、痛风性关节炎及尿酸尿石病为主要临床表现。后者在此基础上合并智力发育障碍、神经性耳聋、肌张力低下及共济失调等神经系统损害表现。Sperling 等[1, 2] 和 Zoref 等[3, 4] 描述了一个家系疾病，以成年早期出现的嘌呤产生过多、痛风和尿酸性尿石症伴随高尿酸血症及高尿酸尿症为特征，并发现患者 PRPS1 活性超高，导致嘌呤核苷酸合成升高。Becker 等[5] 对 Moran 等[6] 报道的家系进行了随访研究，发现一名男孩在婴儿期出现高尿酸血症、智力低下和感音性耳聋，与 PRPS1 超活性有关。她的母亲也是该病患者，出现痛风、尿酸性尿路结石和显著的听力丧失。

(3) 辅助检查
尚无相关报道。

(4) 病理表现
尚无相关报道。

(5) 受累部位病变汇总 (表 1196-1)

表 1196-1　受累部位及表现

受累部位	主要表现
肾脏	高尿酸血症、高尿酸尿症、尿酸尿石病
关节	痛风性关节炎
神经系统	智力发育障碍、神经性耳聋、肌张力低下及共济失调

二、基因诊断

(1) 概述

PRPS1 基因，即编码磷酸核糖焦磷酸合成酶 1 的基因，位于 X 染色体长臂 2 区 2 带 3 亚带 (Xq22.3)，基因组坐标为 (GRCh37):X:106871654-106894256，基因全长 22 603bp，包含 7 个外显子，编码 318 个氨基酸。

(2) 基因对应蛋白结构及功能

PRPS1 基因编码磷酸核糖焦磷酸合成酶 1，该酶包含 3 个同源二聚体，形成一个螺旋结构。每个二聚体都有一个活性位点和两个变构位点，I 和 II。活性位点包含结合 ATP 与核糖 -5 磷酸的位点，位于一个同源二聚体内两个结构域的交界面上。变构位点 I 位于三个同源二聚体的交界面上。变构位点 II 位于一个同源二聚体的两个单体的交界面上。该酶主要作用是催化核糖 5 磷酸的磷酸核糖基化形成 5 磷酸核糖 1 焦磷酸，这一过程对于嘌呤的代谢和核苷酸的合成是必需的。

(3) 基因突变致病机制

Becker 等[7] 报道，一名男孩患有 PRPS1 超活性相关的高尿酸血、神经性耳聋、共济失调及二级肾功能不全，Roessler 等[8] 对该患者研究发现了 *PRPS1* 基因的 c.341A > G 突变，对成纤维细胞的生物化学研究结果证实了 PRPS 超活性及嘌呤核苷酸抗反馈机制。1993 年，Roessler 等[9] 对一个由

Becker 等[10] 报道的 PRPS1 超活性家系的母子进行研究，发现了 PRPS1 基因的 c.547C ＞ G 突变，该家系中母子均表现为婴儿时期发病的感觉神经性听力损失。1995 年，Becker 等[11] 对一例由 Zoref 等[12]报道的患有 PRPS1 超活性，但只与早发性痛风相关的患者进行研究，检测出 PRPS1 基因的 c.154G ＞ C 突变。Moran 等[13] 对一例表现为复杂表型 (Arts综合征及 PRPS1 超活性) 的患者进行研究，检测发现患者 PRPS1 基因存在 c.424G ＞ C 突变。

本病尚无相应的分子研究，致病机制未明。

(4) 目前基因突变概述

目前人类基因突变数据库收录的 PRPS1 基因突变有 15 个，均为错义 / 无义突变。

（余舒扬 刘 聪）

参考文献

[1] Simmonds HA, Webster DR, Wilson J, et al. An X-linked syndrome characterised by hyperuricaemia, deafness, and neurodevelopmental abnormalities. Lancet, 1982, 2: 68-70.

[2] Sperling O, Eilam G, Sara Persky B, et al. Accelerated erythrocyte 5-phosphoribosyl-1-pyrophosphate synthesis. A familial abnormality associated with excessive uric acid production and gout. Biochem Med, 1972, 6: 310-316.

[3] Yen RC, Adams WB, Lazar C, et al. Evidence for X-linkage of human phosphoribosylpyrophosphate synthetase. Proc Natl Acad Sci USA, 1978, 75: 482-485.

[4] Zoref E, De Vries A, Sperling O. Metabolic cooperation between human fibroblasts with normal and with mutant superactive phosphoribosylpyrophosphate synthetase. Nature, 1976, 260: 787-788.

[5] Becker MA, Puig JG, Mateos FA, et al. Inherited superactivity of phosphoribosylpyrophosphate synthetase: association of uric acid overproduction and sensorineural deafness. Am J Med, 1988, 85: 383-390.

[6] Moran R, Kuilenburg AB, Duley J, et al. Phosphoribosylpyrophosphate synthetase superactivity and recurrent infections is caused by a p. Val142Leu mutation in PRS-I. Am J Med Genet A, 2012, 158A: 455-460.

[7] Becker MA, Losman MJ, Wilson J, et al. Superactivity of human phosphoribosyl pyrophosphate synthetase due to altered regulation by nucleotide inhibitors and inorganic phosphate. Biochimi Biophys Acta, 1986, 882: 168-176.

[8] Roessler BJ, Golovoy N, Palella TD, et al. Identification of distinct PRS1 mutations in two patients with X-linked phosphoribosylpyrophosphate synthetase superactivity//In Purine and Pyrimidine Metabolism in Man VII. Springer, 1992: 125-128.

[9] Roessler B, Nosal J, Smith P, et al. Human X-linked phosphoribosylpyrophosphate synthetase superactivity is associated with distinct point mutations in the PRPS1 gene. J Biol Chem, 1993, 268: 26476-26481.

[10] Becker M, Raivio K, Bakay B, et al. Variant human phosphoribosylpyrophosphate synthetase altered in regulatory and catalytic functions. J Clin Invest, 1980, 65: 109.

[11] Becker MA, Smith PR, Taylor W, et al. The genetic and functional basis of purine nucleotide feedback-resistant phosphoribosylpyrophosphate synthetase superactivity. J Clin Invest, 1995, 96: 2133.

[12] Zoref E, De Vries A, Sperling O. Mutant feedback-resistant phosphoribosylpyrophosphate synthetase associated with purine overproduction and gout// Phosphoribosylpyrophosphate and purine metabolism in cultured fibroblasts. J Clin Invest, 1975, 56: 1093.

[13] Moran R, Kuilenburg AB, Duley J, et al. Phosphoribosylpyrophosphate synthetase superactivity and recurrent infections is caused by a p. Val142Leu mutation in PRS - I. Am Med Genet A, 2012, 158: 455-460.

1197 磷酸丝氨酸转氨酶缺乏症
(phosphoserine aminotransferase deficiency, PSATD; OMIM 610992)

一、临床诊断

(1) 概述

磷酸丝氨酸转氨酶缺乏症 (PSATD) 是一种常染色体隐性遗传性疾病，是由磷酸丝氨酸转氨酶 1(phosphoserine aminotransferase 1, PSAT1) 基因突变引起的。

(2) 临床表现

PSATD 的主要临床表现有难治性癫痫，后天性小头畸形、肌张力亢进和精神发育迟缓，生化检查的特点是血浆和脑脊液丝氨酸和甘氨酸水平低下。婴儿期给予丝氨酸和甘氨酸替代治疗可能减轻症状，如果在出生时未能及时治疗则会造成早期死亡[1]。

(3) 影像学表现

头颅影像检查可显示脑实质全面萎缩、小脑蚓部发育不良和白质病变。

(4) 病理表现

尚无特异性表现。

(5) 受累部位病变汇总 (表 1197-1)

表 1197-1 受累部位及表现

受累部位	主要表现
神经系统	痉挛姿势发作、难治性精神运动发育迟缓、脑实质全面萎缩和小脑蚓部发育不良
胃肠道	拒食
头	后天性小头畸形

二、基因诊断

(1) 概述

PSAT1 基因，编码磷酸丝氨酸转氨酶 1，位于 9 号染色体短臂 2 区 1 带 2 亚带 (9p21.2)，基因组坐标为 (GRCh37):9:80911991-80945009，基因全长 33 019bp，包含 9 个外显子，编码 370 个氨基酸。

(2) 基因对应蛋白质结构及功能

PSAT1 基因编码的磷酸丝氨酸转氨酶 1 是 V 型磷酸吡哆醛依赖的氨基转移酶家族成员之一，该蛋白是一种同源二聚体，每个亚基结合 1 分子磷酸吡哆醛。磷酸丝氨酸转移酶 1 的主要功能是催化 3-磷酸羟基丙酮向磷酸丝氨酸的可逆反应。该酶的低表达可能导致精神分裂。

丝氨酸从头合成是为生物体提供充足丝氨酸的重要途径。经过途径的第一步 (也是限制步骤) 和第二步，3- 磷酸甘油酸转变为 O- 磷酸丝氨酸，该过程需要 *PSAT1* 编码的 PSAT 参与。

(3) 基因突变致病机制

Hart[1] 等发现一对兄妹患有磷酸丝氨酸转氨酶缺陷症，血液和脑脊液中丝氨酸、甘氨酸浓度偏低。先证者 (哥哥) 尽管从出生后 11 周开始便补充丝氨酸和甘氨酸，但是患者依旧表现出癫痫、小头畸形、肌张力增高、精神发育迟滞，最终于 7 个月死亡。他的妹妹从出生便开始接受治疗，因此直到 3 岁左右一直表现正常。在这两例患者中均检测到 *PSAT1* 基因的一个移码突变 (p.G107del) 及一个错义突变 (p.D100A) 形成的复合突变。这两个突变分别来自父亲和母亲。对 p.D100A 突变的蛋白进行表达功能研究发现，突变体蛋白的催化速率只有野生型的 15%。

本病尚无相应的分子研究，致病机制未明。

(4) 目前基因突变概述

目前人类基因突变数据库收录的 *PSAT1* 基因突变有 2 个，其中错义 / 无义突变 1 个，小的缺失 1 个。

(陈 超 吴 琼)

参考文献

[1] Hart CE, Race V, Achouri Y, et al. Phosphoserine aminotransferase deficiency: a novel disorder of the serine biosynthesis pathway. Am J Hum Genet, 2007, 80: 931-937.

1198　Pick 病
(Pick disease of brain; OMIM 172700)

一、临床诊断

(1) 概述

1892 年 Arnold Pick 首次描述了 6 例有局限性脑萎缩的 Pick 病患者，主要症状为言语受损，尸体解剖发现颞叶萎缩。1911 年，Alzheimer 对这类患者进行了详细的组织病理学描述。Pick 病是一种神经变性病，约占额颞叶痴呆的 25%。临床上以行为、人格改变为早期症状，而记忆、视空间症状不明显，或以进行性语言障碍为特征，致病基因包括 *PSEN1* 和 *MAPT*(Tau 蛋白基因)，遗传方式可为常染色体显性遗传或多基因遗传。

(2) 临床表现

发病年龄从 42 岁到 70 岁不等，平均 60 岁左右，病程从 2 年到 16 年不等，平均 9 年[1]。因受损部位、早晚、轻重的不同，Pick 病临床特征各异[2,3]。按其临床和病程可分为 3 期：早期，病程为 1~3 年，主要以人格改变和情感变化为特征，判断力轻度损害，言语赘述或命名困难，Kluver-Bucy 综合征，此期记忆、视空间定向和计算力相对保存；中期，病程 3~6 年，语言障碍更为突出，表现为刻板性言语，语言理解障碍及失语，判断力进一步衰退，但记忆力及视觉空间定向力相对受累较轻；晚期，病程 6~12 年，少语或沉默不语，记忆力明显减退，痴呆更为明显，锥体系及锥体外系受累，情感变化较为突出，以人格改变、行为异常为特点。

(3) 影像学表现

Pick 病患者 MRI 检查可见脑萎缩主要局限于额叶和（或）颞叶，颞极萎缩、颞角扩大是 Pick 病的特有表现。

(4) 病理表现

尸检示大脑、脑干和小脑普遍性萎缩，颞叶灰质变薄。神经元中重度脱失，神经细胞肿胀，通过银染色和免疫组化染色技术可发现部分神经元胞质内含有均匀的界限清楚的嗜银 Pick 小体，部分神经元膨胀变性称 Pick 细胞[4]（图 1198-1）。

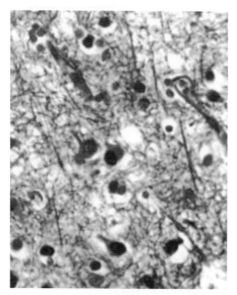

图 1198-1　海马锥体细胞及颗粒细胞中大量 Pick 小体
[中华老年医学杂志, 2007, 26(7)542-543]

(5) 受累部位病变汇总（表 1198-1）

表 1198-1　受累部位及表现

受累部位	主要表现
脑	人格改变和情感变化、语言理解障碍及失语、认知功能减退、额叶和（或）颞叶萎缩、神经元内特征性 Pick 小体形成

二、基因诊断

(1) 概述（表 1198-2）

表 1198-2　亚型汇总

基因	染色体位置	基因组起止坐标	基因全长 (bp)	外显子数（个）	氨基酸数（个）
PSEN1	14q24.3	(GRCh37)：14：73603143-73690399	87 257	14	467
MAPT	17q21.1	(GRCh37)：17：43971702-44105700	133 999	15	776

(2) 基因对应蛋白结构及功能

PSEN1 基因编码一种早老素蛋白，早老素蛋白的结构还存在争议，但是最近的研究产生了更被广泛接受的模型，认为该蛋白存在 9 个跨膜结构和大量的具有疏水性区域早老素亚基，是 γ- 分泌酶复合物的催化亚基，分泌酶是一组参与淀粉样前体蛋白（APP）水解相关的酶，主要包括三种：α、β、γ- 分泌酶。其中 γ- 分泌酶是一个多功能域的跨膜蛋白，由四种蛋白亚基构成：早老素、nicastrin、APH-1 和 PEN-2。γ- 分泌酶催化两种重要的底物：APP 和 Notch。其中催化 APP 后的产物 Aβ42 与阿尔茨海默病相关。而催化 Notch 后通常在细胞之内产生 Nβ，Nβ 游向细胞核并能通过激活转录因子 CSL 调节基因的表达，因此 γ- 分泌酶 -Notch 信号通路在胚胎发育时促进血管生成并在成人期起到促进血管愈合的作用。

MAPT 基因编码与微管相关的 Tau 蛋白（MAPT），MAPT 基因转录能经过可变剪接生成不同的 mRNA 产物。MAPT 转录本在神经系统中差异表达。在人脑组织中存在的六种 Tau 蛋白，可以通过结合结构域的数目对蛋白分型，其中三种亚型有三个结合结构域，另外三个有四个结合域。结合结构域位于蛋白的羧基末端，带正电（它可结合到带负电荷的微管）。Tau 蛋白是高度可溶的微管相关蛋白（MAP），Tau 蛋白其中一个主要功能是调节轴突微管的稳定性，其他神经系统的 MAP 可以执行类似的功能。

(3) 基因突变致病机制

1999 年，Giannakopoulos 等[5] 在患有 Pick 病和非痴呆个体的大脑皮质中进行 PS-1 分布的定量免疫研究。在患有 Pick 病的情况下，所含有的 PS-1 的百分比、PB-free 神经元仅在神经元损失的皮质区显著升高。此外，PS-1 免疫反应性在 PB- 神经元减少时显著降低。这些数据表明，与先前患有 AD 所示一样，PS-1 的低细胞表达与增加的神经元损失和细胞变性有关。

PS-1 是 Notch 信号和其他信号转导途径、蛋白质裂解 [包括由淀粉样蛋白 βA4 的前体蛋白 (APP) 产生 Amyloidβ(Aβ) 肽] 的一个关键的推动因子。2014 年，通过 Newman 等 [6] 的工作表明，不同的人类 PSEN1(或斑马鱼 Psen1) 蛋白质截断对斑马鱼的 Notch 信号和 APPA 裂解 (人 APP 的同源基因) 有不同影响。如有些截断能抑制或刺激 Notch 信号，但对 APPA 裂解无影响，反之亦然。导致 Pick 病的 G183V 突变可能使得转录发生异常并导致开放阅读框的 5 号外显子后的序列发生截断，这些截断蛋白能够组成 PSEN1 依赖性的高分子量复合物，抑制

APPA 的裂解，但不会影响 Notch 信号。与此相反，由 P242LfsX11 突变产生的截断蛋白对 APPA 裂解没有影响，却能增强 Notch 信号。因此，结合生理层面上的蛋白表达水平对研究不同结构域的突变功能非常重要。

2001 年，Neumann 等 [7] 在 MAPT 基因的 12 号外显子中发现突变 (p.K369I; 157140.0015)，p.K369I 突变导致微管组装的速率下降 90%，游离的 Tau 蛋白突变体会异常组装，从而导致病理变化。

2001 年，Lee 等 [8] 构建了一个在 CNS 神经元中过度表达最短的人类大脑 Tau 蛋白异构体的转基因小鼠，该小鼠发生与年龄相关的神经丝状 Tau 蛋白内含物的积累，并伴有神经变性，神经胶质增生，Tau 异常蛋白也类似于人类 Tau 蛋白病变。

(4) 目前基因突变概述

目前人类基因突变数据库收录的 PSEN1 基因和 MAPT 基因的突变情况如下 (表 1198-3)。

表 1198-3　基因突变汇总　　　　　　　　　　　　　　　　　　(单位：个)

基因	突变总数	错义 / 无义突变数	剪接突变数	小的缺失数	小的插入数	大片段缺失数	大片段插入数	调控区突变数
PSEN1	213	187	3	9	3	7	0	4
MAPT	70	37	19	2	0	9	1	2

(邰丽妍　王伊卓)

参考文献

[1] 刘卫刚 , 冯亚青 , 王建华 . Pick 病研究进展 . 中华老年心脑血管病 , 2007, 9(5)356-357.

[2] Piguet O, Halliday GM, Reid WGJ, et al. Clinical phenotypes in autopsy-confirmed Pick disease. Neurology, 2011, 76: 253-259.

[3] Hodgs JR. Frontotemporal dementia(Pick's disease): clinical features and assessment. Neurology, 2001, 56: S6-S10.

[4] Sanchez V, Raoue L. Clinicopathological and genetic correlates of frontotemporal lobar degeneraion and corticobasal degeneration. Neurol, 2008, 255(4): 488-894.

[5] Giannakopoulos P, Kovari E, Buee L, et al. Presenilin-1 expression in Pick's disease. Acta Neuropathol, 1999, 98: 488-492.

[6] Newman M, Wilson L, Verdile G, et al. Differential, dominant activation and inhibition of Notch signalling and APP cleavage by truncations of PSEN1 in human disease. Hum Mol Genet, 2014, 23: 602-617.

[7] Neumann M, Schulz-Schaeffer W, Crowther RA, et al. Pick's disease associated with the novel Tau gene mutation K369I. Ann Neurol, 2001, 50: 503-513.

[8] Lee VM, Trojanowski JQ. Transgenic mouse models of tauopathies: prospects for animal model of Pick's disease Neurology, 2001, 56(S4): S26-S30.

1199　皮尔森综合征
(Pierson syndrome; OMIM 609049)

一、临床诊断

(1) 概述

皮尔森综合征是一种常染色体隐性遗传疾病，由编码层粘连蛋白 β2 链的基因 (LAMB2) 的纯合子或复合杂合突变导致。

(2) 临床表现

主要表现为先天性肾病综合征伴随弥漫性系膜

硬化(图 1199-1)和不同的眼部异常，包括小瞳孔(图 1199-2)、睫状肌和瞳孔肌发育不良、角膜及视网膜病变等。许多患者早期因肾衰竭死亡，而由于慢性肾透析存活的患者，往往表现出整体精神运动性发育迟滞、明显的视力障碍[1]。

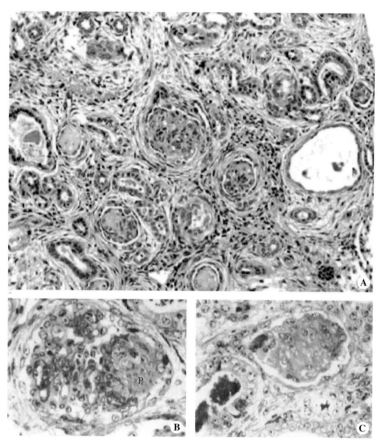

图 1199-1 肾脏病理表现

A. 可见弥漫的肾小球改变，肾小管上皮细胞减少及一些淋巴细胞浸润；B、C. 放大的肾小球图像，P 处可见足细胞增生及新月体形成，然而大多数表现为典型的系膜增生伴血管丛消失

(Am J Med Genet, 2004, 130A: 138-145)

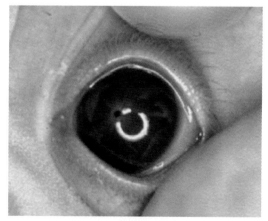

图 1199-2 患者左眼放大图像，可见很小的瞳孔及大角膜

(Am J Med Genet, 2004, 130A: 138-145)

(3) 辅助检查

头颅 MRI 检查无明显异常。

(4) 受累部位病变汇总 (表 1199-1)

表 1199-1 受累部位及表现

受累部位	主要表现
肾脏	肾衰竭、弥漫性系膜硬化
眼	视力障碍、小瞳孔、睫状肌和瞳孔肌发育不良、大角膜、视网膜病变、后圆锥形晶状体
脑	整体精神运动性发育迟滞、重度肌张力降低

二、基因诊断

(1) 概述

LAMB2 基因，即编码同工型层粘连蛋白 β2 链的基因，位于 3 号染色体短臂 2 区 1 带 3 亚带 1 次亚带 (3p21.31)，基因组坐标为 (GRCh37):3: 49158547-49170599，基因全长 12 053bp，包含 33

个外显子，编码 1798 个氨基酸。

(2) 基因对应蛋白结构及功能

LAMB2 基因编码同工型层粘连蛋白 β2 链，β2 链包含 7 个具有层粘连蛋白典型特征的结构域，包括短的 α 区。与 β1 链相比，β2 链的组织分布更具特异性，其在肌肉神经接头、肾小球、血管平滑肌等的肌肉基底膜中含量丰富。β2 链失活的小鼠表现出肌肉神经接头成熟缺陷和肾小球过滤损伤。层粘连蛋白通过与其他细胞外基质成分相互作用，介导胚胎发育过程中的细胞黏附、迁移和组织结构形成。

(3) 基因突变致病机制

Zenker 等[1] 在 5 个不相关家系的皮尔森综合征患者中，发现 *LAMB2* 基因纯合或复合杂合突变。*LAMB2* 基因突变导致层粘连蛋白 β2 在肾脏和其他组织的表达缺失，对照组层粘连蛋白 β2 在眼内肌肉表达量最高，而皮尔森综合征患者则相应表现出睫毛和瞳孔肌肉发育不良。Hasselbacher 等[2] 在皮尔森综合征患者中发现 *LAMB2* 基因的纯和或复合杂合突变，认为 *LAMB2* 基因的功能缺失突变 (如截断突变) 导致皮尔森综合征。*LAMB2* 基因突变导致先天性的肾病综合征，伴或不伴眼部异常。

Noakes 等[3] 的研究利用同源重组构建 *Lamb2* 基因无效突变小鼠模型，发现小鼠肌肉神经接点成熟缺陷，对肾脏单独研究发现小鼠通过形成一个包含层粘连蛋白 β1 的肾小球基底膜来补偿肾脏的层粘连蛋白 β2 缺陷，*Lamb2* 基因突变小鼠的肾小球基底膜结构完整但超滤作用受损。Jarad 等[4] 在 *Lamb2* 基因缺失小鼠中，观察到肾小球基底膜层粘连蛋白异常沉积和阴离子场错位，提示 *Lamb2* 基因缺失小鼠肾小球基底膜虽然超微结构完整但是分子结构严重紊乱。

(4) 目前基因突变概述

目前人类基因突变数据库收录的 *LAMB2* 基因突变有 54 个，其中错义 / 无义突变 23 个，剪接突变 5 个，小的缺失 20 个，小的插入 6 个。

（余舒扬 伊 刚）

参考文献

[1] Zenker M, Aigner T, Wendler O, et al. Human laminin beta-2 deficiency causes congenital nephrosis with mesangial sclerosis and distinct eye abnormalities. Hum Molec Genet, 2004, 13: 2625-2632.

[2] Hasselbacher K, Wiggins RC, Matejas V, et al. Recessive missense mutations in LAMB2 expand the clinical spectrum of LAMB2-associated disorders. Kidney Int, 2006, 70: 1008-1012.

[3] Noakes PG, Miner JH, Gautam M, et al. The renal glomerulus of mice lacking S-laminin/laminin beta-2: nephrosis despite molecular compensation by laminin beta-1. Nat Genet, 1995, 10: 400-406.

[4] Jarad G, Cunningham J, Shaw AS, et al. Proteinuria precedes podocyte abnormalities in Lamb2 -/- mice, implicating the glomerular basement membrane as an albumin barrier. J Clin Invest, 2006, 116: 2272-2279.

1200~1202 原发性色素性结节性肾上腺皮质病
(pigmented nodular adrenocortical disease, primary; PPNAD)
(1200. PPNAD1, OMIM 610489; 1201. PPNAD2, OMIM 610475; 1202. PPNAD4, OMIM 615830)

一、临床诊断

(1) 概述

原发性色素性结节性肾上腺皮质病 (PPNAD) 是一组常染色体显性遗传病。根据致病基因不同可分为多个亚型，其中 PPNAD1 型最为常见，由 *PRKAR1A* 基因突变引起，PPNAD2 型由 *PDE11A* 基因突变引起，PPNAD4 型由 *PRKACA* 基因突变引起[1]。

(2) 临床表现

原发性色素性结节性肾上腺皮质病不同分型的临床表现相似，可累及多个系统，主要累及内分泌系统、心血管系统、骨骼系统及神经系统[2]。可有向心性肥胖、满月脸、水牛背、多血质、多毛、痤疮、紫纹、瘀斑等临床表现。心血管系统受累时可出现高血压；骨骼系统受累时可表现为骨质疏松等；神经系统受累时主要表现为头晕、头痛、乏力、记忆力减退、肌无力及精神异常等 [3]。

(3) 辅助检查

腹部 CT 检查可见双侧肾上腺体积增大，呈结节样增生（图 1200-1）；头颅 MRI 检查可见垂体微

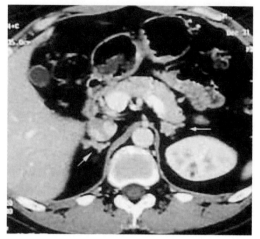

图 1200-1 肾上腺薄层 CT 检查

箭头示双肾上腺呈结节性增生

(Chin J Endocrinol Metab, 2004, 20: 174-175)

腺瘤。实验室检查可见血浆及尿游离皮质醇水平明显增高，皮质醇分泌失去昼夜节律性 [4]。

(4) 病理表现

PPNAD 患者肾上腺呈双侧增大，外观常不规则，呈结节状或块状 [3]。大体标本外观呈深褐色或有黑色素沉着、无包膜。结节组织大多呈萎缩状态，肾上腺皮质细胞结节状增生（图 1200-2A），包质内富含脂褐素（图 1200-2B）。

(5) 受累部位病变汇总（表 1200-1）

表 1200-1 受累部位及表现

受累部位	主要表现
皮肤	多毛、痤疮、紫纹、瘀斑
骨骼	骨质疏松
心血管	高血压
神经系统	头晕、头痛、乏力、记忆力减退、肌无力、精神异常
面	满月脸

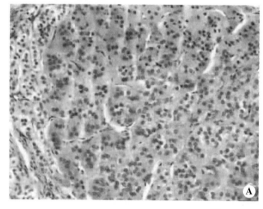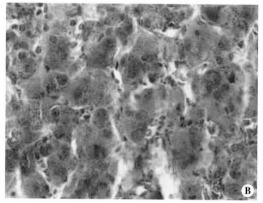

图 1200-2 病理表现

A.肾上腺皮质细胞结节状增生，左侧示边缘皮质细胞萎缩；B.增生皮质细胞质内大量脂褐素颗粒

(Chin J Endocrinol Metab, 2004, 20: 174-175)

二、PPNAD1 基因诊断

(1) 概述

PRKAR1A 基因，即编码 cAMP 依赖的蛋白激酶一个亚基的基因，位于 17 号染色体长臂 2 区 4 带 2 亚带 (17q24.2)，基因组坐标为 (GRCh37): 17:66508110-66528911，基因全长 20 802bp，包含 11 个外显子，编码 382 个氨基酸。

(2) 基因对应蛋白结构及功能

这个基因编码了 cAMP 依赖的蛋白激酶的一个亚基。cAMP 是激活 cAMP 依赖的蛋白激酶来发挥

作用的，通过对不同的靶蛋白磷酸化来转导信号。目前在人类已经发现了 4 种调控亚基和 3 种催化亚基。这个基因正是编码了其中一种调节亚基。该蛋白还被发现对在肝癌和肝纤维化中的 7 个基因的表达有抑制效果。这个基因上的突变会导致 Carney 综合征 (CNC)。该基因可以融合到 *RET* 原癌基因重排并形成甲状腺肿瘤特异性嵌合基因，称为 *PTC2*。在这种蛋白中发现了一种特殊的核定位序列，证明它在 DNA 复制的过程中充当了复制因子 C(*RFC40*) 第二亚基核转运蛋白。已观察到几个可变剪接转录物变体编码两种不同的同种型。

(3) 基因突变致病机制

Groussin[4] 等发现在 5 例无血亲关系的，没有任何 Carney 综合征的临床表征和症状的 PPNAD1 患者中发现了 *PRKAR1A* 基因上的突变。所有发现的突变都被认为可能导致截断蛋白，这也说明 *PRKAR1A* 基因突变是可能导致 PPNAD 单独发生而不患有综合征的。

本病尚无相应的分子研究，致病机制未明。

(4) 目前基因突变概述

目前人类基因突变数据库收录的 *PRKAR1A* 基因突变有 165 个，其中错义 / 无义突变 47 个，剪接突变 28 个，小的缺失 42 个，小的插入 20 个，小的插入缺失 6 个，大的缺失 20 个，大的插入 1 个，调控区突变 1 个。突变分布在基因整个编码区，热点突变有 c.709-7-Toq-2del6、c.491-492delTG。

三、PPNAD2 基因诊断

(1) 概述

PDE11A 基因，即编码磷酸二酯酶 11A 蛋白的基因，位于 2 号染色体长臂 3 区 1 带 2 亚带 (2q31.2)，基因组坐标为 (GRCh37): 2: 178487977-178973066，基因全长 485 090bp，包含 20 个外显子，编码 934 个氨基酸。

(2) 基因对应蛋白结构及功能

3′, 5′- 环状核苷酸 cAMP 和 cGMP 在多种信号转导通路中充当了第二信使的功能。3′, 5′- 环核苷酸磷酸二酯酶 (PDE) 催化 cAMP 和 cGMP 水解成相应的 5′- 单磷酸盐从而能够抑制 cAMP 和 cGMP 信号转导。*PDE11A* 基因编码 PDE 蛋白质家族中的一员 PDE11A，能够降解 cAMP 和 cGMP。该蛋白每个亚基需要结合两个二价金属离子，一号位点偏好结合锌离子，二号位点偏好结合镁离子或锰离子。

(3) 基因突变致病机制

在两个没有血缘关系的、由 PPNAD2 导致的库欣综合征病患家系中，Horvath 等 [5] 发现了在 *PDE11A* 基因上的两种不同的杂合突变。在其中一对母女的基因组中发现了一个碱基由 C 到 T 的转换 (c.919C > T)，导致在第 307 位精氨酸翻译提前终止。在一个 7 岁儿童的染色体中，发现一个碱基的缺失 (c.171delT)，导致移码和翻译提前终止。他的父亲也是该突变的携带者，表现出一定的症状但不明显。患者的肾上腺瘤细胞中表现出低水平的蛋白

表达，高浓度的环核苷酸和高水平的 CREB 的磷酸化。Horvath 认为致病机制与 cAMP 的水平升高有关。

本病尚无相应的分子研究，致病机制未明。

(4) 目前基因突变概述

目前人类基因突变数据库收录的 *PDE11A* 基因突变有 16 个，其中错义 / 无义突变 14 个，小的缺失 1 个，小的插入缺失 1 个。突变分布在基因整个编码区，无热点突变。

四、PPNAD4 基因诊断

(1) 概述

PRKACA 基因，即编码 cAMP 依赖的蛋白激酶 A α 亚基的基因，位于 19 号染色短臂 1 区 3 带 1 亚带 2 次亚带 (19p13.12)，基因组坐标为 (GRCh37): 19: 14202500-14228559，基因全长 260 60bp，包含 10 个外显子，编码 352 个氨基酸。

(2) 基因对应蛋白结构及功能

PRKACA 基因编码蛋白激酶 A 的其中一个催化亚基，非激活状态的蛋白激酶 A 全酶是由两个调节亚基和两个催化亚基构成的四聚体。cAMP 导致非激活状态的全酶分解成一个结合 4 个 cAMP 的调控亚基二聚体和 2 个游离的催化亚基单体。目前在人类身上已经发现了 4 种不同的调控亚基和 3 种催化亚基。通过蛋白激酶 A 介导的、cAMP 依赖的蛋白磷酸化对于细胞的分化、增殖和凋亡过程都非常重要。

(3) 基因突变致病机制

Sato 等 [6] 发现在肾上腺皮质瘤患者中，如果体细胞发生了 *PRKACA* 基因的 p.L206R 突变，相对于那些没有 *PRKACA* 突变的患者，趋向于具有更小的肿瘤尺寸和更高的皮质醇激素水平。在 Beuschlein 等 [7] 研究的 35 例双侧肾上腺皮脂瘤患者中，有 5 位在生殖细胞染色体的 19p13 区域有杂合重复，重复大小从 294kb 到 2.7Mb 不等，均包含了 *PRKACA* 基因。患者的细胞显示蛋白激酶 A 催化亚基的水平增加及蛋白激酶 A 活性的增强，都与其功能的增强一致。而在 10 例皮质醇分泌型肾上腺皮质瘤患者中，Beuschlein 等发现其中 8 例的体细胞在 *PRKACA* 基因上有杂合突变。其中的 7 例都是同样的 p.L206R 突变。在随后关于 *PRKACA* 基因的研究中，在 129 例其他腺瘤患者中的 14 例具有明显库欣综合征症状患者的肿瘤组织中也发现了 p.L206R 突变。

Sato 等 [6]、Goh 等 [8] 及 Cao 等 [9] 几乎在同时

独立地发现了体细胞中 *PRKACA* 基因的 p.L206R 突变。他们分别都在体外展示了这个突变所导致的 cAMP 不依赖的蛋白激酶 A 的激活和底物磷酸化水平的提高。Sato 和 Goh 发现 p.L206R 的突变破坏了催化亚基和调节亚基的接触界面，导致了蛋白激酶 A 的持续激活。

本病尚无相应的分子研究，致病机制未明。

(4) 目前基因突变概述

目前人类基因突变数据库收录的 *PRKACA* 基因突变有 3 个，其中错义 / 无义突变 2 个，大的插入 1 个。突变热点为 p.L206R[6,8,9]。

（刘　菁　郭俊甫）

参考文献

[1] 陈瑛，顾燕云，徐新民，等 . 原发性色素性结节性肾上腺病所致库欣综合征一例 . 中华内分泌代谢杂志，2004，20(2): 174-175.

[2] 李乐，周晓涛，谷伟军，等 . 原发性色素沉着性结节性肾上腺皮质病 2 例报道并文献复习 . 山西医科大学学报，2013, 44(3): 218-223.

[3] Cavagnini F, Pecori GF. Epidemiology and follow-up of Cushing's disease. Ann Endocrinol(Paris), 2001, 62: 168-172.

[4] Groussin L, Jullian E, Perlemoine K, et al. Mutations of the PRKAR1A gene in Cushing's syndrome due to sporadic primary pigmented nodular adrenocortical disease. J Clin Endocrinol Metab, 2002, 87: 4324-4329.

[5] Horvath A, Boikos S, Giatzakis C, et al. A genome-wide scan identifies mutations in the gene encoding phosphodiesterase 11A4(PDE11A)in individuals with adrenocortical hyperplasia. Nat Genet, 2006, 38: 794-800.

[6] Sato Y, Maekawa S, Ishii R, et al. Recurrent somatic mutations underlie corticotropin-independent Cushing's syndrome. Science, 2014, 344: 917-920.

[7] Beuschlein F, Fassnacht M, Assie G, et al. Constitutive activation of PKA catalytic subunit in adrenal Cushing's syndrome. New Eng J Med, 2014, 370: 1019-1028.

[8] Goh G, Scholl UI, Healy JM, et al. Recurrent activating mutation in PRKACA in cortisol-producing adrenal tumors. Nat Genet, 2014, 46: 613-617.

[9] Cao Y, He M, Gao Z, et al. Activating hotspot L205R mutation in PRKACA and adrenal Cushing's syndrome. Science, 2014, 344(6186): 913-917.

1203　松果体增生伴胰岛素抵抗的糖尿病伴躯体异常
(pineal hyperplasia, insulin-resistant diabetes mellitus, and somatic abnormalities; OMIM 262190)

一、临床诊断

(1) 概述

松果体增生伴胰岛素抵抗的糖尿病伴躯体异常，又称为 Rabson-Mendenhall 综合征，是一组由于编码胰岛素受体的 INSR 基因复合杂合突变引起的疾病，为常染色体隐性遗传。

(2) 临床表现

正常成人每天胰岛素分泌量平均为 25~40 U (0.3~0.5 U/kg 体重)，胰岛素需要量每天超过 60~100U 即提示存在某种程度的胰岛素抵抗。然而在临床实践中，超过每天 1.5~2.0 U/kg 体重即提示为严重胰岛素抵抗[1]。

在临床上，有一系列以严重胰岛素抵抗为中心环节的疾病综合征，除了表现为极严重的胰岛素抵抗之外，往往有特征性的表型，称为"严重胰岛素抵抗综合征 (SSIR)"[1,2]。

其中，胰岛素受体和受体后基因突变相关的 SSIR 包括：矮妖精貌综合征、Rabson-Mendenhall 综合征和 A 型胰岛素抵抗综合征等。

此类疾病以周围组织明显胰岛素抵抗为临床特征，糖耐量受损轻重不一，有明显高胰岛素血症，并常伴有黑棘皮病、卵巢源性雄激素过多和多囊卵巢。

Rabson-Mendenhal 综合征患者临床表现为有黑棘皮样变和雄激素过多及胰岛素抵抗，同时有出牙过早且畸形、皮肤干燥、厚指甲、多毛、青春发育提前、外生殖器增大、松果体增生和糖尿病等表现。常于儿童期发病，可存活至青春期。胰岛素不敏感是由于胰岛素受体数目减少和亲和力下降，常于青春期死于酮症酸中毒[3,4]。

(3) 辅助检查

实验室检查提示胰岛素抵抗，糖耐量受损轻重不一，有明显高胰岛素血症。

(4) 病理表现

尚无特异性表现。

(5) 受累部位病变汇总（表 1203-1）

表 1203-1　受累部位及表现

受累部位	主要表现
口腔	出牙过早且畸形
皮肤	黑棘皮病、皮肤干燥、厚指甲
毛发	多毛
生殖系统	多囊卵巢、青春期发育提前、外生殖器增大
内分泌系统	卵巢源性雄激素过多、明显胰岛素抵抗、糖耐量受损轻重不一、明显高胰岛素血症、糖尿病
脑	松果体增生

二、基因诊断

(1) 概述

INSR 基因，即编码胰岛素受体的基因，位于 19 号染色体短臂 1 区 3 带 2 亚带 (19p13.2)，基因组坐标为 (GRCh37):19:7112266-7294011，基因全长 181 746bp，包含 22 个外显子，编码 1382 个氨基酸。

(2) 基因对应蛋白结构及功能

INSR 基因编码胰岛素受体，该蛋白由胞外 α 亚基和具有细胞内酪氨酸激酶活性的跨膜 β 亚基组成，受体酪氨酸激酶调节胰岛素的多效作用。与胰岛素的结合导致多种细胞内底物磷酸化，包括胰岛素受体底物 (IRS1/2/3/4)、SHC、GAB1、CBL 和其他信号中间体。每个磷酸化蛋白质作为其他信号蛋白的对接蛋白，包括特异识别磷酸酪氨酸残基的 Src-homology-2(SH2) 域，PI3K 和 SHP2 的 p85 调节亚基。IRSs 蛋白的磷酸化会导致 PI3K-AKT/PKB 这两个主要信号通路的激活。

(3) 基因突变致病机制

1986 年，Moncada 等[5]描述了一名 Rabson-Mendenhall 综合征患者，到 1990 年 Kadowaki 等[6]在该患者身上检出 *INSR* 基因的复合杂合突变。1998 年，Takahashi 等[7]在一名英国 Rabson-Mendenhall 患者中检测到 *INSR* 基因的复合杂合突变。

在小鼠中，靶向失活 1 型胰岛素受体底物能够抑制增殖和对胰岛素代谢作用的轻微抵抗。为了研究胰岛素的代谢和促生长作用是否由胰岛素受体所介导，1996 年，Accili 等[8]采用胚胎干细胞定向突变技术，构建了胰岛素受体缺陷小鼠。与人类胰岛素受体缺乏患者不同的是，胰岛素受体等位基因纯合缺失的小鼠在子宫内可以正常地生长、出生。出生后几小时内，胰岛素受体等位基因纯合缺失小鼠罹患严重的高血糖和高血酮症，48~72 小时内因糖尿病酮酸中毒死亡。研究者认为此结果与胰岛素受体主要调节胰岛素代谢的模型相一致。

(4) 目前基因突变概述

目前人类基因突变数据库收录的 *INSR* 基因突变有 121 个，其中错义 / 无义突变 95 个，剪接突变 6 个，小的缺失 11 个，小的插入 3 个，大片段缺失 5 个，调控区突变 1 个。该基因存在热点突变，位于外显子 22。

（谢欣煜　侯　森）

参考文献

[1] Goldfine AB, Moses AC.Syndrome of extreme insulin resistance. //Kahn CR, King GL, Moses AC, et al. Joslin's Diabetes Mellitus.14th ed.Philadelphia: Lippincott Williams & Wilkins, 2005, 493-505.

[2] Tritos NA, Mantzoros CS.Clinicalreview97: Syndromes of severe insulin resistance.J Clin Endocrinol Metab, 1998, 83(9): 3025-3030.

[3] 万慧, 贾伟平. 胰岛素受体基因突变与 Rabson-Mendenhall 综合征. 中华内分泌代谢杂志, 2007, 23(1): 88-91.

[4] Kumar S, TImn MS, Muranjan MN, et al. Rabson-Mendenhall syndrome. Indian J MedSci, 2005, 59(2): 70-73.

[5] Moncada VY, Hedo JA, Serrano-Rios M, et al. Insulin-receptor biosynthesis in cultured lymphocytes from an insulin-resistant patient(Rabson-Mendenhall syndrome). Evidence for defect before insertion of receptor into plasma membrane. Diabetes, 1986, 35: 802-807.

[6] Kadowaki T, Kadowaki H, Accili D, et al. Substitution of lysine for asparagine at position 15 in the alpha-subunit of the human insulin receptor. A mutation that impairs transport of receptors to the cell surface and decreases the affinity of insulin binding. J Biol Chem, 1990, 265: 19143-19150.

[7] Takahashi Y, Kadowaki H, Ando A, et al. Two aberrant splicings caused by mutations in the insulin receptor gene in cultured lymphocytes from a patient with Rabson-Mendenhall's syndrome. J Clin Invest, 1998, 101: 588-594.

[8] Accili D, Drago J, Lee EJ, et al. Early neonatal death in mice homozygous for a null allele of the insulin receptor gene. Nat Genet, 1996, 12: 106-109.

1204　Pitt-Hopkins 样综合征 2 型
(Pitt-Hopkins-like syndrome 2, PTHSL2; OMIM 614325)

一、临床诊断

(1) 概述

Pitt-Hopins 样综合征 2 型 (PTHSL2) 是 *NRXN1* 基因突变导致的常染色体显性遗传性疾病。

(2) 临床表现

2009 年 Zweier 等[1] 首次报道了 1 例表现类似 Pitt-Hopkins 综合征的 18 岁智力低下患者。她的生长参数正常，但有严重的智力低下，2 周岁会走路，且呈 1 周岁后发育退化，有过度换气和孤独症行为，伴有上肢反射减弱、便秘、轻度面部畸形，包括宽嘴、斜视、吐舌流口水。2011 年 Harrison 等[2] 又报道了 2 例患者，表现为严重的智力低下、癫痫性脑病、过度换气、屏气发作、行为异常、睡眠-觉醒周期异常，婴儿早期有肌张力低下和拒食。

(3) 影像学表现

脑部影像学表现正常。

(4) 病理表现

尚无特异性表现。

(5) 受累部位病变汇总 (表 1204-1)

表 1204-1　受累部位及表现

受累部位	主要表现
神经系统	肌张力低下、第 1 年后发育倒退、严重的精神发育迟滞、癫痫性脑病、宽基底步态、独立活动不能、睡眠-觉醒周期紊乱、孤独症样特征、自我伤害行为、行为异常
面部	宽嘴、舌伸出、流口水、斜视
心血管	肺动脉瓣狭窄
呼吸系统	过度换气、屏气发作
消化系统	拒食、胃食管反流、便秘
骨骼	脊柱侧弯
内分泌系统	性早熟

二、基因诊断

(1) 概述

NRXN1 基因，即编码轴突蛋白 1 的基因，位于 2 号染色体短臂 1 区 6 带 3 亚带 (2p16.3)，基因组坐标为 (GRCh37):2:50145643-51259674，基因全长 1 114 032bp，包含 24 个外显，共编码 1547 个氨基酸。

(2) 基因对应蛋白结构及功能

NRXN1 基因编码轴突蛋白 1，有两种亚型，α 型蛋白数量多于 β 型蛋白。α 型轴突蛋白包含表皮生长因子样序列和层粘连蛋白 G 结构域，并且与神经外营养蛋白相互作用，对突触信号的传递起着重要作用。β 型轴突蛋白不含表皮生长因子样序列，并且有较少层粘连蛋白 G 结构域。α 型轴突蛋白调控 Ca^{2+} 通道的活性，从而影响突触和神经肌肉接头中 Ca^{2+} 介导的神经递质的释放。尤其是 α 型轴突蛋白在垂体中 Ca^{2+} 介导的分泌颗粒的胞吐过程中发挥重要作用。两种轴突蛋白亚型可能都会影响 Ca^{2+} 依赖性的与神经连接蛋白家族 (CBLN1，CBLN2) 相互作用的突触连接的形成和维持。

(3) 基因突变致病机制

Dabell 等[3] 使用寡核苷酸基因芯片从 30 065 个样本中发现 34 名先证者在 2p16.3 处存在杂合缺失，该缺失包含 *NRXN1* 基因的外显子。27 名先证者有临床表现，其缺失的范围为 40~586kb。大多数 *NRXN1* 基因缺失都影响 α 型轴突蛋白，并有广泛的表型差异性。

EsclassanF 等[4] 通过一些实验发现 *Nrxn1* 基因敲除的小鼠，大多数都表现出了长期稳固的非社会性缺陷，包括极度活跃、简单的操作性反射、潜在抑制、空间依赖性学习等方面出现缺陷。

(4) 目前基因突变概述

目前人类基因突变数据库收录的 *NRXN1* 基因突变有 261 个，错义/无义突变 15 个，剪接突变 1 个，调节区突变 3 个，小的插入 1 个，大片段缺失 231 个，大片段插入 8 个。

（陈 超 黎 培）

参考文献

[1] Zweier C, de Jong EK, Zweier M, et al. CNTNAP2 and NRXN1 are mutated in autosomal-recessive Pitt-Hopkins-like mental retardation and determine the level of a common

synaptic protein in Drosophila. Am J Hum Genet, 2009, 85: 655-666.

[2] Harrison V, Connell L, Hayesmoore J, et al. Compound heterozygous deletion of NRXN1 causing severe developmental delay with early onset epilepsy in two sisters. Am J Med Genet, 2011, 155A: 2826-2831.

[3] Dabell MP, Rosenfeld JA, Bader P, et al. Investigation of NRXN1 deletions: clinical and molecular characterization. Am J Med Genet, 2013, 161A: 717-731.

[4] EsclassanF, FrancoisJ, Phillips KG, et al. Phenotypic characterization of nonsocial behavioral impairment in neurexin 1α knockout rats. Behav Neurosci, 2015, 129(1): 74-85.

1205　垂体 ACTH 腺瘤
(pituitary adenoma, ACTH-secreting; OMIM 219090)

一、临床诊断

(1) 概述

垂体 ACTH 腺瘤又称库欣病，是因垂体分泌过多 ACTH 引起肾上腺皮质增生，从而产生皮质醇增多症，同时合并有糖皮质激素负反馈效应，而导致一系列病理变化。大多数研究认为致病基因为 AIP 基因突变[1]，也有报道称致病基因为 GNAS1 基因[2]。

(2) 临床表现

该病多累及青壮年，女性多于男性。主要表现为库欣综合征，即向心性肥胖、满月脸、水牛背、皮肤菲薄、毛细血管扩张，面颈部皮肤发红；在腋部、下腹、下腰背、臀和大腿部常出现紫纹。毛细血管脆性增加，易出现紫癜、瘀斑。有些患者还合并有骨质疏松，易导致病理性椎体压缩性骨折、驼背。

多数女性患者会出现性欲减退、月经过少、闭经、溢乳、不孕。其他患者还会出现胰岛素抵抗和糖耐量受损、高血压、肾结石、水肿等。有些患者可出现精神心理异常，伴有情绪改变。

(3) 辅助检查

常有低钾血症、低氯性碱中毒、血浆皮质醇及 ACTH 增多等表现。尿中 17- 羟皮质类固醇增多、地塞米松抑制试验阳性。当垂体瘤很小时蝶鞍的影像学检查没有明显异常，随着肿瘤体积增大，蝶鞍逐渐扩大（图 1205-1），出现骨质破坏，鞍背侵袭等表现；静脉注射造影剂后，CT 可显示出 5mm 以上大小的垂体腺瘤。

(4) 病理表现

蝶骨窦中垂体腺瘤的 ACTH 伊红染色和免疫组化染色均阳性（图 1205-2）。

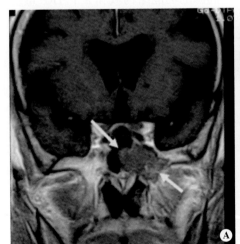
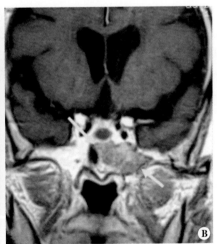

图 1205-1　头颅 MRI 检查示蝶骨窦团块影
[Intern Med, 2010, 49(8): 763-766]

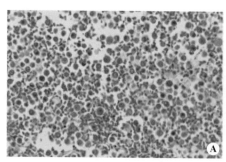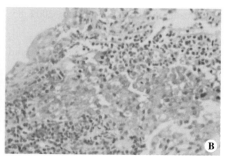

图 1205-2　蝶骨窦中垂体腺瘤的病理表现

(A. 为伊红染色，B. 为免疫组化染色)[Intern Med, 2010, 49(8): 763-766]

(5) 受累部位病变汇总 (表 1205-1)

表 1205-1　受累部位及表现

受累部位	主要表现
生殖系统	女性性欲减退，月经过少、闭经，溢乳，不孕
肾	肾结石
神经系统	精神心理异常
骨骼	骨质疏松、病理性椎体压缩性骨折、驼背
血管	高血压
内分泌系统	糖耐量异常
皮肤	皮肤菲薄，毛细血管扩张，紫癜、瘀斑、紫纹 (腋部、下腹、下腰背、臀和大腿部)，多毛症，水肿，面颈部发红，切口愈合不良
面	满月脸

二、基因诊断

(1) 概述

AIP 基因，即编码芳香烃受体相互作用蛋白的基因，位于 11 号染色体长臂 1 区 3 带 2 亚带 (11q13.2)，基因组坐标为 (GRCh37):11:67250512-67258574，基因全长 8063bp，包含 6 个外显子，编码 330 个氨基酸。

(2) 基因对应蛋白结构及功能

AIP 基因编码的蛋白是一种芳烃受体，也是配体活化转录因子。其编码的蛋白质是在细胞质中发现的一种多蛋白复合体的一部分，并在与配体结合后，转运到细胞核中。这种蛋白质能调节许多外源性代谢酶的表达。同时也能够特异性结合并抑制乙型肝炎病毒的活性。

(3) 基因突变致病机制

Georgitsi 等 [1] 在 460 例来自美国和欧洲的垂体腺瘤患者中的 9 人中发现了 9 种不同的 *AIP* 基因突变。其中 8 例患者患有生长激素分泌垂体腺瘤，另

外一例患有由 ACTH 分泌垂体腺瘤引起的库欣病。对于 ACTH 分泌垂体腺瘤引起库欣病，在一个 26 岁的波兰患者体内，Georgitsi 等发现了 *AIP* 基因的一个 911G-A 的杂合转换，这个变异发生在 6 号外显子，并导致了 Arg304 到 Gln(p.R304Q) 的替换。

Georgitsi 等也发现，*AIP* 的生殖系突变会导致垂体腺瘤易感体质 (PAP)。在两个芬兰家庭中发现了 *AIP* 基因的一个无义突变：p.Q14X。这个突变可以与生长激素表型完全隔离，并且该突变也出现在三个泌乳素瘤患者身上。一项基于芬兰北部群体的系列样本研究发现，*AIP* 突变占所有被诊断为垂体腺瘤患者的 16%，并且 40% 的患者年龄都不超过 35 岁。通常来说，PAP 患者的发病年龄较小而且并没有表现出家族遗传的特征。在 8 例垂体腺瘤的患者中都发现了正常等位基因的缺失，所以 *AIP* 很可能是一个肿瘤抑制基因。*AIP* 基因编码一个由 330 个氨基酸组成的蛋白质。该蛋白质包含 1 个与 FKBP 蛋白同源的功能结构域和 3 个 TRP 重复序列。AIP 与芳烃受体，两个 HSP90 蛋白，PDE4A5，PPAR 还与生存素存在相互作用。

本病尚无相应的分子研究，致病机制未明。

(4) 目前基因突变概述

目前人类基因突变数据库收录的 *AIP* 基因突变有 50 个，其中错义 / 无义突变 25 个，剪接突变 7 个，小的缺失 9 个，小的插入 4 个，大片段缺失 4 个，大片段插入 1 个。突变分布在基因整个编码区，无突变热点。

（王 铄 张 和）

参考文献

[1] Georgitsi M, Raitila A, Karhu A, et al. Molecular diagnosis of pituitary adenoma predisposition caused by aryl hydrocarbon receptor-interacting protein gene mutations. Proc Natl Acad Sci U S A, 2007, 104: 4101-4105.

[2] Williamson EA, Ince PG, Harrison D, et al, G-protein mutations in human pituitary adrenocorticotrophic hormone-secreting adenomas. Eur J Clin Invest, 1995, 25(2): 128-131.

[3] Suzuki K, Ince PG, Harrison D, et al. An ACTH-secreting pituitary adenoma within the sphenoid sinus. Intern Med, 2010, 49(8): 763-766.

1206　生长激素垂体腺瘤
(pituitary adenoma, growth hormone-secreting; OMIM 102200)

一、临床诊断

(1) 概述

垂体腺瘤是一种常见的中枢神经系统肿瘤，近年呈逐渐增多的趋势。生长激素 (GH) 腺瘤约占垂体腺瘤的20%，临床表现主要为 GH 分泌过多所引起的肢端肥大症或巨人症，是引起全身代谢紊乱的一种慢性疾病[1]。

(2) 临床特点

生长激素过度分泌的临床表现取决于患者的年龄。在人体骨骺线未闭合前，表现为生长过快，呈现巨人症；若骨骺线已闭合，则表现为肢端肥大症[1]。临床表现一方面是由于分泌的生长激素造成的内分泌症状，另一方面是由于肿瘤体积引起的临床症状。生长激素腺瘤患者中约20%发生糖耐量异常或者糖尿病，糖尿病酮症酸中毒 (DKA) 者少见[1]。垂体瘤卒中临床上比较少见，王镛斐等报道占同期垂体瘤总数的4.7%，其定义为因肿瘤梗死、坏死或出血而引起的突发疾病。临床表现：典型发病组为起病急骤，突发头痛、恶心呕吐、视力减退、视野缺损、动眼神经麻痹、展神经麻痹、多饮多尿、发热、意识障碍等；不典型发病组以内分泌紊乱为主，如月经不规则、溢乳等[2]。血浆 IGF-1 浓度升高可确立生化学诊断 (随年龄和性别调整其浓度)。血浆生长激素水平可波动于正常范围或显著升高[1]。

(3) 影像学特点

MRI 和 CT 扫描可以了解垂体 GH 腺瘤大小和腺瘤与邻近组织的关系。MRI 是垂体诊断性影像学首选的方法，能清楚地显示肿瘤的边缘、大小和侵袭程度。典型的垂体 MRI 是由给予钆对比剂前后的 T_1 加权冠状 3mm 影像构成。对照前后的矢状影像偶尔也是有用的。垂体的 CT 敏感性和特异性较差。正常垂体在 T_1 加权的 MRI 显示皮质灰质与神经垂体相同密度的均质性信号，证实为一致鲜明的 T_1 信号，被认为是与磷脂空泡有关。生长激素微腺瘤在给钆对比剂前的矢状 T_1 MRI 与周围垂体比较一般是低密度。给钆对比剂后，典型的微腺瘤与周围正常垂体相比，最初对比强化要略差。用 MRI 能检测出 GH 腺瘤扩展到蝶鞍外。评估关键部位包括海绵窦及其内容物和鞍上池并注意视交叉。当扩展到海绵窦时，重要的是测定大腺瘤与颈动脉的关系。大腺瘤是相对软的肿瘤，使颈动脉缩窄很罕见。与微腺瘤相反，一般大腺瘤以对比增强为特征[2]。

(4) 病理特点

分颗粒密集型及颗粒疏松型，两者发生率常相仿，后者发展较快，易复发。①颗粒密集型：瘤细胞形态与正常生长激素分泌细胞相似，圆形或多角形，核居中，圆或卵圆形，高尔基体发达，内质网及线粒体较丰富，胞质内分泌颗粒大且多，分布密，直径为 350~400nm，呈圆形。②颗粒疏松型：细胞及胞核常为多形性，核仁明显，高尔基体、线粒体及粗面型内质网均较丰富，胞质内有较多的微丝，平均宽为 11.5nm，有时聚集成球状，称球形纤维体[3]。

(5) 受累部位病变汇总 (表 1206-1)

表 1206-1　受累部位及表现

受累部位	主要表现
神经系统	突发头痛、恶心呕吐、视力减退、视野缺损、动眼神经麻痹、展神经麻痹、意识障碍等
内分泌系统	糖耐量异常、多饮多尿、月经不规则、溢乳等
骨骼肌肉	骨骺线未闭合前，表现为生长过快，呈现巨人症；若骨骺线已闭合，则表现为肢端肥大症
血液	血浆 IGF-1 浓度升高

二、基因诊断

(1) 概述 (表 1206-2)

表 1206-2　基因亚型汇总

基因	染色体位置	基因组起止坐标 (GRCh37)
AIP	11q13.3	(GRCh37): 11: 67250505-67258579
SSTR5	16p13.3	(GRCh37): 16: 1122756-1131454
GNAS	20q13.3	(GRCh37): 20: 57414756-57486250

基因全长 (bp)	外显子数个	氨基酸数
8 075	7	331
8 699	2	364
71 495	16	1 037

(2) 基因对应蛋白结构及功能

AIP 基因编码芳烃受体相互作用蛋白，这种蛋白质是一种芳烃受体及配体激活的转录因子。该蛋白质作为一种多蛋白复合物的组成部分存在于细胞质中，但当它与配体结合之后又会被转运到细胞核中。这种蛋白质能调节许多外源性代谢酶的表达，同时该蛋白质还可以特异性地结合并抑制乙肝病毒的活性。

SSTR5 是与非功能性垂体腺瘤和功能性垂体腺瘤疾病相关的蛋白质编码基因。在 GO 注释中，该基因被归类到生长抑素活性中。该基因的重要横向同源基因是 *SSTR3*。

异源三聚体 G 蛋白 (GNAS)，是一种与七次跨膜蛋白受体关联的膜结合性 GTP 酶。每个 G 蛋白均包含一个亚单位，并且在"关闭"状态时与 GDP 结合。配体与受体的结合导致 G 蛋白分离，使之变为"开启"状态，并且允许 G_α 第二信使级联被激活。G_α 蛋白有几种，$G_{\alpha s}$ 和 $G_{\alpha i}$ 直接与腺苷环化酶相连，激活或抑制它的活性，导致 cAMP 水平分别增加或者降低。

(3) 基因突变致病机制

Tulipano 等[4] 研究了两个新的 SRIH 类似物 [对 *SSTR2*(NC-4-28B) 和 *SSTR5*(BIM-23268) 具有高度选择性] 的抑制作用。研究结果表明，16 种腺瘤中有 9 种对 SRIH 敏感。

Freda 等[5] 筛选了 60 个生长激素分泌肿瘤的 GNAS 突变，评估它们的突变状态是否与临床和病理特征有关。提取肿瘤 DNA，并用 PCR 扩增含有 2 个复发的活性体细胞突变位点，突变在 GNAS 密码子

201 和 227 的区域。60 个肿瘤中有 24 个存在 GNAS 突变。

Igreja 等[6] 分析了已知的各类 *AIP* 基因突变，证明了启动子突变导致体外活性降低，与患者样品中表达下降相吻合，刺激蛋白激酶 A 可以正向调节 *AIP* 启动子。沉默突变导致异常剪接，使蛋白质变短或 *AIP* 表达减少。

Tuominen 等[7] 进行了基因表达微阵列分析来研究 *AIP* 野生型和敲除小鼠的胚胎成纤维细胞 (MEF) 细胞系之间的变化。转录分析暗示 *AIP* 缺乏会导致环磷酸腺苷 (cAMP) 的信号功能障碍，以及发育和免疫的炎性反应相关的信号级联的损伤，得出的结论是 *AIP* 缺乏产生无法正常抑制 cAMP 合成的缺陷 $G_{\alpha i\text{-}2}$ 和 $G_{\alpha i\text{-}3}$ 蛋白质，从而使 cAMP 浓度升高。

(4) 目前基因突变概述 (表 1206-3)

表 1206-3　目前基因突变汇总　　（单位：个）

基因	突变个数	错义 / 无义突变数	剪接突变数	小片段缺失数
AIP	50	25	7	9
GNAS	135	59	16	28

小片段插入数	大片段缺失数	大片段插入数	调控区突变数
4	4	1	0
20	9	2	1

注：目前人类基因突变数据库暂未收录基因突变情况。

（徐浩明　傅元元）

参考文献

[1] 王曲，王任直 . 垂体生长激素腺瘤的研究及治疗进展 . 神经疾病与精神卫生，2008, 8(2): 158-160.

[2] 镥斐，李士其，赵曜 . 垂体瘤卒中诊断和治疗的再探讨 . 中国临床神经外科杂志，2006, 11: 577-580.

[3] 何双涛，周连华 . 垂体生长激素腺瘤合并卒中及糖尿病酮症酸中毒 1 例报道 . 中国糖尿病杂志，2010, 18(12): 955.

[4] Tulipano G, Bonfanti C, Milani G, et al. Differential inhibition of growth hormone secretion by analogs selective for somatostatin receptor subtypes 2 and 5 in human growth-hormone-secreting adenoma cells in vitro. Neuroendocrinology, 2001, 73: 344-351.

[5] Freda PU, Chung WK, Matsuoka N, et al. Analysis of GNAS mutations in 60 growth hormone secreting pituitary tumors: correlation with clinical and pathological characteristics and surgical outcome based on highly sensitive GH and IGF-1 criteria for remission. Pituitary, 2007, 10: 275-282.

[6] Igreja S, Chahal HS, King P, et al. Characterization of aryl hydrocarbon receptor interacting protein(AIP)mutations in familial isolated pituitary adenoma families. Hum Mutat, 2010, 31: 950-960.

[7] Tuominen I, Heliovaara E, Raitila A, et al. AIP inactivation leads to pituitary tumorigenesis through defective Galphai-cAMP signaling. Oncogene, 2015, 34: 1174-1184.

1207~1210　联合垂体激素缺乏症
(pituitary hormone deficiency, combined, CPHD)
(1207. CPHD1, OMIM 613038; 1208. CPHD2, OMIM 262600; 1209. CPHD3, OMIM 221750; 1210. CPHD6, OMIM613986)

一、临床诊断

(1) 概述

联合垂体激素缺乏症 (CPHD) 是一类以生长激素 (GH) 缺乏伴随一至多种垂体前叶激素缺乏为特征的疾病。其主要表现症状为身材矮小、垂体发育不全、性腺激素缺失、甲状腺功能减退、性发育障碍和肾上腺皮质功能减退[1]。近年研究发现，垂体转录因子 1(POU1F1，PIT-1) 的祖先蛋白 PROP1 是基因突变性 CPHD 最常见的病因之一，约 75% 的 CPHD 患者与 PROP1 及 PIT-1 的基因突变有关，其中 PROP1 的基因突变约占 50%[2]。PIT-1 突变导致联合垂体激素缺乏症 1 型 (CPHD1)。PROP1 基因纯合或复合杂合突变导致联合垂体激素缺乏症 2 型 (CPHD2)，其为常染色体隐性遗传疾病。联合垂体激素缺乏症 3 型 (CPHD3)LIKE 同源盒转录因子 3 基因 (Paired-like homeodomain transcription factor 3, LHX3) 突变引起。此外还有 OTX2 突变导致的联合垂体激素缺乏症 6 型 (CPHD6)。

(2) 临床特点

CPHD 主要表现为垂体机能衰退，而引起生长激素、促甲状腺激素、泌乳素、促黄体素和促卵泡激素的缺乏，以及在一些情况下出现促肾上腺皮质素 (ACTH)分泌不足，在垂体发育早期表达，在垂体器官形成后期和成熟腺体中表达量明显减少，转基因试验证实了这种暂时表达特性对垂体的特异性细胞或整个腺体的发育起关键作用[1]。临床上呈现相应靶腺功能减退的表现[3]，如同时合并垂体后叶激素不足，则称为全垂体功能减退症[4]。儿童 CPHD 患者多以身材矮小为突出表现和主要就诊原因，其他还有外生殖器发育不良、青春发育延迟、智力低下、乏力等，伴颅内肿瘤者可有头痛、呕吐、视力减退、视野缺损等。这些表现往往由于缺乏特异性、非急症等原因不易引起重视。

此外，部分 CPHD3 患者还可出现颈椎活动障碍、短颈、脊柱后凸和 (或) 前凸、关节活动度和皮肤弹性过大、掌纹和足底褶皱深、指甲发育不良、龋齿、神经性耳聋及智力语言发育障碍、轻度肌张力低下 (图 1207-1)。及部分 CPHD2 患者还可出现低血糖癫痫样发作。

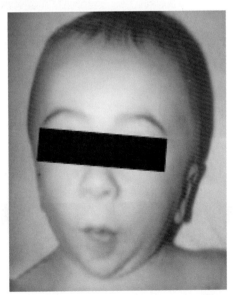

图 1207-1　一例男性患儿的面部照片，可见短颈
[J Clin Endocrinol Metab, 2007, 92(5): 1909-1919]

(3) 影像学特点

影像学检查可发现颅内占位、靶腺器官病变等器质性改变 (图 1207-2)。常规蝶鞍部磁共振检查可发现颅咽管瘤、垂体腺瘤、生殖细胞瘤、垂体发育不良等器质性改变，这些均可导致CPHD。尚有少见的病因，如脊髓空洞症，该病合并CPHD 国内外已有报道[5]。

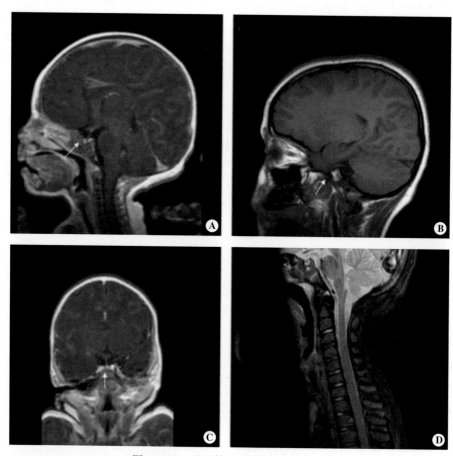

图 1207-2 腺垂体和颈椎 MRI 表现。

A. 刚出生患儿的强化后 T_1 矢状位图像；B. 同一时间的强化后冠状位 T_1 图像，均可见腺垂体内低信号，提示为微腺瘤；C. 患儿 6.5 岁时的强化后 T_1 矢状位图像，可见一大约 4mm×8mm×5mm 低信号腺瘤；D. 短 T_1 反转回复序列矢状位图像，可见颈椎排列正常，脊髓位置及脊髓内信号正常。

(J Clin Endocr Metab, 2006, 91: 747-753)

(4) 病理特点

尚无相关报道。

(5) 基因突变亚型汇总（表 1207-1）

表 1207-1 亚型汇总

CHPD 亚型	致病基因（别名）
CHPD1	*POU1F1*
CHPD2	*PROP1*
CHPD3	*LHX3*
CHPD6	*OTX2*

(6) 受累部位病变汇总（表 1207-2）

表 1207-2 受累部位及表现

受累部位	主要表现
神经系统	智力低下、颅内肿瘤、低血糖癫痫样发作、智力语言发育障碍、轻度肌张力低下

续表

受累部位	主要表现
内分泌系统	垂体发育不全、性腺激素缺失、甲状腺功能减退、性发育障碍、肾上腺皮质功能减退
骨骼	颈椎活动障碍、短颈、脊柱后凸和 / 或前凸、关节活动度过大、指甲发育不良、龋齿
皮肤	皮肤弹性过大、掌纹和足底褶皱深
内耳	神经性耳聋

二、基因诊断

(1) 概述

POU1F1 基因，即编码一个 POU 家族转录因子的基因，位于 3 号染色体短臂 1 区 1 带 (3p11)，基因组坐标为 (GRCh37):3:87308783-87325737，全长 16 955bp，包含 6 个外显子，编码 291 个氨基酸。

(2) 基因对应蛋白结构及功能

该基因编码的蛋白质为 POU 转录因子家族成员之一，调控哺乳动物的发育，调控多个与脑垂体发育和激素表达相关基因的表达。POU 转录因子激活生长激素和催乳素基因，特异性地结合 5'-TAAAT-3' 序列。该基因的突变会导致联合垂体功能缺陷。已发现该基因的多个转录变异体，可编码不同的蛋白亚型。

(3) 基因突变致病机制

1992 年，Tatsumi 等[6]首次发现人转录激活因子能够导致多种靶基因的缺陷。研究者们对一例女性 CPHD 患者的 POU1F1 基因进行了分析，检出 POU1F1 基因的一个无义突变，患者父母没有疾病表型，但携带该基因位点的杂合突变。

1990 年，Camper 等[7]采用亚种间小鼠回交，发现 Pou1f1 基因和位于 16 号染色体的 Snell 矮小基因具有很强的连锁关系。Southern 印迹分析发现在矮小小鼠中 Pou1f1 基因重排，但是在近交系野生型小鼠中不发生重排，此结果为 PIU1F1 基因损伤导致 Snelldwarf 提供了分子学证据。1990 年，Li 等[8]也证明了 POU1F1 是腺垂体能够产生生长激素、催乳素和促甲状腺激素等细胞特异化所必需的。

2014 年，Skowronska-Krawczyk 等发现 POU1F1 的增强子与核内富含 matrin-3 的网络结构的结合是有效激活 POU1F1 调控的增强 / 编码基因转录体系的关键事件[9]。POU1F1 与 SATB1 和 β-catenin 的相互作用是这个事件所必需的。POU1F1 基因的热点突变 R271W 导致 POU1F1 丧失与 SATB1 和 β-catenin 的作用，因此富含 matrin-3 的网络阻碍了 POU1F1 依赖的增强子 / 编码靶基因激活。通过将 R271W 突变的 POU1F1 蛋白与 matrin-3 网络绑定，绕过 SATB1 和 β-catenin 相互作用这个必要条件，能够逆转该网络的失活。与 matrin-3 网络结合的 p.R271W 突变的 POU1F1 蛋白，能够修复 POU1F1 依赖的增强子的激活，并募集共激活因子，例如 p300，导致增强 RNA 转录和靶基因的激活。Skowronska-Krawczyk[9] 等认为，这些研究揭示一个不曾预料的发现，依赖于同源结构域因子、β-连环蛋白和 SATB1 蛋白的目标基因调控增强子区可定位到亚核结构，通过这个潜在机制，增强了结合的同源结构域因子可有效激活进展的基因转录程序。

(4) 目前基因突变概述

目前人类基因突变数据库收录的 POU1F1 基因突变有 35 个，其中错义 / 无义突变 25 个，剪接突变 2 个，小的缺失 3 个，小的插入 2 个，大片段缺失 1 个，调控区突变 2 个。6 号外显子 R271W 突变为 POU1F1 基因的热点突变。

三、基因诊断

(1) 概述

PROP1 基因，即编码一对同源异型结构域转录因子的基因，位于 5 号染色体长臂 3 区 5 带 3 亚带 (5q35.3)，基因组坐标为 (GRCh37):5:177419236-177423243，基因全长 4008bp，包含 3 个外显子，编码 226 个氨基酸。

(2) 基因对应蛋白质结构及功能

该转录因子由一对结构域相似的转录因子组成，特异性地表达于垂体内。该转录因子表达早于垂体特异转录因子 (PIT1)，是 PIT1 表达所必需的。该基因的突变与联合垂体激素缺乏症和生长激素、催乳素、促甲状腺激素、促性腺激素缺乏相关。

(3) 基因突变致病机制

在患有 CPHD 的 4 个家系中发现了生长激素、催乳激素、促甲状腺素、促黄体激素、促卵泡激素的缺乏，但是促肾上腺皮质激素为正常水平。Wu 等发现了 PROP1 基因失活突变形成的纯合或者复合杂合体。与 CPHD1 的个体相比，该基因是小鼠的 Pit1 基因的同系物，PROP1 突变不能产生足够的促黄体激素和促卵泡激素，不能使个体正常进入青春期。研究结果发现导致人类垂体激素缺乏的主要原因中，PROP1 可能在脑垂体促性腺激素、生长激素、泌乳素、促甲状腺素等的垂体腺轴的形成发育中发挥了直接或者间接作用。

Deladoey 等研究了 18 个无血缘关系家系中的 35 个 PROP1 基因缺陷导致的 CPHD 患者，发现 PROP1 基因的 3 个错义突变、2 个移码突变、1 个剪接位点突变。2 个移码突变是在 148-GGA-GGG-153 或者 295-CGA-GAG-AGT-303 位置的 2bp 的 GA 或 AG 的缺失，分别称为 c.149_150 delGA 和 c.296_297delGA。

本病尚无相应的分子研究，致病机制未明。

(4) 目前基因突变概述

目前人类基因突变数据库收录的 PROP1 基因突变有 27 个，其中错义 / 无义突变 13 个，剪接突变 3 个，小的缺失 7 个，小的插入 1 个，大片段缺失3个。

四、基因诊断

(1) 概述

LHX3 基因, 即编码 LIM 同源核蛋白 3 的基因, 位于 9 号染色体长臂 3 区 4 带 3 亚带 (9q34.3), 基因组坐标为 (GRCh37):9:139088096-139096955, 基因全长 8860bp, 包含 6 个外显子, 编码 402 个氨基酸。

(2) 基因对应蛋白结构及功能

LHX3 基因编码 LIM 同源核蛋白 3, 是携带有 LIM 结构域 (富含半胱氨酸锌指结合的结构域) 的蛋白家族成员。该蛋白是垂体发育和运动神经元分化的转录因子。该蛋白作为转录激活子, 结合并激活 α 糖蛋白基因的启动子, 和 POU1F1/Pit-1 协同增强催乳激素启动子的转录, 是构建垂体和神经系统的特殊细胞所必需的。与 LDB1、ISL1 共同参与中间神经元和运动神经元的发育。

(3) 基因突变致病机制

Netchine 等 [10] 在 2 个不相关的血缘家庭的 CPHD 患者中, 发现 *LHX3* 基因的 1 个纯合无义突变和 1 个缺失突变。Bhangoo 等 [11] 在一个 CPHD 伴颈椎强直的男孩中, 发现 *LHX3* 基因 1bp 纯合缺失突变。Pfaeffle 等 [12] 分析了来自 342 个家庭的 366 例垂体功能低下患者的 *LHX3* 基因, 在来自 4 个 CPHD 家庭的 7 例患者中发现突变, 在 48 例单纯生长激素缺乏的患者中均未检测到突变, 作者认为 *LHX3* 基因突变是 CPHD 发生的罕见原因。Rajab 等 [13] 分析了来自 2 个不相关的血缘家庭的 4 例 CPHD 患者的 *LHX3* 基因, 发现 1 个大的纯合缺失突变和 1 个纯合无义突变。

本病尚无相应的分子研究, 致病机制未明。

(4) 目前基因突变概述

目前人类基因突变数据库收录的 *LHX3* 基因突变有 11 个, 其中错义 / 无义突变 5 个, 剪接突变 1 个, 小的缺失 1 个, 小的插入缺失 1 个, 大片段缺失 3 个。

五、基因诊断

(1) 概述

OTX2 基因, 即编码同源异型框蛋白 OTX2 亚型 b 的基因, 位于 14 号染色体长臂 2 区 2 带 3 亚带 (14q22.3), 基因组坐标为 (GRCh37):14:57267425-

57277194, 基因全长 9770bp, 包含 5 个外显子, 编码 297 个氨基酸。

(2) 基因对应蛋白结构及功能

OTX2 基因编码的蛋白质是 bicoid 亚科成员, 是一种具有同源域的转录因子。该蛋白作为转录因子在大脑、颅面、感觉器官的发育中发挥作用, 在有丝分裂期间也会影响多巴胺能神经祖细胞的增殖和分化。*OTX2* 基因突变能引起 MCOPS5 和 CPHD6, 也可能在成神经管细胞瘤形成中发挥致癌作用。该基因的选择性剪接可以产生多个编码不同亚型的转录突变体, 该基因的假基因存在于 2 号染色体和 9 号染色体。

(3) 基因突变致病机制

2008 年, Diaczok 等 [13] 通过分析 19 例垂体功能减退患者的 8 个可以编码垂体特异性转录因子的基因, 包括 *HESX1*、*LHX3*、*LHX4*、*OTX2*、*PITX2*、*POU1F1*、*PROP1* 和 *SIX6*, 在两例无血亲关系的 CPHD 患者中发现了 *OTX2* 基因的一个杂合错义突变, 而这两例患者表现为新生儿低血糖症和生长激素促甲状腺激素、泌乳素、促黄体素和促卵泡激素缺乏。磁共振成像显示患者腺垂体发育不全伴有异位神经垂体。野生型和突变型 OTX2 蛋白质可以等效地结合到 bicoid 结合位点, 而突变型 *OTX2* 会导致反式激活作用的下降。*OTX2* 基因的新突变位点通常结合到靶基因上, 并且作为 *HESX1* 基因表达一个主要的负抑制剂。研究表明, 腺垂体细胞在时空上的发育需要 *HESX1* 基因的表达, 一旦 *HESX1* 基因的表达受干扰, 会造成腺垂体缺陷或不完全发育并伴随激素表达的减少。

本病尚无相应的分子研究, 致病机制未明。

(4) 目前基因突变概述

目前人类基因突变数据库收录的 *OTX2* 基因突变有 28 个, 其中错义 / 无义 13 个, 剪接突变 1 个, 小的缺失 4 个, 小的插入 6 个, 大片段缺失 4 个。

(徐浩明 陈 超 余舒扬 姬利延 侯 淼　伊 刚 王晓凤)

参考文献

[1] 王翼 . 垂体相关转录因子与联合垂体激素缺乏症 . 临床儿科杂志 , 2009,279(8):791-794

[2] Fofanova O,Takamura N,Kinoshita E.Compound heterozygous deletion of the PROP1 gene in children with combined pituitary hormone deficiency.J Clin Endocrinol Metab, 1998,

83(7):2601-2604.

[3] 刘新民 . 实用内分泌学 . 北京：人民军医出版社 , 2004: 119-129.

[4] 宋素彩，栗夏莲，王丹萍，等 .Chiari 畸形并脊髓空洞症致腺垂体功能减退 1 例并文献复习 . 医药论坛杂志 , 2011, 32(7): 48-50.

[5] Ashok G, Aleksander M, Vitali M, et al. Resolution of syringomyelia and Chiari malformation after growth hormone therapy. Childs Nerv Syst, 2008, 24 (11):1345-1348.

[6] Tatsumi K, Miyai K, Notomi T, et al. Cretinism with combined hormone deficiency caused by a mutation in the PIT1 gene. Nat Genet, 1992, 1: 56-58.

[7] Camper SA, Saunders TL, Katz RW, et al. The Pit-1 transcription factor gene is a candidate for the murine Snell dwarf mutation. Genomics, 1990, 8: 586-590.

[8] Li S, Crenshaw EB 3rd, Rawson EJ, et al. Dwarf locus mutants lacking three pituitary cell types result from mutations in the POU-domain gene pit-1. Nature, 1990, 347: 528-533.

[9] Skowronska-Krawczyk D, Ma Q, Schwartz M, et al. Required enhancer-matrin-3 network interactions for a homeodomain transcription program. Nature, 2014, 514: 257-261.

[10] Netchine I, Sobrier M L, Krude H, et al. Mutations in LHX3 result in a new syndrome revealed by combined pituitary hormone deficiency. Nature Genet, 2000, 25: 182-186.

[11] Bhangoo APS, Hunter CS, Savage JJ, et al. A novel LHX3 mutation presenting as combined pituitary hormonal deficiency. J Clin Endocr Metab, 2006, 91: 747-753.

[12] Pfaeffle RW, Savage JJ, Hunter CS, et al. Four novel mutations of the LHX3 gene cause combined pituitary hormone deficiencies with or without limited neck rotation. J Clin Endocr Metab, 2007, 92: 1909-1919.

[13] Rajab A, Kelberman D, de Castro SCP, et al. Novel mutations in LHX3 are associated with hypopituitarism and sensorineural hearing loss. Hum Molec Genet, 2008, 17: 2150-2159.

[14] Diaczok D, Romero C, Zunich J, et al. A novel dominant negative mutation of OTX2 associated with combined pituitary hormone deficiency. J Clin Endocrinol Metab, 2008, 93: 4351-4359.

1211　血纤溶酶原缺乏症 1 型
(plasminogen deficiency, type I; OMIM 217090)

一、临床诊断

(1) 概述

血纤溶酶原缺乏症是一类由于血纤溶酶原 (PLG) 功能异常导致的疾病，分为先天型 (1 型) 和获得型 (2 型)，Ⅰ型是由于 PLG 的数量减少引起纤溶酶功能降低而累及全身多器官的一种疾病。此病 1982 年首次被报道[1]，为常染色体隐性遗传方式，致病基因为纤溶酶原基因。

(2) 临床表现

有研究表明，不同的地理位置的发病率为 0.13%~0.42%，平均发病年龄 9.54 个月，女性发病稍多见。PLG 缺乏症Ⅰ型是一种多系统疾病，可因局部组织损伤和手术诱发，主要累及全身黏膜组织，最常累及眼部造成木样结膜炎 (图 1211-1 A~C)(由最初慢性流泪和结膜发红，结膜上假膜形成，到眼睑正常黏膜组织被黄白色或红色木质样均质结构所代替)，累及口腔黏膜时造成木样齿龈炎 (可造成牙齿脱落)(图 1211-1D)，消化道、生殖道黏膜亦可有不同程度的受累。神经系统受累时常可见 Dandy-Walker 畸形，即第四脑室孔闭塞综合征。皮肤也受累造成青年瓦格纳病[1,2]。

(3) 辅助检查

血清检查可见血清纤溶酶原活性减少，抗原减少。

头部 MRI 检查可见梗阻性脑积水，脑室扩大，Dandy-Walker 畸形时可见第四脑室以上脑室系统对称性扩大、脑水肿和颅后窝占位征象[3]。

眼部假膜的病理学切片检查可见组织内富含嗜酸性的纤维蛋白，周围有肉芽组织形成，血管周围有炎性细胞浸润。

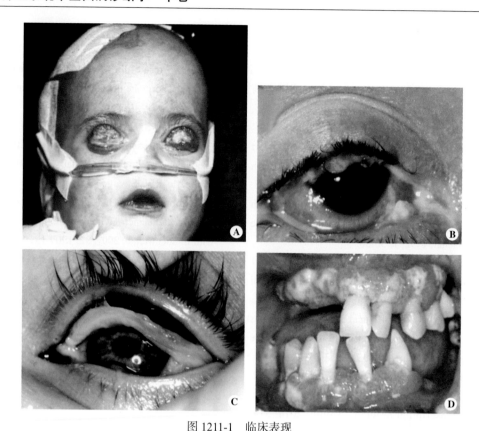

图 1211-1　临床表现

A~C. 木质样结膜炎；D. 木质样齿龈炎

[N Engl J Med, 1998, 339(23): 1679-1686; Blood, 1997, 90(3): 958-966; Blood, 2006, 108(9): 3021-3026]

(4) 受累部位病变汇总（表 1211-1）

表 1211-1　受累部位及表现

受累部位	主要表现
黏膜	累及全身黏膜组织，最常累及眼部造成木样结膜炎，累及口腔黏膜时造成木样齿龈炎（可造成牙齿脱落），消化道、生殖道黏膜亦可有不同程度的受累
脑	第四脑室孔闭塞综合征
皮肤	青年瓦格纳病

二、基因诊断

(1) 概述

PLG 基因，即编码纤溶酶原的基因，位于 6 号染色体长臂 2 区 6 带 (6q26)，基因组坐标为 (GRCH37): 6: 161123225-161175086，全长 51 862bp，包含 19 个外显子，编码 810 个氨基酸。

(2) 基因对应蛋白结构及功能

PLG 基因编码的蛋白是一种分泌型血纤溶酶原，可通过蛋白水解作用激活，并转变为纤溶酶和血管抑素。该蛋白包含 1 个 PAN 结构域、5 个环状结构域和 1 个肽酶 S1 结构域。纤溶酶可溶解血凝块中纤维蛋白，在多种其他进程（包括胚胎发育、组织重建、肿瘤浸润和炎症）中可作为蛋白水解因子发挥重要作用。

(3) 基因突变致病机制

1997 年，Schuster 等 [4] 报道了两名患有纤溶酶原缺乏症 I 型、但相互无关联的土耳其女孩。研究者在两例患者中分别发现 *PLG* 基因的纯合性突变 p.R216H 和 p.W597X。1998 年，Schott 等 [5] 在一位患有纤溶酶原缺乏症 I 型的土耳其儿童中，发现 *PLG* 基因的纯合性突变 p.E460X。2006 年，Tefs 等 [6] 对 50 例纤溶酶原缺乏症 I 型患者进行突变筛查，发现其中 31 例患者携带 *PLG* 基因的复合杂合或复合纯合突变，其中最高频突变为 p.K19E，存在于 17 例患者中。研究者使用 COS-7 细胞对 9 种不同的 *PLG* 基因 I 型突变体进行功能表达试验。他们发现，*PLG* 突变导致纤溶酶原抗原水平降低，突变体蛋白不稳定性和降解增加，细胞分泌功能受损。

1995 年，Bugge 等 [7] 发现 *Plg* 基因敲除小鼠可完成胚胎发育，存活到成年，并且具有繁殖能力。

但是，该小鼠出现多个自发性血栓病灶，导致严重的器官损伤，早期发病率或死亡率高。

(4) 目前基因突变概述

目前人类基因突变数据库收录的 *PLG* 基因突变有 46 个，其中错义 / 无义突变 37 个，剪接突变 2 个，小的缺失 5 个，小的插入 2 个。突变分布在基因整个编码区，无突变热点。

（赵 琳 杨 颖）

参考文献

[1] Hasegawa D, Tyler B, Edson JR. Thrombotic disease in three families with inherited plasminogen deficiency. Blood, 1982, 60: 213a.

[2] Schuster V, Seregard S. Ligneous conjunctivitis.Surv Ophthalmol, 2003, 48(4): 369-388.

[3] Schuster V, Hügle B, Tefs K. Plasminogen deficiency. J Thromb Haemos, 2007, 5(12): 2315-2322.

[4] Schuster V, Mingers AM, Seidenspinner S, et al. Homozygous mutations in the plasminogen gene of two unrelated girls with ligneous conjunctivitis. Blood, 1997, 90: 958-966.

[5] Schott D, Dempfle CE, Beck P, et al. Therapy with a purified plasminogen concentrate in an infant with ligneous conjunctivitis and homozygous plasminogen deficiency. N Engl J Med, 1998, 339: 1679-1686.

[6] Tefs K, Gueorguieva M, Klammt J, et al. Molecular and clinical spectrum of type I plasminogen deficiency: a series of 50 patients. Blood, 2006, 108: 3021-3026.

[7] Bugge TH, Flick MJ, Daugherty CC, et al. Plasminogen deficiency causes severe thrombosis but is compatible with development and reproduction. Genes Dev, 1995, 9: 794-807.

1212 儿童期起病的结节性多动脉炎
(polyarteritis nodosa, childhood-onset; PAN; OMIM 615688)

一、临床诊断

(1) 概述

儿童期起病的结节性多动脉炎是一种系统性自身免疫性血管炎，致病基因为 *CECR1*。

(2) 临床表现

儿童期起病的结节性多动脉炎以累及中小动脉平滑肌的坏死性炎性病变为主要临床特征。可累及多个器官、系统，包括皮肤、肌肉、神经系统、心血管系统、泌尿生殖系统。皮肤受累常表现为不明原因的皮肤病变（网状青斑、瘀斑、皮肤坏死、肌皮下结节）（图 1212-1）。肌肉受累常表现为肌痛或肌肉压痛。中枢神经系统受累主要表现为周围神经病（多发单运动神经病、感觉周围神经病）、可逆性脑后部白质病变综合征。泌尿系统受累主要表现为蛋白尿、血尿、红细胞管型、肾功能损害。某些患者可出现高血压[1]。

(3) 辅助检查

部分患者头颅 MR 检查可表现为可逆性脑后部白质病变（图 1212-2），血管造影可发现中小动脉动脉瘤、狭窄或闭塞（图 1212-3）。

(4) 病理表现

特征性病理改变为中小动脉坏死性炎性病变伴结节形成，损害呈节段性分布，易发生在动脉分叉处（图 1212-4）。

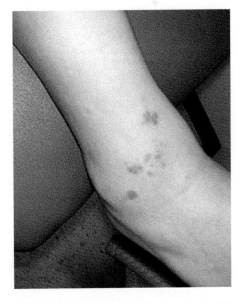

图 1212-1　患者皮肤红斑或蓝紫色皮肤结节
直径 0.5cm，主要分布在下肢远端

[J Am Acad Dermatol, 2005, 53(4): 724-728]

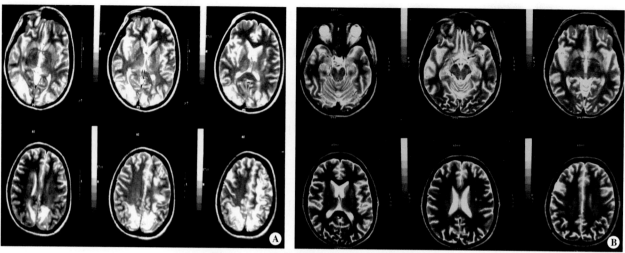

图 1212-2　患者可逆性脑后部白质病变

[Neurol Sci, 2008, (29): 163-167]

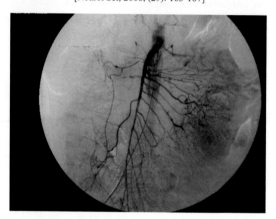

图 1212-3　肠系膜上动脉选择性造影

可见其分支多发小动脉瘤 [Neurol Sci, 2008, (29): 163-167]

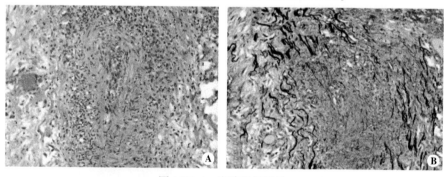

图 1212-4　皮肤组织活检

A. 肌性动脉坏死性血管炎 (HE 染色，×50)；B. 弹力纤维染色提示血管内弹力层撕裂 (×50)[J Am Acad Dermatol, 2005, (53): 724-728]

(5) 受累部位病变汇总 (表 1212-1)

表 1212-1　受累部位及表现

受累部位	主要表现
神经系统	多发单运动神经病、感觉周围神经病、可逆性脑后部白质病变
皮肤	网状青斑、瘀斑、皮肤坏死、皮下结节
骨骼肌	肌痛或肌肉压痛
肾脏	蛋白尿、血尿、红细胞管型、肾功能损害
动脉	动脉瘤，动脉狭窄、闭塞

二、基因诊断

(1) 概述

CECR1 基因，即编码腺苷脱氨酶的基因，位于 22 号染色体长臂 1 区 1 带 2 亚带 (22q11.2)，基因组坐标为 (GRCh37):22:17659681-17702744，基因全长 43 064bp，包含 13 个外显子，编码 511 个氨基酸。

(2) 基因对应蛋白结构及功能

CECR1 基因编码腺苷脱氨酶家族的亚家族成员，编码的蛋白是人类发现的两个腺苷脱氨酶其中的一个，调节信号分子及腺苷酸的水平。Riazi 等[2] 报道 CECR1 基因包含 9 个外显子编码区，大约 28kb，其中包含一个 2.2kb 的 3′-UTR，富含 Alu 和 LINE 重复序列。CECR1 编码的蛋白从单核细胞分泌出来，调节细胞增殖和分化。

(3) 基因突变致病机制

在 2 例无家族相关性的患有 PAN 的欧洲血统女孩中，Zhou 等[3] 发现了 CECR1 复合杂合突变。这 2 例患者均携带 CECR1 基因 9 号外显子 c.1358A > G 转换，导致催化区域 453 位酪氨酸变为半胱氨酸 (p.Y453C)。其中 1 例患者的第 2 个突变是 3 号外显子 c.326C > A 颠换，导致催化区域 109 位丙氨酸变成天冬氨酸 (p.A109D)；而另外一例患者的第 2 个突变是 2 号外显子 c.140G > C 颠换，导致二聚化结构域 47 位甘氨酸变为丙氨酸 (p.G47A)。Navon Elkan 等[4] 在 19 例患有结节性多动脉炎的乔治亚犹太人中发现了 1 个纯合的 p.G47R 突变。

本病尚无相应的分子研究，致病机制未明。

(4) 目前基因突变概述

目前人类孟德尔遗传数据库收录的 CECR1 基因突变有 11 个，均为错义 / 无义突变。

（石玉芝　朱晨晨）

参考文献

[1] Basak RB, Ganguli S, Rapaport S. Pediatric vasculitis. Indian J Paediatr Dermatol, 2014, 15: 61-65.

[2] Riazi MA, Brinkman-Mills P, Nguyen T, et al. The human homolog of insect-derived growth factor, CECR1, is a candidate gene for features of cat eye syndrome. Genomics, 2000, 64: 277-285.

[3] Zhou Q, Yang D, Ombrello AK, et al. Early-onset stroke and vasculopathy associated with mutations in ADA2. N Engl J Med, 2014, 370: 911-920.

[4] Navon Elkan P, Pierce SB, Segel R, et al. Mutant adenosine deaminase 2 in a polyarteritis nodosa vasculopathy. N Engl J Med, 2014, 370: 921-931.

1213　婴儿严重型、多囊肾病伴结节硬化症
(polycystic kidney disease, infantile severe, with tuberous sclerosis, PKDTS; OMIM 600273)

一、临床诊断

(1) 概述

导致常染色体显性遗传的多囊肾病基因 (PKD1) 与导致结节硬化症的基因 (TSC2) 均位于 16 号染色体长臂并相邻。临床上常见结节硬化症伴肾囊性变，这是一种严重并多见于婴儿的特殊罕见类型。这部分人群基因检测常可见基因缺失[1-3]。

(2) 临床表现

文献报道可见婴儿出生数月后可突发癫痫、意识水平下降，发作与生产过程无明显关联[4]。

(3) 影像学表现

头颅 MRI 影像提示典型的结节影像表现，如多发的室管膜下结节及皮质下结节[4](图 1213-1)。

B 超提示双肾多发性囊性占位性病变[5](图 1213-2)。

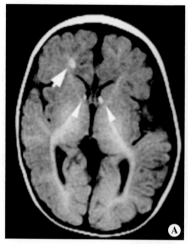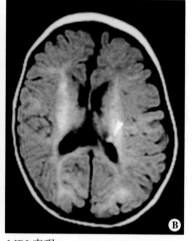

图 1213-1　MRI 表现

A. T₁轴位像提示两个室管膜下的结节高信号 (小箭头)，为皮质结节 (大箭头)；B.T₁轴位增强像提示左侧室管膜下高信号结节 (小箭头)

(Pediatr Nephrol, 2004, 19: 602-608)

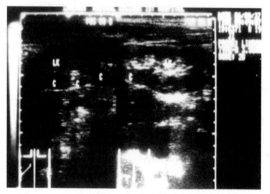

图 1213-2　B 超示双肾多发性囊性占位性病变

(临床皮肤科杂志 , 2003, 32: 158)

(4) 病理表现

尚无特异性表现。

(5) 受累部位病变汇总 (表 1213-1)

表 1213-1　受累部位及表现

受累部位	主要表现
脑	癫痫、智力下降
皮肤	皮肤血管纤维瘤样损害
肾脏	双肾占位性病变

二、基因诊断

(1) 概述

TSC2 基因，即编码结节性硬化症 2 相关蛋白的基因，位于 16 号染色体短臂 1 区 3 带 3 亚带 (16p13.3)，基因组坐标为 (GRCh37):16:2097472-2138713，基因全长 41 242bp，包含 42 个外显子，编码 1807 个氨基酸。

(2) 基因对应蛋白结构及功能

TSC2 基因的产物是肿瘤抑制剂，可激活特异性 GTP 酶，具有 GTP 酶激活子活性及蛋白同源二聚化活性。该蛋白可和错构瘤蛋白结合形成细胞质复合物，并与错构瘤蛋白的分子伴侣起作用。其与 TSC1 形成的复合物可通过负调控 mTORC1 信号反应来抑制 S6K1 和 EIF4EBP1 的营养因子介导或生长因子激活的磷酸化反应。该基因包含多个编码不同亚型的可变剪接转录变异体，与其相关的一个重要同源基因是 RALGAPA2。

(3) 基因突变致病机制

2014 年，Ismail 等 [6] 报道了 2 例 PKDTS 患者的 TSC2 基因存在着外显子缺失突变。其中一例患者的 TSC2 基因有 6 个连续外显子的缺失突变，缺失范围从 26 号外显子开始到 31 号外显子结束，该缺失突变覆盖了 971bp 长的编码区域，但对患者的母亲做 MLPA 测试，并未检测到 TSC2 基因的任何外显子缺失。另一例患者的 TSC2 基因则有最后 10 个连续外显子的缺失突变，缺失范围从 32 号外显子开始到 41 号外显子结束，覆盖了大约 1.5kb 的区域；同时 MLPA 分析发现，在相邻的 PKD1 基因中发现了 46 号外显子缺失突变。该蛋白在体外可微弱地激活 Ras- 相关蛋白 RAP1A 及 RAB5 固有的 GTP 酶活性。TSC2 基因的突变可导致肿瘤细胞中 RAP1A 的组成性表达，与该基因相关的疾病包括结节性硬化症等。

本病尚无相应的分子研究，致病机制未明。

(4) 目前基因突变概述

目前人类基因突变数据库收录的 TSC2 基因突变有 732 个，其中错义 / 无义突变 255 个，剪接突变 97 个，小的缺失 167 个，小的插入 81 个，大片段缺失 121 个，大片段插入 11 个。突变分布在基因整个编码区，无突变热点。

（周怡茉　王新颖）

参考文献

[1] Brook-Carter PT, Peral B, Ward CJ, et al. Deletion of the TSC2 and PKD1 genes associated with severe infantile polycystic kidney disease: a contiguous gene syndrome. Nat Genet, 1994, 8: 328-332.

[2] Bisceglia M, Galliani C, Carosi I, et al. Tuberous sclerosis complex with polycystic kidney disease of the adult type: the TSC2/ADPKD1 contiguous gene syndrome. Int J Surg Pathol, 2008, Oct.16: 375-385.

[3] Susan J. Back, Savvas Andronikou, Tracy Kilborn et al. Tuberous sclerosis complex with polycystic kidney disease of the adult type: the TSC2/ADPKD1 contiguous gene syndrome. Pediatr Nephrol, 2004, 19: 602-608.

[4] Martin W. Laass, Miriam Spiegel, Anna Jauch et al·Tuberous sclerosis and polycystic kidney disease in a 3-month-old infant. Pediatr Nephrol, 2004, 19: 602-608.

[5] 石仁琳，匡钱华.结节性硬化症并双侧多囊肾 1 例.临床皮肤科杂志，2003, 32: 158-158.

[6] Ismail NF, Nik Abdul Malik NM, Mohseni J, et al. Two novel gross deletions of TSC2 in Malaysian patients with tuberous sclerosis complex and TSC2/PKD1 contiguous deletion syndrome. Jpn J Clin Oncol, 2014, 44: 506-511.

1214　多囊性脂膜样骨发育不良伴硬化性脑白质病
(polycystic lipomembranous osteodysplasia with sclerosing leukoencephalopathy, PLOSL; OMIM 221770)

一、临床诊断

(1) 概述

多囊性脂膜样骨发育不良伴硬化性脑白质病 (PLOSL) 于 1961 年由日本学者 Nasu 和芬兰学者 Hakola 先后报道，因此又称 Nasu-Hakola 病 (NHD)。PLOSL 是一个独特且罕见的疾病，其特点是不断进展的阿尔茨海默病和全身多发骨囊肿[1, 2]。此病呈全球分布，目前报道的病例大多来自芬兰、日本及非洲等地，芬兰报道的年发病率为 2/10 万，在性别分布上没有差异[3, 4]。PLOSL 是一种常染色体隐性遗传性疾病，是由 TREM2 基因突变导致。病理学改变为骨组织膜囊性变及中枢神经系统的退行性变。诊断要点为进行性痴呆、多发性骨囊肿。

(2) 临床表现及分期

该病有家族性因素，父母多为近亲结婚。一般在 20 岁左右出现腕部、踝部疼痛及肿胀，轻微外伤即可导致骨折，首发症状也可为尿失禁、性欲减退、阳痿等。病程逐渐进展，出现步态紊乱、截瘫、记忆丧失、人格改变、进行性痴呆、癫痫发作、异常脑电图表现，头颅影像可见双侧基底核钙化，最终死亡。神经系统检查可见痉挛性截瘫、辨距不良、不自主和缓慢双上肢舞蹈样动作或肌阵挛、反射亢进和病理征，也可出现对称性腭肌阵挛、声音单调、

语言困难、人格改变、进行性判断力下降等，可导致严重的社会问题。也可出现额叶综合征表现，如判断力丧失、欣快、社会行为失抑制、注意力不集中、缺乏自知力等[5, 6]。该病根据病程可分为 4 期：①潜伏期，无症状。②骨性期，20~30 岁，可见腕、踝部牵拉后疼痛和肿胀，轻微外伤即可骨折，X 线检查可见指骨、掌骨、腕骨、踝骨、长骨骨骺端囊性疏松，囊肿代替松质骨，其中充满胶冻样、部分坏死的脂样物。骨骼受损症状轻微，常在出现神经精神症状后才可诊断。③神经精神期，30~40 岁，可见进行性痴呆、额叶综合征，常见痉挛性截瘫、锥体外系症状、肌阵挛或癫痫发作、原始反射等。EEG 可见同步化周期性和弥漫性 6~8Hz 脑电活动。其他如麻痹性肠梗阻、巨结肠、尿失禁、阳痿等罕见。外周神经传导速度正常或诊断为运动性神经病。视盘可见神经纤维层损害和 (或) 视神经萎缩。④痴呆期，35~45 岁，常见恶病质、癫痫。出现神经精神症状后平均病程为 10 年，最后死于肺部感染。

(3) 辅助检查

实验室检查提示红细胞沉降率和碱性磷酸酶轻度升高。X 线检查提示四肢远端骨骺增宽，皮质变薄，密度降低，骨骺和干骺端骨小梁减少，囊性损害和病理性骨折。松质骨均受累，长骨、膝盖骨、手足骨等处干骺端可见细长非硬化性边缘，残存骨

小梁纵向排列。腕骨和跗骨损害最明显，呈对称性分布。脑电图早期正常，中重度患者可见 θ 及 δ 活动，初期可见 6~7Hz 节律性 θ 波，以颞叶中央为主，后期为弥漫性慢波，末期可见枕叶背景节律减慢，阵发性癫痫放电。头颅 CT、MRI 检查可见脑萎缩，以额叶为著，偶见小脑萎缩，白质弥漫性低密度，双侧基底核高密度或钙化，多位于壳核。骨活检可见脂肪组织呈膜性损害。皮肤活检可见皮下脂肪层膜囊性损害，PAS 染色阳性。

(4) 病理表现

大体病理可见全脑萎缩，以双侧额颞叶为主，双侧苍白球脱色，砂样物质沉积。光镜病理可见白质弥漫性脱髓鞘及膜囊样损害。

二、基因诊断

(1) 概述

TREM2 基因，即编码髓样细胞触发性受体 -2 的基因，位于 6 号染色体短臂 2 区 1 带 1 亚带 (6p21.1)，基因组坐标为 (GRCh37):6:41126244-41130924，基因全长 4681bp，包含 5 个外显子，编码 230 个氨基酸。

(2) 基因对应蛋白功能

TREM2 基因编码的膜蛋白能够与 TYROBP 蛋白形成受体信号复合物。其编码的蛋白质在免疫应答中起作用并且可能通过触发炎性细胞因子的产生来参与慢性炎症。该基因上的突变会与 PLOSL 相关，转录本的可变剪接导致其编码不同的亚型。

(3) 基因突变致病机制

TYROBP 基因突变已显示能够导致 PLOSL，但 Paloneva 等 [7] 发现一些 PLOSL 患者的 TYROBP 基因并没有发生突变。目前包含 TREM2 基因的 6p22—p21 区域是唯一与 PLOSL 完全分离的染色体区域。目前已经有报道分别在一个瑞典家庭和挪威家庭的受累者中发现 TREM2 基因突变，随后在另外 3 个家系也发现了该基因突变。2005 年 Klunemann 等 [8] 在 6 例 PLOSL 患者 (包括 2 个同胞) 中找到了 TREM2 基因上 4 个不同的纯合突变。

2006 年 Turnbull 等 [9] 使用流式细胞仪分析证明了小鼠 Trem2 基因能在巨噬细胞表达并释放到外周组织，但不能在组织原位巨噬细胞、循环细胞或骨髓祖细胞中表达。IL-4 诱导 Trem2 在腹膜细胞中的表达。缺乏 Trem2 的小鼠无法抑制细胞因子对微

生物产物应答的产生。Trem2 缺陷小鼠和 Tyrobp 缺陷小鼠中的巨噬细胞产生的细胞因子并没有差别。TREM2 已被证明新分化和替代性活化巨噬细胞表达，抑制巨噬细胞活化。

(4) 目前基因突变概述

目前人类基因突变数据库收录的 TREM2 基因突变有 11 个，其中错义 / 无义突变 7 个，剪接突变 1 个，小的缺失 3 个。突变分布在基因整个编码区，无突变热点。

（吕瑞娟　薛文斌）

参考文献

[1] Hakola HPA. Neuropsychiatric and genetic aspects of a new hereditary disease characterized by progressive dementia and lipomembranous polycystic osteodysplasia. Acta Psychiat Neurol Scand, 1972, 232(suppl): 1-173.

[2] Nasu T, Tsukahara Y, Tarayama K. A lipid metabolic disease-membranous lipodystrophy--an autopsy case demonstrating numerous peculiar membrane-structures composed of compound lipid in bone and bone marrow and various adipose tissues. Acta Path Jpn, 1973, 23: 539-558.

[3] Verloes A, Maquet P, Sadzot B, et al. Nasu-Hakola syndrome: polycystic lipomembranous osteodysplasia with sclerosing leucoencephalopathy and presenile dementia. J Med Genet, 1997, 34: 753-757.

[4] Hakola HPA. Polycystic lipomembranous osteodysplasia with sclerosing leukoencephalopathy(membranous lipodystrophy): a neuropsychiatric follow-up study.In: Henriksson M, Huttunen M, Kuoppasalmi K, et al. Monographs of Psychiatria Fennica. Monograph 17. Helsinki: Foundation for Psychiatric Research in Finland(pub.), 1990: 1-87.

[5] Klunemann HH, Ridha BH, Magy L, et al. The genetic causes of basal ganglia calcification, dementia, and bone cysts: DAP12 and TREM2. Neurology, 2005, 64: 1502-1507.

[6] Paloneva J, Autti T, Raininko R, et al. CNS manifestations of Nasu-Hakola disease: a frontal dementia with bone cysts. Neurology, 2001, 56: 1552-1558.

[7] Paloneva J, Manninen T, Christman G, et al. Mutations in two genes encoding different subunits of a receptor signaling complex result in an identical disease phenotype. Am J Hum Genet, 2002, 71: 656-662.

[8] Klunemann HH, Ridha BH, Magy L, et al. The genetic causes of basal ganglia calcification, dementia, and bone cysts: DAP12 and TREM2. Neurology, 2005, 64: 1502-1507.

[9] Turnbull IR, Gilfillan S, Cella M, et al. Cutting edge: TREM-2 attenuates macrophage activation. J Immunol, 2006, 177: 3520-3524.

1215　独立性多囊肝病
(polycystic liver disease, PCLD; OMIM 174050)

一、临床诊断

(1) 概述

独立性多囊肝病 (PCLD) 是一种常染色体显性遗传病，由 Berrebi 等最先提出，由蛋白激酶 C (*PRKCSH*) 基因或 *SEC63* 基因突变引起。

(2) 临床特点

PCLD 发病率较低，约 0.01%[1]。大多数患者早期没有明显的临床症状，少数患者是由于囊肿压迫周围器官或出现并发症而引起腹部症状。例如，由于肝脏增大而引起腹胀、右上腹部隐痛、恶心呕吐、厌食、疲乏无力，以及平卧时出现呼吸困难等症状；当囊肿压迫肝内胆管或静脉时可以引起下肢水肿、黄疸等症状；当囊肿合并囊内出血或者破裂时，可以出现右上腹疼痛，合并感染时可出现发热等症状[2]。有些患者还合并肝外的症状，有 6% 的患者合并有颅内动脉瘤，动脉瘤破裂可导致蛛网膜下腔出血，此外有 30% 的患者合并二尖瓣脱垂[3]。

(3) 辅助检查

囊肿出血者偶见贫血，白细胞计数一般正常。肝功能改变与肝增大不成比例，可有间接胆红素、碱性磷酸酶增高。

有些患者可合并颅内动脉瘤。

(4) 病理表现

多囊肝的囊肿多数呈多发性，少数为单发性，也有多发性融合成单发性，其囊内含清亮的无胆汁的液体。肝脏增大变形，肝表面可见大小不一的灰白色囊肿，可小如针尖，大如儿头，肝切面呈蜂窝状。囊壁薄，内可有清液、浆液、胶状液，有出血或感染时可为血性或脓性 (图 1215-1)。

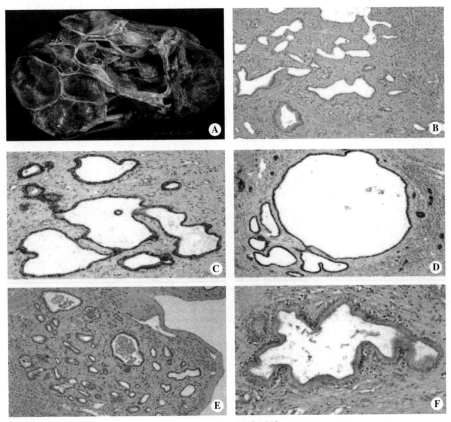

图 1215-1　肝脏活检

A. 重度独立性多囊肝病手术标本；B. 胆道微小错构瘤 (苏木精 - 伊红染色，×100)；C. 胆道微小错构瘤 (细胞角蛋白 7 染色，×100)；
D. 胆道微小错构瘤产生囊肿 (细胞角蛋白 7 染色，×100)；E. 胆道含胆汁微小错构瘤 (苏木精 - 伊红染色，×100)；F. 扩张型心肌病胆
管周围腺体 (黏蛋白胭脂红染色，×200)(Hepatology, 2003, 37: 164 -171)

(5) 受累部位病变汇总 (表 1215-1)

表 1215-1　受累部位及表现

受累部位	主要表现
心血管	下腔静脉受压引起水肿、动脉瘤
呼吸系统	呼吸困难
消化系统	通常无症状、腹胀、早饱、恶心、呕吐；由于囊肿破裂、出血，感染而引起症状（少见）

二、基因诊断

(1) 概述 (表 1215-2)

表 1215-2　基因亚型汇总

基因	染色体位置	基因组起止坐标	基因全长 (bp)	外显子数	氨基酸数
SEC63	6q21	(GRCh37):6:108188960-108279482	90 523	22	760
PRKCSH	19p13.2	(GRCh37):19:11546111-11561783	15 673	19	525

(2) 基因对应蛋白结构及功能

Sec61 蛋白复合物是内质网膜上蛋白转运结构的核心组件。研究人员发现 Sec63 蛋白和 Sec62 蛋白都与无核糖体 SEC61 复合物相结合。Sec61-Sec62-Sec63 复合物可能介导了翻译后蛋白质转运到内质网的过程。Sec61-Sec62-Sec63 复合物可能也参与了泛素依赖性蛋白降解途径中的 ER 蛋白反向运输。

PRKCSH 基因编码葡萄糖苷酶 II 型蛋白的 β 亚基，该蛋白是内质网上的一个 N 端连接聚糖加工酶，同时也是一个作为蛋白激酶 C 已知底物的酸性磷酸化蛋白质，有多种选择性剪切变体。该基因的突变与常染色体显性多囊性肝病有关。

(3) 基因突变致病机制

2003 年，Drenth 等[4] 将 PCLD 确定区域缩小到 19 号染色体短臂 2.1cM 遗传图距的区间，包含 78 个基因和 EST 标签。通过对 667 个外显子进行测序，去除了 94% 的基因区域，他们发现在 PRKCSH 基因 16 号外显子的拼接受体位点存在一个 c.1138-2A ＞ G 杂合突变。该突变在三个家庭中都随受累个体分离。此外，他们还发现一个存在于内含子的剪接供体位点突变 c.292+1G ＞ C，该位点在第 4 个家庭中都随受累个体分离。

2004 年，Davila 等[5] 对 10 个 PCLD 家庭进行了全基因组关联分析，发现致病基因位于基因组 6 号染色体长臂 2 区 1 带的 D6S1021 和 D6S474 之间。在这段区间的基因中，他们着重关注了在肝脏表达的基因，以及与 PRKCSH 蛋白质在内质网上成熟相关的基因。最终发现，在 66 位先证者中有 8 人存在 SEC63 基因突变，其中 7 人携带 SEC63 基因无义突变及移码突变，导致 Sec63β 蛋白功能丧失。研究还表明 PRKCSH 和 SEC63 基因突变仅仅涵盖了少于 1/3 的常染色体显性多囊性肝病 (ADPLD) 案例，这表明至少还有一个其他基因位点突变与此疾病有关。

2011 年，Fedeles 等[6] 发现 Prkcsh 或 Sec63 基因的纯合缺失会导致小鼠早期胚胎死亡。在肾脏或肝脏中特异性失活两个基因中的一个会分别导致多囊性肾病和多囊性肝病。同时敲除两个基因会导致患病风险增加。

(4) 目前基因突变概述 (表 1215-3)

表 1215-3　目前基因突变汇总　　　　　　　　　　　　　　（单位：个）

基因	突变总数	错义 / 无义突变数	前接突变数	小片段缺失数	小片段插入数	大片段缺失数	大片段插入数	调控区突变数
SEC63	21	11	3	6	1	0	0	0
PRKCSH	25	10	4	7	4	0	0	0

（杨　洋　刘　军）

参考文献

[1] Russell RT1, Pinson CW. Surgical management of polycystic liver disease. World J Gastroenterol, 2007, 13: 5052-5059.

[2] 薛原, 曹婷婷, 曲波. 常染色体显性遗传性多囊肝病的研究进展. 中国临床医学, 2012, 19: 190-192.

[3] Qian Q, Li A, King BF, et al. Clinical profile of autosomal dominant polycystic liver disease. Hepatology, 2003, 37: 164 -171.

[4] Drenth JP, te Morsche RH, Smink R, et al. Germline mutations in PRKCSH are associated with autosomal dominant polycystic liver disease. Nat Genet, 2003, 33: 345-347.

[5] Davila S, Furu L, Gharavi AG, et al. Mutations in SEC63 cause autosomal dominant polycystic liver disease. Nat Genet, 2004, 36: 575-577.

[6] Fedeles SV, Tian X, Gallagher AR, et al. A genetic interaction

network of five genes for human polycystic kidney and liver diseases defines polycystin-1 as the central determinant of cyst formation. Nat Genet, 2011, 43: 639-647.

1216　成人葡聚糖体神经病变
(polyglucosan body disease, adult form, APBD; OMIM 263570)

一、临床诊断

(1) 概述

成人葡聚糖体神经病变 (APBD) 是一种迟发、缓慢进展性神经系统遗传性疾病，按常染色体隐性遗传。该病由糖原分支酶 *GBE1* 基因突变引起。

(2) 临床表现

成人葡聚糖体神经病变主要影响中枢神经系统和周围神经系统。患者通常在 40 岁以后表现出临床症状，可累及上下运动神经元，患者可逐渐出现认知障碍和锥体束型四肢瘫痪。累及下运动神经元时，可出现周围神经病变的临床表现。某些患者还可出现小脑功能障碍及锥体外系受累的症状、体征，表现为核上性凝视麻痹、帕金森病症状和体征；有些患者还可出现神经源性膀胱症状和体征[1, 2]。

(3) 辅助检查

头颅磁共振检查常表现出脑萎缩、广泛脑白质异常 (图 1216-1)。

(4) 病理表现

病理主要表现为中枢和周围神经轴突内出现圆形包涵体 (图 1216-2)。

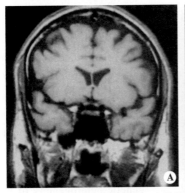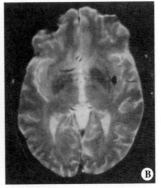

图 1216-1　磁共振成像表现

A. T₁ 冠状位，额、顶叶萎缩；B. T₂ 轴位，壳核低信号 (箭头)(Arch Neurol, 1994, 51: 90-94)

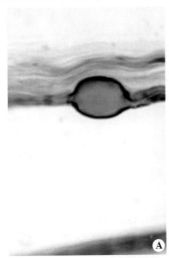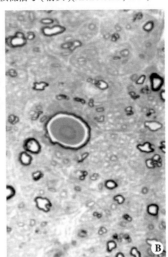

图 1216-2　病理表现

A. 神经纤维由于葡聚糖体呈椭圆形扩张；B. 神经纤维横断面，轴突内有一个很大的葡聚糖体

(直径 30μm)，核心致密，周围髓鞘变薄 (J Neurol Neurosurg Psychiatry, 1998, 65: 788-790)

(5) 受累部位病变汇总 (表 1216-1)

表 1216-1　受累部位及表现

受累部位	主要表现
泌尿系统	神经源性膀胱、排尿困难
中枢神经系统	上运动神经元受累、步态异常、锥体束型四肢瘫、认知功能障碍
周围神经系统	感觉神经异常 (以远端为主)

二、基因诊断

(1) 概述

GBE1 基因，即编码葡聚糖分支酶的基因，位于 3 号染色体短臂 1 区 2 带 2 亚带 (3p12.2)，基因组坐标为 (GRCh37):3:81538850-81810950，基因全长 27 2101bp，包含 16 个外显子，编码 702 个氨基酸。

(2) 基因对应蛋白结构及功能

GBE1 基因编码一种糖原分支酶，催化 α-1，4-葡萄糖基从外链的糖原到同一或相邻的糖原链 α-1，6 位置的转移。糖原链分支可以降低细胞内的渗透压，从而有效增加糖原分子的溶解性。肝脏和肌肉中大量存在着这种酶。

(3) 基因突变致病机制

1998 年，Lossos 等[3] 道了 7 例 APBD 犹太患者，发现他们都携带 GBE1 基因的纯合突变 p.Y329S，使得 GBE1 酶活性降低。而携带杂合突变的相关家族成员只有部分生化缺陷，表明这个等位基因突变具有剂量效应，同时符合简单的常染色体隐性遗传规律。由于在 1 例非进行性Ⅳ型糖原累积症 (GSD Ⅳ) 患者身上也同样存在这个 GBE1 基因突变，作者认为 APBD 是 GSD Ⅳ 的等位基因变异。

2000 年，Ziemssen 等[4] 在一位患有 APBD 的非德系犹太人中发现了 GBE1 基因的复合杂合突变 p.R515H 和 p.R524Q。后者突变也曾存在于 1 例Ⅳ型糖原累积症患者中[5]。这些研究再一次确定了 APBD 和 GSD Ⅳ 是等位基因疾病。

(4) 目前基因突变概述

目前人类基因突变数据库收录的 GBE1 基因突变有 37 个，其中错义 / 无义突变 22 个，剪接突变 6 个，小的缺失 4 个，小的插入 2 个，大片段缺失 3 个。

（杨　洋　刘杜娟）

参考文献

[1] Rifai Z, Klitzke M, Tawil R, et al. Dementia of adult polyglucosan body disease. Evidence of cortical and subcortical dysfunction. Arch Neurol, 1994, 51: 90-94.

[2] Bruno C, Servidei S, Shanske S, et al. Glycogen branching enzyme deficiency in adult polyglucosan body disease. Ann Neurol, 1993, 33: 88-93.

[3] Lossos A, Meiner Z, Barash V, et al. Adult polyglucosan body disease in Ashkenazi Jewish patients carrying the Tyr329Ser mutation in the glycogen-branching enzyme gene. Ann Neurol, 1998, 44: 867-872.

[4] Ziemssen F, Sindern E, Schroder JM, Shin, et al. Novel missense mutations in the glycogen-branching enzyme gene in adult polyglucosan body disease. Ann Neurol, 2000, 47: 536-540.

[5] Bruno C, van Diggelen OP, Cassandrini D, et al. Clinical and genetic heterogeneity of branching enzyme deficiency (glycogenosis type IV). Neurology, 2004, 63: 1053-1058.

1217　伴或不伴免疫缺陷多糖体肌病

(polyglucosan body myopathy, early-onset, with or without immunodeficiency, PBMEI; OMIM 615895)

一、临床诊断

(1) 概述

伴或不伴免疫缺陷多糖体肌病 (PBMEI) 为常染色体隐性疾病，由 RBCK1 基因纯合或复合杂合突变所致。临床特征为儿童起病，进展性近端肌无力，从而导致移动困难。大部分患者出现扩张型心肌病进行性加重，严重患者需心脏移植。个别患者幼儿期伴有严重的免疫缺陷和高炎症状态。

(2) 临床表现

Boisson 等[1] 2012 年报道 3 例患者，其中 2 例为姐妹，1 例为男孩。临床特征为原发性免疫缺陷、高炎症状态、心肌和骨骼肌支链淀粉病。3 例患者婴儿期即反复感染，出现发热、全身炎症，常伴淋巴结病。1 例患者肝脾大。患者发生侵入性感染、败血症、肺炎、肾盂肾炎及胃肠道炎症。幼童时期，患者发生心肌病伴充血性心力衰竭和进行性肌无力。心肌和骨骼肌活检显示支链淀粉沉积，提示糖原贮积症。患者生长迟缓，免疫学检查显示两姐妹记忆性 B 细胞缺陷及高 IgA 综合征，而男孩显示白细胞升高，低 IgA，以及 CD3 反应性 T 细胞增生缺陷。患者在 3.5~8 岁死亡。Nilsson 等[2]2013 年报道了不同种族的 8 个家系 10 例患者，早发性多糖体肌病不伴发免疫缺陷。10 例患者发生慢性进展性下肢近端肌无力，导致移动困难。6 例纯合或复合杂合截短突变患者发展迅速，青少年期即发生扩张型心肌病，4 例患者进行了心脏移植，1 例患者死亡。错义突变的患者临床表现明显轻，肌无力少，心肌病发生较晚，或心脏未累及。2 例患者肝脏受累发生糖原贮积，3 例患者肝酶异常，但无明显的糖原贮积。1 例患者存在免疫功能异常的证据，表现为反复咽炎、淋巴结病、肠炎及银屑病，但是免疫检测没有发现任何异常。其他患者没有严重的免疫缺陷的征象。心脏及骨骼肌的肌肉纤维显示 PAS 阳性包涵体集聚，这与正常的糖原不同，包含部分丝状物质，与葡聚糖一致[3]。Wang 等[4]2013 年报道 3 例患者，儿童期发病，进行性肌无力，支链淀粉心肌病，生长发育正常，没有免疫缺陷或自身炎症的证据。

(3) 病理表现

该病心肌或骨骼肌病理显示支链淀粉沉积，PAS 染色阳性。电镜示葡聚糖沉积 (图 1217-1)。

(4) 受累部位病变汇总表 (表 1217-1)

表 1217-1　受累部位及表现

受累部位	主要表现
肌肉	近端肌无力、进行性加重
心脏	扩张型心肌病、充血性心力衰竭
消化系统	肝脾大、肝酶异常
免疫系统	记忆性 B 细胞缺陷、T 细胞增生缺陷、反复咽炎、淋巴结病、易发生侵入性感染

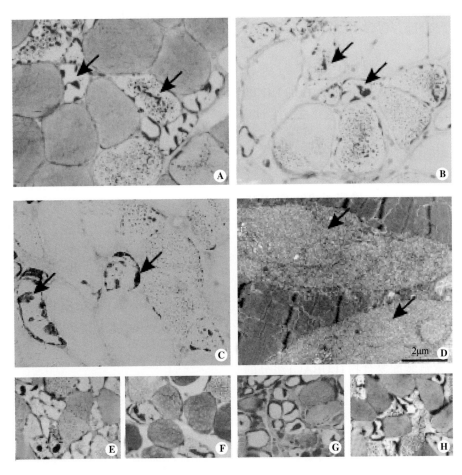

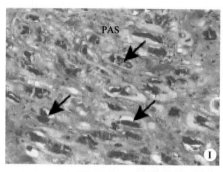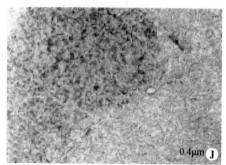

图 1217-1　骨骼肌 (A~H) 和心肌 (I，J) 特征性形态学改变

A. 骨骼肌冰冻切片 PAS 染色显示大量纤维（箭头）缺乏正常的肌纤维糖原，但有 PAS 阳性物质的聚集；B、C. 不像正常糖原，聚集的物质不能被淀粉酶消化 (B，箭头）且泛素免疫组化染色阳性 (C，箭头）；D. 电镜显示集聚的葡聚糖与正常糖原不同，包括部分丝状物质（箭头）。E~H. 显示类似的异常 PAS 阳性物质集聚；I. 心肌石蜡切片 PAS 染色显示所有心肌细胞存在 PAS 阳性物质（箭头）；J. 电镜观察特征性的葡聚糖

(Ann Neurol, 2013, 74: 914-919)

二、基因诊断

(1) 概述

RBCK1 基因，即编码 RanBP 型和 C3HC4 型锌指蛋白 1 亚型的基因，位于 20 号染色体短臂 1 区 3 带 (20p13)，基因组坐标为 (GRCh37):20:388696-411610，全长 22 915bp，包含 14 个外显子，编码 511 个氨基酸。

(2) 基因对应蛋白结构及功能

由该基因编码的蛋白质是类似于小鼠的 UIP28/UbcM4 相互作用蛋白。该基因座有选择性剪接的情况，能够形成不同的亚型。

(3) 基因突变致病机制

Boisson 等[1] 在早期发病的 2 个法国姐妹和 1 个意大利 PBMEI 患者身上，确定了 RBCK1 基因的纯合或复合杂合截短突变。法国姐妹的一个等位基因上携带一个位于 20 号染色体短臂 1 区 3 带 (20p13) 的 32kb 的缺失，该缺失包括 TRIB3 基因的最后 3 个外显子和 RBCK1 基因的前 4 个外显子；而 TRIB3 的 mRNA 表达水平正常。该突变是通过全外显子组测序检测基因组的拷贝数变异被发现的。患者的成纤维细胞中 RBCK1 表达下降，同时另外两个线性泛素链装配复合物 (LUBAC) 组分的表达量也下降，野生型 RBCK1 的表达能够恢复两个复合物的表达。

Nilsson 等[2] 在来自 8 个不相关的家系的 10 例无严重免疫缺陷的 PBMEI 患者中确定了 RBCK1 基因纯合或复合杂合突变。在第一个家庭的突变是通过全外显子组测序发现的；随后的突变是在对另外 32 例 PBMEI 患者中的 8 个进行 RBCK1 基因突变筛查时发现的。他们预测这些突变会导致功能丧失，但没有进行功能研究。Nilsson 等[2] 指出大多数的突变影响 RBCK1 的中间或 C 末端部分，然而 Boisson 等[1] 认为在免疫缺陷患者中影响的是 N 端区域。

(4) 目前基因突变概述

目前人类基因突变数据库收录的 RBCK1 基因突变有 14 个，其中错义 / 无义突变 6 个，剪接突变 1 个，小的缺失 5 个，小的插入 2 个。突变分布在基因整个编码区，无突变热点。

（王新高　刘　梦）

参考文献

[1] Boisson B, Laplantine E, Prando C, et al. Immunodeficiency, autoinflammation and amylopectinosis in humans with inherited HOIL-1 and LUBAC deficiency. Nat Immunol, 2012, 13: 1178-1186.

[2] Nilsson J, Schoser B, Laforet P, et al. Polyglucosan body myopathy caused by defective ubiquitin ligase RBCK1. Ann Neurol, 2013, 74: 914-919.

[3] Schoser B, Bruno C, Schneider H-C, et al.Unclassified polysaccharidosis of the heart and skeletal muscle in siblings. Molec Genet Metab, 2008, 95: 52-58.

[4] Wang K, Kim C, Bradfield J, et al.Whole-genome DNA/RNA sequencing identifies truncating mutations in RBCK1 in a novel mendelian disease with neuromuscular and cardiac involvement. Genome Med, 2013, 5: 67.

1218 多小脑回伴视神经发育不全
(polymicrogyria with optic nerve hypoplasia; OMIM 613180)

一、临床诊断

(1) 概述

多小脑回 (PMG) 伴视神经发育不全是一种常染色体隐性遗传疾病，因 *TUBA8* 基因突变所致。

(2) 临床表现

Abdollahi 等[1] 报道了无血缘关系的两个巴基斯坦家庭，两个家庭的 4 个孩子均表现出严重发育迟缓、肌张力低下和癫痫，且均出现视神经发育不全和大面积多小脑回，伴胼胝体发育不良或缺失和侧脑室枕角增大。脑干也出现明显异常，伴脑桥和延髓间界限缺失，未见畸形特征。其中 1 例患儿于 2 岁时死于呼吸道感染，其他患儿尽管存活，但神经功能严重缺损。

(3) 影像学表现

神经影像学显示了广泛 PMG 模式，伴胼胝体发育不良或缺失及视神经发育不良。此外，脑干也出现明显异常，脑桥和延髓间明显的正常界限缺失，脑桥凸起延伸至远尾端 (图 1218-1)[1]。

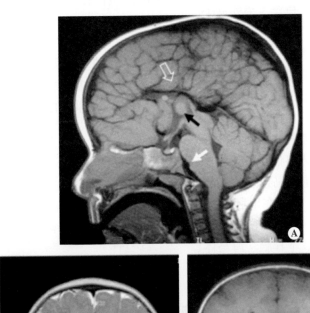

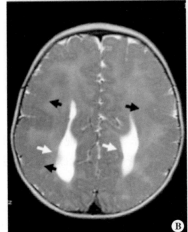
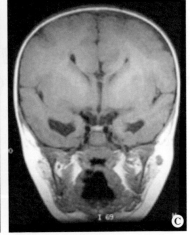

图 1218-1 受影响个体的磁共振图像

A. 脑桥延髓连接处分界线缺失 (白色实心箭头所指)，胼胝体缺失，扣带回缺失 (白色空箭头)，脑回皱褶紊乱蔓延至第三脑室，可见明显丘脑间黏合 (中间块)(黑色箭头所指)，脑干也出现畸形；B. 皮质增厚，脑回模式出现异常，出现泛发性 PMG(黑色箭头所指)，胼胝体发育不全已造成侧脑室枕角增大 (白色箭头所指)；C. 第三脑室水平的冠状面证实胼胝体缺失，高骑式第三脑室和侧脑室前角形成"维京头盔"样结构 (Am J Hum Genet, 2009, 85: 737-744)

(4) 病理表现

尚未发现异常病理表现。

(5) 受累部位病变汇总 (表 1218-1)

表 1218-1 受累部位及表现

受累部位	主要表现
神经系统	严重发育迟缓，明显精神发育迟滞，癫痫，新生儿肌张力低下，反射减弱，皮质增厚，多小脑回，胼胝体缺失，脑干发育不全伴脑桥延髓连接处界限缺失，侧脑室枕角增大
眼	视神经发育不全

二、基因诊断

(1) 概述

TUBA8 基因，即编码微管蛋白 α-8 链的基因，位于 22 号染色体长臂 1 区 1 带 2 亚带 1 次亚带上 (22q11.21)，基因组坐标为 (GRCh37):22:18593453-18614498，基因全长 21 046bp，包含 5 个外显子，编码 449 个氨基酸。

(2) 基因对应蛋白结构及功能

TUBA8 基因编码的蛋白产物是 α 微管蛋白家族成员之一。α 微管蛋白是组装形成微管的两个核心蛋白家族 (α 和 β 微管蛋白) 之一。典型的微管是一种外径 25nm、内径 15nm 的中空管状结构。微管作为重要的细胞骨架成分，在维持细胞形态方面具有重要作用，并且为细胞器及囊泡等马达蛋白参与的运输网络提供支架。Abdollahi 等[1] 在鼠胚胎中发现 Tuba8 基因在发育中的神经网络结构中有广泛表达，包括皮质区、扣带回皮质、下丘脑、海马体、嗅球、小脑等区域，说明 TUBA8 在深层神经元和外板神经元迁移中发挥作用。

(3) 基因突变致病机制

Abdollahi 等[1] 对两个无亲缘关系的巴基斯坦多小脑回伴视神经发育不全疾病家系进行研究，通过连锁分析将致病基因定位于 22q11.2，采用候选基因测序的方法，在 2 个家系的 4 例患者中发现了 TUBA8 基因的纯合突变：TUBA8 基因 2 号外显子的剪接位点上游 11bp 处缺失 14bp，家系中表型正常的成员均为该突变的杂合携带者，在 342 个种族匹配的正常对照人群中未发现该突变。4 例患儿均表现为严重的发育延迟、肌张力低下、视神经发育不全、广义的多小脑回畸形，并伴有胼胝体缺乏、侧脑室枕角扩张等。研究者通过 RT-PCR 研究发现，患者体内 TUBA8 基因的蛋白产物缺失了 2 号外显子，正常蛋白产物明显减少，说明 TUBA8 蛋白在大脑发育及微管组装等方面具有重要作用。

本病尚无相应的分子研究，致病机制未明。

(4) 目前基因突然概述

目前人类基因突变数据库收录的 TUBA8 基因突变有 1 个，即小的缺失突变 1 个。

(陈 宇 孟 霞 李晓云)

参考文献

[1] Abdollahi MR, Morrison E, Sirey T, et al. Mutation of the variant alpha-tubulin TUBA8 results in polymicrogyria with optic nerve hypoplasia. Am J Hum Genet, 2009, 85; 737-744.

1219　多小脑回伴癫痫发作
(polymicrogyria with seizures, PMGYS; OMIM 614833)

一、临床诊断

(1) 概述

多小脑回伴癫痫发作 (PMGYS) 是由 RTTN 基因突变导致的常染色体隐性遗传性疾病[1]。

(2) 临床表现

2012 年 Kheradmand 等[1] 首次报道了本病，共 2 个家系。主要表现为小头畸形，中重度智力低下，语言匮乏，构音障碍和癫痫发作。部分患者出现锥体束征和痉挛。

(3) 影像学表现

脑 MRI 显示弥漫性不对称多小脑回从额叶延续到颞、顶、枕叶，轻度脑室扩大，胼胝体异常，有 1 例患者伴有小脑萎缩，有 1 例患者超声提示肾体积缩小。

(4) 病理表现

尚无异常病理表现。

(5) 受累部位病变汇总 (表 1219-1)

表 1219-1 受累部位及表现

受累部位	主要表现
神经系统	中度至重度精神发育迟滞、语言能力受损或缺失、构音障碍、癫痫发作、锥体束征 (部分出现)、痉挛 (部分出现)、脑电图异常、弥漫性不对称的多小脑回、胼胝体异常、轻度小脑萎缩
全身	轻度身材矮小
头	轻度小头畸形
肾脏	体积缩小

二、基因诊断

(1) 概述

RTTN 基因，即编码旋转蛋白的基因，位于 18 号染色体长臂 2 区 2 带 2 亚带 (18q22.2)，基因组坐标为 (GRCh37):18:67671040-67872962，基因全长为 201 923bp，包含 53 个外显子，编码 2226 个氨基酸。

(2) 基因对应蛋白结构及功能

RTTN 基因编码一种功能未知的含有 2226 个氨基酸的大蛋白。该蛋白包括两个类似犰狳的域并在物种中高度保守。这个高度重复的犰狳域介导蛋白间的相互作用，正如在可以将细胞黏附分子信号转导到细胞骨架和无翅型 MMTV 整合位点家族 (WNTs) 的蛋白中所看到的。在人类成纤维细胞中，

此蛋白位于纤毛基体部位。根据该蛋白的细胞内定位和突变的表型效应，此基因对维持正常的纤毛结构有重要作用，且这种纤毛结构反过来会影响器官的左右规范发育过程和轴向旋转，也可能会影响脊索发育。

(3) 基因突变致病机制

通过对候选基因进行测序和同合性比对，Kheradmand 等在一个土耳其家庭的 3 个 PMGYS 患者的 *RTTN* 基因上发现了 1 个纯合突变 (p.L932F)。另一个有类似症状的患者携带了 1 个不同的纯合突变 (p.C27Y)。*RTTN* 基因的突变 (p.L932F) 正好位于患者成纤维细胞的基体，纤毛畸形占很大的比例。他们还发现敲除小鼠的 *Rttn* 基因会对胚胎产生致命性损伤，这些损伤包括轴向旋转不足、脊索退化、神经管的异常发育、心脏左右规范发育缺陷和严重脑积水。这些异常的表型经常在影响到初级和运动纤毛的疾病中出现。*Rttn* 基因的自发突变有与 *Kif3a* 和 *Kif3b* 基因突变一致的前后和背腹侧类型的缺陷，这些缺陷是由缺乏纤毛内运输的驱动蛋白 - Ⅱ 的亚基导致的[1]。

(4) 目前基因突变概述

目前在人类基因突变数据库收录的 *RTTN* 基因突变有 2 个，为错义突变。

（陈 超 李 平）

参考文献

[1] Kheradmand KS, Verbeek E, Engelen E, et al. RTTN mutations link primary cilia function to organization of the human cerebral cortex. Am J Hum Genet, 2012, 91: 533-540.

1220　双侧额顶多小脑回
(polymicrogyria, bilateral frontoparietal, BFPP; OMIM 606854)

一、临床诊断

(1) 概述

双侧额顶多小脑回 (BFPP) 是由 G 蛋白偶联受体 5G(G protein-coupled receptor 56，*GPR56*) 基因突变导致的常染色体隐性遗传性疾病。

(2) 临床表现

BFPP 主要表现为发育迟缓，精神运动延迟，中度至重度精神发育迟滞，肌张力增高，反射亢进，伸跖反应，踝阵挛，癫痫发作，小脑体征，锥体束征，宽基步态，躯体性共济失调，手指辨距不良，不良共轭凝视，眼球震颤，斜视、肌张力增高[1]。

(3) 影像学表现

MR 检查显示多小脑回，片状脱髓鞘，脑干发育不全，小脑发育不全[2]。

(4) 病理表现

尚无异常病理表现。

(5) 受累部位病变汇总（表 1220-1）

表 1220-1　受累部位及表现

受累部位	主要表现
神经系统	发育迟缓，精神运动发育延迟，中度至重度精神发育迟滞，反射亢进，伸跖反应，踝阵挛，癫痫发作，小脑体征，锥体束征，宽base步态，躯体性共济失调，手指辨距不良，多小脑回，额顶叶为著的多小脑回，MR 显示片状脱髓鞘，脑干发育不全，小脑发育不全
眼	不良共轭凝视、眼球震颤、斜视
肌肉	肌张力增高

二、基因诊断

(1) 概述

GPR56 基因，在人类中又称作 ADGRG1 基因，即编码 G 蛋白偶联受体 56(GPR56) 的基因，位于 16 号染色体长臂 2 区 1 带 (16q21)，基因组坐标为 (GRCh37):16:57662419-57698944，基因全长 36 526bp，包含 15 个外显子，编码 694 个氨基酸。

(2) 基因对应蛋白结构及功能

GPR56 蛋白是以一个长胞外域 (ECD)、一个 GPCR 蛋白水解位点 (GPS) 和一个 7 次跨膜区 (7TM) 组成的嵌合体为特征的黏附性 G 蛋白偶联受体家族 (adhesion-GPCR) 的成员之一。GPR56 蛋白特异性结合到转谷氨酰胺酶 2 上，该酶是与肿瘤抑制剂相关的组织和肿瘤基质的一个组分。

该蛋白参与细胞黏附，还可能参与细胞间的相互作用并调控神经前体细胞的迁移。该蛋白是大脑发育时 COL3A1 基因编码的 Ⅲ 型胶原蛋白的受体并参与大脑皮质发育的调控，特别是维持软脑膜基底膜层的完整性和在皮质分层中的作用。该蛋白通过结合到 COL3A1 配体来抑制神经元迁移，并通过结合到 GNA13 或可能结合到 GNA12 来激活 RhoA 的通路。不同的受体亚型发出不同的受体信号，特别是在血清应答元件 (SRE) 需要过表达进行转录激活

时。这种过表达可抑制黑素瘤的生长和转移，并且在黑素瘤生长的过程中通过 PRKCA 调控 VEGFA 的产物和血管生成。未被处理的 GPR56 蛋白发挥抑制作用，而 GPR56 NT 蛋白激活血管生成。

(3) 基因突变致病机制

编码 GPR56 的基因发生功能缺失突变将导致 BFPP。所有确认与 BFPP 疾病相关的错义突变都位于 GPR56 的胞外区，包括 ECD、GPS 和 7TM 的胞外环。目前有研究对野生型 GPR56 基因和 BFPP 相关的点突变进行了分子和功能的分析。该研究通过不同的多重机制组合发现有些 GPR56 基因突变最可能导致 BFPP。这些机制的组合包括降低表面受体表达，缺失 GPS 水解位点，减少受体的脱落，不能与新的蛋白配体进行相互作用，在脂质筏上 7TM 区的差异分布。这些结果为 GPR56 受体的细胞功能提供了新的见解，揭示了 GPR56 突变导致 BFPP 的分子机制[3]。

(4) 目前基因突变概述

目前人类基因突变数据库收录的 GPR56 基因突变有 28 个，其中错义 / 无义 18 个，剪接突变 2 个，小的缺失 5 个，小的插入 1 个，小的插入缺失 1 个，大片段缺失 1 个。

（陈　超　苏小珊）

参考文献

[1] Piao X, Chang BS, Bodell A, et al. Genotype-phenotype analysis of human frontoparietal polymicrogyria syndromes. Ann Neurol, 2005, 58: 680-687.

[2] Chang BS, Piao X, Bodell A, et al. Bilateral frontoparietal polymicrogyria: clinical and radiological features in 10 families with linkage to chromosome 16. Ann Neurol, 2003, 53: 596-606.

[3] Chiang NY, Hsiao CC, Huang YS, et al. Disease-associated GPR56 mutations cause bilateral frontoparietal polymicrogyria via multiple mechanisms. J Biol Chem, 2011, 286: 14215-14225.

1221　对称或不对称性多小脑回
(polymicrogyria, symmetric or asymmetric, PMGYSA; OMIM 610031)

一、临床诊断

(1) 概述

对称或不对称性多小脑回 (PMGYSA) 是由于 β-2B

微管蛋白 (tubulin，beta-2b；TUBB2B) 基因突变导致的常染色体隐性遗传性疾病。

(2) 临床表现

PMGYSA 主要表现为先天性对侧偏瘫，癫痫

发作，运动发育延迟，认知延迟，学习困难，精神发育迟滞，对侧偏盲，先天性眼外肌纤维化，眼球运动受限，小头畸形，流涎，口部运动障碍[1]。

(3) 影像学表现

头颅 MRI 提示多变的皮质发育畸形，不对称或对称多小脑回、巨脑回，皮质不规则褶皱，额颞顶皮质发育不良，胼胝体变薄，胼胝体发育不全，小脑发育不全，脑干异常。

(4) 病理表现

尚无特异性表现

(5) 受累部位病变汇总 (表 1221-1)

表 1221-1　受累部位及表现

受累部位	主要表现
神经系统	多变的皮质发育畸形，不对称或对称多小脑回、巨脑回，皮质不规则褶皱，额颞顶皮质发育不良，先天性对侧偏瘫，癫痫发作，运动发育延迟，认知延迟，学习困难，精神发育迟滞，胼胝体变薄，胼胝体发育不全，小脑发育不全，脑干异常，神经元迁移缺陷
眼	对侧偏盲、先天性眼外肌纤维化、眼球运动受限
头颈	小头畸形、流涎、口部运动障碍

二、基因诊断

(1) 概述

TUBB2B 基因，即编码微管蛋白 β-2B 链的基因，位于 6 号染色体短臂 2 区 5 带 2 亚带 (6p25.2)，基因组坐标为 (GRCh37):6:3224495-3227968，基因全长 3474bp，包含 4 个外显子，编码 445 个氨基酸。

(2) 基因对应蛋白结构及功能

TUBB2B 基因编码的蛋白是一种可与 GTP 结合的微管蛋白的 β 同源异构体，是微管的重要组成部分。微管是一种直径为 20~25nm 的圆柱管，由 α 和 β 微管蛋白聚合物组成的原纤维构成。每个微管都是极化的，α 亚基端为负极 (-)，另一端 β 亚基为正极 (+)。微管作为支架决定细胞的形状，为细胞器和囊泡的移动提供一个骨架，这个过程需要动力蛋白。主要的微管动力蛋白是驱动蛋白和纤动蛋白，驱动蛋白通常向着蛋白微管的正极移动，纤动蛋白通常向着负极移动。在有丝分裂期间，微管会形成纺锤丝来分离染色体。微管可结合两分子的 GTP，

一个位于 β 链的可替换位点，另一个位于 α 链的不可替换位点。TUBB2B 与神经元迁移有关。

(3) 基因突变致病机制

Jaglin 等[2] 在 4 例无血缘关系的患儿和 1 个 21 孕周胎儿的 TUBB2B 基因上发现了 5 个杂合突变。对胎儿的神经病理检查发现皮层的缺失与脑白质中及软脑膜间隙存在的异位神经元相关。利用 iRNA 技术使 IUBB2B 基因子宫内失活的研究表明，TUBB2B 是神经元迁移的必要条件。他们还发现该基因的两个突变会导致微管蛋白异二聚体形成缺陷。这些研究表明微管形成过程的破坏影响大范围的神经元迁移，从而引起无脑回和多小脑回畸形。

Stottmann 等[3] 指出，包括无脑回畸形、多脑回畸形和其他神经发育异常的人类皮质畸形与微管亚基和微管相关蛋白有关。他们通过 ENU 筛查影响神经发育的隐性围生期表型获得了一种大脑微凹 (brdp) 突变小鼠，并证实该突变是位于高度保守残基的 Tubb2b 基因的一个错义突变 (p.N247S)。Brdp/brdp 纯合突变型小鼠的皮质上皮细胞明显减少 (尤其是在端脑尾侧部)，在出生后无法存活。该皮质的缺陷大部分归因于细胞凋亡的加快，伴随着基底祖细胞的不正常增殖。他们推断 Tubb2b 基因突变严重影响了小鼠微管蛋白表型，而微管蛋白的突变影响了神经元的增殖和存活。

(4) 目前基因突变概述

目前人类基因突变数据库收录的 TUBB2B 基因突变有 27 个，其中错义/无义突变 26 个，小的插入缺失 1 个。

（陈　超　李雅乔）

参考文献

[1] Guerrini R, Mei D, Cordelli DM, et al. Symmetric polymicrogyria and pachygyria associated with TUBB2B gene mutations. Europ J Hum Genet, 2012, 20: 995-998.

[2] Jaglin XH, Poirier K, Saillour Y, et al. Mutations in the [beta]-tubulin gene TUBB2B result in asymmetrical polymicrogyria. Nat Genet, 2009, 41: 746-752.

[3] Stottmann RW, Donlin M, Hafner A, et al. A mutation in Tubb2b, a human polymicrogyria gene, leads to lethality and abnormal cortical development in the mouse.Hum Mol Genet, 2013, 22(20), 4053-4063.

1222 PHARC 综合征

(polyneuropathy, hearing loss, ataxia, retinitis pigmentosa, and cataract; PHARC; OMIM 612674)

一、临床诊断

(1) 概述

PHARC 综合征是一种常染色体隐性遗传病，其特征性表现为多发性神经病、听力丧失、共济失调、色素性视网膜炎和白内障，因 ABHD12 基因发生纯合突变所致。

(2) 临床表现

常见临床表现包括腱反射缺失、听力丧失、共济失调和白内障。这是一种缓慢进展性疾病，通常于十几岁时出现症状。尽管其症状与 Refsum 病相似，但患者的嗅觉未丧失且植烷酸水平和过氧化物酶功能正常。所有患者均表现出共济失调和 (或) 痉挛步态，同时伴进行性感觉运动性周围神经病变。其他特征包括反射减退、反射亢进、跖伸反应，肌电图显示神经源性变化，神经传导速度降低，表现为脱髓鞘病变[1, 2]。

(3) 辅助检查

MRI 检查可能表现为大脑和小脑轻度萎缩 (图 1222-1A)[1]。

(4) 病理表现

尚未发现异常表现。

(5) 受累部位病变汇总 (表 1222-1)

表 1222-1　受累部位及表现

受累部位	主要表现
中枢神经系统	共济失调、痉挛、伸肌跖反应、反射亢进、意向性震颤、构音障碍、辨距不良和小脑萎缩
外周神经系统	感觉周围神经病变、远端感觉减退、脱髓鞘病变
耳	反射减退、神经传导速度降低、听力丧失
眼	白内障、色素性视网膜炎、视神经萎缩、眼球震颤
肌肉	远端肌肉萎缩

二、基因诊断

(1) 概述

ABHD12 基因，编码一种催化 2- 花生四烯酸甘油酯 (2-AG) 水解的酶，位于 20 号染色体短臂 1 区 1 带 2 亚带 1 次亚带 (20p11.21)，基因组坐标为 (GRCh37):20:25275379-25371618，基因全长为 96 240bp，包含 13 个外显子，编码 405 个氨基酸。

(2) 基因对应蛋白结构及功能

ABHD12 基因编码的蛋白产物，是一种催化 2- 花生四烯酸甘油酯 (2-AG) 水解的酶。2- 花生四烯酸甘油酯作为内源性脂质转运体，与大麻受体 CB1 和 CB2 相互作用，在突触形成及神经炎性过程中发挥作用。ABHD12 基因编码的蛋白产物可以催化 2- 花生四烯酸甘油酯 (2-AG) 水解形成花生四烯酸代谢产物和甘油，抑制 2-AG 与大麻受体 CB1 和 CB2 相互作用，参与内源性大麻素系统的调控，从而影响神经传递、情绪、食欲、疼痛、成瘾行为及炎症等生理过程。

(3) 基因突变致病机制

2010 年，Fiskerstrand 等[1] 对 9 个 PHARC 家系进行研究，通过关联分析将致病基因定位于 20p11.21—q12，发现了候选基因 ABHD12。研究者在 19 例患者中检测出 4 个不同的功能缺失型纯合突变，这些突变均导致其蛋白产物酶活性的丧失。其中 8 例挪威籍患者检出 ABHD12 基因的 c.337_338delGAinsTTT 纯合插入缺失突变，该突变导致提前产生一个终止密码子使翻译提前终止。另有 7 例 PHARC 患者检出 ABHD12 基因 9 号外显子的 c.846_852dupTAAGAGC 纯合突变，导致移码及转录提前终止。另有一例女性患者检出 ABHD12 基因的 c.1054C > T 纯合突变。2014 年，Nishiguchi 等[3] 在西班牙及土耳其 PHARC 患者中分别发现 ABHD12 基因的纯合 c.1116C > G 及复合杂合突变 c.447G > A/c.557G > A。

本病尚无相应的分子研究，致病机制未明。

(4) 目前基因突变概述

目前人类基因突变数据库收录的 ABHD12 基因突变有 4 个，其中错义 / 无义突变 1 个，小的缺失 1 个，小的插入 1 个，大片段缺失 1 个。突变分布在基因整个编码区，无突变热点。

(陈宇 孟霞 李芳)

参考文献

[1] Fiskerstrand T H, Mida-Ben Brahim D, Johansson S, et al. Mutations in ABHD12 cause the neurodegenerative disease PHARC: An inborn error of endocannabinoid metabolism. Am J Hum Genet, 2010, 87: 410-417.

[2] Fiskerstrand T, Knappskog P, Majewski J, et al. A novel Refsum-like disorder that maps to chromosome 20. Neurology, 2009, 72: 20-27.

[3] Nishiguchi KM, Avila-Fernandez A, van Huet RA, et al. Exome sequencing extends the phenotypic spectrum for ABHD12 mutations: from syndromic to nonsyndromic retinal degeneration. Ophthalmology, 2014, 121: 1620-1627.

1223~1232　脑桥、小脑发育不良
(pontocerebellar hypoplasia，PCH)
(1223. PCH1A, OMIM 607596; 1224. PCH1B, OMIM 614678; 1225. PCH2A, OMIM 277470; 1226. PCH2D, OMIM 613811; 1227. PCH2E, OMIM 615851; 1228. PCH4, OMIM 225753; 1229. PCH6, OMIM 611523; 1230. PCH8, OMIM 614961; 1231. PCH9, OMIM 615809; 1232. PCH10, OMIM 615803)

一、临床诊断

(1) 概述

脑桥小脑发育不良 (PCH) 是一组由基因突变引起的脑桥和小脑发育不全及严重功能障碍的神经变性疾病，按照临床表现和病理改变可分为 PCH1~10 型。

脑桥小脑发育不良 1B 型 (PCH1B) 是脑桥小脑发育不良众多亚型的一种，以整体发育迟缓、进行性脊髓运动神经元变细、影像或病理发现小脑发育不全、脊髓前角细胞变性为特征，为严重的常染色体隐性遗传病，致病基因是 EXOSC3 基因。

脑桥小脑发育不良 2 型 (PCH2) 的遗传异质性：脑桥小脑发育不良 2A 型 (PCH2A) 是由 TSEN54 基因突变引起的。

脑桥小脑发育不良 2D 型 (PCH2D) 是由 SEPSECS 基因突变引起的。

脑桥小脑发育不良 2E 型 (PCH2E) 是由 VPS53 基因突变引起的。

脑桥小脑发育不良 4 型 (PCH4) 是一种常染色体隐性遗传的神经发育障碍和神经退行性疾病，是由 TSEN54 基因突变引起的。

脑桥小脑发育不良 6 型 (PCH6) 是由于编码线粒体精氨酰 -tRNA 合成酶的基因 RARS2 突变导致的。

脑桥小脑发育不良 8 型 (PCH8) 型是由 CHMP1A 基因纯合突变导致的一种常染色体隐性遗传的神经发育疾病。

脑桥小脑发育不良 9 型 (PCH9) 型由 AMPD2 基因纯合突变导致，是一种常染色体隐性遗传的神经发育障碍和神经退行性疾病。

脑桥小脑发育不良 10 型 (PCH10) 是一种常染色体隐性遗传的神经发育障碍和神经退行性疾病，由 CLP1 基因突变引起。

(2) 临床表现

PCH 是指一组以脑干和小脑的生长与功能严重受损为主的神经变性疾病。基于临床表现和病理改变进行分类，可分为 PCH1~10。其中 PCH1 的特征是与前角细胞变性有关的中枢和外周运动功能障碍，类似于婴儿型脊髓性肌萎缩，通常早期死亡。在 PCH2 表现为出生后进行性的小头畸形伴锥体外系运动障碍。PCH3 的临床特征包括肌张力降低、反射亢进、小头畸形、视神经萎缩及癫痫发作。PCH4 则表现为肌张力过高、关节挛缩、橄榄体脑桥小脑发育不全及早期死亡。PCH5 患者在孕中期有明显的小脑发育不全，并伴癫痫发作。PCH6 与线粒体呼吸链功能障碍有关，也可见于 PCH7、PCH8、PCH9 和 PCH10。

PCH1A 患儿在出生后第一个月就表现出严重的低肌张力及精神运动发育延迟。此外，还表现为肌肉萎缩，一些患者出现肌痉挛及和关节挛缩。所

有患者通过基因检查均排除了婴儿型脊肌萎缩症。

PCH1B 患儿多出生时即可表现出严重肌张力降低，四肢弥漫性肌萎缩，下肢偶有肌张力增高等痉挛表现。多有整体发育迟滞，如喂养困难、智力低下、生长迟滞、运动发育缓慢、语言能力丧失等。部分患者有进行性小头畸形。部分患者有眼部受累如视网膜变、眼球运动受限、眼球震颤等[1]。查体可发现关节挛缩、足部缺损等畸形。肌电图多提示四肢神经源性损害，感觉传导速度正常。本病预后较差，患者多于出生后 1~2 年因呼吸衰竭而死亡[2, 3]。

PCH2A 患者临床表现为出生时肌张力增高，逐渐进展的小头畸形，吸吮或进食困难，运动障碍，各种类型的癫痫发作，社会交往能力没有或很差，姿势控制能力缺乏或低下。

PCH2D 患者出生时头围均正常，但在生后第一年，头颅逐渐变小。所有患者均有严重的发育迟滞，其中 2 例仅会微笑。由于进行性肌肉痉挛，造成患者在 1 岁以内即出现痛性肌痉挛和阵挛。2 例患者有轻度和间歇性的舞蹈样运动，没有运动障碍；2 例患者有癫痫发作，包括全身强直阵挛发作和肌阵挛。其他特点包括睡眠障碍和严重的神经易激惹，但是没有共济失调和肌张力障碍。

PCH2E 患者仅有轻度肌张力低下和易激惹，而精神运动发育延迟直至产后 3 个月至 5 个月才变得明显。出生时头围正常，但随后发育逐渐减慢，到 18 个月时出现小头畸形。所有患者都发展成为逐渐进展的伴有角弓反张的痉挛性四肢瘫和多灶性挛缩。其他功能障碍还包括睡眠障碍，身材矮小，骨质疏松症和脊柱侧弯。所有患者都有严重的精神发育延迟。

PCH4 表现出重度新生儿脑病的临床表现和小头畸形，肌阵挛，肌张力增高。多在婴儿期死亡。对其大脑进行尸检显示橄榄脑桥核严重的神经元缺失，重度小脑发育不良和小头畸形，大脑白质普遍存在弥漫性胶质细胞增生。

PCH6 患儿其出生时正常，出生后出现喂养困难及呼吸急促。随后表现为严重的肌张力减退、肌阵挛发作性癫痫及明显发育迟滞，不能笑、不能控制头部活动，手足水肿和明显进展的小头畸形及特征性面部畸形，如双颞侧过窄、眼窝深陷、鼻梁突出、面颊饱满、窄腭等。

PCH8 患者存在肌张力低下伴肢体痉挛、反射

亢进、共济失调步态和不自主运动，特别是头部。其他症状还包括手足畸形及整体生长发育较差。视觉功能异常，包括近视、散光、斜视、皮质视觉障碍引起的眼球震颤和缺乏视觉跟踪。所有患者都存在社交能力低下。

PCH9 患者均有小头畸形，严重的精神运动发育迟缓及强直痉挛。部分患者有癫痫发作。其他特征性表现包括：吞咽困难、肌张力障碍、肌阵挛、视神经萎缩、失明及视觉注视不良。

PCH10 患者表现为严重的精神运动发育迟滞，逐渐进展的小头畸形，痉挛，癫痫发作，脑的异常，包括脑萎缩、髓鞘化延迟等。有些患者可出现一些特征性的畸形及轴索性感觉运动神经病变。

(3) 影像学检查

大多患儿脑影像学检查均可发现脑、脑桥发育不良 (图 1223-1) 等[4] 表现，也可有脑萎缩、小脑后囊肿 (图 1223-1C)[4] 等表现。

(4) 病理表现

本病积累了较多尸检病例，尸检可发现小脑萎缩 (图 1223-2A$_1$、A$_2$)，可有颗粒层缺失，浦肯野细胞数量减少，白质胶质细胞增生等 (图 1223-2B$_1$、B$_2$)，可见脊髓前角细胞变性、数量减少等 (图 1223-2C$_1$、C$_2$)[5]。

(5) 基因突变亚型与受累部位病变汇总 (表 1223-1、表 1223-2)

表 1223-1 亚型汇总

PCH 亚型	致病基因
PCH1A	VRK1
PCH1B	EXOSC3
PCH1C	EXOSC8
PCH2A	TSEN54
PCH2B	TSEN2
PCH2C	TSEN34
PCH2D	SEPSECS
PCH2E	VPS53
PCH4	TSEN54
PCH5	TSEN54
PCH6	RARS2
PCH8	CHMP1A
PCH9	AMPD2
PCH10	CLP1

表 1223-2　受累部位及表现

受累部位	主要表现
小脑	小脑发育不良，小脑明显萎缩、颗粒层细胞减少、浦肯野细胞减少、小脑后囊肿等
脑干	脑桥发育不良、脑干体征等
脊髓	脊髓前角运动神经元变性致四肢肌张力明显降低、四肢弥漫性肌萎缩、下肢或有痉挛样表现
骨骼	关节挛缩、足部缺损
眼	眼球震颤、眼球运动受限、视网膜变性等

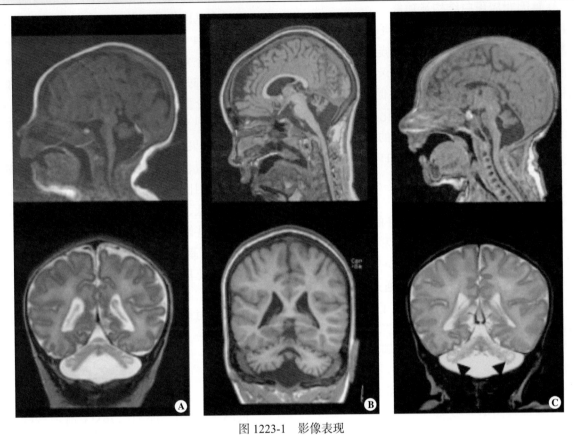

图 1223-1　影像表现

A. 2 周龄患儿小脑发育不良；B. 11 岁患儿小脑发育不良；C. 1 月龄患儿小脑发育不良，箭头处可见小脑后囊肿 (Orphanet J Rare Dis, 2014, 9: 23)

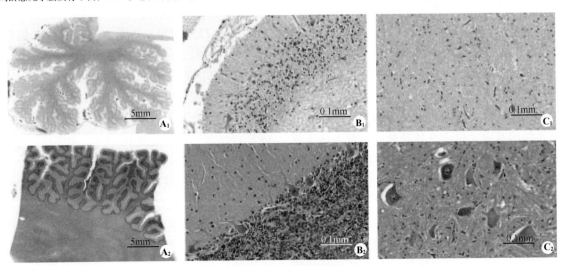

图 1223-2　病理表现

$A_1 \sim C_1$ 来自 1 例 18 岁患儿的尸检，$A_2 \sim C_2$ 来自正常对照。A_1 与 A_2 相比小脑明显萎缩；B_1 与 B_2 相比颗粒层减少，浦肯野细胞数量明显减少；C_1 与 C_2 相比脊髓前角运动神经元大量丢失 (Nature Genet, 2012, 44: 704-708)

二、PCH1A 基因诊断

(1) 概述

VRK1 基因，即编码疫苗相关激酶 1 的基因，位于 14 号染色体长臂 3 区 2 带 2 亚带 (14q32.2)，基因组坐标为 (GRCh37):14:97263684-97347951，基因全长 84 268bp，包含 13 个外显子，编码 396 个氨基酸。

(2) 基因对应蛋白结构及功能

VRK1 基因编码疫苗相关激酶 1，属于疫苗相关激酶丝氨酸 / 苏氨酸蛋白激酶家族成员之一，该蛋白质位于细胞核，在体内促进转录激活的 p53 分子的稳定及其在核内积累，在体外促进磷酸化 p53 第 18 位苏氨酸及减少 p53 的泛素化。因此，此基因可能调节细胞增殖，该基因编码的蛋白也具有磷酸化组蛋白、酪蛋白、转录因子 ATF2 和 c-JUN 的作用。

(3) 基因突变致病机制

Nezu 等 [8] 对 1 个患 SMA-PCH 的德系犹太家庭的连锁分析和候选基因测序，发现 VRK1 基因 12 号外显子的纯合突变 c.1072C > T，导致氨基酸改变 p.R358X。Najmabadi 等 [7] 通过外显子富集和二代测序的纯合子定位分析确定了 VRK1 基因在 Ch14：96388943 的一个纯合替换 C > T 导致氨基酸改变 p.R133C，患者伴有程度不等的智力缺陷和小脑发育不全。

本病尚无相应的分子研究，致病机制未明。

(4) 目前基因突变概述

目前人类基因突变数据库收录的 VRK1 基因突变有 1 个，错义 / 无义突变 1 个。

三、PCH1B 基因诊断

(1) 概述

EXOSC3 基因，即编码 RNA 外核体复合体的非催化元件的基因，位于 9 号染色体短臂 1 区 1 亚带 (9p11)，基因组坐标为 (GRCh37):9:37779711-37785089，基因全长 5379bp，包含 4 个外显子，编码 275 个氨基酸。

(2) 基因对应蛋白结构及功能

EXOSC3 基因编码的蛋白属于 RNA 外核体复合体的非催化元件，该复合体具有 3′-5′ 核酸外切酶活性，参与多个细胞 RNA 的加工和降解过程。在细胞核中，RNA 外泌体复合体参与 rRNA、snRNA 和 snoRNA 的成熟过程。该复合体还清除 RNA 加工过程中的副产物和非编码转录本，如反义 RNA 和启动子上游转录本，同时该复合体还清除加工缺陷的 mRNA，进而限制其输出至细胞质中。

(3) 基因突变致病机制

2012 年，Wan 等 [5] 在 9 个 PCH1B 家系的患者中检出 EXOSC3 基因上的纯合突变和复合杂合突变。通过全基因组范围的扫描和外显子测序在其中一个家系的 4 个患病兄弟中检出 EXOSC3 基因的 p.D132A 纯合突变。结合患者表型，研究推测正常的 RNA 加工过程对小脑和脊髓运动神经元的发育和存活都十分重要。

Wan 等 [5] 采用基因敲除技术抑制斑马鱼胚胎中的 exosc3，结果斑马鱼出现脑容量小 (尤其是后脑)、脊柱侧弯且短、低活动力等胚胎发育不良的症状，而且与对照相比，后脑及小脑的特异性标志物表达量均有所降低，但在共注射野生型斑马鱼的 exosc3 mRNA 后这些缺陷得到大幅改善。

(4) 目前基因突变概述

目前人类基因突变数据库没有收录 EXOSC3 基因突变信息。但 Wan 等 [5] 曾报道了 EXOSC3 基因的 5 个突变，其中包括 4 个错义突变和 1 个小的缺失。

四、PCH2A 基因诊断

(1) 概述

TSEN54 基因，即编码 tRNA 剪切核酸内切酶复合物亚单元的基因，位于 17 号染色体长臂 2 区 5 带 1 亚带 (17q25.1)，基因组坐标为 (GRCh37):17:73512609-73520820，基因全长 8212bp，包含 11 个外显子，编码 527 个氨基酸。

(2) 基因对应蛋白功能

该基因编码的蛋白是 tRNA 剪切核酸内切酶复合物亚单元，其促进内含子从前体 tRNAs 中去除。该复合物也参与前信使 RNA 3′ 端终止过程。

该蛋白在剪切位置不存在保守的序列，但是内含子却始终在该基因的相同位置，从而使剪切位置与 tRNA 体有固定的距离。

tRNA 剪切核酸内切酶复合物负责识别和分开前体转运 RNA 的剪切位置。它在 5′ 端和 3′ 端的剪切位置分开前转运 RNA 从而释放内含子。tRNA 剪切核酸内切酶复合物通过与信使 RNA 前体 3′ 端形成因子的关联也参与到信使 RNA 的形成过程，从而建立了前转运 RNA 剪切与信使 RNA 前体 3′ 端形成之间的联系，表明该核酸内切酶亚单元在多个 RNA 形成事件中都起到了作用。

(3) 基因突变致病机制

Budde 等[8] 于 2008 年在 PCH2A 患者中发现在 *TSEN54* 基因上存在着杂合突变。

Namavar 等[9] 于 2011 年对 169 例 PCH2A 患者开展了一项研究，发现 88 例 (52%) 患者在 *TSEN54* 基因上存在一个相同的纯合突变 c.919G > T，9 例 (5%) 患者在 *TSEN54* 基因上存在复合杂合突变。

Kasher PR 等[10] 于 2011 年表明对斑马鱼胚胎的 *tsen54* 基因进行吗啉代敲除会导致脑组织结构的缺失。这种表型可以通过同时注射吗啉代及人类 *TSEN54* 信使 RNA 得到一定的补救。发育中的模式缺陷与 *TSEN54* 敲除不存在关联，然而能观察到脑桥细胞死亡数目增多，从而与脑桥小脑发育不良有着类似的病理学特征。除此之外，具有 *N-* 甲基 -*N-* 亚硝基脲突变，在 *tsen54* 上具有纯合的终止密码子突变的斑马鱼，在受精后的 9 天内就会死亡。

(4) 目前基因突变概述

目前人类基因突变数据库收录的 *TSEN54* 基因突变有 13 个，其中错义 / 无义突变 6 个，剪接突变 3 个，小的缺失 3 个，大片段缺失 1 个。基因突变分布在基因整个编码区，无突变热点。

五、PCH2D 基因诊断

(1) 概述

SEPSECS 基因，编码 Sep(*O-* 磷酸丝氨酸)tRNA：Sec(硒代半胱氨酸) 合酶，位于 4 号染色体短臂 1 区 5 带 2 亚带 (4p15.2)，基因组坐标为 (GRCh37):4:25121627-25162204，基因全长 40 578bp，包含 14 个外显子，编码 501 个氨基酸。

(2) 基因对应蛋白结构及功能

硒代半胱氨酸是唯一没有 tRNA 合成酶的氨基酸，它的合成依赖于同系 tRNA。该氨基酸通过 3 个步骤依赖其同系 tRNA 而合成。*SEPSECS* 基因编码的蛋白催化上述过程的第 3 步，即 *O-* 磷酸丝氨酸 tRNA 向硒代半胱氨酸 tRNA 的转化过程。

(3) 基因突变致病机制

Agamy 等[11] 在 4 个伴随进行性脑桥小脑萎缩的无血缘关系的伊拉克或摩洛哥患者中，对候选基因序列进行全基因组连锁分析发现 *SEPSECS* 基因的纯合或复合杂合突变。两种突变都被证明为可以导致合成硒代半胱氨酸唯一途径的重要的含硒酶失活。该研究表明硒和硒蛋白在脑发育和脑功能中至关重要。Agamy 等[11] 也发现参与 tRNA 加工过程的基因突变影响了 PCH2A 疾病的发生。

Makrythanasis 等[12] 在 3 个患有 PCH2D 疾病的兄弟姐妹中发现 *SEPSECS* 基因的纯合错义突变。这个突变通过外显子测序技术发现并通过 Sanger 测序而得到证实。

本病尚无相应的分子研究，致病机制未明。

(4) 目前基因突变概述

目前人类基因突变数据库收录的 *SEPSECS* 基因突变有 3 个，均为错义 / 无义突变。

六、PCH2E 基因诊断

(1) 概述

VPS53 基因，即编码囊泡分选蛋白 53 的基因，位于 17 号染色体短臂 1 区 3 带 3 亚带 (17p13.3)，基因组坐标为 (GRCh37):17:411908-618096，基因全长 206 189bp，包含 24 个外显子，编码 833 个氨基酸。

(2) 基因对应蛋白结构及功能

VPS53 基因编码的蛋白序列和酵母 VPS53P 蛋白类似。VPS53P 与晚期高尔基体中的囊泡逆向转运有关。

(3) 基因突变致病机制

Feinstein 等[13] 在摩洛哥非血缘性的 4 个犹太家庭中 10 例脑桥小脑发育不全的患者中通过基因组连锁分析和全外显子组测序分析发现 *VPS53* 基因的复合杂合突变。患者的纤维原细胞表现出胀大囊泡，CD63 阳性提示高尔基体相关的逆向转运蛋白的破坏，但是没有发现溶酶体储积。在当地的摩洛哥犹太人群中每 37 个人有一个 *VPS53* 基因突变携带者。

本病尚无相应的分子研究，致病机制未明。

(4) 目前基因突变概述

目前人类基因突变数据库没有收录 *VPS53* 基因突变信息，但在文献中报道该基因有 2 个突变[13]。

七、PCH4 基因诊断

(1) 概述

TSEN54 基因，即一个编码 tRNA 剪接内切

酶亚基的基因，位于 17 号染色体短臂 2 区 5 带 1 亚带 (17p25.1)，基因组坐标为 (GRCh37):17: 73512609-73520821，基因全长 9033bp，包含 12 个外显子，编码 526 个氨基酸。

(2) 基因对应蛋白结构及功能

TSEN54 编码 tRNA 剪接核酸内切酶的一个亚基，这个复合物催化去除前体 tRNA 的内含子。它还和前体 mRNA 3′ 端的加工有关。这个基因的突变会导致 PCH2 的发生。

(3) 基因突变致病机制

Budde 等 [14] 在 3 个 PCH4 的患者发现 TSEN54 基因突变。其中一个患者除了 p.A307S 替换突变之外，在 TSEN54 的等位基因上还携带一个复合突变；另外两例患者 TSEN54 基因上都找到了复合杂合性 p.A307S 替换突变。

Cassandrini 等 [15] 在一个 PCH4 意大利女患婴身上发现了 TSEN54 基因的两个复合杂合突变，包括 p.A307S 替换突变和一个 14bp 的缺失。

本病尚无相应的分子研究，致病机制未明。

(4) 目前基因突变概述

目前人类基因突变数据库收录的 TSEN54 基因突变有 13 个，其中错义 / 无义突变 6 个，剪接突变 3 个，小的缺失 3 个，大片段的缺失 1 个。

八、PCH6 基因诊断

(1) 概述

RARS2 基因，即编码精氨酰 -tRNA 合成酶 2 的基因，位于 6 号染色体长臂 1 区 6 带 1 亚带 (6q16.1)，基因组坐标为 (GRCh37):6:88223656-88299735，基因全长 76 0801bp，包含 26 个外显子，编码 625 个氨基酸。

(2) 基因对应蛋白结构及功能

RARS2 基因编码的蛋白是线粒体基质中的一种精氨酰 – 转运 RNA 合成酶。该基因的缺陷是 PCH6 的原因。

(3) 基因突变致病机制

Edvardson 等 [16] 在一个西班牙裔犹太人家庭里的有血缘关系的 PCH6 患者身上发现了 RARS2 基因的一个内含子纯合突变。在 105 个正常的西班牙裔犹太人个体中并没有发现此位于外显子 2/ 内含 2 连接处的突变。Edvardson 等 [16] 预测该突变会导致外

显子 2 的移码突变，并致使酶活性被破坏。这是首次对酵母以外的线粒体合成酶缺乏现象的报导。

Rankin 等 [17] 在一个出生于无血缘关系双亲家庭的患有 PCH6 的英国女孩身上发现了两个 RARS2 基因的杂合突变，没有患病的双亲身上各有一个杂合突变。

(4) 目前基因突变概述

目前人类基因突变数据库收录的 RARS2 基因突变有 4 个，其中错义 / 无义突变 2 个，剪接突变 2 个。突变分布在基因整个编码区，无突变热点。

九、PCH8 基因诊断

(1) 概述

CHMP1A 基因，即编码活性多泡体 1A 蛋白的基因，位于 16 号染色体长臂 2 区 4 带 3 亚带 (16q24.3)，基因组坐标为 (GRCh37):16:89710838-89724192，基因全长 13 355bp，包含 9 个外显子，编码 196 个氨基酸。

(2) 基因对应蛋白结构及功能

CHMP1A 基因编码的活性多泡体 1A 蛋白是 CHMP 蛋白家族的成员之一，参与多泡体分选蛋白至溶酶体内部的过程。蛋白质序列初始预测表明该蛋白质是一个金属肽酶。

(3) 基因突变致病机制

通过对患有脑桥小脑发育不全的家系进行连锁分析及候选基因测序，Mochida 等 [18] 发现了 CHMP1A 基因中的两个纯合突变 (p.Q30X、c.28_13G > A)。与对照相比，患者来源的细胞系成倍受损，显示出细胞增殖方面的缺陷。对患者细胞的定量 PCR 分析显示作用于 BMI1 基因的干细胞增殖负调节因子 INK4A 高水平表达，同时与对照组相比，降低了 BMI1 与 INK4A 因子的结合。这些研究表明 CHMP1A 可以建立胞质信号和 BMI1 介导的染色质修饰之间的联系，从而调节中枢神经系统干细胞的增殖。CMochida 等在斑马鱼中对 chmp1a 基因进行抑制，建立了 chmp1a 动物模型。抑制 chmp1a 基因导致小脑和前脑体积减小，在增加野生型 chmp1a 的表达之后可以得到改善。这些斑马鱼的表型和 bmi1 抑制的斑马鱼表型类似，显示出 chmp1a 和 bmi1 之间存在某种联系。chmp1a 模型中的内部颗粒和分子层相比于浦肯野细胞受到更严重的影响，这与在具有 CHMP1A 突变的人中观察

到的现象一致。

(4) 目前基因突变概述

目前人类基因突变数据库没有收录 CHMP1A 基因突变信息，但在文献中报道该基因有 1 个错义突变 p.Q30X 和 1 个位于内含子上的突变 c.28_13G > A[18]。

十、PCH9 基因诊断

(1) 概述

AMPD2 基因，即编码一种 AMP 脱氨酶蛋白的基因，位于 1 号染色体短臂 1 区 3 带 3 亚带 (1p13.3)，基因组坐标为 (GRCh37):1:110162435-110174677，基因全长 12 243bp，包含 19 个外显子，编码 880 个氨基酸。

(2) 基因对应蛋白结构及功能

AMPD2 基因编码的蛋白以同四聚物的形式起作用，是在哺乳动物中发现的三种 AMP 脱氨酶之一。该蛋白对嘌呤代谢中的 AMP-IMP 转换有重要作用。

(3) 基因突变致病机制

Akizu 等[19] 在 5 个家庭共 8 例 PCH9 患者的 AMPD2 基因中发现了 5 个不同的纯合突变。其中两个突变导致妊娠提前终止，其他三个突变导致了高度保守氨基酸区域的错义突变。这种突变在对 30 个 PCH 原发病患的全基因组测序中被发现。AMPD2 蛋白在患者的细胞中几乎完全缺失，在对酵母的同类基因 Amd1 的敲除试验中，突变体不能修复生长缺陷。尽管两个错义突变在过度表达时表现出一些残存的 AMP 脱氨酶活性，这个现象是和无效等位基因的效果一致的。患有小头畸形的患者表现出明显的精神发育迟缓和麻痹症。除了两例外，其他患者都有癫痫。脑成像显示出患者脑桥小脑发育不全、脑干呈现"8"字形、大脑皮质萎缩和胼胝体发育不全。对患者细胞的研究发现在细胞存活方面出现了腺苷酸的剂量依赖性负效应，并在腺苷酸处理后减少了蛋白质的翻译。患者的细胞具有高水平的 ATP 表达和低水平的鸟嘌呤，暗示在迅速增殖的神经细胞中新嘌呤的合成被阻断。这些发现暗示 AMPD2 在新嘌呤的合成过程中，通过对腺苷的负反馈调节，依靠次黄嘌呤核苷酸维持着细胞内鸟嘌呤数目。而鸟嘌呤的表达降低导致了 GTP 依赖性的蛋白转录受到抑制。这种抑制可通过在体外补充嘌呤前体而得到缓解。

Akizu 等还发现 Ampd2 敲除的小鼠具有正常的大脑组织。Ampd2/Ampd3 双敲除的小鼠与正常小鼠相比，大脑和身体重量会有轻微的减少，但发育早期几乎没有神经元丢失的迹象，但是这些小鼠会严重缩短生命周期至 2~3 周。它们表现出神经组织退化和反常的步态。对脑的研究发现海马中 CA3 锥神经元退化，在皮质和小脑中致密细胞变得稀疏。与正常小鼠相比，这些改变伴随着 ATP 水平升高 25%，而 GTP 水平则降低 33%。

(4) 目前基因突变概述

目前 OMIM 网站报道的与 PCH9 相关的 AMPD2 基因突变有 5 个，其中错义/无义突变 4 个，剪接突变 1 个。5 个突变分布在基因整个编码区，另有一个非编码区突变。无突变热点。

十一、PCH10 基因诊断

(1) 概述

CLP1 基因，即编码多核苷酸激酶 Clp1 的基因，位于 11 号染色体长臂 1 区 2 带 1 亚带 (11q12.1)，基因组坐标为 (GRCh37):11:57425216-57429337，基因全长 4122bp，包含 3 个外显子，编码 426 个氨基酸。

(2) 基因对应蛋白结构及功能

CLP1 基因编码的蛋白是 Clp1 家族的一个成员。该蛋白是一种多功能激酶，也是 tRNA 剪接核酸内切酶复合物和前 mRNA 切割复合物 II 的成分，与 tRNA、mRNA 和 siRNA 的成熟有关。

(3) 基因突变致病机制

Karaca 等[20] 在 11 个来自 5 个近亲土耳其家庭患 PCH10 儿童的 CLP1 基因上发现了一个纯合突变 c.419G > A，该突变在一个高度保守的残基发生了 p.R140H 替换。通过全外显子测序，他们发现在前两个家庭中发现的突变并没有出现在千人基因组计划或外显子组变异数据库等。单倍型分析表明该突变在 5 个家庭中有始祖效应。在体外大肠杆菌中的功能表达分析中，发生 p.R140H 突变的蛋白保留了一些核糖核酸激酶活性，但不能与其他的 tRNA 剪接核酸内切酶 (TSEN) 复合物发生相互作用，从而导致 tRNA 前体的分裂活性降低和线性 tRNA 内含子细胞的异常累积，但 tRNA 前体和成熟的 tRNA 的水平大部分未受影响。他们培养了患者的成纤维细胞并发现 RNA 激酶活性降低且只能检测到非常小的 tRNA 前体的分裂活性。

Karaca 等[20]发现,与野生型小鼠相比,Clp1激活酶失活小鼠的大脑重量和体积减小,皮质厚度和神经元的个数也减少,这与小头畸形的症状是一致的。他们还发现神经元祖细胞的死亡细胞增加,这导致皮质神经元数目减少,但皮质分层正常,小脑体积并没有受到影响。

Schaffer 等[21]发现具有纯合缺失 clp1 基因的斑马鱼在受精后生存没有超过 5 天并且表现出异常游泳行为,异常头形和弯曲的尾巴,这表明斑马鱼在神经运动方面出现了缺陷。突变斑马鱼幼体出现进行性神经元缺失,尤其是在脑和后脑,并且运动神经元的形态发生变化。这些神经细胞的凋亡依赖 p53。

(4)目前基因突变概述

目前人类基因突变数据库没有收录 CLP1 基因突变信息,但有文献报道该基因有 1 个错义突变 p.R140H[20]。

(王　琰　余舒扬　彭光格　王　颖　伊　刚
谢文茜　叶　睿　田　凯　傅书锦　朱家楼
李梅艳)

参考文献

[1] Salman MS, Buncic JR, Westall CA, et al. Pontocerebellar hypoplasia type 1: new leads for an earlier diagnosis. J Child Neurol, 2003: 18: 220-225.

[2] Ryan MM, Cooke-Yarborough CM, Procopis PG, et al. Anterior horn cell disease and olivopontocerebellar hypoplasia. Pediat. Neurol, 2000, 23: 180-184.

[3] Schwabova J, Brozkova DS, Petrak B, et al. Homozygous EXOSC3 mutation c.92G-C, p.G31A is a founder mutation causing severe pontocerebellar hypoplasia type 1 among the Czech Roma. J Neurogenet, 2013: 27: 163-169.

[4] Eggens VRC, Barth PG, Niermeijer JMF, et al. EXOSC3 mutations in pontocerebellar hypoplasia type 1: novel mutations and genotype-phenotype correlations. Orphanet J Rare Dis, 2014, 9: 23.

[5] Wan J, Yourshaw M, Mamsa H, et al. Mutations in the RNA exosome component gene EXOSC3 cause pontocerebellar hypoplasia and spinal motor neuron degeneration. Nat Genet, 2012, 44: 704-708.

[6] Nezu J, Oku A, Jones MH, et al. Identification of two novel human putative serine/threonine kinases, VRK1 and VRK2, with structural similarity to vaccinia virus B1R kinase. Genomics, 1997, 45(2): 327-331.

[7] Najmabadi H, Hu H, Garshasbi M, et al. Deep sequencing reveals 50 novel genes for recessive cognitive disorders.

Nature, 2011, 478: 57-63.

[8] Budde BS, Namavar Y, Barth PG, et al. tRNA splicing endonuclease mutations cause pontocerebellar hypoplasia. Nat Genet, 2008, 40: 1113-1118.

[9] Namavar Y, Barth PG, Kasher PR, et al. Clinical, neuroradiological and genetic findings in pontocerebellar hypoplasia. Brain, 2011, 134: 143-156.

[10] Kasher PR, Namavar Y, van Tijn P, et al. Impairment of the tRNA-splicing endonuclease subunit 54(tsen54)gene causes neurological abnormalities and larval death in zebrafish models of pontocerebellar hypoplasia. Hum Mol Genet, 2011, 20: 1574-1584.

[11] Agamy O, Ben Zeev B, Lev D, et al. Mutations disrupting selenocysteine formation cause progressive cerebello-cerebral atrophy. Am J Hum Genet, 2010, 87: 538-544.

[12] Makrythanasis P, Nelis M, Santoni FA, et al. Diagnostic exome sequencing to elucidate the genetic basis of likely recessive disorders in consanguineous families. Hum Mutat, 2014, 35: 1203-1210.

[13] Feinstein M, Flusser H, Lerman-Sagie T, et al. VPS53 mutations cause progressive cerebello-cerebral atrophy type 2(PCCA2). J Med Genet, 2014, 51: 303-308.

[14] Budde BS, Namavar Y, Barth PG, et al. tRNA splicing endonuclease mutations cause pontocerebellar hypoplasia. Nat Genet, 2008, 40: 1113-1118.

[15] Cassandrini D, Biancheri R, Tessa A, et al. Pontocerebellar hypoplasia: clinical, pathologic, and genetic studies. Neurology, 2010, 75: 1459-1464.

[16] Edvardson S, Shaag A, Kolesnikova O, et al. Deleterious mutation in the mitochondrial arginyl-transfer RNA synthetase gene is associated with pontocerebellar hypoplasia. Am J Hum Genet, 2007, 81: 857-862.

[17] Rankin J, Brown R, Dobyns WB, et al. Pontocerebellar hypoplasia type 6: A British case with PEHO-like features. Am J Med Genet, A 2010, 152A: 2079-2084.

[18] Mochida GH, Ganesh VS, de Michelena MI, et al. CHMP1A encodes an essential regulator of BMI1-INK4A in cerebellar development. Nat Genet, 2012, 44: 1260-1264.

[19] Akizu N, Cantagrel V, Schroth J, et al. AMPD2 regulates GTP synthesis and is mutated in a potentially treatable neurodegenerative brainstem disorder. Cell, 2013, 154: 505-517.

[20] Karaca E, Weitzer S, Pehlivan D, et al. Human CLP1 mutations alter tRNA biogenesis, affecting both peripheral and central nervous system function. Cell, 2014, 157: 636-650.

[21] Schaffer A, Eggens VRC, Caglayan AO, et al. CLP1 founder mutation links tRNA splicing and maturation to cerebellar development and neurodegeneration. Cell, 2014, 157: 651-663.

1233, 1234　脑穿通畸形
(porencephaly, POREN)
(1233. POREN1, OMIM 175780; 1234. POREN2, OMIM 614483)

一、临床诊断

(1) 概述

脑穿通畸形 (POREN) 是突变的胶原蛋白Ⅳ型 α1 和 α2 基因 (COL4A1, COL4A2) 引起的一组常染色体显性遗传性疾病。一种称为破坏性脑穿通畸形或 1 型 (POREN1)，通常是单侧或从局灶破坏性病变的结果，如胎儿血管闭塞或产伤。另一种称为脑裂性脑穿通畸形或 2 型 (POREN2)，通常是对称的，是由脑室的发育缺陷造成。破坏性脑穿通畸形更常见 [1, 2]。

(2) 临床表现

受影响的个人通常有不同程度的偏瘫、癫痫和智力缺陷。可伴有溶血性贫血。

(3) 辅助检查

生化：血清肌酸激酶升高。

头颅 MRI：脑穿通畸形，脑裂畸形，局灶皮质发育不良、钙化、含铁血黄素沉积，脑积水。

(4) 病理表现

尚无特异性病理表现。

(5) 受累部位病变汇总 (表 1233-1)

表 1233-1　受累部位及表现

受累部位	主要表现
神经系统	脑穿通畸形、脑裂畸形、局灶皮质发育不良、钙化、含铁血黄素沉积、脑积水、偏瘫、四肢轻瘫、痉挛、锥体束征、癫痫发作、伸跖反应、肌张力障碍、神经心理认知异常、智力低下、缺血性卒中、脑白质病变、小脑萎缩
眼	视野缺损、外斜视
面部	面瘫

二、POREN1 基因诊断

(1) 概述

COL4A1 基因，编码Ⅳ型 α 胶原蛋白，位于 13 号染色体长臂 3 区 4 带 (13q34)，基因组坐标为 (GRCh37):13:110801310-110959496，基因全长 158 187bp，包含 52 个外显子，编码 1670 个氨基酸。

(2) 基因对应蛋白结构及功能

COL4A1 基因编码的Ⅳ型 α 胶原蛋白是基底膜的组成部分。该蛋白包含一个 N 端 7S 结构域、一个三螺旋胶原区和一个羧基端的非胶原区；作为异三聚体的一部分，该蛋白可以与其他的细胞外基质元件如串珠素、蛋白聚糖和层粘连蛋白相互作用。另外，羧基末端非胶原区的蛋白裂解会产生一种生物学活性片段，称为血管生成抑制因子，具有抗血管增生和抑制肿瘤的活性。COL4A1 基因突变会导致脑穿通畸形、脑血管疾病及肾脏和肌肉缺陷。

(3) 基因突变致病机制

van der Knaap 等 [3] 通过对先前报道的 3 个家族性 POREN1 患者的随访，发现 COL4A1 基因突变是微血管病和缺血性梗死的主要危险因素。

de Vries 等 [4] 报道 2 例患有 POREN1 和产前颅内出血的荷兰同胞。基因分析发现这对同胞及其母亲 COL4A1 基因均发生杂合突变。研究者认为 COL4A1 突变携带者从胎儿到成年期存在颅内出血的风险，而产前的颅内出血会导致新生儿 POREN1。

Yoneda 等 [5] 报道了 15 例日本 POREN1 先证者发生 COL4A1 基因突变，其中 5 个为新发突变，1 个突变与家族性脑穿通共分离，2 个突变遗传自无症状的父母。这些患者表型为大脑异常，其中的 10 例患者伴双肢 / 四肢瘫痪、癫痫、智力障碍，另外 5 例患者偏向于脑裂。

Gould 等 [6] 通过随机诱变构建并确定出新的一种患有严重脑内出血的小鼠突变体。除了颅出血外，突变体小鼠比其他同窝幼鼠小，并带有多种表型包括视觉异常、轻微肾脏异常和生殖能力下降。纯合突变体小鼠在胚胎期后不能发育，50% 的杂合体小鼠在出生 1 天后死亡。研究者提示，大部分突变幼鼠颅内出血的严重程度及出血位置能够解释其发育能力的下降。对出生第 1 天的小鼠分析发现，所有突变体小鼠 (12 只) 均有颅内出血，而所有正常小鼠(9只)则没有。18%的杂合成年小鼠(6/33)有明显的孔洞脑畸形，而17只正常小鼠则没有观测到。突变体小鼠的一个剪接位点突变导致 Col4a1 基因第40号外显子被删除。研究者发现，与对照相比，Col4a1 40号外显子删除的杂合小鼠的基底膜有不同程度的密度不均和损坏，并且主要发生大脑出血。

(4) 目前基因突变概述

目前人类基因突变数据库收录的 COL4A1 基因突变有22个，其中错义/无义突变20个，剪接突变1个，小的插入1个。突变分布在基因整个编码区，无突变热点。

三、POREN2 基因诊断

(1) 概述

COL4A2 基因，即编码Ⅳ型胶原蛋白 α2 链的基因，位于13号染色体长臂3区4带(13q34)，基因组坐标为(GRCh37):13:110959631-111165374，基因全长20 5744bp，包含48个外显子，编码1712个氨基酸。

(2) 基因对应蛋白结构及功能

Ⅳ型胶原蛋白 α2 链由 COL4A2 基因编码，是Ⅳ型胶原蛋白的6个亚基中的一个，也是细胞基底膜的主要结构部分。血管能抑素作为这个蛋白的 C 端部分，是血管生成和肿瘤再生的抑制剂。与Ⅳ型胶原蛋白家族中的其他成员一样，COL4A2 与另一个Ⅳ型胶原蛋白基因之间有序地排成头接头的构象，每对基因共享一个启动子。Ⅳ型胶原蛋白是肾小球基底膜的主要构成成分，与层粘连蛋白、蛋白多糖和巢蛋白组成一个鸡笼状的网状组织。血管能抑素是Ⅳ型胶原蛋白 α2 链非胶原区域(NC1)的一个分解产物，能抗血管生成和抗肿瘤细胞活性。而且它可以抑制血管内皮细胞的增殖和移动，降低线粒体膜电位，以及诱导细胞凋亡，尤其是诱导 Fas 依赖型细胞凋亡和激活蛋白酶8和蛋白酶9的活性。

(3) 基因突变致病机制

COL4A1(α1 链)和 COL4A2(α2 链)是最常见的Ⅳ型胶原蛋白，并且以2:1的比例形成 α1α1α2 结构的异源三聚体。COL4A2 基因编码Ⅳ型胶原蛋白 α2 链，由于它的突变体可能影响 α1α1α2 三聚体，所以 COL4A2 是可能造成脑穿通畸形的影响

因子。COL4A2 的两个显性遗传变异(p.G1389R，c.3206delC)具有高致病性，特别是在每个变异第三个位置上(G-Xaa-Yaa)替代甘氨酸以显性失活效应破坏三螺旋结构。这些错义突变可以导致三螺旋结构的异常组装，同时伴随着细胞内前胶原链的累积。

Yoneda 等[7]从35例日本脑穿通畸形患者中筛选出 COL4A2 突变，确认 COL4A2 突变是散发性及家族性脑穿通畸形的一个遗传因素。这个实验数据进一步支持了对脑穿通畸形及相关产前和围生期颅内出血进行遗传检测的重要性。Verbeek 等[8]推测显性 COL4A2 突变体是引起包括脑穿通畸形、不完全外显性和变异表型的小血管疾病在内的家族遗传性脑血管疾病的新的主要风险因素。

(4) 目前基因突变概述

目前人类基因突变数据库收录的 COL4A2 基因突变有14个，均为错义/无义突变。突变分布在基因整个编码区，无突变热点。

(陈　超　傅书锦　郭冠瑛)

参考文献

[1] Airaksinen EM. Familial porencephaly. Clin Genet, 1984, 26: 236-238.

[2] Sensi A, Cerruti S, Calzolari E, et al. Familial porencephaly. (Letter)Clin Genet, 1990, 38: 396-397.

[3] van der Knaap MS, Smit LM, Barkhof F, et al. Neonatal porencephaly and adult stroke related to mutations in collagen IV A1. Ann Neurol, 2006, 59: 504-511.

[4] de Vries LS, Koopman C, Groenendaal F, et al. COL4A1 mutation in two preterm siblings with antenatal onset of parenchymal hemorrhage. Ann Neurol, 2009, 65: 12-18.

[5] Yoneda Y, Haginoya K, Kato M, et al. Phenotypic spectrum of COL4A1 mutations: porencephaly to schizencephaly. Ann Neurol, 2013, 73: 48-57.

[6] Gould DB, Phalan FC, Breedveld GJ, et al. Mutations in COl4A1 cause perinatal cerebral hemorrhage and porencephaly. Science, 2005, 308: 1167-1171.

[7] Yoneda Y, Ha ginoya K, Arai H, et al. De Novo and Inherited Mutations in COL4A2, Encoding the Type IV Collagen α2 Chain Cause Porencephaly. Am J Hum Genet, 2012, 90(1): 86-90 .

[8] Verbeek F, Meuwissen MEC, Verheijen FU, et al. COL4A2 mutation associated with familial porencephaly and small-vessel disease. Eur J Hum Genet, 2012, 20(8): 844-851.

1235 变异性卟啉症
(porphyria variegata, PV; OMIM 176200)

一、临床诊断

(1) 概述

变异性卟啉症 (PV) 又称南非遗传性卟啉症，为常染色体显性遗传病。该病由 *PPOX* 基因突变引起[1]。

(2) 临床表现

变异性卟啉症主要累及皮肤、内分泌系统及神经系统。皮肤损害可表现为红斑、水肿、水疱、大疱、糜烂、溃疡和血痂等；内分泌系统受累可出现面部紫红，类似于库欣综合征面容。急性期病变可累及神经系统，周围神经受累可表现为单肢或多肢的感觉障碍、肌肉萎缩并迅速发展至肢体瘫痪。在部分患者中可累及脑神经，表现为吞咽困难、面瘫等。有些患者还会出现癫痫及精神障碍。

(3) 辅助检查

急性期实验室检查可出现 24h 尿卟啉、粪卟啉排泄增多。24h 尿卟胆原、δ - 氨基酮戊酸增加[2]。

(4) 病理表现

变异性卟啉症在组织病理上与迟发性皮肤卟啉病和遗传性粪卟啉病极为相似。肾活检可见大部分肾小球、肾小动脉及肾小管处淀粉样沉积 (图 1235-1A)；刚果红染色可见非晶体沉积物阳性 (图 1235-1B)；免疫组织化学染色可见淀粉样蛋白 A 阳性 (图 1235-1C)；电镜下可见随机分布的 8~12nm 的淀粉样沉积物 (图 1235-1D)。

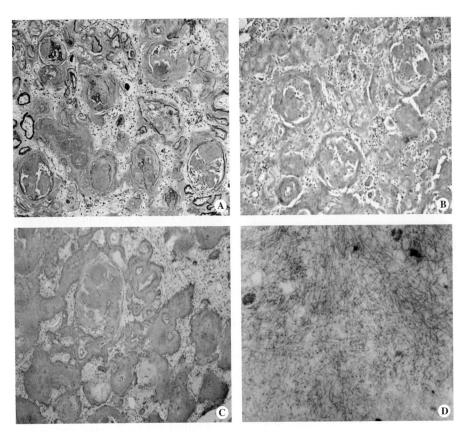

图 1235-1 肾活检病理表现

A. 糖原染色可见大部分肾小球、肾小动脉及肾小管处淀粉样沉积；B. 刚果红染色可见非晶体沉积物阳性；C. 免疫组织化学染色可见淀粉样蛋白 A 阳性；D. 电镜下可见随机分布的 8~12nm 的淀粉样沉积物 [Amyloid, 2013, 20(4): 272-274]

(5) 受累部位病变汇总 (表 1235-1)

表 1235-1 受累部位及表现

受累部位	主要表现
神经系统	感觉障碍、肌肉萎缩、肢体无力、瘫痪、吞咽困难、面瘫、癫痫、精神障碍
皮肤	红斑、水肿、水疱、大疱、糜烂、溃疡、血痂、皮肤脆性增加、面部紫红色、多毛

二、基因诊断

(1) 概述

PPOX 基因，即编码原卟啉原氧化酶的基因，位于 1 号染色长臂 2 区 3 带 3 亚带 (1q23.3)，基因组坐标为 (GRCh37):1:161135832-161148136，基因全长 12 305bp，包含 13 个外显子，编码 477 个氨基酸。

(2) 基因对应蛋白结构及功能

PPOX 基因编码原卟啉原氧化酶，该酶为血红素生物合成倒数第二步过程的催化酶，它催化了 6 个电子氧化原卟啉原IX到原卟啉IX的过程。这个基因的突变将导致杂色卟啉症，这是由于原卟啉氧化酶 (一种位于线粒体内部的酶) 缺陷所致的血红素新陈代谢异常的常染色体显性遗传病。目前已经发现了编码相同蛋白的可变剪切体。

(3) 基因突变致病机制

Deybach 等 [3] 对 PPOX 的编码区进行了测序，其中一例患者发生由一个 G 碱基插入导致的移码突变，过早形成终止密码子。在另外 3 例患者中发现了一个 7 号外显子上的错义突变 (p.G232R)。这是首例在 VP 患者发现突变的报道，支持 PPOX 基因的突变是导致杂色卟啉病的推论。

在发生杂合突变的情况下，PPOX 的活性会降低 50%[4]。而少见的纯合突变则会严重降低 PPOX 的活性，导致严重的杂色卟啉病 [5]。Warnich 等 [6] 在 17 例杂色卟啉病患者中的 15 例发现了 p.R59W 突变，这个突变产生了一个 Sty I 限制酶位点，并和 C(26)-C(150) 有关。25% 的可能的单体性都是由 PPOX 基因的 1 号外显子上的 2 个多态性决定的。同时，6 号外显子上的一个突变 p.R168C 也被发现与此疾病相关。这个突变彻底废除了一个 Dsa I 限制位点，并且与 1 号外显子多态性产生的另一种单体型相关。

在随后的研究中，由 2 个 PPOX 基因上的杂合突变组合成的纯合患者也有被报道。von-und-zu Fraunberg 等 [7] 研究了过去 35 年中 3 种常见的 PPOX 突变的临床和生物学特征，以及基因型和表型的关联。在这 103 例携带者中，52% 有临床表征，40% 对光线过敏，27% 经历过突然发病。其中 90 人携带有一种芬兰人常见的 PPOX 突变 p.I12T，这种突变几乎不会导致或者导致很轻微的卟啉病症状。

本病尚无相应的分子研究，致病机制未明。

(4) 目前基因突变概述

目前人类基因突变数据库收录的 PPOX 基因突变有 177 个，其中错义 / 无义突变 86 个，剪接突变 28 个，小的缺失 34 个，小的插入 21 个，小的插入缺失 3 个，大的缺失 3 个，大的插入 1 个，调控区突变 1 个。突变分布在基因整个编码区，存在一个热点突变 p.R59W，已在多例患者中报道。

（刘　菁　郭俊甫）

参考文献

[1] Yoshiki Tsuchiya, Junichi Hoshino. Variegate porphyria complicated by systemic AA amyloidosis: a case report. Variegate porphyria and AA amyloidosis, Amyloid, 2013, 20(4): 272-274.

[2] Siddesh Besur, Wehong Hou, Paul Schmeltzer, et al. Clinically Important Features of Porphyrin and Heme Metabolism and the Porphyrias. Metabolites, 2014, 4: 977-1006.

[3] Deybach JC, Puy H, Robreau AM, et al. Mutations in the protoporphyrinogen oxidase gene in patients with variegate porphyria. Hum Mol Genet, 1996, 5: 407-410.

[4] Frank J, Jugert FK, Breitkopf C, et al. Recurrent missense mutation in the protoporphyrinogen oxidase gene underlies variegate porphyria. Am J Med Genet, 1998, 79: 22-26.

[5] Roberts AG, Puy H, Dailey TA, et al. Molecular characterization of homozygous variegate porphyria. Hum Mol Genet, 1998, 7: 1921-1925.

[6] Warnich L, Kotze MJ, Groenewald IM, et al. Identification of three mutations and associated haplotypes in the protoporphyrinogen oxidase gene in South African families with variegate porphyria. Hum Mol Genet, 1996, 5: 981-984.

[7] von-und-zu Fraunberg M, Timonen K, Mustajoki P, et al. Clinical and biochemical characteristics and genotype-phenotype correlation in Finnish variegate porphyria patients. Eur J Hum Genet, 2002, 10: 649-657.

1236　急性肝脏性卟啉病
(porphyria, acute hepatic; OMIM 612740)

一、临床诊断

(1) 概述

卟啉病亦称为血紫质病，是由于血红素生物合成途径中酶缺乏引起的一组罕见病。某些酶异常导致合成过程受阻，从而使没有转化成血红素的卟啉（一种大分子化合物）在体内大量累积，造成细胞损伤。本病分为遗传性和获得性两大类，主要临床表现为光敏性皮炎、腹痛和神经精神障碍。可广义地分为急性或缓发性两类，又或根据紫质累积的部位分为肝脏性及皮肤性两类。其中急性肝脏性卟啉病 (ALAD 卟啉病) 是一种罕见的常染色体隐性遗传病，起病早，特征性表现为间歇发作性腹痛、呕吐、便秘及神经精神症状等一系列综合征。现多认为其致病遗传基础为氨基乙酰丙酸脱水酶基因 (delta-aminolevulinate dehydratase, ALAD) 突变所致。

(2) 临床表现

ALAD 卟啉病为卟啉病的一种罕见分型，呈常染色体隐性遗传。发病年龄较早。截至 2007 年，经遗传分析证实的患者共 5 例 [1]。腹部绞痛和神经精神症状的间歇发作为特征，常伴恶心呕吐、便秘、低钠血症。外周运动神经障碍表现有四肢疲软无力，精神症状可有抑郁、精神错乱、幻觉等。症状常反复急性发作，持续时间从数日至十几日不等。δ-氨基酮戊酸和卟胆原从肾脏排出增加，患者尿液暴露于日光下可转变为红色或茶色，这是重要特点。重金属铅可显著抑制 ALAD 活性，故 ALAD 低的患者可能对环境铅污染特别敏感 [2]。本病目前尚未无特殊的有效治疗，主要是对症和支持疗法，避免诱因，减少复发等。

(3) 辅助检查

24h 尿卟啉、粪卟啉排泄增多。24h 尿卟胆原、δ- 氨基酮戊酸增加。测定血氨基乙酰丙酸脱水酶及红细胞尿卟啉原Ⅰ合成酶 (HMBS) 缺乏。

(4) 病理表现

肝组织特征性原卟啉色素颗粒在光镜下表现为暗褐色鱼籽样，在偏光显微镜下表现为双折光“十”字样结晶物，在电子显微镜下为眉毛样、棒状排列成束的结晶物 [3]。

(5) 受累部位病变汇总表 (表 1236-1)

表 1236-1　受累部位及表现

受累部位	主要表现
腹部	腹部绞痛间歇发作
神经系统	外周运动神经障碍表现有四肢疲软无力，精神症状可有抑郁、精神错乱、幻觉等
泌尿系统	尿液暴露于日光下可转变为红色或茶色

二、基因诊断

(1) 概述

ALAD 基因，即编码氨基乙酰丙酸脱水酶的基因，位于 9 号染色体长臂 3 区 2 带 (9q32)，基因组坐标为 (GRCh37):9:116148597-116163613，基因全长 15 027bp，包含 12 个外显子，编码 330 个氨基酸。

(2) 基因对应蛋白结构及功能

氨基乙酰丙酸脱水酶由 8 个相同亚基组成，催化 2 个 δ- 氨基酮戊酸盐分子缩合形成卟吩胆色素原，后者是原血红素、细胞色素等血红素蛋白的前体。氨基乙酰丙酸脱水酶催化卟啉和原血红素生物合成途径的第二个步骤，锌对该酶的酶促活性是必不可少的。氨基乙酰丙酸脱水酶的活性受铅的抑制。氨基乙酰丙酸脱水酶的结构缺陷可增加机体对铅的敏感性而导致中毒和急性肝性卟啉病。

(3) 基因突变致病机制

Doss、Sassa 和 Ishida 等 [4-6] 分别报道在急性肝性卟啉病患者中发现了 ALAD 基因上的 2 个复合杂合突变。

Akagi 等 [7] 克隆突变 ALAD 基因并利用 EB 病毒转化急性肝卟啉病先证者的淋巴细胞，序列分析显示 ALAD 等位基因分别有 2 个突变: 一个是 c.457G > A，称为 “H1”，导致氨基酸 V153M 取代；另一个是 c.818_819delTC 突变，称为 “H2”，移码突变导致在 294 位氨基酸提前终止。使用等位基因特异性寡核苷酸杂交的氨基酸位置，先证者的母亲检测出 H1 突变，父亲检测出 H2 突变。H1 cDNA 在中国仓鼠卵巢细胞中表达所产生的蛋白质 ALAD 仅有部分活性，而 H2 的 cDNA 不表达蛋白质。这些数据表明，先证者 *ALAD* 基因上的 2 个突变，使红细胞中的氨基乙酰丙酸脱水酶表达量极低 (约为正常人的 1%)。

(4) 目前基因突变概述

目前人类基因突变数据库收录的 *ALAD* 基因突变有 12 个，其中错义 / 无义突变 9 个，剪接突变 2 个，小的缺失 1 个。

（张　鑫　尹　丹）

参考文献

[1] Jaffe EK, Stith L. ALAD porphyria is a conformational disease. Am J Hum Genet, 2007, 80: 329-337.

[2] Haeger-Aronsen B, Abdulla M, Fristedt BI, et al. Effect of lead on delta-aminolevulinic acid dehydrase activity in red blood cells. Arch Environ Health, 1971, 23: 440-445.

[3] 李惠玲，陈锦飞，孙溪滨，等.肝性卟啉病——附1例报告. 诊断病学杂志 , 1994, (3): 154-155.

[4] Doss M, von Tiepermann R, Schneider J, et al. New type of hepatic porphyria with porphobilinogen synthase defect and intermittent acute clinical manifestation. Klin Wochenschr, 1979, 57: 1123-1127.

[5] Sassa S, Fujita H, Doss M, et al. Hereditary hepatic porphyria due to homozygous delta-aminolevulinic acid dehydratase deficiency: studies in lymphocytes and erythrocytes. Eur J Clin Invest, 1991, 21: 244-248.

[6] Ishida N, Fujita H, Fukuda Y, et al. Cloning and expression of the defective genes from a patient with delta-aminolevulinate dehydratase porphyria. J Clin Invest, 1992, 89: 1431-1437.

[7] Akagi R, Shimizu R, Furuyama K, et al. Novel molecular defects of the delta-aminolevulinate dehydratase gene in a patient with inherited acute hepatic porphyria. Hepatology, 2000, 31: 704-708.

1237　急性间歇性卟啉病
(porphyria, acute intermittent, AIP, OMIM 176000)

一、临床诊断

(1) 概述

急性间歇性卟啉病 (AIP) 是常染色体显性遗传性疾病，致病基因是 *HMBS*。1911 年，由 Gunther 首先报道，Waldenstrom 在 1937 年广泛家族研究的基础上，全面报道了本病。

(2) 临床表现

AIP 临床表现为阵发性腹部绞痛、神经系统症状和尿中排泄大量 δ- 氨基 -γ- 酮戊酸 (ALA) 及胆色素原 (PBG)[1-3]。青春期前很少发病。发作呈间歇性，主要表现为发作性、程度不同的腹部绞痛。疼痛部位不定，可放射至背部、膀胱或外生殖器。发作持续时间自数小时至数天甚至数周不等，常伴恶心、呕吐和便秘。可因呕吐而发生脱水和少尿。严重的腹痛常被误诊为急腹症而手术。腹部膨隆，肠鸣音减弱或消失，虽有广泛压痛，但与疼痛程度不成比例，无腹肌紧张。白细胞计数多不增高。易误诊为腹型癫痫或癔病。约 20% 患者发病以神经系统症状为主，常见自主神经功能紊乱，除肠痉挛外，还可有心率快、血压增高，并可出现尿潴留。小部分患儿可有癫痫发作，发作时脑电图可有改变，症状缓解后恢复正常。周围神经受累时可出现肢体疼痛，面神经麻痹，呈单一肢体或多肢体弛缓性麻痹。亦有出现四肢麻痹和呼吸肌麻痹，腱反射减弱或不能引出。受累肌群很快萎缩，但缓解后又很快恢复，上运动单位瘫痪极罕见。约 50% 患儿有感觉障碍，多限于四肢。

精神症状多见于有肠痉挛的患者，可有性格改变，如抑郁、神经质、爱哭，并有幻视、幻听，或出现狂躁、语无伦次、哭笑无常等癔病样发作。

(3) 影像学表现

X 线检查可见小肠充气或液平面。

(4) 病理表现

病理学表现尚无异常。

(5) 受累部位病变汇总（表 1237-1）

表 1237-1　受累部位及表现

受累部位	主要表现
神经系统	精神障碍，感觉异常，癫痫发作，焦虑抑郁；麻痹，运动、感觉或自主神经病变，无力
心血管系统	心动过速、高血压
呼吸系统	呼吸麻痹
消化系统	恶心、呕吐、腹泻、腹痛、便秘、麻痹性肠梗阻
泌尿系统	尿潴留、排尿困难、尿失禁

二、基因诊断

(1) 概述

HMBS 基因，即编码羟甲基胆素合成酶的基因，位于 11 号染色体长臂 2 区 3 带 3 亚带 (11q23.3)，基因组坐标为 (GRCh37):11:118955587-118964259，基因全长 8673bp，包含 15 个外显子，编码 343 个氨基酸。

(2) 基因对应蛋白结构及功能

HMBS 基因编码人类的羟甲基胆素合成酶，该酶是血红素的生物合成途径中的第 3 个酶，催化 4 个胆色素原分子头尾缩合形成线性四吡咯化合物 - 羟甲基胆素，同时释放出 4 个氨分子。单吡咯卟吩胆色素原通过几个不连续的步骤四元共聚为羟甲基胆素前尿卟啉原。羟甲基胆素合成酶在生物体内高度保守，分子质量为 40~42kDa。由 3 部分组成：结构域一和结构域二在结构上非常相似，每个都由 5 个 β 折叠和 3 个 α 螺旋组成；结构域三位于其他两个域中间，具有平扁 β 折叠的几何结构。

(3) 基因突变致病机制

与羟甲基胆素合成酶相关的最常见的疾病是 AIP，该病是一种常染色体显性遗传缺陷病，主要表现为羟甲基胆素合成缺陷，从而导致细胞质中胆色素原堆积。90% 的病例是由基因突变造成酶量减少所致。Gross 等 [4] 对德国 AIP 患者 *HMBS* 基因突变进行了分子分析，发现 5 个不同的突变体，其中 4 个是新的突变。与卟啉病相关的羟甲基胆素合成酶突变体广泛分布在酶的 3 个结构域。导致的 AIP 突变可以根据分子机制分为较常见的 3 类：影响蛋白质稳定性与折叠的突变、影响辅因子组装的突变及影响催化过程的突变。

影响蛋白质稳定性与折叠的突变主要发生在疏水核心、β 转角和其他构象限制区域。这些突变可以导致一个异常折叠和不稳定的蛋白质。

这些蛋白质可以在体内迅速分解，会典型地表现出错误的表型，同时伴随的抗体对天然蛋白的排斥也增加。因为这些重组蛋白的不稳定性，基本不可能在活体内进行研究，然而可以通过检查突变在人类 uPBGD 结构中的位置来评估其带来的影响。

其他突变不会对酶蛋白的形成带来不利影响，但可影响辅因子的前体分子前尿卟啉原的组装、结合和反应。在缺乏联吡咯甲烷辅因子的稳定性影响下，本质上不稳定的脱辅酶会发生细胞内变性和损坏。联吡咯甲烷辅因子不仅对酶活性很重要，对加强如脱辅酶类 60℃ 就可变性的蛋白质的稳定性也很重要 [5]。

影响催化残基或者底物结合残基的突变可以使酶正确折叠但是却使酶失活。底物结合位点上的突变包括 p.R26H 和 p.R173Q，在大肠杆菌酶的等效位置的诱变研究证明这些突变可以阻碍酶与底物结合。羟甲基胆素合成酶突变体可以正确折叠但会表现出错误表型，胆色素原结合位点的破坏妨碍酶基质复合体形成，这些突变体基本无活性。这些已知的人体胆色素原脱氨酶突变体的低活性足够引起 AIP 的症状 [6,7]。

(4) 目前基因突变概述

目前人类基因突变数据库收录的 *HMBS* 基因突变有 374 个，其中错义 / 无义突变 153 个，剪接突变 83 个，调控区突变 1 个，小的缺失 74 个，小的插入 40 个，小的插入缺失 7 个，大片段缺失 12 个，大片段插入 2 个，复杂的重组 2 个。突变分布在基因整个编码区，无突变热点。

（陈 超 郭冠瑛）

参考文献

[1] Goldberg, A. Acute intermittent porphyria. Quart J Med, 1959, 28: 183-209.

[2] Stein JA, Tschudy DP, Acute intermittent porphyria: a clinical and biochemical study of 46 patients. Medicine, 1970, 49: 1-16.

[3] Becker DM, Kramer S. The neurological manifestations of porphyria: a review. Medicine, 1977, 56: 411-423.

[4] Gross U, Puy H, Doss M, et al. New mutations of the hydroxymethylbilane synthase gene in German patients with acute intermittent porphyria. Mol Cell Probes, 1999, 13: 443-447.

[5] Awan SJ, Siligardi G, Shoolingin-J, et al. Reconstitution of

theholo enzyme form of Escherichia coli porphobilinogen deaminase from apoenzyme with porphobilinogen and preuroporphyinogen: a study using circular dichroism spectroscopy. Biochemistry, 1997, 36: 9273-9282.

[6] Jordan P, Woodcock SC. Mutagenesis of arginine residues in the catalytic cleft of Escherichia coli porphobilinogen deaminase that affects dipyrromethane cofactor assembly

and tetrapyrrole chain initiation and elongation. Biochem J, 1991, 280: 445-449.

[7] Lander M, Pitt AR, Alefounder PR, et al. Studies on the mechanism of hydroxymethylbilane synthase concerning the role of arginine residues in substrate binding. Biochem J, 1991, 275: 447-452.

1238　后索共济失调伴视网膜色素变性
(posterior column ataxia with retinitis pigmentosa, AXPC1; OMIM 609033)

一、临床诊断

(1) 概述

后索共济失调伴视网膜色素变性 (AXPC1) 是一种常染色体隐性遗传的神经系统疾病，该病是由 *FLVCR1* 基因纯合突变导致。主要表现为儿童期起病、视网膜色素变性之后出现、由于感觉丧失导致的共济失调步态。

(2) 临床表现

该病主要临床特点是儿童期发病的色素性视网膜炎 (图 1238-1) 及之后出现的感觉性共济失调。其中，视网膜色素变性可导致视野向心性收缩及逐渐失明，而之后出现的脊髓后索病变 (图 1238-2) 则可导致进行性加重的感觉性共济失调，以下肢为主，伴随精细感觉及本体觉减弱，患者无法行走，但上肢共济失调症状较轻 [1]。其他临床症状还包括贲门失弛缓症、脊柱侧弯、营养不良 (虚弱和消瘦)、反复发作的泌尿系统感染和尿失禁。少部分患者可伴随轻度的精神发育迟滞 [2-4]。

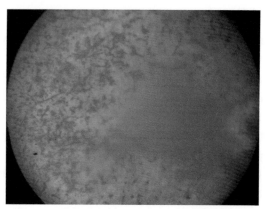

图 1238-1　眼底照相提示典型的骨针样色素沉着及视网膜血管减少
(Am J Hum Genet, 2010, 87: 643-654)

(3) 辅助检查 (图 1238-2)

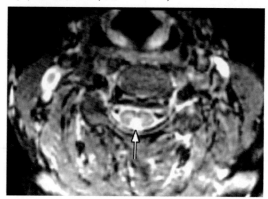

图 1238-2　轴位 MRI 扫描提示脊髓后部异常高信号
(见白色箭头处)
(Am J Hum Genet, 2010, 87: 643-654)

(4) 病理表现 (图 1238-3)

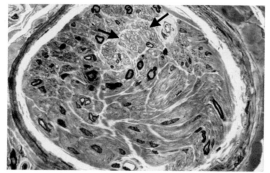

图 1238-3　腓肠神经活检发现大的有髓神经纤维的损失
(患者 35 岁)
黑色箭头处为保留的无髓纤维 (Am J Hum Genet, 2010, 87: 643-654)

(5) 受累部位病变汇总 (表 1238-1)

表 1238-1　受累部位及表现

受累部位	主要表现
脊髓后索	进行性加重的感觉性共济失调，以下肢为主，出现精细感觉及本体觉减弱，无法行走，上肢共济失调症状较轻；脊髓 MRI 提示后索高信号；肌电图提示感觉神经传导速度消失

续表

受累部位	主要表现
视网膜	色素性视网膜炎，出现向心性视野缩小、失明
消化道	贲门失弛缓症
骨骼	脊柱侧弯
泌尿系统	反复发作的泌尿系统感染、尿失禁

二、基因诊断

(1) 概述

FLVCR1 基因，即编码猫白血病病毒亚群 C 细胞受体 1 的基因，位于 1 号染色体长臂 3 区 2 带 3 亚带 (1q32.3)，基因组坐标为 (GRCh37):1:213031597-213072705，基因全长 41 109bp，包含 12 个外显子，编码 555 个氨基酸。

(2) 基因对应蛋白结构及功能

FLVCR1 基因编码的猫白血病病毒亚群 C 细胞受体 1 是转运蛋白超级家族协助蛋白的成员之一。该蛋白是一种血红素转运蛋白，可以保护形成中的红细胞不受血红素毒性的影响，在红细胞形成中发挥关键作用。该基因的突变与 AXPC1 有关。

(3) 基因突变致病机制

Higgins 等 [2] 及 Rajadhyaksha 等 [3] 报道，在患有常染色体隐性疾病 AXPC1 的德裔瑞士家系成员中检测出一个位于 *FLVCR1* 基因的纯合突变 (p.N121D)。对同样患有该疾病的一个西班牙家系和一个法裔加拿大家系的分析中，发现另外两个位于 *FLVCR1* 基因的纯合突变 (p.A241T，p.C192R)。Puffenberger 等 [5] 在一例 AXPC1 的宾夕法尼亚门诺患者中也发现了 *FLVCR1* 基因中的纯合突变 (p.N121D)。Ishiura 等 [4] 对一对同时患有 AXPC1 和轻度精神发育迟滞的日本同胞兄弟进行遗传连锁分析，并对候选基因进行测序，在 *FLVCR1* 基因中检测出一个新的纯合突变 (p.G493R)。而表型正常的父母和其他同胞都是杂合突变。

基于 *FLVCR1* 基因的生物学功能，Rajadhyaksha 等 [3] 认为中枢神经系统中的血红素调控或加工功能缺失可能会导致神经衰退疾病。

本病尚无相应的动物模型研究。

(4) 目前基因突变概述

目前人类基因突变数据库收录的 *FLVCR1* 基因突变有 4 个，均为错义 / 无义突变。突变分布在基因整个编码区，无突变热点。

（余舒扬　朱家楼）

参考文献

[1] Ishiura H, Fukuda Y, Mitsui J, et al. Posterior column ataxia with retinitis pigmentosa in a Japanese family with a novel mutation in FLVCR1. Neurogenetics, 2011, 12: 117-121.

[2] Higgins JJ, Morton DH, Patronas N, et al. An autosomal recessive disorder with posterior column ataxia and retinitis pigmentosa. Neurology, 1997, 49: 1717-1720.

[3] Rajadhyaksha AM, Elemento O, Puffenberger EG, et al. Mutations in FLVCR1 cause posterior column ataxia and retinitis pigmentosa. Am J Hum Genet, 2010, 87: 643-654.

[4] Berciano J, Polo JM. Autosomal recessive posterior column ataxia and retinitis pigmentosa.(Letter) Neurology, 1998, 51: 1772-1773.

[5] Puffenberger EG, Jinks RN, Sougnez C, et al. Genetic mapping and exome sequencing identify variants associated with five novel diseases. PLoS One, 2012, 7: e28936.

1239　普瑞德－威利样综合征
(Prader-Willi-like syndrome, PWLS; OMIM 615547)

一、临床诊断

(1) 概述

普瑞德－威利样综合征 (PWLS) 最早在 2013 年报道 [1]，呈常染色体显性遗传方式。致病基因为 *MAGEL2* 基因，即黑色素瘤抗原样 -2 基因。

(2) 临床表现

PWLS 的临床表现类似于经典的普瑞德－威利综合征 (PWS)，包括新生儿肌张力低下，进食困难、贪吃，体重增加过多，发育迟缓和性腺功能减退。部分患者有面部畸形，如嘴大、粗相、睑裂杏仁状等。PWLS 的特有临床表现包括癫痫、身材矮小、手小、手窄、眼部畸形、语音缺陷、睡眠呼吸暂停、暴力倾向、孤独症、近端和远端指间关节挛缩、便秘、小阴茎和隐睾等 [1]。部分患者仅有运动障碍 [2]。

(3) 影像学表现

尚未发现异常影像学表现。

(4) 病理表现

尚未发现相关病理表现。

(5) 受累部位病变汇总 (表 1239-1)

表 1239-1 受累部位及表现

受累部位	主要表现
面部	嘴大、粗相、睑裂杏仁状、内斜视、近视
胃肠道	婴儿营养不良、贪吃
骨骼	关节挛缩、手小、手窄
泌尿生殖器	小阴茎、隐睾
脑	精神运动发育迟缓、智力障碍、语音障碍、睡眠呼吸暂停、癫痫发作、孤独症

二、基因诊断

(1) 概述

MAGEL2 基因，即编码一种黑素瘤抗原蛋白的基因,位于 15 号染色体长臂 1 区 1 带 2 亚带 (15q11.2)，基因组坐标为 (GRCh37):15:23888696-23892993，基因全长 4298bp，包含 1 个外显子，编码 1250 个氨基酸。

(2) 基因对应蛋白结构及功能

MAGEL2 基因编码一种黑素瘤抗原蛋白。功能可能是增强环型锌指含有 E3 泛素－蛋白连接酶的泛素连接酶活性。

(3) 基因突变致病机制

PWLS 是一种典型的遗传疾病，由人 15q11—q13 染色体区域中父方基因表达缺乏导致。该病是基因印记的典型例子，说明有的常染色体的基因会由亲本来源的不同而有不同的表达 [3]。

根据 Boccaccio 等 [3] 的报道，在 PWS 判别区域内，和 *NDN* 基因靠近的 *MAGEL2* 基因在大脑和成纤维细胞中被印迹并由父系等位基因表达。Boccaccio 等研究该基因鼠来源的同源基因 *Magel2*，判定此基因存在于含有 *Ndn* 基因的鼠系细菌人工染色体中，位于与人的 PWS 区域保守的同线性区域内。人和小鼠的 *MAGWL2* 基因具有类似基因组组成。它们各自编码含有 500 和 490 个氨基酸的推定蛋白，有 77% 的相似度。这些蛋白高度同源，同归为 *MAGE-NDN* 基因家族。他们发现人的 *MAGEL2* 基因蛋白在 PWS 患者身上没有表达，显示 *MAGEL2* 基因与 PWLS 的病因相关。

(4) 目前基因突变概述

目前人类基因突变数据库收录的 *MAGEL2* 基因突变有 5 个，小的缺失 3 个，小的插入 2 个。突变分布在基因整个编码区，无突变热点。

（赵一龙　李　栋）

参考文献

[1] Schaaf CP, Gonzalez-Garay ML, Xia F, et al. Truncating mutations of MAGEL2 cause Prader-Willi phenotypes and autism. Nat Genet, 2013, 45(11): 1405-1408.

[2] Buiting K, Di Donato N, Beygo J, et al. Clinical phenotypes of MAGEL2 mutations and deletions. Orphanet J Rare Dis, 2014, 9: 40.

[3] Boccaccio I, Glatt-Deeley H, Watrin F, et al. The human MAGEL2 gene and its mouse homologue are paternally expressed and mapped to the Prader-Willi region. Hum Mol Genet, 1999, 8: 2497-2505.

1240　原发性醛固酮增多症、癫痫和神经异常综合征 (primary aldosteronism, seizures, and neurologic abnormalities, PASNA; OMIM 615474)

一、临床诊断

(1) 概述

原发性醛固酮增多症、癫痫和神经异常综合征 (PASNA) 最早在 2013 年被报道 [1]，发病呈常染色体显性遗传方式。致病基因为 *CACNA1D* 基因，即 L 型电压依赖性钙通道 α-1D 亚单位基因。

(2) 临床表现

PASNA 的突出临床表现为不可控制的高血压和低血钾。其他神经性症状包括癫痫、皮质性盲、痉挛、脑性麻痹、轻度手足徐动症等；非神经性症状包括高血压、双心室肥厚、室间隔缺损、肺动脉高压和二度房室传导阻滞、肾结石等[1]。

(3) 影像学表现

尚未发现相关影像学表现。

(4) 病理表现

尚未发现相关病理表现。

(5) 受累部位病变汇总（表 1240-1）

表 1240-1 受累部位及表现

受累部位	主要表现
眼	皮质性盲
心脏	双心室肥厚、室间隔缺损、二度房室传导阻滞、高血压、肺动脉高压
肾	肾结石
脑	全脑发育迟缓、癫痫、脑性瘫痪、痉挛性四肢瘫、轻度手足徐动症、运动障碍

二、基因诊断

(1) 概述

CACNA1D，即编码 α1D-L 型电压依赖性钙通道蛋白的基因，位于 3 号染色体短臂 1 区 4 带 3 亚带 (3p14.3)，基因组坐标为 (GRCh37):3:53529076-53847179，基因全长 318 104bp，包含 55 个外显子，编码 2209 个氨基酸。

(2) 基因对应蛋白结构及功能

CACNA1D 是一个编码 L 型电压依赖性钙通道蛋白的基因。其编码蛋白大多在细胞膜上，调节钙流入细胞，改变细胞内外极性。电压依赖性钙通道在可兴奋细胞中调节钙离子进入，也参与各种钙依赖的过程，包括肌肉收缩、激素或神经递质释放和基因的表达。钙通道是由 α1、β、α2/δ 和 γ 亚基组成的多亚基复合物。该通道的激活定向由成孔 α1 亚基，以及其他亚基辅助调节完成。钙离子通道的独特性能主要涉及各种 α1 亚型，即 α1A、B、C、D 和 S 的表达。*CACNA1D* 编码 α-1D 亚基。已经发现此基因几种不同转录变种。

(3) 基因突变致病机制

Scholl 等[1] 对 100 个无血缘关系的不明原因早发性原发性醛固酮增多症个体进行测序发现其中 2 名女性的 *CACNA1D* 基因发生新型杂合功能获得性错义突变 (p.G403D 和 p.I770M)。除高血压症状外，所有患者都有癫痫发作和神经系统异常症状。

本病尚无相应的分子研究，致病机制未明。

(4) 目前基因突变概述

目前人类基因突变数据库收录的 *CACNA1D* 基因突变有 1 个，为小的插入 1 个。

（赵一龙 李 栋）

参考文献

[1] Scholl UI, Goh G, et al. Somatic and germline CACNA1D calcium channel mutations in aldosterone-producing adenomas and primary aldosteronism. Nat Genet, 2013, 45: 1050-1054.

1241 青少年原发性侧索硬化症
(primary lateral sclerosis, juvenile; PLSJ; OMIM 606353)

一、临床诊断

(1) 概述

青少年原发性侧索硬化症 (PLSJ) 可能因编码 Alsin 蛋白的基因出现突变所致。

尽管原发性侧索硬化症和肌萎缩性侧索硬化症 (ALS)，均为进行性麻痹性神经变性疾病，但两者临床表现不同。经过一段时间的混淆诊断后，临床上将 ALS 和 PLS 加以区分，并建立了明确的诊断标准[1]。PLS 的特征性表现为上运动神经元、皮质和皮质延髓束变性，而 ALS 是一种更为严重的疾病，特征性表现为上、下运动神经元变性。PLS 的诊断实际为一种排除性诊断[2-4]。

(2) 临床表现

PLSJ 是一种慢性进行性疾病，发病于幼儿期，仅累及锥体束，主要特征性临床表现为痉挛、腱反射亢进和足底伸跖反射[5]，认知功能不受影响[6]。

PLS 是一类运动神经元疾病，控制肌肉随意运动的神经细胞衰竭和死亡。在原发性侧索硬化症中仅上运动神经元受影响。症状最早出现于下肢（如无力、僵硬、痉挛和平衡问题），也可能开始于手部运动笨拙和语言改变。症状随时间逐渐加重，但不影响患者寿命。症状加重情况因人而异，有些不影响行走能力，无需采取辅助措施，而其他患者最终需要辅助设备（如拐杖或轮椅）。

(3) 辅助检查

部分患者头MRI检查显示，中央前回运动区异常（萎缩）和皮质脊髓束出现 T_2 及 Flari 高信号[7]（图 1241-1）。

(4) 病理表现

额叶萎缩，特别是中央前回萎缩明显（图 1241-2）。此外，颞叶前部和内侧出现萎缩，半卵圆中心体积减少，侧脑室扩张（图 1241-3A）。脊髓束或神经根无明显萎缩。图 1241-3B 示 pTDP-43 病灶的分布和严重程度[8]。

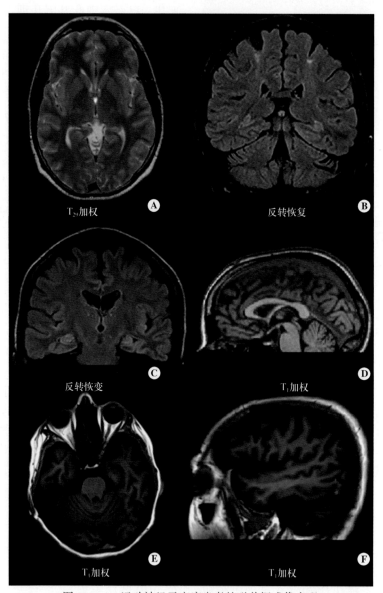

图 1241-1　运动神经元疾病患者的磁共振成像表现

A. 一例临床诊断为肌萎缩侧索硬化症 (ALS) 的 62 岁患者皮质脊髓束伴有 T_2 高信号 (轴向位，内囊后肢水平)；B. 一例 50 岁原发侧索硬化症 (PLS) 患者的冠状位 Flair 示局部运动皮质萎缩和相邻半卵圆中心信号改变；C. 一例 64 岁 PLS 患者的 Flair 冠状位示锥体束的高信号呈对称表现；D. 一例 53 岁 ALS 患者的 T_1 相显示胼胝体运动区萎缩 (矢状面)；E、F. 一例 54 岁晚期 ALS 合并额颞叶变性患者的额颞叶明显萎缩 (T_1 像，轴向位和矢状位)(Ther Adv Neurol Disord, 2012, 5: 119-127)

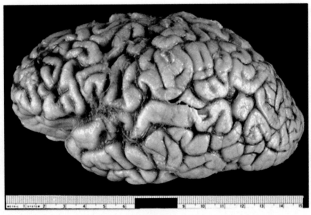

图 1241-2　额叶明显萎缩（对中央前回的影响最为严重）

从侧面看，颞叶似乎保存完好

(Neuropathology, 2012, 32: 373-384)

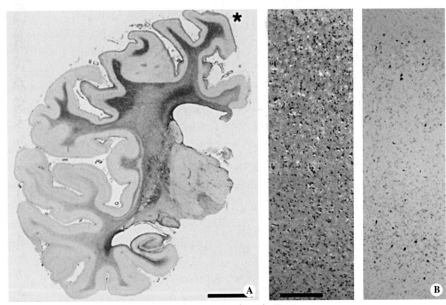

图 1241-3　病理表现

A. 中央前回（星号）和内侧颞叶萎缩。额叶和顶叶白质（尤其是皮质下白质）纤维胶质明显增生；B. 运动皮层神经元出现严重缺失伴胶质增生。Ⅱ～Ⅲ层组织稀疏伴微血管改变（左）。在磷酸化 TDP-43(pTDP-43) 抗体染色的系列切片中可见多个 pTDP-43 阳性结构，包括神经元胞浆包涵体 (NCI) 和营养不良的轴突 / 神经纤维，主要见于Ⅱ～Ⅲ层和Ⅴ～Ⅵ层（右图）。A. Holzer；B. HE(左图)，pTDP-43 免疫染色（右图）。比例尺：A. 10mm；B. 200μm(Neuropathology, 2012, 32: 373-384)

(5) 受累部位病变汇总（表 1241-1）

表 1241-1　受累部位及表现

受累部位	主要表现
面部	面部肌肉痉挛
眼	扫视眼动、平滑追踪眼动
口	舌运动困难
胃肠道	吞咽困难
中枢神经系统	上运动神经元体征、上下肢痉挛、步态痉挛、四肢轻瘫，咽肌痉挛，痉性构音障碍，面部肌肉

续表

受累部位	主要表现
中枢神经系统	痉挛，假性球麻痹（强哭、强笑），反射亢进，足底跖伸反射，皮质萎缩与锥体神经元运动皮质受损，外周皮质脊髓束表现为萎缩、苍白和变性，未累及下运动神经元
外周神经系统	无感觉异常

二、基因诊断

(1) 概述

ALS2 基因，即编码鸟嘌呤核苷酸交换因子类

蛋白 Alsin 蛋白的基因，位于 2 号染色体长臂 3 区 3 带 1 亚带 (2q33.1)，基因组坐标为 (GRCh37):2: 202564986-202645895，基因全长 80 910bp，包含 38 个外显子，编码 1657 个氨基酸。

(2) 基因对应蛋白结构及功能

ALS2 基因编码的蛋白为 Alsin 蛋白，是鸟苷酸交换因子成员之一，在细胞的胞内运输过程中发挥作用。Alsin 蛋白含有一个 ATS1/RCC1 样结构域、一个 RhoGEF 结构域和一个 VPS9 结构域。这些结构域作为鸟苷酸交换因子，可以激活 Ras 超家族成员蛋白的 GTP 酶活性。Alsin 蛋白与 RAB5 一起定位于早期内吞体，作为鸟苷酸交换因子作用于小 GTP 酶 RAB5 蛋白，参与内吞体动力学调控。

(3) 基因突变致病机制

1998 年，Hosler 等 [9] 将 PLSJ 的相关基因定位于 2q33，并获得候选基因集。2001 年，Yang 等 [2] 在一个近亲婚配的沙特阿拉伯籍的 PLSJ 家系中，发现 3 例患者均为 *ALS2* 基因的 c.1867delCT 纯合突变，该突变导致移码及氨基酸序列提前终止。2009 年，Mintchev 等 [10] 在一个塞浦路斯籍的 PLSJ 家系中发现 *ALS2* 基因的 c.IVS17_2A > G 纯合突变。2006 年，Devon 等 [11] 通过小鼠模型试验发现，*Als2* 基因敲除的小鼠，出生时的体重、外观及整体行为等，与野生型小鼠无明显差异，但是，*Als2* 基因敲除会导致重要且微妙的神经病理改变，主要表现为 Rab5 依赖性的内吞体融合活性降低，初级神经元 Igf1 受体及 Bdnf 受体的胞内运输受到干扰。2006 年，Hadano 等 [12] 对 *Als2* 基因敲除的小鼠进行 21 个月的观察研究，小鼠没有表现出明显的发育、生殖以及运动异常。然而，免疫组化及电生理分析发现年龄依赖性的渐进性小脑浦肯野细胞减少，以及进行性的运动轴突丢失，这说明 *Als2* 基因敲除的小鼠存在亚临床的运动系统功能障碍。

(4) 目前基因突变概述

目前人类基因突变数据库收录的 *ALS2* 基因突变共 21 个，其中错义 / 无义突变 7 个，剪接突变 4 个，小的缺失 9 个，小的插入 1 个。其中与 PLSJ 相关的突变有 4 个，包括 1 个错义突变，2 个剪接突变，1 个小的缺失突变。突变分布在基因整个编码区，无突变热点。

（陈 宇 孟 霞 李 芳）

参考文献

[1] Pringle CE, Hudson AJ, Munoz DG, et al. Primary lateral sclerosis. Clinical features, neuropathology and diagnostic criteria. Brain, 1992, 115(Pt 2): 495-520.

[2] Yang Y, Hentati A, Deng HX, et al. The gene encoding alsin, a protein with three guanine-nucleotide exchange factor domains, is mutated in a form of recessive amyotrophic lateral sclerosis. Nat Genet, 2001, 29: 160-165.

[3] Younger DS, Chou S, Hays AP, et al. Primary lateral sclerosis. A clinical diagnosis reemerges. Arch Neurol, 1988, 45: 1304-1307.

[4] Sotaniemi KA, Myllyla VV. Primary lateral sclerosis; a debated entity. Acta Neurol Scand, 1985, 71: 334-336.

[5] Lerman-Sagie T, Filiano J, Smith DW, et al. Infantile onset of hereditary ascending spastic paralysis with bulbar involvement. J Child Neurol, 1996, 11: 54-57.

[6] Stark FM, Moersch FP. Primary lateral sclerosis: a distinct clinical entity. J Nerv Ment Dis, 1945, 102: 332-337.

[7] Kassubek J, Ludolph AC, Muller HP. Neuroimaging of motor neuron diseases. Ther Adv Neurol Disord, 2012, 5: 119-127.

[8] Kosaka T, Fu YJ, Shiga A, et al. Primary lateral sclerosis: upper-motor-predominant amyotrophic lateral sclerosis with frontotemporal lobar degeneration-immunohistochemical and biochemical analyses of TDP-43. Neuropathology, 2012, 32: 373-384.

[9] Hosler BA, Sapp PC, Berger R, et al. Refined mapping and characterization of the recessive familial amyotrophic lateral sclerosis locus(ALS2)on chromosome 2q33. Neurogenetics, 1998, 2: 34-42.

[10] Mintchev N, Zamba-Papanicolaou E, Kleopa KA, et al. A novel ALS2 splice-site mutation in a Cypriot juvenile-onset primary lateral sclerosis family. Neurology, 2009, 72: 28-32.

[11] Devon RS, Orban PC, Gerrow K, et al. Als2-deficient mice exhibit disturbances in endosome trafficking associated with motor behavioral abnormalities. Proc Natl Acad Sci USA, 2006, 103: 9595-9600.

[12] Hadano S, Benn SC, Kakuta S, et al. Mice deficient in the Rab5 guanine nucleotide exchange factor ALS2/alsin exhibit age-dependent neurological deficits and altered endosome trafficking. Hum Mol Genet, 2006, 15: 233-250.

1242~1245　常染色体显性进行性眼外肌麻痹
(progressive external ophthalmoplegia, autosomal dominant, PEOA)
(1242. PEOA1, OMIM 157640; 1243. PEOA3, OMIM 609286; 1244. PEOA4, OMIM 610131; 1245. PEOA5, OMIM 613077)

一、临床诊断

(1) 概述

进行性眼外肌麻痹 (PEO) 是一组以眼睑下垂和慢性进行性双侧眼球运动障碍为主要临床特征的线粒体疾病。PEO 为成人线粒体肌病最为常见的临床类型，该病的遗传方式大多为常染色体显性遗传，少数为常染色体隐性遗传。因此，该病可分为常染色体显性进行性眼外肌麻痹 (PEOA) 及常染色体隐性进行性眼外肌麻痹 (PEOB)。本文主要介绍常染色体显性进行性眼外肌麻痹。PEOA 根据遗传基础的不同可分为 PEOA1~PEOA6 等 6 型。本文主要介绍 PEOA1、PEOA3、PEOA4 和 PEOA5。

(2) 临床表现

PEOA 以成人期起病的眼外肌麻痹、上睑下垂为主要特征，多伴眼外肌疲劳不耐受。其余临床表现形式多样，包括白内障、感觉性听力下降、感觉性神经病、共济失调、吞咽困难、构间障碍、帕金森症、抑郁等情感障碍及内分泌腺异常如性腺功能减退等。查体可发现面具脸、静止期震颤、运动迟缓等帕金森样表现，还可有弓形足等发现。

PEOA1 患者除眼外肌麻痹外帕金森症状较为突出，且左旋多巴有效，但并非本型的特异性表现 [1]。PEOA3 除上述表现外，还有四肢近端肌无力及心脏受累如心肌病、心律失常 [2]。PEOA4 可影响骨骼肌、肝、胃肠道、神经系统等，婴儿期也可发病，严重时可引起精神运动发育迟滞 [3]。PEOA5 报道较少，其临床表现无明显特异性 [4]。

(3) 辅助检查

PEOA 患者血 CK 及血乳酸可升高。具感觉性神经病表现的患者肌电图可有相应发现。癫痫表现患者可发现脑电图异常。PEOA3 部分患者有痴呆等表现，头 MRI 检查可见脑皮质萎缩 (图 1242-1) [5] 及脑室周围白质改变 [6]。

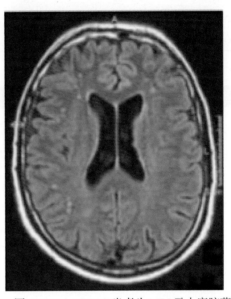

图 1242-1　PEOA3 患者头 MRI 示中度脑萎缩
(Neurogenetics, 2010, 11: 21-25)

(4) 病理表现

该病肌肉病理活检，可见大量破碎红细胞纤维 (RRF)(图 1242-2)，免疫组化可见细胞色素 c 氧化酶活动减少或缺失。PCR 等可见肌细胞中多点线粒体 DNA 缺失，但淋巴细胞、白细胞及成纤维细胞中并不缺少 [2-5]。

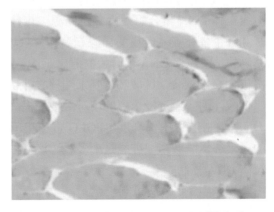

图 1242-2　PEOA3 患者 (同图 1242-1) 肌活检发现 RRF
(Neurogenetics, 2010, 11: 21-25)

(5) 基因突变亚型与受累部位病变汇总（表 1242-1、表 1242-2）

表 1242-1 亚型汇总

PEOA 亚型	致病基因	染色体
PEOA1	*POLG*	15q26.1
PEOA2	*ANT1*	4q34
PEOA3	*C10ORF2*	10q24
PEOA4	*POLG2*	17q
PEOA5	*RRM2B*	8q23
PEOA6	*DNA2*	10q

表 1242-2 受累部位及表现

受累部位	主要表现
眼	眼外肌麻痹、上睑下垂、白内障、色素性视网膜病、视力下降
脑	帕金森综合征，痴呆，精神迟滞，癫痫，抑郁，缄默等精神症状，共济失调，脑室周围白质异常及轻至中度脑萎缩
耳	听力下降
肌肉	近端肌无力、萎缩等，肌痛，肌容积减少，肌强直，运动迟缓，运动性或姿势性震颤等，CK 升高
性腺	性腺发育不良、闭经等

二、PEOA1 基因诊断

(1) 概述

POLG 基因，即编码 DNA 聚合酶 γ 基因，位于 15 号染色体长臂 2 区 6 带 1 亚带 (15q26.1)，基因组坐标为 (GRCh37):15:89859535-89878025，基因全长 18 491bp，包含 23 个外显子，编码 1240 个氨基酸。

(2) 基因对应蛋白结构及功能

线粒体 DNA 聚合酶是由一对同源二聚体辅助亚基和一个催化亚基组成的异源三聚体，*POLG* 基因编码的是线粒体 DNA 聚合酶的催化亚基。POLG 蛋白包含 C 端聚合酶区域和氨基末端核酸外切酶区域。核酸外切酶通过授予酶的校对活性来提高线粒体 DNA 复制过程中保真度。POLG 蛋白中靠近 N 端的多聚谷氨酰胺末端可能是个多肽。该蛋白参与线粒体 DNA 复制。

(3) 基因突变致病机制

Van 等 [7] 首次在一个 PEOA1 家系 *POLG* 基因中检测到杂合错义突变 (p.Y955C)，该突变位点在不同物种的 DNA 聚合酶中高度保守。

Hance 等 [8] 发现小鼠 *Polg* 基因缺陷会导致胚胎早期发育停滞和严重线粒体 DNA 缺失。人为地提高 mtDNA 的拷贝数可以使 *Polg* 杂合缺失型小鼠的 *Polg* 转录本数量增高，这表明线粒体 DNA 的稳定和 *Polg* 的表达可能有调控关系。*POLG* 基因被证实在哺乳动物线粒体中是唯一一维持线粒体 DNA 平衡的 DNA 聚合酶，并且在胚胎发育过程中对器官形成也可能起关键作用。

(4) 目前基因突变概述

目前人类基因突变数据库收录的 *POLG* 基因突变有 149 个，其中错义 / 无义突变 128 个，剪接突变 6 个，小的缺失 4 个，小的插入 9 个，大片段缺失 2 个。

三、PEOA3 基因诊断

(1) 概述

C10ORF2 基因，编码线粒体蛋白 TWINKLE，位于 10 号染色体长臂 2 区 4 带 3 亚带 1 次亚带 (10q24.31)，基因组坐标为 (GRCh37):10:102747292-102754158，基因全长 6867bp，包含 5 个外显子，编码 685 个氨基酸。

(2) 基因对应蛋白结构及功能

C10ORF2 基因编码一个六聚体的 DNA 解旋酶，位于线粒体基质和线粒体的类核结构内。该蛋白包含单链 DNA 结合位点和 5′ -3′ DNA 解旋酶活性，参与线粒体 DNA 代谢，负责腺苷酸依赖性的 DNA 解螺旋。另外，该蛋白被推测在保持线粒体 DNA 完整性的过程中起决定性作用，可能是哺乳动物中调节线粒体 DNA 拷贝数的关键因子。

(3) 基因突变致病机制

Spelbrink 等 [9] 首次在 1 个 PEOA3 芬兰人家系和巴基斯坦人家系的 *C10ORF2* 基因中检测到 2 个杂合突变，在另外 9 个 PEO 意大利人家系和 1 个 PEO 英国人家系的 *C10ORF2* 基因中检测到 9 个杂合突变。Tyynismaa 等 [10] 发现 TWINKLE 蛋白的表达在人和小鼠中并不保守，但是与邻近的 *Mrpl43* 基因表达始终同步，这意味着这两个基因共用同一个启动子。该作者通过转基因方法生成 2 只野生型 TWINKLE 超表达小鼠。通过提高肌肉和心脏中 TWINKLE 的表达使得转基因小鼠线粒体 DNA 拷贝数比对照组高出 3 倍，比以往报道的任何影响因素都大。在体外培养的人细胞中，应用 RNA 干涉技术使 TWINKLE 表达降低后，发现线粒体 DNA

拷贝数迅速下降。所以 TWINKLE 解旋酶对维持线粒体 DNA 必不可少，并且可能是哺乳动物线粒体 DNA 拷贝数的关键调节因子。

(4) 目前基因突变概述

目前人类基因突变数据库收录的 *C10ORF2* 基因突变有 41 个，其中错义 / 无义突变 40 个，大片段插入 1 个。突变分布在基因整个编码区，无突变热点。

四、PEOA4 基因诊断

(1) 概述

POLG2 基因，即编码线粒体 DNA 聚合酶 γ2 亚基的基因，也就是合成亚基的基因，位于 17 号染色体长臂 2 区 3 带 3 亚带 (17q23.3)，基因组坐标为 (GRCh37):17:62473902-62493184，基因全长 19 283bp，包含 8 个外显子，编码 486 个氨基酸。

(2) 基因对应蛋白结构及功能

线粒体 DNA 聚合酶 γ 是由一个催化亚基和两个合成亚基组成的三聚体。该蛋白可提高 DNA 的结合并促进 DNA 的合成。

(3) 基因突变致病机制

Longley 等[11] 在一例女性 PEOA4 患者身上发现了杂合突变 c.1352G > A(p.G451E)，导致 451 位氨基酸从甘氨酸变成谷氨酸。Walter 等[12] 在一例 62 岁的德国女性患者身上检测到 1 个杂合插入，插入片段长度为 24bp(c.1207_1208ins24)，该患者的症状为上睑下垂和轻微近端肌无力。在对 100 例正常对照和其他 170 例线粒体缺失患者的检测中并未发现相同插入突变。然而，该突变也存在于患者的一个弟弟，但这名 57 岁的弟弟并未发现相同症状，且他的血清肌酸磷酸激酶值也是正常的。编码基因的突变通过阻断 DNA 复制叉作用导致线粒体 DNA 缺失，使肌纤维细胞中细胞色素 c 氧化酶缺乏，从而导致常染色体显性遗传的 PEOA4。

(4) 目前基因突变概述

目前人类基因突变数据库收录的 *POLG2* 基因突变有 2 个，其中错义 / 无义突变 1 个，大片段插入 1 个。

五、PEOA5 基因诊断

(1) 概述

RRM2B 基因，即编码核糖核酸还原酶 M2B 的基因，位于 8 号染色体长臂 2 区 3 带 1 亚带 (8q23.1)，基因组坐标为 (GRCh37):8:103216729-103251346，基因全长 34 618bp，包含 10 个外显子，编码 424 个氨基酸。

(2) 基因对应蛋白结构及功能

该基因编码一个 P53 诱导的核糖核苷酸还原酶的小亚基。该蛋白包含一个酪氨酰 - 铁形成的自由基中心起催化作用。RRM2B 通过 P53/TP53 依赖的通路对损伤 DNA 进行修复，在细胞存活方面起重要作用。它的主要功能是在细胞 G_1 或 G_2 期为 DNA 修复提供脱氧核苷酸。RRM2B 能与 RRM1 形成具有活性的核糖核酸还原酶 (RNR) 复合物，而 RRM1 在休眠细胞和增殖细胞中都能响应 DNA 损伤而表达。

(3) 基因突变致病机制

Tyynismaa 等[13] 通过对北美一个 PEOA5 大家系的候选基因测序和连锁分析检测出一个符合家系遗传规律的杂合突变 (p.R327X)。并且发现另外一个匈牙利患病家族也带有同样的突变。

Fratter 等[14] 通过直接测序的方法，检测了 75 例 PEOA5 患者，并在 7 例患者的 *RRM2B* 基因上检测出 3 个不同的杂合截短突变。这一发现提示 *RRM2B* 基因突变在家族性 PEOA5 伴线粒体 DNA 缺失的患者中频率非常大。

该蛋白正常功能是通过 P53/TP53 依赖的通路对损伤 DNA 进行修复，突变之后正常功能丧失，导致了线粒体 DNA 缺失，从而导致疾病产生。

(4) 目前基因突变概述

目前人类基因突变数据库收录的 *RRM2B* 基因突变有 21 个，其中错义 / 无义突变 15 个，剪接突变 3 个，小的缺失 3 个。

（彭光格　罗红玉　叶李莉）

参考文献

[1] Mancuso M, Filosto M, Oh SJ, et al. A novel polymerase-gamma mutation in a family with ophthalmoplegia, neuropathy, and parkinsonism. Arch Neurol, 2004, 61: 1777-1779.

[2] Fratter C, Gorman GS, Stewart JD, et al. The clinical, histochemical, and molecular spectrum of PEO1(Twinkle)-linked adPEO. Neurology, 2010, 74: 1619-1626.

[3] Young MJ, Longley MJ, Li F Y, et al. Biochemical analysis of human POLG2 variants associated with mitochondrial disease. Hum Molec Genet, 2011, 20: 3052-3066.

[4] Fratter C, Raman P, Alston CL, et al. RRM2B mutations are frequent in familial PEO with multiple mtDNA deletions. Neurology, 2011, 76: 2032-2034.

[5] Echaniz-Laguna A, Chanson JB, Wilhelm JM, et al. A novel variation in the Twinkle linker region causing late-onset dementia. Neurogenetics, 2010, 11: 21-25.

[6] Van Hove JLK, Cunningham V, Rice C, et al. Finding twinkle in the eyes of a 71-year-old lady: A case report and review of the genotypic and phenotypic spectrum of TWINKLE-related dominant disease. Am J Med Genet, 2009, 149A: 861-867.

[7] Van Goethem G, Dermaut B, Lofgren A, et al. Mutation of POLG is associated with progressive external ophthalmoplegia characterized by mtDNA deletions. Nat Genet, 2001, 28: 211-212.

[8] Hance N, Ekstrand MI, Trifunovic A. Mitochondrial DNA polymerase gamma is essential for mammalian embryogenesis. Hum Mol Genet, 2005, 14: 1775-1783.

[9] Spelbrink JN, Li FY, Tiranti V, et al. Human mitochondrial DNA deletions associated with mutations in the gene encoding Twinkle, a phage T7 gene 4-like protein localized in mitochondria. Nat Genet, 2001, 28: 223-231.

[10] Tyynismaa H, Sembongi H, Bokori-Brown M, et al. Twinkle helicase is essential for mtDNA maintenance and regulates mtDNA copy number. Hum Mol Genet, 2004, 13: 3219-3227.

[11] Longley MJ, Clark S, Yu Wai Man C, et al. Mutant POLG2 disrupts DNA polymerase gamma subunits and causes progressive external ophthalmoplegia. Am J Hum Genet, 2006, 78: 1026-1034.

[12] Walter MC, Czermin B, Muller-Ziermann S, et al. Late-onset ptosis and myopathy in a patient with a heterozygous insertion in POLG2. J Neurol, 2010, 257: 1517-1523.

[13] Tyynismaa H, Ylikallio E, Patel M, et al. A heterozygous truncating mutation in RRM2B causes autosomal-dominant progressive external ophthalmoplegia with multiple mtDNA deletions. Am J Hum Genet, 2009, 85: 290-295.

[14] Fratter C, Raman P, Alston CL, et al. RRM2B mutations are frequent in familial PEO with multiple mtDNA deletions. Neurology, 2011, 76: 2032-2034.

1246 常染色体隐性进行性眼外肌麻痹
(progressive external ophthalmoplegia, autosomal recessive, PEOB; OMIM 258450)

一、临床诊断

(1) 概述

进行性眼外肌麻痹 (PEO) 是一组以眼睑下垂和慢性进行性双侧眼球运动障碍为主要临床特征的线粒体疾病。PEO 为成人线粒体肌病最为常见的临床类型，该病的遗传方式大多为常染色体显性遗传，少数为常染色体隐性遗传。因此，本病可分为常染色体显性进行性眼外肌麻痹 (PEOA) 及常染色体隐性进行性眼外肌麻痹 (PEOB)。本文主要介绍常染色体隐性进行性眼外肌麻痹。PEOB 致病基因为 *POLG* 基因。

(2) 临床表现

PEOB 与 PEOA 临床表现大多相同。PEOB 可儿童期起病，以上睑下垂、眼外肌麻痹为主要临床表现，可有弥漫性肌无力伴萎缩，可累及面部、颈部等，伴反射减低。该病还可出现 PEOA 常见的临床表现如左旋多巴反应良好的帕金森症状、疲劳不耐受、感觉性周围神经病、视网膜病变、白内障、共济失调、癫痫、注意力下降、精神症状等。该病可有心脏受累，严重时需心脏移植，还有合并多发性硬化的报道[1]。

(3) 辅助检查

该病 CK 多升高。脑脊液检查可见蛋白升高[2]。头 MRI 检查可见脑或小脑萎缩等[3]。合并多发性硬化者可见脑室周围白质病变。脑脊液寡克隆带可呈阳性[1]。

(4) 病理表现

该病肌肉病理活检与 PEOA 结果基本相同。可见大量破碎红细胞纤维 (RRF)，免疫组化可发现细胞色素 c 氧化酶活动减少或缺失。骨骼肌细胞中多点线粒体 DNA 缺失[2]。

(5) 受累部位病变汇总（表 1246-1）

表 1246-1 受累部位及表现

受累部位	主要表现
眼	眼外肌麻痹、上睑下垂、白内障、色素性视网膜病、视力下降
脑	帕金森综合征，精神迟滞，癫痫，抑郁等精神症状，共济失调，头 MRI 检查可见脑或小脑萎缩
肌肉	近端肌无力、萎缩等，肌痛，肌容积减少，肌强直，运动迟缓，运动性或姿势性震颤等，CK 升高
心脏	心肌病

二、基因诊断

(1) 概述

POLG 基因，即编码线粒体 DNA 聚合酶蛋白的基因，位于 15 号染色体长臂 2 区 6 带 1 亚带 (15q26.1)，基因组坐标为 (GRCh37):15:89859536-89878026，基因全长 18 491bp，包含 23 个外显子，编码 1239 个氨基酸。

(2) 基因对应蛋白结构及功能

线粒体 DNA 聚合酶蛋白是一个异源三聚体蛋白，由一对同源的二聚体辅助亚基和一个催化亚基组成。此基因编码聚合酶的催化亚基部分，靠近蛋白的 N 端含有一个多聚谷氨酰胺末端区域，可能为该蛋白的多态性区域。线粒体 DNA 聚合酶参与线粒体中 DNA 复制。

(3) 基因突变致病机制

POLG 基因导致常染色体隐性遗传的 PEOB 常通过复合杂合方式遗传。

Van Goethem 等[4]对两个患有 PEOB 的核心家系研究，在 POLG 基因上检测到 2 对复合杂合错义突变 (c.1399G > A/c.911T > G 和 c.1399G > A/c.8G > C)，符合常染色体隐性遗传规律。

Lamantea 等[5] 在 3 个患有 PEOB 的家系中检测到 POLG 基因上的 3 对复合杂合错义突变 (c.752C > T/c.926G > T, c.752C > T/c.2542G > A 和 c.752C > T/2354Gins)。

本病尚无相应的分子研究，致病机制未明。

(4) 目前基因突变概述

目前人类基因突变数据库收录的 POLG 基因突变有 149 个，其中错义 / 无义突变 128 个，剪接突变 6 个，小的缺失 4 个，小的插入 9 个，大片段缺失 2 个。突变分布在基因整个编码区，无突变热点。

（彭光格 蒋廷亚）

参考文献

[1] Echaniz-Laguna A, Chassagne M, de Seze J, et al. POLG1 variations presenting as multiple sclerosis. Arch Neurol, 2010, 67: 1140-1143.

[2] Deschauer M, Tennant S, Rokicka A, et al. MELAS associated with mutations in the POLG1 gene. Neurology, 2007, 68: 1741-1742.

[3] Davidzon G, Greene P, Mancuso M, et al. Early-onset familial parkinsonism due to POLG mutations. Ann Neurol, 2006, 59: 859-862.

[4] Van Goethem G, Dermaut B, Lofgren A, et al. Mutation of POLG is associated with progressive external ophthalmoplegia characterized by mtDNA deletions. Nat Genet, 2001, 28: 211-212.

[5] Lamantea E, Tiranti V, Bordoni A, et al. Mutations of mitochondrial DNA polymerase gammaA are a frequent cause of autosomal dominant or recessive progressive external ophthalmoplegia. Ann Neurol, 2002, 52: 211-219.

1247　氨酰基脯氨酸酶缺乏症
(prolidase deficiency; OMIM 170100)

一、临床诊断

(1) 概述

氨酰基脯氨酸酶缺乏症，简称为脯肽酶缺乏症，是一种非常罕见的常染色体隐性遗传性疾病，是一组由编码氨酰基脯氨酸酶 (PD) 的 PEPD 基因突变导致氨酰基脯氨酸酶缺乏，以难治性下肢皮肤溃疡、反复感染、智力障碍、脾大、特殊体态与面容及大量亚氨基二肽尿为主要特征的疾病[1]。全世界共有 30 余例报道，国内尚未见确诊病例。

(2) 临床表现

PD 是一种 Mn 依赖性的肽链端解酶，剪切羧基末端的含脯氨酸或羟脯氨酸的二肽，酶解后脯氨酸进入再循环以供蛋白质合成，羟脯氨酸则从尿中排出[2]。其生理功能包括促进神经肽失活，促进蛋白质末端降解，有利于肾脏排泄羟脯氨酸和多余的脯氨酸，有利于胶原代谢中的脯氨酸循环。PD 缺乏可影响蛋白代谢，造成亚氨基二肽堆积及尿中亚氨基二肽排泄增加；又由于可进入再循环的脯氨酸减少，造成结缔组织尤其胶原代谢障碍，引起血管、皮肤及骨关节等系统病变，所以出现特殊面容与步态、皮肤溃疡、毛细血管扩张、紫癜等一系列症状。

氨酰基脯氨酸酶缺乏症的临床表现多种多样，呈高度异质性。主要表现为慢性复发性下肢溃疡、反复感染、智力障碍，还可有特殊面容或步态、低发际、光敏、耳聋或听力迟钝、腭弓弧度增大、毛细血管扩张、脾大、尿液中大量亚氨基二肽等表现[1,3]（图 1247-1）。

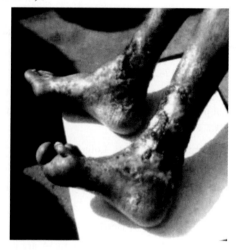

图 1247-1　氨酰基脯氨酸酶缺乏症患者双踝、足背处皮损

[Chin J Dermatol, 1999, 32(4): 224]

(3) 辅助检查

实验室检查可见贫血、血清 γ 球蛋白增高、免疫球蛋白异常[4, 5]。

尿液中有异常增多的亚氨基二肽（以 Gly-L-Pro 为主），血液中红细胞、白细胞或皮肤成纤维细胞中 PD 活性下降。

组织病理学检查可见其皮损处血管壁增厚、变性[4]。

(4) 病理表现

无特异性病理表现。

(5) 受累部位病变汇总（表 1247-1）

表 1247-1　受累部位及表现

受累部位	主要表现
面容体型	特殊体态与面容、低发际、腭弓弧度增大
耳	耳聋或听力迟钝
脾	脾大
泌尿系统	大量亚氨基二肽尿
皮肤	难治性下肢皮肤溃疡、反复感染，毛细血管扩张
血液	红细胞、白细胞或皮肤成纤维细胞中 PD 活性下降
神经系统	智力障碍

二、基因诊断

(1) 概述

PEPD 基因，即编码氨酰基脯氨酸酶的基因。位于 19 号染色体长臂 1 区 3 带 1 亚带 1 次亚带 (19q13.11)，基因组坐标为 (GRCh37):19:33877855-34012799，基因全长 134 945bp，包含 15 个外显子，编码 493 个氨基酸。

(2) 基因对应蛋白结构及功能

PEPD 基因表达氨酰基脯氨酸酶家族成员。氨酰基脯氨酸酶形成同源二聚体，功能是水解 C 端脯氨酸或强脯氨酸残基的二肽或三肽。此酶在脯氨酸的再循环中起重要作用，是胶原生成的限速步骤。*PEPD* 基因突变导致氨酰基脯氨酸酶缺乏症等疾病。氨酰基脯氨酸酶缺乏症的特点是分泌大量含有脯氨酸的二肽或者三肽。

(3) 基因突变致病机制

1990 年，在两例无亲缘关系的氨酰基脯氨酸二肽酶缺乏症患者中，Tanoue 等[6]发现了 *PEPD* 基因的杂合突变。

1994 年，Ledoux 等[7]发现 4 个 *PEPD* 等位基因与氨酰基辅氨酸酶缺乏症相关。1996 年他在一个 11 岁的氨酰基脯氨酸酶缺乏症患者发现 *PEPD* 基因复合杂合突变。Ledoux 等[8]采用 COS-1 细胞系研究 *PEPD* 等位基因突变，氨酰基脯氨酸酶与 N 端标签形成融合蛋白，检出突变与先前发现的 p.G448R、E452DEL 等几种突变进行分析，发现其中 4 个突变造成酶缺乏。p.R184Q 突变产物的酶活仅为对照的 7.4%，而其他 3 种突变产物表现为酶失活。蛋白印迹分析结果表明 p.R184Q、p.G278D 和 p.G448R

3 种氨酰基脯氨酸酶突变表现出稳定的免疫活性产物，而未检测到 E452DEL 的表达。对细胞标记脉冲代谢标签，然后进行免疫沉淀，发现 E452DEL 突变蛋白有合成的，但降解速率增加。

2002 年，Forlino 等对 5 例氨酰基脯氨酸酶缺失的患者进行已发现的 3 个突变的分子特性报道，3 个突变可导致氨酰基脯氨酸酶活丧失。将患者的成纤维细胞长期培养建立体外模型，研究受影响的细胞。光镜和电镜结果显示，与对照相比，氨酰基脯氨酸酶缺乏的细胞更圆、伸展地更远、细胞内空泡形成增多、质膜受损多、线粒体膨胀、线粒体基质和峙的修饰更多。Forlino 等解释这些现象是氨酰基脯氨酸酶活性缺乏导致的坏死样细胞死亡，可能是引起氨酰基脯氨酸酶缺乏症皮肤斑块的原因 [9]。

(4) 目前基因突变概述

目前人类基因突变数据库收录的 *PEPD* 基因突变有 19 个，其中错义 / 无义突变 11 个，剪接突变 4 个，小的缺失 2 个，小的插入 1 个，大片段缺失 1 个。突变分布在基因整个编码区，有一个突变热点为 p.R184Q[10]。

（谢欣煜　姬利延）

参考文献

[1] 顾有守, 彭世瑜 . 脯氨酸肽酶缺乏症 . 国外医学皮肤性病学分册 , 1989, 15: 140 -143 .

[2] Millig an A, G raham-Brown RAC, Burns DA, et al.

Prolidasedeficiency: a case report and literature review .Br J Dermatol, 1989, 121: 405-409.

[3] BissonnetteR, Friedmann D, G iro us J-M, et al .Prolidase deficiency: a Multisystemichereditarydisorder .J Am A cad Dermatol, 1993, 29: 818-821.

[4] Yonemasu K, La pie re CM, Sasaki T, et al. Immunochemical analyses of prolidase deficiency sera .J Dermato l, 1988, 15: 32-36.

[5] Le oniA, Cet ta G, T enni R, et al. Prolidase deficiency in two sibling s wit hchronicle gulcerations. Arch Dermatol, 1987, 123: 493-499.

[6] Tanoue A, Endo F, Matsuda I. Structural organization of the gene for human prolidase(peptidase D)and demonstration of a partial gene deletion in a patient with prolidase deficiency. J Biol Chem, 1990, 265: 11306-11311.

[7] Ledoux P, Scriver C, Hechtman P. Four novel PEPD alleles causing prolidase deficiency. Am J Hum Genet, 1994, 54: 1014-1021.

[8] Ledoux P, Scriver CR, Hechtman P. Expression and molecular analysis of mutations in prolidase deficiency. Am J Hum Genet, 1996, 59: 1035-1039.

[9] Forlino A, Lupi A, Vaghi P, et al. Mutation analysis of five new patients affected by prolidase deficiency: the lack of enzyme activity causes necrosis-like cell death in cultured fibroblasts. Hum Genet, 2002, 111: 314-322.

[10] Kikuchi S, Tanoue A, Endo F, et al. A novel nonsense mutation of the PEPD gene in a Japanese patient with prolidase deficiency. J Hum Genet, 2000, 45: 102-104.

1248　增殖性血管病－积水性无脑畸形综合征
(proliferative vasculopathy and hydranencephaly-hydrocephaly syndrome, PVHH; OMIM 225790)

一、临床诊断

(1) 概述

增殖性血管病－积水性无脑畸形综合征 (PVHH) 也称脑损害性增殖性血管病，该病是一种罕见的、产前致命性的常染色体隐性遗传病，可在妊娠 23~33 周做超声波检查时做出诊断。大多胎儿会早产、死胎，出生后新生儿死亡率高。其临床表现多种多样，主要以积水性无脑畸形，中枢神经系统和视网膜特征性血管增殖，脑干、基底核弥漫性缺血性损伤，脊髓钙化为主要特征[1]。该病是由 *FLVCR2* 基因的纯合突变或复杂杂合突变引起。

(2) 临床表现

该病临床表现主要为中枢神经系统受累，包括严重脑积水，积水性无脑畸形，脑室扩大，脑和脊髓肾小球样血管增殖，大脑皮质萎缩，胼胝体、小脑、脑干发育不全，Dandy-Walker 畸形，缺血性皮层损伤，脑白质、基底核、脑干、小脑、脊髓钙化。其他系统的受累表现包括宫内生长发育迟滞，小颌畸形，视网膜肾小球样血管增生，关节挛缩，致命性运动变形，肢体畸形或缺损，神经源性肌萎缩等[2-5]。

（3）辅助检查

分子遗传学检查可见 *FLVCR2* 基因突变。超声检查示胎儿严重脑积水，积水性无脑畸形，脑室扩大。

（4）病理表现

病理表现尚不清楚。

（5）受累部位病变汇总（表 1248-1）

表 1248-1　受累部位及表现

受累部位	主要表现
全身	宫内生长发育迟缓
头颈部	小颌畸形、视网膜肾小球样血管增生
骨骼	节挛缩、致命性运动变形、肢体畸形或缺损
肌肉	神经源性肌萎缩
羊水	羊水过多
神经系统	严重脑积水，积水性无脑畸形，脑室扩大，脑和脊髓肾小球样血管增殖，大脑皮质萎缩，胼胝体、小脑、脑干发育不全，Dandy-Walker 畸形，缺血性皮质损伤，脑白质、基底核、脑干、小脑、脊髓钙化

二、基因诊断

（1）概述

FLVCR2 基因，即编码猫白血病病毒子群 C 细胞受体 2 的基因，位于 14 号染色体长臂 2 区 4 带 3 亚带（14q24.3），基因组坐标为 (GRCh37):14: 76044940-76114512，基因全长 69 573bp，包含 11 个外显子，编码 526 个氨基酸。

（2）基因对应蛋白功能

FLVCR2 基因所编码的跨膜蛋白是一种钙运输蛋白，可能在脑血管内皮细胞的发育中发挥作用。Duffy 等发现，人类 FLVCR1 蛋白和 FLVCR2 蛋白都能结合固定化的血红素。证实人类 *FLVCR1* 基因的过表达导致了血红素输出，但与此相反，*FLVCR2* 基因的过表达导致了血红素输入。*FLVCR2* 的过表达还表现出转染细胞对血红素毒性更为敏感 [6]。

（3）基因突变致病机制

通过全基因组连锁分析以及候选基因测序，

Meyer 等在 3 个近亲巴基斯坦家庭的 5 个患有 PVHH 胎儿中检测出 *FLVCR2* 基因存在 1 个纯合突变。另外，研究者还在两个带有北欧血统 PVHH 胎儿的 *FLVCR2* 基因中发现 2 个复合杂合突变。Meyer 等提出，PVHH 可能涉及大脑血管内皮细胞的增殖和运动缺陷，这种缺陷具有钙依赖性 [1]。

（4）目前基因突变概述

目前人类基因突变数据库收录的 *FLVCR2* 基因突变有 14 个，其中错义 / 无义突变 11 个，剪接突变 1 个，小的缺失 1 个，交叉缺失 1 个。突变分布在基因整个编码区，无突变热点。

（吕瑞娟　薛文斌）

参考文献

[1] Meyer E, Ricketts C, Morgan NV, et al. Mutations in FLVCR2 are associated with proliferative vasculopathy and hydranencephaly-hydrocephaly syndrome(Fowler syndrome). Am J Hum Genet, 2010, 86: 471-478.

[2] Moeschler JB, Marin-Padilla M. Autosomal recessive encephaloclastic proliferative vasculopathy(hydrocephaly/ hydranencephaly).(Abstract)Am J Hum Genet, 1989, 45(suppl.): A55 only.

[3] Witters I, Moerman P, Devriendt K, et al. Two siblings with early onset fetal akinesia deformation sequence and hydranencephaly: further evidence for autosomal recessive inheritance of hydranencephaly, Fowler type. Am J Med Genet, 2002, 108: 41-44.

[4] Williams D, Patel C, Fallet-Bianco C, et al. Fowler syndrome-a clinical, radiological, and pathological study of 14 cases. Am J Med Genet, 2010, 152A: 153-160.

[5] Lalonde E, Albrecht S, Ha KCH, et al. Unexpected allelic heterogeneity and spectrum of mutations in Fowler syndrome revealed by next-generation exome sequencing. Hum Mutat, 2010, 31: 918-923.

[6] Duffy SP, Shing J, Saraon P, et al. The Fowler syndrome-associated protein FLVCR2 is an importer of heme. Mol Cell Biol, 2010, 30: 5318-5324.

1249　丙 酸 血 症
(propionic acidemia; OMIM 606054)

一、临床诊断

（1）概述

丙酸血症也被称为丙酸尿、丙酰辅酶 A 羧化酶

缺乏症、酮症甘氨酸血症，最早在 1961 年被报道 [1]，是一种常染色体隐性遗传代谢性疾病。致病基因是编码丙酰辅酶 A 羧化酶的基因，即 *PCCA* 或 *PCCB* 基因，全称为丙酰 -CoA 羧化酶 α 亚单位或丙酰 -CoA

羧化酶 β 亚单位。

(2) 临床表现

丙酸血症是一种常染色体隐性遗传性疾病，发病率为 1：5000~1：2000[2]。丙酸血症在新生儿期发病。症状包括食欲不振、呕吐、脱水、酸中毒[3]，低肌张力，癫痫发作、嗜睡。丙酸血症可迅速危及生命。

(3) 影像学表现

丙酸血症患者头 MRI 检查可见脑萎缩、白质受累和苍白球受累 (图 1249-1)[4]。

(4) 病理表现

尚未发现特异病理表现。

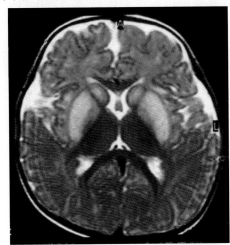

图 1249-1　丙酸血症患者头 MRI 图像
[Iran J Child Neurol, 2014, 8(1): 58-61]

(5) 受累部位病变汇总 (表 1249-1)

表 1249-1　受累部位及表现

受累部位	主要表现
心脏	心肌病
肺	呼吸急促、呼吸暂停
肝	肝大
胰	胰腺炎
胃肠道	食欲下降、喂养困难、呕吐、脱水
骨骼	骨质疏松症
脑	急性脑病、昏睡、肢体肌张力增高、癫痫发作、脑萎缩

二、基因诊断

(1) 概述

PCCB 基因，即编码丙酰辅酶 A 羧化酶 β 多肽蛋白的基因，位于 3 号染色体长臂 2 区 1 带到长臂 2 区 2 带 (3q21—q22)，基因组坐标为 (GRCh37):3: 135969167-136056737，基因全长 87 571bp，包含 17 个外显子，编码 539 个氨基酸。

(2) 基因对应蛋白结构及功能

PCCB 编码的蛋白是丙酰辅酶 A 羧化酶 (PCC) 的一个亚基，涉及丙酰辅酶 A 的分解代谢。PCC 是一个线粒体酶，可能是由 6 个 α 亚基和 6 个 β 亚基组成的十二聚合物。这个基因编码的是 PCCβ 亚基，基因缺陷会引起丙酸血症 2 型。在这个基因中发现多重转录本编码的不同亚型。

(3) 基因突变致病机制

Ugarte 等 [5] 对 *PCCA* 基因和 *PCCB* 基因的突变进行总结。其中被报道的 *PCCA* 突变共有 24 个，且多数为错义突变和多样的剪接缺陷突变。在对白色人种和黄色人种的研究中这类突变较少。

Desviat 等 [6] 在 10 例丙酸血症的患者中发现 *PCCA* 基因上 4 个不同位点的剪接突变和 *PCCB* 基因上 3 个不同位点的剪接突变。

本病尚无相应的分子研究，致病机制未明。

(4) 目前基因突变概述

目前人类基因突变数据库收录的 *PCCB* 基因突变有 72 个，其中错义 / 无义突变 40 个，剪接突变 12 个，小的缺失 9 个，小的插入 7 个，小的缺失 3 个，大片段缺失 1 个。

（赵一龙　李　栋）

参考文献

[1] Childs B, Nyhan WL, Borden M, et al. Idiopathic hyperglycinemia and hyperglycinuria: a new disorder of amino acid metabolism. I. Pediatrics, 1961, 27: 522-538.

[2] Essa MA, Rahbeeni Z, Jumaah S, et al. Infectious complications of propionic acidemia in Saudia Arabia. Clin Genet, 1998, 54(1): 90-94.

[3] Gompertz D, Storrs CN, Bau DC, et al. Localisation of enzymic defect in propionicacidaemia. Lancet, 1970, 1(7657): 1140-1143.

[4] arimzadeh PK, Jafari N, Ahmad Abadi F, et al. Propionic acidemia: diagnosis and neuroimaging findings of this neurometabolic disorder. Iran J Child Neurol, 2014, 8(1): 58-61.

[5] Ugarte M, Perez-Cerda C, Rodriguez-Pombo P, et al. Overview of mutations in the PCCA and PCCB genes causing propionic acidemia. Hum Mutat, 1999, 14: 275-282.

[6] Desviat LR, Clavero S, Perez-Cerda C, et al. New splicing mutations in propionic acidemia. J Hum Genet, 2006, 51: 992-997.

1250 普罗特斯综合征
(proteus syndrome; OMIM 176920)

一、临床诊断

(1) 概述

普罗特斯综合征又名变形综合征，全世界目前仅有 120 个病例。发病率低于 1/100 万。普罗特斯综合征是根据希腊一位能改变自己形状的神的名字而命名[1]。致病基因为 AKT1。

(2) 临床表现

普罗特斯综合征是一种罕见、散发而复杂的疾病，以多发性、过度生长的错构瘤、结缔组织痣、皮肤痣和骨质肥厚及巨头、多脂症、血管畸形为特征。这些表现通常在出生时即有，之后持续存在或进一步发展（图 1250-1）[2]。

(3) 影像学表现

普罗特斯患者可见骨盆狭窄变形。双侧股骨颈增粗、缩短，颈干角缩小，右股骨颈下缘外生骨疣，表面粗糙不平（图 1250-2 A）。双股骨干、胫腓骨骨膜增生，骨干骨皮质粗糙不平（图 1250-2 B）[3]。

(4) 病理表现

无特异性病理表现。

(5) 受累部位病变汇总[4]（表 1250-1）

表 1250-1 受累部位及表现

受累部位	主要表现
脑	巨颅、枕部外凸，智力低下
皮肤	突出或平坦的皮肤痣、足底脑回状结缔组织痣
骨骼	四肢、手指的过度生长（多不成比例），脊柱侧突
结缔组织	脂肪瘤（若是腹腔内或胸腔内则可威胁生命），淋巴管、血管病变

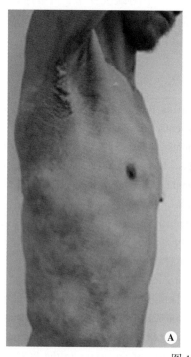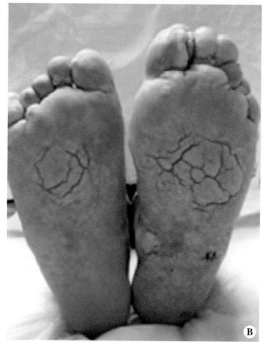

图 1250-1 临床表现
A. 右腋窝腑后线大片表皮痣（褐色）、脑回状结缔组织痣凸出皮肤表面；B. 双足底见脑回状结缔组织痣（中国 CT 和 MRI 杂志，2011, 9: 66-68）

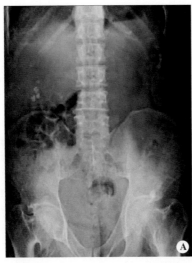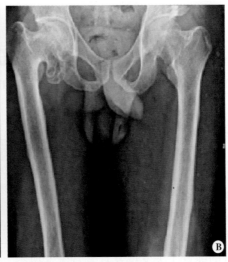

图 1250-2　影像表现

A. 骨盆狭窄变形，双侧股骨颈增粗、缩短，颈干角缩小，右股骨颈下缘外生骨疣，表面粗糙不平；B. 双股骨干、胫腓骨骨膜增生，

骨干骨皮质粗糙不平（中国 CT 和 MRI 杂志，2011, 9: 66-68）

二、基因诊断

(1) 概述

AKT1 基因，即编码 v-akt 小鼠胸腺瘤病毒原癌基因同族体 1 蛋白的基因，位于 14 号染色体长臂 3 区 2 带 3 亚带 2 次亚带 (14q32.32)，基因组坐标为 (GRCh37):14:105235686-105262080，基因全长 26 395bp，包含 17 个外显子，编码 480 个氨基酸。

(2) 基因对应蛋白结构及功能

AKT1 基因编码丝氨酸 - 苏氨酸蛋白激酶，是 3 种 AKT 激酶 (AKT1，AKT2 和 AKT3) 之一，具有调控细胞新陈代谢、增殖、细胞存活、生长及血管生成的功能。*AKT1* 和与之相关的 *AKT2* 基因能够被血小板生长因子激活，激活过程迅速且具有特异性。它的失活是由 *AKT1* 编码激酶分子与血小板 - 白细胞 C 激酶底物同源的结构域发生突变导致。在神经系统的形成过程中，AKT 在生长因子诱导神经元存活过程中起关键作用：受存活因子激活的 AKT1 对细胞凋亡相关蛋白进行磷酸化修饰，使其失活，抑制细胞凋亡过程。AKT1 激酶还能介导胰岛素诱导的 SLC2A4/GLUT4 葡萄糖转运蛋白易位至细胞表面，调控葡萄糖摄取过程。*AKT1* 基因突变与普罗特斯综合征、多发性错构瘤综合征相关。目前已有报道此基因的多个不同拼接转录本。

(3) 基因突变致病机制

Lindhurst 等[5] 指出，*AKT1* 基因突变是 PROTEUS 综合征的致病原因，但突变比例与 PROTEUS 综合征严重程度无相关性。细胞模型中发现，与正常细胞相比，*AKT1* 突变细胞系中 AKT 蛋白磷酸化程度更高。关于 *AKT1* 突变的致病机理尚不明确，Lindhurst 等推测，PROTEUS 综合征患者 PI3K-AKT 通路的激活是导致细胞增生以及肿瘤易感性等临床表型特征的原因。

(4) 目前基因突变概述

目前人类基因突变数据库收录的 *AKT1* 基因突变有 4 个，其中错义 / 无义突变 1 个，调控区突变 3 个。突变分布于整个基因区域，无热点突变存在。

（周怡茉　刘　磊）

参考文献

[1] 吴政光，张锡宝，温炬，等 .Proteus 综合征的临床影像学表现（附 2 例报告和文献复习）. 中国 CT 和 MRI 杂志，2011, 9: 66-68.

[2] 罗素菊，冯义国，王俊民，等 . Proteus 综合征一例 . 中华医学遗传学杂志，2006, 23: 366-366.

[3] 尚巧利，蒋海越 . Proteus 综合征的临床表现和诊断 . 中华医学美学美容杂志，2014, 20: 238 - 239.

[4] Cohen MM Jr.Proteus syndrome review: molecular, clinical, and pathologic features. Clin Genet, 2014, 85(2): 111-119.

[5] Lindhurst MJ, Sapp JC, Teer JK, et al. A mosaic activating mutation in AKT1 associated with the Proteus syndrome. N Engl J Med, 2011, 365: 611-619.

1251 先天性凝血酶原缺乏症
(prothrombin deficiency, congenital; OMIM 613679)

一、临床诊断

(1) 概述

先天性凝血酶原缺乏症是一种极为罕见的常染色体隐性遗传性出血性疾病，其特征性表现为血液循环中凝血酶原水平较低。因编码凝血因子Ⅱ（也被称作凝血酶原）的纯合子突变或复合杂合突变所致 (F2)。约 20 万人受此种疾病困扰。

(2) 临床表现

先天性凝血酶原缺乏症在出生时发病，主要分为两种类型：Ⅰ型缺陷（也称作凝血酶原不足或低凝血酶原血症）被定义为凝血酶原血浆水平低于正常值的 10%，同时伴凝血酶原活性下降。这些患者从出生便表现出严重出血现象，包括脐带出血、血肿、瘀斑、血尿、黏膜出血、关节出血、颅内出血、胃肠道出血和月经过多。Ⅱ型缺陷（也称作异常凝血酶原血症）的特征性表现为凝血酶原功能异常，其血浆水平正常或低于正常水平。出血症状多样，取决于凝血酶原功能活性的残留程度。凝血酶原等位基因变异可能导致低凝血酶原血症或异常凝血酶原血症，这两种类型等位基因杂合子的表现多样。出现杂合突变且凝血酶原血浆水平在 40%~60%，正常值的携带者通常无症状，但在拔牙或外科手术后可能发生出血事件 [1]。

(3) 辅助检查

出血倾向起因于凝血酶原缺陷而无法形成纤维蛋白凝块，表现为出血时间延长、凝血酶原时间延长、部分凝血活酶时间延长以及 F2 抗原水平（在某些患者中）和活性下降。

(4) 病理表现

尚未发现特异性病理表现。

(5) 受累部位病变汇总（表 1251-1）

表 1251-1 受累部位及表现

受累部位	主要表现
鼻	鼻出血
口	牙龈出血

续表

受累部位	主要表现
内生殖器（女性）	月经过多
皮肤	瘀斑和易出现瘀伤
肌肉、软组织	血肿和脐带出血
中枢神经系统	颅内出血

二、基因诊断

(1) 概述

F2 基因，即编码凝血酶原前蛋白原的基因，位于 11 号染色体短臂 1 区 1 带 (11p11)，基因组坐标为 (GRCh37):11:46740743-46761056，基因全长 20 314bp，包含 14 个外显子，编码 622 个氨基酸。

(2) 基因对应蛋白结构及功能

F2 基因编码凝血因子Ⅱ蛋白，该蛋白在凝血级联反应中被水解形成凝血酶，从而阻止血液流失。此外，在生长发育和出生后的生命活动中，F2 基因在维持血管的完整性中起着重要的作用。F2 基因突变会导致血栓症和异常凝血酶原血症。

(3) 基因突变致病机制

1994 年，Poort 等 [2] 在一个患有先天性凝血酶原缺乏的家庭成员中发现 F2 基因的纯合突变 p.Y44C。2000 年，Lefkowitz 等 [3] 在另一位先天性凝血酶原缺乏患者中发现了 F2 基因的复合杂合突变 p.E300K 和 p.E309K。这些突变导致 F2 及抗原功能丧失，活性显著降低。

为进一步探索 F2 蛋白在体内的生理学功能，Sun 等 [4] 在 1998 年通过基因敲除技术建立了 F2 基因缺陷小鼠。F2 基因失活导致部分胚胎致死，半数以上的 F2[-/-] 胚胎在 E9.5 和 E11.5 天之间死亡。在这段时间，很多 F2[-/-] 胚胎出现卵黄囊腔出血和不同程度的组织坏死。1/4 以上的 F2[-/-] 小鼠可以存活至出生，但最终都会由于严重出血而在出生后几天内死亡。这项研究表明，在小鼠胚胎发育阶段及出生后，F2 蛋白在保持血管完整性中都具有重要作用。

(4) 目前基因突变概述

目前人类基因突变数据库收录的 *F2* 基因突变有 51 个，其中错义/无义突变 43 个，剪接突变 3 个，小的缺失 4 个，小的插入 1 个。突变分布在基因整个编码区，无突变热点。

（石玉芝　刘　军）

参考文献

[1] Lancellotti S, De Cristofaro R. Congenital prothrombin deficiency. Semin Thromb Hemost, 2009, 35: 367-381.

[2] Poort SR, Michiels JJ, Reitsma PH, et al. Homozygosity for a novel missense mutation in the prothrombin gene causing a severe bleeding disorder. Thromb Haemost, 1994, 72: 819-824.

[3] Lefkowitz JB, Haver T, Clarke S, et al. The prothrombin Denver patient has two different prothrombin point mutations resulting in glu300-to-lys and glu309-to-lys substitutions. Brit J Haemat, 2000, 108: 182-187.

[4] Sun WY, Witte DP, Degen JL, et al. Prothrombin deficiency results in embryonic and neonatal lethality in mice. Proc Natl AcadSci USA, 1998, 95: 7597-7602.

1252　假性软骨发育不全
(pseudoachondroplasia, PSACH; OMIM 177170)

一、临床诊断

(1) 概述

Lamy 和 Maroteaux 首先报道 3 个病例[1]，特点为出生 20 个月后出现侏儒、颅面部发育正常、管状骨干和骨骺有明显改变。1960 年 Maroteaux 对脊柱骨骺发育不良予以分类，将该病命名为脊柱骨骺发育不良——假性软骨发育不全 (PSACH)，此病为常染色体显性遗传病[2]，致病基因为 *COMP* 基因，即软骨低聚物基质蛋白 (cartilage oligomeric matrix protein) 基因。

(2) 临床表现

该病临床特点表现为出生时正常，2~3 岁后发病。学会爬行及走路的时间均较同龄人晚，身材矮小，属短肢为主的短肢躯干侏儒。不对称性短肢畸形、下肢弯曲、四肢关节肿大 (图 1252-1)、步态不稳，表现为鸭态步，活动受限。有些患者可有肘关节和髋关节活动受限，伴有关节痛。与软骨发育不全的不同之处为头面部和智力正常。成年男性患者的平均身高为 120cm，女性为 116cm[1-4, 5]。

(3) 辅助检查

血浆软骨低聚物基质蛋白的大量减少是 PSACH 的重要诊断依据[2]。

四肢管状骨对称性粗短变形，越向远端越明显，干骺端增宽，边缘唇样突出，表面可呈蕈样膨凸。骨骺出现延迟，小而不规则。椎体变平，上下缘骨骺不规则，椎体前缘舌状突出，椎弓根间距正常。骨盆发育小，髋臼变浅，坐骨大切迹变浅但不及软骨发育不全明显，可有髋内翻畸形[3, 5](图 1252-2)。

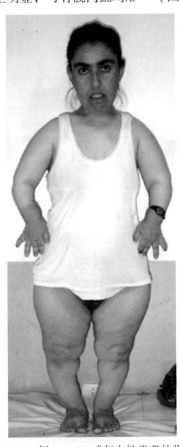

图 1252-1　一例 PSACH 成年女性患者的临床表现

患者短肢躯干侏儒，对称性短肢畸形，下肢弯曲，四肢关节肿大 [Eur J Hum Genet, 2007, 15(10): 1023-1028]

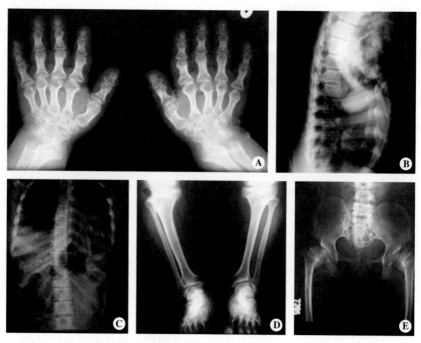

图 1252-2　X 线片表现

A、B. 长骨缩短，骨骺增宽，指（趾）、掌骨和跖骨变短，可见圆锥样骨骺；B. 脊柱侧位片可见胸椎生理弯曲小，胸廓前后径缩短，椎骨终板退化；C. 胸片可见锁骨异常曲度，肋骨呈竹片样，肋软骨钙化；D. 胫腓骨轻度短缩畸形，骨骺表面为斜面；E. 骨盆 X 线示扁平碎片状不规则股骨头，股骨颈短缩畸形，髋臼角增大，耻骨联合增宽 [Eur J Hum Genet, 2007, 15(10): 1023-1028]

（4）病理表现

病理切片可见钙化的软骨高度增殖堆积。

（5）受累部位病变汇总（表 1252-1）

表 1252-1　受累部位及表现

受累部位	主要表现
骨骼	中重度短肢畸形、韧带松弛和较早出现骨关节炎
心血管	动脉粥样硬化

二、基因诊断

（1）概述

COMP 基因，即编码软骨低聚物基质蛋白的基因，位于 19 号染色体短臂 1 区 3 带 1 亚带 1 次亚带 (19p13.11)，基因组坐标为 (GRCh37):19:18893583-18902114，基因全长 8532bp，包含 19 个外显子，编码 757 个氨基酸。

（2）基因对应蛋白结构及功能

COMP 基因编码一种非胶原区细胞外基质 (ECM) 蛋白。由 5 个相同的糖蛋白分子亚基组成，具有 EGF 样和钙结合的结构域。齐聚反应形成五链卷曲螺旋和二硫化物。能否结合到其他 ECM 蛋白如胶原蛋白，取决于它的二价阳离子。该基因突变会导致假性软骨发育不全 (PSACH) 和多发性骨骺发育不良 (MED)。

（3）基因突变致病机制

1995 年，Hecht[2] 和 Briggs 等 [6] 在 PSACH 患者中发现 COMP 基因的杂合突变。1999 年，Delot 等 [7] 在一名患有典型 PSACH 疾病的女孩中，发现 COMP 基因中三碱基重复序列扩增的杂合突变。2000 年，Maddox 等 [8] 展示一个存在于 COMP 基因血小板反应蛋白 3 型重复结构域的突变。此突变会大大降低与钙的结合能力，并导致蛋白质构象高度改变，从而引发 PSACH 疾病。

2002 年，Svensson 等 [9] 培育 Comp 失活小鼠，但是发现 Comp 失活小鼠并未产生与 PSACH 或多发性骨骺发育不良相关的解剖学、组织学或超微结构上的异常。为了进一步研究 COMP 基因在活体中的功能，Suleman 等 [10] 在 2012 年构建了携带 p.D469del 突变的 Comp 基因敲入小鼠，这个突变存在于约 1/3 的 PSACH 患者中。PSACH 在人体中为显性遗传疾病，但在敲入小鼠模型中，需要两个拷贝的 p.D469del 突变才能形成可量化的软骨发育异常表型。软骨细胞增殖减少，而细胞凋亡增加并且空间调控异常。作者认为，由 COMP 突变基因表达引起的一种新型软骨细胞压力在 PSACH 疾病发生中具有至关重要的作用。

(4) 目前基因突变概述

目前人类基因突变数据库收录的 *COMP* 基因突变有 109 个，基中错义 / 无义突变 90 个，剪接突变 1 个，小的缺失 15 个，小的插入 3 个。突变位点大多集中在编码类钙调蛋白重复基因区。

（赵　琳　吴小雷）

参考文献

[1] Maroteaux P, Lamy M Les. formes pseudo-achondro-plastiques des dysplasies spondylo-epiphysaires. Presse Med, 1959. 67(10): 383-386.

[2] Hecht JT, Nelson LD, Crowder E, et al. Mutations in exon 17B of cartilage oligomeric matrix protein(COMP)cause pseudoachondroplasia. Nat Genet, 1995, 10(3): 325-329.

[3] Tufan AC, Satiroglu-Tufan NL, Jackson GC, et al. Serum or plasma cartilage oligomeric matrix protein concentration as a diagnostic marker in pseudoachondroplasia: differential diagnosis of a family. Eur J Hum Genet, 2007, 15(10): 1023-1028.

[4] Kopits SE, Lindstrom JA, McKusick VA. Pseudo-chondroplastic dysplasia: pathodynamics and management. In: Bergsma D, ed. Skeletal Dysplasias. Amsterdam: Excerpta Medica, 1974: 341-352.

[5] Rimoin DL, Rasmussen IM, Briggs MD, et al. A large family with features of pseudoachondroplasia and multiple epiphyseal dysplasia: exclusion of seven candidate gene loci that encode proteins of the cartilage extracellular matrix. Hum Genet, 1994, 93(3): 236-242.

[6] Briggs MD, Hoffman SMG, King L M, et al. Pseudoach-ondroplasia and multiple epiphyseal dysplasia due to mutations in the cartilage oligomeric matrix protein gene. Nature Genet, 1995, 10: 330-336.

[7] Delot E, King LM, Briggs MD, et al. Trinucleotide expansion mutations in the cartilage oligomeric matrix protein(COMP) gene. Hum Molec Genet, 1999, 8: 123-128.

[8] Maddox BK, Mokashi A, Keene DR, et al. A cartilage oligomeric matrix protein mutation associated with pseudoachondroplasia changes the structural and functional properties of the type 3 domain. J Biol Chem, 2000, 275: 11412-11417.

[9] Svensson L, Aszodi A, Heinegard D, et al. Cartilage oligomeric matrix protein-deficient mice have normal skeletal development. Molec Cell Biol, 2002, 22: 4366-4371.

[10] Suleman F, Gualeni B, Gregson HJ, et al. A novel form of chondrocyte stress is triggered by a COMP mutation causing pseudoachondroplasia. Hum Mutat, 2012, 33: 218-231.

1253　假性假甲状旁腺功能减退症
(pseudopseudohypoparathyroidism, PPHP; OMIM 612463)

一、临床诊断

(1) 概述

假性假甲状旁腺功能减退症 (PPHP) 是由于父系等位基因突变造成 *GNAS* 基因 α-Gs 亚型功能丧失，只有母系等位基因能表达 α-Gs 蛋白所致。而假性假甲状旁腺功能减退症 IA 型 (PHP1A) 则是由于母系 *GNAS* 等位基因突变导致的 α-Gs 亚型功能丧失引起，只有父系基因可以表达 α-Gs 蛋白。患者无甲状旁腺激素或其他激素抵抗的临床表现，PHP1A 患者亦如此。但表现出 Albright 遗传性骨营养不良 (AHO) 的临床特征，包括身材矮小、肥胖、圆脸、皮下骨化、颅内苍白球钙化、短指 (拇指远节指骨和第 4 掌骨) 和其他骨骼异常。部分患者有肌张力低下、精神发育迟滞、冲动和攻击行为。

(2) 临床表现

Albright 等在 1952 年[1] 报道 1 例 29 岁女性患者，临床表现类似于该学者报道的其他 AHO 患者，但不存在 PTH 抵抗导致的血清钙离子水平异常。Weinberg 和 Stone[2] 报道一个家系，其中一对兄妹是 PHP1A 患者，而其中男性患者的儿子和女儿则是 PPHP 患者。所有患者都表现出 AHO 的临床特征，在 PHP1A 患者中更加显著。患者智力正常，但存在异位骨化、脸型变圆、缺失第 4 指关节、短指 (拇指远节指骨和第 4 掌骨)。Warner 等 [3] 报道 1 例 24 岁男性 PPHP 患者，表现为出生后 10 个月时发育延迟、短头和肌张力降低。在整个儿童期，患者身高低于平均水平。6 岁时出现学习障碍、冲动性和敌意行为。双侧拇指指骨和第四掌骨短指畸形。同时还存在颅内苍白球钙化，但无甲状旁腺激素或促甲状腺素抵抗的证据。

（3）辅助检查

尚无相关报道。

（4）病理表现

尚无相关报道。

（5）受累部位病变汇总（表 1253-1）

表 1253-1　受累部位及表现

受累部位	主要表现
骨骼	多发性外生骨疣、颅面骨发育不全、顶骨多孔、短头畸形、小颌畸形等
脑	精神、智力发育迟滞
眼	近视、斜视
耳	轻度至中度耳聋
皮肤	并指畸形

二、基因诊断

（1）概述

GNAS 基因，即编码 ALEX 蛋白的基因，位于 20 号染色体长臂 1 区 3 带 3 次亚带 (20q13.3)，基因组坐标为 (GRCh37):20:57414756-57486250，基因全长 71 495bp，包含 16 个外显子，编码 626 个氨基酸。

（2）基因对应蛋白结构及功能

GNAS 是一个非常复杂的印记基因位点，通过可变启动子和可变剪接产生多种转录本。最有特点的转录本是 α-Gs，编码应激鸟嘌呤核苷酸结合蛋白 (G 蛋白) 的 α 亚基。α-Gs 几乎在所有组织中都进行双等位基因表达，并在多种生理过程中起着重要作用。其他由 *GNAS* 产生的转录本只表达父系或母系的等位基因。PPHP 的发生是由于 *GNAS* 基因的突变导致转录本 α-Gs 功能缺陷，父系等位基因失活，只表达母系等位基因。

（3）基因突变致病机制

Weinstein 等 [4] 在患有 PPHP 的母亲和 4 个患有 PHP1A 的女儿身上找到了位于 *GNAS* 的一个杂合突变，Fischer 等 [5] 在另外一个大家系 (2 位母亲患有 PPHP，6 位子女患有 PHP1A) 中发现 *GNAS* 基因的一个 31bp 缺失杂合突变。

在 PHP1A 和 PPHP 患者的红细胞中，G 蛋白表达量下降约 50%，但在正常人红细胞中，父系母系等位基因同时表达，G 蛋白表达量不受影响，说明 PPHP 患者中 G 蛋白表达受 *GNAS* 突变影响，致使等位基因中的一个失活。PPHP 患者的肾细胞中 G 蛋白表达正常，而该细胞只表达母系等位基因，不表达父系等位基因，由此可以推断 *GNAS* 突变导致父系等位基因失活。PPHP 患者拥有正常的对 PTH 的 cAMP 响应，但缺乏相应的激素抵抗的特征，该特征被认为是由 G 蛋白的单倍型不足引起的，进一步说明 PPHP 的发生与 *GNAS* 突变导致的父系等位基因失活相关 [6,7]。

（4）目前基因突变概述

目前人类基因突变数据库收录的 *GNAS* 基因突变有 139 个，其中错义 / 无义突变 60 个，剪接突变 16 个，小的缺失 28 个，小的插入 20 个，大片段缺失 9 个，大片段插入 2 个，调控区突变 1 个。

（余舒扬　朱家楼）

参考文献

[1] Albright F, Forbes AP, Henneman PH. Pseudo-pseudoparathyroidism. Trans Assoc Am Phys, 1952, 65: 337-350.

[2] Weinberg AG, Stone RT. Autosomal dominant inheritance in Albright's hereditary osteodystrophy. J Pediat, 1971, 79: 996-999.

[3] Warner DR, Weng G, Yu S, et al. A novel mutation in the switch 3 region of Gs-alpha in a patient with Albright hereditary osteodystrophy impairs GDP binding and receptor activation. J Biol Chem, 1998, 273: 23976-23983.

[4] Weinstein LS, Gejman PV, Friedman E, et al. Mutations of the Gs alpha-subunit gene in Albright hereditary osteodystrophy detected by denaturing gradient gel electrophoresis. Proc Natl Acad Sci USA, 1990, 87: 8287-8290.

[5] Fischer JA, Egert F, Werder E, et al. An inherited mutation associated with functional deficiency of the alpha-subunit of the guanine nucleotide-binding protein Gs in pseudo- and pseudopseudohypoparathyroidism. J Clin Endocrinol Metab, 1998, 83: 935-938.

[6] Bastepe M, Juppner H. GNAS locus and pseudohypoparathyroidism. Horm Res, 2005, 63: 65-74.

[7] Mantovani G, Spada A. Mutations in the Gs alpha gene causing hormone resistance. Best Pract Res Clin Endocrinol Metab, 2006, 20: 501-513.

1254，1255　弹性纤维性假黄瘤
(pseudoxanthoma elasticum, PXE)
(1254. PXE(顿挫型), OMIM 177850; 1255. PXE, OMIM 264800)

一、临床诊断

(1) 概述

弹性纤维性假黄瘤 (PXE) 是一种少见的常染色体隐性遗传性疾病，主要累及弹性组织，可侵犯人体多个器官和系统，主要表现为皮肤、眼、心血管系统损害。皮肤组织病理检查显示，真皮中下部弹性纤维变性、肿胀、断裂，呈嗜碱性改变。目前研究证实 PXE 及 PXE(顿挫型) 均是由 *ABCC6* 基因的突变所致 [1]。

(2) 临床表现 [1]

1) 皮肤和黏膜损害：最常见的皮肤损害表现为典型的黄色斑或沿皮纹出现菱形黄色斑块，直径为 1~3mm，呈直线或网状排列，可相互融合成斑块。有时较大的融合性皮损处可见到钙质沉积，甚至出现瘀斑或溃疡。随病情进展，后期可见皮肤皱褶、松弛，在妊娠期皮肤皱褶表现更明显。皮损最常见于颈旁或腋下，并且逐渐累及皱襞部位如腹股沟、肘窝、脐周，很少发生于面部。除皮肤损害，类似的淡黄色皮损可出现于下唇内面、口腔内舌面、软腭、鼻、喉、胃、膀胱、阴茎、直肠和阴道黏膜。皮损长期存在而不消退 (图 1254-1)。

2) 眼部损害：眼部表现一般在 16~30 岁，常呈渐进发展。典型表现为视网膜橘皮皱或斑点状高密度色素沉着斑、淡红或淡灰色血管样条纹、视盘周围萎缩，最后视网膜下新生血管形成。后者经常使色素沉着部位出现圆形瘢痕，患者可出现黄斑出血导致中心性视力缺失，甚至双目失明，但周边视力一般不受影响。眼底最常见的损害是血管样条纹。通常 20~30 岁初次出现，以后这种条纹逐渐增长、增宽、增多，相互缠绕的血管样条纹往往沿视盘呈放射状分布。病程在 20 年以上的 PXE 患者血管样条纹的发生率近 100%。虽然血管样条纹的出现在 PXE 的患者中非常多见，但这种损害并非 PXE 的特异性损害。有研究表明 PXE 患者眼部特异性损害为：位于视网膜的中央部位的视网膜色素上皮出现白色小圆点状损害。在 PXE 家系中，视力受损程度是各异的。大多数 PXE 患者会出现视力下降，但双目失明罕见。

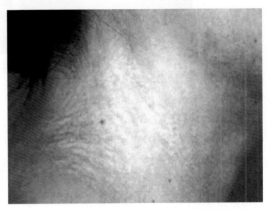

图 1254-1　患者颈部沿皮纹分布的菱形黄色斑块
(中华皮肤科杂志，2013, 46: 698-701)

3) 心血管系统损害：血管病变多发生于 30 岁左右，心血管系统的主要症状和体征表现为心绞痛、心动过缓、高血压病、限制型心肌病、主动脉瓣脱垂和狭窄、心内膜和心室瓣膜纤维增厚、猝死，除后者外，最严重的并发症是逐渐加重的动脉硬化症。粥样动脉硬化性心脏病和高血压病在 4 岁的儿童发病已有报道。肢端动脉也常受到侵犯，间歇性跛行可早在 6 岁时发病，但通常 30 岁后发病多见。

4) 其他脏器：约 10% 的患者会出现胃部出血，有 15% 的患者可出现呕血和便血。25% 的 PXE 患者出现肾、脾、胰腺动脉钙化，有些患者甚至早在 10 岁就发病。这是由于胃黏膜的小动脉纤维钙化所致。蛛网膜下腔、鼻腔、肺部、肾脏、膀胱以及关节的出血较少见。

PXE(顿挫型) 患者除皮肤改变、腋下淡黄色丘疹外，还可出现以视盘为中心的放射状血管样纹 (图 1254-2)；心脑血管病变表现为脉搏减弱，甚至缺如，下肢间歇性跛行，脑梗死等；有些患者还可出现消化道出血。

(3) 影像学表现

头 CT 或 MRI 检查可见脑梗死表现，血管检查常提示动脉硬化狭窄或闭塞。

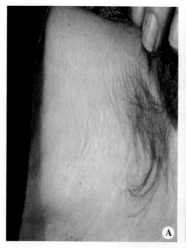
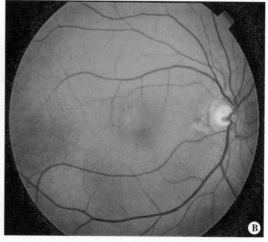

图 1254-2　弹性纤维假黄瘤（顿挫型）临床表现

A. 典型 PXE 皮肤改变，腋下淡黄色丘疹；B. 眼底可见视网膜血管纹（Nat Genet, 2000, 25: 228-231）

(4) 病理表现

由于 PXE 临床少见，临床皮疹典型者易于诊断，该病的确诊有赖于皮肤病理活检的弹性纤维染色和钙染色的特异性表现。

PXE 患者的 HE 染色显示表皮大致正常，基底

层色素稍增加，真皮中层可见大量肿胀、断裂和卷曲的纤维结构，轻度嗜碱性染色。弹性纤维染色所有病例均显示真皮中层棕黑色的弹性纤维肿胀、断裂和卷曲，呈毛线球状。钙染色发现变性的弹性纤维上均有钙质的沉积（图 1254-3）。

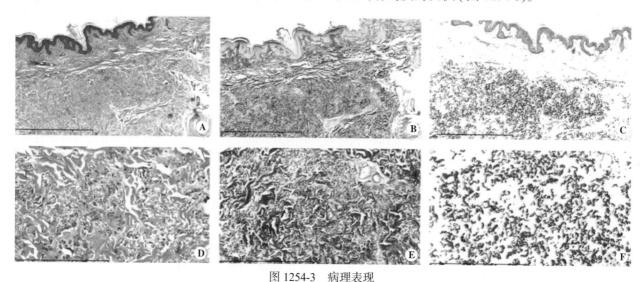

图 1254-3　病理表现

A、D. 皮肤组织病理：表皮大致正常，基底层色素稍增加，真皮中层可见大量肿胀、断裂和卷曲的纤维结构，轻度嗜碱性染色；B、E. 皮损弹性纤维染色：
位于真皮中层棕黑色的弹性纤维肿胀、断裂、卷曲，呈毛线球状；C、F. 皮损钙染色：真皮中层变性的弹性纤维上均有钙质的沉积
（中华皮肤科杂志，2013, 46: 698-701）

(5) 受累部位病变汇总（表 1254-1）

表 1254-1　受累部位及表现

受累部位	主要表现
皮肤黏膜	黄色斑或沿皮纹出现菱形黄色斑块，可相互融合成斑块，后期可见皮肤变得皱褶、松弛，在妊娠期皮肤皱褶表现更明显
眼	视网膜橘皮样皱或斑点状高密度的色素沉着斑、血管样条纹、视盘周围萎缩、视网膜下的新生血管形成，视力下降
心血管系统	心绞痛、心动过缓、高血压病、限制型心肌病、主动脉瓣脱垂和狭窄、心内膜和心室瓣膜纤维增厚、猝死等，最严重为逐渐加重的动脉硬化症
消化系统	胃黏膜的小动脉纤维钙化所致的呕血、便血

续表

二、PXE(顿挫型)基因诊断

(1) 概述

ABCC6 基因，即编码 ATP 结合盒转运蛋白超家族成员的基因，位于 16 号染色体短臂 1 区 3 带 1 亚带 (16p13.1)，基因组坐标为 (GRCh37):16:16243422-16318083，基因全长 74 662bp，包含 34 个外显子，编码 99 个氨基酸。

(2) 基因对应蛋白结构及功能

ABCC6 基因编码一个 ATP 结合盒 (ABC) 转运蛋白超家族成员。ABC 蛋白负责多种分子的跨膜运输。ABC 基因分为 7 个不同的超家族 (ABC1、MDR /TAP、MRP、ALD、OABP、GCN20 和 White)。ABCC6 编码的蛋白质作为 MRP 超家族的一员，与多种药物的耐药性有关。该基因突变能够引发 PXE。

(3) 基因突变致病机制

2000 年，Bergen 等[1] 和 Le Saux 等[2] 在 ABCC6 基因上发现与 PXE 相关的错义、无义及剪接突变。突变似乎以常染色体隐性、常染色体显性及散发方式遗传。

为了找到 PXE 的主要病因，Klement 等[3] 在 2005 年培育了 Abcc6 基因敲除小鼠，敲除小鼠的肝脏中没有 Abcc6 基因表达。小鼠解剖发现许多组织出现了严重矿化，包括皮肤、动脉血管和视网膜，而杂合基因型小鼠与野生型小鼠表型几乎没有差别。von-Kossa 染色法和茜素红染色实验发现小鼠的触须也出现矿化。电子显微镜观察显示矿化会影响弹力结构和胶原纤维。Abcc6 纯合缺失小鼠的触须在 5 周龄时出现矿化，并随着年龄增加而逐步严重。而杂合型和野生型小鼠直到 2 岁龄才出现矿化。对 Abcc6 纯合缺失的小鼠进行全身 CT 扫描，发现矿化现象出现在小鼠的皮肤、皮下组织和肾脏器官。而这些数据证明小鼠模型中 PXE 相关器官出现的软组织异常矿化，导致小鼠表现出 PXE 复杂疾病的典型症状。

(4) 目前基因突变概述

目前人类基因突变数据库收录的 ABCC6 基因突变有 253 个，其中错义 / 无义突变 168 个，剪接突变 17 个，小的缺失 31 个，小的插入 8 个，大片段缺失 28 个，调节突变 1 个。突变分布在基因整个编码区，热点突变包括 p.Q378X、p.R1114P、p.R1138Q、p.R1141X、p.R1268Q、p.R1314W、p.R1339C、c.2542delG 等。

三、PXE 基因诊断

(1) 概述 (表 1254-2)

表 1254-2 基因亚型汇总

基因	染色体位置	基因组起止坐标	基因全长 (bp)	外显子数 (个)	氨基酸数 (个)
ABCC6	16p13.1	(GRCh37):16:16243422-16318083	74 662	34	1 503
XYLT1	16p12.3	(GRCh37):16:17196181-17564738	368 558	13	959
XYLT2	17q21.33	(GRCh37):17:48423393-48438512	15 120	13	865

(2) 基因对应蛋白结构及功能

ABCC6 基因编码蛋白隶属于 ATP 结合盒转运蛋白 (ABC) 超家族。ABC 超家族蛋白负责细胞内 /外膜不同分子的转运过程。ABC 家族基因被分为 7 个不同的亚家族 (ABC1、MDR/TAP、MRP、ALD、OABP、GCN20 和 White)，而 ABCC6 编码的蛋白是 MRP 亚家族的成员之一，该蛋白参与谷胱甘肽共轭物 (白三烯 -C4，N- 乙基马来酰亚胺 -S- 谷胱甘肽) 的转运过程并与多药耐药性有关。ABCC6 基因突变会导致后天性 PXE 和血管样条纹症。

XYLT1 基因编码一种木糖基转移酶，该转移酶催化 UDP- 木糖转移至受体蛋白底物丝氨酸残基的过程。该转移反应在黏多糖链的生物合成中是必要的。其重要的同源基因是 GCNT1，该基因的突变与增强 PXE 的敏感性有关。

XYLT2 基因编码的蛋白是木糖基转移酶亚型的一种，隶属于糖基转移酶家族。该酶将木糖从 UDP- 木糖转运至核心蛋白特定的丝氨酸残基上，进而起始包括硫酸软骨素、硫酸乙酰肝素和硫酸皮肤素等蛋白聚糖分子中黏多糖链的生物合成过程。在硬皮病患者中，该酶活性的上调是鉴别系统性硬化症的诊断标志。与 XYLT2 相关的疾病还有东方马型脑炎，其一个同源基因是 GCNT1。目前已经报道这个基因的不同的拼接转录本。

(3) 基因突变致病机制

Ringpfeil 等[4]、Bergen 等[2] 及 Le Saux 等[2] 同时报道 PXE 患者家系携带 ABCC6 基因突变。Costrop 等[5] 对 35 例 PXE 患者 ABCC6 基因型的分析证明 ABCC6 基因组区域的不稳定性,同时强调筛选 ABCC6 基因缺失个体在 PXE 诊断中的重要性。Le Boulanger 等[6] 在一例具有普遍初级动脉钙化 (GACI2) 先证者的 PXE 家系中发现 ABCC6 基因突变,但未见导致 GACI2 发生的 ENPP1 基因突变。作者推测 GACI 可能是 PXE 非典型的血管表型。关于 PXE 动物模型的研究,Schon 等[7] 首次报道了 XYLT 基因的变体 p.A115S(XT-I) 能够导致木糖基转移酶 (XT) 活性上调,从而改变蛋白多糖代谢途径。该代谢途径在 PXE 发展过程中发挥遗传辅因子功能。Gorgels 等[8],研究 Abcc6 基因敲除小鼠的表现型,发现敲除 Abcc6 基因后,小鼠出现弹性纤维钙化表型,这与人类 PXE 的表型一致。Jiang 等[9] 通过皮肤移植研究,揭示 PXE 的发生与局部体细胞无关,而与体循环中的代谢产物相关。该研究亦推测,这种非正常的钙化过程能够通过机体内环境的改变加以控制甚至治愈。关于 ABCC6 致病的分子机制,Jansen 等[10] 发现,过表达人或鼠 ABCC6 基因的 HEK293 细胞系的培养液能够在体外抑制钙化过程的发生。培养液代谢组学研究以及 Abcc6 基因敲除小鼠模型体内实验结果证实,ABCC6 能够促进细胞分泌三磷酸核苷进入体循环。三磷酸核苷经胞外核苷酶水解产生 PPi,后者是 PXE 发生的抑制因子。

(4) 目前基因突变概述表

目前人类基因突变数据库收录的基因突变信息如下所示 (表 1254-3):

表 1254-3　目前基因突变汇总　　　　　　　　　　(单位:个)

基因	突变总数	错义 / 无义突变数	剪切突变数	小片段缺失数	小片段插入数	大片段缺失数
ABCC6	253	168	17	31	8	28
XYLT1	3	1	2	–	–	–
XYLT2	3	3	–	–	–	–

注:三个基因突变均分布在基因整个编码区,无突变热点。

(石玉芝　周怡茉　张乐橦　刘　磊)

参考文献

[1] Bergen AAB, Plomp AS, Schuurman EJ, et al. Mutations in ABCC6 cause pseudoxanthoma elasticum. Nature Genet, 2000, 25: 228-231.

[2] Le Saux O, Urban Z, Tschuch C, et al. Mutations in a gene encoding an ABC transporter cause pseudoxanthoma elasticum. Nature Genet, 2000, 25: 223-227.

[3] Klement JF, Matsuzaki Y, Jiang QJ, et al. Targeted ablation of the abcc6 gene results in ectopic mineralization of connective tissues. Mol Cell Biol, 2005, 25: 8299-8310.

[4] Ringpfeil F, Lebwohl MG, Christiano AM, et al. Pseudo-xanthoma elasticum: mutations in the MRP6 gene encoding a transmembrane ATP-binding cassette(ABC)transporter. Proc Natl Acad Sci USA, 2000, 97: 6001-6006.

[5] Costrop LM, Vanakker OO, Van Laer L, et al. Novel deletions causing pseudoxanthoma elasticum underscore the genomic instability of the ABCC6 region. J Hum Genet, 2010, 55: 112-117.

[6] Le Boulanger G, Labreze C, Croue A, et al. An unusual severe vascular case of pseudoxanthoma elasticum presenting as generalized arterial calcification of infancy. Am J Med Genet A, 2010, 152A: 118-123.

[7] Schon S, Schulz V, Prante C, et al. Polymorphisms in the xylosyltransferase genes cause higher serum XT-I activity in patients with pseudoxanthoma elasticum(PXE)and are involved in a severe disease course. J Med Genet, 2006, 43: 745-749.

[8] Gorgels TG, Hu X, Scheffer GL, et al. Disruption of Abcc6 in the mouse: novel insight in the pathogenesis of pseudoxanthoma elasticum. Hum Mol Genet, 2005, 14: 1763-1773.

[9] Jiang Q, Endo M, Dibra F, et al. Pseudoxanthoma elasticum is a metabolic disease. J Invest Dermatol, 2009, 129: 348-354.

[10] Jansen RS, Kucukosmanoglu A, de Haas M, et al. ABCC6 prevents ectopic mineralization seen in pseudoxanthoma elasticum by inducing cellular nucleotide release. Proc Natl Acad Sci USA, 2013, 110: 20206-20211.

1256 精神发育迟滞、癫痫和颅面畸形综合征
(psychomotor retardation, epilepsy, and craniofacial dysmorphism, PMRED; OMIM 614501)

一、临床诊断

(1) 概述

精神发育迟滞、癫痫和颅面畸形综合征 (PMRED) 最早在 2012 年被报道[1]，其发病呈常染色体隐性遗传方式。致病基因为 *SNIP1*，即 Smad 核内相关蛋白 1(Smad nuclear interacting protein 1) 基因。

(2) 临床表现

PMRED 患者主要表现为精神发育迟滞、难治性癫痫和颅面畸形综合征[1]。他们有严重的发育迟缓现象，无法说话或独立行走。癫痫发作表现为肌张力障碍，肌阵挛性抽搐或全身性强直－阵挛发作。颅面畸形特征随着时间变化而变化，包括嘴巴和舌大、下颌宽、手短、手指短锥形以及拇指宽等 (图 1256-1 A)。其他功能包括肌张力低下、斜视、水平性眼震慢、弱或无腱反射。

(3) 影像学表现

脑 MRI 检查显示脑室扩大，胼胝体薄，白质异常以及颅骨表面凸起 (图 1256-1 B、C)[1]。

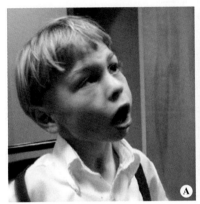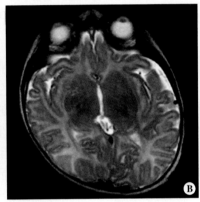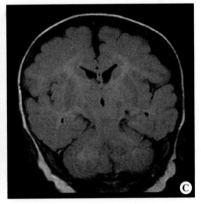

图 1256-1 临床和影像表现

A. PMRED 患者的颅面畸形；B、C. 脑 MRI 检查显示脑室扩大，胼胝体变薄，神经髓鞘形成不良以及不规则，表面凸起的头骨

[PLoS One, 2012, 7(1): e28936]

(4) 病理表现

尚未发现特异性病理表现。

(5) 受累部位病变汇总 (表 1256-1)

表 1256-1 受累部位及表现

受累部位	主要表现
心脏	主动脉瓣狭窄、二叶主动脉瓣
喉	声门下狭窄
眼	斜视
头面部	下颌宽、嘴巴和舌大
手	手短、手指锥形、拇指宽
脑	严重的精神运动发育迟缓、不能独立行走、不能说话、反射减弱、脑室扩大

二、基因诊断

(1) 概述

SNIP1 基因，即编码 smad 核相互作用蛋白 1 的基因，位于 1 号染色体短臂 3 区 4 带 3 亚带 (1p34.3)，基因组坐标为 (GRCh37):1:38000050-38019945，基因全长 19 896bp，包含 4 个外显子，编码 397 个氨基酸。

(2) 基因对应蛋白结构及功能

SNIP1 基因编码的蛋白包括一个卷曲螺旋结构和 C 端有叉头相关 (FHA) 结构域。该蛋白作为转录辅激活因子提高 sc-Myc 的活性或抑制 β 转化生

长因子和核因子 NF-κB 的信号通路。另外，该蛋白还可以调节细胞周期蛋白 D1mRNA 的稳定性，同时在细胞的增殖和癌变中发挥作用。

(3) 基因突变致病机制

Puffenberger 等[1] 利用外显子测序和纯和子定位法在阿米什 PMRED 患者的 *SNIP1* 基因中发现 1 个纯合错义突变 (c.1097A > G，p.E366G)，在 203 个阿米什人的对照样本中发现了 6 个该杂合突变的携带者。野生型 SNIP1 蛋白的 N 端包含一个在成长发育期间有重要作用的核定位信号，可以连通 c-Myc 与 CBP/p300。该反应可以竞争性抑制 TGF-β 和 NF-κB 信号。SNIP1 蛋白第 336 位是一个高度保守的位点，C 端具有与 cMyc、Smad1 和 Smad2 作用的能力，如果 C 端发生 p.E366G 突变就会失去这种能力，导致

疾病。SNIP1 的大量减少可能降低 c-Myc 的活性或增强 TGF-β 和 NF-κB 信号。在小鼠实验中，破坏 c-Myc 或者 CBP/p300 信号会导致大脑、头颅、颅面骨、远端肢体的发育异常。不恰当地激活鼠脑的 TGFβ/Smad2 通路和 NF-κB 通路会导致癫痫的发生[1]。

(4) 目前基因突变概述

目前人类基因突变数据库收录的 *SNIP1* 基因突变有 1 个，为错义突变。

（赵一龙　莫晓东）

参考文献

[1] Puffenberger EG, Jinks RN, Sougnez C, et al. Genetic mapping and exome sequencing identify variants associated with five novel diseases. PLoS One, 2012, 7: e28936.

1257　嘌呤核苷磷酸化酶缺乏症
(purine nucleoside phosphorylase deficiency, PNPD; OMIM 613179)

一、临床诊断

(1) 概述

嘌呤核苷磷酸化酶 (PNP) 缺乏症 (PNPD)，由 Giblett 于 1975 年首先报道[1]，该病是一种非常罕见的常染色体隐性遗传性疾病。到目前为止，全球报道的 PNPD 患者不足 100 例。由于第 14 号染色体上编码 PNP 的基因缺陷，造成 PNP 缺乏，进而导致核苷酸代谢产物三磷酸脱氧鸟苷 (dGTP) 的蓄积，而 dGTP 对早期 T 细胞和 B 细胞有毒性作用，导致 T 细胞和 B 细胞缺陷。由于 T 细胞对 PNPD 比 B 细胞敏感，故 PNPD 以细胞免疫缺陷为主，但也有很多患者会出现神经功能障碍。

(2) 临床表现

该病在婴儿期起病，无明显性别差异。在出生后的前几个月可能没有明显表现，随年龄增长，病情逐渐加重。该病症状表现多样化，主要表现为神经功能障碍、联合免疫缺陷及自身免疫性疾病[2]。一半以上的患儿伴有神经系统的异常，如发育迟缓、智力低下、肢体痉挛、震颤、共济失调、瘫痪及多动症等。神经系统异常可以是患儿初诊的主要原因。PNPD 患者容易反复发生病毒、细菌和真菌的感染，

如反复出现下呼吸道感染、慢性腹泻、皮肤白色念珠菌感染等。约 1/3 的患者还会出现自身免疫性疾病，如自体免疫性溶血性贫血、特发性血小板减少性紫癜及系统性红斑狼疮等[2-4]。该病患者如不经及时治疗，预后差，死亡率极高。患者常死于继发感染，预期寿命通常不超过 10 岁[2]。

(3) 辅助检查

实验室检查可见淋巴细胞减少，T 细胞绝对值减少。血液 Ig 水平、B 细胞和浆细胞数基本正常。红细胞中缺乏 PNP 是本病的确诊指征之一。羊水中成纤维细胞 PNP 的活性测定有助于产前诊断。而通过 PCR 可以直接检测其分子缺陷。血尿酸水平降低也是该病的一个重要标志，甚至在临床症状没有出现之前就可以出现尿酸降低，故测定血尿酸水平有助于疾病的早期诊断[2-5]。胸部 X 线片可见胸腺发育不良。PNPD 患者头 MRI 检查可见大脑皮质、小脑、尾状核萎缩以及脑白质脱髓鞘改变[3]。

(4) 病理表现

目前对 PNPD 患者的病理表现研究不多，对患者胸腺进行病理检查可见胸腺细胞凋亡、胸腺发育不良，缺乏胸腺小体，淋巴细胞稀少[6]。

(5) 受累部位病变汇总 (表 1257-1)

表 1257-1　受累部位及表现

受累部位	主要表现
脑	发育迟缓、肢体痉挛、震颤、共济失调、肌张力低下、瘫痪、智力低下、脑血管炎
头部	鼻窦炎、中耳炎
心血管系统	血管炎
呼吸系统	呼吸道感染、扁桃体炎、肺炎
脾	脾大
泌尿系统	泌尿系统感染
血液系统	自体免疫性溶血性贫血、特发性血小板减少性紫癜、自身免疫性中性粒细胞减少
免疫系统	淋巴瘤、淋巴肉瘤、小淋巴结、淋巴细胞稀少、胸腺发育不良

二、基因诊断

(1) 概述

PNP 基因，即编码嘌呤核苷磷酸化酶的基因，位于 14 号染色体长臂 1 区 3 带 1 亚带 (14q13.1)，基因组坐标为 (GRCh37):14:20937538-20946165，基因全长 8628bp，包含 6 个外显子，编码 289 个氨基酸。

(2) 基因对应蛋白结构及功能

PNP 基因编码的嘌呤核苷酸磷酸化酶是一种三聚体酶，包含 3 个相同的亚基，可以催化嘌呤核苷、脱氧核苷肌苷、鸟苷、脱氧肌苷以及脱氧鸟苷的可逆性磷酸化。PNP 基因突变与嘌呤核苷磷酸化酶缺乏症相关。

(3) 基因突变致病机制

在患有嘌呤核苷磷酸化酶缺乏症的患者中，1987 年 Williams 等[7]检测出 1 个位于 PNP 基因中的纯合突变 (p.E89K)，1992 年 Aust 等[8]在 PNP 基因中找到 2 个杂合突变 (p.D128G；p.R234P)，2001 年 Dalal 等[4]在 PNP 基因中发现 2 个新的杂合突变。

Mitchell 等[9]在 1978 年发现脱氧腺苷和脱氧鸟苷特异性的对 T 细胞有毒性，但对 B 细胞没有影响。加入脱氧胞苷或者双嘧达莫可以抑制脱氧核苷的毒性。在 T 细胞中，PNP 活性缺失引起三磷酸脱氧鸟苷的积累，从而抑制核苷酸还原酶的活性。这种抑制作用会阻止 DNA 合成，从而降低免疫应答所需的细胞增殖。尽管之前的研究认为 PNP 缺陷中 B 细胞的功能是正常的，甚至是增强的，但后来的研究发现 B 细胞的功能同样受到破坏。

Snyder 等[10]建立 Pnp 基因缺陷小鼠模型，为增强酶缺陷表型症状，该模型包含 3 种突变：p.M87K、p.A228T 和 p.W16R。一段时间之后，小鼠胸腺细胞数量显著下降，其中淋巴 Thy-1(+) 细胞下降 50%，淋巴细胞对 T 细胞分裂素和白细胞介素 2 的应答反应下降 80%。Pnp 缺陷型小鼠呈现出以下特征：年龄依赖性的胸腺细胞分化衰弱，胸腺细胞数量持续减少，T 细胞数量和应答水平下降。在小鼠体内观察到的进行性 T 细胞缺陷症状与在 PNP 缺陷的人体中观察到的一致。

(4) 目前基因突变概述

目前人类基因突变数据库收录的 PNP 基因突变有 24 个，其中错义 / 无义突变 19 个，剪接突变 3 个，小的缺失 2 个。突变分布在基因整个编码区，无突变热点。

(李丽霞　朱家楼)

参考文献

[1] Giblett ER, Ammann AJ, Wara DW, et al. Nucleoside-phosphorylase deficiency in a child with severely defective T-cell immunity and normal B-cell immunity. Lancet, 1975, 1: 1010-1013.

[2] Alangari A, Al-Harbi A, Al-Ghonaium A, et al. Purine nucleoside phosphorylase deficiency in two unrelated Saudi patients. Ann Saudi Med, 2009, 29: 309-312.

[3] MadkaikarMR, KulkarniS, Utage P, et al. Purine nucleoside phosphorylase deficiency with a novel PNP gene mutation: a first case report from India. BMJ Case Report, 2011: 4804.

[4] Dalal I, Grunebaum E, Cohen A, et al. Two novel mutations in a purine nucleoside phosphorylase(PNP)-deficient patient. Clin Genet, 2001, 59: 430-437.

[5] Walker PL, Corrigan A, Arenas M, et al. Purine nucleoside phosphorylase deficiency: a mutation update. Nucleosides Nucleotides Nucleic Acids, 2011, 30: 1243-1247.

[6] Papinazath T, Min W, Sujiththa S, et al. Effects of purine nucleoside phosphorylase deficiency on thymocyte development. J Allergy Clin Immunol, 2011, 128: 854-863.

[7] Williams SR, Gekeler V, McIvor RS, et al. A human purine nucleoside phosphorylase deficiency caused by a single base change. J Biol Chem, 1987, 262: 2332-2338.

[8] Aust MR, Andrews LG, Barrett MJ, et al. Molecular analysis of mutations in a patient with purine nucleoside phosphorylase deficiency. Am J Hum Genet, 1992, 51: 763-772.

[9] Mitchell BS, Mejias E, Daddona PE, et al. Purinogenic immunodeficiency diseases: selective toxicity of deoxyri-

bonucleosides for T cells. Proc Natl Acad Sci U S A, 1978, 75: 5011-5014.

[10] Snyder FF, Jenuth JP, Mably ER, et al. Point mutations at the purine nucleoside phosphorylase locus impair thymocyte differentiation in the mouse. Proc Natl Acad Sci U S A, 1997, 94: 2522-2527.

1258　5- 磷酸吡哆胺氧化酶缺乏症
(pyridoxamine 5'-phosphate oxidase deficiency; OMIM 610090)

一、临床诊断

(1) 概述

5- 磷酸吡哆胺氧化酶缺乏症是一种常染色体隐性遗传的代谢性疾病，由 PNPO 基因突变引起。该基因突变导致所编码的 5'- 磷酸吡哆胺 (醇) 氧化酶 (pyridoxine-5'-phosphate oxidase，PNPO) 异常，该酶参与磷酸吡哆醛 (PLP) 的合成，会引起细胞内 PLP 浓度降低，进而出现相应临床表现。

(2) 临床表现

由于 PNPO 基因突变致磷酸吡哆醛氧化酶功能降低，使吡哆胺 (醇) 不能转化成中枢神经细胞内的 PLP，从而出现一系列痫样发作、精神发育迟滞等吡哆醇依赖性癫痫 (PDS) 的临床症状。常见表现有严重抽搐、肌阵挛、眼球运动旋转、突然暴发抑制脑电图 (EEG)、低血糖和酸中毒 [1]，而癫痫发作对磷酸吡哆醛治疗的反应显著 [2]。

典型的临床表现是在出生后数小时即出现难以用常规抗癫痫药物控制的惊厥发作。有些病例出生前在宫内即有发作，表现为宫内发作性活动过度与活动减少交替出现。出生后癫痫发作可表现为全面强直、阵挛发作、局灶性或多灶性发作等多种形式发作，并常出现癫痫持续状态及频繁发作，少数患儿表现为婴儿痉挛。有报道少数患儿十几个月后才出现首次痫样发作，临床需注意。癫痫发作可仅为该病的一种特征。大多数婴幼儿早期出现易激惹、尖叫、呕吐、腹胀、呼吸异常、循环障碍、酸中毒、窒息等临床表现。后期出现行为异常，肌张力异常 (过低或过高)，对声、光及触觉产生过度惊跳反应等临床症状。

(3) 辅助检查

脑电图：大多数脑电图为暴发抑制图形 [3]，亦有报道为多棘波发放、局灶性或多灶性棘波、暴发性高幅慢波发放，应用 PLP 治疗后脑电图有所改善。

头部影像学：头颅 CT 和 MRI 检查显示弥漫性皮质萎缩，尤其是前额区明显。其他损害如侧脑室周围软化形成囊腔、胼胝体发育不良及后部变薄、小脑萎缩、脑积水等亦可发生。

二、基因诊断

(1) 概述

PNPO 基因，即编码 5'- 磷酸吡哆醇氧化酶的基因，位于 17 号染色体长臂 2 区 1 带 3 亚带 2 次亚带 (17q21.32)，基因组坐标为 (GRCh37):17:46018872-46026674，基因全长 7803bp，包含 7 个外显子，编码 261 个氨基酸。

(2) 基因对应蛋白结构及功能

该基因编码的磷酸吡哆醇氧化酶在启动子区域具有管家基因的特征 [4]，含有一个 CpG 岛和 Sp1 结合位点，且不含有 TATA 特征序列。该基因编码的酶是 5'- 磷酸吡哆醛 (PLP，又称维生素 B_6) 合成中的最终催化酶和限速酶，而 PLP 是参与同型半胱氨酸代谢和神经递质合成 (如儿茶酚胺) 的必需辅助因子。该酶可催化氧化 5'- 磷酸吡哆醇 (PNP) 或 5'- 磷酸吡哆胺 (PMP) 形成 PLP。该基因的突变导致磷酸吡哆醇氧化酶不足，引起新生儿癫痫脑病变。

(3) 基因突变致病机制

在小鼠中，PLP 的合成可以调节神经递质代谢，PLP 水平失衡会导致癫痫。Mills 等 [5] 的研究表明，在人类中也具有同样的调节机制。他们观察 3 个家族中的 5 个新生儿癫痫病例，在脑脊液和尿液中找到了左旋芳香族氨基酸脱羧酶和其他 PLP 依赖酶活性降低的证据。在 PNPO 基因测序结果中，他们找到一些纯合错义突变、剪接位点突变和终止密码子突变。在中国仓鼠卵巢细胞系中进行表达实验后发现，剪接位点突变 c.364_417del54 和终止密码子突变 (p.X262Q) 是无义突变，而错义突变 (p.R229W) 则会导致磷酸吡哆醇氧化酶活性显著降低，这会导致 PLP 水平不足。在许多神经递质代谢失衡导致的神经系统疾病中，维持大脑中的 PLP 水平是非常重要的。

(4) 目前基因突变概述

目前人类基因突变数据库收录的 PNPO 基因突变有 8 个，其中错义 / 无义突变 6 个，剪接突变 1 个，小的缺失 1 个。突变分布在基因整个编码区，无突变热点。

（张在强　刘兴民）

参考文献

[1] Brautigam C, Hyland K, Wevers R, et al. Clinical and labora- tory findings in twins with neonatal epileptic encephalopathy mimicking aromatic L-amino acid decarboxylase deficiency. Neuropediatrics, 2002, 33: 113-117.

[2] Clayton PT, Surtees RAH, DeVile C, et al. Neonatal epileptic encephalopathy.Lancet, 2003, 361: 1614.

[3] Ruiz A, Garcia-Villoria J, Ormazabal A, et al. A new fatal case of pyridox(am)ine 5-prime-phosphate oxidase (PNPO) deficiency. Molec Genet. Metab, 2008, 93: 216-218.

[4] Kang JH, Hong ML, Kim DW, et al. Genomic organization, tissue distribution and deletion mutation of human pyri- doxine 5′-phosphate oxidase. Eur J Biochem, 2004, 271: 2452-2461.

[5] Mills PB, Surtees RA, Champion MP, et al. Neonatal epileptic encephalopathy caused by mutations in the PNPO gene encoding pyridox(am)ine 5′-phosphate oxidase. Hum Mol Genet, 2005, 14: 1077-1086.

1259　丙酮酸羧化酶缺乏症
(pyruvate carboxylase deficiency, PCD; OMIM 266150)

一、临床诊断

(1) 概述

丙酮酸羧化酶缺乏症 (PCD) 最早在 1969 年被报道[1]，其发病呈常染色体隐性遗传方式。致病基因为 PC 基因，即丙酮酸羧化酶 (pyruvate carboxylase) 基因。

(2) 临床表现

PCD 发病率为 1∶25 万[2]。患者的临床表现是生长发育迟缓，反复发作的癫痫以及代谢性酸中毒[3]。

PCD 临床表现分为三型，其中一些会有重叠。A 型 (婴儿型) 患儿会在婴儿期或儿童早期死亡；B 型 (重症新生儿型) 患病婴儿会有肝大、锥体束征和运动异常，并在出生后 3 个月内死亡；C 型 (间歇 / 良性型) 患者有正常或轻度延迟的神经发育和发作性代谢性酸中毒。

(3) 影像学表现

PCD 患者脑 CT 扫描显示广泛的皮层下和脑室周围白质低密度影[4](图 1259-1)。

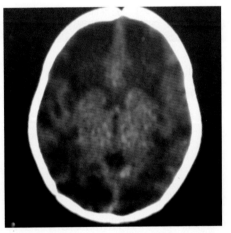

图 1259-1　影像学表现
脑 CT 扫描显示广泛的皮质下和脑室周围白质低密度影
[Ann Neurol, 2006, 59(1): 121-127]

(4) 病理表现

PCD 患者病理学表现为脑室周围囊肿，白质中大量的原浆性星形胶质细胞和局灶性海绵层水肿，黑质神经元的中央染色质溶解[5](图 1259-2)。

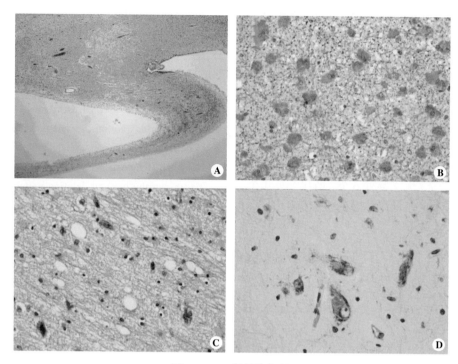

图 1259-2　病理学表现

A.脑室周围囊肿；B.白质中大量的原浆性星形胶质细胞；C.局灶性海绵层水肿；D.黑质神经元的中央染色质溶解

[Gene, 2013, 532(2): 302-306]

(5) 受累部位病变汇总 (表 1259-1)

表 1259-1　受累部位及表现

受累部位	主要表现
肝脏	肝大
肾	肾小管酸中毒
脑	精神发育迟滞、张力减退、癫痫发作、阵挛、囊性病变、大脑皮质神经元丢失

二、基因诊断

(1) 概述

PC 基因，即编码丙酮酸羧化酶的基因，位于 11 号染色体长臂 1 区 3 带 2 亚带 (11q13.2)，基因组坐标为 (GRCh37):11:66615997-66725847，基因全长 109 851bp，包含 23 个外显子，编码 1179 个氨基酸。

(2) 基因对应蛋白结构及功能

PC 基因编码丙酮酸羧化酶，在有生物素和 ATP 的条件下催化丙酮酸生成草酰乙酸的羧化作用。该激活酶是一种同源四聚体，只分布在线粒体的基质中，参与糖异生、脂肪生成、胰岛素分泌和神经递质谷氨酸的合成。

(3) 基因突变致病机制

Carbone 等[6] 在 11 个奥吉布瓦人和 2 个克里族的丙酮酸羧化酶缺乏症 A 型患者的 *PC* 基因上发现了 1 个错义突变，在密克马克族的两兄弟的 *PC* 基因上发现了 1 个颠换突变。这两个点突变位于丙酮酸羧化酶的羧化作用域，是丙酮酸羧化酶缺乏症的致病突变。

Monnot 等[7] 在 5 例无亲缘关系的丙酮酸羧化酶缺乏症患者的 *PC* 基因上新发现了 9 个突变。2 个引起丙酮酸羧化酶缺乏症 A 型，3 个引起更严重的丙酮酸羧化酶缺乏症 B 型，在患者的成纤维细胞中检测不到丙酮酸羧化酶的活性。有 3 个是引入一个终止密码子的框移突变，1 个是框内缺失，5 个是错义突变。尽管大部分的 *PC* 基因突变被认为会干扰生物素代谢，但是所有的患者对生物素有反应。

(4) 目前基因突变概述

目前人类基因突变数据库收录的 *PC* 基因突变有 32 个，其中错义/无义突变 20 个，剪接突变 5 个，小的缺失 4 个，小的插入 2 个，大片段插入 1 个。

（赵一龙　莫晓东）

参考文献

[1] Tada K, Yoshida T, Konno T, et al. Hyperalaninemia with

pyruvicemia(preliminary report). Tohoku J Exp Med, 1969, 97(1): 99-100.

[2] Ostergaard E, Duno M, Moller L B, et al. Novel Mutations in the PC Gene in Patients with Type B Pyruvate Carboxylase Deficiency. JIMD Rep, 2013, 9: 1-5.

[3] Wang D, De Vivo D. Pyruvate Carboxylase Deficiency// Pagon RA, Adam MP, Ardinger HH, et al. GeneReviews(R). Seattle(WA), 1993.

[4] Garcia-Cazorla A, Rabier D, Touati G, et al. Pyruvate carboxylase deficiency: metabolic characteristics and new neurological aspects. Ann Neurol, 2006, 59(1): 121-127.

[5] Ortez C, Jou C, Cortes-Saladelafont E, et al. Infantile parkinsonism and GABAergic hypotransmission in a patient with pyruvate carboxylase deficiency. Gene, 2013, 532(2): 302-306.

[6] Carbone MA, MacKay N, Ling M, et al. Amerindian pyruvate carboxylase deficiency is associated with two distinct missense mutations. Am J Hum Genet, 1998, 62: 1312-1319.

[7] Monnot S, Serre V, Chadefaux-Vekemans B, et al. Structural insights on pathogenic effects of novel mutations causing pyruvate carboxylase deficiency. Hum Mutat, 2009, 30: 734-740.

1260~1264　丙酮酸脱氢酶复合体缺乏症
(pyruvate dehydrogenase deficiency)
(1260. PDHAD, OMIM 312170; 1261. PDHDD, OMIM 245348; 1262. PDHXD, OMIM 245349; 1263. PDHLD, OMIM 614462; 1264.PDHPD, OMIM 608782)

一、临床诊断

(1) 概述

编码丙酮酸脱氢酶复合体基因的突变是常见的儿童原发性乳酸中毒原因之一[1]。丙酮酸脱氢酶复合体由6种酶组成,其中丙酮酸脱羧酶(E1)、二氢硫辛酸转乙酰化酶(E2)和二氢硫辛酸脱氢酶(E3)是其3种主要的酶,二氢硫辛酸脱氢酶结合蛋白即E3结合蛋白(E3BP)是重要的功能蛋白。本组疾病包括5种亚型,丙酮酸脱氢酶E1缺乏症(PDHAD)、丙酮酸脱氢酶E2缺乏症(PDHDD)、丙酮酸脱氢酶E3缺乏症(PDHXD)、丙酮酸脱氢酶硫辛酸合成酶缺乏症(PDHLD)、丙酮酸脱氢酶磷酸酶缺乏症(PDHPD)。均因基因改变而导致复合体中某个酶或蛋白功能改变,从而引起丙酮酸脱氢酶复合体的缺乏。

(2) 临床表现

本组疾病主要临床表现体现在代谢与神经方面。新生儿即可出现乳酸酸中毒,严重的甚至可以导致死亡。神经症状包括大运动及小运动发育迟缓、智力低下、肌张力减退、癫痫、嗜睡以及痉挛状态[1]。

PDHAD有两种临床表现:代谢性和神经性,二者发生的概率相同。代谢性表现患者在新生儿期出现严重的乳酸性酸中毒,通常会导致死亡。神经性表现患者有低渗、嗜睡,并发生癫痫、智力低下和痉挛。

PDHDD是由DLAT基因改变所致,是常染色体隐性遗传病。本亚型患者可有高血氨症伴严重的乳酸酸中毒,并出现精神、运动发育迟缓,肌张力低下,共济失调,动眼神经麻痹,眼球震颤,头部异常运动及小头畸形[2]。

PDHXD是由PDX1基因改变所致,为常染色体隐性遗传病。本病患者除精神、运动发育迟缓外,还可有构音障碍、不稳步态、阔步步态、痉挛性双瘫伴共济失调、强制性阵挛、三角头畸形、小头畸形、眼距过宽、薄上唇、双侧内眦赘皮、双眼上斜、高腭弓以及漏斗状胸[4-8]。

PDHLD患者以早发性乳酸性酸中毒、严重的肌病和丙酮酸氧化缺陷为特点。其他临床症状包括肥厚型心肌病、呼吸暂停、呼吸功能不全、张力减退、癫痫发作、痉挛性四肢瘫和睡眠障碍等。

PDHPD主要表现为运动不耐受、间歇性无力、共济失调、脑性瘫痪、发育迟缓等进行性神经系统病变,可伴有基底核和脑干损害,也有报道可引起先天性乳酸酸中毒,从而引起早期死亡。也有研究报道,其临床过程的严重程度取决于PDP1分子缺陷的性质。

(3) 辅助检查

实验室检查：血清及脑脊液中乳酸浓度增高[3]。

影像学检查：患者头部 MRI 检查可见胼胝体发

育不良，壳核、苍白球（图 1260-1）高信号[8, 3]。CT 扫描可见双侧基底核区透亮[2]，双侧脑室扩张[6]。丙酮酸脱氢酶抗体免疫组化法可检测到 X 蛋白缺失[6]。

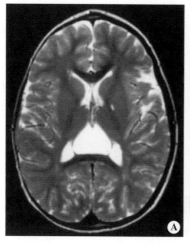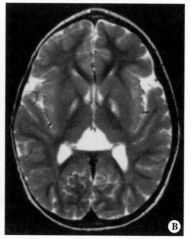

图 1260-1　PDHDD 患者头部 MRI 检查可见双侧苍白球高信号

(Ann Neurol , 2005, 58: 234-241)

(4) 病理表现

尚无相关报道。

(5) 基因突变亚型汇总（表 1260-1）

表 1260-1　亚型及致病基因

亚型	致病基因（别名）
PDHAD	*PDHA1*
PDHDD	*DLAT*
PDHXD	*PDX1*
PDHLD	*LIAS*
PDHPD	*PDP1*

(6) 受累部位病变汇总（表 1260-2）

表 1260-2　受累部位及表现

受累部位	主要表现
头	小头畸形、三角头畸形、前额高
眼	眼球震颤、眼球运动异常、上睑下垂、动眼神经麻痹、视神经萎缩、眼距过宽、内眦赘皮
嘴	高腭弓
胸部	漏斗状胸
代谢系统	乳酸酸中毒、代谢性酸中毒
神经系统	精神运动发育迟缓、新生儿肌张力减退、轻度智力低下、共济失调、大运动发育迟缓、小动作发育迟缓、流涎、言语贫乏、阵发性肌张力障碍、痉挛性截瘫、四肢瘫痪、不稳定步态、癫痫、室管膜下囊肿、胼胝体部分发育不全、头部异常运动、反射亢进、手足徐动症、基底核透明、MRI 检查可见苍白球异常信号

二、PDHAD 基因诊断

(1) 概述

PDHA1 基因，即编码丙酮酸脱氢酶 E1-α 的基因，位于 X 染色体短臂 2 区 2 带 1 亚带 2 次亚带（Xp22.12），基因组坐标为 (GRCh37):X: 19362011-19379825，基因全长 17 815bp，包含 12 个外显子，编码 429 个氨基酸。

(2) 基因对应蛋白结构及功能

丙酮酸脱氢酶 (PDH) 复合物是一种由核基因编码的线粒体多酶复合物，可以催化丙酮酸脱羧反应生成乙酰辅酶 A 和二氧化碳，在糖酵解和三羧酸循环之间起到主要的连接作用。PDH 复合物由多拷贝的三种酶组成：丙酮酸脱氢酶 (E1)、二氢硫辛酰转乙酰基酶 (E2)、二氢硫辛酸脱氢酶 (E3)。丙酮酸脱氢酶 E1 是一个包括两个 α 亚基和两个 β 亚基的异四聚体。*PDHA1* 基因编码的是包含 E1 激活位点的 E1α1 亚基，该蛋白在 PDH 复合物的功能中起关键作用。

(3) 基因突变致病机制

Endo 等[9]在一例乳酸血症和 PDHAD 的男性患者的 *PDHA1* 基因上发现了一个 4bp 的缺失。Dahl 等[10]在一例 PDHAD 女性患者的 *PDHA1* 基因上发现了一个 7bp 的缺失。他们指出女性患 PDHAD 的严重程度取决于大脑中 X 染色体中的失活类型。

丙酮酸脱氢酶复合物缺陷是一种在杂合女性群体中具有高频表现的 X 连锁疾病，这可能是该复合物代谢重要性和其动力学特性的直接结果。虽然在杂合女性中会嵌合一些正常和突变的细胞，即便是只有很少一部分的异常细胞，PDH 功能的缺陷还是在许多组织中会导致明显的代谢问题[11]。

丙酮酸脱氢酶的活性是严格调控的。乙酰辅酶 A 和 NADH 都是丙酮酸代谢产物并且在复合物起负反馈作用；而胰岛素对该酶起刺激作用，特别是在脂肪组织中，另外心肌细胞里面儿茶酚胺也可以激活该酶的作用。丙酮酸到乙酰辅酶 A 的转换缺陷会导致能量产物的减少，使丙酮酸增高，并降低新的脂肪酸合成能力。过多的丙酮酸会转化为乳酸，大量的乳酸会导致酸中毒，情况严重会导致死亡[12]。

(4) 目前基因突变概述

目前人类基因突变数据库收录的 *PDHA1* 基因突变有 159 个，其中错义 / 无义突变 86 个，剪接突变 13 个，小的缺失 16 个，小的插入 21 个，小的插入缺失 2 个，大片段缺失 7 个，大片段插入 14 个。

三、PDHDD 基因诊断

(1) 概述

DLAT 基因，即编码多酶丙酮酸脱氢酶复合体 (PDC) 组成部分二氢硫辛酸转乙酰基酶 (E2) 的基因，位于 11 号染色体长臂 2 区 3 带 1 亚带 (11q23.1)，基因组坐标为 (GRCh37):11:111895538-111935002，基因全长 39 465bp，包含 14 个外显子，编码 647 个氨基酸。

(2) 基因对应蛋白结构及功能

DLAT 编码的二氢硫辛酸转乙酰基酶，通过结合由丙酮酸氧化脱羧作用形成的乙酰基，转运至辅酶 A。二氢硫辛酸转乙酰基酶是线粒体抗体的抗原。该基因上的突变会导致 PDHDD 疾病，该疾病在婴幼儿期会造成乳酸中毒。

(3) 基因突变致病机制

Head 等[3] 在由于 E2 亚基缺失而患 PDHDD 的两例没有血缘关系的患者中，发现了 *DLAT* 基因上的纯合突变，这是第一次在该疾病中发现 *DLAT* 的突变。

Taylor 等[13] 建立了 *dlat* 缺陷的斑马鱼模型，这些斑马鱼有类似于人类 PDHDD 病的表现。在胚胎发育过程的水中加入生酮基质，能很好改善斑马鱼的表现及提高斑马鱼的存活率。此研究证明了一种有效治疗 PDHDD 疾病的方法。

(4) 目前基因突变概述

目前人类基因突变数据库收录的 *DLAT* 基因突变有 4 个，其中错义 / 无义突变 1 个，剪接突变 2 个，小的缺失 1 个。

四、PDHXD 基因诊断

(1) 概述

PDX1 基因，即编码一系列转录活化因子 (胰岛素、生长激素抑制素、葡糖激酶、胰淀素以及葡萄糖转运蛋白 2 型) 的基因，位于 13 号染色体长臂 1 区 2 带 (13q12)，基因组坐标为 (GRCh37):13:28494168-28500451，基因全长 6284bp，包含 2 个外显子，编码 283 个氨基酸。

(2) 基因对应蛋白结构及功能

PDX1 编码的蛋白在胰腺发育初期，主要是根据葡萄糖量来调节胰岛素相关基因的表达。该基因的缺陷会造成胰腺的发育不完全，将会导致早发性非胰岛素依赖型糖尿病 (NIDDM) 和成人性年轻 4 型糖尿病 (MODY4) 的发生。

(3) 基因突变致病机制

2002 年 Dey 等[14] 报道 PDHXD 在 *PDX1* 基因上有两个剪接位点突变。这两个突变都发生在剪接保守位点的单碱基上，其中一个导致转录过程中外显子的跳跃，而另一个则是激活一个隐藏的位点。此发现促进对 PDHXD 致病机制的理解，也表明该基因有比较高的剪接突变频率。

Dey 等[15] 在另一个患有 PDHXD 的新生女孩中检测到 *PDX1* 的一个新的纯合突变，该突变影响了编码丙酮酸盐脱氢酶复合体的 E3BP 亚基的功能。

(4) 目前基因突变概述

目前人类基因突变数据库收录的 *PDX1* 基因突变有 14 个，其中错义 / 无义突变 11 个，小的缺失 1 个，小的插入 2 个。

五、PDHLD 基因诊断

(1) 概述

LIAS 基因，即编码线粒体硫辛酸合成酶的基因，位于 4 号染色体短臂 1 区 4 带 (4p14)，基因组坐标为 (GRCh37):4:39460665-39479273，基因

全长 18 609bp，包含 11 个外显子，编码 373 个氨基酸。

(2) 基因对应蛋白结构及功能

LIAS 基因编码的蛋白属于生物素和硫辛酸合成酶蛋白家族，位于线粒体上并在 α-(+)- 硫辛酸的合成中起重要作用。在硫辛酸的生物合成中，该蛋白可能在硫插入的过程中起作用。

(3) 基因突变致病机制

通过同和性定位和候选基因分析，Mayr 等 [16] 在一例 PDHLD 患者的 *LIAS* 基因上检测到一个纯合突变 c.746G > A(p.R249H)。患者在 11 个月时的肌肉活组织切片显示线粒体的丙酮酸氧化作用有严重缺陷。免疫组织化学分析和免疫印迹分析显示患者的丙酮酸脱氢酶复合物的结合蛋白 E2 和 E3、α 酮戊二酸的 E2 亚基和硫辛酸都有减少。患者的甘氨酸增加反映硫辛酸代谢缺陷，因为甘氨酸分解时需要该辅因子。他们用大肠杆菌进行体外功能表达的研究发现该突变在缺乏硫辛酸的情况下可导致生长缺陷。

(4) 目前基因突变概述

目前人类基因突变数据库没有收录 *LIAS* 基因突变信息，但有文献报道该基因有 1 个错义突变 p.R249H[16]。

六、PDHPD 基因诊断

(1) 概述

PDP1 基因，即编码丙酮酸酶磷酸酶催化亚基 I 的基因，位于 8 号染色体长臂 2 区 2 带 1 次亚带 (8q22.1)，基因组坐标为 (GRCh37):8:94929083-94938296，基因全长 9214bp，包含 5 个外显子，编码 537 个氨基酸。

(2) 基因对应蛋白结构及功能

PDP1 基因编码的丙酮酸酶磷酸酶催化亚基 I 是一个由催化部分和调节部分组成的异质二聚体，主要表达于骨骼肌，属于蛋白磷酸酶 2C 超级家族中的一员，与丙酮酸脱氢酶复合体以及丙酮酸脱氢激酶一起存在于线粒体基质中。此基因的突变会导致 PDHPD 疾病的发生。

(3) 基因突变致病机制

Maj 等 [17] 在两个患有 PDHPD 的兄弟中，发现 *PDP1* 基因上都有一个 3bp 的纯合缺失，导致编码的蛋白质在 213 位置丢失亮氨酸，使 PDP1 蛋白活

性降低，证明该突变与 PDHPD 疾病相关。

(4) 目前基因突变概述

目前人类基因突变数据库收录的 *PDP1* 基因突变有 2 个，其中，错义 / 无义突变 1 个，小的缺失 1 个。

（赵一龙　王子璇　金　朝　王　方　余秋瑾
莫晓东　陈龙昀　苏小珊）

参考文献

[1] Brown GK, Otero LJ, LeGris M, et al. Pyruvate dehydrogenase deficiency. J Med Genet, 1994, 31: 875-879.

[2] Robinson BH, MacKay N, Petrova-Benedict R, et al. Defects in the E2 lipoyl transacetylase and the X-lipoyl containing component of the pyruvate dehydrogenase complex in patients with lactic acidemia. J Clin Invest, 1990, 85: 1821-1824.

[3] Head RA, Brown RM, Zolkipli Z, et al. Clinical and genetic spectrum of pyruvate dehydrogenase deficiency: dihydrolipoamide acetyltransferase(E2)deficiency. Ann Neurol, 2005, 58: 234-241.

[4] Robinson BH, MacKay N, Petrova-Benedict R, et al. Defects in the E2 lipoyl transacetylase and the X-lipoyl containing component of the pyruvate dehydrogenase complex in patients with lactic acidemia. J Clin Invest, 1990, 85: 1821-1824.

[5] Marsac C, Stansbie D, Bonne G, et al. Defect in the lipoyl-bearing protein X subunit of the pyruvate dehydrogenase complex in two patients with encephalomyelopathy. J Pediatr, 1993, 123: 915-920.

[6] De Meirleir L, Lissens W, Benelli C, et al. Pyruvate dehydrogenase complex deficiency and absence of subunit X. J Inherit Metab Dis, 1998, 21: 9-16.

[7] Brown RM, Head RA, Brown GK. Pyruvate dehydrogenase E3 binding protein deficiency. Hum Genet, 2002, 110: 187-191.

[8] Mine M, Chen JM, Brivet M, et al. A large genomic deletion in the PDHX gene caused by the retrotranspositional insertion of a full-length LINE-1 element. Hum Mutat, 2007, 28: 137-142.

[9] Endo H, Hasegawa K, Narisawa K, et al. Defective gene in lactic acidosis: abnormal pyruvate dehydrogenase E1 alpha-subunit caused by a frame shift. Am J Hum Genet, 1989, 44: 358-364.

[10] Dahl HH, Maragos C, Brown RM, et al. Pyruvate dehydrogenase deficiency caused by deletion of a 7-bp repeat sequence in the E1 alpha gene. Am J Hum Genet, 1990, 47: 286-293.

[11] Brown GK. Pyruvate dehydrogenase E1α deficiency. J Inher Metab Dis, 1992, 15: 8.

[12] Stenlid MH, Ahlsson F, Forslund A, et al. Energy substrate metabolism in pyruvate dehydrogenase complex deficiency. J Pediatr Endocrinol Metab, 2014, 27: 1059-1064.

[13] Taylor MR, Hurley JB, Van Epps HA, et al. A zebrafish model for pyruvate dehydrogenase deficiency: rescue of neurological dysfunction and embryonic lethality using a ketogenic diet. Proc Natl Acad Sci U S A, 2004, 101: 4584-4589.

[14] Dey R, Aral B, Abitbol M, et al. Pyruvate dehydrogenase deficiency as a result of splice-site mutations in the PDX1 gene. Mol Genet Metab, 2002, 76: 344-347.

[15] Dey R, Mine M, Desguerre I, et al. A new case of pyruvate dehydrogenase deficiency due to a novel mutation in the PDX1 gene. Ann Neurol, 2003, 53: 273-277.

[16] Mayr JA, Zimmermann FA, Fauth C, et al. Lipoic acid synthetase deficiency causes neonatal-onset epilepsy, defective mitochondrial energy metabolism, and glycine elevation. Am J Hum Genet, 2011, 89: 792-797.

[17] Maj MC, MacKay N, Levandovskiy V, et al. Pyruvate dehydrogenase phosphatase deficiency: identification of the first mutation in two brothers and restoration of activity by protein complementation. J Clin Endocrinol Metab, 2005, 90: 4101-4107.

1265　雷恩综合征
(Raine syndrome, RNS; OMIM 259775)

一、临床诊断

(1) 概述

雷恩综合征 (RNS) 是一种早期进行性加重的新生儿骨硬化骨发育不良，常导致出生后几周内死亡，但也有报道个别患儿存活至儿童期。影像学研究表明患者整体骨密度增加，骨化增加。躯干及面部骨骼骨化显著增加，导致患者有特异性面部特征，包括窄而突出的额头、眼球突出，是由于 *FAM20C* 基因变异所致。

(2) 临床表现

目前均为个案报道，临床表现主要以骨骼硬化、面中部发育不良、鼻后孔闭锁为核心特征。患儿小头畸形、巨颅、斜头畸形、宽囟门、眼球突出、矮鼻梁、小颌畸形、牙龈增生、腭裂，耳郭位置低于正常，面部特征"鱼样"[1]；骨骼畸形导致身材矮小、颈短、四肢短小，骨膜下骨形成导致骨质不规则增厚，长骨弯曲[2]；鼻后孔闭锁导致呼吸困难，常规手术不能缓解。此外还有手部洋葱球样畸形、手指短小、肺部发育不全、肾钙化等报道 (图 1265-1)。

(3) 影像学表现

影像学 X 线检查可见广泛骨硬化，骨膜下成骨导致下颌骨、锁骨、肩胛骨、肋骨、长骨骨质增厚。头颅 CT 检查可见脑实质广泛的钙化灶，分布在侧脑室周围白质、基底核区，有的合并脑膜钙化[3](图 1265-2、图 1265-3)。

(4) 病理表现

暂无特异性病理表现。

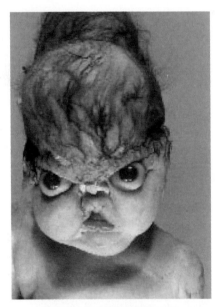

图 1265-1　面中部发育不良

(Pediatr Radiol, 1998, 28: 820-823)

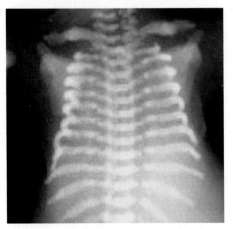

图 1265-2　胸片示广泛的骨硬化，肋骨、
锁骨和肩胛不规则增厚

(Pediatr Radiol, 1998, 28: 820-823)

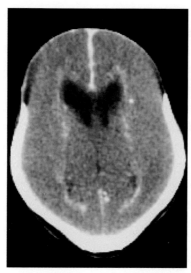

图 1265-3 CT 示基底核区、侧脑室旁广泛的局灶性钙化
(Pediatr Radiol, 1998, 28: 820-823)

(5) 受累部位病变汇总 (表 1265-1)

表 1265-1 受累部位及表现

受累部位	主要表现
骨骼	骨硬化、身材矮小、颈短、部分患者出现短肢畸形、长骨弯曲
头面部	小头畸形、斜头畸形、巨颅、面中部发育不良、眼球突出、鼻后孔闭锁、小颌畸形、低鼻梁、牙齿发育不良
耳	耳郭畸形、听力下降
手	手指粗、短
神经系统	颅内钙化、某些患者出现脑积水
肺	肺发育不良

二、基因诊断

(1) 概述

FAM20C 基因，即编码外丝氨酸 / 苏氨酸蛋白激酶的基因，位于 7 号染色体短臂 2 区 2 带 3 亚带 (7p22.3)，基因组坐标为 (GRCh37):7:192969-300740，基因全长 107 772bp，包含 10 个外显子，编码 584 个氨基酸。

(2) 基因对应蛋白结构及功能

该基因编码外丝氨酸 / 苏氨酸蛋白激酶，基因具有蛋白质的丝氨酸 / 苏氨酸激酶活性和钙离子结合活性。钙结合激酶磷酸化酪蛋白，暗示其与生物矿化相关，包括分泌钙附着性磷蛋白 (SCPP)。

(3) 基因突变致病机制

2009 年 Simpson 等 [4] 在 2 名年龄分别为 8 和 11 岁且无亲缘关系的患有雷恩综合征的男孩中，分别检出了 FAM20C 基因的纯合错义突变和复合杂合突变。

阿尔及利亚 2 姐妹，父母为近亲，分别在 4 岁和 1 岁时仍拥有正常水平的运动神经发育。Fradin 等在 2 人中检出 FAM20C 基因的纯合错义突变。表明 FAM20C 基因导致的雷恩综合征，具有轻度的非致命性表型。

Ishikawa 等 [5] 发现，FAM20C 可磷酸化分泌的磷酸蛋白，包括酪蛋白和其他蛋白家族成员，调节生物矿化。同时发现 FAM20C 磷酸化生物活性肽的氨基酸是抑制生物矿化的必要条件。研究者们也发现 FAM20C 能够自身磷酸化，以 FAM20C 激酶活性参数为特征，这些参数包括其 K_m、pH 和阳离子依赖和底物特异性。FAM20C 的生化性质与高尔基酪蛋白激酶酶活性相匹配。将患者中发现的点突变引入重组的 FAM20C，能够妨碍其正常的定位和激酶活性。研究结果证实 FAM20C 是一个磷酸化分泌后的磷酸蛋白的蛋白激酶，为雷恩综合征提供了生化基础。

本病尚无相应的分子研究，致病机制未明。

(4) 目前基因突变概述

目前人类基因突变数据库收录的 FAM20C 基因突变有 11 个，其中错义 / 无义突变 7 个，剪接突变 4 个。突变分布在基因整个编码区，无突变热点。

（丁杜宇 门捷夫）

参考文献

[1] Kan AE, Kozlowski K. New distinct lethal osteosclerotic bone dysplasia(Raine syndrome). Am J Med Genet, 1992, 43: 860-864.

[2] Al-Gazali LI, Jehier K, Nazih B, et al. Further delineation of Raine syndrome. Clin Dysmorph, 2003, 12: 89-93.

[3] al-Mane K, al-Dayel F, McDonald P. Intracranial calcification in Raine syndrome: radiological pathological correlation. Pediatr Radiol, 1998, 28(11): 820-823.

[4] Simpson MA, Scheuerle A, Hurst J, et al. Mutations in FAM20C also identified in non-lethal osteosclerotic bone dysplasia. Clin Genet, 2009, 75(3): 271-276.

[5] Ishikawa HO, Xu A, Ogura E, et al. The Raine syndrome protein FAM20C is a Golgi kinase that phosphorylates bio-mineralization proteins. PLoS One, 2012, 7: e42988.

1266 RAPADILINO 综合征
(RAPADILINO syndrome; OMIM 266280)

一、临床诊断

(1) 概述

RAPADILINO 综合征是一种可以导致全身多器官形态和功能异常的先天性疾病，以骨骼受累尤为明显。Kaarianien 在 1989 年报道 3 例类似患者，"RAPADILINO" 是以疾病特征的首字母命名的，"RA" 代表桡骨畸形 (radial ray malformation)，"PA" 代表髌骨和腭骨异常 (patella and palate)，"DI" 为腹泻 (diarrhea) 和关节脱位 (dislocated joints)，"LI" 意为短肢畸形 (limbs abnormalities and little size)，"NO" 是细长鼻 (slender nose) 以及智力正常 (normal intelligence)。此综合征为常染色体隐性遗传方式[1]，致病基因为 RECQL4[2]。RECQL4 基因突变还可导致 Rothmud-Thomson 综合征和 Baller-Gerold 综合征。

(2) 临床表现

RAPADILINO 综合征全球均有病例报道，但芬兰报道数量最多，有研究表明芬兰发病率大于 1/75 000。患者在幼年或青年期起病，主要累及骨骼发育，多数患者有桡骨、指骨和髌骨的畸形或缺如，身材矮小，累及面部骨骼时可有拱状腭或腭裂、细长鼻。此外，合并关节脱位也是此病的特征。除骨骼系统受累外，消化系统受累可导致患儿进食困难，伴恶心、呕吐；皮肤受累可见类似牛奶咖啡斑的浅棕色斑块，无侵袭性。RAPADILINO 还是骨肉瘤和淋巴瘤的危险因素之一。患儿的智力正常[1,2]。

(3) 影像学表现

X 线检查可见全身骨骼发育不良，桡骨、手足指 (趾) 骨、髌骨等畸形或缺如。还可见关节脱位。

(4) 病理表现

暂无相关病理报道。

(5) 受累部位病变汇总 (表 1266-1)

表 1266-1 受累部位汇总表

受累部位	主要表现
骨骼	多数患者有桡骨、指骨和髌骨的畸形或缺如，身材矮小，累及面部骨骼时可有拱状腭或腭裂、细长鼻，合并关节脱位也是此病的特征

续表

受累部位	主要表现
皮肤	类似牛奶咖啡斑的浅棕色斑块，无侵袭性
消化系统	进食困难，伴恶心、呕吐
血液系统	可参与导致淋巴瘤

二、基因诊断

(1) 概述

RECQL4 基因，即编码 RecQ 解旋酶的基因，位于 8 号染色体长臂 2 区 4 带 3 亚带 (8q24.3)，基因组坐标为 (GRCh37):8:145736667-145743210，基因全长 6544bp，包含 21 个外显子，编码 1208 个氨基酸。

(2) 基因对应蛋白结构及功能

RECQL4 基因编码一种 DNA 解旋酶，属 RecQ 解旋酶家族。DNA 解旋酶酶解双链 DNA 成单链，并可调节染色体分离。该基因主要表达在胸腺和睾丸中，基因突变与 Rothmund-Thomson 综合征、RAPADILINO 综合征和 Baller-Gerold 综合征相关联。

(3) 基因突变致病机制

2003 年，Siitonen 等[2] 发现 RAPADILINO 综合征和 Rothmund-Thomson 综合征临床表现相似，均可由 RECQL4 基因突变引起。研究者们对 10 个患有 RAPADILINO 综合征的芬兰家庭进行 RECQL4 基因突变筛查，从中确定 4 种不同的突变，1 个位于 7 号内含子的剪切位点上 3 个无义突变。在这 10 个家庭的 13 例患者中有 9 例患者的突变为纯合突变，另 4 例患者为剪接位点杂合突变。

2009 年，Siitonen 等[3] 在 35 个疑似患 RTS、RAPADILINO 综合征或 BGS 疾病的芬兰人中，发现 16 例含有 RECQL4 基因纯合或杂合突变。其中一个最为常见的突变是在 7 号内含子上 1390+2delT。该突变在芬兰人群中有富集现象，所有患 RAPADILINO 综合征疾病的芬兰人至少携带一个拷贝的该突变。在以往报道的 15 例芬兰 RAPADILINO 综合征患者中，Siitonen 等发现有 2

例患有骨肉瘤，4 例患有淋巴瘤，表明癌症发病率高达 40%。

(4) 目前基因突变概述

目前人类基因突变数据库收录的 *RECQLA* 基因突变有 68 个，其中错义 / 无义突变 30 个，剪接突变 11 个，小的缺失 20 个，小的插入 4 个，大片断缺失 3 个。突变分布在基因整个编码区，无突变热点。

（赵　琳　吴小雷）

参考文献

[1] Kaariainen H, Ryoppy S, Norio, R. RAPADILINO syndrome with radial and patellar aplasia/hypoplasia as main manifestations. Am J Med Genet, 1989, 33(3): p. 346-351.

[2] Siitonen HA, Kopra O, Kääriäinen H, et al. Molecular defect of RAPADILINO syndrome expands the phenotype spectrum of RECQL diseases. Hum Mol Genet, 2003, 12(21): 2837-2844.

[3] Siitonen H A, Sotkasiira J, et al. The mutation spectrum in RECQL4 diseases. Europ J Hum Genet, 2009, 17: 151-158.

1267　遗传性运动失调性多发性神经炎
(Refsum disease, classic; OMIM 266500)

一、临床诊断

(1) 概述

Refsum 病，也称经典型或成人型 Refsum 病、遗传性运动失调性多发性神经炎、植烷酸贮积症、植烷酸氧化酶缺乏，是由组织、细胞中植烷酸的过度蓄积导致的一种神经系统常染色体隐性疾病，以挪威神经病学家 Refsum 的名字命名[1]。常见于父母近亲结婚者，近年来已被归为常染色体隐性遗传的运动感觉神经病IV型[2]。目前确定突变基因为 *PHYH*，该基因编码植烷酰辅酶 A2 羟化酶。

(2) 临床表现

婴儿出生时一般正常。起病隐袭，最初的症状不稳定且不易发现。症状于童年后期或青春期开始出现，30% 发生在 10 岁以内，50% 在 10～30 岁发病，也有 50 岁才发病者。通常是渐进性进展，有缓解期；快速的体重下降、发热，怀孕时可表现为急性或亚急性发病。主要表现以前三条为三主征：①非典型视网膜色素变性，夜盲，视野逐步环形受限，瞳孔对光反射损害导致白内障和畏光；②多发性运动、感觉周围神经病，肢体对称性无力，肌萎缩，呈"手套－袜子型"感觉减退，深腱反射减弱或消失；③小脑性共济失调，步态不稳，意向性震颤，眼球震颤，位置感丧失；④心肌病和心电传导异常；⑤鱼鳞病，可出现掌跖过度角化；⑥骨骼发育不良导致掌骨和第四跖骨趾缩短、锤状趾、弓形足、脊柱侧弯和骨软骨炎；⑦进展性神经性耳聋、嗅觉丧失和膀胱问题；⑧并发症有心脏受累，与过早死亡相关。极高的植烷酸可致可逆性肾损害，产生氨基酸尿症[2]。

(3) 影像学表现

暂无特异性影像学表现。

(4) 病理表现

局麻下于左下肢外踝后方切取腓肠神经。

光镜下可见髓纤维减少，髓鞘明显脱失，可见薄髓鞘和再生纤维，施万细胞增生形成洋葱样改变，神经束间血管无明显异常。

电镜下可见髓鞘板层裂开或脱落崩解成碎片，再生纤维和反复增生的施万细胞形成洋葱样肥大神经，未见炎性细胞及血管病变。

(5) 受累部位病变汇总（表 1267-1）

表 1267-1　受累部位及表现

受累部位	主要表现
脑	多发性运动、感觉性周围神经损害，小脑性共济失调
皮肤	鱼鳞病
骨骼	发育不良导致掌骨和第四跖骨趾缩短、锤状趾、弓形足等
眼	白内障、夜盲症、非典型视网膜色素变性
心脏	心肌病、心律失常等
耳	神经性耳聋

二、基因诊断

(1) 概述

PHYH 基因，即编码植烷酰辅酶 A2 羟化酶蛋白的基因，位于 10 号染色体短臂 1 区 3 带 (10p13)，

基因组坐标为 (GRCh37):10:13319796-13342133，基因全长 22 338bp，包含 10 个外显子，编码 338 个氨基酸。

(2) 基因对应蛋白结构及功能

PHYH 基因隶属于 PHYH 家族，编码与 3- 甲基支链脂肪酸 α- 氧化相关的过氧化物酶，该酶能够将植烷酰辅酶 A 转换为 2- 羟基植烷酰辅酶 A。该基因突变与 Refsum 病有关，蛋白活性的缺失与 Zellweger 综合征及肢根斑点状软骨发育异常有关。已经发现该基因的可变剪接转录突变体编码不同亚型。

(3) 基因突变致病机制

Refsum 病是由植烷酰辅酶 A 羟化酶缺失导致的，PHYH 蛋白参与催化植烷酸氧化反应第一步。Jansen 等 [3] 从小鼠肝脏过氧化物酶体中分离 PHYH 并分析其 N 端氨基酸序列以及蛋白 C 端水解消化后的内部氨基酸序列。将这些氨基酸序列与表达序列标签数据库对比查找，发现编码人类 PHYH 的全长 cDNA 序列：开放阅读框编码 338 个氨基酸的 41.2kDa 蛋白。通过研究 5 个 Refsum 病患者成纤维细胞的 *PHYH* cDNA，结果显示有不同的突变，包括单核苷酸缺失、111 个核苷酸缺失以及点突变。研究证明 Jansen 等发现的 Refsum 病是由 *PHYH* 基因缺失导致的。

Jansen 等 [4] 发现 *PHYH* 基因两个错义突变的共分离状况，c.530A ＞ G 和 c.734G ＞ A，并且证实突变发生在一对等位基因上，c.530A ＞ G 突变可以完全导致 PHYH 蛋白失活。

(4) 目前基因突变概述

目前人类基因突变数据库收录的 *PHYH* 基因突变有 29 个，其中错义 / 无义突变 16 个，剪接突变 6 个，小的缺失 4 个，小的插入 2 个，大片段缺失 1 个，突变分布在基因整个编码区，无突变热点。

（周怡茉　刘　磊）

参考文献

[1] 崔玉环，张朝东 .Refsum 病研究进展 . 实用医学杂志，2010, 26: 4-6.

[2] 肖岚，肖波 .2 例周围神经活检诊断 Refsum 病 . 湖南医科大学学报，1996, 21: 465-466.

[3] Jansen GA, Ofman R, Ferdinandusse S, et al. Refsum disease is caused by mutations in the phytanoyl-CoA hydroxylase gene. Nat Genet, 1997, 17: 190-193.

[4] Jansen GA, Hogenhout EM, Ferdinandusse S, et al. Human phytanoyl-CoA hydroxylase: resolution of the gene structure and the molecular basis of Refsum's disease. Hum Mol Genet, 2000, 9: 1195-1200.

1268　近端肾小管酸中毒伴眼部畸形和精神发育迟滞
(renal tubular acidosis, proximal, with ocular abnormalities and mental retardation; OMIM 604278)

一、临床诊断

(1) 概述

1979 年 Winsnes 报道了两病例 [1]：一家系中两兄弟均有严重的高氯性酸中毒，其肾小管对碳酸氢根的重吸收能力只有正常人的一半，并伴有生长发育迟缓、角膜和晶状体损伤等，和 Lowe 综合征症状相似。此病为常染色体隐性遗传疾病，致病基因为 *SLC4A4* [2]。

(2) 临床表现

该病在出生后即可发病，可累及全身，呈隐性遗传，主要特征包括肾小管重吸收碳酸氢根减少导致机体代谢性酸中毒，由此可影响全身器官的代谢；患儿智力比较低下，生长延迟，累及眼部时可有白内障、青光眼、带状角膜变形 [3-5] 等疾病。基因突变的直接影响和代谢性酸中毒的影响造成其他系统受累的表现。

(3) 辅助检查

pRTA 血液生化检查可有血浆碳酸氢根水平和 pH 降低，高氯血症，钠、钾正常或下降；尿 pH 根据血碳酸氢根水平可呈碱性或酸性，24h 尿碳酸氢根仅可滴定酸正常，尿钙可增高或正常 [3]。

(4) 病理表现

暂无相关病理表现。

(5) 受累部位病变汇总 (表 1268-1)

表 1268-1 受累部位及表现

受累部位	主要表现
肾脏	肾小管对碳酸氢根的重吸收能力下降
骨骼	骨质疏松、生长发育迟滞
脑	精神发育迟滞、智力低下、偏头痛
眼	白内障、青光眼、带状角膜变形
生殖系统	精子成熟、获能、受精、受精卵着床和胚胎早期发育能力低下
消化系统	胰腺、十二指肠和结肠发育不良

二、基因诊断

(1) 概述

SLC4A4 基因，即编码碳酸氢钠协同转运蛋白的基因，位于 4 号染色体长臂 2 区 1 带 (4q21)，基因组坐标为 (GRCh37):4:72053003-72437804，基因全长 384 802bp，包含 27 个外显子，编码 1035 个氨基酸。

(2) 基因对应蛋白结构及功能

SLC4A4 基因编码一个碳酸氢钠协同转运蛋白 (NBC)，参与调控碳酸氢盐的分泌、吸收和细胞内的 pH，该基因的突变与近端肾小管酸中毒有关，并已发现该基因的多个转录本编码不同亚型。

(3) 基因突变致病机制

1999 年，Igarashi 等 [6] 在位于 SLC4A4 基因开放阅读框的第 1043 核苷酸上发现一个纯合的 A > C 突变，导致精氨酸转变为丝氨酸。该患者在 22 岁时已经完全失明，发现其血清淀粉酶升高，但并没有胰腺炎的临床症状。患者的酶活性为野生型的 55%。此突变导致 CfoI 位点增加。在非相关的 78 个正常日本人对照组中并未检出此突变。

(4) 目前基因突变概述

目前人类基因突变数据库收录的 SLC4A4 基因突变有 12 个，其中错义 / 无义突变 10 个，小的缺失 1 个，大片段缺失 1 个。突变分布在基因整个编码区，无突变热点。

（ 赵　琳　吴小雷）

参考文献

[1] Winsnes A, Monn E, Stokke O, et al. Congenital persistent proximal type renal tubular acidosis in two brothers. Acta Paediat. Scand, 1979, 68(6): 861-868 .

[2] Igarashi T, Inatomi J, Sekine T, et al. Mutations in SLC4A4 cause permanent isolated proximal renal tubular acidosis with ocular abnormalities.(Letter)Nature Genet, 1999, 23(3): 264-265.

[3] Braverman DE, Snyder WE. A case report and review of band keratopathy. Metab Pediat Syst Ophthal, 1987, 10: 39-41.

[4] Igarashi T, Ishii T, Watanabe K, et al. Persistent isolated proximal renal tubular acidosis--a systemic disease with a distinct clinical entity. Pediat, 1994, 8(1): 70-71.

[5] Syed K. Haque, Gema Ariceta, et al. Proximal renal tubular acidosis: a not so rare disorder of multiple etiologies.Nephrol Dial Transplant, 2012, 27 (12): 4273-4287.

[6] Igarashi T, Inatomi J, Sekine T, et al. Mutations in SLC4A4 cause permanent isolated proximal renal tubular acidosis with ocular abnormalities.(Letter)Nature Genet, 1999, 23: 264-265.

1269　肾、肝、胰腺发育不良
(renal-hepatic-pancreatic dysplasia, RHPD; OMIM 208540)

一、临床诊断

(1) 概述

肾、肝、胰腺发育不良 (RHPD) 为先天性无脾畸形并伴有多个内脏畸形和心血管畸形的综合征，少见的复杂先天性畸形，呈常染色体隐性遗传，1959 年由 Ivemark 首先报道 [1, 2]，又称无脾综合征、Ivemark 综合征、无脾伴先天性心脏病综合征、脾脏发育不全综合征、先天性脾缺如伴房室和内脏转位综合征等。RHPD 预后差，多数患儿在 1 岁内死亡。

(2) 病理生理

病理生理: ①脾脏缺如; ②双侧肺均分为三叶; ③横位肝或肝左右叶反位，胆囊在肝左叶; ④左右侧心房均为右心房结构; ⑤肠固定不良和旋转不良 (包括十二指肠、胰腺等); ⑥合并心脏及大血管畸形 (如大血管错位、单心室、肺动脉闭锁或严重狭窄、大型室间隔缺损、大型房间隔缺损、共同房室通道、肺静脉异位引流、双上腔静脉)[3]。

（3）临床表现

1) 持续青紫：患者于出生后即有持续青紫、呼吸困难、喂养困难、生长发育迟缓、心动过速并呈现缺氧症状，酷似发绀型先天性心脏病。

2) 心血管异常的症状与体征：年龄较大者可有杵状指（趾），心前区隆起。约半数病例沿胸骨左缘有弥散的收缩期杂音。

3) 无脾相关的症状：免疫功能差，抵抗力低，常发生各种感染，严重感染常为致死原因。

4) 其他畸形的表现：除无脾和心血管畸形外，常有胃肠转位等异常引起的相应症状。

（4）病理改变

受累器官的病理改变如图 1269-1、图 1269-2、图 1269-3、图 1269-4。

（5）辅助检查

1) 血液检查：出现无脾的血液学征象，如在正成红细胞、周围血红细胞中可见豪－周 (Howell-Jolly) 小体及 Heiz 小体（具有诊断价值）、含铁血黄素颗粒等。

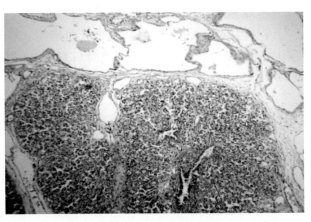

图 1269-3　肺活检表现

可见叶间淋巴管不同程度扩张

(Pathology, 2007, 2: 24)

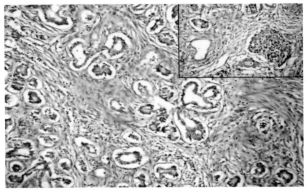

图 1269-4　胰腺活检表现

可见不同程度的胰岛腺泡缺失

(Pathology, 2007, 2: 24)

2) 心电图检查：心电图异常，有起搏点的易变性。

3) 心血管造影检查：可证明心血管畸形的类别，以二腔心、肺动脉发育不全、三腔心、大血管错位、房间隔缺损以及永存动脉干等为主。此外，还以上腔静脉反流异常为特征。

4) X 线胃肠检查或超声波检查：可发现脾脏缺如或极微小，肝脏居中，胃肠有转位等。

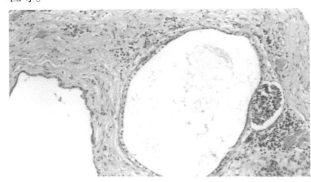

图 1269-1　肾脏活检表现

可见肾囊肿内由立方形和扁平上皮覆盖，肾小球数目稀少

(J Med Genet, 1996, 33: 409-412)

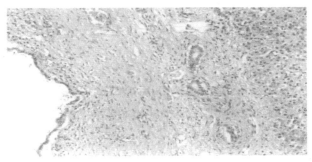

图 1269-2　肝脏活检表现

可见管区纤维化及胆管移行，部分有扩张（左侧）

(J Med Genet, 1996, 33: 409-412)

二、基因诊断

（1）概述

NPHP3 基因，即编码一种与多囊肾疾病相关蛋白的基因，位于 3 号染色体长臂 2 区 2 带 1 亚带 (3q22.1)，基因组坐标为 (GRCh37):3:132399453-132441303，基因全长 41 851bp，包含 27 个外显子，编码 1330 个氨基酸。

(2) 基因对应蛋白结构及功能

该基因编码的蛋白质含有一个卷曲螺旋 (CC) 结构域，一个微管蛋白酪氨酸连接酶 (TTL) 域，以及一个三十四肽重复序列 (TPR) 结构域。该蛋白为正常纤毛发育所需，并在肾小管发育过程中起作用。该基因突变与 3 型肾衰竭、肾肝胰腺发育不良、7 型梅克尔综合征相关。该基因与下游的 ACAD11 基因 (酰基辅酶 A 脱氢酶家族 11 号成员) 存在转录通读现象。

(3) 基因突变致病机制

据 Neuhaus 和 Bergmann 等 [4, 5] 报道，在一对瑞士兄弟的 NPHP3 基因中检测出 2 个复合杂合性突变，其中一位活到 17 岁，并且神经系统发育正常。Bergmann 等也报道了一位有该症状的越南女孩，在 NPHP3 基因上有一个纯合的截短突变。该女孩曾在 4 岁时进行过肾肝联合移植，并活到现在。2010 年，Fiskerstrand 等 [6] 在候选基因测序后通过纯合子定位法在两位患有肾肝胰腺发育不良兄弟的 NPHP3 基因中检测出 1 个纯合缺失突变。

(4) 目前基因突变概述

目前人类基因突变数据库收录的 NPHP3 基因突变有 29 个，其中错义 / 无义突变 18 个，剪接突变 5 个，小的缺失 5 个，小的插入 1 个。

（张在强 宋 彬）

参考文献

[1] 赵宇东，黄蕊，李晓峰. 儿童无脾综合征一例报告并文献复习. 中国心血管病研究，2014, 7: 667-668.

[2] Ivemark BI, Oldfelt V, Zetterstrom R. Familial dysplasia of kidneys, liver and pancreas. A probably genetically determined syndrome. Acta Paediatr Scand, 1959, 48: 1-11.

[3] Mahesha Vankalakunti, Kirti Gupta, Nandita Kakkar, et al, Renal-hepatic-pancreatic dysplasia syndrome(ivemark's syndrome).Diagnostic Pathology, 2007, 2: 24.

[4] Neuhaus TJ, Sennhauser F, Briner J, et al. Renal-hepatic-pancreatic dysplasia: an autosomal recessive disorder with renal and hepatic failure. Eur J Pediatr, 1996, 155: 791-795.

[5] Bergmann C, Fliegauf M, Bruchle NO, et al. Loss of nephrocystin-3 function can cause embryonic lethality, Meckel-Gruber-like syndrome, situs inversus, and renal-hepatic-pancreatic dysplasia. Am J Hum Genet, 2008, 82: 959-970.

[6] Fiskerstrand T, Houge G, Sund S, et al. Identification of a gene for renal-hepatic-pancreatic dysplasia by microarray-based homozygosity mapping. J Mol Diagn, 2010, 12: 125-131.

1270 Renpenning 综合征 1 型
(Renpenning syndrome 1, RENS1; OMIM 309500)

一、临床诊断

(1) 概述

1962 年 Renpenning 报道了一个来自亚伯达的纯种荷兰家系，此家系均有以 X 染色体连锁异常导致的精神发育迟滞伴身材矮小、小头畸形和特殊面容 [1]，1980 年 Fox 追踪此家系发现平均 IQ 为 30 [2]。Renpenning 综合征 1 型为 X 连锁隐性遗传病，致病基因为 PQBP，即多聚谷氨酰胺结合蛋白 1 (polyglutamine-binding protein 1) 基因 [2, 3]。

(2) 临床表现

患者 3~4 岁前表现正常，之后开始表现出各种症状，现在全球只有 15 个家系的 60 个病例被报道，受累患者几乎全部为男性。该病可累及全身多处，主要累及神经系统、生殖器和骨骼。患者多有中重度智力障碍，可合并肌张力轻度降低、癫痫和肌萎缩，并具有特殊外形，包括身材矮小、小头畸形、三角形样瘦长脸型、眼裂上斜、鼻梁窄、鼻头成球样，鼻中隔突出呈悬垂状，人中变短，耳朵呈杯状，多数患者睾丸发育不良，较正常同龄人小，20% 患者可有眼内容物分隔组织、腭裂、先天性心脏病和肛门畸形 [3-7]。

(3) 影像学表现

头颅 MRI 检查可见全脑萎缩，脑室扩大，一般无皮质畸形或脑白质营养不良 (图 1270-1A)；骶尾部 X 线检查可见尾骨发育缺陷 (图 1270-1B)；肾脏超声检查可见肾脏畸形，如马蹄肾，但输尿管正常，心脏超声检查可见房间隔缺损 [7]。

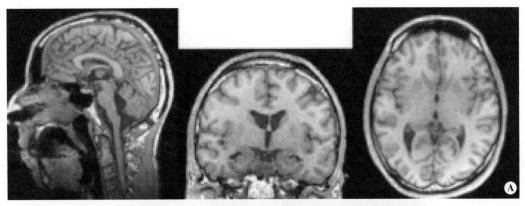

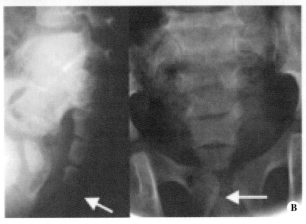

图 1270-1　影像表现

A. 头颅 MRI 检查 T_1 像可见全脑萎缩，小脑和胼胝体以同比例萎缩，无皮质畸形和脑白质营养不良；B. 骶尾部 X 线检查可见尾骨发育不良 [7]

(4) 病理表现

暂无明确病理报道。

(5) 受累部位病变汇总（表 1270-1）

表 1270-1　受累部位及表现

受累部位	主要表现
脑	3~4 岁开始表现精神发育迟滞，肌张力轻度降低，少数患者可见癫痫和肌萎缩
骨骼	身材矮小、小头畸形、三角形样瘦长脸型、眼裂上斜、鼻梁窄、鼻头成球样、鼻中隔突出呈悬垂状、人中变短、耳朵呈杯状、少数有腭裂
生殖器	睾丸发育不良
眼	眼内容物有组织分隔
心脏	先天性心脏病
肛门	肛门畸形

二、基因诊断

(1) 概述

PQBP1 基因，即编码多聚谷氨酰胺结合蛋白 1 的基因，位于 X 染色体短臂 1 区 1 带 2 亚带

3 次亚带 (Xp11.23)，基因组坐标为 (GRCh37):X: 48755160-48760422，基因全长 5228bp，包含 6 个外显子，编码 265 个氨基酸。

(2) 基因对应蛋白结构及功能

PQBP1 基因可编码核内多聚谷氨酰胺结合蛋白，该蛋白具有转录激活功能。该蛋白包含一个 WW 结构域功能包括可抑制 POU3F2 的活性，并反式激活 *DRD1* 基因；能直接或通过与转录复合物相结合激活转录；参与 *ATXN1* 基因突变诱导的细胞死亡，与 *ATXN1* 突变基因相互作用，降低 RNA 聚合酶 II 的磷酸化水平。

(3) 基因突变致病机制

2003 年，在对来自 29 个家庭的 5 例伴 X 染色体智力缺陷患者的研究中，Kalscheuer 等 [8] 发现并证实 *PQBP1* 基因的突变。Sutherland 等在 1988 年对具有相似表型的家系进行报道，但该家系并不表现强制状态或小睾丸现象。Kalscheuer 等根据这一报道发现相同的 2bp 插入突变。通过 Deqaqi 等 [9] 在 1998 年对 MRX55 家系和一个存在智力缺陷、肛门闭锁、内脏转位的家系的研究，Kalscheue 等在

PQBP1 基因中发现 4bp 的缺失突变。此外，还在 Hamel 等[10] 报道的家系中发现了一个 2bp 的缺失突变。Kalscheuer 等注意到即使这些患者的临床表现各有不同，但都具有相同基因突变，因此认为这种综合征是具有遗传背景的。

2009 年，Ito 等[11] 利用转基因技术表达一种被内源性裂解为 siRNA 的双链 RNA，从而获得 *Pqbp1* 基因敲除小鼠，这种 RNA 可抑制小鼠 50% 的 *PQBP1* 基因表达。*Pqbp1* 基因敲除小鼠在水迷宫等常规记忆力测试中具有正常能力，但在光明/黑暗探索测试和开放空间测试中表现出不正常的焦虑性行为，并且在重复的高架十字迷宫测试和新目标识别测试中表现出明显的焦虑性认知衰退。在这些行为测试后，杏仁核神经元、前额皮质和海马体内的 *C-fos* 基因上调及组蛋白 H3 乙酰化作用被减弱。而 4-苯基丁酸(PBA)这种 HDAC 抑制剂的使用，可有效提高这些基因的表达，并缓解成年 *Pqbp1* 基因敲除小鼠的异常表型。Ito 等认为 *PQBP1* 基因在调控基因表达方面的紊乱是 *Pqbp1* 基因敲除小鼠出现行为和认知异常的基础，而 *PQBP1* 靶基因表达的恢复可以缓解 *RENS* 及 *PQBP1* 基因相关智力缺陷患者的症状。

(4) 目前基因突变概述

目前人类基因突变数据库收录的 *PQBP1* 基因突变有 14 个，其中错义/无义突变 3 个，小的缺失 3 个，小的插入 3 个，大片段缺失 3 个，大片段插入 2 个。

（赵 琳 李 章）

参考文献

[1] Renpenning HJ, Gerrard JW, Zaleski WA, et al. Familial sex-linked mental retardation. Canad Med Assoc J, 1962, 87: 954-956.

[2] Fox P, Fox D, Gerrard JW. X-linked mental retardation: Renpenning revisited. Am J Med Genet, 1980, 7: 491-495.

[3] Martínez-Garay I, Tomás M, Oltra S, et al. A two base pair deletion in the PQBP1 gene is associated with microphthalmia, microcephaly, and mental retardation. Eur J Hum Genet, 2007, 15 (1): 29–34.

[4] Cui B, Sun Y, Sun Y, et al. A genetic heterogeneity of Renpenning syndrome mapped to chromosome Xq21-Xqter. Korean J Genet, 2004, 26: 73-76.

[5] Lenski C, Abidi F, Meindl A, et al. Novel truncating mutations in the polyglutamine tract binding protein 1 gene(PQBP1)cause Renpenning syndrome and X-linked mental retardation in another family with microcephaly. (Letter)Am J Hum Genet, 2004, 74(4): 777-780.

[6] Martinez-Garay I, Tomas M, Oltra S, et al. A two base pair deletion in the PQBP1 gene is associated with microphthalmia, microcephaly, and mental retardation. Europ J Hum Genet, 2007, 15(1): 29-34.

[7] Germanaud D, Rossi M, Bussy G, et al. The Renpenning syndrome spectrum: new clinical insights supported by 13 new PQBP1-mutated males. Clin Genet, 2011, 79(3): 225-235.

[8] Kalscheuer VM, Freude K, Musante L, et al. Mutations in the polyglutamine binding protein 1 gene cause X-linked mental retardation. Nature Genet, 2003, 35: 313-315.

[9] Deqaqi SC, N'Guessan M, Forner J, et al. A gene for non-specific X-linked mental retardation(MRX55)is located in Xp11. Ann Genet, 1988, 41: 11-16.

[10] Hamel BCJ, Mariman ECM, van Beersum SEC, et al. Ropers, H.-H. Mental retardation, congenital heart defect, cleft palate, short stature, and facial anomalies: a new X-linked multiple congenital anomalies/mental retardation syndrome: clinical description and molecular studies. Am J Med Genet, 1994, 51: 591-597.

[11] Ito H, Yoshimura N, Kurosawa M, et al. Knock-down of PQBP1 impairs anxiety-related cognition in mouse. Hum Molec Genet, 2009, 18: 4239-4254.

1271 先天变异型雷特综合征
(Rett syndrome, congenital variant; OMIM 613454)

一、临床诊断

(1) 概述

先天变异型雷特综合征是一种严重的神经发育障碍性疾病，特点类似于经典的雷特综合征，但在出生后第 1 个月的发病时间较经典的雷特综合征早，最早在 1985 年被报道[1]。其致病基因为 *FOXG1*，即叉头框 G1(forkhead box G1) 基因。

(2) 临床表现

该病临床表现类似于经典的雷特综合征。神经系统症状表现为严重的精神发育迟滞、肌张力低下、新生儿无应答、新生儿烦躁、失用症、手足徐动症等；其他症状如严重的精神运动恶化和不自主运动（包括舌头伸出和刻板的上肢摆动），严重的畸形（图1271-1），脊柱侧弯，脊柱后凸畸形等[2]。

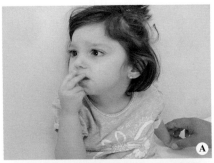

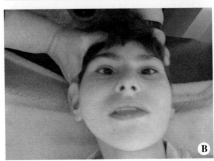

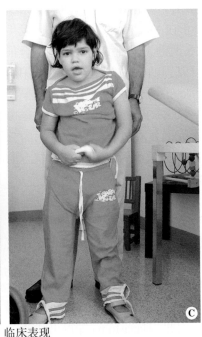

图 1271-1　临床表现

A. 刻板的手到口运动；B. 严重的畸形；C. 只能在别人帮助下站立但不能走路 [J Med Genet, 2010, 47(1): 49-53]

(3) 影像学表现

先天变异型雷特综合征患者头颅 MRI 检查可见额叶和胼胝体嘴的发育不良[3]（图1271-2）。

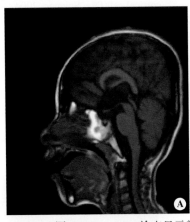

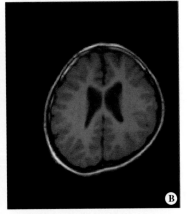

图 1271-2　MRI 检查显示额叶和胼胝体嘴的发育不良

[Brain Dev, 2014, 36(8): 725-729]

(4) 病理表现

尚无相关报道。

(5) 受累部位病变汇总（表 1271-1）

表 1271-1　受累部位及表现

受累部位	主要表现
头颈部	小头畸形、夜磨牙症、舌刺、流涎
肺部	异常的呼吸模式
胃肠道	胃食管反流、便秘
脊柱	脊柱侧弯、脊柱后凸畸形、扁平足
脑	严重的精神发育迟滞、肌张力低下、新生儿无应答、新生儿烦躁、失用症、手足徐动症

二、基因诊断

(1) 概述

FOXG1 基因，即编码一种叉头转录因子蛋白的基因，位于 14 号染色体长臂 1 区 2 带 (14q12)，基因组坐标为 (GRCh37):14:29236278-29239483，基因全长 3206bp，包含 1 个外显子，编码 490 个氨基酸。

(2) 基因对应蛋白结构及功能

FOXG1 基因编码的蛋白属于叉头转录因子家族成员，其主要功能可能是在大脑发育过程中起阻遏物的作用，该蛋白作为一种转录抑制因子在发育大脑的区域细分过程和端脑的发育过程中起重要作用。

(3) 基因突变致病机制

雷特综合征是一种严重的神经发育障碍，由编码甲基化CpG结合蛋白MeCP2的X连锁基因发生突变导致。有学者在两例先天性变异型雷特综合征患者中检出FOXG1基因的截短突变。FOXG1编码一种脑特异性转录抑制因子，该因子对端脑的早期发育至关重要。另外，分子研究表明，Foxg1还可能与MeCP2在神经元的发育过程中有着共同的分子机制，表现在出生后皮质和神经元亚核定位方面有部分重叠的表达域[4]。

Hanashima等已证明最早产生的神经元Cajal-Retzius细胞是受端脑转录因子Foxg1抑制的。在Foxg1缺失的小鼠的大脑皮质中，Hanashima等发现Cajal-Retzius神经元的产物过量表达。研究对正常产生深层大脑皮质神经元的祖细胞进行有条件的Foxg1失活，他们发现Foxg1是抑制Cajal-Retzius细胞产生所必需的。因此，Hanashima等得出结论，在后期皮质发育过程中，产生最早神经元的能力被活跃地抑制而非丢失[5]。

(4) 目前基因突变概述

目前人类基因突变数据库收录的FOXG1基因突变有24个，其中错义/无义突变8个，小的缺失1个，小的插入3个，大片段缺失3个，大片段插入9个。突变分布在基因整个编码区，无突变热点。

（赵一龙　苏小珊）

参考文献

[1] Rolando S. Rett syndrome: report of eight cases. Brain Dev, 1985, 7(3): 290-296.

[2] Mencarelli MA, Spanhol-Rosseto A, Artuso R, et al. Novel FOXG1 mutations associated with the congenital variant of Rett syndrome. J Med Genet, 2010, 47(1): 49-53.

[3] Kumakura A, Takahashi S, Okajima K, et al. A haploin-sufficiency of FOXG1 identified in a boy with congenital variant of Rett syndrome . Brain Dev, 2014, 36(8): 725-729.

[4] Ariani F, Hayek G, Rondinella D, et al. FOXG1 is responsible for the congenital variant of Rett syndrome. Am J Hum Genet, 2008, 83: 89-93.

[5] Hanashima C, Li SC, Shen L, et al. Foxg1 suppresses early cortical cell fate. Science, 2004, 303: 56-59.

1272　雷特综合征
(Rett syndrome, RTT; OMIM 312750)

一、临床诊断

(1) 概述

雷特综合征(RTT)是一种严重影响儿童精神运动发育的疾病，最早在1966年被报道[1]，其发病呈X染色体显性遗传方式。致病基因为MECP2，即甲基化CpG结合蛋白2(methyl-CpG-binding protein2)基因。

(2) 临床表现

雷特综合征主要累及女性，发病率为1/15 000~1/10 000。临床特征为进行性智力下降、孤独症行为、手的失用、刻板动作及共济失调[2]。

该病的临床病程分为四期：

Ⅰ期：自6~18个月发病，持续数月。表现为发育停滞，头部生长迟缓，小头畸形(图1272-1)，对玩耍及周围的环境无兴趣，肌张力低下。

Ⅱ期：自1~3岁时起，持续数周至数月。表现为发育迅速倒退伴激惹现象、手的失用与刻板动作、惊厥、孤独症表现、语言丧失、失眠、自虐。

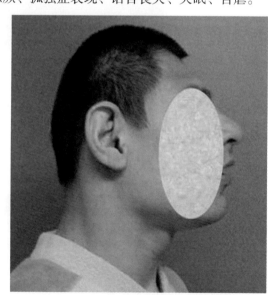

图1272-1　雷特综合征患者示小头畸形
(Ann Neurol, 1983, 14: 471-479)

Ⅲ期：自 2~10 岁时起，持续数月至数年。表现为严重的智力倒退或明显的智力低下，孤独症表现改善。惊厥，典型的手的刻板动作，明显的共济失调，躯体失用，反射增强，肢体僵硬，清醒时呼吸暂停，食欲好但体重下降，早期的脊柱侧弯，咬牙。

Ⅳ期：10 岁以上，持续数年。表现为上、下运动神经元受累的体征，进行性脊柱侧弯，肌肉失用，肌体僵硬，双足萎缩，失去独立行走的能力，生长迟缓，不能理解和运用语言，眼对眼的交流恢复，惊厥频率下降。

(3) 影像学表现

雷特综合征患者头颅 MRI 检查可见 T_1 加权像黑质高信号中出现 T_1WI 低信号带，T_2 加权像黑质和苍白球中出现强信号 (图 1272-2)[3]。

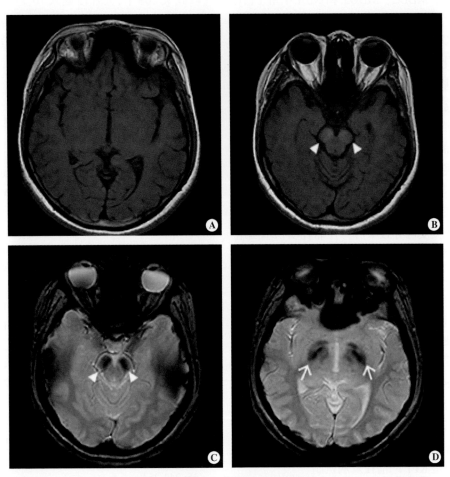

图 1272-2　雷特综合征患者 MRI 可见 T_1 加权像黑质高信号中出现 T_1WI 低信号带，T_2 加权像黑质和苍白球中出现强信号

[J Hum Genet, 2014, 59(5): 292-295]

(4) 病理表现

尚无相关报道。

(5) 受累部位病变汇总 (表 1272-1)

表 1272-1　受累部位及表现

受累部位	主要表现
头颈部	小头畸形
心脏	QTc 延长，T 波异常
肺	清醒时周期性呼吸暂停、间歇性过度换气

续表

受累部位	主要表现
胃肠道	便秘、胃食管反流
肌肉	肌肉萎缩
脑	严重的精神发育迟滞、癫痫发作、共济失调
脊柱	脊柱侧弯、脊柱后凸畸形

二、基因诊断

(1) 概述

MECP2 基因，即编码甲基化 CpG 结合蛋白 2

的基因，位于 X 染色体长臂 2 区 8 带 (Xq28)，基因组坐标为 (GRCh37):X:153295685-153363188，基因全长 67 504bp，包含 3 个外显子，编码 499 个氨基酸。

(2) 基因对应蛋白结构及功能

DNA 甲基化是真核基因组中一种重要的修饰，在哺乳动物发育中起必不可少的作用。人类的 MECP2、MBD1、MBD2、MBD3 和 MBD4 蛋白组成一个与每一个甲基化 CpG 结合域 (MBD) 相关的核蛋白家族。除了 MBD3，其他几个蛋白能够特异性结合到甲基化的 DNA。MECP2、MBD1 和 MBD2 也可以抑制甲基化的基因启动子转录。相对于其他的 MBD 家族成员，*MECP2* 基因是 X 染色体连锁并受 X 染色体失活影响。MECP2 在干细胞中是可有可无的，但在胚胎发育过程中则是必需的。

(3) 基因突变致病机制

Amir 等 [4] 利用系统的基因筛查方法在编码 X 染色体连锁的甲基化 CpG 结合蛋白 2 的 *MECP2* 基因上发现了突变，该突变可导致 RTT。在哺乳动物基因组中，MECP2 选择性地结合在 CpG 二核苷酸上，并通过与组蛋白脱乙酰酶和辅阻遏物 SIN3A 的相互作用介导转录抑制。在 21 例散发病例的 5 例中，他们在高度保守的甲基化结合域 (MBD) 编码区域发现了 3 个新的错义突变，1 个新的移码突变和 1 个新的无义突变，这些突变都能破坏转录抑制结构域 (TRD)。他们发现两个患 RTT 的同母异父的姐妹有 1 个新的错义突变，而其确定为携带者的母亲并未有此突变，这表明该母亲有该突变的生殖系嵌合体。该研究第一次报道了与 RTT 相关的基因突变，同时指出这种异常的表观遗传调控是 RTT 的潜在发病机制。

Shahbazian 等 [5] 通过截短 MECP2 蛋白建立小鼠模型来模拟 RTT 患者。突变的小鼠约 6 周内表现出正常运动功能，但是后来发展为包括很多 RTT 特征的渐进性神经疾病。他们的研究表明在这个 RTT 的小鼠模型中，染色质是异常的，基因表达可能被错误调控了。

(4) 目前基因突变概述

目前人类基因突变数据库收录的 *MECP2* 基因突变有 631 个，其中错义 / 无义突变 174 个，剪接突变 10 个，小的缺失 107 个，小的插入 55 个，大片段缺失 208 个，大片段插入 76 个，调控区突变 1 个。Wan 等通过分析 *MECP2* 基因编码区，总共鉴定出 63 个 CpG 位点，其中有 28 个位点发生了 C 到 T 的转换，产生了同义密码子，剩下的 35 个 CpG 位点是潜在的突变热点 [6]。

（赵一龙　苏小珊）

参考文献

[1] Rett A. On a unusual brain atrophy syndrome in hyperammonemia in childhood. Wien Med Wochenschr, 1966, 116(37): 723-726.

[2] Bao XH, Pan H, Song FY, et al. Clinical feature of Rett syndrome and MeCP2 genotype/phenotype correlation analysis. Zhonghua Er Ke Za Zhi, 2004, 42(4): 252-255.

[3] Ohba C, Nabatame S, Iijima Y, et al. De novo WDR45 mutation in a patient showing clinically Rett syndrome with childhood iron deposition in brain. J Hum Genet, 2014, 59(5): 292-295.

[4] Amir RE, Van den Veyver IB, Wan M, et al. Rett syndrome is caused by mutations in X-linked MECP2, encoding methyl-CpG-binding protein 2. Nat Genet, 1999, 23: 185-188.

[5] Shahbazian M, Young J, Shahbazian M, et al. Mice with truncated MeCP2 recapitulate many Rett syndrome features and display hyperacetylation of histone H3. Neuron, 2002, 35: 243-254.

[6] Wan M, Lee SS, Zhang X, et al. Rett syndrome and beyond: recurrent spontaneous and familial MECP2 mutations at CpG hotspots. Am J Hum Genet, 1999, 65: 1520-1529.

1273　Revesz 综合征
(Revesz syndrome; OMIM 268130)

一、临床诊断

(1) 概述

1992 年 Revesz[1] 首次报道了 1 例以"双眼视网膜病变、再生障碍性贫血及神经系统异常"综合征为特征的疾病，遂命名为 Revesz 综合征。研究发现该病呈常染色体显性遗传，致病基因为 *TINF2* 基因，即 TRF1 相互作用的核转录因子 2(TRF1-

interacting nuclear factor 2) 基因[2]。

(2) 临床表现

Revesz 综合征主要累及眼、骨髓、神经系统及皮肤、毛发等。临床主要表现为双眼视网膜渗出性病变、球形角膜，有些患者可表现为白瞳症。由于骨髓衰竭、再生障碍性贫血导致全血细胞减少，易发生口腔反复溃疡 (图 1273-1)[3]。由于患者精神发育迟滞、小脑发育不全，临床常表现为小脑性共济失调。皮肤可见网状色素沉着，以躯干、手掌、足底为著。指 (趾) 甲角化不全[4]，表现为凹陷甲、嵴状甲 (图 1273-1)、毛发稀疏等。且该类患者多于宫内即表现出发育迟滞，出生时体重多低于正常新生儿。

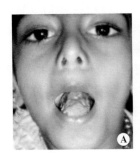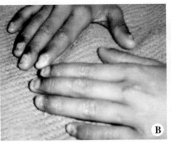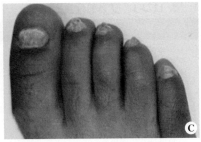

图 1273-1 临床表现

A. 口腔多发溃疡；B、C. 凹陷甲、嵴状甲 [Am J Hum Genet, 2008, 82(2): 501-509; Pediatr Radiol, 2007, 37(11): 1166-1170]

(3) 影像学表现

Revesz 综合征的患者头颅 MRI 检查可见 T_1 像小脑显著发育不全，骨髓脂肪组织替代，Flair 像可见多发异常信号影，增强扫描可见异常强化影。CT 检查可见颅内多发异常钙化影 (图 1273-2)。由于视网膜血管内皮细胞屏障作用丧失，导致视网膜出血及广泛剥离 (图 1273-3)。

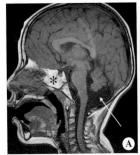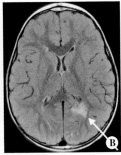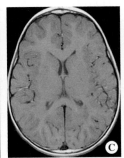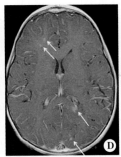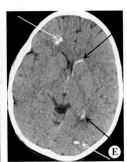

图 1273-2 影像表现

A. T_1 像小脑发育不全 (箭头)，骨髓脂肪组织替代 (星号)；B. Flair 像脑室旁异常信号影 (箭头)；C. T_1 像未见明显异常；D. 注射钆对比剂后可见多发异常强化影 (箭头)；E. CT 检查可见颅内多发钙化影 (箭头)[Pediatr Radiol, 2007, 37(11): 1166-1170]

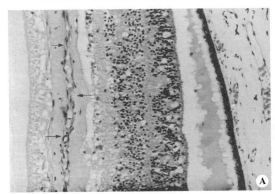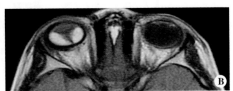

图 1273-3 病理表现

A. 视网膜血管血浆渗出物浸润——视网膜血管纵切面 (箭头)；B. 视网膜出血及广泛剥脱离

[J Med Ge-net, 1992, 29(9): 673-675; Pediatr Radiol, 2007, 37(11): 1166-1170]

（4）病理表现

视网膜血管异常扩张，形成动脉瘤，血管内皮细胞屏障作用丧失，血浆大量渗出于视网膜神经上皮层下，导致视网膜出血及广泛剥脱，类似于Coats病的病理改变（图1273-3）。

（5）受累部位病变汇总（表1273-1）

表1273-1　受累部位及表现

受累部位	主要表现
血液系统	再生障碍性贫血、骨髓衰竭
眼	渗出性视网膜病、白瞳症、眼震、球形角膜、视网膜下结节
神经系统	小脑发育不全、小脑性共济失调、精神运动发育迟滞、颅内钙化
皮肤及其附属物	皮肤网状色素沉着（躯干、手掌、足底）、凹陷甲、嵴状甲、甲营养不良、毛发稀疏
口腔	黏膜白斑

二、基因诊断

（1）概述

TINF2基因，即编码TERF1互作作用的核转录因子2蛋白的基因，位于14号染色体长臂1区2带(14q12)，基因组坐标为(GRCh37):14:24703454-24712233，基因全长8780bp，包含10个外显子，编码451个氨基酸。

（2）基因对应蛋白结构及功能

TINF2基因编码蛋白是端粒蛋白复合体的组分之一，该复合体通过使细胞区分端粒和DNA损伤区来保护端粒。TINF2基因产物在与另外三个DNA结合蛋白装配成端粒复合体的过程中起关键作用。TINF2基因突变会引起常染色体显性的先天性角化不良，是一种遗传性骨髓衰竭综合征。

（3）基因突变致病机制

2008年，Savage等首次将Revesz综合征相关基因定位在14q11.2。进一步研究发现，这一区域TINF2基因在亲缘/非亲缘的多例患者中出现突变，因此推测TINF2突变是引起Revesz综合征的原因[5]。随后有文献在多例Revesz综合征患者中找到TINF2基因突变。Revesz综合征发病具体分子机制目前仍不清楚。有研究发现TINF2基因6号外显子的截短突变导致其编码蛋白稳定性下降。这一突变除了会引起端粒变短，还会影响TINF2蛋白与端粒结合因子1相互作用，进而引起更为严重的临床症状[6,7]。

（4）目前基因突变概述

目前人类基因突变数据库收录的TINF2基因突变有18个，其中错义/无义突变15个，小的缺失1个，小的插入2个。突变分布在基因整个编码区，无突变热点。

（张正慧　张　驰）

参考文献

[1] Revesz T, Fletcher S, al-Gazali LI, et al. Bilateral retinopathy, aplastic anae-mia, and central nervous system abnormalities: a new syndrome. J Med Ge-net, 1992, 29(9): 673-675.

[2] Savage SA, Giri N, Baerlocher GM, et al. TINF2, a compon-ent of the shelte-rin telomere protection complex, is mutated in dyskeratosis congenita. Am J Hum Genet, 2008, 82(2): 501-509.

[3] Riyaz A, Riyaz N, Jayakrishnan MP, et al. Revesz Syndrome. Am J Hum Genet, 2008, 82(2): 501-509.

[4] Scheinfeld MH, Lui YW, Kolb EA, et al. The neuroradiological findings in a case of Revesz syndrome. Pediatr Radiol, 2007, 37(11): 1166-1170.

[5] Camenisch U, Nageli H. XPA gene, its product and biological roles. Adv Exp Med Biol, 2008, 637: 28-38.

[6] Youssef G, Gerner L, Naeem AS, et al. Rab3Gap1 mediates exocytosis of Claudin-1 and tight junction formation during epidermal barrier acquisition. Dev Biol, 2013, 380: 274-285.

[7] Zhang H, Chen H, Luo H, et al. Functional analysis of Waardenburg syndrome-associated PAX3 and SOX10 mutations: report of a dominant-negative SOX10 mutation in Waardenburg syndrome type II. Hum Genet, 2012, 131: 491-503.

1274，1275　肢近端型点状软骨发育不良
(rhizomelic chondrodysplasia punctata, RCDP)
(1274. RCDP1, OMIM 215100; 1275. RCDP2, OMIM 222765)

一、临床诊断

（1）概述

肢近端型点状软骨发育不良(RCDP)最早在1971年被报道[1]，遗传方式为常染色体隐性遗传。根据致病基因不同可分为1~3亚型。

（2）临床表现

RCDP是一种罕见的、大脑发育障碍为特征的

疾病。其临床表现为近端骨骼系统发育不良、癫痫发作、反复呼吸道感染、先天性白内障[2]。其他特征包括身材矮小、四肢近端缩短 (图 1274-1)[3]，典型的面部外观如宽鼻梁、内眦赘皮、高腭穹、小颌畸形等。大多数患者在 10 岁前死亡。

(3) 影像学表现

RCDP 患者头颅 MRI 检查可见髓鞘形成迟滞、天幕上脑白质的信号传导异常、侧脑室扩大、胆碱合成肌酸的比例减少、游离脂质的数值增加，可能与组成髓鞘的缩醛磷脂减少有关 (图 1274-2)[4]。

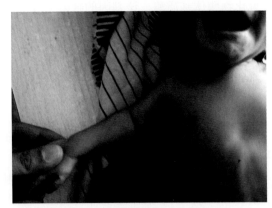

图 1274-1　RCDP 患者四肢近端缩短

[Indian J Hum Genet, 2012, 18(3): 344-345]

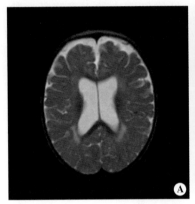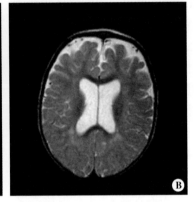

图 1274-2　MRI 表现

MRI 扫描 23 个月 (A) 和 4 岁 (B) 的 RCDP 患者显示白质信号异常，在双侧顶枕区中最突出；髓鞘化延迟，侧脑室扩大

[Neurology, 2006, 66(6): 798-803]

(4) 病理表现

尚无相关报道。

(5) 基因突变亚型与受累部位病变汇总 (表 1274-1、表 1274-2)

表 1274-1　亚型汇总

RCDP 亚型	致病基因 (别名)
RCDP1	*PEX7*
RCDP2	*DHAPAT/GNPAT*
RCDP3	*AGPS*

表 1274-2　受累部位及表现

亚型	受累部位	主要表现
RCDP1	头颈部	小头畸形、扁平脸、前额突出、小颌畸形、低鼻梁
	肺	呼吸功能不全
	骨骼	小儿软骨钙化点、椎体冠状裂、脊柱后侧凸
	皮肤	鱼鳞癣
	脑	精神发育迟滞、痉挛、癫痫发作、髓鞘形成严重延迟、皮质萎缩

续表

亚型	受累部位	主要表现
RCDP2	头颈部	大囟门、小头畸形、小颌畸形、低鼻梁
	骨骼	挛缩、钙化点、骨质疏松、不规则的椎体终板，脊柱侧弯
	脑	肌张力低下、精神发育迟滞

二、RCDP1 基因诊断

(1) 概述

PEX7 基因，编码过氧化物酶体靶信号 (PTS2) 的胞质受体蛋白，位于 6 号染色体长臂 2 区 3 带 3 亚带 (6q23.3)，基因组坐标为 (GRCh37):6:137143702-137235072，基因全长 91 371bp，包含 11 个外显子，编码 324 个氨基酸。

(2) 基因对应蛋白结构及功能

PEX7 基因编码的细胞质受体蛋白，是一组能够通过过氧化物酶体靶信号 (PTS2) 靶向到细胞器

的过氧化物酶体基质酶。该基因的缺陷会导致过氧化物酶体生物发生障碍，其特征在于过氧化物酶体功能的多个缺陷。它的功能是结合到 PTS2 型过氧化物酶体靶向信号 N 末端，并在过氧化物酶体蛋白质输入中起重要作用。

(3) 基因突变致病机制

编码过氧化物酶体靶信号胞质受体蛋白的 *PEX7* 基因发生突变会导致 RCDP1[5-7]。

Brites 等在动物模型试验中，构建 *Pex7* 基因敲除小鼠 (*Pex7$^{-/-}$*)，该小鼠在出生时表现出严重张力不足和生长障碍。该小鼠在围生期死亡率最高，但是个别鼠有超过 18 个月的存活期。在生物化学分析中发现，*Pex7* 基因敲除小鼠显示出缩醛磷脂严重损耗，α-氧化植烷酸和 β-氧化的极长链脂肪酸受损。*Pex7* 基因敲除小鼠显示在部分大脑皮质中神经元密度增加，同时神经细胞迁移发生延迟。对 *Pex7* 敲除小鼠新生儿进行骨化分析，结果显示在四肢的远端骨元件骨化以及部分的颅骨和椎骨发生缺陷[8]。

(4) 目前基因突变概述

目前人类基因突变数据库收录的 *PEXT* 基因突变有 44 个，其中错义/无义突变 24 个，剪接突变 6 个，小的缺失 7 个，小的插入 4 个，大片段缺失 2 个，调控区突变 1 个。

三、RCDP2 基因诊断

(1) 概述

GNPAT 基因，即编码二羟丙酮磷酸酰基转移酶的基因，位于 1 号染色体短臂 4 区 2 带 2 亚带 (1p42.2)，基因组坐标为 (GRCh37):1:231376919-231413719，基因全长 36 801bp，包含 16 个外显子，编码 681 个氨基酸。

(2) 基因对应蛋白结构及功能

GNPAT 基因编码的酶位于过氧化物酶体膜上，该膜在醚磷脂合成过程中是必不可少的。该基因相关的 GO 注释功能包括甘油磷酸酰基转移酶活性和受体结合。

(3) 基因突变致病机制

Ofman 等[9] 在 8 例 RCDP2 患者的 *GNPAT* 基因上发现了 5 种不同的纯合突变，证明 *GNPAT* 基因的突变可导致 RCDP2。

Rodemer 等[10] 通过靶向破坏 *Dhapat* 基因构建 RCDP 小鼠模型。这种突变小鼠显示出多种异常，如雄性不育症、眼睛发育缺陷、白内障和视神经发育不全。其中一些症状也能在 RCDP 中观察得到。质谱分析证实在小鼠的大脑缩醛磷脂中存在包含二十二碳六烯酸 (DHA) 的高度不饱和脂肪酸，且与脑髓鞘隔离的脂筏微区 (LRMs) 存在缩醛磷脂。在突变体中，缩醛磷脂完全消失，且大脑 DHA 浓度降低。同时大脑 LRMs 中的标记蛋白(脂阀结构蛋白-1)和接触蛋白的浓度降低。此外，被结合到 LRMs 处且对晶状体发育和精子形成至关重要的缝隙连接蛋白 connexin-43 在醚脂缺陷小鼠的胚胎成纤维细胞中的水平降低。他们在这些成纤维细胞中发现游离胆固醇 (LRMS 的一个重要组成部分)在核周隔室累积。因此，推测缩醛磷脂可能需要 LRMs 的正常组装和功能。

(4) 目前基因突变概述

目前人类基因突变数据库收录的 *GNPAT* 基因突变有 14 个，其中错义/无义突变 4 个，剪接突变 4 个，小的缺失 5 个，小的插入 1 个。

（赵一龙　罗慧娟）

参考文献

[1] Spranger JW, Opitz JM, Bidder U. Heterogeneity of Chondrodysplasia punctata. Humangenetik, 1971, 11(3): 190-212.

[2] Phadke SR, Gupta N, Girisha KM, et al. Rhizomelic chondrodysplasia punctata type 1: report of mutations in 3 children from India. J Appl Genet, 2010, 51(1): 107-110.

[3] Chhavi N, Prashanth S, Venkatesh C, et al. Rhizomelic chondrodysplasia punctata: A missed opportunity for early diagnosis. Indian J Hum Genet, 2012, 18(3): 344-345.

[4] Bams-Mengerink AM, Majoie CB, Duran M, et al. MRI of the brain and cervical spinal cord in rhizomelic chondrodysplasia punctata. Neurology, 2006, 66(6): 798-803.

[5] Braverman N, Steel G, Obie C, et al. Human PEX7 encodes the peroxisomal PTS2 receptor and is responsible for rhizomelic chondrodysplasia punctata. Nat Genet, 1997, 15: 369-376.

[6] Motley AM, Hettema EH, Hogenhout EM, et al. Rhizomelic chondrodysplasia punctata is a peroxisomal protein targeting disease caused by a non-functional PTS2 receptor. Nat Genet, 1997, 15: 377-380.

[7] Purdue PE, Zhang JW, Skoneczny M, et al. Rhizomelic

chondrodysplasia punctata is caused by deficiency of human PEX7, a homologue of the yeast PTS2 receptor. Nat Genet, 1997, 15: 381-384.

[8] Brites P, Motley AM, Gressens P, et al. Impaired neuronal migration and endochondral ossification in Pex7 knockout mice: a model for rhizomelic chondrodysplasia punctata. Hum Mol Genet, 2003, 12: 2255-2267.

[9] Ofman R, Hettema EH, Hogenhout EM, et al. Acyl-CoA:

dihydroxyacetonephosphate acyltransferase: cloning of the human cDNA and resolution of the molecular basis in rhizomelic chondrodysplasia punctata type 2. Hum Mol Genet, 1998, 7: 847-853.

[10] Rodemer C, Thai TP, Brugger B, et al. Inactivation of ether lipid biosynthesis causes male infertility, defects in eye development and optic nerve hypoplasia in mice. Hum Mol Genet, 2003, 12: 1881-1895.

1276 5- 磷酸核糖异构酶缺乏症
(ribose-5-phosphate isomerase deficiency, RPID; OMIM 608611)

一、临床诊断

(1) 概述

5- 磷酸核糖异构酶缺乏症 (RPID) 是一种罕见的常染色体隐性遗传病，该病是由 *RPIA* 基因突变引起。2004 年 Huck 等[1] 第一次提出 5- 磷酸核糖异构酶基因缺陷的患者会出现白质脑病和周围神经病变的表现。

(2) 临床表现

5- 磷酸核糖异构酶缺乏症主要损害中枢神经系统。患者常表现出精神发育迟滞，婴幼儿期可能有语言和运动功能发育迟缓，严重者会出现躯体发育异常，有些患者早期会出现癫痫症状，随后逐渐出现小脑性共济失调的临床症状，表现为行走不稳、步行时不能走直线、步态蹒跚、动作不灵活；有些患者还会出现感觉、运动神经受累的症状[1, 2]。

(3) 辅助检查

实验室检查：尿和脑脊液核糖醇和 D- 阿拉伯糖醇缺乏，细胞内 5- 磷酸核糖异构酶减少；头颅磁共振检查可见脑室周围脑白质病变（图 1276-1）。

(4) 病理表现

尚无相关报道。

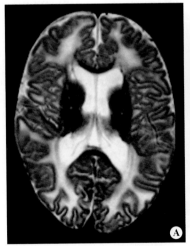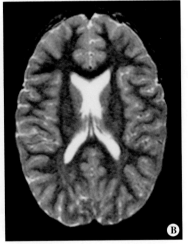

图 1276-1 头颅磁共振检查
A. 患者大脑半球白质广泛异常；B. 正常人 (Am J Hum Genet, 2004, 74: 745-751)

(5) 受累部位病变汇总 (表 1276-1)

表 1276-1　受累部位及表现

受累部位	主要表现
眼睛	向对侧凝视时可出现眼球震颤、视神经萎缩
神经系统	精神发育迟滞、癫痫发作、小脑性共济失调、多发性周围神经病、假性延髓性麻痹性构音障碍、轻度感觉运动神经病变、脑白质病变

二、基因诊断

(1) 概述

RPIA 基因，即编码 5- 磷酸核糖异构酶的基因，位于 2 号染色体短臂 1 区 1 带 2 亚带 (2p11.2)，基因组坐标为 (GRCh37):2:88991176-89050452，基因全长 59 277bp，包含 10 个外显子，编码 311 个氨基酸。

(2) 基因对应蛋白结构及功能

RPIA 基因编码 5- 磷酸核糖异构酶，该蛋白质是一种催化戊糖磷酸途径中核糖和核酮糖之间可逆转换的酶。该基因在大多数生物体内高度保守。这种酶在碳水化合物代谢中起着非常重要的作用。此基因的突变能引起核糖异构酶缺乏症。

(3) 基因突变致病机制

2004 年，Huck 等[1] 通过对 1 例表现为脑白质病和周围神经病变的 RPID 患者的研究，发现 *RPIA* 基因两个复合杂合突变：一个突变来自母亲，是 1bp 的缺失 (c.540delG)，它导致 181 号密码子上的移码突变，即过早地在 17 号密码子上停止 (p.N181fs*17)，形成一个含有 196 个氨基酸的蛋白质截断。另一个突变可能来自父亲，是 182 位 C > T 的转换，这一转换导致第 61 位丙氨酸转变成缬氨酸 (p.A61V)。

2010 年，Wamelink 等[3] 对前人报道的来自

RPIA 基因缺失患者的成纤维细胞和成淋巴细胞两株细胞系进行了研究。Western 杂交和质谱分析证实，在这两种细胞系中 RPIA 水平均有所降低，其中淋巴母细胞中检测到 30% 的蛋白质残留，而成纤维细胞中 RPIA 含量低于检测极限。同样，成纤维细胞中 mRNA 含量比淋巴母细胞下降得更多。酶活性检测实验显示，成纤维细胞中未检测到酶活性，但在淋巴母细胞中酶活性降低到对照值的 28%。实验未检测到截断后的蛋白质，表示它不表达或迅速降解。在对酵母的研究中发现，当 p.A61V 错义突变在低水平表达时会残留 30% 的活性，但当它高水平表达时可以弥补 RPIA 缺失的影响。代谢变化中酵母突变等位基因表达与患者表现的情况类似。研究结果表明，*RPIA* 基因活性降低和突变蛋白表达减少均能导致表型出现。

(4) 目前基因突变概述

目前人类基因突变数据库收录的 *RPIA* 基因突变有 2 个，其中错义 / 无义突变 1 个，小的缺失 1 个。突变分布在基因整个编码区，无突变热点。

（杨　洋　刘杜娟）

参考文献

[1] Huck JHJ, Verhoeven NM, Struys EA, et al. Ribose-5-phosphate isomerase deficiency: new inborn error in the pentose phosphate pathway associated with a slowly progressive leukoencephalopathy. Am J Hum Genet, 2004, 74: 745-751.

[2] van der Knaap MS1, Wevers RA, Struys EA, Leukoenc ephalopathy associated with a disturbance in the metabolism of polyols. Ann Neurol, 1999, 46: 925-928.

[3] Wamelink MMC, Gruning N-M, Jansen EEW, et al. The difference between rare and exceptionally rare: molecular characterization of ribose 5-phosphate isomerase deficiency. J Molec Med, 2010, 88: 931-939.

1277　Rienhoff 综合征
(Rienhoff syndrome, RNHF；OMIM 615582)

一、临床诊断

(1) 概述

2013 年 Rienhoff 首次报道了一种类似马凡综合征和 Loeys-Dietz 综合征的常染色体显性遗传性疾病，故命名为 Rienhoff 综合征 (RNHF)[1]，迄今为止仅发现 2 例 RNHF 患者。它是由 *TGFB3* 基因的杂合子突变所导致的，致病基因为 *TGFB3* 基因，即转化

生长因子-β3(transforming growth factor β3)基因。

(2) 临床表现

Rienhoff 综合征是以间叶细胞来源的组织异常发育为特征的先天性综合征，包括肌肉和颅面骨结构异常，伴有肌肉体积较小、生长迟缓、远端关节挛缩和其他继发的变化。Rienhoff 报道的患者临床表现主要为体重和身高明显低于正常范围，肌容积减少、肌张力下降、腱反射减弱、皮下脂肪较少、细长指、漏斗胸、扁平足、大关节过度伸展、远端关节挛缩以及眼距过宽、腭垂分裂，但皮肤、心脏和视力检查是正常的 (图 1277-1)。2014 年 Matyas 发现 1 例与 Rienhoff 报道症状类似的 RNHF 患者，但主要不同之处在于该患者身材较高，广泛的大小关节伸展过度 [2](图 1277-2)。

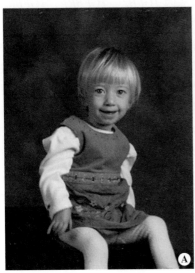
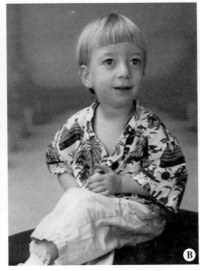
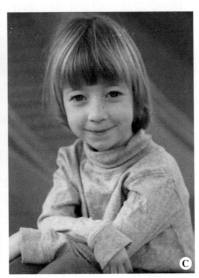

图 1277-1　RNHF 患者眼球突出、眼距过宽、管状鼻、颌后缩

(Am J Med Genet A, 2013, 161A: 2040-2046)

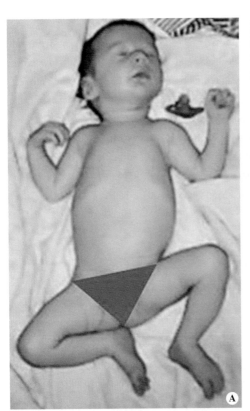
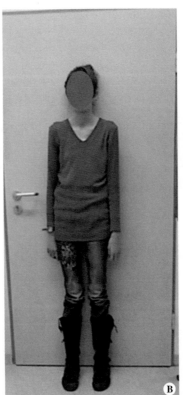
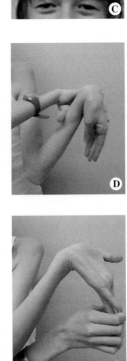

图 1277-2　RNHF 患者出生时和长大后身材较高 (A、B)，眼距过宽 (C)，大小关节伸展过度 (D、E)

(Am J Med Genet A, 2014, 164A: 2141-2143)

（3）辅助检查

RNHF 患者可累及心脏，表现为房室传导阻滞。超声心动检查可见二尖瓣轻度脱垂，主动脉瓣和二尖瓣轻度功能不全。

（4）病理表现

肌肉活检大多正常，表现为以Ⅰ型纤维为主的棋盘状结构，但有轻度的与肌肉使用减少相符合的局部Ⅰ型纤维分布不均匀。

（5）受累部位病变汇总（表 1277-1）

表 1277-1 受累部位及表现

受累部位	主要表现
头面部	眼球突出、眼距过宽、蓝色虹膜、管状鼻、硬腭分裂、腭垂分裂
骨骼	远端关节挛缩、关节过度伸展，以右侧第三和第四手指为重
肌肉	肌容积减少、肌张力降低、皮下脂肪明显减少
胸部	漏斗胸

二、基因诊断

（1）概述

TGFB3 基因，即编码转化生长因子-β3 蛋白(TGF-β3) 的基因，位于 14 号染色体长臂 2 区 4 带 3 亚带 (14q24.3)，基因组坐标为 (GRCh37):14:76424442-76448092，基因全长 23 651bp，包含 7 个外显子，编码 412 个氨基酸。

（2）基因对应蛋白结构及功能

TGFB3 基因编码的转化生长因子-β3 蛋白是 TGF-β 蛋白家族成员之一。TGF-β 蛋白家族是一类作为激素调控多种细胞增殖及分化的多肽。TGF-β3 蛋白分子结构特征包括：1～23 位氨基酸位置为信号肽，24～300 位氨基酸位置有与潜伏功能相关肽链，301～412 位氨基酸为有转化生长因子-β3 功能的肽链。TGF-β3 蛋白参与细胞分化和胚胎的发育过程的调控。

（3）基因突变致病机制

Rienhoff 等[1] 对一例 9 岁患儿进行研究分析，该患儿临床表现为肌肉密度降低、生长发育迟缓、末梢关节弯曲，同时具有部分马方综合征、Loeys-Dietz 综合征以及 Beals 综合征的表型，但是不满足这些综合征的临床诊断标准。研究者对这些综合征相关的 6 个基因 TGFB2、TGFBR1、TGFBR2、SMAD3、FBN1 和 FBN2 进行检测，未发现这些基因有突变，后通过全外显子测序发现了 2 个杂合突变，一个是 CDH2 基因上的无义突变，但受检者 CDH2 蛋白水平与正常对照人群无差异；另一个突变为 TGFB3 基因的 p.C409Y 突变，体外功能实验结果显示，在 HEK293T 细胞中，p.C409Y 突变的 TGFB3 基因丧失了产生转录信号的功能。Matyas 等[2] 发现另一例患儿存在 TGFB3 基因的 c.899G > A 突变。

（4）目前基因突变概述

目前，人类孟德尔遗传在线数据库收录的 TGFB3 基因突变有 4 个，其中错义/无义突变 2 个，调控突变 2 个。其中与 Rienhoff 综合征相关的是 2 个错义突变。

（宋彦丽 李 芳）

参考文献

[1] Rienhoff HY, Yeo CY, Morissette R, et al. A mutation in TGFB3 associated with a syndrome of low muscle mass, growth retardation, distal arthrogryposis and clinical features overlapping with Marfan and Loeys–dietz syndrome. Am J Med Genet A, 2013, 161A: 2040-2046.

[2] Matyas G, Naef P, Tollens M, Oexle K. De novo mutation of the latency - associated peptide domain of TGFB3 in a patient with overgrowth and Loeys–Dietz syndrome features. Am J Med Genet A, 2014, 164A: 2141-2143.

1278 强直性脊柱肌营养不良症 1 型
(rigid spine muscular dystrophy 1, RSMD1；OMIM 602771)

一、临床诊断

（1）概述

强直性脊柱肌营养不良症 1 型 (RSMD1) 由 SEPN1 基因纯合或复合杂合突变所致。特征是严重的典型多微核肌病，结蛋白相关肌病伴 mallory 小体。结蛋白相关肌病都是临床和遗传学异质性的一组肌病，形态学表现为结蛋白在肌浆中聚集，常伴其他蛋白聚集，1/3 的患者由结蛋白基因突变所致。

(2) 临床表现

强直性脊柱综合征首先由 Dubowitz 于 1973 年报道，特征是脊椎伸肌挛缩致使弯曲腰背部和颈椎明显受限，从而导致脊椎和胸廓的运动不能。也可能有其他关节受限，特别是肘关节和踝部伸展受限。该病大部分婴儿期起病，运动延迟，弥漫性肌无力，以中轴和近端肌无力为著，伴肌张力减退 (图 1278-1)，逐渐出现脊柱僵硬、脊柱侧凸侧弯，累及呼吸肌，加之脊柱及胸廓畸形，患者出现呼吸功能不全、呼吸衰竭，部分患者可出现心力衰竭[1-3]。

(3) 病理表现

该病肌肉病理表现为肌细胞大小不等，伴不同程度变性、坏死和再生，有中央核现象 (图 1278-2)。

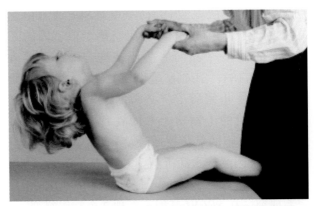

图 1278-1　3 岁女孩明显肌张力低下，颈屈无力

(Am Neurol, 2004, 55: 676-686)

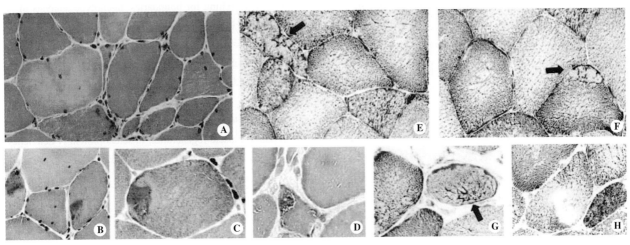

图 1278-2　患者骨骼肌病理改变

A.HE 染色示肌纤维大小不等，核中央化，再生纤维罕见，轻度肌内膜纤维化；B、C.HE 染色，肌细胞内散在透明样斑；D. Gomori 三色染色，偶尔可见边缘空泡；E ～ H.NADH-TR 染色可见氧化活性不同，大部分在 I 型纤维；E. 肌纤维不同的氧化活性分布；F. 边界清楚，圆形，氧化阴性的类核区域；G. 可见黑染的无定形物；H. 擦脱现象

(Am Neurol, 2004, 55: 676-686)

(4) 受累部位病变汇总 (表 1278-1)

表 1278-1　受累部位及表现

受累部位	主要表现
肌肉	运动延迟，弥漫性肌无力肌萎缩，以中轴和近端肌无力为著，严重呼吸肌受累，呼吸衰竭
脊柱及关节	脊柱僵硬，脊柱侧凸侧弯，脊柱活动受限，不能弯腰屈颈，关节活动受限，胸廓畸形影响呼吸，扁平足
心脏	心力衰竭

二、基因诊断

(1) 概述

SEPN1 基因，即编码硒蛋白 N1 的基因，位于 1 号染色体短臂 3 区 6 带 1 亚带 1 次亚带 (1p36.11)，基因组坐标为 (GRCh37):1:26126667-26144713，基因全长 18 047bp，包含 13 个外显子，编码 590 个氨基酸。

(2) 基因对应蛋白结构及功能

SEPN1 基因编码硒蛋白，该蛋白在活性位点包含硒代半胱氨酸 (Sec) 残基。Sec 通常由起终止密码子作用的 UGA 编码。硒蛋白基因的 3′ 非编码区有一个共同的茎环结构，即 Sec 插入序列 (SECIS)，SECIS 是识别 UGA 为 Sec 密码子而不是终止密码子所必需的。该基因编码产物在骨骼肌的生理功能方面具有重要作用，可通过维持细胞的氧化还原环境，防止氧化损伤。

(3) 基因突变致病机制

2001 年，Moghadaszadeh 等[4] 对 10 个 RSMD1 家系研究，在 SEPN1 基因上发现 2 个移码突变、1 个无义突变，3 个错义突变。

2011 年，Castets 等[5] 发现相比野生型和小于 10 个月的 Spen1−/− 纯合突变小鼠，10 个月的 Spen1−/− 突变小鼠的骨骼肌微星细胞群 (SCs) 的数量比较少。Spen1−/− 纯合突变的小鼠和野生小鼠的肌肉在受到第一次损伤时，都有几乎相同的快速恢复能力。然而，Spen1−/− 纯合突变的小鼠肌肉在受到第二次损伤时，相比没有受损的 SPEN1 纯合突变和野生的小鼠，其 SCs 数量明显下降，修复能力也较大减弱。

(4) 目前基因突变概述

目前人类基因突变数据库收录的 SEPN1 基因突变有 29 个，其中错义/无义突变 15 个，剪接突变 3 个，小的缺失 3 个，小的插入 4 个，大片段缺失 3 个，调节突变 1 个。突变分布在基因整个编码区，无突变热点。

（王新高　梁　颜）

参考文献

[1] Jungbluth H, Sewry C, Brown S C, et al.Minicore myopathy in children: a clinical and histopathological study of 19 cases. Neuromusc Disord, 2000, 10: 264-273.

[2] Ferreiro A, Ceuterick-de Groote C, Marks JJ, et al.Desmin-related myopathy with Mallory body-like inclusions is caused by mutations of the selenoprotein N gene. Am. Neurol, 2004, 55: 676-686.

[3] Ferreiro A, Estournet B, Chateau D, et al. Multi-minicore disease-searching for boundaries: phenotype analysis of 38 cases. Ann Neurol, 2000, 48: 745-757.

[4] Moghadaszadeh B, PetitN, Jaillard C, et al. Mutations in SEPN1 cause congenital muscular dystrophy with spinal rigidity and restrictive respiratory syndrome. Nature Genet, 2001, 29: 17-18.

[5] Castets P, Bertrand AT, Beuvin M, et al. Satellite cell loss and impaired muscle regeneration in selenoprotein N deficiency. Hum Molec Genet, 2011, 20: 694-704.

1279　新生儿致死性强直、多灶性癫痫综合征
(rigidity and multifocal seizure syndrome, lethal neonatal, RMFSL; OMIM 614498)

一、临床诊断

(1) 概述

新生儿致死性强直、多灶性癫痫综合征 (RMFSL) 是一种严重的癫痫性脑病，最早在 2012 年被报道[1]，其发病呈常染色体隐性遗传方式。致病基因为 BRAT1 基因。

(2) 临床表现

RMFSL 患者的临床表现主要是癫痫性脑病，患儿通常在出生后 1 年内死亡[2]。其他症状包括难治性肌阵挛性癫痫发作，肌张力增高和强直阵挛，吞咽困难、呼吸暂停和心动过缓导致心搏骤停和死亡[3]。有些患者会有小颌畸形 (图 1279-1)，鼻梁扁平等[4]。

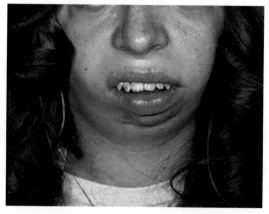

图 1279-1　RMFSL 患者小颌畸形

[Sci Transl Med, 2012, 4(154): 154ra135]

(3) 影像学表现

尚无相关报道。

(4) 病理表现

尚无相关报道。

(5) 受累部位病变汇总 (表 1279-1)

表 1279-1 受累部位及表现

受累部位	主要表现
头颈部	小颅、小颌、视神经萎缩
心脏	心动过缓
肺	呼吸暂停
骨骼	关节挛缩
脑	意识活动缺乏、癫痫发作、反射亢进、足底伸肌反应、阵挛、家族性自主神经异常

二、基因诊断

(1) 概述

BRAT1 基因，即编码 BRCA1 相关的 ATM 催化剂 1 的基因，位于 7 号染色体短臂 2 区 2 带 3 亚带 (7p22.3)，基因组坐标为 (GRCh37):7:2577444-2595392，基因全长 17 949bp，包含 14 个外显子，编码 822 个氨基酸。

(2) 基因对应蛋白结构及功能

在体内广泛存在的 *BRAT1* 基因编码的蛋白与肿瘤抑制蛋白 BRCA1 和 ATM 蛋白相互作用。ATM 被认为是细胞周期检控点信号通路的主控器。这些信号通路在应对比如由电离辐射和与 BRCA1 在多蛋白复合物 BASC 复合时导致的双链断裂所引起的 DNA 损伤时做出细胞应答反应是必需的。该蛋白在 BRCA1 和 ATM 调控的 DNA 损伤通路中有重要作用。

(3) 基因突变致病机制

Puffenberger 等 [1] 用纯合子定位技术和外显子测序在宾夕法尼亚的 2 例阿米什的 RMFSL 患者的 *BRAT1* 基因上发现 1 个纯合子的截短突变 c.638_639insA。他们的研究表明该突变破坏 *BRAT1* 基因编码的蛋白，可能中断 *BRAT1* 基因核定位时 BRAT1 和 BRCA1 的相互作用。敲除 *BRAT1* 基因会导致 p53 诱导的细胞凋亡不依赖于 DNA 损伤。灾难型癫痫和皮质基底核神经元退化可能与 *BRAT1* 基因的破坏有关。

(4) 目前基因突变概述

目前人类基因突变数据库没有收录 *BRAT1* 基因的突变信息，但有文献报道该基因有 1 个纯合子的截短突变 c.638_639insA[1]。

（ 赵一龙　罗慧娟 ）

参考文献

[1] Puffenberger EG, Jinks RN, Sougnez C, et al. Genetic mapping and exome sequencing identify variants associated with five novel diseases. PLoS One, 2012, 7: e28936.

[2] Saitsu H, Yamashita S, Tanaka Y, et al. Compound heterozygous BRAT1 mutations cause familial Ohtahara syndrome with hypertonia and microcephaly. J Hum Genet, 2014, 59(12): 687-690.

[3] Straussberg R, Ganelin-Cohen E, Goldberg-Stern H, et al. Lethal neonatal rigidity and multifocal seizure syndrome - Report of another family with a BRAT1 mutation. Eur J Paediatr Neurol, 2015, 19(2): 240-242.

[4] Saunders CJ, Miller N A, Soden S E, et al. Rapid whole-genome sequencing for genetic disease diagnosis in neonatal intensive care units. Sci Transl Med, 2012, 4(154): 154ra135.

1280 Ritscher-Schinzel 综合征
(Ritscher-Schinzel syndrome, RTSC; OMIM 220210)

一、临床诊断

(1) 概述

Ritscher-Schinzel 综合征 (RTSC) 也称为 3C 综合征，为罕见的常染色体隐性遗传，1987 年由

Ritscher 和 SehinzeI 等 [1] 首次报道，致病基因为 *KIAA0196* 基因，是一种发育畸形综合征。

(2) 临床表现

该病主要特征包括颅面部、小脑以及心脏异常[1]。心脏异常表现包括室间隔缺损、房间隔缺损、法洛

四联症、右心室双出口、主动脉瓣狭窄、肺动脉瓣狭窄及其他瓣膜异常，室间隔缺损最常见。中枢神经系统异常包括Dandy-Walker畸形、小脑蚓部发育不良、枕大池扩大。颅面畸形常见腭裂、眼缺损、眼距增宽、枕部突出、下斜睑裂、鼻骨缺损、低位的耳朵和小颌畸形。该综合征的预后与颅面部、小脑、心脏畸形种类关系密切[2-4]（图1280-1、图1280-2）。

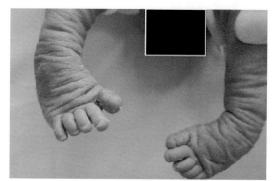

图 1280-2　马蹄内翻足畸形
(Int J Surg Case Rep , 7 2015, 130-133)

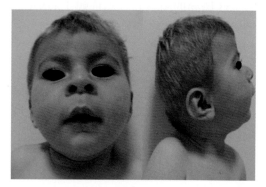

图 1280-1　前囟门宽敞，运动精神发育迟滞，小颌畸形，
小头畸形和缩颌
(Am J Med Genet, 2001, 102: 237-242)

(3) 辅助检查

通过MRI等多种手段联合检查和随访，以及产后对照检查，可提高Ritseher-Schinzel综合征的产前诊断[4]（图1280-3）。Ritscher-Schinzel综合征的产前检出几乎全靠超声，尤其是孕早期颈项透明层厚度检查及孕中期系统结构筛查，对Ritscher-Schinzel综合征的检出最为重要[5]（图1280-4）。

(4) 病理表现

尚无相关报道。

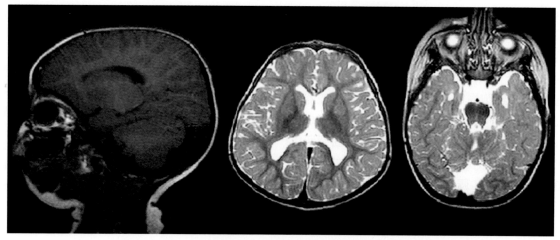

图 1280-3　小脑蚓部发育不全
(Int J Surg Case Rep 7, 2015, 130-133)

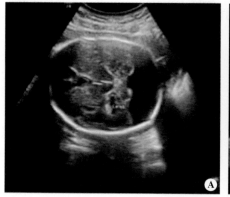
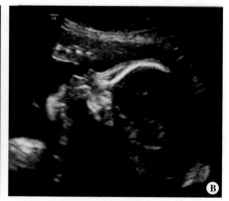

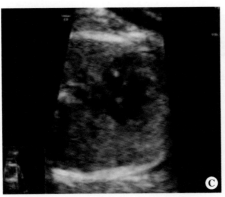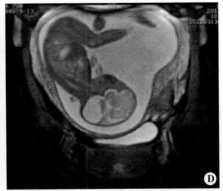

图 1280-4　辅助检查表现

A. 胎儿小脑蚓部完全型缺失；B. 正中矢状面鼻骨缺如；C. 四腔心切面 (左心发育不良、二尖瓣闭锁、室间隔缺损)；D. MRI 检查显示小脑蚓部

缺失 [中华超声影像学杂志, 2012, 2(12): 1081]

（5）受累部位病变汇总（表 1280-1）

表 1280-1　受累部位及表现

受累部位	主要表现
脑	Dandy-Walker 畸形、小脑蚓部发育不良、枕大池扩大
头部	腭裂、眼缺损、眼距增宽、枕部突出、下斜睑裂、鼻骨缺损、低位的耳朵、小颌畸形
心脏	室间隔缺损、房间隔缺损、法洛四联症、右心室双出口、主动脉瓣狭窄、肺动脉瓣狭窄、其他瓣膜异常、室间隔缺损
四肢	手足畸形

二、基因诊断

（1）概述

KIAA0196 基因，即编码 strumpellin 蛋白的基因，位于 8 号染色体长臂 2 区 4 带 1 亚带 3 次亚带 (8q24.13)，基因组坐标为 (GRCh37):8:126036502-126104061，基因全长 67 560bp，包含 31 个外显子，编码 1159 个氨基酸。

（2）基因对应蛋白结构及功能

KIAA0196 编码蛋白的命名源自 Strumpell 疾病，推测其拥有多个跨膜结构域和一个血影蛋白重复包含的结构域，广泛表达于人体全身细胞，在骨骼肌中有着最高的表达。

（3）基因突变致病机制

Elliott 等 [6] 利用 SNP 比对和 Sanger 测序对 8 例 RTSC 患者进行研究，发现都存在一个 KIAA0196 基因上的剪接位点纯合突变。RNA 分析表明 KIAA0196 转录本缺失 27 号外显子，对应表达量降低 8 倍，促使该疾病的发生。

（4）目前基因突变概述

目前人类基因突变数据库收录的 KIAA0196 基因突变有 3 个，全为错义 / 无义突变。

（郭　鹏　陈龙昀）

参考文献

[1] Ritscher D, Schinzel A, Boltshauser E, et al. Dandy-Walker(like)malformation, atrio-ventricular septal defect and a similar pattern of minor anomalies in 2 sisters: a new syndrome? Am J Med Genet, 1987, 26: 481-491.

[2] Leonardi ML, Pai GS, Wilkes B, et al. Ritscher-Schinzel cranio-cerebello-cardiac(3C)syndrome: report of four new cases and review. Am J Med Genet, 2001, 102: 237-242.

[3] Seidahmed MZ, Alkuraya FS, Shaheed MA, et al. A.Ritscher-Schinzel(cranio-cerebello-cardiac, 3C)syndrome: report of four new cases with renal involvement. Am J Med Genet, 2011, 155A: 1393-1397.

[4] Mehmet Nuri Konya, Muhsin Elmas, Sadık Emre Erginoglu. et al.A rare case of 3C disease: Ritscher–Schinzel syndrome presenting with recurrent talipes equinovarus. Int J Surg Case Rep, 2015, 7: 130-133 .

[5] 梁柏松、李振华、龚元淑，等 . 胎儿 Ritscher-Schinzel 综合征超声表现 1 例 . 中华超声影像学杂志，2012，2(12): 1081.

[6] Elliott AM, Simard LR, Coghlan G, et al. A novel mutation in KIAA0196: identification of a gene involved in Ritscher-Schinzel/3C syndrome in a First Nations cohort. J Med Genet, 2013, 50: 819-822.

1281　罗伯茨综合征
(Roberts syndrome, RBS; OMIM 268300)

一、临床诊断

(1) 概述

1919 年 John Roberts 首次在意大利近亲夫妇中报道罗伯茨综合征，遂命名为罗伯茨综合征 (RBS)，其发病呈常染色体隐性遗传方式。该病由 *ESCO2* 基因突变引起，编码染色体合成 S 期姐妹染色体结合必需的蛋白质，该基因突变导致着丝粒过早分离，或异常染色体排斥、疏松[1]。

(2) 临床表现

RBS 的临床表现类似海豹短肢综合征，主要表现为生长发育迟缓、肢体短小、颅面畸形、精神发育迟滞、小头畸形、眼球突出、眼距过宽、腭裂唇裂、手指过短和手指弯曲变形[2-4]。该病患者也可出现心脏结构异常、主动脉狭窄、晕厥等症状 (图 1281-1、图 1281-2)。

(3) 影像学表现

RBS 患者骨骼检查主要表现为颅面畸形，器官发育不全，指骨过短 (图 1281-3)。

(4) 病理表现

RBS 病理学表现为细胞内细胞核破裂，呈碎片状分布[2](图 1281-4)。

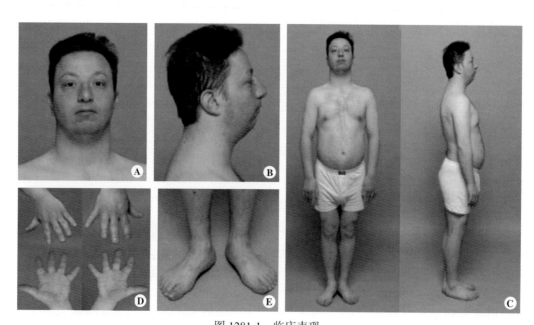

图 1281-1　临床表现

A. 眼距过宽，鼻子突出；B. 下颌后缩；C ～ E. 肢体短小，指骨过短 [Am J Med Genet A, 2010, 152A: 472-478]

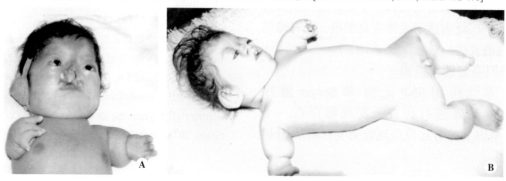

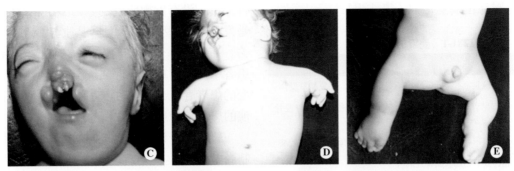

图 1281-2　唇裂，眼距过宽，肢体短小，指骨过短

(Med Genet, 2010, 47: 30-37)

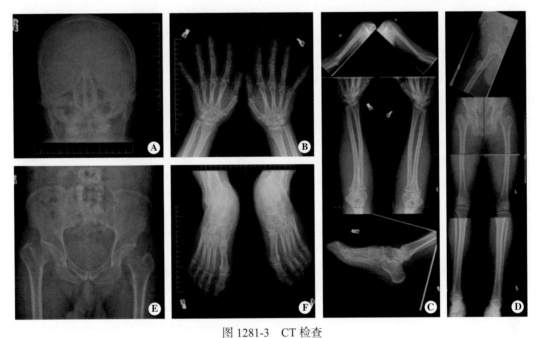

图 1281-3　CT 检查

A. 双眼球眼距过宽；B. 指骨过短；C. 上、下肢长骨无明显短缺；D. 臀部发育不全；E. 股骨颈过短；F. 正常足

(Am J Med Genet A, 2010, 152A: 472-478)

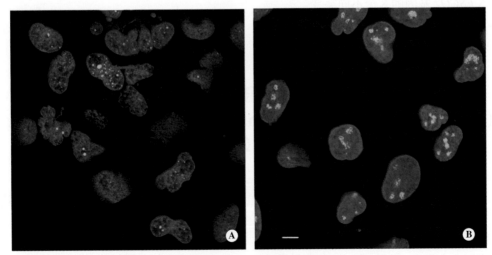

图 1281-4　免疫荧光显示细胞核呈碎片状分布（红色箭头）

(Rare Dis, 2014, 2: e27743)

(5) 受累部位病变汇总 (表 1281-1)

表 1281-1　受累部位及表现

受累部分	主要表现
心脏	主动脉狭窄、房间隔缺损、室间隔缺损、反复晕厥发作
骨骼	器官发育不全、身材矮小、肢体短小、指骨过短、股骨颈短小
面部	颅面畸形、眼距过宽、眼球突出、唇裂腭裂、下颌后缩
脑	精神发育迟滞、脑神经麻痹

二、基因诊断

(1) 概述

ESCO2 基因，编码与有丝分裂的 S 期姐妹染色单体配对凝聚相关的蛋白，位于 8 号染色体短臂 2 区 1 带 1 亚带 (8p21.1)，基因组坐标为 (GRCh37): 8:27632058-27662425，基因全长 30 368bp，包含 11 个外显子，编码 601 个氨基酸。

(2) 基因对应蛋白结构及功能

该基因编码的蛋白质具有乙酰转移酶活性，乙酰转移酶可能有催化球形 H3-K56 乙酰化的作用。该蛋白对于有丝分裂过程的 S 期建立姐妹染色单体时的配对凝聚也是必需的，它通过控制姐妹染色单体的配对凝聚和 DNA 复制来确保只有姐妹染色单体才可以配对成功。另外，它有一个重要的旁系基因 ESCO1。

(3) 基因突变致病机制

Vega 等[1] 通过对来自土耳其、意大利和加拿大近亲结婚的 RBS 家系的分析，发现 15 个家庭 18 个受影响个体 ESCO2 基因的 8 个不同突变。

Vega 等[3] 对 49 例携带 ESCO2 突变的患者进行分析，没有发现明确的基因型与表型的关系，但是发现在某些情况下角膜混浊与否与特定突变有关。在来自 4 个家庭的 7 例 c. 750_751insG 突变的患者中没有出现角膜混浊情况，而所有 p.R169X 突变的患者存在角膜混浊。另外，研究表明角膜不混浊的患者较少患心脏方面的疾病。

暂无关于该病致病机制的分子研究，其致病机制尚不明确。

(4) 目前基因突变概述

目前人类基因突变数据库收录的 ESCO2 基因突变有 28 个，其中错义 / 无义突变 5 个，剪接突变 5 个，小的缺失 12 个，小的插入 6 个。突变分布在基因整个编码区，无突变热点。

(宋彦丽　任华慧)

参考文献

[1] Vega H, Waisfisz Q, Gordillo M, et al. Roberts syndrome is caused by mutations in ESCO2, a human homolog of yeast ECO1 that is essential for the establishment of sister chromatid cohesion. Nat Genet, 2005, 37: 468-470.

[2] Xu B, Lu S, Gerton JL. Roberts syndrome: A deficit in acetylated cohesin leads to nucleolar dysfunction. Rare Dis, 2014, 2: e27743.

[3] Vega H, Trainer AH, Gordillo M, et al. Phenotypic variability in 49 cases of ESCO2 mutations, including novel missense and codon deletion in the acetyltransferase domain, correlates with ESCO2 expression and establishes the clinical criteria for Roberts syndrome. J Med Genet, 2010, 47: 30-37.

[4] Goh ES, Li C, Horsburgh S, et al. The Roberts syndrome/SC phocomelia spectrum—a case report of an adult with review of the literature. Am J Med Genet A, 2010, 152A: 472-478.

1282　伴下颌裂和肢体畸形的罗宾序列
(Robin sequence with cleft mandible and limb anomalies; OMIM 268305)

一、临床诊断

(1) 概述

1992 年 Richieri-Costa 和 Pereira 首次在巴西人群报道以下颌发育不良、肢体缺陷为主要特征的罗宾序列征，遂命名为伴下颌裂和肢体畸形的罗宾序列 (RCPs)[1]，其发病呈常染色体隐性遗传方式。致病基因为 EIF4A3 基因。

(2) 临床表现

RCPs 患者中男性发病程度较重，多在胎儿期或出生后早期死亡，呈隐性遗传，其中女性多见，男女比例约为 1 ：1.8[2]。RCPs 患者主要表现为下颌畸形，如小口、小下颌、下颌骨融合、下颌裂、下颌缺失、中切牙发育不全、喉部发育异常，如小的圆形喉头、会厌发育不全、勺状会厌皱襞发育不全、声音嘶哑或气息声；肢体缺陷，如大踇趾发育不全、畸形足、胫骨和腓骨发育异常[2-4]，并伴有学习、语言能力下降。部分患者还可表现为锁骨假关节，双侧髋臼发育不良导致的髋关节半脱位等[5]（图1282-1）。

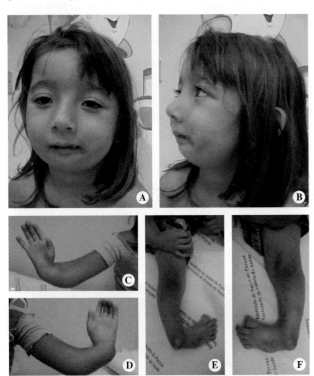

图 1282-1 RCPs 患者小口，下颌后缩，拇指短小，踇趾短小畸形

(Am J Med Genet A, 2011, 155A: 1173-1177)

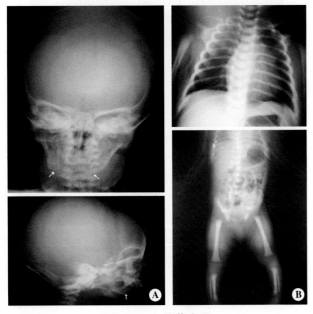

图 1282-2 影像表现

A. RCPs 患者下颌发育不全；B. 锁骨假关节，下：双侧髋臼发育不良，髋关节半脱位，胫骨、腓骨发育不全 (Clin Dysmorphol, 2007, 16: 85-88)

（3）影像学表现

RCPs 患者头颅 CT 检查可见颅面骨畸形，下颌分裂，下颌后缩，颧弓发育不全。四肢骨骼检查可见胫骨、腓骨短小，踇趾畸形等（图1282-2）。

（4）病理表现

尚无相关报道。

（5）受累部位病变汇总（表1282-1）

表 1282-1 受累部位及表现

受累部位	主要表现
颌面部	小口畸形、下颌后缩、下颌骨融合、下颌裂、中切牙发育不全、喉部发育异常、小的圆形喉头、会厌发育不全、勺状会厌皱襞发育不全
骨骼	锁骨假关节、双侧髋臼发育不良、髋关节半脱位、胫骨和腓骨发育不全、踇趾短小畸形
脑	学习、语言能力下降
声音	声音嘶哑、气息声

二、基因诊断

（1）概述

EIF4A3 基因，即编码真核翻译起始因子的基因，位于 17 号染色体长臂 2 区 5 带 3 亚带 (17q25.3)，基因组坐标为 (GRCh37):17:78109013-78120982，基因全长 11 970bp，包含 12 个外显子，编码 411 个氨基酸。

（2）基因对应蛋白结构及功能

由该基因编码的蛋白是一种核基质蛋白，属于 DEAD box 蛋白家族。该蛋白是外显子连接复合物 (EJC) 的核心组分。EJC 蛋白在剪切后事件中发挥重要作用，包括 mRNA 输出、mRNA 定位和无义突变介导的 mRNA 降解。

（3）基因突变致病机制

Favaro[6] 等分析来自 17 个巴西家庭中的 20 例患者，其中 17 例患者发生 EIF4A3 基因 16- 重复的纯合变异，另外 3 例患者是 15- 重复和 16- 重复的复合杂合变异。在对另外的 5 例巴西患者的分析中，4 例具有 16- 重复纯合变异，另一例为 14- 重复和 p.D270G 的复合杂合变异。家族中的正常对照均不存在该重复变异或者为 16- 重复杂合子。该变异在 520 个正常巴西对照人群中并未发现，正常情况下均为 3~12 个重复。

转录组分析显示，该变异没有改变剪切，但是相对于正常细胞，患者细胞的转录丰度下降 30%~40%。Favaro 等[6] 发现 eif4a3 缺陷的斑马鱼，存在颅面软骨发育不全、骨变质与下颌裂。此外，研究显示该斑马鱼第 3 ～ 6 咽弓发育不全。

本病尚无相应的分子研究，致病机制未明。

(4) 目前基因突变概述

目前人类基因突变数据库尚无报道与 *EIF4A3* 基因突变有关的信息。

（宋彦丽　任华慧）

参考文献

[1] Richieri-Costa A, Pereira SC. Short stature, Robin sequence, cleft mandible, pre/postaxial hand anomalies, and clubfoot: a new autosomal recessive syndrome. Am J Med Genet, 1992, 42: 681-687.

[2] Favaro FP, Zechi-Ceide RM, Alvarez CW, et al. Richieri-Costa-Pereira syndrome: a unique acrofacial dysostosis type. An overview of the Brazilian cases. Am J Med Genet A, 2011, 155A: 322-331.

[3] Favaro FP, Alvizi L, Zechi-Ceide RM, et al. A noncoding expansion in EIF4A3 causes Richieri-Costa-Pereira syndrome, a craniofacial disorder associated with limb defects. Am J Hum Genet, 2014, 94: 120-128.

[4] Souza J, dal Vesco K, Tonocchi R, et al. The Richieri-Costa and Pereira syndrome: report of two Brazilian siblings and review of literature. Am J Med Genet A, 2011, 155A: 1173-1177.

[5] Golbert MB, Dewes LO, Philipsen VR, et al. New clinical findings in the Richieri-Costa/Pereira type of acrofacial dysostosis. Clin Dysmorphol, 2007, 16: 85-88.

[6] Favaro FP, Alvizi L, Zechi-Ceide RM, et al. A noncoding expansion in EIF4A3 causes Richieri-Costa-Pereira syndrome, a craniofacial disorder associated with limb defects. Am J Hum Genet, 2014, 94: 120-128.

1283　常染色体显性遗传 Robinow 综合征
(Robinow syndrome, autosomal dominant, DRS; OMIM 180700)

一、临床诊断

(1) 概述

Robinow 综合征是一种遗传异质疾病，特点是面部和生殖器异常、肢体前臂或小腿短肢畸形。分为常染色体显性遗传 (DRS) 和常染色体隐性遗传 (RRS) 两种[1]。DRS 是由 *WNT5A* 基因杂合子突变引起。

(2) 临床表现

Robinow 综合征的主要临床特征是肢体短缩畸形 (主要累及前臂及小腿)，器官距离过远，明显的面部表现如睑裂宽，短而上翻的鼻子，外生殖器发育不全[2]。患者肢体短缩，身材矮小，手指短指、弯曲等手部畸形；可伴有面中部发育不良，伴有鼻部畸形，包括鼻根宽、鼻梁塌、鼻孔上翻、三角嘴、口角向下、口腔内牙龈增生、牙齿拥挤。患者有明显的生殖器发育不良，男性表现为持续的小阴茎 (图 1283-1、图 1283-2)。

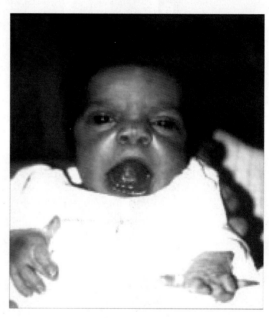

图 1283-1　特征性面部表现
(J Med Genet, 2002, 39: 305-310)

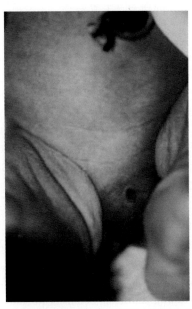

图 1283-2 异常的生殖器：小阴茎，阴囊和睾丸正常
(J Med Genet, 2002, 39: 305-310)

(3) 辅助检查

X 线检查可明确显示尺桡骨、胫腓骨短缩畸形（图 1283-3）。

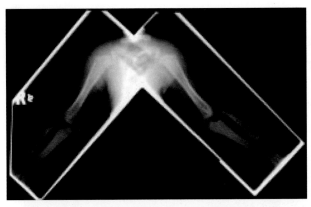

图 1283-3 X 线检查示尺桡骨短缩
(J Med Genet, 2002, 39: 305-310)

实验室检查：在青春期后的男性患者，研究者观察到血促卵泡激素基线水平升高，血清黄体生成素对于促性腺激素释放激素的高反应性提示患者存在部分原发性性腺功能减退。患者 5α 还原酶和生殖器皮肤成纤维细胞雄激素受体活性正常[3]。

(4) 病理表现

暂无相关病理学报道。

(5) 受累部位病变汇总（表 1283-1）

表 1283-1 受累部位及表现

受累部位	主要表现
骨骼	身材矮小（产后发病）、骨龄延迟、颈短、漏斗胸、肢体短缩、小手、短指、指（趾）骨呈双末端
头面部	大头畸形、面部平坦、面中部发育不良、鼻子短、翘、鼻梁塌、鼻梁宽、鼻孔前倾、长人中、小颌畸形、缩颌、耳后翻、位置低
眼	眼距过宽、宽睑裂、内眦皱褶、眼球突出、睫毛过长
口腔	三角嘴、口角向下、牙龈增生、裂舌、上腭狭窄、高腭弓、唇裂 / 腭裂、异常腭垂
生殖泌尿系统	隐睾、小阴茎（男）、阴唇、阴蒂小（女）、腹股沟疝、肾脏异常、肾积水
皮肤、指甲	皮肤焰色痣、指甲发育不良
神经系统	精神发育迟滞、智力低下

二、基因诊断

(1) 概述

WNT5A 基因，即编码 WNT5A 蛋白，位于 3 号染色体短臂 1 区 4 带 3 亚带（3p14.3），基因组坐标为（GRCh37):3:55499743-55521670，基因全长 21 928bp，包含 5 个外显子，编码 380 个氨基酸。

(2) 基因对应蛋白结构及功能

WNT 基因家族包括编码分泌信号蛋白的结构相关基因。这些蛋白参与肿瘤发生和发展过程，包括胚胎发育过程中细胞命运调控和模式。该基因编码 WNT 家族的成员蛋白，该蛋白同时通过经典和非经典 *WNT* 途径进行信号转导。该蛋白是七次跨膜受体 frizzled-5 和酪氨酸激酶孤儿受体 2 的配体。该蛋白在胚胎发育过程中，对调节发育途径具有重要作用。该蛋白也可能在肿瘤发生中起作用。该基因的突变是导致常染色体显性遗传的 Robinow 综合征的原因。可变剪切导致存在多个转录变体。

(3) 基因突变致病机制

Person 等[4] 观察到 *Wnt5a* 缺失小鼠表现出 Robinow 综合征的特征和 *WNT5A* 与 *ROR2* 互作，*ROR2* 常染色体隐性遗传的 Robinow 综合征发生突变，于是对最初由 Robinow 等[1] 报道的患有 Robinow 综合征的家族成员的 *WNT5A* 基因进行分析，确定 1 个致病的杂合突变 (p. C182R)。在一例无血缘关系、有部分临床表现的散发患者身上，发现 WNT5A 基因 (p. C83S) 不同的杂合突变。在其他 23 例无血缘关系患者中，未发现 WNT5A 基因突变和明显的 Robinow 综合征临床症状，提示其具有遗传异质性。对斑马鱼胚胎中功能性表达的分析表明，突变蛋白代表的是亚效等位基因而不是显性负性突变。研究结果提示 WNT5A/ROR2 途径与人类的颅面、骨骼和生殖器发育密切相关。

对 3 个家系中患有常染色体显性遗传的 Robinow 综合征患者分析，Roifman 等 [5] 确定 2 个 WNT5A 基因不同的杂合错义突变 (p. Y86C 和 p. C69Y)。通过全外显子组测序在第一个家系中发现突变，虽然没有对突变的功能进行研究，但分子模型表明，迄今为止发现的所有 4 种突变，包括 Person 等 [4] 提及的都发生在蛋白质上的一侧。

本病尚无相应的分子研究，致病机制未明。

(4) 目前基因突变概述

目前人类基因突变数据库收录的 WNT5A 基因突变有 1 个，即错义/无义突变。

（丁杜宇　门捷夫）

参考文献

[1] Robinow M, Silverman, FN, Smith HD. A newly recognized dwarfing syndrome. Am J Dis Child, 1969, 117: 645-651.

[2] Mazzeu JF, Pardono E, Vianna-Morgante, AM, et al. Clinical characterization of autosomal dominant and recessive variants of Robinow syndrome. Am J Med Genet, 2007, 143A: 320-325.

[3] Lee PA, Migeon CJ, Brown, TR, et al.Robinow's syndrome: partial primary hypogonadism in pubertal boys, with persistence of micropenis. Am J Dis Child, 1982, 136: 327-330.

[4] Person AD, Beiraghi S, Sieben CM, et al. WNT5A mutations in patients with autosomal dominant Robinow syndrome. Dev Dyn, 2010, 239: 327-337.

[5] Roif man M, Marcelis CL, Paton T, et al. De novo WNT5A-associated autosomal dominant Robinow syndrome suggests specificity of genotype and phenotype. Clin Genet, 2015, 87: 34-41.

1284　常染色体隐性遗传 Robinow 综合征
(Robinow syndrome, autosomal recessive, RRS; OMIM 268310)

一、临床诊断

(1) 概述

Robinow 综合征是一种遗传异质性疾病，特点是伴有前臂或小腿肢体短缩，面部及生殖器异常，分为常染色体显性遗传 (DRS) 和常染色体隐性遗传 (RRS) 两种 [1]。RRS 是由 ROR2 基因突变引起。

(2) 临床表现

Robinow 综合征的主要临床特征是肢体短缩畸形 (主要累及前臂及小腿)，明显的面部表现，如眼距过宽、睑裂宽、短而上翻的鼻子、外生殖器发育不全 (图 1284-1) [2]。患者肢体短缩，身材矮小，面中部发育不良，伴有鼻部畸形，包括鼻根宽、鼻梁塌、鼻孔上翻、口腔内牙龈增生、牙齿拥挤。RRS 与 DRS 受累器官基本一致，但受累比例略不同，同时 RRS 患者均有肋骨融合、肢体前臂或小腿短肢畸形，男性患儿均有小阴茎。脊柱受累较 DRS 严重 [3]，表现为胸椎半椎体 (98%)，部分患者脊柱侧弯、椎骨融合胸脊柱侧弯、骶骨发育不全。

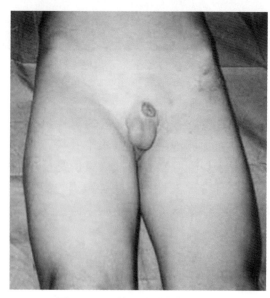

图 1284-1　外生殖器发育不良

(Am J Med Genet, 2007, 143A: 320-325)

（3）辅助检查

X 线检查可显示患者尺桡骨、胫腓骨短缩畸形，并可显示脊柱畸形、椎体异常（图 1284-2）。

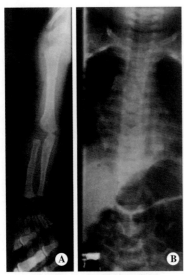

图 1284-2　X 线检查表现

A. 尺桡骨短肢畸形；B. 脊椎畸形 (T$_5$ 和 T$_6$)

(Am J Med Genet, 2007, 143A: 320-325)

（4）病理表现

无特异性病理表现。

（5）受累部位病变汇总（表 1284-1）

表 1284-1　受累部位及表现

受累部位	主要表现
骨骼	身材矮小（产后发病），骨龄延迟，脖颈短，漏斗胸，均有肋骨融合，肢体前臂或小腿短肢畸形，几乎均有胸椎半锥体畸形，部分出现肘关节活动受限；指骨发育不全或缺失，小手，短指，指（趾）骨呈双末端
头面部	大头畸形、面部平坦、长人中、小颌畸形、缩颌
眼	眼距过宽（均有）、宽睑裂、内眦皱褶、眼球突出、睫毛过长
口腔	三角嘴、口角向下、牙龈增生、裂舌、上腭狭窄、高腭弓、唇裂／腭裂、异常腭垂、牙齿拥挤
耳	耳朵后翻、位置低
生殖泌尿系统	隐睾、男性均有小阴茎、阴唇、阴蒂小（女）、腹股沟疝、肾脏异常、肾积水
皮肤	皮肤焰色痣
指甲	指甲发育不良
神经系统	精神发育迟滞、智力低下

二、基因诊断

（1）概述

ROR2 基因，编码受体蛋白酪氨酸激酶孤儿受体 2，位于 9 号染色体长臂 2 区 2 带 3 亚带 1 次亚带 (9q22.31)，基因组坐标为 (GRCh37):9:94484878-94712444，基因全长 227 567bp，包含 9 个外显子，编码 943 个氨基酸。

（2）基因对应蛋白结构及功能

该基因编码的蛋白质是受体蛋白酪氨酸激酶和 I 型跨膜蛋白，属于细胞表面受体的 ROR 亚科。该蛋白可能参与软骨细胞的早期形成以及软骨和生长板生长发育。该基因的突变可引起短指 B 型骨骼疾病。此外，该基因的突变还可引起常染色体隐性遗传的 Robinow 综合征。

（3）基因突变致病机制

Afzal 等[4] 对来自安曼 7 个无血缘关系家系中的 14 例患者研究发现，他们都携带一个去掉酪氨酸激酶结构域及其后续 3- 端区域的无义突变；同时在 3 个无血缘关系的近亲家庭内的患者发现，在细胞内和细胞外结构域都存在 *ROR2* 的纯合错义突变。这些突变的性质表明常染色体隐性形式的 Robinow 综合征是由 *ROR2* 失活导致的。

本病尚无相应的分子研究，致病机制未明。

（4）目前基因突变概述

目前人类基因突变数据库收录的 *ROR2* 基因突变有 24 个，其中错义／无义突变 17 个，小的缺失 4 个，小的插入 1 个，大片段缺失 2 个。突变分布在基因整个编码区，无突变热点。

（丁杜宇　门捷夫）

参考文献

[1] Robinow M, Silverman FN, Smith HD. A newly recognized dwarfing syndrome. Am J Dis Child, 1969, 117: 645-651.

[2] Mazzeu JF, Pardono E, Vianna-Morgante AM, et al.Clinical characterization of autosomal dominant and recessive variants of Robinow syndrome. Am J Med Genet, 2007, 143A: 320-325.

[3] Bain MD, Winter RM, Burn J. Robinow syndrome without

mesomelic'brachymelia': a report of five cases. J Med Genet, 1986, 23: 350-354.

[4] Afzal AR, Rajab A, Fenske CD, et al. Recessive Robinow syndrome, allelic to dominant brachydactyly type B, is caused by mutation of ROR2. Nat Genet, 2000, 25: 419-422.

1285　Rothmund-Thomson 综合征
(Rothmund-Thomson syndrome, RTS; OMIM 268400)

一、临床诊断

(1) 概述

Rothmund-Thomson 综合征 (RTS) 又称先天性血管萎缩皮肤异色病或萎缩性皮肤异色病和白内障，1865 年由 Rothmund 首次报道[1, 2]。此病是一种具有皮肤异色病、身材矮小、幼年白内障、毛发稀少、光敏等表现的常染色体隐性遗传病。致病基因为 *RECQL4*[3]。

(2) 临床表现

RTS 为少见的常染色体隐性遗传病，确切的发病率尚不清楚，在不同种族中报道的病例已超过 250 例。男性多发，男女性发病比为 2：1。患者婴儿期起病，脸、颊、臀两侧出现朱红色，表面肿胀的斑片状皮损，稍晚在四肢伸面出现同样皮损。在童年时皮损发展成网状或雨点状色素沉着，中间有毛细管扩张，点状或细条状的萎缩脱色斑。在额、耳、鼻、颏、颈、躯干和四肢屈面，这种皮肤异色变化较轻。日久可在皮损中出现鳞屑或疣状角化损害，偶变上皮癌。皮肤异色病为本病常有的表现。约半数患者身材矮小，各部匀称或前臂、手和小腿较短小、肥圆和发绀，手纹模糊不清，半数患者尚有幼年白内障，可为前囊下、核周和后星状白内障。有些患者的角膜有变性表现。约 1/3 患者有局限性骨缺损，在四肢远端缺骨、骨发育不良或畸形，如指骨短或缺、跖骨裂开或畸形、四肢两侧长度不等，盆骨、长骨有囊性损害等。约 1/3 患者有光敏感，受晒部位红肿起疱。约 1/4 患者有性腺功能不全，内或外生殖器发育不良，女性可无月经，男性有隐睾。约 1/4 患者的指甲生长不良，甲面粗、有纵纹、甲肥厚或萎缩。约 1/6 患者牙发育不良，牙小、不出牙或畸形[3-6]。

(3) 影像学表现

骨 X 线检查可见约 75% 的患者有骨骼发育缺陷，表现为骨质减少，易发生病理性骨折、关节脱位、骨骺发育不良、异常骨小梁形成。约 20% 患者可见桡骨畸形，多指、并指及指骨缺失。

眼科检查可见白内障[6]。

(4) 病理表现

骨活检有时可见骨肉瘤的病理表现：肿瘤细胞呈梭形、多角形、圆形，细胞间变明显，细胞大小不一，形态各异，细胞核大，核仁明显，常见病理核分裂，在分化较好的地方可见肿瘤细胞的直接形成肿瘤性骨及骨样组织，呈粉染均质条索状及小片状，肿瘤越成熟形成的骨及骨样组织越多，有时还可见破骨细胞型巨细胞及出血和坏死区[7](图 1285-1)。

(5) 受累部位病变汇总（表 1285-1）

表 1285-1　受累部位及表现

受累部位	主要表现
骨骼	多数患者有桡骨、指骨和髌骨的畸形或缺如，身材矮小，累及面部骨骼时可有拱状腭或腭裂、细长鼻，合并关节脱位，骨肉瘤
皮肤	类似牛奶咖啡斑的浅棕色斑块或皮肤异色病
消化系统	进食困难，伴恶心、呕吐
血液系统	可参与导致淋巴瘤

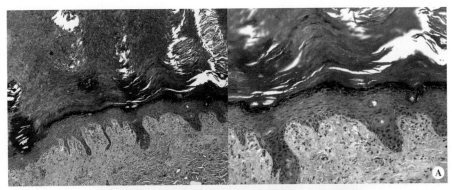

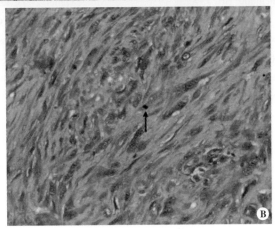

图 1285-1　病理表现

A. 可见皮肤疣状角化病；B. 箭头指向处见梭状肿瘤细胞，核大深染

[J Bone Joint Surg Am, 2010, 92(3): 726-30]

二、基因诊断

(1) 概述

RECQL4 基因，即编码 Ⅳ 型 RecQ 类似 DNA 解旋酶的基因，位于 8 号染色体长臂 2 区 4 带 3 亚带 (8q24.3)，基因组坐标为 (GRCh37):8:145736667-145743210，基因全长 6544bp，包含 21 个外显子，编码 1208 个氨基酸。

(2) 基因对应蛋白的结构及功能

RECQL4 基因编码一种 DNA 解旋酶，该酶属于 RecQ 解旋酶家族。DNA 解旋酶将双链 DNA 解旋为单链 DNA 并可调节染色体分离。该基因主要在胸腺和睾丸中表达。该基因的突变与 Rothmund-Thomson 综合征、RAPADILINO 综合征和 Baller-Gerold 综合征相关联。

(3) 基因突变致病机制

1999 年，Kitao 等[8] 在患有 RTS 疾病的两兄弟以及 1 例散发患者的解旋酶基因 *RECQL4* 中检出复合杂合突变。

2003 年，Hoki 等[9] 建立了 *Recql4* 基因敲除小鼠模型。敲除小鼠表现为胚胎致死，在胚胎发育期 3.5 ~ 6.5 天死亡。而解旋酶活性抑制的小鼠，即 *Recql4* 基因 13 号外显子缺失，是可以存活的，但是表现出严重的发育迟缓，若干组织异常，胚胎成纤维细胞增殖缺陷。*Recql4* 基因缺陷小鼠的异常表现与 RTS 患者类似，这表明 *Recql4* 基因缺陷可能确实是 RTS 患者患病的根本原因。

(4) 目前基因突变概述

目前人类基因突变数据库收录的 *RECQL4* 基因突变有 68 个，其中错义 / 无义突变 30 个，剪接突变 11 个，小的缺失 20 个，小的插入 4 个，大片段缺失 3 个。在 RTS 中，位于该基因 8 ~ 14 号外显子的具有催化作用的结构域属于突变发生的热点区域，包括移码、剪接及无义突变[3, 10]。

（赵　琳　张真真）

参考文献

[1] Rothmund A. Ueber cataracte in verbindung mit einer eigenthuemlichen Hautdegeneration. Albrecht von Graefes

Arch. Klin Exp Ophthal, 1868, 14: 159-182.

[2] Simon T, Kohlhase J, Wilhelm C, et al. Multiple malignant diseases in a patient with Rothmund-Thomson syndrome with RECQL4 mutations: case report and literature review. Am J Med Genet, 2010, 152A(6): 1575-1579.

[3] Wang LL, Gannavarapu A, Kozinetz CA, et al. Association between osteosarcoma and deleterious mutations in the RECQL4 gene in Rothmund-Thomson syndrome. J Nat Cancer Inst, 2003, 95(9): 669-674.

[4] Thomson MS. Poikiloderma congenitale. Brit J Derm, 1936, 48: 221-234.

[5] Greaves MW, Inman PM. Cutaneous changes in the Morquio syndrome. Brit J Derm, 1969, 81(1): 29-36.

[6] Wang LL, Levy ML, Lewis RA, et al. Clinical manifestations in a cohort of 41 Rothmund-Thomson syndrome patients.

Am J Med, 2001, 102(1): 11-17.

[7] Padhy D, Madhuri V, Pulimood SA, et al. Metatarsal osteosarcoma in Rothmund-Thomson syndrome: a case report. J Bone Joint Surg Am, 2010, 92(3): 726-730.

[8] Kitao S, Shimamoto A, Goto M, et al.Mutations in RECQL4 cause a subset of cases of Rothmund-Thomson syndrome. Nature Genet, 1999, 22: 82-84.

[9] Hoki Y, Araki R, Fujimori A, et al.Growth retardation and skin abnormalities of the Recq14-deficient mouse.Hum. Molec Genet, 2003, 12: 2293-2299.

[10] Mann MB, Hodges CA, Barnes E, et al.Defective sister-chromatid cohesion, aneuploidy and cancer predisposition in a mouse model of type II Rothmund-Thomson syndrome. Hum Molec Genet, 2005, 14: 813-825.

1286　腓骨肌萎缩型共济失调
(Roussy-Levy hereditary areflexic dystasia，OMIM180800)

一、临床诊断

(1) 概述

腓骨肌萎缩型共济失调又称为 Roussy-Levy 综合征，最先是由 Roussy 和 Levy 在 1926 年提出。该病常于婴儿或儿童期发病，临床表现与腓骨肌萎缩症 1A 型 (CMT1A) 类似，呈常染色体显性遗传。致病基因有两个，一是 MPZ(the myelin protein zero gene)，另一是 PMP22(the peripheral myelin protein-22 gene)，MPZ、PMP22 与腓骨肌萎缩症和 Dejerine-Sottas 综合征有关 [1-3]。

(2) 临床表现

腓骨肌萎缩型共济失调发病早，婴儿期或儿童期即可发病，主要表现为运动发育迟缓和频繁摔倒。腓骨肌萎缩型共济失调会出现足畸形 (图 1286-1)，下肢肌无力或肌萎缩 (尤其是腓骨肌)，上肢亦可受累 (图 1286-2)，腱反射缺失，直流感应电刺激下肌肉兴奋性降低，末端感觉缺失。这些表现与腓骨肌萎缩症 1A 型 (CMT1A) 类似。不同的是，腓骨肌萎缩型共济失调还可出现上肢静止性震颤和步态共济失调。小脑信号缺失、言语错乱、眼球震颤和巴

宾斯基征阳性也可出现，周围神经传导速度减慢是该病的显著特征 [4, 5]。

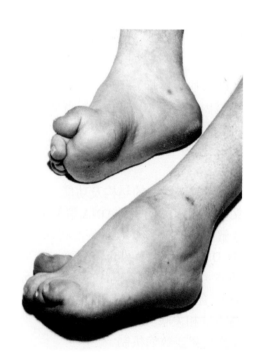

图 1286-1　Roussy-Levy 综合征患者足畸形
(J Neurol Sci, 1998, 154: 72-75)

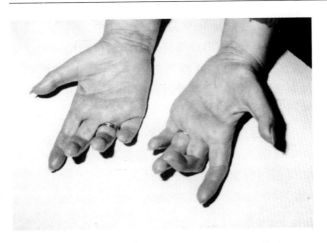

图 1286-2　Roussy-Levy 综合征患者手部肌萎缩

(J Neurol Sci, 1998, 154: 72-75)

(3) 辅助检查

肌电图可示神经传导速度显著减慢，可小于 20m/s[5]。

(4) 病理表现

神经活检示有髓神经纤维缺失和局灶性髓鞘肥厚，存在节段性脱髓鞘和髓鞘再生，"洋葱头样"结构可存在，呈慢性脱髓鞘性神经病[2]。

(5) 受累部位病变汇总（表 1286-1）

表 1286-1　受累部位及表现

受累部位	主要表现
骨骼	脊柱后凸侧弯，弓形足、锤状趾等足畸形
周围神经系统	运动发育延迟、肢体末端肌无力或肌萎缩、共济失调步态、肢体末端感觉受损、腱反射减弱或消失、上肢静止性震颤

二、基因突变

(1) 概述

与该疾病相关的两个基因 PMP22、MPZ 的概况如表 1286-2。

表 1286-2　PMP22 及 MPZ 基因概况

基因名	染色体位置	基因组起止坐标	基因全长 (bp)	外显子数（个）	编码蛋白	氨基酸数（个）
PMP22	17p12	(GRCh37):17:15133094−15168674	35 581	5	周围髓鞘结构蛋白 22	160
MPZ	1q23.3	(GRCh37):1:161274525-161279762	5 238	6	髓鞘蛋白 P0	249

(2) 基因对应蛋白结构及功能

PMP22 基因编码一种膜内在蛋白，是外周神经系统中髓磷脂的主要组成部分，主要由神经鞘细胞产生。可能参与生长调控，在髓鞘形成中的外周神经系统中起作用。研究表明有两个交替使用的启动子驱动该蛋白的组织特异性表达。

MPZ 蛋白是末梢髓鞘质的主要结构蛋白，占存在于外周神经鞘蛋白质的 50% 以上。MPZ 基因仅限于施万细胞表达，在中枢神经系统中未被发现。作为一个 28 kDa 的整合膜糖蛋白，MPZ 被认为是通过连接相邻生物膜并以此来稳定髓鞘组件。该蛋白包括一个大的细胞外 N- 末端结构域、单个跨膜区和一个更小的带正电荷的胞内结构域。据推测，该蛋白是在稳定和形成周围神经髓鞘的结构元件，它通过与在细胞反双分子膜面的酸性脂质正电荷域的相互作用和与相邻外域的疏水球状头之间的相互作用来保持其线圈结构特性。

(3) 基因突变致病机制

1) PMP22：在一个 4 代都患有 Roussy-Levy 综合征的家族的 3 个成员中，Auer-Grumbach 等[1]在 1998 年报道确定他们的基因中存在 CMT1A 和 PMP22 重复。

Saporta 等[6]在实验中观察发现，完全缺失 Pmp22 基因对年轻小鼠的运动和感觉神经纤维髓鞘有细微的影响。然而，轴突损失影响到腹根运动和背感觉的平均年龄在 10 ～ 13 个月，年轻的小鼠有着不成熟的神经鞘细胞而没有在腹根部形成髓鞘，但也有完全分化的施万细胞在背根部。这些数据表明，完整 PMP22 缺陷会延迟神经鞘细胞的成熟，特别是运动神经纤维的成熟。

2) MPZ：在 Roussy 和 Levy 发现的家族中 3 例 Roussy-Levy 综合征患者中，Plante-Bordeneuve 等[2]在 1999 年报道在患者 MPZ 基因的外显子 3 中有一

个杂合 c. 727C > A 的替换，导致该编码蛋白的胞外域发生天冬酰胺 131 到赖氨酸(p. N131K)的替换。

通过对 *Mpz* 转基因小鼠的实验，Wrabetz 等[7]在 2000 年报道正常的外周神经髓鞘形成严格依赖于 *Mpz* 这个最大量表达的髓鞘基因的剂量。含有 *Mpz* 的额外拷贝的转基因小鼠表现出剂量依赖性的脱髓鞘神经病变，施万细胞范围从短暂的围生期髓鞘形成减少到被捕获的髓鞘形成，轴突稍稍受损。

在培育基因插入 *MPZ* 缺失的细胞中，髓鞘得到了修复，表明髓鞘形成障碍不是因为组织结构的变化或外来的转基因 P0 糖蛋白的神经鞘细胞的影响。结果表明，在神经发育过程中神经鞘细胞可能易受基因剂量影响。

(4) 目前基因突变概述

目前人类基因突变数据库收录的 PMP22 和 MPZ 基因突变情况见表 1286-3。

表 1286-3　*PMP22* 及 *MPZ* 基因突变情况　　　　　　　　　　　　　　（单位：个）

基因名	突变总数	错义/无义数	剪切数	小的缺失数	小的插入数	小的插入缺失数	大片段缺失数	大片段插入数	调节突变数	复杂重排数
PMP22	112	47	5	18	3	0	18	15	0	6
MPZ	174	131	8	18	10	4	1	0	1	1

（彭光格　李　全）

参考文献

[1] Auer-Grumbach M, Strasser-Fuchs S, Wagner K, et al. Roussy-Levy syndrome is a phenotypic variant of Charcot-Marie-Tooth syndrome IA associated with a duplication on chromosome 17p11.2. J Neurol Sci, 1998, 154: 72-75.

[2] Plante-Bordeneuve V, Guiochon-Mantel A, Lacroix C, et al. The Roussy-Levy family: from the original description to the gene. Ann Neurol, 1999, 46: 770-773.

[3] Thomas PK, Calne DB, Stewart G. Hereditary motor and sensory polyneuropathy(peroneal muscular atrophy). Ann Hum Genet, 1974, 38: 111.

[4] Roussy G, Levy G. Sept cas d'une maladie familiale particuliaere. Rev Neurol, 1926, 45: 427-450.

[5] Yudell A, Dyck PJ, Lambert EH. A kinship with the Roussy-Levy syndrome. Arch Neurol, 1965, 13: 432-440.

[6] Saporta MA, Katona I, Zhang X, et al. Neuropathy in a human without the PMP22 gene. Arch Neurol, 2011, 68: 814-821.

[7] Wrabetz L, Feltri ML, Quattrini A, et al. P(0)glycoprotein overexpression causes congenital hypomyelination of peripheral nerves. J Cell Biol, 2000, 148: 1021-1034.

1287　Rubinstein-Taybi 综合征 1 型
(Rubinstein-Taybi syndrome 1, RSTS1; OMIM 180849)

一、临床诊断

(1) 概述

Rubinstein-Taybi 综合征，又称阔拇指巨趾综合征，自 1957 年开始就有相关病例的报道[1]，1963 年 Rubinstein 和 Taybi 报道了一系列病例[2]。患者包括如下特征：身材矮小，中重度的学习障碍，特殊面容，阔拇指，第一趾巨趾，发生良性肿瘤和恶性肿瘤(包括白血病、淋巴瘤)的可能性增加[3]。大多数患者是常染色体显性遗传方式，有些不表现出遗传病的特点。此病分 RSTS1 和 RSTS2 两型，致病基因分别为 *CREBBP* 和 *EP300*。

(2) 临床表现

该病全球发病率为 1/(12.5 万～30 万)，出生即表现症状的患者占其中 1/(10 万～12.5 万)，特征为短粗拇指(趾)、精神发育障碍、高口盖等特异面貌等。表现为精神运动发育迟缓，有呼吸道感染史，由于气道发育异于常人，用麻醉药时风险大[4]。有特殊面容：不同程度的高眉弓，睑裂低斜，睑下垂，偶有内睑赘皮，眼球突出、斜视，鼻梁宽，鼻中隔长，上颌发育不全，表现为小颌畸形，耳的大小、形状、位置异常，高腭弓(图 1287-1A)。拇指(鉧趾)短粗(图 1287-1B、C)。皮纹变化无特异性，包括褶条数少、拇指尖皮纹呈外三角、鱼际区小鱼际区底部尺骨祥有特征性的纹型、Allucal 区 f 三角侧方移位、e 三角有或无 [5]。可合并有椎骨、胸骨和肋骨异常，先天性心脏畸形 [6]，泌尿系统异常等。隐睾症在 RSTS 男性患者中常见。有研究表明，RSTSh 患儿更易超重，寿命较短并可合并运动刻板症和共济失调等运动障碍，长期记忆不佳，还可有免疫缺陷 [7-9]。RSTS1 和 RSTS2 除致病基因不同，临床表现也有差异，RSTS2 脸部畸形更少，认知更完善，

但面部骨骼畸形更严重 [10]。

(3) 辅助检查

应该对疑似患者进行全面检查，X 线可检查全身骨骼是否有发育不良和畸形，头颅 CT 或 MRI 可检查脑是否存在畸形，EEG 可监测脑部异常电活动；EKG 和超声心动图可检查先天性心脏病。

(4) 病理表现

暂无相关资料。

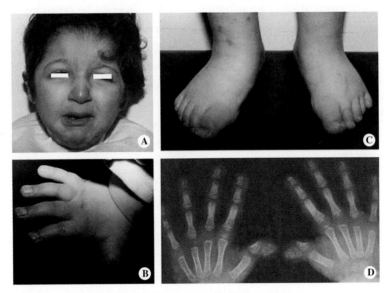

图 1287-2　临床表现

A. 特殊面容；B、C. RSTS 患者的指 (趾) 短粗；D. X 线提示第一指骨发育畸形

(Orphanet J Rare Dis, 2008, 3: 15)

(5) 受累部位病变汇总 (表 1287-1)

表 1287-1　受累部位及表现

受累部位	主要表现
骨骼	全身骨骼发育不良或畸形，易累及指 (趾) 骨和面骨
脑	脑部发育不良或畸形，造成精神发育迟滞或学习障碍，还可有运动障碍
生殖器	隐睾症
心脏	先天性心脏病如房间隔缺损
气管	气道畸形
其他	肾脏、消化道等畸形，超重

二、基因突变

(1) 概述

CREBBP 基因，即编码 CREB 结合蛋白的基因，

位于 16 号染色体短臂 1 区 3 带 3 亚带 (16p13.3)，基因组坐标为 (GRCh37):16:3775055-3930121，基因全长 155 067bp，包含 34 个外显子，编码 2442 个氨基酸。

(2) 基因对应蛋白结构及功能

CREBBP 基因广泛表达，参与许多不同转录因子的转录共激活过程。该蛋白是作为能够结合 CREB 的核蛋白被首次发现，目前已知该基因在胚胎发育、生长调控，以及通过耦合染色质重塑转录因子识别过程中起关键作用。该基因编码的蛋白具有内在的组蛋白乙酰转移酶活性，也可作为一个额外的稳定蛋白支架与转录复合物相互作用。这种蛋白序列与 P300 蛋白在 brome 区域、半胱氨酸富含组氨酸区域和组蛋白乙酰转移酶结构域具有高度相似性。

(3) 基因突变致病机制

1995 年，Petrij 等 [8] 发现在 RSTS 患者中存在 CREBBP 基因杂合点突变。这表明一个拷贝的 CREBBP 基因功能性失活就会导致 RSTS 患者发育异常。2005 年，Roelfsema 等 [11] 在 92 例 RSTS 患者中筛选出 36 个 CREBBP 突变。CREBBP 和 EP300 都是转录共激活因子，在各种信号传导通路中参与基因表达的调控。使用高分辨率的 CGH 芯片靶向的外显子数据，Tsai 等 [12] 在一名男婴的染色体 16p13.3 区，检出 CREBBP 基因的 27 和 28 号外显子区一个新的缺失突变，患儿表现出典型的 RSTS 临床特征。

1999 年 Oike 等 [13] 通过在 Crebbp 基因中插入突变，建立了一个 RSTS 小鼠模型。突变小鼠短期记忆表现正常，但在被动回避和恐惧条件测试中表现不佳，这表明其具有长期记忆损伤。

(4) 目前基因突变概述

目前人类基因突变数据库收录的 CREBBP 基因突变有 194 个，其中错义/无义突变 69 个，剪接突变 18 个，小的缺失 38 个，小的插入 21 个，大片段缺失 33 个，大片段插入 15 个。突变分布在基因整个编码区，无突变热点。

（赵　琳　王晓巍）

参考文献

[1] Michail J, Matsoukas J, Theodorou S. Arched, clubbed thumb in strong abduction-extension & other concomitant symptoms. Revue De Chirurgie Orthopédique Et Réparatrice De L'appareil Moteur, 1957, 43 (2): 142-146.

[2] Rubinstein JH, Taybi H . Broad thumbs and toes and facial abnormalities. A possible mental retardation syndrome. Am J Dis Child, 1963, 105: 588-608.

[3] Hennekam RCM. Rubinstein-Taybi syndrome. Europ J Hum Genet, 2006, 14(9): 981-985.

[4] Shashi V, Fryburg JS. Vascular ring leading to tracheoesophageal compression in a patient with Rubinstein-Taybi syndrome. Clin Genet, 1995, 48(6): 324-327.

[5] Bloch-Zupan A, Stachtou J, Emmanouil D, et al. Oro-dental features as useful diagnostic tool in Rubinstein-Taybi syndrome. Am J Med Genet, 2007, 143A(6): 570-573.

[6] Stirt JA. Anesthetic problems in Rubinstein-Taybi syndrome. Anesthesia and Analgesia, 1981, 60 (7): 534-536.

[7] Alarcón JM, Malleret G, Touzani K, et al. Chromatin acetylation, memory, and LTP are impaired in CBP+/- mice: a model for the cognitive deficit in Rubinstein-Taybi syndrome and its amelioration. Neuron, 2004, 42 (6): 947-959.

[8] Petrij F, Giles RH, Dauwerse HG, et al. Rubinstein–Taybi syndrome caused by mutations in the transcriptional co-activator CBP. Nature, 1995, 376(6538): 348-351.

[9] Caksen H, Bartsch O, Okur M, et al. Rubinstein-Taybi syndrome and CREBBP c.201_202delTA mutation: a case presenting with varicella meningoencephalitis. Genet Counsel 2009, 20(3): 255-260.

[10] Bartsch O, Labonte J, Albrecht B, et al. Two patients with EP300 mutations and facial dysmorphism different from the classic Rubinstein-Taybi syndrome. Am J Med Genet, 2010, 152A(1): 181-184.

[11] Roelfsema JH, White SJ, Ariyurek Y, et al. Genetic heterogeneity in Rubinstein-Taybi syndrome: mutations in both the CBP and EP300 genes cause disease. Am J Hum Genet, 2005, 76: 572-580.

[12] Tsai ACH, Dossett CJ, Walton CS, et al. Exon deletions of the EP300 and CREBBP genes in two children with Rubinstein-Taybi syndrome detected by aCGH. Europ J Hum Genet, 2011, 19: 43-49.

[13] Oike Y, Hata A, Mamiya T, et al. Truncated CBP protein leads to classical Rubinstein-Taybi syndrome phenotypes in mice: implications for a dominant-negative mechanism. Hum Molec Genet, 1999, 8: 387-396.

1288　Rubinstein-Taybi 综合征 2 型
（Rubinstein-Taybi syndrome 2, RSTS2; OMIM 613684）

一、临床诊断

(1) 概述

Rubinstein-Taybi 综合征（RSTS）是 1963 年由 Rubinstein 和 Taybi 二人系统报道的一种以多种先天性畸形为特征的综合征 [1]。可分为两组亚型，与 1 型相比，2 型面部异常及智力发育迟缓相对较轻，而小头畸形及面部骨骼畸形相对较重 [2]。致病基因

为 *EP300*(E1A binding protein p300) 基因。

(2) 临床表现

Rubinstein-Taybi 综合征大多数情况下是一种非遗传性先天性疾病，其发病率为 1/(12.5 万～ 30 万)，2 型较 1 型的发病率更低，仅有极少部分是以常染色体显性的方式遗传。本病患者其白血病、淋巴瘤及其他良 / 恶性肿瘤的发病风险相对较高。临床上以面部异常、智力发育迟缓、身材矮小及宽大的拇指 (踇趾) 为特征，伴有不同程度的运动系统发育迟缓。典型的面部异常表现为：眉毛高拱、睫毛过长、睑裂向下倾斜、鼻梁宽大、鹰钩鼻、高腭弓、轻微小颌畸形及特征性的扮鬼脸样笑容等 [2](图 1288-1)。

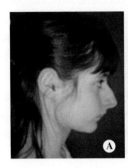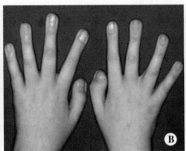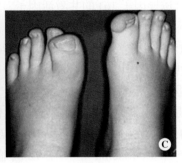

图 1288-1　临床表现

A. 典型异常面容；B. 拇指异常宽大；C. 踇趾异常宽大

(Am J Med Genet Part A, 2009, 152A: 181-184; Eur J Hum Genet, 2006, 14: 981-985)

(3) 辅助检查

Rubinstein-Taybi 综合征患者其手足平片中多可见到拇指 (踇趾) 畸形，既往报道本病患者可合并有脑白质变薄及脑皮质异常折叠等 [3]。近期有研究对本病患者脑及脊柱 MRI 进行整理分析发现，患者可合并有 I 型 Chiari 畸形、脊髓空洞症、胼胝体菲薄、迟发型枕叶脱髓鞘病变、蛛网膜囊肿及颅骨与颈椎连接处异常硬化等异常 [4, 5]。

(4) 病理表现

1972 年 Vazken 等对 2 例 Rubinstein-Taybi 综合征患者的报道中指出，患者腓肠肌活检光学显微镜下表现显示出散在或集聚的肌肉萎缩，间质内脂肪增多，环氧树脂处理后的肌肉标本中可见新月形 PAS 染色阳性组织；在高倍电子显微镜下可见部分肌内神经髓鞘纤维紊乱或断裂，同时在与光学显微镜对应之处可见糖原沉积 [6](图 1288-2)。

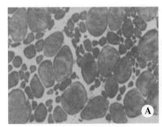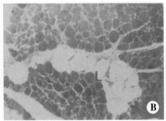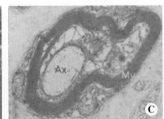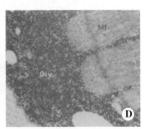

图 1288-2　病理表现

A. 光镜下示肌肉萎缩；B. 光镜下示间质内脂肪增多 (L)；C. 电子显微镜下示紊乱伴断裂的髓鞘内折纤维 (*)；D. 电子显微镜下示糖原沉积 (Gly)

(Amer J Dis Child Dec, 1972, 124: 897-902)

(5) 受累部位病变汇总 (表 1288-1)

表 1288-1　受累部位及表现

受累部位	主要表现
头颈部	小头畸形、面部异常 (小颌畸形、颌后缩、眉毛高拱、睫毛过长、睑裂下斜、鹰钩鼻、高腭弓、咬合不正、龋齿等)
骨骼	拇指 (踇趾) 异常宽大、方形指端
神经系统	轻度智力发育迟缓、智力轻度低下或正常、运动及语言能力发育迟缓

二、基因突变

(1) 概述

EP300 基因，即编码腺病毒 E1A 相关细胞转录共激活因子 P300 蛋白的基因，位于 22 号染色体长臂 1 区 3 带 2 亚带 (22q13.2)，基因组坐标为 (GRCh37):22:41488614-41576081，基因全长 87 468bp，包含 31 个外显子，编码 2414 个氨基酸。

(2) 基因对应蛋白结构及功能

EP300蛋白作为组蛋白乙酰转移酶，主要功能是通过染色质重塑来调节转录，同时它在调节细胞增殖和分化的过程中也起着至关重要的作用。此外该蛋白能够通过特异性结合磷酸化CREB蛋白介导cAMP相关基因的调节，其也被确定为一种HIF1A(缺氧诱导因子1α)的共激活因子，从而在刺激缺氧诱导基因如VEGF中起重要作用。该基因的突变是导致RSTS重要原因之一，也可能在卵巢上皮性癌中发挥重要作用。

(3) 基因突变致病机制

RSTS是一个众所周知的常染色体显性遗传性疾病，有45%～56%的患者具有*CREBBP*基因突变。2005年Roelfsema等[7]在92例临床诊断RSTS的3例患者中，确定出3个不同的*EP300*基因突变，并指出这是在*EP300*作为先天紊乱基础的第一个变异。

*EP300*和*CREBBP*功能上均为转录共刺激因子，通过不同的信号转导途径调控基因表达。两者都是强有力的组蛋白乙酰转移酶，结构上都带有1个植物同源型锌指和组蛋白乙酰转移酶(HAT)区以促进染色质开放。目前乙酰转移酶活性的缺失与RSTS的直接相关性，已经表明该疾病是由异常染色质调控造成的，但*EP300*的突变与*CREBBP*突变存在一定差异性，Zimmermann等[8]基于目前为止在组蛋白乙酰转移酶结构域和观察到的与表型差异的*EP300*突变认为，*EP300*的基因变异在RSTS中只扮演次要角色。

(4) 目前基因突变概述

目前人类基因突变数据库报道的*EP300*基因突变有9个，其中错义/无义突变1个，小的缺失4个，大片段缺失4个，无突变热点。

(赵　琳　吕小星)

参考文献

[1] Rubinstein JH. Taybi H: Broad thumbs and toes and facial abnormalities. Am J Dis Child, 1963, 105: 588-608.

[2] Bartsch O, Labonte J, Albrecht B, et al. Two patients with EP300 mutations and facial dysmorphism different from the classic Rubinstein-Taybi syndrome. Am J Med Genet Part A, 2010, 152A: 181-184.

[3] Nuri Sener R. Rubinstein-Taybi syndrome: cranial MR imaging findings, Computerized medical imaging and graphics. the official journal of the Computerized Medical Imaging Society, 1995, 19(5): 417-418.

[4] Lee JS. Clinical and mutational spectrum in Korean patients with Rubinstein-Taybi syndrome: The spectrum of brain MRI abnormalities. Brain Dev, 2014, 07: 007.

[5] Carlo Giussani, Angelo Selicorni, Chiara Fossati, et al. The association of neural axis and craniovertebral junction anomalies with scoliosis in Rubinstein-Taybi syndrome. Childs Nerv Syst, 2012, 28: 2163-2168.

[6] Vazken M Der Kaloustian, Adel K Afifi, Anwar A Sinno, et al. The Rubinstein-Taybi syndrome: a clinical and muscle electron microscopic study. Amer J Dis Child Dec, 1972, 124: 897-902.

[7] Roelfsema JH, White SJ, Ariyurek Y, et al. Genetic heterogeneity in Rubinstein-Taybi syndrome: mutations in both the CBP and EP300 genes cause disease. Am J Hum Genet, 2005, 76: 572-580.

[8] Zimmermann N, Acosta AM, Kohlhase J, et al. Confirmation of EP300 gene mutations as a rare cause of Rubinstein-Taybi syndrome. Eur J Hum Genet, 2007, 15: 837-842.

1289　骶前脑脊髓膜突出缺陷
(sacral defect with anterior meningocele, SDAM; OMIM 600145)

一、临床诊断

(1) 概述

骶前脑脊髓膜突出缺陷(SDAM)又称骶尾骨发育不全、骶骨发育不全、尾部发育不全或尾部退化综合征，它包括部分或全部骶、尾骨，甚至腰椎、下部胸椎缺如，常并发复杂的脏器畸形，如泌尿生殖道、肛门、直肠等的先天畸形，是一种十分少见的先天性脊柱发育畸形[1]。是一种常染色体显性遗传病，致病基因为*VANGL1*基因，该疾病为先天性，但多在成年后出现症状，表现为劳动力下降、慢性便秘、脑膜炎等。

(2) 临床表现

SDAM常并发复杂的脏器畸形而使其临床表现呈多样性，特征性表现为劳动力下降、慢性便秘、脑膜炎，高位骶骨畸形常造成显著的神经功能障碍，如大、小便失禁等。孤立的尾骨发育不全可无症状，患者多是因泌尿生殖道、肛门直肠畸形（如膀胱外翻、直肠阴道瘘、肛门狭窄或闭锁）而就诊于泌尿、肛肠、神经科，甚至妇科，有的患者直到成年才出现临床症状，可能是逐步增大的骶前脊膜膨出对膀胱、直肠产生压迫、粘连所致。SDAM 常伴有骶前肿块（如脊膜膨出、畸胎瘤）、肛门狭窄或闭锁，而被称为 Currarino 三联征[1]。

(3) 影像学表现

影像学表现：①骶尾骨不同程度缺如（图 1289-1A、B），椎体多完整，也可伴有椎体不全或完全缺如，严重者可以出现腰椎、甚至下部胸椎缺如；②骶骨裂伴有骶前或后脊膜囊样膨出（图 1289-1C）；③椎管内、外脂肪瘤，且通过骨缺损间隙相连，椎管内脂肪可包裹终丝；④肠源性囊肿；⑤脊髓栓系。MRI 检查可发现以上所有征象[2]。

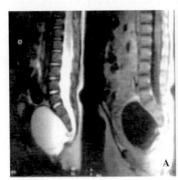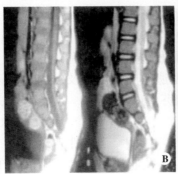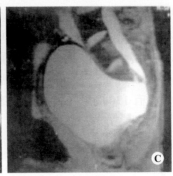

图 1289-1　影像表现

A. 骶 3 以下椎体缺如伴骶前脊膜脂肪膨出，膀胱受压前移，臀部皮下可见脂肪瘤样堆积，圆锥位于腰 2～3 间隙水平，终丝增粗；B. 骶 4 以下椎体缺如，圆锥明显低位系于腰 2 水平骶管后壁，臀部皮下可见脂肪瘤样堆积；C. 骶 1 椎体发育不完整，其以下椎体缺如伴骶前脊膜膨出，膀胱受压前移

（临床放射学杂志，2002，21：11）

二、基因突变

(1) 概述

VANGL1 基因，编码一种跨膜蛋白，位于 1 号染色体短臂 1 区 3 带 1 亚带 (1p13.1)，基因组坐标为 (GRCh37):1:116184574-116240845，基因全长 56 272bp，包含 9 个外显子，编码 524 个氨基酸。

(2) 基因对应蛋白结构及功能

VANGL1 基因编码的蛋白是四次跨膜蛋白家族成员之一。该蛋白可能参与到调节小肠三叶因子对肠黏膜创伤修复的诱导过程。该基因的突变与神经管缺陷相关。

(3) 基因突变致病机制

Kibar 等[3] 在 2007 年基于一项包括 144 例神经管缺陷病和 106 例对照的研究中，测试了 *VANGL1* 基因（一个与果蝇基因同源的人类基因，果蝇的这一基因是在眼睛、翅膀和腿部组织发育时建立平面细胞极性所必需的）的突变可引起神经管缺陷这一假设。他们在一位患有重型尾鳍退化和骶骨发育不全Ⅳ型（根据 1993 年 Pang[4] 的分类）的 10 岁意大利女孩检测出一个杂合错义突变 (p. V239I)。该女孩还患有脂肪脊髓膨出、肛门直肠畸形、脊髓积水和脊髓栓系。女孩的母亲没有表现出神经管缺陷的临床症状，但携带相同的突变p. V239I，其父母没有，女孩的兄弟患有轻微的神经管缺陷和皮窦道。Kibar 等[3] 于 2007 年在 2 例神经管缺陷（包括脊髓脊膜膨出、脑积水和畸形足）的患者身上发现 *VANGL1* 基因上的另外 2 个突变。

本病尚无相应的分子研究，致病机制未明。

(4) 目前基因突变概述

目前人类基因突变数据库报道的 *VANGL1* 基因突变有 8 个，全部为错义/无义突变。突变分布在基因整个编码区，无突变热点。

（张在强　宋　彬）

参考文献

[1] 杨斌，李森华. 骶尾骨发育不全的 MRI 诊断. 临床放射杂志, 2002, 21(11): 916-917.

[2] Pang D. Sacral agenesisand caudal spinal malformations. Neurosurgery, 1993, 32: 755.

[3] Kibar Z, Torban E, McDearmid JR, et al. Mutations in VANGL1 associated with neural-tube defects. N Engl J Med, 2007, 356: 1432-1437.

[4] Pang D. Sacral agenesis and caudal spinal cord malformations. Neurosurgery, 1993, 32: 755-778.

1290 Salla 病（唾液酸贮积症）
(Salla disease, SD; OMIM 604369)

一、临床诊断

(1) 概述

最早在 1979 年被发现的 Salla 病 (SD) 是一种隐性遗传性溶酶体病，是由溶酶体中 N- 乙酸神经氨酸 (NANA) 蓄积所致的游离唾液酸贮积病。Salla 病又称芬兰型涎尿症，是 40 种芬兰型遗传性疾病的一种，大概有 130 例患者，主要来自芬兰和瑞典。SD 的致病基因是 *SLC17A5*。

(2) 临床表现

SD 可最先表现为神经系统异常，患儿通常在 3～6 个月出现。临床主要表现为肌张力低下、共济失调、眼球震颤和智力运动发育迟缓。其中最主要的特征是严重的精神运动发育迟滞，这种发育迟滞在早期进展很慢，在 20～30 岁时表现明显。大部分患者能学会走路和说单词或简短的句子，约 25% 的患者表现很严重，因为进行性的痉挛和严重的共济失调而无法独立行走。约有 20% 的患者可有癫痫表现。另外，此病可有粗陋面容、肝脾大以及心脏扩大等表现。

(3) 影像学表现

头颅 MRI 在较重的患儿中可表现为白质弥漫性 T_2 高信号，在相对轻的患儿中主要集中在脑室周围的白质 T_2 高信号 (图 1290-1)[1]，并且这种白质病变会随着年龄增长而逐渐明显。

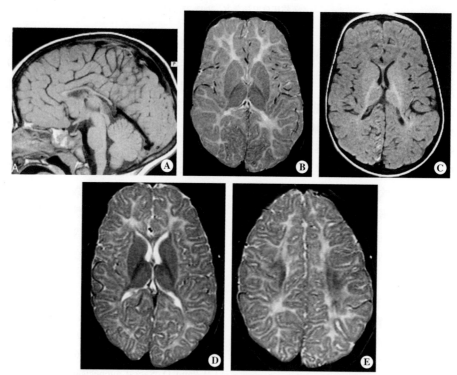

图 1290-1　一名临床表现为轻型 Salla 病的 7 岁患儿的头颅磁共振表现

A～C. 在患儿 27 个月时，其胼胝体是变薄的，T_2 像显示脑白质有高信号 (A)，并且内囊区域也有高信号 (B)，这是髓鞘形成障碍的表现，C 显示的是 T_1 像上内囊改变更为明显；D、E. 在患儿 7 岁时，磁共振 T_2 像上显示内囊髓鞘生成障碍较前进展 (D)，在脑室周围可见白质高信号 (E)

(AJNR Am J Nreuroradiol, 1999, 20: 433-443)

(4) 病理表现

高效液相色谱串联质谱分析检测尿中游离唾液

酸增加，培养的皮肤成纤维细胞中游离唾液酸贮积在溶酶体内而不是胞质中 [2]（图 1290-2）。

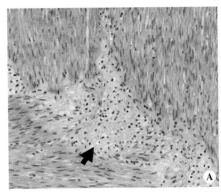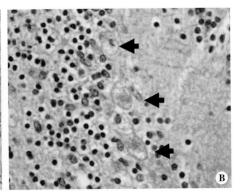

图 1290-2　病理表现

A. 显示肠系膜神经丛的神经节细胞（箭头所指）变大，苍白的细胞质内含有泡沫样物质；B. 显示小脑皮质，其中有三个浦肯野细胞变得肿胀，细胞内有泡沫样物质聚集，Nissl 物质消失（箭头所指）

(JIMD Rep, 2014,12:79-84)

(5) 受累部位病变汇总（表 1290-1）

表 1290-1　受累部位及表现

受累部位	主要表现
脑	肌张力低下、共济失调、眼球震颤、智力运动发育迟缓、癫痫
心脏	心脏扩大
肝脾	肝脾大
面容	粗陋面容

二、基因诊断

(1) 概述

SLC17A5 基因，编码溶质运载蛋白家族（酸性糖转运蛋白）的一个成员，位于 6 号染色体长臂 1 区 3 带 (6q13)，基因组坐标为 (GRCh37):6:74303102-74363737，基因全长 60 636bp，包含 11 个外显子，编码 495 个氨基酸。

(2) 基因对应蛋白结构及功能

该基因编码膜转运蛋白，运输从细胞表面的脂类和溶酶体的蛋白质类分解下来的唾液酸。该基因具有唾液酸跨膜运输的活性和糖：氢转运体活性。可以将唾液酸类糖蛋白裂解产生的葡萄糖醛酸和游离的唾液酸运输到溶酶体外进行降解，这是中枢神经系统髓鞘形成所必需的。作用过程需要依赖膜电位的介导作用来摄取天冬氨酸和谷氨酸到突触囊泡和突触样微泡。也具有在唾液腺腺泡上皮细胞的细胞质膜中产生 $2NO_3^-/H^+$ 协同转运蛋白的功能，从而介导生理硝酸盐的流出，25% 的循环硝酸根离子

是在唾液中被运走或分泌。

(3) 基因突变致病机制

Verheijen[3] 等采用定位克隆位的方法发现 SLC17A5 基因，该基因编码唾液酸转运蛋白，预测其为阴离子/阳离子协同转运子家族 (ACS) 的一员，具有转运功能。在 5 例芬兰患者中发现 SLC17A5 基因的 1 个纯合突变，在 6 个非芬兰祖籍的患者样本中发现另外 6 个位于 SLC17A5 基因的其他突变。

Miyaji 等 [4] 提出证据证明 SLC17A5 基因在大脑谷氨酸/天冬氨酸的囊泡运输中起作用。在鼠海马组织的突触囊泡和松果体的突触样微泡中都发现唾液酸转运蛋白。对干扰松果体细胞中唾液酸转运蛋白表达的 RNA 进行干扰，可降低天冬氨酸和谷氨酸的胞外分泌作用。此外，具有净化唾液酸转运蛋白功能的脂蛋白体会积累天冬氨酸和谷氨酸，这也可证明唾液酸转运蛋白具有转运天冬氨酸和谷氨酸的功能。鼠携带的唾液酸转运蛋白突变体 R39C，在 SD 患者体内也有发现，其完全失去依赖能量摄取天冬氨酸和谷氨酸的功能，但保留野生型唾液酸 /H[+] 协同运输活性的 34%。相反，鼠携带的唾液酸转运蛋白突变体 p. H183R，也有在早发严重型 SD 患者体内发现，其在依赖能量的运输中有活性，但在唾液酸 /H[+] 协同运输中没有活性。通过以上发现，Miyaji 等 [4] 认为受损的天冬氨酸和谷氨酸的神经传递可以解释 SD 可存活至成年的患者在临床上出现严重的中枢神经系统性疾病。这个结果有力表明唾液酸转运蛋白作为一个囊泡运输者在神经传递和溶酶体运输中具有双重生理功能。

(4) 目前基因突变概述

目前人类基因突变数据库收录的 *SLC17A5* 基因突变有 31 个，其中错义 / 无义突变 14 个，剪接突变 4 个，小的缺失 7 个，大片段缺失 5 个，大片段插入 1 个。

（王　展　黄田红）

参考文献

[1] Sonninen P, Autti T, Varho T, et al. Brain involvement in Salla disease. AJNR Am J Neuroradiol, 1999, 20: 433-443.

[2] Lines MA, Rupar CA, Rip JW, et al. Infantile sialic acid storage disease: Tto unrelated inuit cases homozygous for a common novel SLC17A5 Mutation：JIMD Rep，2014, 12: 79-84.

[3] Verheijen FW, Verbeek E, Aula N, et al. A new gene, encoding an anion transporter, is mutated in sialic acid storage diseases. Nat Genet, 1999, 23: 462-465.

[4] Miyaji T, Echigo N, Hiasa M, et al. Identification of a vesicular aspartate transporter. Proc Natl Acad Sci USA, 2008, 105: 11720-11724.

1291　Sandhoff 病
(Sandhoff disease; OMIM 268800)

一、临床诊断

(1) 概述

Sandhoff 病，也被称为 Jatzkewitz-Sandhoff 病，为 GM2 神经节苷脂贮积病的一型，原因是由于缺乏氨基己糖苷酶 A 及 B，最早在 1968 年被报道[1]，其发病呈常染色体隐性遗传方式。其致病基因为 *HEXB*，即氨基己糖苷酶 β 亚基 (beta subunit of hexosaminidase) 的基因突变。

(2) 临床表现

Sandhoff 病有三种类型：经典的婴幼儿型、青少年型和成人晚发型[2]。每种类型由症状的严重程度以及发病的年龄来区分。

该病的经典婴幼儿型是最严重的症状，并且很难在早期诊断[3]。症状的第一个迹象在 6 个月时出现，父母会注意到孩子开始偏离其正常成长方式。例如正常孩子能自己坐或爬，但患儿会失去这个能力。除此之外，还有一些症状如肌肉运动无力、对噪音反应剧烈、失明、耳聋、巨舌症 (图 1291-1)，对刺激无反应、呼吸系统疾病和感染、智力低下、癫痫发作，肝、脾大等。

其他两种形式的 Sandhoff 病症状相似，但发病率较低，严重程度较小。这些患者有认知障碍和肌肉协调性丧失，并最终损害他们的行走能力，视网膜上会出现特征性红点。然而，疾病的成人形式有时是温和的，可能只会导致肌肉无力。

(3) 影像学表现

双侧丘脑对称性 T_2 高信号与 T_1 低信号，并有髓鞘化延迟 (图 1291-2)[4]。

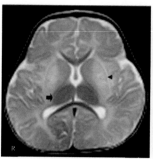
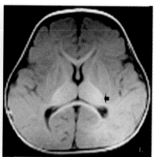

图 1291-2　MRI 显示双侧丘脑对称性 T_2 高信号与 T_1 低信号，双侧豆状核 T_2 低信号，白质中髓鞘化延迟

[Neurology, 2011, 77(5): e34]

(4) 病理表现

尚无相关报道。

(5) 受累病变汇总 (表 1291-1)。

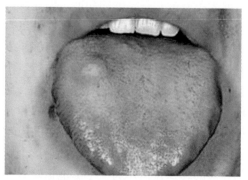

图 1291-1　Sandhoff 病患者巨舌症

(Am J Med, 1972, 52: 763-770)

表 1291-1　受累部位及表现

受累部位	主要表现
脑	惊跳反应、精神和运动障碍、小脑共济失调、构音障碍、肌束震颤、锥体束功能障碍、反射亢进

续表

受累部位	主要表现
舌	巨舌症
骨骼	高腰驼背畸形
眼	早期失明、樱桃红点
肌肉	小儿肌无力、肌肉萎缩
心脏	心脏肥大
皮肤	排汗功能受损
头	巨头畸形

二、基因诊断

(1) 概述

HEXB 基因，即编码氨基己糖苷酶 B(β-亚基) 的基因，位于 5 号染色体长臂 1 区 3 带 3 亚带 (5q13.3)，基因组坐标为 (GRCh37):5:73935547-74017113，基因全长 81 567bp，包含 15 个外显子，编码 556 个氨基酸。

(2) 基因对应蛋白结构及功能

氨基己糖苷酶 B 是溶酶体酶 β-氨基己糖苷酶的 β 亚基，这种酶与辅因子 GM2 激活蛋白一起催化神经节苷脂 GM2 和其他包含以 N-乙酰基己糖胺为末端的分子降解。β-氨基己糖苷酶由 α 和 β 两个亚基组成，这两个亚基由不同的基因编码，且都是糖基水解酶家族 20 的成员。

(3) 基因突变致病机制

O'Dowd 等 [5] 发现大部分 Sandhoff 病病例的主要基因突变在 HEXB 基因上。他们研究 5 个青少年细胞系，发现这几个细胞系的 β 链 mRNA 前体水平表现正常或降低并没有明显的 HEXB 基因异常。但在他们研究的 11 个婴儿型细胞系中，在 4 个检测不到 β 链 mRNA 前体的细胞系中有 2 个 HEXB 基因的 5′ 端有部分缺失。因此 Sandhoff 病的临床异质性与 HEXB 基因突变有关。

Sango 等 [6] 发现破坏小鼠的 Hexb 基因会引起严重的神经系统病变，可得到令人满意的 Sandhoff 病模型。Huang 等 [7] 发现 Hexb−/− 小鼠的神经元死亡与发生于中枢神经系统的细胞凋亡有关。他们对人 Tay-Sachs 和 Sandhoff 病的患者的脑部和脊髓进行解剖，都发现细胞凋亡，因此，他们认为神经元死亡是由异常的细胞凋亡引起，这说明 GM2 神经节苷脂的累积或衍生引发了级联式的细胞凋亡。

(4) 目前基因突变概述

目前人类基因突变数据库收录的 HEXB 基因突变有 42 个，其中错义/无义突变 17 个，剪接突变 11 个，小的缺失 8 个，小的插入 1 个，大片段缺失 5 个。

（赵一龙 祝珍珍）

参考文献

[1] Sandhoff K, Andreae U, Jatzkewitz H. Deficient hexosaminidase activity in an exceptional case of Tay-Sachs disease with additional storage of kidney globoside in visceral organs. Pathol Eur, 1968, 3(2): 278-285.

[2] Chamoles NA, Blanco M, Gaggioli D, et al. Tay-Sachs and Sandhoff diseases: enzymatic diagnosis in dried blood spots on filter paper: retrospective diagnoses in newborn-screening cards. Clin Chim Acta, 2002, 318(1-2): 133-137.

[3] Gomez-Lira M, Sangalli A, Mottes M, et al. A common beta hexosaminidase gene mutation in adult Sandhoff disease patients. Hum Genet, 1995, 96(4): 417-422.

[4] Seshadri R, Christopher R, Arvinda H R. Teaching NeuroImages: MRI in infantile Sandhoff disease. Neurology, 2011, 77(5): e34.

[5] O'Dowd BF, Klavins MH, Willard HF, et al. Molecular heterogeneity in the infantile and juvenile forms of Sandhoff disease(O-variant GM2 gangliosidosis). J Biol Chem, 1986, 261: 12680-12685.

[6] Sango K, Yamanaka S, Hoffmann A, et al. Mouse models of Tay-Sachs and Sandhoff diseases differ in neurologic phenotype and ganglioside metabolism. Nat Genet, 1995, 11: 170-176.

[7] Huang JQ, Trasler JM, Igdoura S, et al. Apoptotic cell death in mouse models of GM2 gangliosidosis and observations on human Tay-Sachs and Sandhoff diseases. Hum Mol Genet, 1997, 6: 1879-1885.

1292　SC 短肢畸形综合征
(SC phocomelia syndrome; OMIM 269000)

一、临床诊断

(1) 概述

SC 短肢畸形综合征是非常罕见的常染色体隐性传染病，世界上仅有 150 例患者被报道过，是 Robert 综合征的轻型，"SC" 为最初被诊断为此病的两个家系的名字首字母。以围生期时胚胎细胞生长和增殖受阻为特征，致病基因为 ESCO2[1]。

(2) 临床表现

胚胎期即开始发病，部分患者可存活至成年期，以全身骨骼发育不良为主，全身多处器官受累为特征。全身骨骼受累表现包括宫内生长受限导致双侧对称的四肢短缩畸形，肘关节和膝关节活动受限，小颌畸形，小头畸形，有少指和拇指发育不全、并指、指关节过度屈曲等手部表现（图 1292-1），还可有唇裂、腭裂、颧骨发育不良、眼裂下斜、眼距过宽和突眼等表现，累及软骨可造成耳、鼻畸形。患者还常有角膜薄翳、巩膜发蓝等眼部表现。耳面部毛细血管瘤、浅黄色稀疏头发也常见于患者。某些患者还可有主动脉狭窄和精神发育迟滞等表现[2-4]。

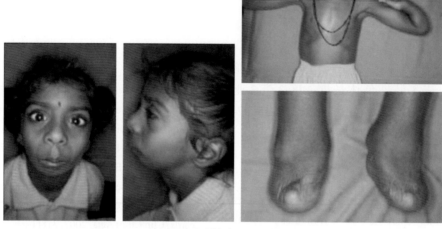

图 1292-1　SC 短肢畸形综合征的面部及手足部表现

[Indian J Plast Surg, 2008, 41(2): 222-225]

(3) 辅助检查

骨骼 X 线检查可见骨骼发育不良。细胞学检查可见 G 带位于着丝点区和异染区，C 型染色技术可显示出异染区的分离[5]（图 1292-2）。

(4) 病理表现

暂无明确病理报道。

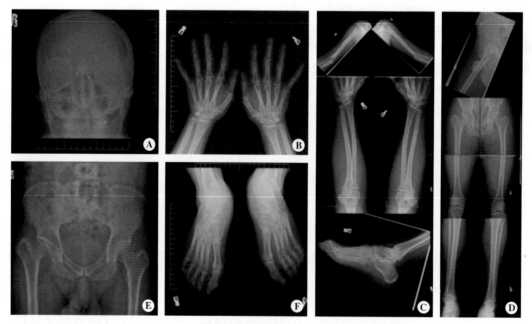

图 1292-2　骨骼 X 线表现

A. 眼裂增宽；B. 短掌骨或短指骨；C. 上肢或下肢长骨未见明显短缩畸形；D. 左侧髋骨陈旧性的发育不良；E. 短股骨颈；F. 正常骨骼

[Am J Med Genet, 2010, 152A(2): 472-478]

(5) 受累部位病变汇总 (表 1292-1)。

表 1292-1　受累部位及表现

受累部位	主要表现
骨骼	双侧对称的四肢短缩畸形、肘关节和膝关节活动受限，小颌畸形，小头畸形，少指和拇指发育不全、并指、指关节过度屈曲，唇裂、腭裂，颧骨发育不良，眼裂下斜，眼距过宽，耳、鼻畸形
眼	突眼、角膜薄翳、巩膜蓝染
血管	毛细血管瘤、主动脉狭窄
毛发	浅黄色头发、毛发稀疏

二、基因诊断

(1) 概述

ESCO2 基因，即编码建立姐妹染色单体凝聚力的 N- 乙酰基转移酶 2 的基因，位于 8 号染色体短臂 2 区 1 带 1 亚带 (8p21.1)，基因组坐标为 (GRCh37):8:27632057-27670141，基因全长 38 085bp，包含 14 个外显子，编码 601 个氨基酸。

(2) 基因对应蛋白结构及功能

ESCO2 基因编码的蛋白可能具有乙酰转移酶活性，在有丝分裂 S 期帮助建立姐妹染色单体凝聚力。该基因的突变与罗伯茨综合征及 SC 短肢畸形综合征相关。

(3) 基因突变致病机制

短肢畸形综合征相对罗伯茨综合征有一个较温和的表型，两者的特征都是在细胞有丝分裂时异染色质排斥或着丝粒分离过早，且都是 *ESCO2* 基因突变的结果。2005 年，Schüle 等 [6] 在一个早期文献描述的患者家庭及一对患者姐妹中，确定在 *ESCO2* 基因上的复合杂合性突变。在 5 个家系共 6 例短肢畸形综合征患者中，作者发现位于 *ESCO2* 基因 3 号到 8 号外显子的 7 个新变异。2008 年，Gordillo 等 [7] 认为罗伯茨综合征和短肢畸形综合征两者是具有不同表型的相同综合征，统一定义为 "RBS" (Roberts syndrome/SC phocomelia 的合并简称)。作者在 16 例 "RBS" 家系受影响的 17 名个体中进行 *ESCO2* 基因突变分析，确定 15 个不同变异，其中 13 名个体为纯合突变，4 名个体为杂合突变。

(4) 目前基因突变概述

目前人类基因突变数据库收录的 *ESCO2* 基因突变有 28 个，其中错义 / 无义突变 5 个，剪接突变 5 个，小的缺失 12 个，小的插入 6 个。突变分布在基因整个编码区，无突变热点。

（赵　琳　吕小星）

参考文献

[1] Herrmann J, Feingold M, Tuffli G A, et al. M. A familial dysmorphogenetic syndrome of limb deformities, characteristic facial appearance and associated anomalies: the 'pseudothalidomide' or 'SC-syndrome'. Birth Defects Orig. Art. Ser, 1969, V(3): 81-89.

[2] Feingold M. History of C-patient with SC-Roberts/pseudothalidamide(sic)syndrome.(Letter)Am J Med Genet, 1992, 43(5): 898-899.

[3] BenEzra D, Abulafia H, Maftzir G, et al. Radial aplasia, chromosomal aberration, and anterior chamber cleavage manifestations in two siblings. Birth Defects Orig Art Ser, 1982, 18(6): 571-575.

[4] Hall BD, Greenberg MH, Hypomelia-hypotrichosis-facial hemangioma syndrome(pseudothalidomide, SC syndrome, SC phocomelia syndrome). Am J Dis Child, 1972，123(6): 602-604.

[5] Goh E S-Y, Li C, Horsburgh S, et al. The Roberts syndrome/SC phocomelia spectrum--a case report of an adult with review of the literature. Am J Med Genet, 2010, 152A(2): 472-478.

[6] Schüle B, Oviedo A, Johnston K, et al. Inactivating mutations in ESCO2 cause SC phocomelia and Roberts syndrome: no phenotype-genotype correlation. Am J Hum Genet, 2005, 77: 1117-1128.

[7] Gordillo M, Vega H, Trainer AH, et al. The molecular mechanism underlying Roberts syndrome involves loss of ESCO2 acetyltransferase. Hum Mol Genet, 2008, 17: 2172-2180.

1293　X 连锁显性遗传性肩腓型肌病
(scapuloperoneal myopathy, X-linked dominant, SPM; OMIM 300695)

一、临床诊断

(1) 概述

Wilhelmsen 等 [1] 1996 首次报道 X 连锁显性遗传性肩腓型肌病 (SPM)，主要表现为上肢带肌和腓骨肌萎缩。该病由 *FHL1* 基因突变所致肩腓型肌病。

(2) 临床表现

足下垂为恒定不变的早期体征，常先于双手无力及翼状肩胛 (图 1293-1)，血清 CK 升高。可见脊椎侧凸，肌电图及尸检显示肌病，而神经元及周围神经正常。肌无力进行性加重，严重者呼吸衰竭[2,3]。

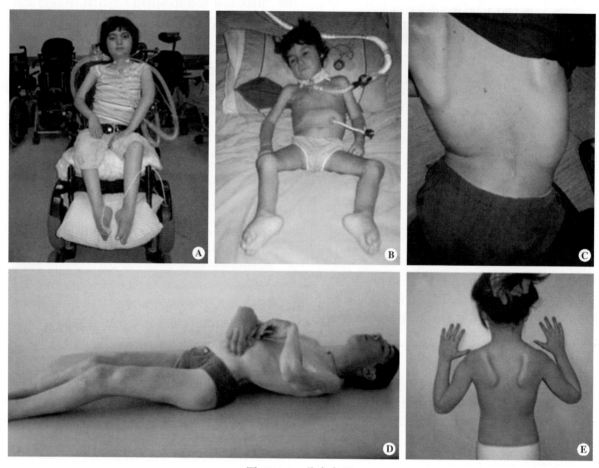

图 1293-1 临床表现

A. 8 岁女孩，轮椅依赖，靠气管造口和 BiPAP 通气，靠胃管进食营养及水分，肌力仅限于手指及足趾伸展，患者存在面肌无力和不对称上睑下垂；B. 2 岁
男孩，完全瘫痪，需要气管切开通气，经胃管进食营养，双足已挛缩；C、D. 患者脊椎侧凸，脊柱僵硬，肘关节及膝关节挛缩；E. 患者显示翼状肩胛

(Brain, 2009, 132: 452-464)

(3) 病理表现

骨骼肌组织甲萘醌 -NBT 染色显示患者胞质内

活性物质堆积[1](图 1293-2)。

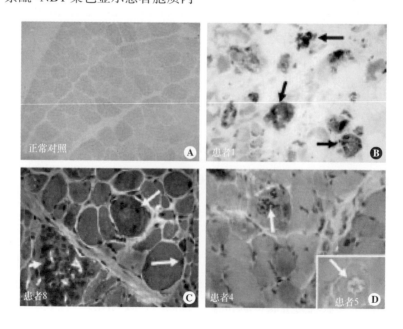

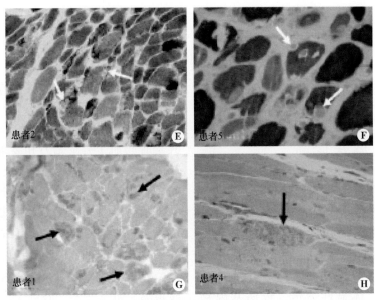

图 1293-2　组织学表现

A、B. 甲萘醌 -NBT 染色，显示正常肌肉 (A) 和患者胞质内活性物质堆积 (箭头，B)；C～H.HE 染色显示染成黑色的堆积物 (箭头)，注意包涵体内的变性纤维 (短箭，C)，改良 Gomori 三色显示暗红色的堆积物 (箭头)，插图示花边空泡的纤维，(箭头，D)，NADH(E) 和 ATP 酶 pH9.4(F) 染色显示堆积物染色阴性 (箭头)，但刚果红染色阳性 (箭头，G)，半薄切片纵切面显示特征性的堆积物 (箭头，H)

(Brain, 2009, 132: 452-464)

二、基因诊断

(1) 概述

FHL1 基因，即编码四加半 LIM 域蛋白，位于 X 染色体长臂 2 区 6 带 3 亚带 (Xq26.3)，基因组坐标为 (GRCh37):X:135228861-135293518，基因全长 64 658bp，包含 15 个外显子，编码 323 个氨基酸。

(2) 基因对应蛋白结构及功能

FHL1 基因编码四加半 LIM 域蛋白家族的成员之一，该家族的蛋白包含 2 个相邻的高度保守的锌指蛋白，且每个锌原子处都结合一个高度保守的半胱氨酸。该家族蛋白的表达具有细胞和组织特异性，并参与多种细胞功能。该基因的突变在 Emery-Dreifuss 肌营养不良患者中有过报道。

(3) 基因突变致病机制

Quinzii 等[4] 在 Wilhelmsen 等[1] 报道的 SPM 大家系所有患者中发现 *FHL1* 基因的 1 个错义突变 (p.W112S)。这个突变改变了该蛋白第二 LIM 域的保守结构域。男性患者为该突变的半合子，女性患者为杂合子。这是第一个关于 SPM 和人 *FHL1* 基因突变的报道。

本病尚无相应的分子研究，致病机制未明。

(4) 目前基因突变概述

目前人类基因突变数据库收录的 *FHL1* 基因突变有 26 个，其中错义 / 无义突变 18 个，剪接突变 1 个，小的缺失 4 个，小的插入 2 个，大片断缺失 1 个。

（王新高　王　惠）

参考文献

[1] Wilhelmsen KC, Blake DM, Lynch T, et al.Chromosome 12-linked autosomal dominant scapuloperoneal muscular dystrophy. Ann. Neurol, 1996, 39: 507-520.

[2] Quinzii CM, Vu TH, Min KC, et al.X-linked dominant scapuloperoneal myopathy is due to mutation in the gene encoding four-and-a-half-LIM protein 1. Am J Hum Genet, 2008, 82: 208-213.

[3] Schessl J, Taratuto AL, Sewry C, et al.Clinical, histological and genetic characterization of reducing body myopathy caused by mutations in FHL1.Brain, 2009, 132: 452-464.

[4] Quinzii CM, Vu TH, Min KC, et al. X-linked dominant scapuloperoneal myopathy is due to a mutation in the gene encoding four-and-a-half-LIM protein 1. Am J Hum Genet, 2008, 82: 208-213.

1294 肩腓型脊髓性肌萎缩
(scapuloperoneal spinal muscular atrophy, SPSMA; OMIM 181405)

一、临床诊断

(1) 概述

1992 年 DeLong 和 Siddique 报道一个新英格兰家族中出现 5 例神经源性肩腓肌萎缩，因此肩腓型脊髓性肌萎缩 (SPSMA) 又称为神经源性肩腓肌萎缩新英格兰型[1]。

SPSMA 呈常染色体显性遗传，致病基因是 *TRPV4* 基因，其等位基因突变还可引起先天性远端型脊髓性肌萎缩和遗传性运动和感觉神经性神经病 2C 型 (HMSN2C)。

(2) 临床表现

SPSMA 的临床表现与 Stark-Kaeser 型慢性肩腓肌萎缩类似，区别在于 SPSMA 有特征性先天性肌肉缺失、进行性肩腓肌萎缩、喉麻痹、进行性远端肌无力和肌萎缩。喉麻痹可导致声音嘶哑、发声困难和呼吸喘鸣[1]。

SPSMA 主要表现为肩胛带肌及下肢远端肌 (尤其是腓肠肌) 明显无力和萎缩 (图 1294-1)。患者 30~40 岁时病情最重，发展快，但出生时即可出现斜颈、先天性髋发育不全、运动发育迟缓，但智力可不受影响。肌无力和肌萎缩可出现在上肢或下肢的近端或远端，也可有颈屈肌无力、眼球外展肌和面肌麻痹。肩膀可因肩胛骨移位呈圆形，肌群萎缩呈翼状肩。SPSMA 还可出现一侧下肢短缩、宽基步态、脊柱过度前凸和 Gowers 征等表现[1-3]。

(3) 辅助检查

电生理检查示复合肌活动电位减弱，神经传导速度正常，符合运动神经轴突神经病的表现[2]。MRI 检查提示肩胛肌群与肢体末端肌群 (尤其是腓骨肌) 萎缩，脂肪浸润 (图 1294-2、图 1294-3)。

(4) 病理表现

肌肉活检可有重要意义，活检结果可示肌肉纤维萎缩 (图 1294-4) 和成群的神经纤维萎缩，具有慢性失神经和神经再支配的典型现象[2]。

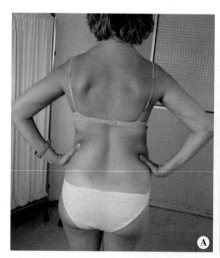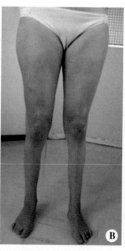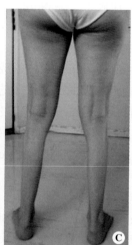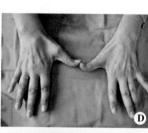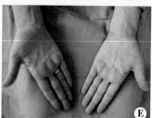

图 1294-1 临床表现

A. 斜肩与翼状肩；B、C. 下肢末端肌群严重萎缩 (前后位)，大腿未受累；D、E. 手部第一跖骨间肌萎缩 (J Neurol, 2011, 258: 1413-1421)

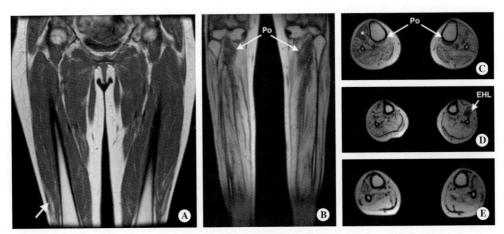

图 1294-2　双下肢 MRI T₁ 加权像

A. 大腿冠状位示仅有股外侧肌末端轻度脂肪浸润 (箭头)；B. 冠状位示小腿肌群广泛脂性萎缩，腘肌保存较好 (Po)；C~E. 分别为小腿近段、中段、远段轴位片，示小腿 4 个肌群广泛脂性萎缩，仅有右侧部分胫骨前肌 (C，星号)、腘肌 (C，Po) 和左侧拇长伸肌 (D，EHL) 保存

(J Neurol, 2011, 258: 1413-1421)

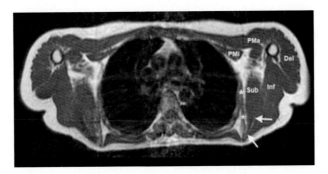

图 1294-3　肩胛带 MRI T₁ 加权像

肩胛骨几乎为垂直位 (箭头)，前锯肌脂肪浸润 (星号)，三角肌 (Del)、胸大肌 (PMa)、胸小肌 (PMi)、肩胛下肌 (Sub) 和冈下肌 (Inf) 正常

(J Neurol, 2011, 258: 1413-1421)

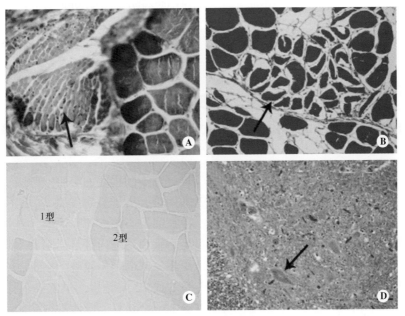

图 1294-4　病理表现

A、B 箭头处示严重肌肉纤维样聚集和萎缩；A. 肌肉活检；B. 肌肉尸检；C. 时间样本中可见 1 型和 2 型小型纤维并呈纤维样聚集；D. 脊髓节段示前角细胞数量正常，箭头处为典型的前角运动神经元 (Nat Genet, 2010, 42: 165-169)

(5) 受累部位病变汇总（表 1294-1）

表 1294-1 受累部位及表现

受累部位	主要表现
头颈部	面肌无力、外展肌麻痹、颈屈肌无力、斜颈
呼吸系统	声音嘶哑、发音困难、呼吸喘鸣、喉麻痹
胸部	圆肩、肩胛骨移位、翼状肩
骨骼	脊柱过度前凸、脊柱侧弯、脊柱后凸、髋发育不全、肢体一侧缩短、足畸形、跖骨内翻
肌肉、软组织	神经源性肌萎缩、肩胛骨肌群或腓肠肌无力、萎缩或缺失，四肢肌无力或萎缩，Gowers 征
神经系统	运动发育迟缓、宽基步态、腱反射极弱或消失、肢体末端感觉减弱

二、基因诊断

(1) 概述

TRPV4 基因，编码瞬时受体电位通道 V 蛋白亚基家族的 4 号蛋白，位于 12 号染色体长臂 2 区 4 带 1 亚带 1 次亚带 (12q24.11)，基因组坐标为 (GRCh37):12:110220892-110271212，基因全长 50 321bp，包含 18 个外显子，编码 871 个氨基酸。

(2) 基因对应蛋白结构及功能

该基因编码渗透压敏感性的瞬时受体电位通道超家族蛋白亚基 V 中的 4 号蛋白成员，是钙离子通透的非选择性阳离子通道蛋白。参与系统性渗透压调节。

(3) 基因突变致病机制

DeLong 等[1] 报道 1 个患有神经源性肌萎缩综合征的新英格兰大家族，家族成员的遗传满足常染色体显性遗传特征。Isozumi 等[4] 对该家族进行遗传连锁分析，在染色体的 12q24.1—q24.31 区域检测到 7 个连锁微卫星标记，并定位致病基因在微卫星标记 D12S338 和 D12S366 之间的 19cM 区域。Deng 等[3] 在这个家系中成功检测到 12q24.11 区域致病基因 *TRPV4* 的突变 c.946C＞T，功能研究发现该位点的突变可增加钙离子通道活性，改变钙离子的稳态，是可能的外周神经病变发病机制。

(4) 目前基因突变概述

目前人类基因突变数据库收录的 *TRPV4* 基因突变有 41 个，其中错义／无义突变 38 个，小的缺失 3 个。

（彭光格　蒋廷亚）

参考文献

[1] DeLong R, Siddique, T. A large New England kindred with autosomal dominant neurogenic scapuloperoneal amyotrophy with unique features. Arch. Neurol, 1992, 49: 905-908.

[2] Berciano J, Baets J, Gallardo E,et al. Reduced penetrance in hereditary motor neuropathy caused by TRPV4 Arg269Cys mutation. J Neurol, 2011, 258: 1413-1421.

[3] Deng HX,Klein CJ, Yan J, et al. Scapuloperoneal spinal muscular atrophy and CMT2C are allelic disorders caused by alterations in TRPV4. Nat Genet, 2010, 42: 165-169.

[4] Isozumi K, DeLong R, Kaplan J, et al. Linkage of scapuloperoneal spinal muscular atrophy to chromosome 12q24.1-q24.31. Hum Mol Genet, 1996, 5: 1377-1382.

1295　Kaeser 型神经源性肩腓综合征
(scapuloperoneal syndrome, neurogenic, Kaeser type, SCPNK; OMIM 181400)

一、临床诊断

(1) 概述

Kaeser 型神经源性肩腓综合征呈常染色体显性遗传形式，由 *DES* 基因突变所致。

DES 突变也可引起结蛋白相关肌病和扩张型心肌病。

(2) 临床表现

该病看起来与 Charcot-Marie-Tooth 病类似，实际临床表现差异很大，可有肩腓型、肢带型、远端型，也可有不同程度的心脏或呼吸受累。面肌无力，吞咽困难，男子乳房发育[1]（见图 1295-1）。受累男性存在突发心源性死亡风险。腓骨肌萎缩常伴发双侧足下垂和马蹄内翻足。随着小腿的萎缩，肩胛带也受累。球部受累较晚。Kaeser1965 年报道一血缘家系 5 代 12 人受累，呈常染色体显性遗传，起病年龄 30～50 岁，慢性进行性加重病程。前三代患者肌无力萎缩始于小腿，扩展至大腿和腰带肌肉，从而导致截瘫。第五代患者萎缩扩展至肩胛带、上臂、颈部、脸、咽喉和眼外肌。电生理方面，Tawil 等

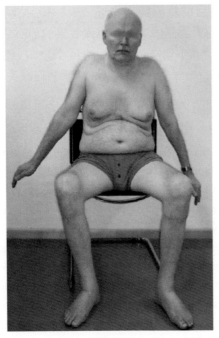

图 1295-1 患者表现为肩腓肌肉无力，乳房女性化
(Brain, 2007, 130: 1485-1496)

1995 年描述血缘三代 7 例患者，神经传导速度显示轻度脱髓鞘性多神经病，肌电图显示近端和远端肌肉呈急性和慢性失神经支配。

(3) 病理变化

肌肉活检标本显示病理表现差异很大，可接近正常或非特异的病理表现，也可为典型的肌肉纤维改变伴结蛋白堆积[1](图 1295-2)。

(4) 受累部位病变汇总 (表 1295-1)

表 1295-1 受累部位及表现

受累部位	主要表现
周围神经 / 肌肉	肌无力、肌萎缩，以肩胛带及腓骨肌为著，伴足下垂，可有面肌无力、吞咽困难
骨骼	马蹄内翻足
内分泌	男子乳房发育

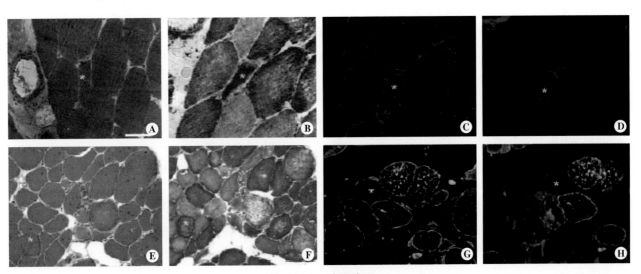

图 1295-2 病理表现

A. HE：除正常肌纤维，偶见成角萎缩纤维 (星号)；B. NADH：黑染的角形肌纤维，可疑为蛋白聚集 (星号)；C. 结蛋白染色显示阳性染色位于肌膜下；D. 细丝蛋白 -c 染色显示肌膜下阳性标记；E. HE：肌病表现包括肌纤维大小不等、核中心化、少量角形萎缩肌纤维；F. NADH：黑染的肌肉纤维提示可疑的蛋白聚集；G. 抗结蛋白染色；H. 抗 α-B- 晶体蛋白染色显示阳性标记位于肌膜下和胞质内 (星号)

(Brain, 2009, 132: 452-462)

二、基因诊断

(1) 概述

DES 基因，编码肌间线蛋白 (结蛋白)，位于 2 号染色体长臂 3 区 5 带 (2q35)，基因组坐标为 (GRCh37):2:220283099-220291461，基因全长8363bp，包含 9 个外显子，编码 470 个氨基酸。

(2) 基因对应蛋白结构及功能

DES 基因编码的结蛋白是肌肉特异性的中间纤维蛋白。这种蛋白的均聚物形成能稳定胞内丝状网络连接，使肌原纤维彼此连接并与质膜连接，是心脏和体节中最早的肌源性标记物。在成熟的横肌纹中，会形成三维支架，并且延伸横跨肌原纤维，环绕在 Z 盘，并且将所有收缩性装置与细胞膜骨架、细胞质和细胞核连接起来。

(3) 基因突变致病机制

2007 年，Walter 等 [2] 在一个多代的 SCPNK 大家系的所有患者中，发现 DES 基因的 1 个杂合突变 p.R350P。该突变曾经在 2005 年由 Bar 等 [3] 在一个混合性远端肌病 / 肢带显性的家庭中检出过，而这个家庭即 Walter 的研究中的 4 号家庭。

2005 年，Bar 等 [3] 研究 p.R350P 突变的影响。转染研究表明，在无波形蛋白的细胞中，p.R350P 突变的结蛋白不能形成结蛋白中间纤维网状结构，从而破坏纤维细胞中的内源性波形蛋白细胞骨架。体外研究显示，p.R350P 突变的结蛋白的组装在丝状体单位长度时已被破坏，从而进一步缔合形成巨大坚固的蛋白质聚合物。因此，p.R350P 突变对结蛋白亚基的有序横向排列有显性负效应作用。

(4) 目前基因突变概述

目前人类基因突变数据库收录的 DES 基因突变有 60 个，其中错义 / 无义突变 46 个，剪接突变 6 个，小的缺失 6 个，小的插入 1 个，大片段缺失 1 个。

（王新高　葛　蕾）

参考文献

[1] Isozumi K, DeLong R, Kaplan J, et al.Linkage of scapuloperoneal spinal muscular atrophy to chromosome 12q24.1-q24.31. Hum Molec Genet, 1996, 5: 1377-1382.

[2] Walter MC1, Reilich P, Huebner A, et al.Scapuloperonealsyndrometype Kaeser and a wide phenotypic spectrum of adult-onset, dominant myopathies are associated with the desmin mutation R350P. Brain, 2007, 130(Pt 6): 1485-1496.

[3] Bar H, Mucke N, Kostareva A, et al. Severe muscle disease-causing desmin mutations interfere with in vitro filament assembly at distinct stages. Proc Nat AcadSci, 2005, 102: 15099-15104.

1296　Scheie 综合征
(Scheie syndrome; OMIM 607016)

一、临床诊断

(1) 概述

Scheie 综合征是由编码 α 左旋艾杜糖苷酸酶 (alpha-L-iduronidase) 纯合子或者复合杂合突变引起的黏多糖病。致病基因为 IDVA，Scheie 综合征的主要临床特点包括关节强直、角膜混浊（周边最为严重）、智力轻微受损或不受损、主动脉瓣关闭不全。

(2) 临床表现

该病临床症状较轻，5 岁后发病，常常直至成年才得以诊断，诊断年龄多在 10 ～ 20 岁 [1]。患者智力多正常，面部较其他黏多糖病相对正常，脸宽、下颌前突、鼻梁平坦、鼻宽、颈短。角膜混浊是 Scheie 综合征的常见症状，且常成为患者主诉 [2]，角膜混浊呈进展性，导致严重视力下降，其他的眼科问题包括青光眼、视网膜变性。主动脉瓣狭窄和二尖瓣瓣膜病为常见表现，主动脉瓣狭窄的报道最为多见，此外还有主动脉瓣反流、二尖瓣狭窄、三尖瓣闭锁的报道。腕管综合征是黏多糖病的一个常见表现 [3]，原因可能为结缔组织中过量溶酶体蓄积，

再加上继发的骨骼发育不良畸形。此外还有呼吸暂停、爪形手、高弓足、脊髓受压等表现。

(3) 辅助检查

超声心动图可筛查出心脏瓣膜受累情况，并评估心室功能。

(4) 病理表现

心脏瓣膜可见瓣膜增厚、融合、结节（图 1296-1，图 1296-2）。

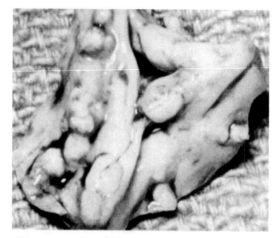

图 1296-1　主动脉瓣标本，可见结节及瓣膜融合
[Chest, 1989, 96(1): 209-210]

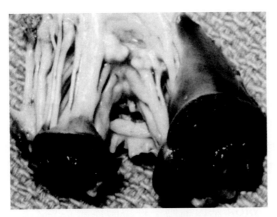

图 1296-2　二尖瓣标本，可见瓣膜增厚，伴结节
(Chest, 1989, 96(1): 209-210)

(5) 受累部位病变汇总 (表 1296-1)

表 1296-1　受累部位及表现

受累部位	主要表现
头面部	脸宽、下颌前突、颈短
眼	角膜混浊 (进展性)、青光眼、视网膜变性
呼吸道	阻塞性睡眠呼吸暂停
骨骼	腰骶滑脱、腕管综合征、高弓足、爪形手
心血管	主动脉瓣狭窄、主动脉瓣反流、二尖瓣异常

二、基因诊断

(1) 概述

IDUA 基因，即编码 α 左旋艾杜糖苷酸酶的基因，位于 4 号染色体短臂 1 区 6 带 3 亚带 (4p16.3)，基因组坐标为 (GRCh37):4:980785-998317，基因全长 17 533bp，包含 14 个外显子，编码 653 个氨基酸。

(2) 基因对应蛋白结构及功能

该基因编码一种酶，可水解硫酸皮肤素和硫酸乙酰肝素这两种葡萄糖胺聚糖末端的 α 左旋糖醛酸残基。此水解对溶酶体降解这些葡萄糖胺聚糖是必需的。

(3) 基因突变致病机制

Bunge 等[4] 通过对 29 例 MPS I 患者不同的临床严重程度的研究，确定 13 个新的和 7 个之前报道过的 IDUA 基因突变，这些突变包涵 88% 的突变等位基因和 86% 的基因型。

Beesley 等[5] 通过对 85 个黏多糖贮积病 I 型的家系 (其中包括 7 个 Scheie 综合征的家系) 的突变分析，确定 170 个突变等位基因中的 165 个。

本病尚无相应的分子研究，致病机制未明。

(4) 目前基因突变概述

目前人类基因突变数据库收录的 IDUA 基因突变有 121 个，其中错义 / 无义突变 82 个，剪接突变 11 个，小的缺失 20 个，小的插入 6 个，大片段缺失 2 个。突变分布在基因整个编码区，无突变热点。

（丁杜宇　门捷夫）

参考文献

[1] Neufeld EF, Muenzer J. The mucopolysaccharidoses.In: Scriver CR, Beaudet AL, Sly WS, et al.(eds). The Metabolic & Molecular Bases of Inherited Disease. Vol. III.(8th ed.) New York: McGraw-Hill, 2001.

[2] Whitley CB. The mucopolysaccharidoses.In: Beighton P(ed). McKusick's Heritable Disorders of Connective Tissue. 5th ed. St. Louis: Mosby, 1993.

[3] Wraith JE, Alani SM. Carpal tunnel syndrome in the mucopolysaccharidoses and related disorders. Arch Dis Child, 1990, 65: 962-963.

[4] Bunge S, Kleijer WJ, Steglich C, et al. Mucopolysaccharidosis type I: identification of 13 novel mutations of the alpha-L-iduronidase gene. Hum Mutat, 1995, 6：91-94.

[5] Beesley CE, Meaney CA, Greenland G, et al. Mutational analysis of 85 mucopolysaccharidosis type I families: frequency of known mutations, identification of 17 novel mutations and in vitro expression of missense mutations. Hum Genet, 2001, 109：503-511.

1297　Schindler 病 1 型
(Schindler disease, type Ⅰ；OMIM 609241)

一、临床诊断

(1) 概述

1987 年报道了一种罕见的先天性代谢疾病——

Schindler 病，也称 α-N- 乙酰氨基半乳糖苷酶缺乏病，其发病呈常染色体隐性遗传方式，该病是由于 α-N- 乙酰氨基半乳糖苷酶缺乏 (NAGA) 从而导致鞘糖脂在溶酶体内过度蓄积而产生一系列临床症状。致病

基因是 *NAGA* 基因。

(2) 临床表现

Schindler 病 I 型是婴儿型，呈常染色体隐性遗传方式，患儿在 8 个月至 1 岁之前多数正常，自发病起，病情进展迅速，出现精神运动发育迟滞，患儿开始丧失既往已习得的能力，包括精神和行为的协调性，其他的症状体征还包括肌张力降低，肢体无力，无意识的快速眼动，视力减退，也可能出现癫痫发作。随着疾病的进展，症状会进一步加剧，患儿会因肌强直出现运动能力下降，且对外界刺激反应减弱。其他症状还包括皮肤脱色，血管扩张性疣等[1-4]。

(3) 辅助检查

尿中异常的低聚多糖对 Schindler 病有提示作用。

(4) 病理表现

患儿出现神经轴索营养不良表现，在灰质的轴突末梢内有大量特征性的"球状小体"（图 1297-1）[5]。

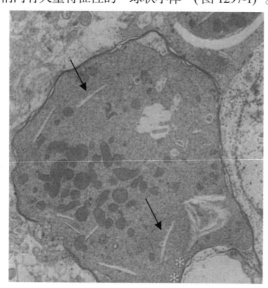

图 1297-1　灰质的轴突末梢内有大量特征性的"球状小体"
(J Neurol Sci, 1995, 132: 44-56)

(5) 受累部位病变汇总（表 1297-1）

表 1297-1　受累部位及表现

受累部位	主要表现
脑	精神运动发育迟滞、丧失精神和行为的协调性、对外界刺激反应减弱、肌张力降低、肢体无力、癫痫发作
皮肤	皮肤脱色、血管扩张性疣
眼	无意识的快速眼动、视力减退

二、基因诊断

(1) 概述

NAGA 基因，即编码 α-N- 乙酰氨基半乳糖苷酶的基因，位于 22 号染色体长臂 1 区 1 带 (22q11)，基因组坐标为 (GRCh37):22:42454338-42466846，基因全长 12 509bp，包含 9 个外显子，编码 411 个氨基酸。

(2) 基因对应蛋白结构及功能

NAGA 基因编码一种溶酶体酶 α-N- 乙酰氨基半乳糖苷酶，是一种糖苷水解酶。该酶活性中心的三个晶体状复合物能与不同的催化底物结合，α-N- 乙酰氨基半乳糖苷酶能够从糖复合物中裂解形成 α-N- 乙酰氨基半乳糖。*NAGA* 基因的突变能导致 Schindler 病 I 型和 II 型。

(3) 基因突变致病机制

1990 年，Wang 等[6] 在最早报道的 2 例患 Schindler 病的德国男孩中发现 *NAGA* 基因 8 号外显子的一个 c. 973G > A 碱基转换纯合突变，使得该位置的氨基酸发生相应的改变 (p.E325K)。Keulemans 等[7] 随后在这两例男孩患者的一个远亲患者中也检测到同样的突变纯合子，并且发现之前两个男孩的 α-N- 乙酰氨基半乳糖苷酶活性只剩下 1%。

Bakker 等[4] 确定一个 3 岁摩洛哥男孩缺乏 *NAGA*，携带 p. E325K 纯合突变。在他临床表型正常的 7 岁弟弟身上也发现相同的基因型，而第三个不受影响的同胞兄弟及父母都是该突变的杂合子携带者。该家系表现出 α-NAGA 缺乏的极端临床特异性，如突变纯合子携带者的弟弟在 7 岁时并无临床特征与无序神经系统症状。

1994 年，Wang 等[8] 构建了 *Naga* 基因敲除小鼠，该小鼠临床表现正常，能活到成年，生育能力正常。与人类患病者一致的表现是该小鼠的 α-N- 乙酰氨基半乳糖苷酶没有活性，且出溶酶体病相关的病理特征，如外淋巴细胞空泡。2001 年，Desnick 和 Schindler 后来发现 *Naga* 基因缺失小鼠的中枢神经系统以及其他器官的溶酶体内发生异常物质的堆积，出现局部性轴索肿胀或大脑和脊髓中溶酶体的球样化。

(4) 目前基因突变概述

目前人类基因突变数据库收录的 *NAGA* 基因突

变有 7 个，全部为错义 / 无义突变。

（郜丽妍　王伊卓）

参考文献

[1] van Diggelen OP, Schindler D, Kleijer WJ, et al. Lysosomal alpha-*N*-acetylgalactosaminidase deficiency: a new inherited metabolic disease.(Letter)Lancet, 1987, 330: 804 only. Note: Originally Volume Ⅱ.

[2] van Diggelen OP, Schindler D, Willemsen R, et al. Alpha-*N*-acetylgalactosaminidase deficiency, a new lysosomal storage disorder. J Inherit Metab Dis, 1988, 11: 349-357.

[3] Schindler D, Bishop DF, Wallace S, et al. Characterization of alpha-*N*-acetylgalactosaminidase deficiency: a new neurodegenerative lysosomal disease.(Abstract)Pediat Res, 1988, 23: 333A only.

[4] Bakker HD, de Sonnaville, Vreken P, et al. Human alpha-*N*-acetylgalactosaminidase(alpha-NAGA)deficiency: no association with neuroaxonal dystrophy? Europ J Hum Genet, 2001, 9: 91-96.

[5] Wolfe DE, Schindler D, Desnick RJ. Neuroaxonal dystrophy in infantile alpha-N-acetylgalactosaminidase deficiency. J Neurol Sci, 1995, 132: 44-56.

[6] Wang AM, Schindler D, Desnick R. Schindler disease: the molecular lesion in the alpha-*N*-acetylgalactosaminidase gene that causes an infantile neuroaxonal dystrophy. J Clin Invest, 1990, 86: 1752-1756.

[7] Keulemans JL, Reuser AJ, Kroos MA, et al. Human alpha-*N*-acetylgalactosaminidase(alpha-NAGA)deficiency: new mutations and the paradox between genotype and phenotype. J Med Genet, 1996, 33: 458-464.

[8] Wang AM, Kanzaki T, Desnick RJ. The molecular lesion in the alpha-*N*-acetylgalactosaminidase gene that causes angiokeratoma corporis diffusum with glycopeptiduria. J Clin Invest, 1994, 94: 839-845.

1298 Schinzel-Giedion 综合征
(Schinzel-Giedion midface retraction syndrome; OMIM 269150)

一、临床诊断

(1) 概述

Schinzel-Giedion 综合征是由美国 Albert Schinzel 及 Andreas Giedion 在 1978 年报道的一种累及多系统的以严重面中部回缩为特征的罕见先天性神经退行性疾病，又称 Schinzel-Giedion 面中部回缩综合征[1]。过去认为本病为常染色体隐性遗传病，现证实其为常染色体显性遗传病，致病基因为 *SETBP1* 基因。

(2) 临床表现

Schinzel-Giedion 综合征发病率极低，婴幼儿期起病，大多数患儿在 10 岁前死于心脏功能衰竭，其发病机制目前尚未明确。临床主要表现为特征性面部异常（如面中部回缩），严重的智力发育迟缓、身材矮小及多发性先天畸形，包括骨骼异常、泌尿生殖系统发育不良、肾盂积水、先天性心脏病、多毛症等；同时本病患者可伴发癫痫、肌强直等症状；另外，本病患者肿瘤（特别是神经上皮肿瘤）的发病率明显高于健康人群[2]（图 1298-1）。

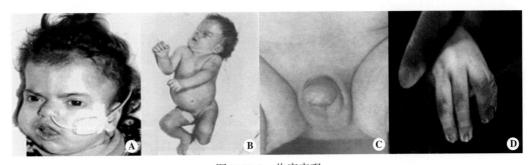

图 1298-1 临床表现

A. 典型面中部回缩面容；B. 矮小身材，多毛症（四肢）；C. 尿道下裂；D. 并指畸形（无名指与小指）

(Am J Med Genet, 1999, 82: 344-347; Am J Med Genet, 1978, 1: 361-375; Genet，1990，27：42-47; Am J Med Genet, 1994, 53: 374-377)

(3) 辅助检查

通过对 Schinzel-Giedion 综合征患者进行定期脑部 MRI 检查，可见脑部神经退行性病变，主要表现为脑萎缩、灰质皮层及周围白质消失、永久性脉络膜囊肿、周围白质髓鞘化减少 (消失) 等 [3]。另外 X 线片可见骨皮质及骨骺增宽、骨密度增加；多数患者肾盂造影或肾脏 B 超可见肾盂积水 [4](图 1298-2)。

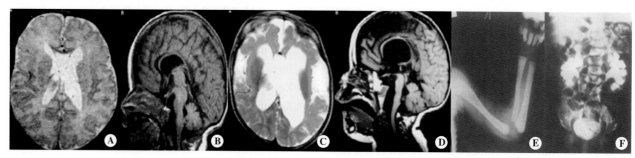

图 1298-2　影像表现

A.1 例 Schinzei-Giedion 综合征患者 4 周行脑 MRI 检查基本正常；B.4 周 MRI 检查髓鞘化程度基本正常；C. 2.5 岁时复查脑 MRI，见皮质及白质萎缩，侧脑室扩大；D. 2.5 岁复查时额顶部脱髓鞘病变；E. 骨皮质增宽，骨密度增高；F. 静脉肾盂造影示双侧肾盂积水)

(Am J Med Genet, 1999, 82: 344-347; Genet, 1990, 27: 42-47)

(4) 病理表现

该病无明确病理学特征，但由于本病患者肿瘤发病率较健康人群明显升高，以胚胎性肿瘤 (特别是神经上皮肿瘤)、肝母细胞瘤及骶尾部畸胎瘤等常见，在病变部位行镜检可见分化程度不同的肿瘤细胞 [5]。

(5) 受累部位病变汇总 (表 1298-1)

表 1298-1　受累部位及表现

受累部位	主要表现
头颅五官	囟门及颅缝增宽、面中部回缩、面部血管瘤、额头突出、鼻梁低平、巨舌、颈短
心脏	先天性房间隔缺损
泌尿生殖系统	肾盂积水、输尿管积水或狭窄，男性：尿道下裂、阴茎短小、阴囊发育不全，女性：大阴唇 / 小阴唇发育不全、会阴部过短、处女膜闭锁、双角子宫
毛发	多毛症
骨骼	短胸骨、长锁骨，指 (趾) 远端发育不良、内翻马蹄足、并指 / 多指畸形
神经系统	智力发育迟缓、脑萎缩、脑室扩张、胼胝体过薄、癫痫、角弓反张、肌强直
肿瘤	常见为胚胎性肿瘤、肝母细胞瘤、骶尾部畸胎瘤、神经上皮肿瘤

二、基因诊断

(1) 概述

SETBP1 基因，即编码 SET 结合蛋白 1 的基因，位于 18 号染色体长臂 1 区 2 带 3 亚带 (18q12.3)，基因组坐标为 (GRCh37):18:42260863-42648475，基因全长 387 613bp，包含 6 个外显子，编码 1596 个氨基酸。

(2) 基因对应蛋白结构及功能

SETBP1 基因编码的蛋白质包含几个基序，包括 ski 同源区、SET- 结合区域以及三个核定位信号。*SETBP1* 基因编码的蛋白能和与 DNA 复制有关的 SET 原癌基因结合。通过删除和突变分析，Minakuchi 等 [6] 确定 SET 的 182 ～ 223 号氨基酸与 SETBP1 的 1238 ～ 1434 号氨基酸相互作用。免疫沉淀反应分析证实在人类肉瘤细胞系中 SETBP1 与内源性的 SET 相互作用。

(3) 基因突变致病机制

Hoischen 等 [2] 通过对 4 例不相关的患者进行 37Mb 的全外显子组测序，发现有 12 个基因在 4 例患者都存在变异。其中 *CTBP2* 和 *SETBP1* 在基因组不同位置均有变异，这表明他们可能是致病变异而非简单、不明确的 SNPs。在进一步分析中，研究者发现 *CTBP2* 基因在不同的外显子组测序实验中都存在大量变异，因此排除该基因。通过 Sanger 测序，研究者在另外 9 例患者中的 8 例也检出 *SETBP1* 杂合突变。5 个不同的突变发生在 11bp 区域内，其中 3/4 的连续氨基酸在进化过程中高度保守。

Panagopoulos 等 [7] 在两例无关联泰国男性婴儿患者的 *SETBP1* 基因中发现杂合突变。

本病尚无相应的分子研究，致病机制未明。

(4) 目前基因突变概述

目前人类基因突变数据库报道的 *SETBP1* 基因突变有 7 个，其中错义 / 无义突变 5 个，大片段缺失 2 个。

（胡诗雨 张 慧）

参考文献

[1] Schinzel A, Giedion A. A syndrome of severe midface retraction, multiple skull anomalies, clubfeet, and cardiac and renal malformations in sibs. Am J Med Genet, 1978, 1: 361-375.

[2] Hoischen A, van Bon BWM, Gilissen C, et al. De novo mutations of SETBP cause Schinzel-Giedion syndrome. Nature Genet, 2010, 42: 483-485.

[3] Shah AM, Smith MF, Griffiths PD, et al. Schinzel-Giedion syndrome: evidence for a neurodegenerative process. Am J Med Genet, 1999, 82: 344-347.

[4] Al-Gazali LI, Farndon P, Burn J, et al, The Schinzel-Giedion syndrome, Genet, 1990, 27: 42-47.

[5] Rodriguez JI, Jimenez-Heffernan JA, Leal J. Schinzel-Giedion syndrome: autopsy report and additional clinical manifestations. Am J Med Genet, 1994, 53: 374-377.

[6] Minakuchi M, Kakazu N, Gorrin-Rivas MJ, et al. Identification and characterization of SEB, a novel protein that binds to the acute undifferentiated leukemia-associated protein SET. Eur J Biochem, 2001, 268:1340-1351.

[7] Panagopoulos I, Kerndrup G, Carlsen N, et al. Fusion of NUP98 and the SET binding protein 1(SETBP1)gene in a paediatric acute T cell lymphoblastic leukaemia with t(11；18)(p15；q12). Br J Haematol, 2007, 136:294-296.

1299，1300 神经鞘瘤
(Schwannomatosis, SWNTS)
(1299. SWNTS1, OMIM 162091; 1300. SWNTS2, OMIM 615670)

一、临床诊断

(1) 概述

1973 年 Niimura 报道 1 例以多发皮肤神经鞘瘤以及脊髓施万细胞瘤为特征的特殊神经纤维瘤患者，本病无听神经瘤或其他任何 1 型或 2 型神经纤维瘤的特征性表现[1]，将其定义为神经鞘瘤，因其主要是由施万细胞组成，故又称施万细胞瘤。本病为常染色体显性遗传病，分为两个亚型，临床表现相似，1 型致病基因为 *SMARCB1* 基因；2 型为 *LZTR1* 基因。

(2) 临床表现

神经鞘瘤是一种罕见的良性周围神经施万细胞肿瘤，其发病率约为 1/4 万，发病年龄在 18 岁以上，多在 30 岁后出现首发症状。临床表现为多发性的神经鞘瘤，一般多分布于躯干及四肢皮肤以及脊髓中，皮肤神经鞘瘤可表现为痛性肿块，少数患者可合并有咖啡牛奶斑；另外，1 型神经鞘瘤患者可同时合并有脑膜瘤或脊髓膜瘤。多发的神经鞘瘤提示患者为肿瘤易感体质[2-4]（图 1299-1A、B、C）。

(3) 辅助检查

神经鞘瘤患者病变部位 MRI 检查可见长 T_1、长 T_2 信号病灶，形状规则，边缘清楚，周边无占位效应；合并有脑膜瘤患者脑部增强 MRI 检查可见相应脑膜瘤病灶[5]（图 1299-2）。

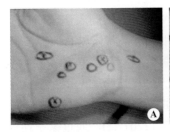
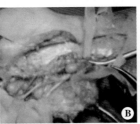
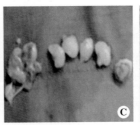
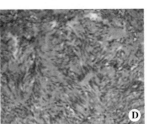

图 1299-1　临床和病理表现

A. 右侧手掌及腕部皮下神经鞘瘤；B. 术中见皮下神经鞘瘤；C. 切下后的肿瘤，椭圆形，包膜清楚，切面有少量出血及轻微囊性变；D. 光镜下施万细胞瘤细胞呈栅栏样排列 [J Peking University(Health Science), 2013, 45(5): 698-703]

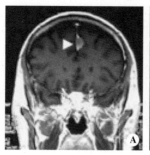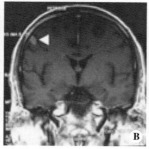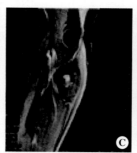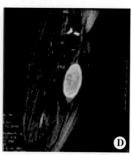

图 1299-2　影像表现

A. 增强脑部 MRI 示左侧大脑镰前部强化病灶；B. 增强脑部 MRI 示右侧额叶强化病灶；C. 上肢 MRI 示 T_1 低信号病灶；D. 上肢 MRI 示 T_2 高信号病灶

(Neurogenetics，2010，11：73-80) [J Peking University(Health Science), 2013, 45(5): 698-703]

(4) 病理表现

肿瘤组织切片在光学显微镜下可分为富含细胞的 Antoni A 区和富含基质的 Antoni B 区，两区细胞呈梭形交叉排列，呈典型的"栅栏状"，S100 染色呈阳性[2]（图 1299-1D）。

(5) 受累部位病变汇总（表 1299-1）

表 1299-1　受累部位及表现

受累部位	主要表现
骨骼	神经鞘瘤病变（四肢、脊柱）
皮肤	神经鞘瘤病变
神经系统肿瘤	脊髓肿瘤、脑膜瘤（1 型神经鞘瘤）、18 岁以上患者无听神经瘤、多发性神经瘤、脑膜瘤（1 型神经鞘瘤）

二、SWNTS1 基因诊断

(1) 概述（表 1299-2）

表 1299-2　基因分型汇总

基因	染色体位置	基因组起止坐标	基因全长 (bp)	外显子数（个）	氨基酸数（个）
SMARCB1	22q11.23	(GRCh37): 22:24129150-24176705	47 556	9	385
NF2	22q12.2	(GRCh37): 22: 29999545-30094589	95 045	16	595

(2) 基因对应蛋白结构及功能

SMARCB1 基因编码一个能改变染色质紧凑构象的复合体的组成部分，这个蛋白家族可通过改变染色质结构使转录因子接近目标区域。此蛋白由 385 个氨基酸组成，包含 1 个 DNA 结合区域和 2 个重复特征单元。此蛋白可通过与 HIV-1 整合酶相结合来提高 DNA 结合部位的活性。研究发现该基因还是一种肿瘤抑制因子，基因突变与恶性杆状肿瘤具有一定关联性。目前发现了 2 个变异转录子，编码 2 个不同的亚型。

NF2 基因编码的 Merlin 蛋白类似于 ERM 家族蛋白，在已知的脊椎动物中有 10 个亚型，由 595 个氨基酸组成。根据第 16 或 17 外显子是否表达，该蛋白被分为 I 型和 II 型。所有的 Merlin 蛋白都具有一个保守的 N 末端，包含一个 FERM 结构域，而 α 螺旋结构和亲水尾部位于 FERM 结构域的下游区域。在胚胎发育阶段，NF2 基因的表达水平很高；在成年人体内，NF2 基因的高表达区域主要存在于施万细胞、脑膜细胞、晶状体以及神经细胞。

(3) 基因突变致病机制

Versteege 等[6] 发现 SMARCB1 基因包括 9 个外显子，基因长度约 50kb，并将其定位于 22 号染色体长臂 1 区 1 带 2 亚带 (22q11.2)。通过家系连锁分析和肿瘤缺失比对，NF2 基因被定位于 22 号染色体长臂 1 区 2 带 2 亚带 (22q12.2)[7-10]。

Hulsebos 等[11] 对一对患病父女的 SMARCB1 基

因进行研究，在两者 *SMARCB1* 基因发现一个相同的杂合突变，第 1 个外显子的第 34 个碱基位置携带 C→T 的种系突变 (c.34C > T)，使原来位于第 12 位的谷氨酰胺被终止子替换 (p.Q12X)。Sestini 等 [12] 在 21 例无血缘关系患者中发现 1 例患者的 *SMARCB1* 基因的第二外显子的一个种系插入 / 缺失突变 (c. 203_216delinsTACC)，导致阅读框移码。他们在该患者体内分离得到 3 种不同的肿瘤细胞，均存在该插入 / 缺失突变和 1 个 *NF2* 上的等位基因突变，而没有发现其他的 *SMARCB1* 突变。Sestini 等还发现另外 3 例患者的肿瘤细胞中仅存在体细胞突变，并无种系突变发生。其中 1 例患者的肿瘤组织中同时含有 *SMARCB1* 和 *NF2* 基因的体细胞突变以及 LOH 现象；第二例患者的肿瘤组织发现 *NF2*

基因的体细胞突变和 LOH 现象；在第三例患者的肿瘤组织发现 *SMARCB1* 基因的体细胞突变和 LOH 现象。根据这些结果，Sestini 等推断，紧密连锁的 *SMARCB1* 和 *NF2* 基因与该病的发病密切相关。Hadfield 等 [13] 的研究发现，33.3% 的 SWNTS1 家系患者和 7.1% 的 SWNTS1 离散型患者有 *SMARCB1* 基因种系突变，而所有患者均存在导致 *NF2* 基因失活的体细胞突变。这也证明 *SMARCB1* 和 *NF2* 基因突变是该病发病的必要条件。

目前没有找到该疾病及基因相关的动物模型研究。

(4) 目前基因突变概述

目前人类基因突变数据库收录的 *SMARCB1* 基因和 *NF2* 基因相关的突变情况如表 1299-3。

表 1299-3　*SMARCB1* 基因和 *NF2* 基因突变汇总　　　　（单位：个）

基因	突变总数	错义 / 无义突变数	剪接突变数	小片段缺失数	小片段插入数	调控区突变数	小的易位数	大片段缺失数	大片段插入数	复杂重排数
SMARCB1	84	25	13	13	7	1	3	16	4	2
NF2	387	93	79	102	34	0	7	60	8	4

三、SWNTS2 基因突变

(1) 概述

LZTR1 基因，即编码亮氨酸拉链样转录调节子 1 的基因，位于 22 号染色体长臂 1 区 1 带 2 亚带 1 次亚带 (22q11.21)，基因组坐标为 (GRCh37):22:21336558-21353326，基因全长 16 769bp，包含 21 个外显子，编码 840 个氨基酸。

(2) 基因对应蛋白结构及功能

LZTR1 基因编码的蛋白产物，是 BTB-kelch 超家族的成员之一，由于其与亮氨酸拉链样蛋白家族具有弱同源性，最初被认为是一种转录调节子。BTB-kelch 超家族蛋白在染色质构象及细胞周期等过程中发挥调控细胞基本过程的作用。*LZTR1* 基因编码的蛋白仅锚定于高尔基体网络，可能对维持高尔基复合体的稳定性具有一定作用。

(3) 基因突变致病机制

Piotrowski 等 [3] 研究发现，在 20 例 SWNTS2 患者中，有 16 例患者检出 *LZTR1* 基因的 15 个不同的杂合突变。其中包括 6 个截短突变，1 个框内剪接突变，1 个影响剪接位点的缺失突变，以及 7 个位于高度保守区域的错义突变。

本病尚无相应的分子研究，致病机制未明。

(4) 目前基因突变概述

人类孟德尔遗传在线数据库收录的 *LZTR1* 基因突变有 59 个，其中错义 / 无义突变 32 个，小的插入突变 7 个，剪接突变 7 个，小的缺失突变 13 个。

（胡诗雨　兰天明　张　慧）

参考文献

[1] 王志新，陈山林，易传军，等. 上肢节段性施旺细胞瘤病: 5 例报告及文献复习，北京大学学报 (医学版)，2013，45，(5): 698-703

[2] Niimura M. Neurofibromatosis. Rinsho Derma, 1973, 15:653-663.

[3] Piotrowski A, Xie J, Liu YF, et al. Germline loss-of-function mutations in LZTR1 predispose to an inherited disorder of multiple schwannomas. Nature Genet, 2014, 46:182-187.

[4] Jacoby LB, Jones D, Davis K, et al. Molecular analysis of the NF2 tumor-suppressor gene in schwannomatosis.Am J Hum Genet, 1997, 61:1293-1302.

[5] Bacci C, Sestini R, Provenzano A, et al, Schwannomatosis associated with multiple meningiomas due to a familial SMARCB1 mutation. Neurogenetics, 2010, 11:73-80.

[6] Versteege I, Sevenet N, Lange J, et al. Truncating mutations of hSNF5/INI1 in aggressive paediatric cancer. Nature,

1998, 394: 203-206.

[7] Wertelecki W, Rouleau GA, Superneau DW, et al. Neurofibromatosis 2: clinical and DNA linkage studies of a large kindred. N Engl J Med, 1988, 319: 278-283.

[8] Rouleau GA, Seizinger BR, Wertelecki W, et al. Flanking markers bracket the neurofibromatosis type 2(NF2)gene on chromosome 22. Am J Hum Genet, 1990, 46: 323-328.

[9] Wolff RK, Frazer KA, Jackler RK, et al. Analysis of chromosome 22 deletions in neurofibromatosis type 2-related tumors. Am J Hum Genet, 1992, 51: 478-485.

[10] Arai E, Ikeuchi T, Karasawa S, et al. Constitutional translocation t(4; 22)(q12; q12.2)associated with

neurofibromatosis type 2. Am J Med Genet, 1992, 44: 163-167.

[11] Hulsebos TJ, Plomp AS, Wolterman RA, et al. Germline mutation of INI1/SMARCB1 in familial schwannomatosis. Am J Hum Genet, 2007, 80: 805-810.

[12] Sestini R, Bacci C, Provenzano A, et al. Evidence of a four-hit mechanism involving SMARCB1 and NF2 in schwannomatosis-associated schwannomas. Hum Mutat, 2008, 29: 227-231.

[13] Hadfield KD, Newman WG, Bowers NL, et al. Molecular characterisation of SMARCB1 and NF2 in familial and sporadic schwannomatosis. J Med Genet, 2008, 45: 332-339.

1301　Schwartz-Jampel 综合征 1 型
(Schwartz-Jampel syndrome, type 1, SJS1; OMIM 255800)

一、临床诊断

(1) 概述

Schwartz-Jampel 综合征 (SJS) 又称为软骨营养不良性肌强直症，根据临床表现和影像学检查分为 1A 型、1B 型和 2 型。SJS1 呈常染色体隐性遗传，致病基因是 *HSPG2* 基因，基因突变导致类硫酸乙酰肝素蛋白多糖 2(HSPG2) 的 mRNA 和细胞基底膜蛋白多糖形态异常，功能缺失。其等位基因突变可引起 Silverman-Handmaker 型骨骼分离障碍性发育不良。

(2) 临床表现

SJS1 的典型临床特征为矮小症，特殊面容，睑裂缩小，肌强直，骨、软骨及关节异常等。

SJS1A 通常儿童期起病，中度骨发育不全。SJS1B 起病较 1A 型早，出生时即可发病，骨发育不全更为显著，类似于 Knieset 发育不全[1]。

SJS 的特殊面容为固定愁苦面容、发际线低、面部平坦、面颊丰满、低位耳、睑裂缩小、上睑下垂、小嘴及钱包状嘴唇等 (图 1301-1、图 1301-2)，睑裂缩小是睑肌挛缩的表现，还可出现近视、小角膜、白内障和长睫毛排列不规律等眼科病变。患儿声音细小、尖锐。肌肉萎缩 (图 1301-3)，各关节也可出现挛缩、脱位及结构改变，骨、软骨发育异常表现为骨龄延迟、矮小症、颈短、耳郭异常、骺软骨营养不良、鸡胸、扁平椎、脊柱弯曲、冠状位脊柱裂、髋挛缩、髋内外翻、股骨扁平或断裂。长骨骨干细长，干骺端变宽、前弓。颅骨受累即表现为小颅畸形，颅骨

与面部结构不成比例，骨成熟不协调等[2, 3]。SJS1 还可出现异常低血钾等电解质紊乱。

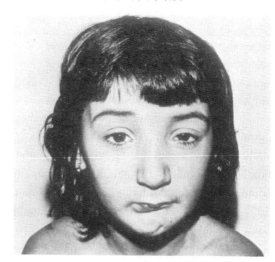

图 1301-1　7 岁女患儿面部表现
面部呈三角形，下巴小而尖且短缩，前额狭窄，发际线低，睑裂缩小，嘴小呈钱包状，上唇较长且突出，下唇短缩
(J Neurol Neurosurg Psychiat, 1978, 41: 161-169)

患儿可出现小嘴、颞下颌关节僵化等表现，牙科正畸或拔牙时会出现困难。患儿全身麻醉时可能会出现恶性高热，是致死性并发症。气管内插管也会因患儿颈短、僵硬及喉小出现困难[4]。

SJS 的 临 床 症 状 与 Kniest 发 育 不 全、Kyphomelic 发育不全及 Burton 综合征等疾病类似，当新生儿出现 Kniest 样软骨发育不全、先天性股骨胫骨缩短弯曲、小嘴、小颅或钱包状嘴唇等表现时

应怀疑患有 SJS[5]。

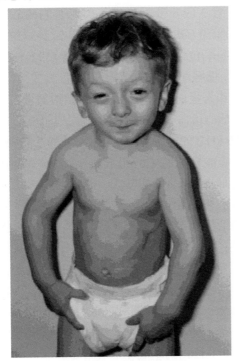

图 1301-2 4 岁患儿面部表现

睑裂缩小，嘴小呈钱包状，小颌畸形，关节挛缩

(Am J Med Genet, 2000, 94: 287-295)

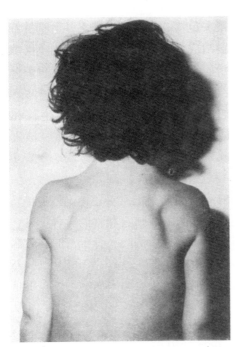

图 1301-3 背部肌肉严重挛缩，肩胛中央呈酒窝状

(J Neurol Neurosurg Psychiat, 1978, 41: 161-169)

(3) 辅助检查

肌电图可示肌强直样异常：同心针肌电图显示大量持久的自发活动，插入电极即可达到最大，并不受局部箭毒化影响；单纤维肌电图显示相当稳定，有时间歇释放偶有振幅和(或)频率波动的电序列。提示这一系列活动不包括复杂的重复放电，只是个别肌肉纤维的自主活动[6]。X线影像学检查可见骨、软骨及关节异常（图 1301-4、图 1301-5）。

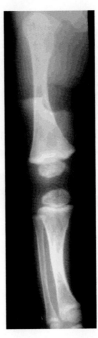

图 1301-4 18 个月患儿骨骼 X 线表现

骨干缩短，干骺端膨大，胫骨前弓，次级骨化中心相对增大，骨结构正常 (Am J Med Genet, 2000, 94: 287-295)

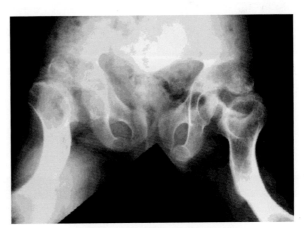

图 1301-5 10 岁患儿骨骼 X 线表现

股骨头畸形，股骨干内翻向上移位并明显弯曲，骨唇从髋臼侧部凸出覆盖大转子 (Am J Med Genet, 2000, 94: 287-295)

(4) 病理改变

肌活检可见肌肉弥漫性萎缩，电镜下可见肌纤维有空泡形成，肌质网呈囊状膨胀（图 1301-6），线粒体成簇肿胀（图 1301-7）。

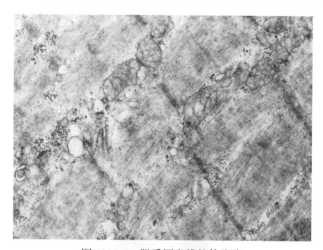

图 1301-6　肌质网和线粒体膨胀
(J Neurol Neurosurg Psychiat, 1978, 41: 161-169)

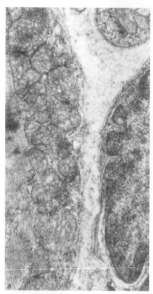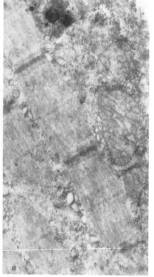

图 1301-7　肿胀的线粒体成簇地聚集在肌内膜下，线粒体
周围可见脂褐素小体
(J Neurol Neurosurg Psychiat, 1978, 41: 161-169)

(5) 受累部位病变汇总 (表 1301-1)

表 1301-1　受累部位及表现

受累部位	主要表现
头颈部	特殊面容、颈短、小颌畸形、颞下颌关节僵化
骨骼及关节	骨龄延迟、骨质疏松症、骨骼改变、关节挛缩、结构改变
肌肉及软组织	肌强直、肌肥大、肌无力或肌萎缩
腹部及泌尿生殖系统	脐疝、腹股沟疝 (男)、小睾丸 (男)
神经系统	反射减弱、精神发育迟滞

二、基因诊断

(1) 概述

HSPG2 基因，即编码硫酸乙酰肝素蛋白多糖

2(HSPG2，又称串珠素蛋白) 的基因。位于 1 号染色体短臂 3 区 6 带 1 亚带 2 次亚带 (1p36.12)，基因组坐标为 (GRCh37):1:22148737-22263750，全长 115 014bp，包含 97 个外显子，编码 4392 个氨基酸。

(2) 基因对应蛋白结构及功能

串珠素蛋白是一种大分子多结构域蛋白聚糖，由一个核心蛋白 (470 kDa) 和附着在上面的三个长链 (70~100 kDa) 的糖胺聚糖 (通常是硫酸乙酰肝素 -HS 或者是硫酸软骨素 -CS) 组成。与细胞外基质组分和细胞表面分子结合并交联。

核心蛋白由五个不同的结构域构成。其中，N 末端结构域 I (氨基酸 1 ～ 195) 包含 HS 链的连接位点；结构域 II 由四个带有六个半胱氨酸残基的同源重复的低密度脂蛋白受体的配体结合部分 (DGSDE) 组成；域 III 具有与层粘连蛋白同源的 IV A 和 IV B 域；域 IV 由一系列的 IG 模块组成；C 末端域 V 具有与层粘连蛋白同源的长臂 G 域，负责组装并可能对体内的基底膜形成重要。

有研究表明，这种蛋白能与层粘连蛋白、prolargin、IV 型胶原、FGFBP1、FBLN2、FGF7 和甲状腺素运载蛋白等相互作用，并在多种生物活性中发挥至关重要的作用。串珠素是血管的细胞外基质的关键组成部分，它有助于维持内皮屏障功能。它是平滑肌细胞增殖的有效抑制剂，也因此被认为有助于维持血管内稳态。它也能促进生长因子 (如 FGF2) 的活性，从而促进内皮细胞生长和再生。Arikaua-Hirasawa 等 [7] 通过研究发现，该蛋白对骨骼的生长发育也存在影响作用。

(3) 基因突变致病机制

SJS1 是一种罕见的常染色体隐性遗传疾病，其临床表现是永久的肌强直和骨骼发育不良，从而引起身材矮小、脊柱后侧凸、骨干弯曲、骨骺畸形。Nicole 等 [8] 在 3 个 SJS1 患者家庭中发现 HSPG2 基因突变。其研究结果表明串珠素不仅在维持软骨完整性，而且在调节肌肉兴奋中具有重要作用。

Stum 等 [9] 在来自 23 个家庭的 35 例 SJS1 患者的 HSPG2 基因中发现 25 个不同突变，其中包括 22 个新突变。对患者成纤维细胞的 HSPG2 基因 mRNA 及串珠素免疫染色分析表明存在亚效等位基因的功能退化作用。截短突变导致无义突变介导的 mRNA 降解，而与半胱氨酸残基有关的错义突变则会导致串珠素在细胞内滞留。

Arikawa-Hirasawa 等 [7] 在破坏小鼠的 Hspg2 基

因后，约 40% 的 *Hspg2*⁻/⁻ 小鼠胚胎发育到第 10.5 天死亡并伴有头部的发育缺陷。其余 *Hspg2*⁻/⁻ 小鼠则在出生后死亡，伴有短肢畸形特征的骨骼发育异常，特征为宽大弯曲的长骨、胸廓狭小及颅面畸形。只有 6% 的 *Hspg2*⁻/⁻ 小鼠发展为露脑畸形及软骨发育异常。*Hspg2*⁻/⁻ 小鼠的软骨显示严重的软骨细胞柱状结构瓦解和有缺陷的软骨内骨化。*Hspg2*⁻/⁻ 软骨基质有出现简化的和无组织化的胶原纤维和黏多糖，表明串珠素在基质结构中起重要作用。在 *Hspg2*⁻/⁻ 软骨中，软骨细胞的增殖减少，前肥大区缩小。*Hsgp2*⁻/⁻ 骨骼的异常表型类似于由活化的 *FGFR3* 基因突变引起的 1 型致死发育不良，以及 FGFR3 功能获得的小鼠。Arikawa-Hirasawa 等认为，这些分子可影响相似的信号通路。

(4) 目前基因突变概述

目前人类基因突变数据库报道的 *HSPG2* 基因突变有 32 个，其中错义 / 无义突变 7 个，剪接突变 13 个，小的缺失 9 个，小的插入 1 个，大片段缺失 1 个，大片段插入与重复 1 个。

（彭光格　李　全）

参考文献

[1] Giedion A, Boltshauser E, Briner J, et al. Heterogeneity in Schwartz-Jampel chondrodystrophic myotonia. Europ J Pediat, 1997, 156: 214-223.

[2] Pinto-Escalante D, Ceballos-Quintal JM, Canto-Herrera J. Identical twins with the classical form of Schwartz-Jampel syndrome. Clin Dysmorph, 1997, 6: 45-49.

[3] Aberfeld DC, Hinterbuchner LP, Schneider M. Myotonia, dwarfism, diffuse bone disease and unusual ocular and facial abnormalities(a new syndrome). Brain, 1965, 88: 313-322.

[4] Stephen LXG, Beighton PH. Oro-dental manifestations of the Schwartz-Jampel syndrome. J Clin Pediat Dent, 2002, 27: 67-70.

[5] Spranger J, Hall BD, Hane B, et al. Spectrum of Schwartz-Jampel syndrome includes micromelic chondrodysplasia, kyphomelic dysplasia, and Burton disease. Am J Med Genet, 2000, 94: 287-295.

[6] Spaans FTP, Reekers AD, Smit L, et al. Schwartz-Jampel syndrome: I. Clinical, electromyographic, and histologic studies. Muscle Nerve, 1990, 13: 516-527.

[7] Arikawa-Hirasawa E, Watanabe H, Takami H, et al. Perlecan is essential for cartilage and cephalic development. Nat Genet, 1999, 23: 354-358.

[8] Nicole S, Davoine CS, Topaloglu H, et al. Perlecan, the major proteoglycan of basement membranes, is altered in patients with Schwartz-Jampel syndrome(chondrodystrophic myotonia). Nat Genet, 2000, 26: 480-483.

[9] Stum M, Davoine CS, Vicart S, et al. Spectrum of HSPG2(Perlecan)mutations in patients with Schwartz-Jampel syndrome. Hum Mutat, 2006, 27: 1082-1091.

1302　硬化性骨化病 1 型
(sclerosteosis 1, SOST1; OMIM 269500)

一、临床诊断

(1) 概述

硬化性骨化病 1 型 (SOST1) 是一种严重的骨硬化性骨发育不良，特点是进行性的骨骼异常生长。该病少见，多为南非白种人 [1]。该病为常染色体隐性遗传，致病基因为编码 SCLEROSTION 蛋白的 *SOST* 基因。

(2) 临床表现

该病于 1958 年首次被描述 [2, 3]，但 1967 年才被命名为硬化性骨化病 [4]。头骨、下颌骨和管状骨突出明显，可有面部扭曲、并指。颅内压增加可导致患者猝死。该病为一种罕见疾病，常出现在南非白种人中 (40 例)，但也有一些出现在美国和巴西的家庭 [2]。多数病例伴有不对称的并指，且多出现在示指和中指，下巴可呈方形 [5]。还可出现听力障碍，身高体重超出标准，指甲营养不良，面神经瘫痪，嗅觉缺失症，视神经萎缩，内斜视，眼球突出，长管骨、肋骨、骨盆和头骨硬化，面部瘫痪及三叉神经痛 [6](图 1302-1)。

(3) 辅助检查

X 线检查显示骨质硬化 (图 1302-2)。

(4) 病理表现

常表现为成骨细胞活跃 (图 1302-3)。

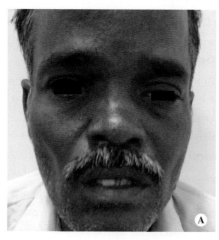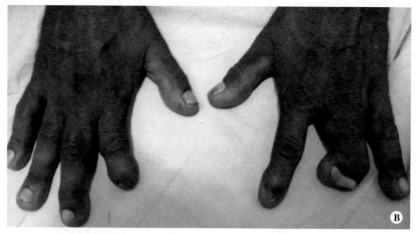

图 1302-1　患者面部及手部表现

A. 患者左侧面神经瘫痪；B. 并指，指甲营养障碍 [Indian J Hum Genetics, 2013, 19(2): 270-272]

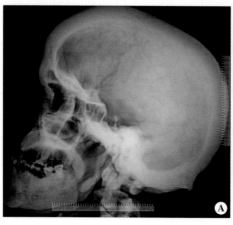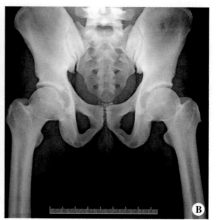

图 1302-2　X 线检查显示颅骨及骨盆硬化

[Indian J Hum Genetics, 2013, 19(2): 270-272]

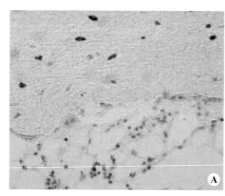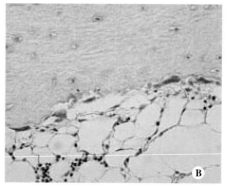

图 1302-3　TRAcP 染色显示骨表面多核的破骨细胞

[J Exp Med, 2004, 199(6): 805-814]

(5) 受累部位病变汇总（表 1302-1）

表 1302-1　受累部位及表现

受累部位	主要表现
骨骼	头骨、下颌骨和管状骨突出

续表

受累部位	主要表现
脑神经	听力障碍、面神经瘫痪、嗅觉缺失症、面部感觉异常、视神经萎缩、内斜视、眼球突出、三叉神经痛

二、基因诊断

(1) 概述

SOST 基因，即编码硬骨素的基因，位于 17 号染色体长臂 1 区 1 带 2 亚带 (17q11.2)，基因组坐标为 (GRCh37):17:41831099-41836156，基因全长 5058bp，包含 2 个外显子，编码 213 个氨基酸。

(2) 基因对应蛋白结构及功能

SOST 基因编码的硬骨素是一种分泌糖蛋白，具有一个 C 末端半胱氨酸结样结构域，将其和另外一个富含半胱氨酸的分泌性糖蛋白家族 DAN 家族比较发现，两者存在很大相似性。硬骨素通过抑制骨形成过程中的 Wnt 信号来负向调节骨的生长。该基因的突变引发进行性骨过度生长，与 SOST1 疾病相关。

(3) 基因突变致病机制

至今为止，所有报道的 SOST 基因的突变，无论是终止密码子的插入，剪切位点的突变或错义突变，都会引起基因产物功能的丧失，从而引发与常染色体隐性遗传病模式一致的疾病 SOST1。例如，Brunkow 等[1] 在患病的欧裔非洲人中发现硬骨素基因 SOST 的 N 端的一个纯合无义突变，Balemans 等[4] 在患者 SOST 基因发现一段 52kb 的下游缺失。

目前尚无相关的动物模型研究。

(4) 目前基因突变概述

目前人类基因突变数据库收录的 SOST 基因突变有 11 个，其中错义 / 无义突变 6 个，剪接突变 2 个，大片段缺失 1 个，小的缺失 1 个，调控区突变 1 个。突变分布在基因整个编码区，无突变热点。

（郭　鹏　易　吉）

参考文献

[1] Brunkow ME, Gardner JC, Van Ness J, et al. Bone dysplasia sclerosteosisresults from loss of the SOST gene product, a novel cystine knot-containing protein. Am J Hum Genet, 2001, 68: 577-589.

[2] Balemans W, Ebeling M, Patel N, et al.Increased bone density in sclerosteosis is due to the deficiency of a novel secreted protein(SOST). Hum Mol Genet, 2001, 10(5): 537-543.

[3] Truswell AS. Osteopetrosis with syndactyly; a morphological variant of Albers-Schönberg's disease. The Journal of bone and joint surgery. British, 40-B(2): 209-218.

[4] Balemans W, Patel N, Ebeling M, et al.Identification of a 52 kb deletion downstream of the SOST gene in patients with van Buchem disease". J Medic Genet, 2001, 39(2): 91-97.

[5] Hansen HG. Sklerosteose.//: Opitz H, Schmid F. Handbuch der Kinderheilkunde. Berlin: Springer, 1967, 6: 351-355.

[6] Tacconi P, Ferrigno P, Cocco L, et al.Sclerosteosis: report of a case in a black African man. Clin Genet, 1998, 53: 497-501.

[7] Brunkow ME, Gardner JC, Van Ness J, et al. Bone dysplasia sclerosteosis results from loss of the SOST gene product, a novel cystine knot-containing protein. Am J Hum Genet, 2001, 68: 577-589.

[8] Balemans W, Patel N, Ebeling M, et al. Identification of a 52 kb deletion downstream of the SOST gene in patients with van Buchem disease. J Med Genet, 2002, 39: 91-97.

1303　硬化性骨化病 2 型
(sclerosteosis 2, SOST2; OMIM 614305)

一、临床诊断

(1) 概述

硬化性骨化病 2 型 (SOST2) 症状和骨硬化病类似，即严重的硬化性骨发育不良，伴有并指 (趾) 是其最重要的特点，所以通常称 SOST2 为伴有并指 (趾) 的骨硬化病。此病为常染色体隐性遗传疾病，致病基因为 LRP4 基因[1]，即低密度脂蛋白受体相关蛋白 (low-density lipoprotein receptor-related protein) 基因。

(2) 临床表现

该病极为罕见，现被报道的患者多为南非白种人，由于硬化蛋白功能下调导致成骨细胞活动增加[2, 3]，患者出生即可见并指 (趾)(多为 3、4 指) 和指 (趾) 端短，随着生长发育开始表现出进行性的骨骼过度生长，表现为身高、头围等测量指标显著大于正常，Bueno 等报道一例男性患者 17 岁时身高大于第 97 百分位数，头围大于第 98 百分位数。面部发育也有过度表现：前额膨出，牙齿咬合不正，显著突颌。患者可合并脑神经受累表现，以面神经受压导致面部不对称常见。有些患者听小骨发育不良可有听力受损，有些患者还可因为脊髓受压出现痉挛 – 共济失调性四肢轻瘫[4-6]。

(3) 影像学表现

X 线检查可见所有长骨的皮质厚度都增加，颅骨变宽，骨密度均匀升高。手部并指 (趾)[3]。

(4) 病理表现

骨骼病理学表现为骨髓腔缩小甚至闭塞，腔内充满极少毛细血管硬化的纤维组织，骨皮质增厚致密，松质的骨小梁增多增厚。

(5) 受累部位病变汇总 (表 1303-1)

表 1303-1　受累部位及表现

受累部位	主要表现
骨骼	出生即可见并指 (趾)(多为 3、4 指) 和指 (趾) 端短，随着生长发育开始表现出进行性的骨骼过度生长，表现为身高、头围等测量指标显著大于正常，面部发育也有过度表现：前额膨出，牙齿咬合不正，显著突颌，可累及听小骨
脑	脑神经受压

二、基因诊断

(1) 概述

LRP4 基因，即编码低密度脂蛋白受体相关蛋白的基因，位于 11 号染色体短臂 1 区 1 带 2 亚带 (11p11.2)，基因组坐标为 (GRCh37):11:46878268-46940173，基因全长 61 906bp，包含 41 个外显子，编码 1905 个氨基酸。

(2) 基因对应蛋白结构及功能

LRP4 基因编码一种低密度脂蛋白受体家族成员，作为一种刺激因子参与硬化蛋白介导的 Wnt 信号通路抑制。该基因对神经肌肉接头、在运动神经元和骨骼肌之间的树突形成和维护起关键作用。该基因的突变与 SOST2 和 Cenani-Lenz 综合征有关。

(3) 基因突变致病机制

2011 年，Leupin 等 [1] 在 2 例硬化性骨化病 2 型患者中分别发现 *LRP4* 基因的杂合和纯合错义突变。这两种突变都影响在 LRP4 胞外结构域第三螺旋桨区的高度保守残基。Leupin 认为已知与 Cenani-Lenz 综合征有关的 *LRP4* 基因突变都不位于第三螺旋桨域内。HEK293 细胞系的功能试验显示此 2 个突变蛋白均无法提高硬化蛋白介导的 Wnt 信号抑制。

(4) 目前基因突变概述

目前人类基因突变数据库收录的 *LRP4* 基因突变有 12 个，其中错义/无义突变 9 个，剪接突变 3 个。突变主要分布在胞外结构区的 β- 螺旋域。

（赵　琳　吕小星）

参考文献

[1] Leupin O, Piters E, Halleux, et al. Bone overgrowth-associated mutations in the LRP4 gene impair sclerostin facilitator function. J Biol Chem, 2011, 286(22): 19489-19500.

[2] Brunkow ME, Gardner JC, Van Ness J, et al. Bone dysplasia sclerosteosis results from loss of the SOST gene product, a novel cystine knot-containing protein. Am J Hum Genet, 2001, 68(3): 577-589.

[3] Balemans W, Ebeling M, Patel N, et al. Increased bone density in sclerosteosis is due to the deficiency of a novel secreted protein(SOST). Hum Mol Genet, 2001, 10(5): 537-543.

[4] Bueno M, Olivan G, Jimenez A, et al. Sclerosteosis in a Spanish male: first report in a person of Mediterranean origin. J Med Genet, 1994, 31(12): 976-977.

[5] Itin P H, Keseru B, Hauser V. Syndactyly/brachyphalangy and nail dysplasias as marker lesions for sclerosteosis. Dermatology, 2001, 202(3): 259-260.

[6] Truswell AS. Osteopetrosis with syndactyly: A morphological variant of Albers-Schönberg's disease. J Bone Joint Surg Br, 1958, 40-B(2): 209-218.

1304~1308　Seckel 综合征
(Seckel syndrome，SCKL)
(1304. SCKL1, OMIM 210600; 1305. SCKL2, OMIM 606744; 1306. SCKL4, OMIM 613676;1307. SCKL7, OMIM 614851; 1308. SCKL8, OMIM 615807)

一、临床诊断

(1) 概述

Seckel 综合征 (SCKL) 是一组与 DNA 损伤反应和缺陷修复有关的综合征，属于罕见的具有临床异质性的常染色体隐性遗传疾病，根据致病基因差异存在多种亚型 [1-4]。

(2) 临床表现

SCKL 临床特征为侏儒样体型和头面部畸形酷似鸟头 (图 1304-1)。胎儿宫内发育迟缓，出生时体格较小，生长也极为缓慢。其他特征还有：头发稀疏柔软、鸟头状外观、小头畸形、两眼分离过远、耳及颈畸形、严重智力发育障碍、类早老症等。心血管损害发病率较低，可伴有各种先天性心血管畸形，主要为室间隔缺损、动脉导管未闭。眼部变化为白内障、晶状体脱位、脉络膜视网膜退化及视网膜脱离。

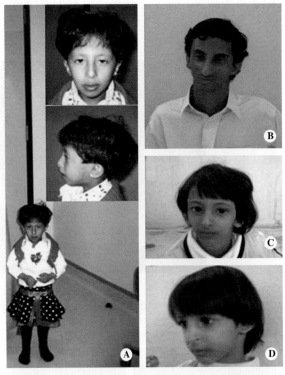

图 1304-2　SCKL 家族系谱和受累患者面部特点
[J Med Genet , 2010, 47(6): 411-414]

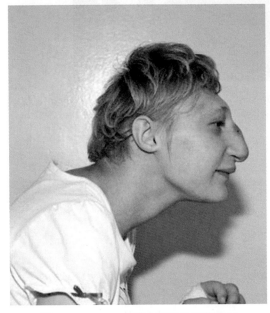

图 1304-1　Seckel 综合征的头面部外观
[Can J Ophthalmol, 2014.49(5): e130-131]

SCKL2 患者主要临床特点 [1, 3, 4] 是胎儿在子宫内即有发育迟缓、出生后身材矮小、小头畸形、酷似鸟头 (下颌小、眼球小、鼻子突出、耳位低、牙齿小且牙釉质发育不良)(图 1304-2)、智力障碍、第 2~4 手指近端指节肿胀和第 5 指先天性侧弯 (图 1304-3)。其他症状包括桶状胸、心尖区有收缩期杂音。SCKL4 患者发生智力障碍较少 [4]。

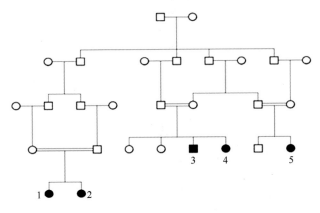

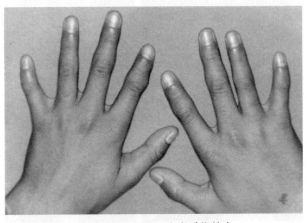

图 1304-3　SCKL 患者手指特点
第 2~4 手指关节肿胀，第 5 手指侧弯
[Eur J Hum Genet, 2001, 9(10): 753-757]

(3) 辅助检查

经阴道三维超声扫描，可发现蛛网膜囊肿取代大部分左顶枕半球，胼胝体严重压缩和移位 (图 1304-4A)。磁共振成像可见蛛网膜囊肿挤压残余的脑实质和胼胝体 (图 1304-4B)。

骨骼 X 线检查可见颅骨畸形、前颅底短、上颌短、第 5 指远端和中间指骨骨骺骨化中心缺失及第 5 指远端指间关节骨性连接 [1] (图 1304-5)。颅脑 MRI 检查可见双侧基底神经核和小脑钙化 [3]。

SCKL4 患者胸部、髋部 X 线可见仅有 11 对肋骨，　　髋臼顶部陡峭[4]。

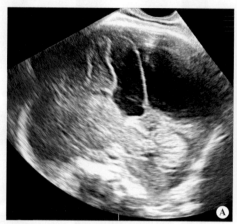
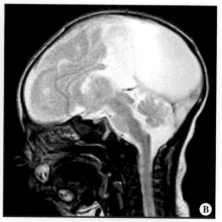

图 1304-4　影像学表现

A. 阴道三维超声扫描显示蛛网膜囊肿严重压缩胼胝体；B. MRI 显示蛛网膜囊肿挤压残余的脑实质和胼胝体 [J Ultrasound Med, 2009, 28(3): 369-374]

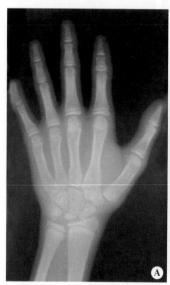
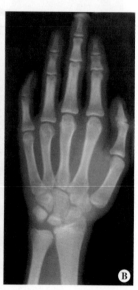

图 1304-5　SCKL 患者 16 岁 (A) 和 18 岁 (B) 时左手的
X 线特点

第 5 指中末节骨骺骨化中心缺失，在 16 至 18 岁之间第 5 指远端发生指
间融合 [Eur J Hum Genet, 2001, 9(10): 753-757]

(4) 病理表现

尚无相关资料。

(5) 基因突变亚型与受累部位病变汇总（表 1304-1、表 1304-2)

表 1304-1　亚型汇总

SCKL 亚型	致病基因（别名）
SCKL1	*ATR*
SCKL2	*RBBP8*
SCKL4	*CENPJ*
SCKL5	*CEP152、KIAA0912、MCPH9*
SCKL6	*CEP63*
SCKL7	*NIN*
SCKL8	*DNA2*

表 1304-2　受累部位及表现

受累部位	主要表现
身材、皮肤	身材矮小、出生时低体重、咖啡牛奶斑
头面部	小头畸形、鸟状头（下颌小、眼球小、鼻子突出、牙齿小）
心血管	心脏瓣膜区杂音
泌尿系统	轻度尿道下裂、异位肾脏
骨骼系统	颅骨畸形、前颅底短、上颌短、四肢细长、第 2~4 手指近端指节肿胀、第 5 指先天性侧弯、第 5 指远端和中间指骨骨骺骨化中心缺失、第 5 指远端指间关节骨性连接、11 对肋骨、髋臼顶部陡峭
神经系统	神经系统全面发育延迟、轻度小脑发育不全、双侧基底核和小脑钙化

二、SCKL1 基因诊断

(1) 概述

ATR 基因，即编码丝氨酸 / 苏氨酸激酶的基因，位于 3 号染色体长臂 2 区 3 带 (3q23)，基因组坐标为 (GRCh37):3:142168077-142297668，基因全长 129 592bp，包含 49 个外显子，编码 2644 个氨基酸。

(2) 基因对应蛋白结构及功能

ATR 基因编码的蛋白属于 PI3/PI4 激酶家族，与毛细血管扩张共济失调蛋白激酶 ATM 密切相关。ATR 和 ATM 蛋白与粟酒裂殖酵母 rad3 相似，是一个细胞周期关卡基因，是 DNA 损伤应激时细胞周期停滞以及 DNA 损伤修复所需的基因。ATR 激酶能够磷酸化关卡激酶 CHK1、关卡蛋白 RAD17 和 RAD9 以及肿瘤抑制蛋白 BRCA1。

(3) 基因突变致病机制

有研究者在两个巴基斯坦裔的血缘家系中发现 1 个 ATR 基因的纯合突变，该突变不造成氨基酸的改变，但会导致 9 号外显子上的两个隐蔽剪切供体位点的应用而导致 9 号外显子遗漏，从而引起外显子 10 过早翻译终止密码子。受到影响的个体会产生严重的小头畸形 (头围 -12s，身高 -5s) 等典型的 SCKL 症状。

ATR 与 ATRIP 形成一个稳定的复合物。当 DNA 复制受到阻碍时，大量单链 DNA(ssDNA) 就被暴露在 DNA 聚合酶和 MCM 解旋酶的作用中，然后被复制蛋白 A(RPA) 包被，反过来通过 ATRIP 重新结合 ATR。ATR 一旦被激活，依次磷酸化并激活下游的几个效应激酶 (BRCA1、CHEK1、MCM2、RAD17、RPA2、SMC1 和 TP53)，它们共同抑制 DNA 的复制及有丝分裂、促进 DNA 修复，并磷酸化 DNA 损伤位点的组蛋白 H2AX。有活性的 ATR 和 CHK1 协调 DNA 复制、DNA 修复以及细胞周期转换。ATR 的活动需要与其辅酶 FANCD2 复合物相互作用。ATR 也能与 CHD4 和 HDAC2 形成复合物进而与一系列蛋白相互作用，包括 BCR-ABL、CLSPN、CEP164 和 TELO2。ATR 一旦发生突变则会导致 ATR 信号通路以及损伤应答缺陷。

目前在 SCKL 中有过报道的遗传缺损是 ATR 蛋白的一个突变。无论 ATR 基因的缺陷对 SCKL 的影响是否明朗，SCKL 在临床和遗传学上都是异质性的。以 ATR-Seckel 细胞对 DNA 损伤的应激反应为研究模型，把 ATR-Seckel 细胞暴露在 UV 下以及能导致 DNA 复制失控的药剂中，可观察到 ATR 依赖的基质磷酸化损伤，G2/M 关卡停滞以及增加的微核 (MN) 形成。DNA 复制停滞后出现一种新的表型核断裂 (NF)，并且有丝分裂的 ATR-Seckel 细胞内生性中心体个数增加，这表明 ATR 蛋白在调控中心体的稳定性上也发挥作用。为进一步探索这些表型，研究对无亲缘关系的 SCKL 患者的细胞系进行检测，发现 ATR 依赖的基质磷酸化损伤是最常见的，但并不是 SCKL 细胞系的不变特征。相比之下，所有细胞系暴露在导致 DNA 复制失控的药剂中后都表现出 G2/M 停滞缺陷，NF 和 NM 形成水平增加，并且也都能检测到内生性中心体个数增加。尽管 ATR cDNA 能够弥补 ATR-Seckel 细胞缺陷，但无法修复其他任何细胞系。因此，研究者推断 SCKL 为一种与 ATR 信号通路的损伤特异相关的损伤应答失调，导致关卡停滞失败以及 DNA 复制叉失控[5]。

(4) 目前基因突变概述

目前人类基因突变数据库报道的 ATR 基因突变有 5 个，其中错义 / 无义突变 1 个，剪接突变 1 个，小的缺失 1 个，小的插入 2 个。

三、SCKL2 基因诊断

(1) 概述

RBBP8 基因，即编码视网膜母细胞瘤结合蛋白 8(retinoblastoma binding protein 8) 的基因，位于 18 号染色体长臂 1 区 1 带 2 亚带 (18q11.2)，基因组坐标为 (GRCh37):18:20513295-20606451，基因全长 93 157bp，包含 24 个外显子，编码 897 个氨基酸。

(2) 基因对应蛋白结构及功能

RBBP8 基因编码的视网膜母细胞瘤结合蛋白 8 是一个在细胞核内广泛表达的核蛋白，目前已经发现该基因具有三种可变转录本，可以编码两种不同的异构体。目前研究发现该基因存在更多的可变剪切，但是基因全长还没有得到确认。研究发现有很多蛋白通过和视网膜母细胞瘤的直接链接来调控细胞的增殖能力。这个蛋白复合物可以和 BRCA1 相互作用，并且被认为在转录调节、DNA 修复或者细胞检查点的控制上调控 BRCA1 的功能。也有研究认为该基因在某些信号通路上和 BRCA1 一样可以扮演肿瘤抑制因子的作用。

(3) 基因突变致病机制

有研究报道在 4 个患有 SCKL2 的伊拉克家庭中，在 *RBBP8* 基因的 15 号内含子中有一个 T-G 的互换 (c. 2347+53T > G)，而这个互换导致了 C 端截短体蛋白的相对剪切。家族成员细胞系的分析显示该突变在单链 DNA 形成过程中可以引起 DNA 的损伤。同时该突变在 ART 激活过程中扮演一个关键的辅因子角色，从而使得 SCKL2 细胞表现出低凋亡阈值以及对 DNA 损伤的高敏感性[1]。

(4) 目前基因突变概述

目前人类基因突变数据库没有收录 *RBBP8* 基因突变信息，但在文献中报道该基因内含子有 1 个单碱基替换突变。

四、SCKL4 基因诊断

(1) 概述

CENPJ 基因，即编码着丝粒蛋白 J(Centromere Protein J) 的基因，位于 13 号染色体长臂 1 区 2 带 1 亚带 2 次亚带 (13q12.12)，基因组坐标为 (GRCh37):13:25456412-25497027，基因全长 40 615bp，包含 21 个外显子，编码 1338 个氨基酸。

(2) 基因对应蛋白结构及功能

CENPJ 基因编码的着丝粒蛋白 J 是着丝粒蛋白家族的成员之一，在细胞分裂过程中，该蛋白维持中心体的完整性和纺锤体的正常形态，参与中心体微管的分解过程。该蛋白能够同时作为 Stat5 信号通路以及 NF-κB 介导的转录过程的转录共激活因子，而这些过程都是依靠与 CREB 结合蛋白的相互作用完成的。该基因的突变与 SCKL4 疾病相关，存在多种剪接转录本变体。

(3) 基因突变致病机制

Al-Dosari 等[4] 在一个沙特阿拉伯家族的 4 个 SCKL4 患者的 *CENPJ* 基因上，检测出第 11 个内含子的最后一个碱基发生纯合突变 (c.3302-1G > C)。反转录表明此剪接位点变异能够完全使保守的剪接位点失活，并且导致 2 个相邻的受体位点活性降低，导致产生 3 种不同的剪接转录本。

(4) 目前基因突变概述

目前人类基因突变数据库收录的 *CENPJ* 基因突变有 5 个，其中错义 / 无义突变 2 个，剪接突变 1 个，小的缺失 2 个。

五、SCKL7 基因诊断

(1) 概述

NIN 基因，即编码中心体蛋白 (GSK3B 互作蛋白) 的基因，位于 14 号染色体长臂 2 区 2 带 1 亚带 (14q22.1)，基因组坐标为 (GRCh37):14:51186481-51297839，基因全长 111 359bp，包含 35 个外显子，编码 2133 个氨基酸。

(2) 基因对应蛋白结构及功能

NIN 基因编码对中心体功能起重要作用的蛋白之一，该蛋白在上皮细胞中微管负极的定位与锚定中起到重要作用且定位到中心体需要位于中心卷曲螺旋域的 3 个亮氨酸拉链结构。该蛋白还可作为中心体成熟因子，并参与微管成核作用。该蛋白过表达不会破坏微管的成核作用和延长，但是会抑制微管的释放。与该基因相关的 GO 注释包括 GTP 结合以及钙离子结合。

(3) 基因突变致病机制

Dauber 等[6] 对两个身材矮小、小头畸形且发育迟缓的姐妹进行全外显子测序，并用患者的原纤维细胞的 6 个候选基因进行分子研究。在患者的 *NIN* 基因上鉴别出两个新的非常罕见的错义突变 (p.Q1222R 和 p.N1709S)。这两个杂合错义突变改变 *NIN* 基因的保守残基，降低蛋白功能。他们建立斑马鱼的 *ninein* 基因敲除模型进行功能研究，发现 *ninein* 基因敲除会导致前神经外胚层的大小及形态发生特殊的新型缺陷，进而引起头盖发育畸形，形成小而方的头盖骨，与人类的表型非常相似。

(4) 目前基因突变概述

目前人类基因突变数据库没有收录 *NIN* 基因的突变信息，但有文献报道该基因有 2 个错义突变 (p.Q1222R 和 p.N1709S)[6]。

六、SCKL8 基因诊断

(1) 概述

DNA2 基因，即编码依赖 ATP 的 DNA 复制解旋酶 / DNA 核酸酶 2 的基因，位于 10 号染色体长臂 2 区 1 带 3 亚带 (10q21.3)，基因组坐标为 (GRCh37):10:70173821-70231878，基因全长 58 058bp，包含 21 个外显子，编码 1060 个氨基酸。

(2) 基因对应的蛋白及功能

DNA2 基因编码依赖 ATP 的 DNA 复制解旋酶 /

DNA 核酸酶 2，属于 DNA2/NAM7 解旋酶家族的一员，该酶具有多种不同的酶活，如单链 DNA 依赖的 ATP 酶活，5′-3′ 解旋酶活和核酸内切酶活。该酶是一种保守的解旋酶 / 核酸酶，是参与细胞核和线粒体内 DNA 的复制和修复过程的关键酶，从而维持线粒体 DNA 和核 DNA 的稳定性。该酶还参与冈崎片段形成、冈崎片段形成过程中 DNA 复制检查点的独立和 DNA 双链断裂修复 5′ 端外切等多个过程。

(3) 基因突变致病机制

2014 年 Shaheen 等[3] 在一个大家庭中发现 2 例 SCKL8 患者，两人均身材矮小，面容极度相似而且两人的父母均为近亲结婚。作者在 2 例患者中检测到 DNA2 基因 20 号内含子上 1bp 纯合缺失突变。经预测该突变可导致其中一个转录本发生截短，而另外两个转录本发生异常剪接。该异常剪接已经过 RT-PCR 验证，所有的异常转录本都有相同的异常供体位点，但却有不同的受体位点。所有预测框移和截短的突变，经过蛋白质印迹分析发现与对照相比蛋白表达量约下降 50%。患者的成纤维细胞表现出明显的衰老特征，成纤维细胞明显比对照个体大而扁平；衰老检测显示 β- 半乳糖苷酶染色呈蓝色。而且经彗星实验检测发现患者细胞的 "彗星尾" 明显比对照个体长，提示有明显的 DNA 损伤敏感性，外源表达 DNA2 可缓解该表型。

(4) 目前基因突变概述

目前人类基因突变数据库未收录 DNA2 基因的突变。仅有一篇文献报道 1 例 DNA2 基因缺失突变。

（赵一龙　杨　昕　赵　慧　于丹丹　祝珍珍
易　吉　任　飞）

参考文献

[1] Borglum AD, Balslev T, Haagerup A, et al. A new locus for Seckel syndrome on chromosome 18p11.31-q11.2. Eur J Hum Genet, 2001，9: 753-757.

[2] Qvist P, Huertas P, Jimeno S, et al. CtIP Mutations Cause Seckel and Jawad Syndromes. PLoS Genet, 2011，7: e1002310.

[3] Shaheen R, Faqeih E, Ansari S, et al. Genomic analysis of primordial dwarfism reveals novel disease genes. Genome Res, 2014. 24: 291-299.

[4] Al-Dosari MS, Shaheen R, Colak D, et al. Novel CENPJ mutation causes Seckel syndrome. J Med Genet, 2010，47: 411-414.

[5] Alderton GK, Joenje H, Varon R, et al. Seckel syndrome exhibits cellular features demonstrating defects in the ATR-signalling pathway. Hum Mol Genet, 2004, 13：3127-3138.

[6] Dauber A, Lafranchi SH, Maliga Z, et al. Novel microcephalic primordial dwarfism disorder associated with variants in the centrosomal protein ninein. J Clin Endocrinol Metab, 2012, 97: E2140-2151.

1309　常染色体隐性遗传性 Segawa 综合征
(Segawa syndrome, autosomal recessive; OMIM 605407)

一、临床诊断

(1) 概述

Segawa 综合征是一种罕见的遗传性运动障碍性疾病，通过常染色体显性或隐性方式遗传，此处仅对常染色体隐性遗传亚型进行概述。该亚型的致病基因为酪氨酸羟化酶 (tyrosine hydroxylase, TH) 基因，酪氨酸羟化酶参与多巴胺的合成，其编码基因的突变可导致多巴胺合成障碍从而使体内多巴胺水平降低，引起运动障碍性疾病；但多巴胺受体及其他代谢酶类未受影响，故本病对多巴胺反应良好，又称 "多巴胺反应性肌张力障碍"。

(2) 临床表现

该病是一种婴幼儿起病的以多巴胺反应性肌张力障碍为特征的常染色体隐性遗传性神经系统疾病。其临床表现可大致分为轻重两型，轻型表现为 1 岁以内起病的进展性运动减少 - 僵硬综合征以及广泛的肌张力障碍，少数患者可在 1 ～ 6 岁起病，此类患者相对于重型患者而言，具有更好的左旋多巴的反应性；重型可表现为围生期起病的严重脑病，昼夜波动的肌张力障碍，通常为清晨症状较轻，随后逐渐加重，常合并有自主神经功能紊乱。长期肢体肌张力障碍可继发骨骼畸形而致残，同时两型都可合并面具脸、震颤、姿势维持障碍、抽搐、锥体外系相关症状及其他帕金森样临床特征 [1-3]。

(3) 辅助检查

该病较有特异性诊断价值的实验室检查为脑脊液检测，若脑脊液分析显示高香草酸 (HVA) 及 3- 甲氧基 -4- 羟基苯乙二醇 (MHPG) 水平降低，酪氨酸羟化酶活性降低，5- 羟基吲哚乙酸 (5-HIAA) 水平正常，则高度提示本病。颅脑影像学检查基本正常，随着临床症状加重，少数患者脑颅 MRI 检查可见侧脑室周围白质非特异性异常信号，尤以侧脑室枕角明显，伴有轻度脑萎缩。对于伴有肌阵挛的患者，脑电图与肌电图均无皮质受累表现 [3-7]。

(4) 病理表现

尚无相关报道。

(5) 受累部位病变汇总 (表 1309-1)

表 1309-1 受累部位及表现

受累部位	主要表现
面部	面具脸、眼睑下垂、动眼危象
神经系统	肌张力障碍、帕金森样症状、僵硬、运动能力发育迟缓、语言能力发育迟缓、共济失调步态、锥体外系症状、震颤、自主神经紊乱症状
脑脊液	高香草酸 (HVA) 及 3- 甲氧基 -4- 羟基苯乙二醇 (MHPG) 水平降低、酪氨酸羟化酶活性降低、5- 羟基吲哚乙酸 (5-HIAA) 水平正常

二、基因诊断

(1) 概述

TH 基因，即编码酪氨酸羟化酶的基因，位于 11 号染色体短臂 1 区 5 带 5 亚带 (11p15.5)，基因组坐标为 (GRCh37):11:2185159-2193107，基因全长 7949bp，包含 14 个外显子，编码 529 个氨基酸。

(2) 基因对应蛋白结构及功能

TH 基因编码的酪氨酸羟化酶，主要参与酪氨酸向多巴胺的转换代谢过程，是一个由 4 个完全相同的亚基构成的四聚体。其中每个亚基由 3 个氨基酸结构域组成，每条肽链的羧基末端 (C 末端) 都包含一个形成四聚体化的短链 α 螺旋结构。蛋白质中央大约 300 个氨基酸组成一个催化核心，包含所有起催化作用的必需氨基酸残基。该酶是儿茶酚胺合成过程中的一个限速酶，在肾上腺素神经元的生理功能中起关键作用。该基因的突变与常染色体隐性遗传 Segawa 综合征相关。

(3) 基因突变致病机制

Craig 等 [8] 使用体细胞杂交和原位杂交方法确定人类 TH 基因位于 11p15 区域。Ludecke 等 [9] 通过对有 7 个患儿的 6 个家庭进行 TH 基因的遗传连锁和序列分析，研究 Segawa 综合征的分子机制。发现在来自同个家庭的 2 例患者中，羟化酶基因的第 11 个外显子发生 1 个突变，导致该基因编码氨基酸的 p.Q381L 的突变。这些结果表明 TH 基因突变可能是引起 Segawa 综合征的重要因素。

Zhou 等 [10] 通过基因打靶技术使小鼠胚胎干细胞 Th 基因失活，导致妊娠中期胚胎死亡。约 90% 发生基因突变的胚胎在胚胎期 11.5 ～ 15.5 天内死亡，表现为心血管衰竭。通过对怀孕小鼠子宫内酪氨酸羟化酶反应产物左旋多巴的调节可以极大降低 Th 基因失活胚胎的死亡率，但是如果不进一步治疗，Th 基因突变小鼠仍然会在断奶前死亡。这表明 Th 基因表达产物对于小鼠的胎儿发育以及出生后成活必不可少。

(4) 目前基因突变概述

目前人类基因突变数据库收录的 TH 基因突变有 47 个，其中错义 / 无义突变 36 个，剪接突变 3 个，小的缺失 2 个，大片段缺失 1 个，调控区突变 5 个。突变分布在基因整个编码区，无突变热点。

（胡诗雨　兰天明）

参考文献

[1] Stamelou M, Mencacci NE, Cordivari C, et al. Myoclonus-dystonia syndrome due to tyrosine hydroxylase deficiency. Neurology, 2012, (79): 435-441.

[2] Brautigam C, Steenbergen-Spanjers GCH, Hoffmann GF, et al. Biochemical and molecular genetic characteristics of the severe form of tyrosine hydroxylase deficiency. Clin Chem, 1999, (45): 2073-2078.

[3] Brautigam C, Wevers RA, Jansen RJT, et al. Biochemical hallmarks of tyrosine hydroxylase deficiency. Clin Chem, 1998, (44): 1897-1904.

[4] Wevers RA, de Rijk-van Andel JF, Brautigam C, et al. A review of biochemical and molecular genetic aspects of tyrosine hydroxylase deficiency including a novel mutation(291delC). J Inherit Metab Dis, 1999, (22): 364-373.

[5] Dionisi-Vici C, Hoffmann GF, Leuzzi V, et al. Tyrosine hydroxylase deficiency with severe clinical course: clinical

and biochemical investigations and optimization of therapy. J Pediatr, 2000, 136(5): 560-562.

[6] Zafeiriou DI, Willemsen MA, Verbeek MM, et al. Tyrosine hydroxylase deficiency with severe clinical course. Molecular Genetics and Metabolism, 2009, (97): 18-20.

[7] Maria Stamelou, Niccolo E Mencacci, Carla Cordivari, et al, Myoclonus-dystonia syndrome due to tyrosine hydroxylase deficiency. Neurology, 2012, (79): 435-441.

[8] Craig SP, Buckle VJ, Lamouroux A, et al. Localization of the human tyrosine hydroxylase gene to 11p15: gene duplication

and evolution of metabolic pathways. Cytogenet Cell Genet, 1986, 42: 29-32.

[9] Ludecke B, Dworniczak B, Bartholome K. A point mutation in the tyrosine hydroxylase gene associated with Segawa's syndrome. Hum Genet, 1995, 95: 123-125.

[10] Zhou QY, Quaife CJ, Palmiter RD. Targeted disruption of the tyrosine hydroxylase gene reveals that catecholamines are required for mouse fetal development. Nature, 1995, 374: 640-643.

1310，1311　良性家族性婴儿惊厥
(seizures, benign familial infantile, BFIS)
(1310. BFIS2, OMIM 605751; 1311. BFIS3, OMIM 607745)

一、临床诊断

(1) 概述

良性家族性婴儿惊厥 (BFIS)，也被称为良性家族性婴儿癫痫 (BFIE)，是一种癫痫综合征。最早在 1983 年被报道[1]，其发病呈常染色体显性遗传方式。根据致病基因不同可分为 1～4 亚型。

(2) 临床表现

良性家族性婴儿惊厥是一种发作性疾病，发病年龄为 3～24 个月。临床特点是短暂的癫痫发作，以头和眼睛缓慢的偏向一侧开始，发展到广泛的运动障碍和肌张力低下、呼吸暂停、发绀和四肢抽搐。发作通常集中在一天或几天内。发作容易控制，长期预后良好[2]。

BFIS2 的临床表现主要是无热性局灶性癫痫发作、局灶性继发全身性癫痫发作，无热性全身性癫痫发作[3]、精神运动发育正常、偏头痛[4] 等；BFIS3 的临床表现主要是癫痫发作往往开始于头眼偏斜、无热性局灶性癫痫发作、局灶性继发全身强直阵挛性癫痫发作，癫痫发作时会有凝视现象，发作期脑电图显示局灶性发作且部位往往位于大脑后部，精神运动发育正常，发作间期脑电图正常[5]，癫痫发作时呼吸暂停[6]、发绀等。

(3) 影像学表现
尚无相关报道。

(4) 病理表现
尚无相关报道。

(5) 基因亚型与受累部位病变汇总 (表 1310-1，表 1310-2)

表 1310-1　基因亚型汇总

BFIS 亚型	致病基因 (别名)
BFIS1 型	*BFIS1*
BFIS2 型	*PRRT2*
BFIS3 型	*SCN2A*
BFIS4 型	*BFIS4*

表 1310-2　受累部位及表现

分型	受累部位	主要表现
BFIS2	脑	无热性局灶性癫痫发作、局灶性继发全身性癫痫发作、无热性全身性癫痫发作、精神运动发育正常、偏头痛
BFIS3	脑	癫痫发作往往开始于头眼偏斜、无热性局灶性癫痫发作、局灶性继发全身强直阵挛性癫痫发作，癫痫发作时会有凝视现象，发作期脑电图显示局灶性发作且部位往往位于大脑后部
	肺	呼吸暂停、发绀

二、BFIS2 基因诊断

(1) 概述

PRRT2 基因，即编码富脯氨酸跨膜蛋白 2 的基因，位于 16 号染色体短臂 1 区 1 带 2 亚带 (16p11.2)，基因组坐标为 (GRCh37):16:29823409-29827202，基因全长 3794bp，包含 2 个外显子，编码 394 个氨基酸。

(2) 基因对应蛋白结构及功能

PRRT2 编码一个 N 端的一半包含一个富含脯氨酸区域的跨膜蛋白。在小鼠的研究表明，在胚胎和产后阶段，主要表达于大脑和脊髓。

(3) 基因突变致病机制

Heron 等[7] 在 17 个 BFIS2 家系的 14 例患者的 *PRRT2* 基因上发现多个杂合突变。c.649-650insC 是最常见的突变。研究表明 *PRRT2* 基因突变会引起癫痫和运动障碍，在年龄表达方面有明显的基因多效性。

PRRT2 基因是一个拥有两个跨膜域的膜蛋白，与突触前蛋白 SNAP25 有相互作用，SNAP25 蛋白在突触囊泡处理和神经元胞外分泌起着重要作用。被部分截断的 PRRT2 蛋白质无法达到各类神经元表达系统的膜结构，可能是由快速降解导致的。突触囊泡功能的干扰可能会导致神经递质释放，从而解释癫痫发作的原因。但准确的致病机制仍有待确定[4]。

(4) 目前基因突变概述

目前人类基因突变数据库收录的 *PRRT2* 基因突变有 88 个，其中错义无义突变 41 个，剪接突变 4 个，小的缺失 22 个，小的插入 15 个，大片段缺失 5 个，大片段插入 1 个。

三、BFIS3 基因诊断

(1) 概述

SCN2A 基因，即编码钠离子通道 II 型的 α 亚基的基因，位于 2 号染色体长臂 2 区 4 带 3 亚带 (2q24.3)，基因组坐标为 (GRCh37):2:165986659-166248820，基因全长 262 162bp，包含 27 个外显子，编码 2005 个氨基酸。

(2) 基因对应蛋白结构及功能

电压门控钠离子通道是由大的 α 亚基和 24 个跨膜区域和 1 个或多个调控 β 亚基组成的跨膜糖蛋白复合物。*SCN2A* 基因编码钠离子通道 α 亚基基因家族的一个成员，该蛋白在大脑中异质性表达，可以介导兴奋性膜的电压门控钠离子的渗透性，负责控制钠离子通道的开和关来响应跨膜电压。

(3) 基因突变致病机制

Heron 等[8] 在两个家系的 BFIS3 患者的 *SCN2A* 基因上发现两个致病突变 (p. L1563V 和 p. L1330F)。此两个突变都破坏一个保守的亮氨酸，降低钠离子通道失活率，导致离子流增加和超兴奋性。

通过基因打靶技术，Planells-Cases 等[9] 建立

Scn2a 缺陷型小鼠模型。杂合型突变小鼠表现正常并没有大的形态学异常。纯合型突变小鼠开始和杂合型表现类似，但在出生 1～2 天内死于严重缺氧，没有表现出癫痫。对 Scn2a mRNA 和蛋白的分析表明基因敲除不完全，残余的 Scn2a 水平不足以使小鼠存活。对纯合性突变小鼠的脑检查没有发现神经解剖学异常，但这些小鼠表现出增加的细胞凋亡。培养的纯合型突变小鼠海马神经元的钠离子通道电流减弱。因此，他们推断 *Scn2a* 表达对于小鼠的胚胎发育是多余的，但在出生后是必不可少的，尤其是在负责呼吸调控的脑干区。

(4) 目前基因突变概述

目前人类基因突变数据库收录的 *SCN2A* 基因突变有 75 个，其中错义 / 无义突变 65 个，剪接突变 1 个，小的缺失 1 个，大片段缺失 6 个，大片段插入 2 个。

（赵一龙　李雅乔）

参考文献

[1] Kaplan RE, Lacey DJ. Benign familial neonatal-infantile seizures. Am J Med Genet, 1983, 16(4): 595-599.

[2] Franzoni E, Bracceschi R, Colonnelli MC, et al. Clinical features of benign infantile convulsions: familial and sporadic cases. Neurology, 2005, 65(7): 1098-1100.

[3] Weber YG, Berger A, Bebek N, et al. Benign familial infantile convulsions: linkage to chromosome 16p12-q12 in 14 families. Epilepsia, 2004, 45(6): 601-609.

[4] Schubert J, Paravidino R, Becker F, et al. PRRT2 mutations are the major cause of benign familial infantile seizures. Hum Mutat, 2012, 33(10): 1439-1443.

[5] Shevell MI, Sinclair DB, Metrakos K. Benign familial neonatal seizures: clinical and electroencephalographic characteristics. Pediatr Neurol, 1986, 2(5): 272-275.

[6] Berkovic SF, Heron SE, Giordano L, et al. Benign familial neonatal-infantile seizures: characterization of a new sodium channelopathy. Ann Neurol, 2004, 55(4): 550-557.

[7] Heron SE, Grinton BE, Kivity S, et al. PRRT2 mutations cause benign familial infantile epilepsy and infantile convulsions with choreoa the tosis syndrome. Am J Hum Genet, 2012, 90: 152-160.

[8] Heron SE, Crossland KM, Andermann E, et al. Sodium-channel defects in benign familial neonatal-infantile seizures. Lancet, 2002, 360: 851-852.

[9] Planells-Cases R, Caprini M, Zhang J, et al. Neuronal death and perinatal lethality in voltage-gated sodium channel alpha(II)-deficient mice. Biophys J, 2000, 78: 2878-2891.

1312，1313　良性家族性新生儿惊厥
(seizures, benign familial neonatal, BFNS)
(1312. BFNS1, OMIM 121200; 1313. BFNS2, OMIM 121201)

一、临床诊断

(1) 概述

良性家族性新生儿惊厥 (BFNS) 由 Rett 等于 1964 年首次报道。迄今已报道 300 多例，遗传方式为常染色体显性遗传。根据致病基因不同可分为 1 ～ 3 亚型。

(2) 临床表现

男女受累相同。患儿多为足月产，出生体重正常，生后 1min Apgar 评分在 7 分以上，从出生到首次惊厥发作之间临床情况正常。80% 患儿在生后第 2 ～ 3 天发病，少数病例起病可能稍晚。

发作开始时表现为广泛性强直，继而出现各种自主神经症状 (呼吸暂停、青紫、心率变化等)、运动性症状 (双侧或局部阵挛，可从一侧游走至另一侧) 及自动症 (吸吮、咀嚼等)。一次发作一般持续 1 ～ 3min，常在 1 周内有反复发作，以后可有少量单次性发作。

BFNS1 的临床表现为全身强直 - 阵挛性癫痫发作[1]，在新生儿期肌张力增高，发作间期脑电图正常、精神运动发育正常，患者会在以后的生活中发生癫痫症[2]。

BFNS2 的临床表现为无热性惊厥[3]，局灶性阵挛性癫痫发作[4]，全身强直 - 阵挛性癫痫发作，精神运动发育正常，在以后的生活中癫痫发作的风险增加。

(3) 影像学表现

尚无相关报道。

(4) 病理改变

尚无相关报道。

(5) 基因突变与受累部位病变汇总 (表 1312-1、表 1312-2)

表 1312-1　基因突变亚型汇总

BFNS 亚型	致病基因 (别名)
BFNS1	*KCNQ2*
BFNS2	*KCNQ3*
BFNS3	*BFNS3，BFNC3*

表 1312-2　受累部位及表现

分型	受累部位	主要表现
BFNS1	脑	全身强直 - 阵挛性癫痫发作、在新生儿期肌张力增高、发作间期脑电图正常、精神运动发育正常、患者会在以后的生活中发生癫痫症
BFNS2	脑	无热性惊厥、局灶性阵挛性癫痫发作、全身强直 - 阵挛性癫痫发作、精神运动发育正常、在以后的生活中癫痫发作的风险增加

二、BFNS1 基因诊断

(1) 概述

KCNQ2 基因，即编码电压门控钾离子通道 KQT 亚家族成员 2 的基因，位于 20 号染色体长臂 1 区 3 带 3 亚带 3 次亚带 (20q13.33)，基因组坐标为 (GRCh37):20:62031561-62103993，基因全长 72 433bp，包含 17 个外显子，编码 873 个氨基酸。

(2) 基因对应蛋白结构及功能

KCNQ2 基因编码的蛋白与 *KCNQ3* 基因编码的蛋白都是内在膜蛋白，结合形成 M 通道。M 通道是一种慢激活、失活电压门控性钾通道，对调控神经元兴奋性有很重要的作用。

(3) 基因突变致病机制

Biervert 等[5] 在一个患 BFNS1 的大家系的 *KCNQ2* 基因上发现一个 5bp 的插入，这使 *KCNQ2* 基因的羧基端删除约 300 个氨基酸，导致突变的离子通道不能产生可以测量的电流，因此钾离子依赖的复极化损伤是导致年龄特异性癫痫综合征的原因。

Yang 等[6] 用 ECT 检测技术筛查用乙基亚硝脲处理的小鼠模型。发现癫痫发作阈的纯合或杂合突变出现的表型与 *Kcnq2* 基因敲除小鼠的表型相似，表明 *Kcnq2* 基因的单倍型不足是癫痫发作阈癫痫敏感性的根源。

(4) 目前基因突变概述

目前人类基因突变数据库收录的 *KCNQ2* 基因突变有 148 个，其中错义 / 无义突变 86 个，剪接突

变15个，小的缺失18个，小的插入9个，小的插入缺失3个，大片段缺失16个，大片段插入1个。

三、BFNS2 基因诊断

(1) 概述

KCNQ3 基因，即编码电压门控钾离子通道 KQT 亚家族成员 3 的基因，位于 8 号染色体长臂 2 区 4 带 2 亚带 2 次亚带 (8q24.22)，基因组坐标为 (GRCh37):8:133133105-133493004，基因全长 359 900bp，包含 15 个外显子，编码 873 个氨基酸。

(2) 基因对应蛋白结构及功能

KCNQ3 基因编码的蛋白主要调控神经元兴奋性，与 KCNQ2 基因或者 KCNQ5 基因结合形成一个钾通道，这个通道与 M 通道具有相同的功能。M 通道是一种慢激活、失活的电压门控性钾通道，在测定神经元的阈下电兴奋性和响应突触的输入起很重要的作用。

(3) 基因突变致病机制

KCNQ3 基因的突变会引起 BFNC2。通过对一个患 BFNC2 的中国家系进行有限连锁和变异分析，Li 等 [3] 在患者的 KCNQ3 基因上发现 1 个错义突变 c.988C > T，此碱基突变导致 KCNQ3 基因的氨基酸发生变化 (p.R330C)，这可能损坏神经元 M 电流并改变神经元兴奋性。

(4) 目前基因突变概述

目前人类基因突变数据库收录的 KCNQ3 基因突变有 16 个，全部为错义/无义突变。

（赵一龙　李梅艳）

参考文献

[1] Zimprich F, Ronen GM, Stogmann W, et al. Andreas Rett and benign familial neonatal convulsions revisited. Neurology, 2006, 67(5): 864-866.

[2] Tibbles JA. Dominant benign neonatal seizures. Dev Med Child Neurol, 1980, 22(5): 664-667.

[3] Li H, Li N, Shen L, et al. A novel mutation of KCNQ3 gene in a Chinese family with benign familial neonatal convulsions. Epilepsy Res, 2008, 79(1): 1-5.

[4] Fister P, Soltirovska-Salamon A, Debeljak M, et al. Benign familial neonatal convulsions caused by mutation in KCNQ3, exon 6: a European case. Eur J Paediatr Neurol, 2013, 17(3): 308-310.

[5] Biervert C, Schroeder BC, Kubisch C, et al. A potassium channel mutation in neonatal human epilepsy. Science, 1998, 279(5349): 403-406.

[6] Yang Y, Beyer BJ, Otto JF, et al. Spontaneous deletion of epilepsy gene orthologs in a mutant mouse with a low electroconvulsive threshold. Hum Mol Genet, 2003, 12: 975-984.

1314　癫痫、神经性耳聋、共济失调、精神发育迟滞和电解质失衡综合征
(seizures, sensorineural deafness, ataxia, mental retardation, and electrolyte imbalance, SESAMES; OMIM 612780)

一、临床诊断

(1) 概述

2009 年报道一种综合征，包括癫痫、神经性耳聋、共济失调、精神发育迟滞和电解质失衡等疾病，并发现其发病呈常染色体隐性遗传方式，故命名为癫痫、神经性耳聋、共济失调、精神发育迟滞和电解质失衡综合征 (SESAMES)[1]。致病基因为 KCNJ10 基因，此基因可编码内向整流钾离子通道蛋白。

(2) 临床表现

SESAMES 的主要临床表现为癫痫、神经性耳聋、共济失调、精神发育迟滞和电解质失衡。其他临床特征包括意向性震颤、轮替运动障碍以及小脑功能障碍[2]。还有一部分患者表现出感音神经性听力障碍。

(3) 影像学表现

尚无相关报道。

(4) 病理表现

尚无相关报道。

(5) 受累部位病变汇总（表 1314-1）

表 1314-1　受累部位及表现

受累部位	主要表现
耳	感音神经性耳聋
胃肠道	烦渴

续表

受累部位	主要表现
肾	钾钠流失
膀胱	遗尿、多尿
神经系统	癫痫发作、精神运动性延迟、精神发育迟滞、共济失调、肌张力低下、意向性震颤、轮替运动障碍

二、基因诊断

(1) 概述

KCNJ10 基因，即编码一种内向整流性钾离子通道蛋白的基因，位于 1 号染色体长臂 2 区 3 带 2 亚带 (1q23.2)，基因组坐标为 (GRCh37):1:160007257-160040051，基因全长 32 795bp，包含 2 个外显子，编码 380 个氨基酸。

(2) 基因对应蛋白结构及功能

KCNJ10 基因编码内向整流式钾通道家族的一员，特点是倾向于允许钾离子的流入细胞。该蛋白质可能与另一个钾通道蛋白形成异质二聚体，可能负责大脑胶质细胞的钾缓冲作用。

(3) 基因突变致病机制

Bockenhauer 等[2] 用全基因组连锁分析证明 *KCNJ10* 基因突变会引起 SESAMES。他们发现敲除 *Kcnj10* 基因的小鼠出生 8 天后死亡。与正常的小鼠相比，敲除 *Kcnj10* 基因的 7 个小鼠在刚出生时的尿肌酐浓度都有显著降低，表现出多尿症，尿液中钠浓度也显著升高，说明肾脏盐分丢失。同时这些小鼠也存在钙排泄显著减少现象，与 Gitelman 综合征的病症类似。研究表明 *KCNJ10* 基因的表达在肾脏盐平衡过程中起重要作用，因此，该基因也可能在血压维护和调节中起一定作用。

Scholl 等[1] 发现缺失 *Kcnj10* 基因的鼠出现与 SESAMES 相同症状，进一步证明 *KCNJ10* 基因突变会导致 SESAMES。

(4) 目前基因突变概述

目前人类基因突变数据库收录的 *KCNJ10* 基因突变有 23 个，其中错义 / 无义突变 21 个，小的缺失 2 个。

（赵一龙　郭　晶）

参考文献

[1] Scholl UI, Choi M, Liu T, et al. Seizures, sensorineural deafness, ataxia, mental retardation, and electrolyte imbalance(SeSAME syndrome)caused by mutations in KCNJ10. Proc Natl Acad Sci USA, 2009, 106: 5842-5847.

[2] Bockenhauer D, Feather S, Stanescu HC, et al. Epilepsy, ataxia, sensorineural deafness, tubulopathy, and KCNJ10 mutations. N Engl J Med, 2009, 360: 1960-1970.

1315　Sengers 综合征
(Sengers syndrome; OMIM 212350)

一、临床诊断

(1) 概述

Sengers 综合征即通常所说的心肌病性线粒体 DNA 耗竭综合征 10(MTDPS10)，是由 *AGK* 基因纯合或复合杂合突变所导致。该病为常染色体隐性遗传线粒体病。临床特征为先天性白内障、肥厚型心肌病、骨骼肌病、运动不耐受及乳酸性酸中毒[1]。智力发育正常，但受累患者可早早死于心肌病。骨骼肌活检显示严重的线粒体耗竭。

(2) 临床表现

Sengers 等 1975 年首先描述该综合征，包括先天性白内障、线粒体骨骼肌和心肌病，心肌病主要是肥厚型。组织学上，骨骼肌和心肌均有异常的线粒体及脂质和糖原沉积。当患者亚极量运动 60min，可发生乳酸血症。Cruysberg 等 1986 年研究 6 个家系的 12 例患者，患者于出生第一周双眼完全白内障，并进行白内障手术，发生眼球震颤和斜视。智力正常，心肌病进行性加重，并因此而死亡。12 例患者 3 例死于新生儿期，6 例死于成人早期。最大的存活至 37 岁。作者建议患者避免剧烈活动。Lalive d'Epinay 等报道 3 例儿童，主要表现为 3 个月发生婴儿白内障，进展迅速，需要手术。肌张力低下及运动发育延迟比较突出，显著特征是轻度活动即发生明显的乳酸血症。Calvo 等[1]2012 年报道一个女孩，9 个月大时出现肥厚型梗阻性心肌病、与代谢性乳酸中毒相关的心力衰竭。后来出现全身肌无力、运动发育延迟，但认知发育正常。儿童期出现多次心力衰竭发作，但心肌病没有进展。11岁时，由于肌无力需坐轮椅。其他表现包括早发白内障和无晶体性青光眼。中学时出现认知功能下降，并且发生骨质减少和卵巢功能早衰。18岁在一次患病毒性疾病时，因心搏骤停突发死亡。骨骼肌活检显示细胞色素氧化酶染色减少，脂质空泡，以及异常线粒体在肌质内聚集。

(3) 病理表现

骨骼肌和心肌病理显示异常的线粒体以及脂质和糖原沉积[3]（图1315-1）。

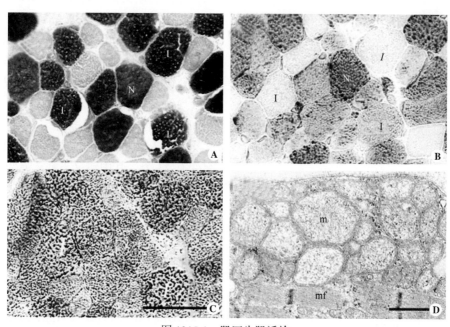

图1315-1　股四头肌活检

A. 肌纤维 ATP 酶染色 (pH 4.2)；B. COX 染色显示 I 型纤维 COX 活性缺乏 (I 标识，与正常活性 N 比较)；C. SDH 染色；D. 电镜显示异常的环形无嵴线粒体 (m. 标识线粒体，mf. 肌纤维)

(Europ J Pediat, 2004, 163: 467-471)

(4) 受累部位病变汇总 (表 1315-1)

表 1315-1　受累部位及表现

受累部位	主要表现
肌肉	运动发育延迟、肌张力低下、肌无力、运动不耐受
心脏	肥厚型心肌病、心力衰竭
五官	白内障、斜视、眼球震颤、青光眼

二、基因诊断

(1) 概述

AGK 基因，即编码甘油酯激酶，位于 7 号染色体长臂 3 区 4 带 (7q34)，基因组坐标为 (GRCh37):7:141251078-141354209，基因全长 103 132bp，包含 18 个外显子，编码 422 个氨基酸。

(2) 基因对应蛋白结构及功能

AGK 基因编码一种线粒体跨膜蛋白——甘油酯激酶，其催化磷脂和磷脂酸的形成，参与脂类和甘油酯代谢，作为信号分子参与到很多细胞进程中。

(3) 基因突变致病机制

Calvo 等[1] 在两个不相关的肌病性线粒体 DNA 耗竭综合征患者中发现 AGK 基因纯合 / 复合杂合突变。Mayr 等[4] 在 9 个 Sengers 综合征家庭的 10 例患者中发现 12 个不同的 AGK 基因致病突变。最初的突变是通过对一个意大利双亲无血缘关系的患儿进行外显子测序发现的。该男孩有明显的表型，在出生后 18 天死亡。随后对 13 个白内障和心肌病患者的基因测序发现 12 个致病的 AGK 等位基因。Mayr 等预测这些突变会导致基因失去功能。

(4) 目前基因突变概述

目前人类基因突变数据库未报道 AGK 基因突变。OMIM 数据库收录的基因突变共 9 个，其中错义 / 无义突变 6 个，剪接突变 3 个。

（王新高　王　惠）

参考文献

[1] Jordens EZ, Palmieri L, Huizing M, et al. Adenine nucleotide translocator 1 deficiency associated with Sengers syndrome. Ann Neurol, 2002, 52: 95-99.

[2] Calvo SE, Compton AG, Hershman SG, et al. Molecular diagnosis of infantile mitochondrial disease with targeted next-generation sequencing. Sci Transl Med, 2012, 4: 118ra10.

[3] Luo X, Pitkanen S, Kassovska-Bratinova S, et al. Excessive formation of hydroxyl radicals and aldehydic lipid peroxidation products in cultured skin fibroblasts from patients with complex I deficiency. J Clin Invest, 1997, 99: 2877-2882.

[4] Mayr JA, Haack TB, Graf E, et al. Lack of the mitochondrial protein acylglycerol kinase causes Sengers syndrome. Am J Hum Genet, 2012, 90: 314-320.

1317　感觉性共济失调、神经病变性运动性构音障碍及眼外肌麻痹 (sensory ataxic neuropathy, dysarthria, and ophthalmoparesis, SANDO; OMIM 607459)

一、临床诊断

(1) 概述

感觉性共济失调、神经病变性运动性构音障碍及眼外肌麻痹 (SANDO) 是一种常染色体隐性遗传性疾病。致病基因为 POLG 基因，即编码 DNA 聚合酶 γ 的核基因 (nuclear-encoded DNA polymerase-gamma gene) 发生突变。1997 年 Fadic 等发现该病与骨骼肌和外周神经组织线粒体功能障碍有关。该病临床表型差别很大，即使患者出自同一家庭，可以有肌病、癫痫发作和听力丧失等不同表现，但共同的临床特征是感觉性共济失调。

(2) 临床表现

SANDO 多为成年起病，表现为感觉性共济失调、构音障碍、慢性进行性眼外肌麻痹、吞咽困难等。患者可以表现为共济失调的步态，查体可见到眼球震颤、下肢本体感觉和振动觉消失，下肢腱反射消失以及闭目难立征阳性。另外患者还可表现为认知功能损害、偏头痛、抑郁症和癫痫。电生理检查显示为周围神经病变表现。骨骼肌活检可见核中央化以及破碎红纤维。肌肉和周围神经分子病理学显示多个线粒体 DNA 缺失，长度从 4.5kb 到 10kb 不等 [1, 2]。

(3) 影像学表现

SANDO 患者 MRI 检查可见双侧丘脑以及小脑白质高信号影。

(4) 受累部位病变汇总 (表 1317-1)

表 1317-1　受累部位及表现

受累部位	主要表现
脑	感觉性共济失调、构音障碍、癫痫发作、认知损害
听觉	听力丧失
眼	眼外肌麻痹

二、基因诊断

(1) 概述

POLG 基因，即编码线粒体 DNA 聚合酶 γ，位于 15 号染色体长臂 2 区 6 带 1 亚带 (15q26.1)，基因组坐标为 (GRCh37):15:89859536-89878026，基因全长 18 491bp，包含 23 个外显子，编码 1239 个氨基酸。

(2) 基因对应蛋白结构及功能

线粒体 DNA 聚合酶是异三聚体蛋白质，包括由辅助亚基和催化亚基组成的同型二聚体。该基因编码的蛋白是线粒体 DNA 聚合酶的催化亚基。此编码蛋白包含一个靠近 N 端的多聚谷氨酰胺结构，该结构可能存在多态现象。该基因缺陷是 OPA1 和 SANDO 等疾病的致病原因。目前在该基因已发现两个转录本，编码同一蛋白。

(3) 基因突变致病机制

Schulte 等 [3] 在 2009 年研究 23 个小脑共济失调及眼肌麻痹的家系，在其中 26 例患者中检测出了 9 例患者存在 *POLG* 基因的纯合突变或复合杂合突变。另外有 2 例患者存在该基因的杂合突变。他们同时发现，*POLG* 相关的共济失调患者中，有 80% 的患者同时伴有眼肌麻痹，约 45% 的患者出现神经病变。这些变异引起的临床表现各异，可能与降低组织中线粒体 DNA 聚合酶 γ(POLG) 活性程度的不同有关，另外，线粒体基因组 DNA 突变与核基因突变对呼吸链上的 5 个复合酶的影响不同也可造成临床表现差异[4]。

(4) 目前基因突变概述

目前人类基因突变数据库收录的 *POLG* 基因突变有 149 个，其中错义 / 无义突变 128 个，剪接突变 6 个，小的缺失 4 个，小的插入 9 个，大片段缺失 2 个。突变热点有 c.1399G ＞ A、c.2243G ＞ C 等。

（米东华　李　龙）

参考文献

[1] Rantamaki M, Krahe R, Paetau A, et al. Adult-onset autosomal recessive ataxia with thalamic lesions in a Finnish family. Neurology, 2001, 57: 1043-1049.

[2] Winterthun S, Ferrari G, He L, et al. Autosomal recessive mitochondrial ataxic syndrome due to mitochondrial polymerase-gamma mutations. Neurology, 2005, 64: 1204-1208.

[3] Schulte C, Synofzik M, Gasser T, et al. Ataxia with ophthalmoplegia or sensory neuropathy is frequently caused by POLG mutations. Neurology, 2009, 73: 898-900.

[4] Weiss MD, Saneto RP. Sensory ataxic neuropathy with dysarthria and ophthalmoparesis(SANDO)in late life due to compound heterozygous POLG mutations. Muscle Nerve, 2010, 41: 882-885.

1318　视隔发育不良
(septooptic dysplasia; OMIM 182230)

一、临床诊断

(1) 概述

视隔发育不良首先由 Reeves 于 1941 年报道[1]，1956 年 de Morşier 命名该病，因此又称 de Morsier 综合征[2]。视隔发育不良是一种临床罕见的先天性异质综合征，表现为多种先天性异常组合。临床和基础研究显示视隔发育不良发生与 *HESX1* 基因突变有关。

(2) 临床表现

视隔发育不良在新生儿中发病率为 1/1 万，无性别比例差异，低龄产妇所产新生儿更易患病[3]。临床表现为两种或多种先天性联合畸形：视神经发育不良、脑中线结构异常 (如透明隔发育不良、胼胝体发育不良)、垂体相关激素异常等。临床研究显示，70% ～ 85% 的患者表现为视神经发育不良[4]，60% 患者出现脑中线结构异常，62% 患者有垂体性激素异常，30% 患者则表现出上述三种联合症状[5]。

视隔发育不良累及多系统，临床表现各异。眼部症状表现为视力严重损伤或单 / 双盲、斜视、眼球震颤，罕见病例可出现小眼症和无眼症。全身症状包括智力发育延迟、身材矮小、流涎、脑瘫、运动障碍、癫痫、黄疸。累及垂体者可出现垂体相关激素缺乏症状，甚至因低血糖、高血钠、糖尿病、尿崩症而导致死亡。

(3) 辅助检查

颅脑 MRI 可表现为视神经发育不良、透明隔缺失、垂体发育不良 (图 1318-1)。

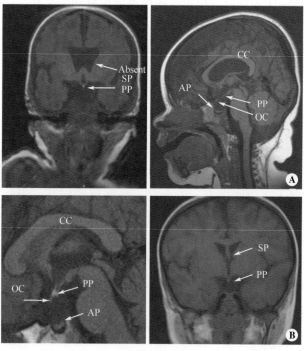

图 1318-1　影像表现

A. 腺垂体发育不良和缺乏漏斗，双侧视神经发育不良，神经垂体异位，有透明隔缺失；B. 异位神经垂体，腺垂体发育不良，漏斗部和透明隔的视神经发育不良并部分缺失。CC. 胼胝体；AP. 腺垂体；PP. 神经垂体；SP. 透明隔；OC. 视交叉 (Eur J Hum Genet, 2010, 18: 393-397)

(4) 病理表现

尚无相关报道。

(5) 受累部位病变汇总（表1318-1）

表 1318-1　受累部位及表现

受累部位	主要表现
视神经	单/双盲、斜视、眼球震颤、罕见病例可出现小眼症和无眼症、视神经发育不良、视盘发育不良
脑	脑瘫、癫痫、运动障碍、影像学可见透明隔发育不良、胼胝体发育不良
内分泌系统	智力发育延迟、身材矮小、流涎、垂体相关激素缺乏症状，甚至因低血糖、高血钠、糖尿病、尿崩症而导致死亡

二、基因诊断

(1) 概述

HESX1 基因，即编码 HESX 同源框蛋白 1 的基因，位于 3 号染色体短臂 1 区 4 带 3 亚带 (3p14.3)，基因组坐标为 (GRCh37):3:57231866-57261656，基因全长 29 791bp，包含 7 个外显子，编码 185 个氨基酸。

(2) 基因对应蛋白结构及功能

HESX1 基因编码的 HESX 同源框蛋白 1 是一个保守的同源异形框蛋白，是前脑和脑下垂体发育的转录抑制因子。该基因的突变与中隔-视神经发育不良、HESX1 相关生长激素缺乏及脑下垂体激素缺乏相关，对前脑、眼睛以及其他前体结构如嗅基板和脑下垂体的正常发育是必不可少的。该基因同时也是潜在的转录抑制因子，能够与 P Ⅲ 回文序列 (5′-AGCTTGAGTCTAATTGAATTAACTGTAC-3′) 相结合。在这个回文位点，HESX1 和 PROP1 结合成异二聚体，体外实验也证明 HESX1 能够对 PROP1 的激活起拮抗作用。

(3) 基因突变致病机制

首个 *HESX1* 纯合突变 (p.R160C) 是在两个患视隔发育不全症状的具有血缘关系的兄妹中发现的，1996 年 Wales 等 [6] 在 *HESX1* 基因中发现 1 个纯合子的转换 (c.478C > T)，而这个转换导致精氨酸替换成半胱氨酸 (p.R160C)。这个突变在 9 个父母患病而家庭其他成员不患病的杂合家系中也得到确认。在另外一个病例中，Thomas[7] 等发现在 *HESX1* 基因中的杂合 c.509C > T 的替换，而这个替换导致丝氨酸替换成亮氨酸 (p.S170L)，在这个案例中，两例患者都缺乏生长激素，其中一个还患有视神经发育不良症。该突变在 100 例正常对照中没有发现，分析结果显示该突变可以减少 DNA 连接的相对活性。

(4) 目前基因突变概述

目前人类基因突变数据库收录的 *HESX1* 基因突变有 15 个，其中错义/无义突变 9 个，剪接突变 2 个，小的缺失 2 个，小的插入 1 个，大片段插入 1 个。突变分布在基因整个编码区，无突变热点。

（杨　昕　赵　慧　易　吉）

参考文献

[1] Reeves D. Congenital absence of the septum pellucidum. Bull Johns Hopkins Hosp, 1941: 61-71.

[2] DE MORSIER G. Studies on malformation of cranio-encephalic sutures. Ⅲ. Agenesis of the septum lucidum with malformation of the optic tract. Schweiz Arch Neurol Psychiatr, 1956, 77: 267-292.

[3] Patel L, McNally RJQ, Harrison E, et al. Geographical distribution of optic nerve hypoplasia and septo-optic dysplasia in Northwest England. J Pediatr, 2006, 148: 85-88.

[4] Haddad NG, Eugster EA. Hypopituitarism and neurodevelopmental abnormalities in relation to central nervous system structural defects in children with optic nerve hypoplasia. J Pediatr Endocrinol Metab, 2005, 18: 853-858.

[5] Morishima A, Aranoff GS. Syndrome of septo-optic-pituitary dysplasia: the clinical spectrum. Brain Dev, 1986, 8: 233-239.

[6] Wales JK, Quarrell OW. Evidence for possible Mendelian inheritance of septo-optic dysplasia. Acta Paediatr, 1996, 85: 391-392.

[7] Thomas PQ, Dattani MT, Brickman JM, et al. Heterozygous HESX1 mutations associated with isolated congenital pituitary hypoplasia and septo-optic dysplasia. Hum Mol Genet, 2001, 10: 39-45.

1319~1321 重度联合免疫缺陷
(severe combined immunodeficiency, SCID)
(1319. T⁻B⁻NK⁺ SCID, OMIM 601457; 1320. T⁻B⁺NK⁻ SCID, OMIM 600802; 1321. X-SCID, OMIM 300400)

一、临床诊断

(1) 概述

重度联合免疫缺陷(SCID)包括一组疾病，具有相似的临床表现和体液免疫、细胞免疫缺陷。其共同特点是由于 T 细胞发育缺陷导致缺乏 T 细胞介导的细胞免疫过程。如果不能成功地进行骨髓移植治疗，患者通常会于 1 岁内死亡。所有类型的 SCID 的总出生患病率在 1/75 000 左右。主要由 *RAG1* 和 *RAG2* 基因突变所致的 T⁻B⁻NK⁺ 的常染色体隐性遗传 SCID；*JAK3* 基因突变所致的 T⁻B⁺NK⁻ 的常染色体隐性遗传 SCID；*IL2RG* 基因突变所致的 X 连锁 SCID[1,2]。

(2) 临床表现

95% 的 SCID 患者为男孩。患儿在 3～6 个月龄后体重不再增加，反复发生皮肤感染。最常见的表现为持续性腹泻、感染、发热和机会性感染。最常见的病原体是白色念珠菌、铜绿假单胞菌、革兰氏阴性菌、肺孢子菌、链球菌、葡萄球菌。黏膜念珠菌病常见鹅口疮。患者虽发生反复感染但无肿大淋巴结。除感染外，最常见的皮疹为麻疹样皮疹或脂溢性皮炎样皮损。

RAG1 和 *RAG2* 基因突变所致的 T⁻B⁻NK⁺ SCID：可导致一个不太严重的免疫缺陷疾病表型，如 Omenn 综合征。出生后早期严重感染、红皮病、肝脾和淋巴结肿大、腹泻及生长发育迟缓，嗜酸性粒细胞和 IgE 升高、IgG 及 IgM 降低，与移植物抗宿主病类似。

JAK3 基因突变所致的 T⁻B⁺NK⁻ SCID 特点是缺乏成熟的 T 淋巴细胞和 NK 细胞，而非功能性 B 淋巴细胞数升高，并伴淋巴组织明显发育不良。

IL2RG 基因突变所致的 X 连锁 SCID：死亡年龄早，易受病毒和真菌以及细菌感染，淋巴细胞减少和持续性肺炎、皮疹、缺乏迟发型超敏反应、胸腺萎缩、丙种球蛋白调节效果差。为常染色体隐性遗传方式[1,2]。

(3) 实验室检查

免疫学异常表现为外周血淋巴细胞缺乏，成熟

T 细胞缺如，但 B 细胞数可呈现为减少或增加，免疫球蛋白水平很低。如 JAK3 缺陷患者通常缺乏 T 和 NK 淋巴细胞，而 B 淋巴细胞的数量几乎正常，但功能存在缺陷。继发感染会出现相应影像学改变(图 1319-1)。

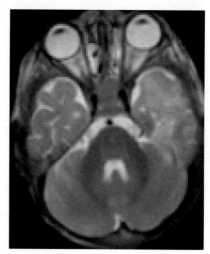

图 1319-1 患者头颅磁共振
T₂WI 像轴位显示颞叶片状长 T₂ 像伴水肿
(Hematol Oncol Stem Cell Ther, 2014, 7: 44-49)

(4) 病理表现

部分患者组织切片呈现移植物抗宿主病(GVHD)。胸腺活检发现有胸腺发育不良无上皮小体，淋巴结和肠黏膜固有层无生发中心(图 1319-2)。

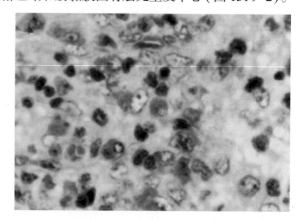

图 1319-2 患者淋巴结 (HE × 400)
(Clin Exp Immunol, 2000, 119: 148-155)

(5) 受累部位病变汇总（表 1319-1）

表 1319-1　受累部位及表现

受累部位	主要表现
皮肤	反复感染、皮疹
呼吸道	上呼吸道感染、肺部感染

续表

受累部位	主要表现
免疫系统	胸腺萎缩、淋巴结异常、免疫球蛋白减少
胃肠道	腹泻、胃肠炎
脑	颅内感染

二、T⁻B⁻NK⁺SCID 基因诊断

(1) 概述（表 1319-2）

表 1319-2　基因亚型汇总

基因	染色体位置	基因组起止坐标	基因全长 (bp)	外显子数	氨基酸数
RAG1	11p13	(GRCh37):11:36532053-36601312	11 750	5	1 043
RAG2	11p13	(GRCh37):11:36613493-36619829	6 337	3	527

(2) **基因对应蛋白结构及功能**

RAG 蛋白复合体主要由能稳定激活重组反应的重组激活基因 *RAG1* 和 *RAG2* 编码的蛋白组成。*RAG1*、*RAG2* 基因编码的蛋白质参与 B 淋巴细胞和 T 淋巴细胞的 *V(D)J* 基因重组过程中的 DNA 双链断裂环节。*RAG1* 是 RAG 多蛋白复合体的催化组分，在 *V(D)J* 重组过程中调节 DNA 双链的断裂。RAG 蛋白复合体能特异识别重组信号序列 (RSS)，*RAG1* 介导 DNA 与保守的重组信号序列 (RSS) 结合，并通过裂开 RSS 和相邻的编码区域之间的 DNA 双链来催化 DNA 切割活性。RAG2 蛋白不是 RAG 蛋白复合体的催化组分，却是催化作用所必需的，RAG2 蛋白的 N 末端形成一个六叶螺旋桨结构域的活性位点，作为 RAG 蛋白复合体的结合支架用于紧密结合 DNA，而 C 端的同源指状蛋白结构域是复合体与染色质蛋白的相互作用所必需的，如染色质蛋白组氨酸 H3。RAG 蛋白复合体突变则导致 TCR 和 BCR 基因不能成功重排和表达。RAG1 除了核酸内切酶的活性，还充当 E3 泛素 - 蛋白连接酶的作用介导组蛋白 H3 的单泛素化，组蛋白 H3 的单泛素化也是 *V(D)J* 重排所需的。

(3) **基因突变致病机制**

各种类型重度联合免疫缺陷 (SCID) 具有一个共同特征：T 细胞发育缺陷，导致缺乏 T 细胞介导的免疫调节。如不进行治疗，患者通常死于出生后的第 1 年内。SCID 可以分成 2 个主要类别：B 淋巴细胞正常 (B⁺SCID) 和 B 淋巴细胞缺陷 (B⁻SCID)。NK 细胞缺失与否在这些分组中是可变的。常染色体隐性遗传 SCID 包括 *JAK3* 基因突变所引起的 T⁻B⁺NK⁻SCID，*IL7R* 基因突变、*CD45* 基因突变或 *CD3D* 基因突变引起的 T⁻B⁺ NK⁺SCID；*ADA* 基因突变所引起的 T⁻B⁻NK⁻SCID，电离辐射造成的 *Artemis* 基因突变引起的 T⁻B⁻NK⁺SCID，以及 *RAG1* 和 *RAG2* 基因突变引起的 T⁻、B⁻NK⁺SCID[3]。所有的 SCID 患者中 20%～30% 是 T⁻B⁻NK⁺，而约一半的患者存在 *RAG1* 或 *RAG2* 基因的突变[4]。

1991 年研究发现 T⁻B⁻SCID 患者的前体 B 细胞的 DJ 重链分子重组异常，这表明人类的 SCID 类似于鼠 SCID。T⁻B⁻NK⁺SCID 患者都存在淋巴细胞特异性 *RAG1* 和 *RAG2* 基因的突变，这两个基因参与了 V-D-J 段基因重排的初始环节，来调节多种免疫功能所需的免疫球蛋白和 T 细胞受体的产生。淋巴细胞 RAG 基因能切割特异性重组信号序列和编码接头之间的双链 DNA，致使信号转导通路突发中断，产生共价封闭或构成"发夹"结构导致编码终止。而 V-D-J 重排失败，则会导致 T 细胞和 B 细胞发育受损，从而导致 SCID[5]。

(4) 目前基因突变概述（表 1319-3）

表 1319-3　基因突变汇总 （单位：个）

基因	突变总数	错义/无义突变数	剪接突变数	小片段缺失数	小片段插入数	大片段缺失数	大片段插入数	调控区突变数
RAG1	101	80	0	18	1	2	0	0
RAG2	43	34	1	5	2	1	0	0

三、T⁻B⁺NK⁻SCID 基因诊断

(1) 概述

JAK3 基因，即编码非受体酪氨酸激酶 3 的基因，位于 19 号染色体短臂 1 区 3 带 1 亚带 1 次亚带 (19p13.11)，基因组坐标为 (GRCh37)：19：17935591-17958880，基因全长 23 290bp，包含 26 个外显子，编码 1124 个氨基酸。

(2) 基因对应蛋白结构及功能

JAK3 蛋白属于非受体酪氨酸激酶家族，与细胞生长、增殖、分化相关。JAK 家族成员包含 JAK1、JAK2、JAK3 和 TYK2，它们具有类似的蛋白质结构：激酶结构域、假激酶调节结构域、SH2 结构域和一个 FERM 结构域。JAK3 能调节先天性和适应性免疫反应的信号传导，在 T 细胞发育过程中起至关重要的作用。在细胞质中，JAK3 通过与其关联的 I 型受体 (如 IL2R、IL4R、IL7R、IL9R、IL15R 和 IL21R) 的 γ 亚基来调节信号转导。例如，在 IL2 活化 IL2R 后，JAK1 和 JAK3 分子结合到 IL2Rβ(IL2RB) 和 γ 链 (IL2RG) 亚基，诱导该受体的胞质区结构域的酪氨酸磷酸化，使其活化。然后，STAT5A 和 STAT5B 被聚集，JAK1 和 JAK3 通过磷酸化激活 STAT5A 和 STAT5B。激活的 STAT5A 和 STAT5B 二聚化，易位至细胞核并促进特定细胞因子靶基因的转录。

(3) 基因突变致病机制

Macchi 等[6] 对 2 例无血缘关系的近亲父母结婚的 T⁻B⁺NK⁻SCID 患者进行检测，为 JAK3 基因纯合子突变。这 2 例患者出现能性缺失的 B 细胞数量增加，并患有严重低丙球蛋白血症。也有 T⁻B⁺NK⁻SCID 患者，被证实携带 JAK3 基因 2 种突变形成的复合杂合子突变[7]。

Thomis 等[8] 发现缺乏 Jak3 的小鼠骨髓中表现出严重的 B 细胞发育滞留于前 B 细胞阶段。相反，虽然这些小鼠模型的胸腺较正常鼠小，但 T 细胞的成熟过程却是正常的。在有丝分裂信号下，Jak3 缺陷小鼠的外围 T 细胞不能增殖并且分泌少量的 I12。这些发现表明 Jak3 对于骨髓中 B 细胞的发育过程和成熟 T 细胞的功能至关重要。Nosaka 等[9] 发现 Jak3 基因缺陷鼠具有类似 SCID 患者的胸腺细胞减少和严重的 B 细胞和 T 细胞减少的症状。另外，存余的 T 细胞和 B 细胞也不具备正常的功能。Notarangelo 等[10] 指出，由于 IL2RG 和 JAK3 参与相同的信号转导通路，因此 IL2RG 和 JAK3 中任何一基因缺陷将会导致相同的免疫缺陷表型。由于多种细胞因子都使用这条信号传导途径，通常能观察到典型的 T 细胞和 NK 细胞的发育受阻并 B 细胞功能受损。尤其是 IL7 介导的信号转导是 T 细胞的生长所必需的。因此，JAK3 缺乏的患者通常缺乏 T 和 NK 淋巴细胞，虽有正常的 B 淋巴细胞，但免疫功能缺陷。

(4) 目前基因突变概述

目前人类基因突变数据库收录的 JAK3 基因突变有 42 个，其中错义/无义突变 25 个，剪接突变 9 个，小的缺失 4 个，小的插入 2 个，大的缺失 2 个。

四、X-SCID 基因诊断

(1) 概述

IL2RG 基因，即编码白介素受体 γ 链的基因，位于 X 染色体长臂 1 区 3 带 1 亚带 (Xq13.1)，基因组坐标为 (GRCh37)：X：70327254-70331481，基因全长 4228bp，包含 8 个外显子，编码 369 个氨基酸。

(2) 基因对应蛋白结构及功能

IL2RG 基因编码多种白细胞介素受体的 γ 链蛋白，包括白介素 -2、白介素 -4、白介素 -7 和白介素 -21，并因此被称为共同 γ 链，与这些白介素受体的活性相关。

(3) 基因突变致病机制

X- 连锁重度联合免疫缺陷 (X-SCID) 是由

IL2RG 基因突变引起的综合细胞免疫和体液免疫反应。典型的 X-SCID 由于 IL2RG 功能缺失导致 T 淋巴细胞和自然杀伤细胞 (NK) 缺失和 B 淋巴细胞功能丧失。3 例无血缘关系的 X-SCID 患者被确诊属于 3 种不同的 *IL2RG* 基因突变[11]。也有多例由于等位基因变异导致 X-SCID 的患者，如 1 例 X-SCID 患者被确定由于 *IL2RG* 基因的外显子 3 区域的碱基发生 A 到 T 的颠换，导致赖氨酸97(p.K97X)的替换，以及白介素 -2 受体 γ 链 C 末端的第 251 个氨基酸处的截断[12]。

　　为研究 X-SCID 患者进行 *IL2RG* 基因治疗而发生 T 细胞淋巴瘤的风险，Woods 等[13] 通过慢病毒载体将 *IL2RG* 转入 X-SCID 病模型小鼠，随后对小鼠进行长达一年半的跟踪观察。33% 的小鼠出现 T 细胞淋巴瘤并伴随胸腺肿大。淋巴组织共用一个淋巴干细胞系统，小鼠的胸腺、骨髓和脾脏都具有相似的 DNA 载体整合位点；但在这些小鼠之间发现不常见的整合靶标。

(4) 目前基因突变概述

　　目前人类基因突变数据库收录的 *IL2RG* 基因突变有 177 个，其中错义 / 无义突变 94 个，剪接突变 31 个，小的缺失 36 个，小的插入 10 个，大的缺失 5 个，调控区突变 1 个。

（陈　彬　安　婷）

参考文献

[1] Fischer A. Naturally occurring primary deficiencies of the immune system. Annu. Rev. Immun, 1997, 15: 93-124.

[2] Buckley RH. Molecular defects in human severe combined immunodeficiency and approaches to immune reconstitution. Annu Rev Immun, 2004, 22: 625-655.

[3] Kalman L, Lindegren ML, Kobrynski L, et al. Mutations in genes required for T-cell development: IL7R, CD45, IL2RG, JAK3, RAG1, RAG2, ARTEMIS, and ADA and severe combined immunodeficiency: HuGE review. Genet Med, 2004, 6: 16-26.

[4] Schwarz K, Gauss GH, Ludwig L, et al. *RAG* mutations in human B cell-negative SCID. Science, 1996, 274: 97-99.

[5] Schwarz K, Hansen-Hagge TE, Knobloch C, et al. Severe combined immunodeficiency(SCID)in man: B cell-negative(B-)SCID patients exhibit an irregular recombination pattern at the JH locus. J Exp Med, 1991, 174: 1039-1048.

[6] Macchi P, Villa A, Giliani S, et al. Mutations of Jak-3 gene in patients with autosomal severe combined immune deficiency(SCID). Nature, 1995, 377: 65-68.

[7] Russell SM, Tayebi N, Nakajima H, et al. Mutation of Jak3 in a patient with SCID: essential role of *Jak3* in lymphoid development. Science, 1995, 270: 797-800.

[8] Thomis DC, Gurniak CB, Tivol E, et al. Defects in B lymphocyte maturation and T lymphocyte activation in mice lacking *Jak3*. Science, 1995, 270: 794-797.

[9] Nosaka T, van Deursen JM, Tripp RA, et al. Defective lymphoid development in mice lacking Jak3. Science, 1995, 270: 800-802.

[10] Notarangelo LD, Mella P, Jones A, et al. Mutations in severe combined immune deficiency(SCID)due to *JAK3* deficiency. Hum Mutat, 2001, 18: 255-263.

[11] Noguchi M, Nakamura Y, Russell SM, et al. Interleukin-2 receptor gamma chain: a functional component of the interleukin-7 receptor. Science, 1993, 262: 1877-1880.

[12] Noguchi M, Yi H, Rosenblatt HM, et al. Interleukin-2 receptor gamma chain mutation results in X-linked severe combined immunodeficiency in humans. Cell, 1993, 73: 147-157.

[13] Woods NB, Bottero V, Schmidt M, et al. Gene therapy: therapeutic gene causing lymphoma. Nature, 2006, 440: 1123.

1322　Shaheen 综合征
(Shaheen syndrome, SHNS；OMIM 615328)

一、临床诊断

(1) 概述

　　Shaheen 综合征 (SHNS) 是高尔基复合体 6 基因 (*COG6*) 变异所致，为常染色体隐性遗传。该病在出生时即发病，至今已经有 3 个家系报道。

(2) 临床表现

　　该病的突出表现是少汗症，手掌和足底角化过度，牙釉质发育不全，精神发育迟滞和语言发育障碍 (图 1322-1)[1]。

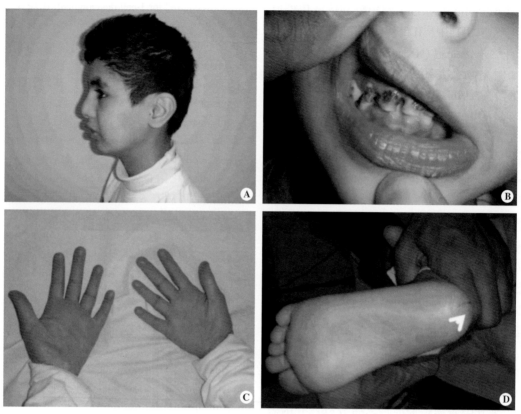

图 1322-1 临床表现

A. Shaheen 综合征患者；B. 该患者有牙釉质发育不全和龋齿；C、D. 少汗症、手掌和足底角化过度

(J Med Genet, 2013, 50: 431-436)

Shaheen 等 [1] 于 2013 年报道 1 例该病患者，患者有少汗症和精神发育迟滞，表现为皮肤活检汗腺正常，但是频繁发生无菌性发热。

(3) 影像学改变

暂无相关资料。

(4) 病理表现

尚无相关报道。

(5) 受累部位病变汇总 (表 1322-1)

表 1322-1 受累部位及表现

受累部位	主要表现
头颈部	小头畸形、牙釉质发育不全、龋齿
皮肤、指甲、毛发	少汗症、手掌和足底角化过度
	精神发育迟滞、语言发育障碍

二、基因诊断

(1) 概述

COG6 基因，即编码保守的低聚高尔基复合体亚基 6 的基因，位于 13 号染色体长臂 1 区 4 带 1 亚带 1 次亚带 (13q14.11)，基因组坐标为 (GRCh37): 13:40229764-40365802，基因全长 136 039bp，包含 19 个外显子，编码 657 个氨基酸。

(2) 基因对应蛋白结构及功能

COG6 基因编码保守的低聚高尔基复合体亚基 6，该蛋白是维持高尔基体正常结构和活性所必需的。该基因所编码的蛋白质由保守的低聚高尔基复合体亚基 5、7 和 8 生成子复合体叶 B。该基因的选择性剪接会导致多个转录变异体。

(3) 基因突变致病机制

Shaheen 等 [1] 在来自 3 个患有 SHNS 的近亲沙特家系的 12 例患者身上，发现 COG6 基因的纯合剪接位点突变，这导致 COG6 和 STX6 蛋白质水平降低。该突变是由纯合性定位法和外显子测序发现的，呈家系共分离。免疫组织化学分析表明，COG6 在汗腺中被表达，但对患者的皮肤活检却表现出正常的结构和密度，这表明该基因突变导致这一功能缺陷。等电聚焦的血清转铁蛋白是正常的，说明没有糖基化缺陷。

(4) 目前基因突变概述

目前人类基因突变数据库收录的 *COG6* 基因突变有 2 个，其中错义 / 无义突变 1 个，剪接突变 1 个。

（张长青　王晓凤）

参考文献

[1] Shaheen R, Ansari S, Alshammari MJ, et al. A novel syndrome of hypohidrosis and intellectual disability is linked to COG6 deficiency. J Med Genet, 2013, 50: 431-436.

1323　短　睡　眠
(short sleeper; OMIM 612975)

一、临床诊断

(1) 概述

睡眠时间短并不认为是一种睡眠疾病，被归类为睡眠启动和维持障碍。患者所需求的睡眠时间只是较同年龄人群较短。*BHLHE41* 基因为致病基因。该病为常染色体显性遗传，目前认为基因突变后可能在影响生物钟和维持睡眠平衡机制中发挥作用，影响睡眠维持时间，目前仅有数例报道。

(2) 临床特点

患者表现为睡眠时间短于正常同龄人时间，但不影响患者白天的日常生活和工作。如文献报道的一对母女 24h 睡眠时间平均为 6.25h，短于周围正常人的平均 8.06h[1, 2]。

(3) 实验室检查

脑电图显示非快速眼动期睡眠相对保留。

(4) 病理检查

暂无相关病理学报道。

(5) 受累部位病变汇总 (表 1323-1)

表 1323-1　受累部位及表现

受累部位	主要表现
脑	睡眠时间缩短

二、基因诊断

(1) 概述

BHLHE41 基因，编码碱性螺旋 - 环 - 螺旋(basic/helix-loop-helix，bHLH) 家族 e41 蛋白，位于 12 号染色体短臂 1 区 2 带 1 亚带 (12p12.1)，基因组坐标为 (GRCh37):12:26272959-26278003，基因全长 5045bp，包含 5 个外显子，编码 482 个氨基酸。

(2) 基因对应蛋白结构及功能

BHLHE41 基因编码一个在不同组织中广泛表达的碱性螺旋 - 环 - 螺旋家族蛋白，此蛋白可与 ARNTL 互相作用或与 ARNTL 竞争 PER1 启动子的 E-box 结合位点从而抑制 CLOCK/ARNTL 对 PER1 的反式激活。该蛋白参与昼夜节律和细胞分化的控制，可能作为一个转录抑制因子同时抑制本底转录和激活转录。

(3) 基因突变致病机制

2009 年，He 等[1] 在一个拥有短睡眠表型的母女中发现转录抑制子 *BHLHE41* 基因的一个杂合突变 (p.P385R)。此突变发生在 C 末端一个脯氨酸富集区中的高度保守区。这对母女都有正常的入睡时间点，但相比其他家庭成员或正常人更早。

体外的功能研究发现这个突变会减弱 *BHLHE41* 对 CLOCK/ARNTL 介导的反式激活的抑制作用。拥有杂合突变 p.P385R 的转基因小鼠实验证实其会延长失眠时间。在无内源性 BHLHE41 蛋白表达情况下，此突变表型还会得到增强，说明此杂合突变 (p. P385R) 不是一个显性抑制突变。

(4) 目前基因突变概述

目前人类基因突变数据库收录的 *BHLHE41* 基因突变有 1 个，为错义突变。

（陈　彬　宋卢挺）

参考文献

[1] He Y, Jones CR, Fujiki N, et al. The transcriptional repressor BHLHE41 regulates sleep length in mammals. Science, 2009, 325: 866-870.

[2] Pellegrino R, Kavakli IH, Goel N, et al.A novel BHLHE41 variant is associated with short sleep and resistance to sleep deprivation in humans.Sleep, 2014, 37(8): 1327-1336.

1324 身材矮小、耳道闭锁、下颌发育不全和骨骼异常综合征 (short stature, auditory canal atresia, mandibular hypoplasia, and skeletal abnormalities, SAMS; OMIM 602471)

一、临床诊断

(1) 概述

身材矮小、耳道闭锁、下颌发育不全和骨骼异常综合征 (SAMS 综合征) 是一种常染色体隐性遗传多发性先天异常综合征，伴有第一和第二鳃弓综合征的特征，由 *GSC* 基因突变引起。颅面畸形可导致传导性耳聋、呼吸功能不全和摄食困难。其他特点包括近端骨骼畸形，以及肩部和骨盆关节的异常。与其他鳃弓综合征所不同的是，患者也可能存在神经嵴病或中胚层发展异常。

(2) 临床表现

SAMS 综合征为出生后发病，患者身材矮小，智力不受影响。颅面部畸形，包括高腭弓、颧骨发育不良、小颌畸形，会造成患者呼吸功能不全和喂养困难。耳郭发育不良、外耳道闭锁导致传导性耳聋[1](图 1324-1)。患者存在近端骨骼异常，表现为肩胛骨肱骨骨性愈合，肱骨发育不良，骨盆发育异常，包括耻骨骨化延迟、髋关节脱位、坐骨缺如、髋臼内侧壁缺如、耻骨缺如[2]。患儿生殖器发育不良，男性表现为睾丸缺如、隐睾，女性表现为生殖道异位[3]。

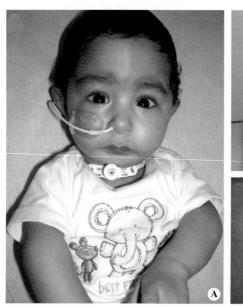
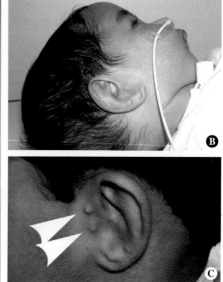

图 1324-1 临床表现

A~C.患儿 1 月龄，颧骨发育不全，前额突出，伴严重的小颌畸形，耳郭发育不良，耳前标记 [Am J Hum Geneti, 2013, 93(6): 1135-1142]

(3) 辅助检查

X 线检查可显示肩关节及骨盆关节异常 (图 1324-2、图 1324-3)。

(4) 病理表现

尚无特异表现。

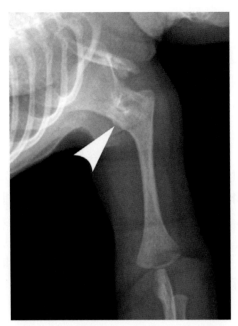

图 1324-2　X 线检查显示肩关节骨性愈合

[Am J Hum Genet, 2013, 93(6): 1135-1142]

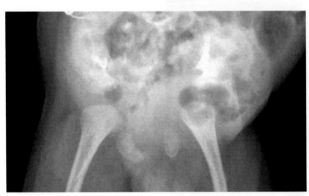

图 1324-3　X 线检查显示骨盆骨化不良，髋臼平坦，双侧
髋关节脱位，耻骨支未骨化

[Am J Hum Genet, 2013, 93(6): 1135-1142]

(5) 受累部位病变汇总（表 1324-1）

表 1324-1　受累部位及表现

受累部位	主要表现
头面部	颧骨发育不全、下颌发育不全、小颌畸形、眼睛深陷、睑裂下倾
骨骼	肩胛骨肱骨骨性联合、锁骨缩短、耻骨骨化延迟、髋关节脱位、耻骨缺如
耳	外耳道闭锁、传导性耳聋、耳前结节、耳郭发育不良
生殖系统	睾丸缺如、阴囊挛缩、隐睾

二、基因诊断

(1) 概述

GSC 基因，编码配对 PRD 同源蛋白家族中的

bicoid 亚科蛋白，位于 14 号染色体长臂 3 区 2 带 1 亚带 3 次亚带 (14q32.13)，基因组坐标为 (GRCh37):14: 95234560-95236499，基因全长 1940bp，包含 3 个外显子，编码 257 个氨基酸。

(2) 基因对应蛋白结构及功能

该基因编码配对 (PRD) 同源异型框蛋白家族的 bicoid 亚家族的成员。编码蛋白为转录因子，具有自身调节功能。鼠类相似蛋白质在胚胎发育过程中起颅面和肋骨发展中作用。

(3) 基因突变致病机制

Parry 等[4] 在 3 例无血缘关系的 SAMS 综合征患者，包括先前 Lemire 等[1] 报道过的 1 例患者中，发现 3 个 GSC 基因纯合截短突变。第一个基因突变是通过全基因组测序发现的。还发现 ter Heide 等[3] 报道过的另一例 SAMS 综合征患者携带一个 14q32.13 区域 306kb 的纯合缺失，包括整个 GSC 基因。可获得在家系与疾病表型共分离的突变。

本病尚无相应的分子研究，致病机制未明。

(4) 目前基因突变概述

目前人类基因突变数据库收录的 GSC 基因突变有 3 个，其中错义 / 无义突变 2 个，小的缺失 1 个，无突变热点。

（丁杜宇　门捷夫）

参考文献

[1] Lemire EG, Hildes-Ripstein GE, Reed MH, et al. SAMS: provisionally unique multiple congenital anomalies syndrome consisting of short stature, auditory canal atresia, mandibular hypoplasia, and skeletal abnormalities. Am J Med Genet, 1998, 75: 256-260.

[2] Morris-Rosendahl DJ, Segel R, Born AP, et al. New RAB3GAP1 mutations in patients with Warburg Micro syndrome from different ethnic backgrounds and a possible founder effect in the Danish. Europ J Hum Genet, 2010, 18: 1100-1106.

[3] ter Heide H, Bulstra SK, Reekers A, et al. Auditory canal atresia, humeroscapular synostosis, and other skeletal abnormalities: confirmation of the autosomal recessive "SAMS" syndrome. Am J Med Genet, 2002, 110: 359-364.

[4] Parry DA, Logan CV, Stegmann AP, et al. SAMS, a syndrome of short stature, auditory-canal atresia, mandibular hypoplasia, and skeletal abnormalities is a unique neurocristopathy caused by mutations in Goosecoid. Am J Hum Genet, 2013, 93: 1135-1142.

1325 身材矮小、甲营养不良、面部异形和少毛综合征
(short stature, onychodysplasia, facial dysmorphism, and hypotrichosis，SOFT；OMIM 614813)

一、临床诊断

(1) 概述

身材矮小、甲营养不良、面部异形和少毛综合征 (SOFT 综合征) 是一种常染色体隐性遗传病，由 *POC1A* 基因纯合子突变导致[1]。

(2) 临床表现

SOFT 综合征主要临床表现为身材矮小、头发稀疏、指甲营养不良以及面容异形[1, 2]。6 ~ 8 岁前患儿包括妊娠期胎儿较正常同龄儿生长发育迟缓，身材矮小。幼儿期呈大头畸形，幼儿后期至成年头围较正常同龄人小。面部异形主要表现为长三角脸、鼻子突出、小耳、音调高。四肢长骨短、指弯曲、短指、远端指骨发育不全，进入青春期后指甲发育并长出稀疏短发 (图 1325-1)。

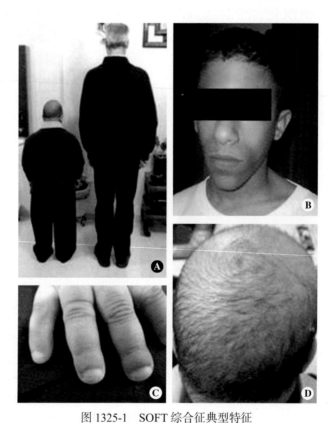

图 1325-1　SOFT 综合征典型特征
A. 身材矮小 (左 1 为患者)；B. 面部异形：长三角脸、鼻子突出、小耳；C. 手指侧弯、手指短、指甲发育不良；D. 头发稀疏

(Am J Hum Genet, 2012, 91: 337-342)

(3) 辅助检查

骨骼 X 线检查可见肱骨及股骨等长骨短粗、干骺端不规则或发育不良、股骨颈短、骨盆和骶骨发育不全，手部长骨短，腕骨骨化延迟、骨骺端呈锥形，椎体骨化延迟[1, 2](图 1325-2)。

(4) 病理表现

暂无相关报道。

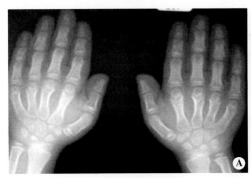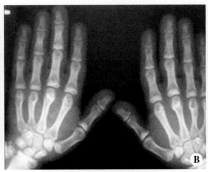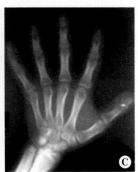

图 1325-2　3 例 SOFT 综合征患者手 X 线显示管状骨短，骨骺呈锥形
A. 患者 7 岁；B. 患者 17 岁；C. 患者 22 岁 (Eur J Hum Genet, 2012, 55: 256-264)

(5) 受累部位病变汇总 (表 1325-1)

表 1325-1　受累部位及表现

受累部位	主要表现
头面部	面部异形，主要表现为长三角脸、鼻子突出、小耳
骨骼	身材矮小、四肢长骨短、指弯曲、短指、远端指骨发育不全
毛发	头发稀疏、全身毛发稀疏

二、基因诊断

(1) 概述

POC1A 基因，即编码 POC1 中心粒蛋白同系物 A 亚型 1(centriolar protein homolog A isoform 1) 的基因，位于 3 号染色体短臂 2 区 1 带 2 亚区 (3p21.2)，基因组坐标为 (GRCh37):3:52109249-52188720，基因全长 79 472bp，包含 11 个外显子，编码 407 个氨基酸。

(2) 基因对应蛋白结构及功能

POC1A 基因编码的 POC1 中心粒蛋白同系物 A 亚型 1 是 POC1 蛋白中的一种，包含一个 N 末端的 WD40 区域和一个 C 末端的卷曲螺旋区域，是中心体的组成部分，在中心粒的组装、稳定及纤毛形成中起重要作用。该蛋白参与中心粒早期复制及中心粒长度调控的过程。

(3) 基因突变致病机制

用全外显子分析结合 Sanger 测序法对覆盖度低的区域进行分析，Sarig 等[1] 发现一个 *POC1A* 基因的纯合突变 (c.512T > C；p.L171P)。该突变在两个有家族病史的家族呈共分离现象，未在 300 个人群同种族对照组中发现相关突变。功能分析显示突变蛋白导致中心粒解体，中心粒数量增多，这些现象与异常的细胞膜向高尔基体运输有关。

该病尚无相应的分子研究，致病机制未明。

该病尚无动物模型研究。

(4) 目前基因突变概述

目前人类基因突变数据库收录的 *POC1A* 基因突变有 6 个，其中错义 / 无义突变 4 个，小的缺失 2 个。

（杨　昕　赵　慧　李欣玥）

参考文献

[1] Sarig O, Nahum S, Rapaport D, et al. Short stature, onychodysplasia, facial dysmorphism, and hypotrichosis syndrome is caused by a *POC1A* mutation. Am J Hum Genet, 2012, 91: 337-342.

[2] Shalev SA, Spiegel R, Borochowitz ZU. A distinctive autosomal recessive syndrome of severe disproportionate short stature with short long bones, brachydactyly, and hypotrichosis in two consanguineous Arab families. Eur J Med Genet, 2012, 55: 256-264.

1326　身材矮小、视神经萎缩和佩 – 休异常综合征
(short stature, optic nerve atrophy, and Pelger-Huet anomaly, SOPH; OMIM 614800)

一、临床诊断

(1) 概述

Maksimova 等[1] 2010 年报道一例矮小身材综合征，出生后即生长不足，小手小足，视敏度缺失，色觉异常，中性粒细胞核型异常，而智力正常，即身材矮小、视神经萎缩和佩 – 休异常综合

征 (SOPH 综合征)。SOPH 综合征即 short stature, optic atrophy 和 Pelger-Huet anomaly 的首字母缩写。该病为常染色体隐性遗传，由基因 *NBAS* 纯合突变所致。

(2) 临床表现

该病主要表现为出生后生长不足，皮肤松弛，四肢短小，短趾畸形，双侧视神经萎缩，视敏度下降，完全或不完全全色盲。血液学检查常显示粒细胞分叶不良，这是佩－休细胞核异常的特点。其他异常表现包括短头、额顶结节发育不良、额窄、狭长而老的脸、小眼眶、双眼球突出、颧骨发育不良、鼻直而印堂凸出、长人中、薄嘴唇、发声高而刺耳、短颈、小关节运动过度、肌张力低下、脚宽、高弓足。其他常见特征为汗毛突出、面部不对称、眉毛浓如刷子、内眦赘皮、大脚趾 (图 1326-1)。

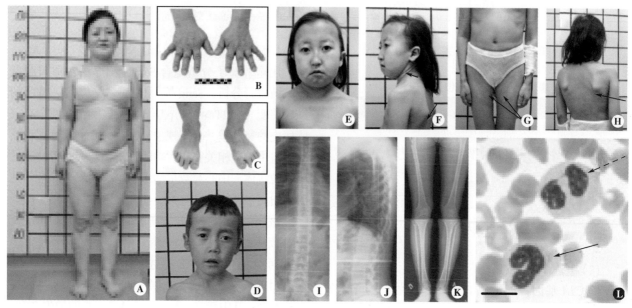

图 1326-1　SOPH 综合征临床表现

A~C. 33 岁女性，短尚匀称身材、短颈、短而宽的胸、上下肢短 (A)，患者短指、小手 (B) 和脚 (C)；D. 10 岁男孩，短头，窄额，苍老且长而不对称的脸，直鼻，印堂凸出，浓眉，轻度眼球突出，左外斜视，颧骨发育不良，长人中，薄嘴唇；E. 12 岁女孩，短头，有汗毛，小脸，脸苍老不对称，薄唇，短颈；F~H. 患者皮肤弹性下降 (箭头)；I、J. 21 岁女性患者，胸腰椎 X 线片显示胸腰椎骨软骨病；K. 21 岁女性，下肢 X 线片显示骨质疏松；L. 血涂片显示一杂合子 SOPH 综合征的粒细胞呈非节段 (箭头) 和双核 (虚箭头) (J Med Genet, 2010, 47: 538-548)

二、基因诊断

(1) 概述

NBAS 基因，位于 2 号染色体短臂 2 区 4 带 3 亚带 (2p24.3)，基因组坐标为 (GRCh37):2:15307032-15701472，基因全长 394 441bp，包含 53 个外显子，编码 2371 个氨基酸。

(2) 基因对应蛋白结构及功能

NBAS 基因编码一种有 2 个亮氨酸拉链区 (核糖体蛋白 S14 信号区和类 Sec39 区) 的蛋白。该蛋白可能参与到高尔基体－细胞膜运输。该基因的变异可能与 SOPH 综合征有关。

(3) 基因突变致病机制

SOPH 是一个在临床和遗传上异质性都很高的一种疾病，其致病原因目前仍未确定。Maksimova 等 [1] 对来自 30 个家系的 33 个 SOPH 综合征患者进行全基因组测序，发现该疾病的致病基因可能位于 2p24.3 的一个 1.1Mb 的区域，其中包括 *NBAS* 基因。33 例 SOPH 综合征患者均被检测到 c.5741G<A 变异，导致氨基酸变异 p.R1914H，而 203 个雅库特人正常个体和 100 个日本人个体中未检测到该变异。*NBAS* 可能与 SOPH 发病有关。

本病尚无相应的分子研究，致病机制未明。

(4) 目前基因突变概述

目前人类基因突变数据库报道的 *NBAS* 基因突变有 1 种，为错义 / 无义突变。

（王新高　王　惠）

参考文献

[1] Maksimova N, Hara K, Nikolaeva I, et al. Neuroblastoma amplified sequence gene is associated with a novel short stature syndrome characterised by optic nerve atrophy and Pelger-Huet anomaly. J Med Genet, 2010, 47: 538-548.

1327　SHORT 综合征
(SHORT syndrome; OMIM 269880)

一、临床诊断

(1) 概述

SHORT综合征是一种常染色体显性遗传疾病，致病基因为 *PIK3R1* 基因。

(2) 临床表现

SHORT 综合征是疾病表现的缩写，包括身材矮小 (S)、关节过伸和 (或) 疝气 (腹股沟疝)(H)、眼球凹陷 (O)、里格尔异常 (R) 和出牙延迟 (T)。SHORT 综合征由 Gorlin 等 1975 首次发现和命名。SHORT 综合征主要表现包括轻度的胎儿宫内发育迟缓 (IUGR)，身材矮小，局部脂肪代谢障碍 (特别是出生后面部、继而胸部和上肢，臀部和腿往往不受累)，以及特殊面容 (图 1327-1)。其他常见表现有里格尔异常 (牙发育不全、肛门狭窄、器官距离过远等)，眼前房发育不全，出牙延迟及各种牙齿畸形；胰岛素抵抗 (通常童年到青春期) 和 (或) 早期成人糖尿病、神经性耳聋。患者后期的认知和发育通常正常，但也有精神发育迟滞的报道[1-11]。

(3) 辅助检查

SHORT 综合征的诊断是基于临床表现和分子基因检测。超声心动图检查以发现心肌病变，腹部和盆腔 B 超检查提示脏器结构变化，尿钙检查发现尿钙增高，胰岛功能检查及血糖检查可见胰岛素抵抗和糖尿病。

(4) 病理表现

目前报道的 16 个家系均通过序列分析法定位突变 *PIK3R1* 基因。

(5) 受累部位病变汇总 (表 1327-1)

表 1327-1　受累部位及表现

受累部位	主要表现
面部	三角脸、眼球凹陷、颊窝、衰老貌、鼻翼发育不全
结缔组织	关节过伸、疝
神经系统	神经性耳聋、精神发育迟滞
代谢	胰岛素抵抗、糖尿病
心脏	心脏结构异常
泌尿系统	高钙尿症、肾钙质沉着
肛门	肛门闭锁

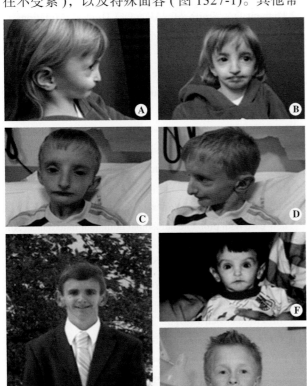

图 1327-1　SHORT 综合征患者特殊面容
[Am J Hum Genet, 2013, 93(1): 158-166]

二、基因诊断

(1) 概述

PIK3R1 基因，即编码磷脂酰肌醇 3 激酶 α 调节亚基的基因，位于 5 号染色体长臂 1 区 3 带 1 亚带 (5q13.1)，基因组坐标为 (GRCh37):5:67511584-67597649，基因全长 86 066bp，包含 16 个外显子，编码 724 个氨基酸。

(2) 基因对应蛋白结构及功能

PIK3R1 基因编码磷脂酰肌醇 3 激酶 α 调节亚

基，该亚基长 85 kDa。磷脂酰肌醇 3- 激酶可使磷酸肌醇的肌醇环 3 端磷酸化，由一个 110 kDa 的催化亚基和一个 85、55 或 50 kDa 的调节亚基组成。磷脂酰肌醇 3- 激酶在胰岛素的代谢作用中起重要作用，并且在该基因中的突变与胰岛素抵抗相关。该基因的选择性剪接会导致 4 种转录变异体，编码不同的亚型。

(3) 基因突变致病机制

2013 年，Thauvin-Robinet 等[11] 通过对 2 个无血缘关系的 SHORT 综合征患者进行全外显子组测序，检测到 PIK3R1 基因的新生突变。对来自 3 个家系的 4 例追加患者筛查 PIK3R1 基因突变，发现这 4 例患者中都存在 p.R349W 突变。Thauvin-Robinet 等对一个具有不同临床特征并且无血缘关系的 14 人小组的 PIK3R1 基因进行测序分析，这些人间或患有胰岛素抵抗，具备畸形特征和生长发育迟缓的广义脂肪萎缩，之前没有诊断出 SHORT 综合征，而且没有脂肪代谢障碍相关的基因突变。14 例患者中 3 例有 PIK3R1 突变，其中 1 个是 p.R649W 错义突变，另一个是 R649 位置 1bp 的重复突变。

PIK3R1 编码 PI3K 的调节亚基，特别是主要的调节亚基 p85α，及次要的异构体 p50α 和 p55α。后两种异构体分别存在于肝脏和骨骼肌中。p85α 是普遍存在的，主要与 PI3K 的催化亚基 (p110α) 相结合，负向调节其激酶活性。p85α 调节功能的实现，需要其 Src 同源 2(SH2) 区域的磷酸化。SH2 区磷酸化可通过与胰岛素反应底物蛋白 (IRS) 结合，或直接结合到受体酪氨酸激酶，或经 RAS-GTP 通路来完成。PI3K 中有 2 个 SH2 结构域，在 SHORT 综合征个体的 C 末端 SH2 结构域，可发现氨基酸的改变。免疫印迹分析表明在提取物中 p85α 特异性异构体的水平比对照样品中降低约 50%。此外，可获得 PIK3R2 和 PIK3CA 突变激活的半侧巨脑症患者的提取物。而且这些发现与 PIK3R1 杂合性截短突变结果一致。在一例患者的 LCLs 提取物中磷酸化 S6(Ser240 和 Ser244) 的水平低于对照组，这暗示其在 PI3K-AKT-mTOR 信号通路中对信号转导的抑制作用[6]。

本病尚无相应的分子研究，致病机制未明。

(4) 目前基因突变概述

目前人类基因突变数据库收录的 PIK3R1 基因突变有 6 个，其中错义 / 无义突变 2 个，剪接突变 4 个。突变热点为 c.1945C > T。

（谭　颖　王晓凤）

参考文献

[1] Aarskog D, Ose L, Pande H, et al. Autosomal dominant partial lipodystrophy associated with Rieger anomaly, short stature, and insulinopenic diabetes. Am J Med Genet, 1983, 15: 29-38.

[2] Bankier A, Keith CG, Temple IK. Absent iris stroma, narrow body build and small facial bones: a new association or variant of SHORT syndrome? Clin Dysmorphol, 1995, 4: 304-312.

[3] Bonnel S, Dureau P, LeMerrer M, et al. SHORT syndrome: a case with high hyperopia and astigmatism. Ophthalmic Genet, 2000, 21: 235-238.

[4] Brodsky MC, Whiteside-Michel J, Merin LM. Rieger anomaly and congenital glaucoma in the SHORT syndrome. Arch Ophthalmol, 1996, 114: 1146-1147.

[5] Chung BK, Gibson WT. Autosomal dominant PIK3R1 mutations cause SHORT syndrome. Clin Genet, 2014, 85: 228-229.

[6] Dyment DA, Smith AC, Alcantara D, et al. Mutations in PIK3R1 cause SHORT syndrome. Am J Hum Genet, 2013, 93: 158-166.

[7] Schwingshandl J, Mache CJ, Rath K, et al. SHORT syndrome and insulin resistance. Am J Med Genet, 1993, 47: 907-909.

[8] Nakamura F, Taira M, Hashimoto N, et al. Familial type C syndrome of insulin resistance and short stature with possible autosomal dominant transmission. Endocrinol Jpn, 1989, 36: 349-358.

[9] Sorge G, Ruggieri M, Polizzi A, et al. SHORT syndrome: a new case with probable autosomal dominant inheritance. Am J Med Genet, 1996, 61: 178-181.

[10] Stratton RF, Parker MW, McKeown CA, et al. Sibs with growth deficiency, delayed bone age, congenital hip dislocation, and iridocorneal abnormalities with glaucoma. Am J Med Genet, 1989, 32: 330-332.

[11] Thauvin-Robinet C, Auclair M, Duplomb L, et al. PIK3R1 mutations cause syndromic insulin resistance with lipoatrophy. Am J Hum Genet, 2013, 93: 141-149.

1328~1332　伴或不伴多趾、短肋、胸廓发育不良
(short-rib thoracic dysplasia with or without polydactyly，SRTD)
(1328.SRTD3，OMIM 613091；1329. SRTD6，OMIM 614728; 1330. SRTD9，OMIM 266920; 1331. SRTD10，OMIM 615630；1332. SRTD11，OMIM 616300)

一、临床诊断

(1) 概述

伴或不伴多趾短肋胸廓发育不良 (SRTD) 属于一组常染色体隐性遗传骨骼纤毛疾病。纤毛存在于细胞膜上，是细胞信号转导的关键，参与胚胎发育、器官形成及稳定内环境，其功能缺失可以导致骨骼、神经系统、内脏等各种器官发育异常、结构畸形[1-4]。

(2) 临床表现

SRTD 包括软骨外胚层发育不良症、Ellis-van Creveld 综合征 (EVC)、Jeune 窒息性胸廓萎缩症 (JATD)、短肋多指畸形综合征 (SRPS) 和 Mainzer-Saldino 综合征 (MSS)。SRTD 主要临床特征是胸廓狭窄、短肋、管状骨短以及髋臼呈"三叉戟"状，可伴或不伴有多趾 (图 1328-1)，其他组织器官异常包括内脏发育异常或畸形、唇 / 腭裂、视网膜色素变

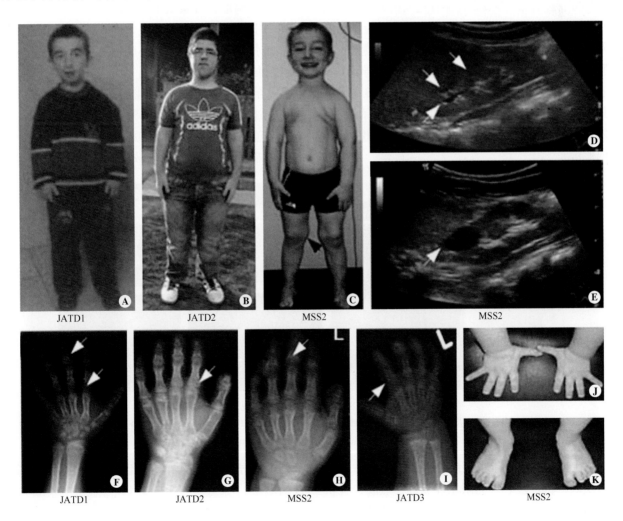

JATD1　　　　JATD2　　　　MSS2　　　　MSS2

JATD1　　　　JATD2　　　　MSS2　　　　JATD3　　　　MSS2

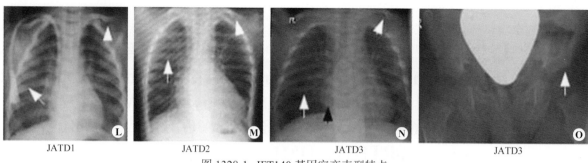

图 1328-1　IFT140 基因突变表型特点

A~C. JATD1，JATD2 和 MSS2 患者身材矮小、四肢短小、胸廓狭窄，黑色箭头指示胫骨骨骺异常；J、K. 手足阔且指 / 趾短。JATD：Jeune 窒息性胸廓萎缩症；MSS： Mainzer-Saldino 综合征 [Hum Mutat, 2013, 34(5): 714-24]

性、小脑共济失调等 [5-10]。部分新生儿期 SRTD 由于胸廓严重狭窄变形导致呼吸功能不全，死亡率极高 [11,12]。

SRTD3 为先天性多发畸形性疾病，死亡率高，可通过产前超声进行筛查，具有多种综合征的临床表型。各综合征症状之间存在重叠，主要表现为肋骨短小、胸廓狭窄、长骨缩短、骨软骨发育不良及多指畸形等骨骼异常。多数患儿伴有宽大额头、马鞍鼻、低位耳、唇腭裂等面部异常。身材矮小，腹部膨隆以及多脏器发育不良如肾脏输尿管缺如、多囊肾、小膀胱，生殖系统发育不良等；其中窒息性胸骨营养不良表型患者多在 1 岁内死于呼吸窘迫，SRTD3 患者胸廓狭窄及长骨缩短症状表现最为严重，常伴有多脏器的发育不良，可为致死性畸形，导致死胎或出生后短期内死亡。

SRTD6 主要累及全身骨骼系统，有些患者还会出现骨骼系统以外的器官受累的临床表现。患者主要表现为全身骨骼系统发育异常，如胸廓缩小、肋骨缩短、管状骨较短、髋臼边呈现"三叉戟"样外观（图 1328-2A），有些患者还可以出现多指 / 趾畸形（图 1328-2C、2D）。除骨骼系统受累外，常合并一些内脏畸形，可累及中枢神经系统、眼、心脏、肾脏、肝脏、胰腺、肠和生殖器等器官，表现为侧脑室扩张、巨脑回畸形、小脑蚓发育不良、脑白质软化、唇腭裂（图 1328-2B）、舌错构瘤（部分患者）、小舌（罕见）、室间隔缺损（图 1328-2F）、会厌畸形、马蹄肾（图 1328-2E）、多囊肾、小阴茎等症状。如畸形较重时，患者可由于胸廓活动严重受限制，导致呼吸功能不全，继而出现死亡。

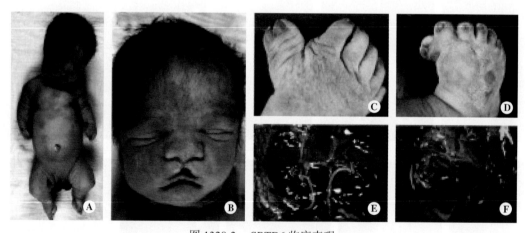

图 1328-2　SRTD6 临床表现

A. 肋骨严重缩短，前额突出、鼻梁塌陷、正中裂；B. 唇正中裂；C、D. 多指 / 趾；E. 双肾下部融合，马蹄形肾；F. 室间隔缺损，卵圆孔开放

(Am J Hum Genet, 2011, 88: 106-114)

SRTD11 是一种骨骼发育异常的常染色体隐性遗传疾病，特征性表现为限制性胸廓、短肋、管状骨缩短和髋臼顶"三叉征"。骨骼外受累包括唇 / 腭裂以及主要器官如脑、眼睛、心脏、肾脏、肝脏、胰腺、肠和生殖器异常；一些患者新生儿期可由于胸廓限制导致的呼吸衰竭致死。可伴有或不伴多指趾畸形。

(3) 辅助检查

胸部 X 线可见肋骨短、肋软骨交界处扩大、胸廓狭窄（图 1328-1L~N 箭头指示），手足 X 线片可见中间及近端指／趾骨骨骺端呈锥形（图1328-1F～I箭头指示），髋关节X线显示髋臼畸形、骨刺形成（图1328-1O箭头指示），甚至呈"三叉戟"状；部分患者B超可见肾脏囊肿形成（图1328-1D、E箭头指示）[10, 13, 14]。

（4）病理改变

合并有肾脏疾病的患者，肾脏活检病理可见肾小管扩张、肾小管间质病变、肾小管萎缩、肾小管基底膜和间质纤维化等[14, 15]（图1328-3）。

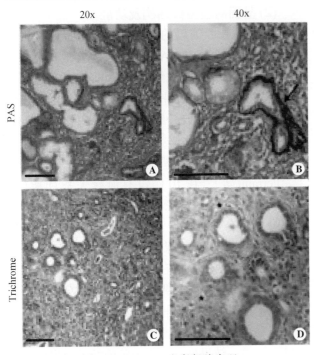

图1328-3　MSS患者肾脏病理

A、B. 高碘酸 - 希夫碱染色，C、D. 显示严重的肾间质病变，肾小管扩张、萎缩，周围由肾小管基底膜（箭头）增厚和浸润间质纤维化（星号）。比例尺：100μm [Am J Hum Genet, 2012, 90(5): 864-70]

（5）基因突变亚型和受累部位病变汇总（表1328-1、表1328-2）

表1328-1　亚型汇总

SRTD 分型	致病基因
SRTD 1	IFT80
SRTD 2	IFT80
SRTD3	DYNC2H1
SRTD4	TTC21B
SRTD5	WDR19
SRTD 6	NEK1
SRTD 7	WDR35
SRTD 8	WDR60
SRTD 9	IFT140
SRTD10	IFT172
SRTD11	WDR34

表1328- 2　受累部位及表现

受累部位	主要表现
骨骼	骨骼发育不良：胸廓狭窄、短肋、多指／趾骨畸形、髋臼呈"三叉戟"状
内脏	肾发育不良、肾间质病变、肝脏纤维化
脑	小脑性共济失调、眼球震颤
眼	视网膜色素变性

二、SRTD3 基因诊断

（1）概述

DYNC2H1 基因，即编码重链1胞质动力蛋白2的基因，位于11号染色体长臂2区2带3亚带(11q22.3)，基因组坐标为(GRCh37):11:102980160-103350591，基因全长370 432bp，包含90个外显子，编码4307个氨基酸。

（2）基因对应蛋白结构及功能

DYNC2H1 基因编码的胞质动力蛋白与细胞纤毛的逆向运输和鞭毛的正向转运有关，参与纤毛和鞭毛的装配合成。该基因的突变会引发与原纤毛功能相关的异构生理变化，引起多指畸变、骨骼发育异常和多囊肾。剪接位点的改变会产生多种译码本变体，编码多种不同的蛋白。该基因还可能与细胞内质网和高尔基体之间的运输有关，可能参与高尔基体的形成。

（3）基因突变致病机制

Dagoneau 等[16]对2个患SRTD3摩洛哥儿童的 *DYNC2H1* 基因的所有90个外显子进行测序，发现2个纯合错义突变。这两个突变与该疾病在遗传上共分离，未在210个人种族匹配对照组染色体中发现相同的突变。在患SRTD3的2个家庭成员中，Dagoneau 等还发现 *DYNC2H1* 基因的复合杂合突变。Merrile 等[17]在一个诊断为SRTD3的患者的 *DYNC2H1* 基因中发现纯合或复合杂合的错义突变和无义突变。这些突变的大多数是特有的，只出现在1个家系中。

目前没有发现与该疾病及基因相关的动物模型研究。

（4）目前基因突变概述

目前人类基因突变数据库收录的 *DYNC2H1* 基因突变有15个，其中错义／无义突变11个，剪接突变2个，小的缺失1个，大片段插入1个。突变分布在基因整个编码区，无突变热点。

三、SRTD6 基因诊断

(1) 概述

NEK1 基因，即编码丝氨酸 / 苏氨酸蛋白激酶蛋白的基因，位于 4 号染色体长臂 3 区 3 带 (4q33)，基因组坐标为 (GRCh37):4:170314421-170533778，基因全长 219 358bp，包含 37 个外显子，编码 1286 个氨基酸。

(2) 基因对应蛋白结构及功能

NEK1 基因编码丝氨酸 / 苏氨酸蛋白激酶，参与细胞周期调控。NEK1 与 FEZ1 都存在于中心体复合体中，FEZ1 蛋白是在轴突的发育过程中发挥作用的神经元蛋白。NEK1 基因缺陷是诱发多囊性肾病的一个因素。该基因多种转录本变体编码不同的亚型。它的功能在于磷酸化丝氨酸和苏氨酸，但似乎也具有酪氨酸激酶活性，与减数分裂的控制有关，同时涉及纤毛的装配。

(3) 基因突变致病机制

2011 年，Thiel 等[18]通过对来源于有血缘关系 2 个家庭的先证者进行 NEK1 基因测序，发现每个患者都有不同的纯合突变。在一位没有血缘关系家族的先证者中，他们确定一个 NEK1 基因的杂合性插入突变和一个 DYNC2H1 基因的杂合性错义突变。这两种基因中都没有发现第二个突变，患者父母双方各自携带其中一个杂合突变。研究发现功能性全长 NEK1 基因缺失会严重降低纤毛数量并改变体内纤毛的形态。

1999 年和 2000 年，Vogler 等[19]和 Janaswami 等[20]分别描述了两个独立的小鼠等位基因突变——kat 和 kat(2J)。这两种突变能引起包括面部先天性畸形、矮化病、雄性不育、贫血、囊性脉络丛和渐进性多囊性肾脏病在内的多种病变。突变小鼠表型与人类常染色体显性遗传多囊肾疾病相似，使得这个小鼠模型成为研究肾囊肿形成的一个有意义的动物模型。变异发生在小鼠 8 号染色体上。2000 年，Upadhya 等[21]通过定位克隆确定 NEK1 是由 kat 和 kat(2J) 两个等位基因自发突变而来的。纯合突变的动物常表现出复杂的多向性的表型，这一现象表明 NEK1 蛋白质通过参与不同的信号通路调节不同的细胞过程。

(4) 目前基因突变概述

目前人类基因突变数据库收录的 NEK1 基因突变有 3 个，其中错义 / 无义突变 1 个，剪接突变 1 个，小的插入 1 个。突变分布在基因整个编码区，无突变热点。

四、SRTD9 基因诊断

(1) 概述

IFT140 基因，即编码鞭毛 140 转运蛋白 (Intraflagellar transport protein 140 homolog) 的基因，位于 16 号染色体短臂 1 区 3 带 2 亚带 (16p13.2)，基因组坐标为 (GRCh37):16:1560428-1662109，基因全长 101 682bp，包含 41 个外显子，编码 1462 个氨基酸。

(2) 基因对应蛋白结构及功能

TFT140 基因编码的鞭毛 140 转运蛋白是鞭毛内转运亚基复合体 IFT-A 的一个亚基。亚基复合体 IFT-A 在纤毛的的组装及维持稳定方面起重要作用，而纤毛对整个 Hh 通路来说都是必需的。因此该蛋白在参与纤毛的形成及维持其稳定的同时，在 Hh 通路中也起间接作用。

(3) 基因突变致病机制

Perrault 等[15]在 10 例没有血缘关系且来自 6 个不同家系的 SRTD9 患者中检测出 IFT140 基因存在纯合或复合杂合变异。Miller 等[22]在 2013 年通过 N- 乙基 -N- 亚硝基脲诱导法获得"Cauli"表型小鼠。Cauli 纯合子在妊娠中期死亡，表现出全身毁坏性发育缺陷，包括露脑畸形、脊柱分裂、大颅面骨、手指异常、心血管异常、体节模式缺陷。用电子显微镜对"Cauli"表型纯合突变 10.5 天的胚胎进行扫描，结果显示上皮细胞的纤毛边界模糊并且数量减少。除此之外，纤毛外形显示受到严重干扰，包括球状外形，这与纤毛反向运输缺陷导致尖端胚芽物质积累的症状一致。对"Cauli"表型纯合突变小鼠的四肢进行分子分析，结果显示多种生长因素的空间分布及调节发生改变，特别是纤毛依赖的 Hg 信号通路受阻。Miller 等人发现 Ift140 基因敲除的小鼠与 Cauli 小鼠表型相同，推测 Cauli 表型是由于 IFT140 基因的缺失导致。

(4) 目前基因突变概述

目前人类基因突变数据库收录的 IFT140 基因突变有 43 个，其中错义 / 无义突变 35 个，小的缺失 5 个，小的插入 2 个，剪接突变 1 个。

五、SRTD10 基因诊断

(1) 概述

IFT172 基因，即编码鞭毛 172 转运蛋白

(intraflagellar transport protein 172 homolog) 的基因，位于 2 号染色体短臂 2 区 3 带 3 亚带 (2p23.3)，基因组坐标为 (GRCh37)：2：27667240-27712575，基因全长 45 336bp，包含 53 个外显子,编码 1749 个氨基酸。

(2) 基因对应蛋白结构及功能

IFT172 基因编码的鞭毛 172 转运蛋白是鞭毛内转运亚基复合体 IFT-B 的一个亚基。亚基复合体 IFT-B 在纤毛的的组装及维持稳定方面起着重要作用，而纤毛对整个 Hh 通路是必需的。因此，该蛋白在参与纤毛的形成及维持其稳定的同时，在 Hh 通路中也起间接作用。

(3) 基因突变致病机制

Halbritter 等[14] 从 12 个家系里找到的 SRTD10 的 14 例患者，通过对他们的 DNA 分析，确认 *IFT172* 基因存在纯合或者复合杂合突变。从患者身上提取的成纤维细胞显示出非正常的纤毛构成，这暗示纤毛运输功能和信号的改变。

在对 SRTD10 胚胎突变模型筛查中，Huangfu 等[23] 确认 2 个突变体小鼠：wimple(wim) 及 flexo(fxo)。这两种小鼠突变体缺乏腹侧神经细胞，并存在其他一些以 Hh 信号缺陷为特征的表型，两种突变都破坏了鞭毛运输蛋白。基因分析显示 wim 和 fxo 都是下游 Hg 信号通路受体 Patched-1 所必需的。Huangfu 等认为鞭毛间转运蛋白在脊椎动物 Hg 信号传导中有一个特异性的重要功能。

(4) 目前基因突变概述

目前人类基因突变数据库收录的 *IFT172* 基因突变有 20 个，其中错义 / 无义突变 11 个，小的缺失 4 个，小的插入 1 个，剪接突变 4 个。

六、SRTD11 基因诊断

(1) 概述

WDR34 基因，即编码 WD 重复蛋白 34 的基因，是 SRTD11 的一个主要致病基因。位于 9 号染色体长臂 3 区 4 带 1 亚带 1 次亚带 (9q34.11)，基因组坐标为 (GRCh37)：9：131395940-131419129，基因全长 23 190bp，包含 9 个外显子,编码 536 个氨基酸。

(2) 基因对应蛋白结构及功能

WDR34 基因编码 WD 重复蛋白 34，该蛋白是 WD 重复蛋白家族中的一员。WD 重复序列是由约 40 个氨基酸组成的微保守区域，是典型的甘氨酸 - 组氨酸和色氨酸 - 天冬氨酸组成的支架，这个支架可以促进异源三聚体或多元蛋白复合物的形成。这个家族的成员参与细胞周期进程、信号转导、细胞凋亡和基因调控等多个细胞过程。该基因的缺陷会引起 SRTD11 疾病。

(3) 基因突变致病机制

2013 年，Huber 等[24] 通过对 3 名来自阿尔及利亚近亲家庭的短胸肋骨发育不良患者分析，在排除了 *IFT80* 和 *DYNC2H13* 基因突变的情况下，将致病区定位到染色体 9q34.11 区域。在患者中检测到 *WDR34* 基因的纯合错义突变，而且有 1 例患者经过全外显子测序验证，仅在 9 号染色体区域存在纯合突变。同时，通过对另外 30 个无血缘关系 ATD/SRPS Ⅲ 表型患者进行外显子测序分析，发现 2 例患者在 *WDR34* 基因存在纯合错义突变，1 例患者存在错义突变和剪接突变的复合杂合突变，而且在患者中检出的突变并未在对照组中检出。

Huber 等通过对 4 个来自不同家系患有 SRP type Ⅲ 或者严重 ATD 且均有 *WDR34* 基因突变的患者进行分析，发现 *WDR34* 参与免疫反应，通过募集 TAK1、TAB2、TRAF6 与其 WD 域结合，负向调控 IL-1R / TLR3/ TLR4 激活的 NF-κB 信号通路。过表达 *WDR34* 基因会导致 TAK1 磷酸化水平降低，提示 TAK1 活性增强可能促成 *WDR34* 部分功能丧失突变患者的细胞表型。近年的研究表明，纤毛及其结构和功能的调控在验证中有至关重要的作用。球状纤毛异常的研究结果，进一步说明 *WDR34* 在逆行纤毛内运输中发挥作用。

本病尚无相应的分子研究，致病机制未明。

(4) 目前基因突变概述

目前人类基因突变数据库收录的 *WDR34* 基因突变有 11 个，其中错义 / 无义突变 9 个，剪接突变 1 个，移码突变 1 个。*WDR34* 基因的突变多集中在 7 号外显子和 8 号外显子。

（杨　洋　杨　昕　赵　慧　赵一龙　谭　颖
昌宇奇　刘杜娟　李欣玥　王晓凤）

参考文献

[1] Schwartz RS, Hildebrandt F, Benzing T, et al. Ciliopathies. N Engl J Med, 2011. 364: 1533-1543.

[2] Bloodgood RA. Sensory reception is an attribute of both primary cilia and motile cilia. J Cell Sci, 2010, 123: 505-509.

[3] Louvi A, Grove EA. Cilia in the CNS: the quiet organelle claims center stage. Neuron, 2011, 69: 1046-1060.

[4] Malone AMD, Anderson CT, Stearns T, et al. Primary cilia in bone. J Musculoskelet Neuronal Interact, 2007, 7: 301.

[5] Mainzer F, Saldino RM, Ozonoff MB, et al. Familial nephropathy associatdd with retinitis pigmentosa, cerebellar ataxia and skeletal abnormalities. Am J Med, 1970, 49: 556-562.

[6] Popovi Rolovi M, Cali Perisíc N, Bunjevacki G, et al. Juvenile nephronophthisis associated with retinal pigmentary dystrophy, cerebellar ataxia, and skeletal abnormalities. Arch Dis Child, 1976, 51: 801-803.

[7] Robins DG, French TA, Chakera TM. Juvenile nephronophthisis associated with skeletal abnormalities and hepatic fibrosis. Arch Dis Child, 1976, 51: 799-801.

[8] Giedion A. Phalangeal cone shaped epiphysis of the hands(PhCSEH)and chronic renal disease—the conorenal syndromes. Pediatr Radiol, 1979, 8: 32-38.

[9] Mendley SR, Poznanski AK, Spargo BH, et al. Hereditary sclerosing glomerulopathy in the conorenal syndrome. Am J Kidney Dis, 1995, 25: 792-797.

[10] Beals RK, Weleber RG. Conorenal dysplasia: A syndrome of cone-shaped epiphysis, renal disease in childhood, retinitis pigmentosa and abnormality of the proximal femur. Am J Med Genet A, 2007, 143A: 2444-2447.

[11] Schmidts M, Vodopiutz J, Christou-Savina S, et al. Mutations in the gene encoding IFT dynein complex component WDR34 cause jeune asphyxiating thoracic dystrophy. Am J Hum Genet, 2013, 93: 932-944.

[12] Huber C, Cormier-Daire V. Ciliary disorder of the skeleton. Am J Med Genet C Semin Med Genet, 2012, 160C: 165-174.

[13] Schmidts M, Frank V, Eisenberger T, et al. Combined NGS approaches identify mutations in the intraflagellar transport gene IFT140 in skeletal ciliopathies with early progressive kidney Disease. Hum Mutat, 2013, 34: 714-724.

[14] Halbritter J, Bizet AA, Schmidts M, et al. Defects in the IFT-B Component IFT172 Cause Jeune and Mainzer-Saldino Syndromes in Humans. Am J Hum Genet, 2013, 93: 915-925.

[15] Perrault I, Saunier S, Hanein S, et al. Mainzer-Saldino syndrome is a ciliopathy caused by IFT140 mutations. Am J Hum Genet, 2012, 90: 864-870.

[16] Dagoneau N, Goulet M, Genevieve D, et al. DYNC2H1 mutations cause asphyxiating thoracic dystrophy and short rib-polydactyly syndrome, type Ⅲ. Am J Hum Genet, 2009, 84: 706-711.

[17] Merrill AE, Merriman B, Farrington-Rock C, et al. Ciliary abnormalities due to defects in the retrograde transport protein DYNC2H1 in short-rib polydactyly syndrome. Am J Hum Genet, 2009, 84: 542-549.

[18] Thiel C, Kessler K, Giessl A, et al. NEK1 mutations cause short-rib polydactyly syndrome type Majewski. Am J Hum Genet, 2011, 88: 106-114.

[19] Vogler C, Homan S, Pung A, et al. Clinical and pathologic findings in two new allelic murine models of polycystic kidney disease. J Am Soc Nephrol, 1999, 10: 2534-2539.

[20] Janaswami PM, Birkenmeier EH, Cook SA, et al. Identification and genetic mapping of a new polycystic kidney disease on mouse chromosome 8. Genomics, 1997, 40: 101-107.

[21] Upadhya P, Birkenmeier EH, Birkenmeier CS, et al. Mutations in a NIMA-related kinase gene, NEK1, cause pleiotropic effects including a progressive polycystic kidney disease in mice. Proc Nat Acad Sci, 2000, 97: 217-221.

[22] Miller KA, Ah-Cann CJ, Welfare MF, et al. Cauli: a mouse strain with an Ift140 mutation that results in a skeletal ciliopathy modelling Jeune syndrome. PLoS Genet, 2013, 9: e1003746.

[23] Huangfu D, Liu A, Rakeman AS, et al. Hedgehog signalling in the mouse requires intraflagellar transport proteins. Nature, 2003, 426: 83-87.

[24] Huber C, Wu S, Kim AS, et al. WDR34 mutations that cause short-rib polydactyly syndrome type Ⅲ /severe asphyxiating thoracic dysplasia reveal a role for the NF-kappaB pathway in cilia. Am J Hum Genet, 2013, 93: 926-931.

1333 Shprintzen-Goldberg 颅缝早闭综合征
(Shprintzen-Goldberg craniosynostosis syndrome, SGS;OMIM 182212)

一、临床诊断

(1) 概述

Shprintzen-Goldberg 颅缝早闭综合征 (SGS) 是累及神经系统、心血管系统、皮肤、骨骼等全身性结缔组织的疾病，1982 年由 Shprintzen 和 Goldberg 首次报道 [1]。SGS 由 SKI 基因杂合突变引起 [2, 3]。

(2) 临床表现

SGS 临床特点 [2, 4-9] 包括颅缝早闭、马方样改变 [蜘蛛样指 (趾)、漏斗胸、脊柱侧弯、扁平足等]、面部异形 (眼距增宽、眼球突出、睑裂下倾、腭弓高肥大、小颌畸形、双耳低且后旋)(图 1333-1)。其他常见症状包括骨骼肌肌张力低下、发育迟缓、腹股沟或脐疝，部分患者可有脑积水。

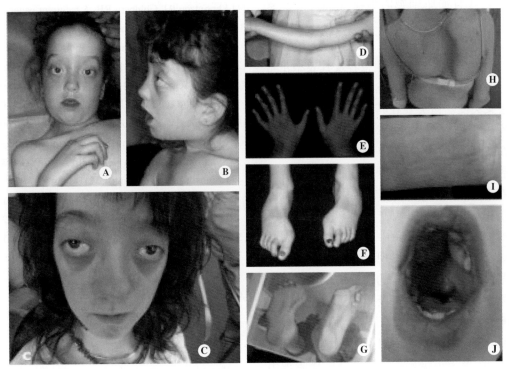

图 1333-1　SGS 临床特点

眼距增宽、眼球突出、睑裂下倾、上下颌骨发育不良、双耳低且后旋、上颌骨和下颌骨发育不良。A ～ C. 低设置的耳朵；D. 关节挛缩；E. 蜘蛛样指和先天性指屈曲；F. 足部畸形；H. 重度脊柱侧凸；I. 半透明的皮肤；J. 腭弓高而肥大 [Am J Hum Genet, 2012, 91(5): 950-957]

(3) 辅助检查

颅骨 X 线片可见颅缝闭合过早、上下颌骨发育不全、银箔样头骨 (图 1333-2)，头部 CT 可见脑室扩大[8]，胸部 X 线检查可见漏斗胸和脊柱侧弯。

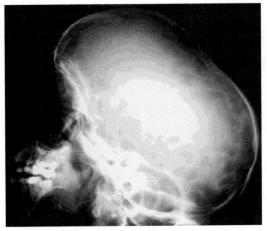

图 1333-2　颌骨及面中部发育不良、银箔样头骨
[Am J Med Genet, 1998, 76(3): 202-212]

(4) 病理表现

尚无相关报道。

(5) 受累部位病变汇总 (表 1333-1)

表 1333-1　受累部位及表现

受累部位	主要表现
骨骼	颅缝早闭、蜘蛛样指 (趾)、漏斗胸、脊柱侧弯、扁平足
头面部	眼距增宽、眼球突出、睑裂下倾、腭弓高肥大、小颌畸形、双耳低且后旋
神经系统	肌张力低下、发育迟缓，部分患者可有脑积水、脑室扩大
其他	腹股沟或脐疝

二、基因诊断

(1) 概述

SKI 基因，即编码 SKI 蛋白 (Ski oncogene) 的基因，位于 1 号染色体短臂 3 区 6 带 3 亚带 3 次亚带 (1p36.33)，基因组坐标为 (GRCh37):1:2160134-2241652，基因全长 81 519bp，包含 8 个外显子，编码 728 个氨基酸。

(2) 基因对应蛋白结构及功能

SKI 基因编码的 SKI 蛋白是一个与致癌基因

v-ski 同源的核原癌基因蛋白，是 TGF-β 信号通路的一个受体，在骨骼肌细胞的末端分化中起重要作用。

(3) 基因突变致病机制

Doyle 等[2] 对 1 例 SGS 女性患者及其表型正常的双亲进行全外显子组测序，发现位于 SKI 基因的一个杂合错义突变。该突变在其表型正常的双亲及 SNP 数据库中都未发现。之后对 11 例离散型 SGS 病例进行 SKI 基因测序，发现 9 例患者中携带杂合突变，包括 7 个错义突变及一个 9bp 的缺失突变，突变均未在 SNP 数据库中报道，其中 5 例患者的未患病父母中也未检出该基因变异。

Doyle 等[2] 敲除了斑马鱼中与哺乳动物基因同源的两个基因 skia 及 skib，发现突变体胚胎有明显的颅面软骨缺陷，如变短变平的梅克尔软骨、长度不规则的腭方骨、变短的舌骨及角鳃弓消失。所有缺陷在幼鱼中表现为上颌骨发育不全、筛骨板畸形、小额畸形和小头畸形，常伴有眼间距宽及脊椎畸形。除此之外，skia 及 skib 缺陷的突变体胚胎还表现出严重的以部分或完全心祥及流出道畸形为特点的心脏异常。Doyle 等注意到与 Ski 基因敲除小鼠相比，斑马鱼突变体与人类 SGS 患者颅面表型更相似。

(4) 目前基因突变概述

目前人类基因突变数据库收录的 SKI 基因突变有 1 个，即错义 / 无义突变。

（杨　昕　赵　慧　李欣玥）

参考文献

[1] Shprintzen RJ, Goldberg RB. A recurrent pattern syndrome of craniosynostosis associated with arachnodactyly and abdominal hernias. J Craniofac Genet Dev Biol, 1982, 2: 65-74.

[2] Doyle AJ, Doyle JJ, Bessling SL, et al. Mutations in the TGF-β repressor SKI cause Shprintzen-Goldberg syndrome with aortic aneurysm. Nat Genet, 2012, 44: 1249-1254.

[3] Carmignac V, Thevenon J, Adès L, et al. In-Frame Mutations in Exon 1 of SKI Cause Dominant Shprintzen-Goldberg Syndrome. Am J Hum Genet, 2012, 91: 950-957.

[4] Robinson PN, Neumann LM, Demuth S, et al. Shprintzen-Goldberg syndrome: Fourteen new patients and a clinical analysis. Am J Med Genet A, 2005, 135A: 251-262.

[5] Ades LC, Morris LL, Power RG, et al. Distinct skeletal abnormalities in four girls with Shprintzen-Goldberg syndrome. Am J Med Genet, 1995, 57: 565-572.

[6] Saal HM, Bulas DI, Allen JF, et al. Patient with craniosynostosis and marfanoid phenotype(Shprintzen-Goldberg syndrome)and cloverleaf skull. Am J Med Genet, 1995, 57: 573-578.

[7] Hassed S, Shewmake K, Teo C, et al. Shprintzen-Goldberg syndrome with osteopenia and progressive hydrocephalus. Am J Med Genet, 1997, 70: 450-453.

[8] Greally MT, Carey JC, Milewicz DM, et al. Shprintzen-Goldberg syndrome: a clinical analysis. Am J Med Genet, 1998, 76: 202-212.

[9] Stoll C. Shprintzen-Goldberg marfanoid syndrome: a case followed up for 24 years. Clin Dysmorphol, 2002, 11: 1-7.

1334　Shwachman-Diamond 综合征
(Shwachman-Diamond syndrome, SDS; OMIM 260400)

一、临床诊断

(1) 概述

Shwachman-Diamond 综合征 (SDS)，又称 Shwachman-Bodian-Diamond 综合征，1964 年 Shwachman 等[1] 首次报道。SDS 是 SBDS 基因复合杂合或纯合子突变导致的常染色体隐性遗传疾病[2, 3]。

(2) 临床表现

SDS 发病率为 1/(10 万～ 20 万)，男女发病比例为 1：(1.8 ～ 2.4)[4]。主要临床特征是外分泌胰腺功能不全、骨髓异常增生甚至转化为恶性血液病、骨骼结构异常，故患者表现为青春期生长延迟、身材矮小、容易反复感染[4-6]。患者通常在出生后 1 年内诊断胰腺外分泌功能不全，临床表现为营养吸收障碍、脂肪泻、生长发育迟缓，有些患者临床症状较轻甚至不明显。患者因骨髓功能衰竭可继发血细胞减少，故临床反复出现感染，如中耳炎、肺炎、骨髓炎、败血症等，还可出现不同程度的贫血、出血。

(3) 辅助检查

胰腺超声波或 CT/MRI 检查可发现胰腺体积缩小、脂肪组织增多[7]。骨骼 X 线检查可见发育不良、骨成熟延迟、次级骨化中心和干骺端软骨发育不良、生长软骨渐进性变薄和不规则、骨量减少、骨皮质变薄。胸部 X 线检查可见到肋软骨交界处前干骺端扩张。髋部及下肢 X 线检查可见髋关节外翻畸形，成长不对称出现膝内翻畸形，早期生长板闭合，四肢粗短 (图 1334-1、图 1334-2)[6]。

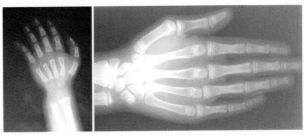

图 1334-1　SDS 患者手腕部 X 线表现

腕骨及掌骨发育延迟、尺骨远端骨骺板出现增厚和不规则

[Musculoskelet Surg, 2012, 96(2): 81-88]

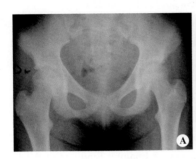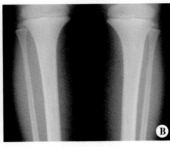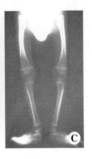

图 1334-2　SDS 患者髋部及下肢 X 线表现

A. 髋外翻畸形；B. 干骺端增大，与内、外侧角尖锐；C. 双侧生长不对称、膝内翻畸形、早期生长板闭合、下肢粗短

[Musculoskelet Surg, 2012, 96(2): 81-88]

(4) 病理表现

外周血可见不同程度的三系细胞减少，骨髓活检可见不同程度的骨髓发育不良和脂肪浸润。胰腺病理显示胰腺腺泡被脂肪组织代替，胰腺管道系统基本正常。

(5) 受累部位病变汇总 (表 1334-1)

表 1334-1　受累部位及表现

受累部位	主要表现
胰腺	胰腺外分泌功能不全、血清淀粉酶及胰蛋白酶原降低、胰腺异常兴奋、胰腺腺泡被脂肪组织代替
血液系统	不同程度血细胞减少、骨髓功能衰竭、容易转化为白血病
骨骼	骨骼发育不良、骨成熟延迟、次级骨化中心和干骺端软骨发育不良、生长软骨渐进性变薄和不规则、骨量减少、骨皮质变薄

二、基因诊断

(1) 概述

SBDS 基因，编码核糖体成熟蛋白 SBDS，位于 7 号染色体长臂 1 区 1 带 2 亚带 1 次亚带 (7q11.21)，基因组坐标为 (GRCh37):7:66452690-66460588，基因全长 7899bp，包含 5 个外显子，编码 250 个氨基酸。

(2) 基因对应蛋白结构及功能

该基因编码一个从古细菌到脊椎动物、再到植物都存在的一个保守蛋白家族的一员。编码的蛋白作用于 RNA 的代谢，在成熟核糖体和核糖体生物合成的组装过程中均是必需的。和 EFTUD1 一起，引起 GTP 依赖的 EIF6 从 60S 蛋白核糖体上释放。从而允许 80S 核糖体的组装和方便 EIF6 的再循环，激活核糖体的翻译活性。这对于 60S rRNA 的加工和核转运，蛋白合成的正常水平均是必需的。在细胞压力的抵抗、细胞对 DNA 损伤的响应，以及细胞的增殖方面都发挥重要作用。

(3) 基因突变致病机制

2003 年 Boocock 等[3] 发现 18 个位点候选基因在 7q11 染色质上，该区域是 SDS 症状图谱的区域，从中他们发现与该疾病相关的一个当时还没有检测出来的基因，命名为 *SBDS* 基因。Kuijpers 等[8] 于 2005 年对 20 个不相关的 SDS 患者进行 *SBDS* 基因测序，发现其中 15 例患者有突变。其中 11 个有相同的杂合性。作者检测跟踪 5 年的血液参数，观察到 43% 有持续的中性粒细胞减少症，缺乏细胞凋亡，与趋化缺陷和感染率无关。不考虑体内的中性粒细胞数目，异常的粒细胞单核细胞克隆形成也在所有的 SDS 患者 (14/14) 中观察到。而红系和髓系克隆形成则在 14 例患者中的 9 例中观察到，相对于粒细胞单核细胞克隆形成较少。染色体畸变发生于 19 例患者中的 5 例，但同时没有骨髓发育不良现象。Austin[9] 等于 2008 年发现 SDS 患者的初级骨髓间质细胞和淋巴母细胞有增加的异常有丝分裂。对正常的皮肤成纤维细胞进行 siRNA 干扰 SBDS 基因，会导致增加的有丝分裂异常，以及随时间积累的非整体。用一个微管失稳药物，处理 SDS 患者的原代细胞会导致增加的有丝分裂停止以及凋亡。除此之外，SDS 患者的细胞对紫衫醇是抵抗的，紫衫醇是微管稳定药物，发现 SDS 患者中的纺锤体不稳定性可以解释骨髓的衰竭以及白血病生成。在野生型的人细胞中，Austin 等还发现 SBDS 位于有丝分裂的纺锤体，并结合与纯化的微管，从而预防基因组的不稳定性。

(4) 目前基因突变概述

目前人类基因突变数据库报道的 SBDS 基因突变有 46 个，其中错义 / 无义突变 34 个，剪接突变 5 个，小的缺失 5 个，大片段缺失 1 个，小的插入 1 个。突变分布在基因整个编码区，无突变热点。

（杨　昕　赵　慧　罗顺涛）

参考文献

[1] Shwachman H, Diamond LK, Oski FA, et al. The syndrome of pancreatic insufficiency and bone marrow dysfunction. J Pediatr, 1964, 65: 645-663.

[2] Toiviainen-Salo S, Mäkitie O, Mannerkoski M, et al. Shwachman–Diamond syndrome is associated with structural brain alterations on MRI. Am J Med Genet A, 2008, 146A: 1558-1564.

[3] Boocock GRB, Morrison JA, Popovic M, et al. Mutations in SBDS are associated with Shwachman–Diamond syndrome. Nat Genet, 2002, 33: 97-101.

[4] Kawakami T, Mitsui T, Kanai M, et al. Genetic analysis of Shwachman-Diamond syndrome: phenotypic heterogeneity in patients carrying identical SBDS mutations. Tohoku J Exp Med, 2005, 206: 253-259.

[5] Ginzberg H, Shin J, Ellis L, et al. Shwachman syndrome: phenotypic manifestations of sibling sets and isolated cases in a large patient cohort are similar. J Pediatr, 1999, 135: 81-88.

[6] Dall Oca C, Bondi M, Merlini M, et al. Shwachman–Diamond syndrome. Musculoskelet Surg, 2012, 96: 81-88.

[7] Toiviainen-Salo S, Raade M, Durie PR, et al. Magnetic Resonance Imaging Findings of the Pancreas in Patients with Shwachman-Diamond Syndrome and Mutations in the SBDS Gene. J Pediatr, 2008, 152: 434-436.

[8] Kuijpers TW, Alders M, Tool AT, et al. Hematologic abnormalities in Shwachman Diamond syndrome: lack of genotype-phenotype relationship. Blood, 2005, 106: 356-361.

[9] Austin KM, Gupta ML, Jr., Coats SA, et al. Mitotic spindle destabilization and genomic instability in Shwachman-Diamond syndrome. J Clin Invest, 2008, 118: 1511-1518.

1335 涎 尿
(sialuria；OMIM 269921)

一、临床诊断

(1) 概述

涎尿最早在 1968 年被报道[1]，以游离唾液酸的大量排泄为特点，其发病呈常染色体显性遗传方式。致病基因为 GNE 基因，即尿苷二磷酸 (UDP)-N-乙酰葡糖胺 -2- 表位酶 (uridinediphosphate-N-acetylglucosamine 2-epimerase) 基因。

(2) 临床表现

该病的临床特征为肝脾大、五官粗糙和不同程度的发育延迟[2]。其他的表现有宽鼻梁、宽眼距[3]、长人中 (图 1335-1)、内眦赘皮、睡眠呼吸暂停、癫痫发作、注意缺陷障碍等。

(3) 影像学表现

骨骼 X 线片在 5 岁时发现微小的多发性骨发育障碍，包括 $T_9 \sim L_1$ 的异常椎体，以及横向三远端跖骨内翻 (图 1335-2)。

(4) 病理表现

尚无相关报道。

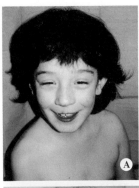
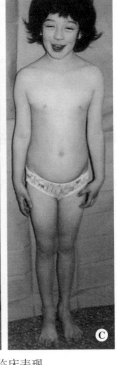
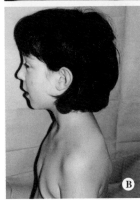

图 1335-1　临床表现

A. 患者面部特征包括宽鼻梁、宽眼距、眶周丰满、长人中、薄上唇；
B. 耳朵突出，边缘低，后发际低；C. 大脚趾与二脚趾广泛分离

(Mol Genet Metab, 1999, 67: 131-137)

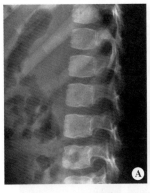
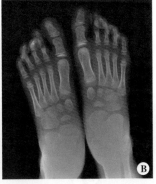

图 1335-2　影像表现

A. 患者的异常椎体；B. 患者的异常跖骨

(Mol Genet Metabo, 1999, 67: 131-137)

(5) 受累部位病变汇总（表 1335-1）

表 1335-1　受累部位及表现

受累部位	主要表现
头颈部	五官粗糙、前额突出、一字眉、内眦赘皮、宽鼻梁、高腭弓
胸部	小胸
腹部	隆凸腹、肝大、脾大
泌尿生殖系统	腹股沟疝
骨骼	脊柱侧弯、大姆趾
神经系统	发育延迟、癫痫发作、注意缺陷障碍

二、基因诊断

(1) 概述

GNE 基因，即编码双功能 UDP-N-乙酰葡糖胺 -2-表异位酶 /N-乙酰甘露糖胺激酶的基因，位于 9 号染色体短臂 1 区 3 带 3 亚带 (9p13.3)，基因组坐标为 (GRCh37):9:36214438-36277053，基因全长 62 616bp，包含 12 个外显子，编码 754 个氨基酸。

(2) 基因对应蛋白结构及功能

GNE 基因编码的蛋白质是一种双功能酶，它可以启动和调控唾液酸的前体 (N-乙酰神经氨酸) 的生物合成。该酶是唾液酸生物合成途径的限速酶。细胞表面分子的唾液酸修饰对许多生物过程的功能是至关重要的，包括细胞黏附和信号转导。细胞表面分子的唾液酸化作用差异也与肿瘤细胞的致瘤性和转移性有关。

(3) 基因突变致病机制

为了阐明 UDP-N-乙酰葡糖胺 -2-表异位酶变构调节缺陷在涎尿的分子机制。Seppala 等[4] 克隆编码异位酶的 cDNA 并进行测序，在 3 例涎尿患者的 GNE 基因上发现了 3 个杂合突变：p.R266W、p.R266Q 和 p.R263L。这表明表异构酶的变构位点位于密码子 263~266 的区域。

Yardeni 等[5] 报道唾液酸的生物合成关键酶是 UDP-N-乙酰葡糖胺 -2-表异位酶 /N-乙酰甘露糖胺激酶。GNE 基因突变使反馈抑制唾液酸的酶结合位点发生突变，从而导致涎尿。

Schwarzkopf 等[6] 报道 Gge 基因 (双功能和关键的唾液酸合成酶) 失活的小鼠会引起早期胚胎死亡，从而强调了该酶的作用和在发育过程中的唾液酸化作用。

(4) 目前基因突变概述

目前人类基因突变数据库收录的 GNE 基因突变有 84 个，其中错义 / 无义突变 77 个，剪接突变 1 个，小的缺失 3 个，小的插入 2 个，大片段缺失 1 个，突变分布在基因整个编码区，无突变热点。

（赵一龙　郭　晶）

参考文献

[1] Montreuil J, Biserte G, Strecker G，et al. Description d'un nouveau type du meliturie: la sialurie. Clin Chim, 1968, 21: 61-68.

[2] Enns GM, Seppala R, Musci TJ，et al. Clinical course and biochemistry of sialuria. J Inherit Metab Dis, 2001, 24: 328-336.

[3] Helena Ferreira, Raili Seppala, Rui Pinto. Sialuria in a portuguese girl: clinical, biochemical, and molecular characteristics. Mol Genet Metabo, 1999, 67: 131-137.

[4] Seppala R, Lehto VP, Gahl WA. Mutations in the human UDP-N-acetylglucosamine 2-epimerase gene define the disease sialuria and the allosteric site of the enzyme. Am J Hum Genet, 1999, 64: 1563-1569.

[5] Yardeni T, Choekyi T, Jacobs K, et al. Identification, tissue distribution, and molecular modeling of novel human

isoforms of the key enzyme in sialic acid synthesis, UDP-GlcNAc 2-epimerase/ManNAc kinase. Biochemistry, 2011, 50: 8914-8925.

[6] Schwarzkopf M, Knobeloch KP, Rohde E, et al. Sialylation is essential for early development in mice. Proc Natl Acad Sci USA, 2002, 99: 5267-5270.

1336，1337 Simpson-Golabi-Behmel 综合征
(Simpson-Golabi-Behmel syndrome, SGBS)
(1336. SGBS1,OMIM 312870; 1337. SGBS2,OMIM 300209)

一、临床诊断

(1) 概述

Simpson-Golabi-Behmel 综合征 (SGBS) 是先天性 X 连锁遗传病，1975~1988 年 Simpson、Golabi、Behmel 等[1-3] 陆续报道此病。该病包括两个亚型[4]，SGBS1 是经典型 SGBS，由 X 染色体上 *GPC3* 基因突变导致[4]；SGBS2 为致死性偶发型，由 X 染色体上 *OFD1* 基因突变导致[5]。

(2) 临床表现

SGBS 发病率尚不清楚，至今约有 250 例病例报道[4]，主要临床特点[1-4, 6-8] 是过度生长、面相粗犷、先天性心脏缺陷以及其他先天性异常。患者面部异形，表现为大头畸形、鼻梁扁宽、鼻尖上翘、口舌肥大、中间沟长在舌体、有腭/唇裂、可有耳聋、手足阔、可有短指 (趾)、并指 (趾)。胸廓可呈漏斗胸，部分患者脊柱侧弯，有马蹄内翻足。心血管系统畸形。可有智障、癫痫发作、肌张力低下、尿道下裂、腹股沟疝、隐睾、肾脏大、肾囊肿、肝大等异常 (图 1336-1)。SGBS2 很罕见，通常患儿在出生后 8 周内死亡[4]。

(3) 辅助检查

心脏超声及影像学检查可见各种类型畸形，如大动脉转位、室间隔缺损、肺动脉瓣狭窄、动脉导管未闭、心肌肥厚或扩张[9]。心电图检查可见心律失常、心脏传导阻滞[9]。骨骼 X 线检查可见喇叭状髂骨翼、坐骨小切迹窄、2 个腕骨骺化中心[10]。头面部 X 线检查可见牙齿错位或缺失畸形、头骨巨大畸形、颌骨畸形等[11](图 1336-2)。

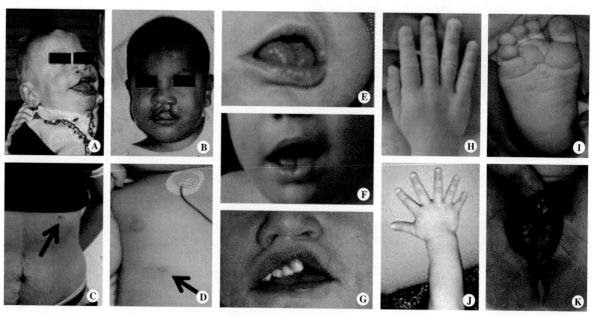

图 1336-1 SGBS 临床表现

A、B. 面部粗犷：唇裂、方脸、鼻梁扁宽；C、D. 多余乳头；E ~ G. 舌大，中间沟长在舌体，牙齿错位、修复唇裂 (G)；H、J. 手阔、多指；I. 足底折痕深；K. 尿道下裂、男性生殖器异常 [Orphanet J Rare Dis, 2014, 9(1): 138]

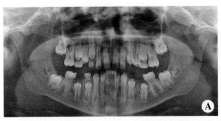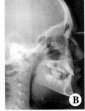

图 1336-2　口腔及头部 X 线表现

A. 下颌永久性中切牙先天缺失；B. 前颅底巨大（蝶鞍 - 鼻根 =73mm）、
颌骨巨大（Ptm' -A/ 腭面 =54mm）、下颌骨巨大（下颌角点 - 颏下点
74mm）[Eur Arch Paediatr Dent, 2015, 16(1): 63-66]

(4) 病理表现

尚无相关病理学报道。

(5) 受累部位病变汇总（表 1336-1）

表 1336-1　受累部位及表现

受累部位	主要表现
头面部	大头畸形、面部粗犷、睑裂下倾、鼻梁扁阔、口舌肥大、腭 / 唇裂
心血管系统	心脏传导缺陷、室间隔缺损、肺动脉瓣狭窄、心肌病、大血管的血管转位、动脉导管未闭
骨骼	颈肋、漏斗胸、13 对胸肋骨、脊椎融合或缺陷、脊柱侧弯、喇叭状髂骨翼、手足短阔、多趾（指）、并趾（指）、末节指骨发育不全、马蹄内翻足
神经系统	智障、胼胝体发育不全、小脑蚓部发育不全、脑积水、肌张力低下
腹部	膈疝、脐疝、肝大、朗格汉斯胰腺胰岛增生、多脾、脾大、胃肠道肠旋转不良、Meckel 憩室
泌尿生殖系统	尿道下裂、腹股沟疝、隐睾、肾脏大、肾囊肿

二、SGBS1 基因诊断

(1) 概述

GPC3 基因，编码磷脂酰肌醇聚糖 3 蛋白，位于 X 染色体长臂 2 区 6 带 1 亚带 (Xq26.1)，基因组坐标为 (GRCh37):X:132669773-133119673，基因全长 449 901bp，包含 9 个外显子，编码 603 个氨基酸。

(2) 基因对应蛋白结构及功能

GPC3 是一个编码蛋白的基因，编码磷脂酰肌醇聚糖 3 蛋白。细胞表面硫酸类肝素蛋白聚糖是由一个核心可被可变数量的硫酸类肝素链锁替换的细胞膜相关蛋白构成。磷酸酯肌醇蛋白聚糖相关的完整膜蛋白聚糖家族 (GRIPS) 成员都包含一个通过糖基磷脂酰肌醇类连接锚定到细胞膜上的核心蛋白。GO 注释显示此基因有肽基二肽酶抑制剂活性，并且可以结合类肝素硫酸蛋白聚糖。该蛋白可能在主

要中胚层组织和器官的生长方面起抑制 / 调节作用。可能还在调节 IGF2 与其受体相结合方面起重要作用，进而调节其功能。在生长以及肿瘤易患性方面也有调节作用。也可引起特定类型细胞的凋亡。

(3) 基因突变致病机制

Pilia 等 [12] 于 1996 年在 3 个患有 SGBS 疾病的家庭中发现存在 GPC3 基因的小片段缺失与疾病共分离。在 1994 年和 1999 年 Xuan 等 [13, 14] 描述的一个家族中，一些成员被发现其 GPC3 基因有一个 13bp 的缺失。1999 年，Xuan 等 [14] 确认他们以前的想法，该家族中的一个患有倍胸半脊椎、右肩高位肩胛和 Wilms 瘤的女性并没有携带 SGBS 外显子 2 的缺失。他们认为，该患者的骨骼异常和 Wilms 瘤可能是由于这个 SGBS 家族的母系遗传的反位效应导致的。2007 年 Sakazume 等 [15] 发现 7 个患有 SGBS 疾病的日本男孩的 GPC3 基因含有突变。其中一个男孩有受累的弟弟。所有的突变都预测出将会导致 GPC3 基因的完全功能丧失。只有 1 例患者有大片段的缺失，有 5 个无义密码子的突变和 1 个移码突变。基因型和表型间没有明显相关性。

本病尚无相应的分子研究，致病机制未明。

(4) 目前基因突变概述

目前人类基因突变数据库报道的 GPC3 基因突变有 43 个，其中错义 / 无义突变 13 个，剪接突变 2 个，小的缺失 3 个，大片段缺失 24 个，小的插入 1 个。突变分布在基因整个编码区，无突变热点。

三、SGBS2 基因诊断

(1) 概述

OFD1 基因，即编码口 - 面 - 指综合征 I 型蛋白的基因，位于 X 染色体短臂 2 区 2 带 2 亚带 (Xp22.2)，基因组坐标为 (GRCh37):X:13733549-13787480，基因全长 53 932bp，包含 23 个外显子，编码 1012 个氨基酸。

(2) 基因对应蛋白结构及功能

该基因位于 X 染色体，编码一个中心体的蛋白。该基因有可选择剪接转录本，但这些转录本的生物学效应还没有被研究出来。GO 注释显示该基因与 γ 微管蛋白和 α 微管蛋白相结合。OFD1 作为中心粒的元件控制母系和子系中心粒的长度。被募集到中心粒 IFT88 以及包括 CEP164 的中心粒远端附件特异性蛋白。与中心粒的纤毛合成功能相关。在

调节 Wnt 信号通路和左右轴的特异性方面发挥重要作用。只有位于中心粒卫星上的 OFD1 蛋白会通过自噬被清除，而这个步骤在纤毛生成调节中非常重要。

(3) 基因突变致病机制

1995 年 Terespolsky 等[16]发现的另一个家庭中母系相关的表兄弟存在共有的先天性疾病。他们的共同症状是从出生后即水肿，有颅面的异常，包括畸形大头、低位耳、器官间距过远、短宽鼻且鼻孔前倾、嘴大且上边界薄红、人中隆起、高弓上腭、短颈、皮肤冗长、指甲发育不全。上下肢骨骼缺陷，胃肠道及泌尿生殖系统异常。1999 年，Brzustowicz 等[17]使用 X 染色体上分布的 25 个 STR 多态位点，将 1995 年 Terespolsky 所报道家庭的疾病位点定位到研究发现 Xp22 上一个 6Mb 区域。这一发现排除了 GPC3 基因在这个疾病中的作用。2006 年 Budny 等[5]发现在一个波兰家庭中，有 9 名男性存在发育迟滞、大头，以及呼吸系统疾病，而该疾病以 X 染色体连锁隐性遗传的方式遗传。先证者是一个 11 岁的男孩，具有显著的精神发育迟滞、异形面容、高腭弓、低位耳、宽拇指、短手指以及肥胖等症状。而且该男孩重复发生呼吸系统感染，呼吸纤毛的功能研究显示纤毛的清理功能组织混乱，没有协调。其症状同 1995 年 Terespolsky 等[16]的发现极为相似。Budny 等[15]发现两例患者和所有女性携带者在 OFD1(CXORF5) 基因上存在一个 4 个碱基的复制。

本病尚无相应的分子研究，致病机制未明。

(4) 目前基因突变概述

目前人类基因突变数据库收录的 OFD1 基因突变有 97 个，其中错义/无义突变 23 个，剪接突变 9 个，小的缺失 50 个，小的插入 9 个，大片段缺失 6 个。突变分布在基因整个编码区，无突变热点。

（杨　昕　赵　慧　罗顺涛）

参考文献

[1] Simpson JL, Landey S, New M, et al. A previously unrecognized X-linked syndrome of dysmorphia. Birth Defects Orig Artic Ser, 1975, 11: 18-24.

[2] Golabi M, Rosen L. A new X-linked mental retardation-overgrowth syndrome. Am J Med Genet, 1984, 17: 345-358.

[3] Behmel A, Plochl E, Rosenkranz W. A new X-linked dysplasia gigantism syndrome: follow up in the first family and report on a second Austrian family. Am J Med Genet, 1988, 30: 275-285.

[4] Tenorio J, Arias P, Martinez-Glez V, et al. Simpson-golabi-behmel syndrome types I and II. Orphanet J Rare Dis, 2014, 9: 138.

[5] Budny B, Chen W, Omran H, et al. A novel X-linked recessive mental retardation syndrome comprising macrocephaly and ciliary dysfunction is allelic to oral-facial-digital type I syndrome. Hum Genet, 2006, 120: 171-178.

[6] Opitz JM. The Golabi-Rosen syndrome—report of a second family. Am J Med Genet, 1984, 17: 359-366.

[7] Opitz JM, Herrmann J, Gilbert EF, et al. Simpson-Golabi-Behmel syndrome: follow-up of the Michigan family. Am J Med Genet, 1988, 30: 301-308.

[8] Griffith CB, Probert RC, Vance GH. Genital anomalies in three male siblings with Simpson-Golabi-Behmel syndrome. Am J Med Genet A, 2009, 149A: 2484-2488.

[9] Lin AE, Neri G, Hughes-Benzie R, et al. Cardiac anomalies in the Simpson-Golabi-Behmel syndrome. Am J Med Genet, 1999, 83: 378-381.

[10] Chen E, Johnson JP, Cox VA, et al. Simpson-Golabi-Behmel syndrome: congenital diaphragmatic hernia and radiologic findings in two patients and follow-up of a previously reported case. Am J Med Genet, 1993, 46: 574-578.

[11] Bayram M, Yildirim M, Seymen F. Clinical and oral findings of a patient with Simpson–Golabi–Behmel syndrome. Eur Arch Paediatr Dent, 2015, 16: 63-66.

[12] Pilia G, Hughes-Benzie RM, MacKenzie A, et al. Mutations in GPC3, a glypican gene, cause the Simpson-Golabi-Behmel overgrowth syndrome. Nat Genet, 1996, 12: 241-247.

[13] Xuan JY, Besner A, Ireland M, et al. Mapping of Simpson-Golabi-Behmel syndrome to Xq25-q27. Hum Mol Genet, 1994, 3: 133-137.

[14] Xuan JY, Hughes-Benzie RM, MacKenzie AE. A small interstitial deletion in the GPC3 gene causes Simpson-Golabi-Behmel syndrome in a Dutch-Canadian family. J Med Genet, 1999, 36: 57-58.

[15] Sakazume S, Okamoto N, Yamamoto T, et al. GPC3 mutations in seven patients with Simpson-Golabi-Behmel syndrome. Am J Med Genet A, 2007, 143a: 1703-1707.

[16] Terespolsky D, Farrell SA, Siegel-Bartelt J, et al. Infantile lethal variant of Simpson-Golabi-Behmel syndrome associated with hydrops fetalis. Am J Med Genet, 1995, 59: 329-333.

[17] Brzustowicz LM, Farrell S, Khan MB, et al. Mapping of a new SGBS locus to chromosome Xp22 in a family with a severe form of Simpson-Golabi-Behmel syndrome. Am J Hum Genet, 1999, 65: 779-783.

1338　鱼鳞病样红皮症－痉挛性截瘫－智力发育不全综合征
(Sjogren-Larsson syndrome, SLS；OMIM 270200)

一、临床诊断

(1) 概述

鱼鳞病样红皮症－痉挛性截瘫－智力发育不全综合征，即 Sjogren-Larsson 综合征 (SLS)，为一种独立疾病，最早在 1957 年被报道[1]。病因未明，为常见染色体隐性遗传性疾病，可能为免疫异常引起的中枢神经脱髓鞘病变。其致病基因为 ALDH3A2。

(2) 临床表现

SLS 的特征为痉挛性麻痹、智力发育不全、先天性鱼鳞癣三征[2]。

神经病变通常发生于生后第 1 年内，表现为四肢或两下肢的痉挛性麻痹，引起步行困难、四肢屈曲甚至挛缩、深反射亢进、巴宾斯基征阳性，并常有假性球麻痹症状，此外可有癫痫大发作、小发作以及手足徐动症等。不同程度的智力发育不全，少数见攻击性、兴奋性以及冲动性行为。皮肤症状主要是先天性鱼鳞癣 (图 1338-1)，生后不久即出现皮肤发红，成长后反而不明显。25%患者有视网膜黄斑色素变性，幼儿期即出现视力障碍，但不会失明。其他可有指 (趾) 生长不整齐、道人面貌等。

(3) 影像学表现

SLS 患者 MRI 检查可见 T_2 像脑室周围白质异常，并可有髓鞘形成的延迟[3](图 1338-2)。

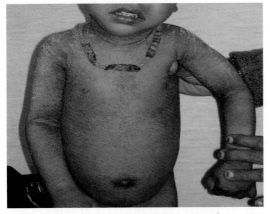

图 1338-1　SLS 患者的皮肤鱼鳞癣
[Dermatology Online Journal, 2012, 18(9): 11]

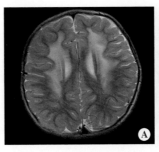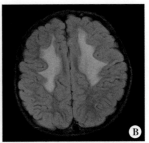

图 1338-2　MRI 显示 T_2 像脑室周围白质异常
(J Inherit Metab Dis, 2012, 35: 955-962)

(4) 病理表现

SLS 患者皮肤活检显示角化过度 (图 1338-3)、棘层肥厚、乳头瘤样增生和轻微的上皮炎症[4]。

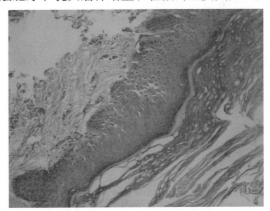

图 1338-3　皮肤病理表现颗粒层角化过度
[Dermatol Online J, 2012, 18(9): 11]

(5) 受累部位病变汇总 (表 1338-1)

表 1338-1　受累部位及表现

受累部位	主要表现
头颈部	眼底出现闪闪发光的白色圆点、黄斑变性、角膜混浊
骨骼	牙釉质发育不良、胸椎后凸
皮肤	瘙痒鱼鳞病
神经系统	精神发育迟滞、癫痫发作、中央白质脱髓鞘

二、基因诊断

(1) 概述

ALDH3A2 基因，即编码脂肪醛脱氢酶的基因，位于 17 号染色体短臂 1 区 1 带 2 亚带 (17p11.2)，基因组坐标为 (GRCh37):17:19552064-19580 904，基因全长 28 841bp，包含 11 个外显子，编码 509 个氨基酸。

(2) 基因对应蛋白结构及功能

ALDH3A2 基因编码脂肪醛脱氢酶。醛脱氢酶的同工酶在酒精代谢或脂质过氧化生成醛的解毒中有重要作用。该基因的产物催化长链脂肪醛氧化成脂肪酸的过程。该蛋白可以激活多种长度为 6 ～ 24 个碳的饱和或不饱和脂肪醛，将鞘氨醇 1 磷酸盐 (S1P) 的降解产物十六烯醛转换成十六烯酸。

(3) 基因突变致病机制

Sillen 等[5] 报道 16 个来自欧洲和中东的 SLS 家系。他们在患者的 *ALDH3A2* 基因上发现 11 个不同突变。这些突变包括 5 个核苷酸置换导致氨基酸改变，5 个引入终止密码子的移码突变，1 个在同一位置的框内缺失与插入，突变广泛分布在整个基因。

Rizzo 等[6] 对 63 个患 SLS 的近亲家系的 *ALDH3A2* 基因突变进行分析。在这些患者中发现 49 个突变，包括 10 个缺失、2 个插入、22 个氨基酸替换、3 个无义突变、9 个剪接位点的突变和 3 个复合突变。所有的 SLS 患者都有该基因的突变。19 个错义突变在哺乳动物细胞中表达时，ALDH3A2 酶的催化活性严重降低，只有一个突变 (p.K266N) 对 mRNA 的稳定性有很大影响。有 37 个突变是独家突变，12 个突变是在 2 个或多个欧洲和中东血统的家系中发现的。4 个频发突变和多个 SNP 有关，这表明突变是由于古老的 SLS 患者的 *ALDH3A2* 基因内重组。

(4) 目前基因突变概述

目前人类基因突变数据库收录的 *ALDH3A2* 基因突变有 96 个，其中错义／无义突变 44 个，剪接突变 12 个，小的缺失 22 个，小的插入 7 个，小的插入缺失 3 个，大片段缺失 5 个，大片段插入 1 个，复合突变为 2 个。

（赵一龙　郭　晶）

参考文献

[1] Sjogren T, Larsson T. Oligophrenia in combination with congenital ichthyosis and spastic disorders; a clinical and genetic study. Acta Psychiatr Neurol Scand Suppl, 1957, 113: 1-112.

[2] Srinivas SM, Raju KV, Hiremagalore R. Sjogren-Larsson syndrome: A study of clinical symptoms in six children. Indian Dermatol Online J, 2014, 5(2): 185-188.

[3] Fuijkschot J, Theelen T, Seyger MM, et al. Sjogren-Larsson syndrome in clinical practice. J Inherit Metab Dis, 2012, 35(6): 955-962.

[4] Kathuria S, Arora S, Ramesh V. Sjogren-Larsson syndrome: importance of early diagnosis and aggressive physiotherapy. Dermatol Online J, 2012, 18(9): 11.

[5] Sillen A, Anton-Lamprecht I, Braun-Quentin C, et al. Spectrum of mutations and sequence variants in the FALDH gene in patients with Sjogren-Larsson syndrome. Hum Mutat, 1998, 12: 377-384.

[6] Rizzo WB, Carney G, Lin Z. The molecular basis of Sjogren-Larsson syndrome:mutation analysis of the fatty aldehyde dehydrogenase gene. Am J Hum Genet, 1999, 65: 1547-1560.

1339　骨骼缺陷伴生殖器发育不良和精神发育迟滞
(skeletal defects, genital hypoplasia, and mental retardation，SGYMR；OMIM 612447)

一、临床诊断

(1) 概述

骨骼缺陷伴生殖器发育不良和精神发育迟滞 (SGYMR) 是一种常染色体隐性遗传疾病，由 *ZBTB16* 基因突变导致[1]。

(2) 临床表现

患者主要临床特点为骨骼发育缺陷、生殖器发育不良以及精神发育迟滞[1, 2]。骨骼缺陷主要表现为身材矮小、小头畸形、面部轻度异形、双手拇指缺失、四肢长骨发育不全、膝关节弹性过大偏转 (图 1339-1)。胸骨可见 13 对肋骨，骨龄延迟。生殖器发育不良，如男性隐睾。精神发育迟滞。

(3) 辅助检查

骨骼 X 线检查可见桡骨、尺骨发育不全，双手拇指缺如，裂踇趾，髌骨缺如或发育不良、横向移位，骨龄延迟 (图 1339-2)；胸部可见双侧第 13 对肋骨、锁骨及肩胛骨发育不全[1, 2]。

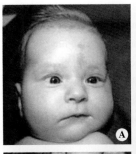

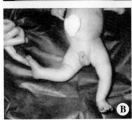

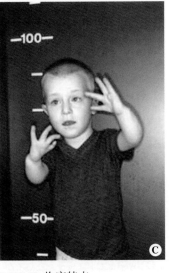

图 1339-1　SGYMR 临床特点

A. 10 周幼儿，面部不对称、左脸小、左前额血管瘤、斜视、薄上唇；B.
6 天新生儿，右膝偏转；C. 5 岁患者，双手骨骼发育缺陷

[Am J Med Genet, 2002, 108(3): 209-213]

(4) 病理表现

尚无相关报道。

(5) 受累部位病变汇总（表 1339-1）

表 1339-1　受累部位及表现

受累部位	主要表现
头面、身材	身材矮小、小头畸形、面部畸形、斜视、小口、薄唇
骨骼	第 13 对肋骨、右锁骨和肩胛骨发育不全，尺骨发育不全，四肢长骨短，骨龄延迟，髌骨发育不良，拇指缺如，裂蹬趾
精神系统	精神发育迟滞
泌尿生殖系统	男性隐睾

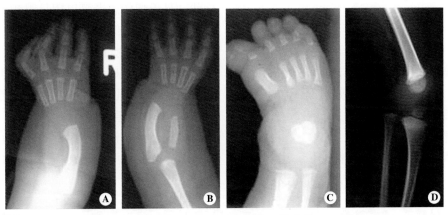

图 1339-2　SGYMR 患者 X 线表现

A. 6 个月龄患儿右手前臂显示桡骨、尺骨发育不全，拇指缺如；B. 6 个月龄患儿左手前臂显示桡骨、尺骨发育不全，拇指缺如，但较右前臂骨龄大；
C. 3 日龄患儿右脚显示双大脚趾；D. 5 岁患儿左腿髌骨缺如 [Am J Med Genet, 2002, 108(3): 209-213]

二、基因诊断

(1) 概述

ZBTB16 基因，即编码锌指及包含 BTB 域蛋白 16(zinc finger and BTB domain-containing protein 16) 的基因，位于 11 号染色体长臂 2 区 3 带 1 亚带 (11q23.1)，基因组坐标为 (GRCh37):11:113930289-114126702，基因全长 196 414bp，包含 10 个外显子，编码 673 个氨基酸。

(2) 基因对应蛋白结构及功能

ZBTB16 基因编码的 ZBTB16 蛋白，是 krueppel C2H2 类锌指类蛋白家族的一员，在其 C 末端包含 9 个 kruppel 类锌指区域。该蛋白定位于细胞核内，作为锌指蛋白转录因子，调节细胞周期功能，并且与一个组蛋白去乙酰化酶相互作用。有研究发现该蛋白有选择性的剪接转录本。该蛋白很可能是 E3 泛素化蛋白酶体复合物的底物识别成分，可以介导靶蛋白的泛素化和蛋白酶体降解。与 *ZBTB16* 相关的疾病包括骨骼缺陷、生殖器发育不全和智力发育迟缓，以及急性前髓细胞性白血病。

(3) 基因突变致病机制

Fischer 等 [1] 和 Wieczorek 等 [2] 报道一个 12 岁的男孩，患有骨骼缺陷、生殖器发育不全、智力发育迟滞等症状。经基因检测，发现该男孩的父系 11 号染色体具有约 8Mb 的缺失，这个区域大约包含

72 个基因，其中包含 ZBTB16。对其母系的等位基因 ZBTB16 进行测序检测，发现该基因有一个错义突变。功能性分析显示该突变损伤 ZBTB16 蛋白的正常功能。其母亲是该突变的携带者（杂合子），X线检查未发现其母亲的手或前臂异常。

本病尚无相应的分子研究，致病机制未明。

(4) 目前基因突变概述

目前人类基因突变数据库收录的 ZBTB16 基因突变有 2 个，其中错义 / 无义突变 1 个，大片段的缺失 1 个。

（杨　昕　赵　慧　罗顺涛）

参考文献

[1] Fischer S，Kohlhase J，Bohm D，et al. Biallelic loss of function of the promyelocytic leukaemia zinc finger (PLZF) gene causes severe skeletal defects and genital hypoplasia. J Med Genet，2008，45: 731-737.

[2] Wieczorek D，Koster B，Gillessen-Kaesbach G. Absence of thumbs，A/hypoplasia of radius，hypoplasia of ulnae，retarded bone age，short stature，microcephaly，hypoplastic genitalia，and mental retardation. Am J Med Genet，2002，108: 209-213.

1340　常染色体显性遗传的神经传导速度减慢
(slowed nerve conduction velocity, autosomal dominant, SNCV；OMIM 608236)

一、临床诊断

(1) 概述

常染色体显性遗传的神经传导速度减慢 (SNCV) 是编码 Rho 鸟嘌呤核苷酸交换因子 10 的基因 ARHGEF10 突变造成的。

(2) 临床表现

该病主要表现为常染色体显性遗传，患者可以表现为高弓足、腓骨肌轻度萎缩，也可能没有主观症状，且无症状患者可以用足跟和足尖走路，下肢的腱反射也相对保留。

(3) 实验室检查

电生理检查显示正中神经传导速度大部分患者在 38m/s 以上，但低于正常，个别患者速度为 34m/s。

(4) 病理检查

腓浅神经活检提示大量的薄髓鞘纤维及个别的洋葱球样改变和再生现象 (图 1340-1)。

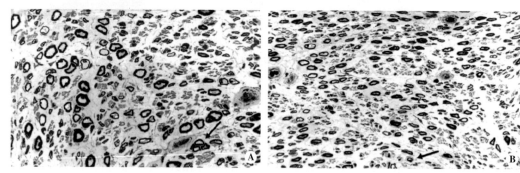

图 1340-1　腓浅神经半薄切片显示薄髓鞘纤维及再生现象
(Arch Neurol, 1999, 56: 1283-1288)

(5) 受累部位病变汇总 (表 1340-1)

表 1340-1　受累部位及表现

受累部位	主要表现
周围神经	肢体麻木无力、高弓足、神经传导速度减慢

二、基因诊断

(1) 概述

ARHGEF10 基因，编码 Rho 鸟嘌呤核苷酸交换因子 10 蛋白，位于 8 号染色体短臂 2 区 3 带 (8p23)，

基因组坐标为 (GRCh37):8:1772149-1906807，基因全长 134 659bp，包含 31 个外显子，编码 1345 个氨基酸。

(2) 基因对应蛋白结构及功能

该基因编码 Rho 鸟嘌呤核苷酸交换因子 (GEF)。Rho-GEFs 通过刺激 GDP 转换为 GTP 而调节小 Rho GTP 酶的活性，在神经形态发生过程中具有重要作用。

(3) 基因突变致病机制

2003 年，Verhoeven 等 [3] 在一个 SNCV 家系的患者中，发现 ARHGEF10 基因的一个杂合突变 p.T332I，该突变在 600 个正常对照人群中未检出。

2011 年，在人细胞系 (HeLa 和 HEK293T) 和鼠细胞系 (施万细胞) 的功能实验研究中，Chaya 等 [4] 发现 ARHGEF10 基因 p.T332I 突变所在的 N 端区域是一个负调控区。实验发现，N 端截短的 ARHGEF10 突变体 (缺少 1~332 位氨基酸) 介导的细胞收缩受到了 Rho 激酶抑制剂 Y27632 的抑制，并获得了更高的 RhoA 鸟嘌呤核苷酸交换因子活性。而 ARHGEF10 基因 p.T332I 突变也显示与此截短突变类似的现象。这说明 T332I 突变会引起 ARHGEF10 基因的持续激活，并进一步导致细胞收缩时间的显著增加。

(4) 目前基因突变概述

目前人类基因突变数据库收录的 ARHGEF10 基因突变有 2 个，其中错义 / 无义突变 1 个，调控区突变 1 个。突变分布在基因整个编码区，无突变热点。

(陈 彬 宋卢挺)

参考文献

[1] De Jonghe P, Timmerman V, Nelis E, et al.A novel type of hereditary motor and sensory neuropathy characterized by a mild phenotype. Arch Neurol, 1999, 56：1283-1288.

[2] Nelis E, De Jonghe P, De Vriendt E, et al.Mutation analysis of the nerve specific promoter of the peripheral myelin protein 22 gene in CMT1 disease and HNPP.J Med Genet, 1998, 35: 590-593.

[3] Verhoeven K, De Jonghe P, Van de Putte T, et al. Slowed conduction and thin myelination of peripheral nerves associated with mutant rho Guanine-nucleotide exchange factor 10. Am J Hum Genet, 2003, 73: 926-932.

[4] Chaya T, Shibata S, Tokuhara Y, et al. Identification of a negative regulatory region for the exchange activity and characterization of T332I mutant of Rho guanine nucleotide exchange factor 10 (ARHGEF10). J Biol Chem, 2011, 286: 29511-29520.

1341 史李欧综合征
(Smith-Lemli-Opitz syndrome, SLOS; OMIM 270400)

一、临床诊断

(1) 概述

史李欧综合征 (SLOS) 又被称为多种先天性畸形综合征，最早由 Smith、Lemli 和 Opitz 三人在 1964 年报道 [1]，其发病呈染色体隐性遗传方式。致病基因为 DHCR7 基因，即 7- 脱氢胆固醇还原酶基因。

(2) 临床表现

SLOS 的发病率在 1/(2 万 ~7 万)，在欧洲人中发病率较高 [2]。SLOS 的特征是多发性先天畸形、智力残疾和行为障碍 [3]。典型的面部特征包括小头畸形、颞缩小、短鼻根、鼻孔前倾、小颌畸形。大部分患者都有第 2、3 脚趾畸形 (图 1341-1)。

(3) 辅助检查

SLOS 患者 MRI 检查最常见的表现为透明隔空腔，其他较常见的表现为胼胝体缺失 (图 1341-2)，第四脑室增大 (图 1341-3)，蛛网膜囊肿增多 [4]。其他表现如脑萎缩、脑白质损伤等较少见。

(4) 病理表现

尚无相关报道。

(5) 受累部位病变汇部 (表 1341-1)

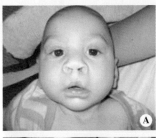
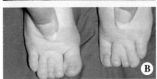
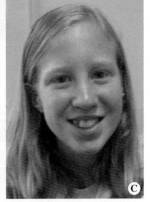

图 1341-1 临床表现

A. SLOS 的典型面部特征：小头畸形，双颞侧缩小、下垂，短鼻根，鼻孔前倾，小颌畸形；B. 脚趾畸形；C. SLOS 的温和表型

[Am J Med Genet C Semin Med Genet, 2012, 160C(4): 285-294]

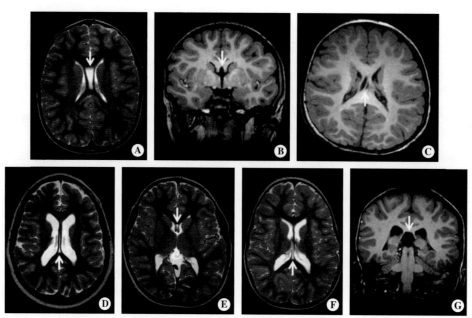

图 1341-2　MRI 显示胼胝体缺失（箭头）

[Am J Med Genet A, 2013, 161A(10): 2407-2419]

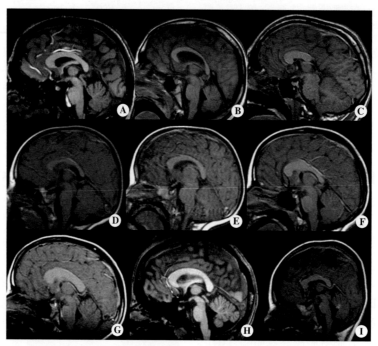

图 1341-3　MRI 显示第四脑室增大

[Am J Med Genet A, 2013, 161A(10): 2407-2419]

表 1341-1　受累部位及表现

续表

受累部位	主要表现	受累部位	主要表现
头面部	小头畸形、小颌畸形、耳后旋、上睑下垂、内眦赘皮、白内障、眼距过宽、斜视、鼻孔前倾、腭裂、舌头发育不良、中央大门牙	呼吸系统	肺发育不良、肺的分叶不全
		泌尿生殖系统	尿道下裂、小阴茎、阴囊发育不良、隐睾症、肾缺如、肾积水、囊性肾
骨骼	髋关节脱位、肢体短缩、拇指短、第 2 和第 3 趾蹼	神经系统	精神发育迟滞、癫痫发作、肌张力低下、肌张力增高、脑积水、额叶发育不良
心血管系统	室间隔缺损、房间隔缺损、主动脉狭窄、动脉导管未闭		

二、基因诊断

(1) 概述

DHCR7 基因，即编码 7- 脱氢胆固醇还原酶的基因，位于 11 号染色体长臂 1 区 3 带 4 亚带 (11q13.4)，基因组坐标为 (GRCh37):11:71145457-71159477，基因全长 14 021bp，包含 9 个外显子，编码 476 个氨基酸。

(2) 基因对应蛋白功能

DHCR7 基因编码一种可以消除固醇类 B 环的 C(7-8) 双键并催化 7- 脱氢胆固醇转化为胆固醇的蛋白。该蛋白表达广泛，最多的地方位于肝和脑。

(3) 基因突变致病机制

Wassif 等[5] 在 3 例无亲缘关系的 SLOS 患者的 DHCR7 基因上发现 4 个不同的突变，并证明这些突变可以导致 SLOS。

DHCR7 基因缺陷导致 7- 脱氢还原酶合成异常，导致体内合成胆固醇的最后一个步骤发生问题，使胆固醇的前体 7- 脱氢还原酶无法转换为胆固醇，大量堆积于体内而致病[2]。

Tint 等[6] 指出，有研究表明通过药理学抑制胆固醇合成的最后一步会导致胚胎期大鼠发生物理或生理缺陷，这些缺陷与患 SLOS 儿童的缺陷类似。他们发现用药理学抑制剂 (AY9944) 抑制 7- 脱氢胆固醇还原酶会使大鼠死亡。

(4) 目前基因突变概述

目前人类基因突变数据库收录的 DHCR7 基因突变有 165 个，其中错义 / 无义突变 143 个，剪接突变 6 个，小的缺失 8 个，小的插入 2 个，小的插入缺失 1 个，大片段缺失为 5 个。

（赵一龙 叶 睿）

参考文献

[1] Smith DW, Lemli L, Opitz JM. A Newly Recognized Syndrome of Multiple Congenital Anomalies. J Pediatr, 1964, 64: 210-217.

[2] Porter FD. Smith-Lemli-Opitz syndrome: pathogenesis, diagnosis and management. Eur J Hum Genet, 2008, 16(5): 535-541.

[3] Svoboda MD, Christie JM, Eroglu Y, et al. Treatment of Smith-Lemli-Opitz syndrome and other sterol disorders. Am J Med Genet C Semin Med Genet, 2012, 160C(4): 285-294.

[4] Lee RW, SK Conley, Gropman A, et al. Brain magnetic resonance imaging findings in Smith-Lemli-Opitz syndrome. Am J Med Genet A, 2013, 161A(10): 2407-2419.

[5] Wassif CA, Maslen C, Kachilele-Linjewile S, et al. Mutations in the human sterol delta7-reductase gene at 11q12-13 cause Smith-Lemli-Opitz syndrome. Am J Hum Genet, 1998, 63: 55-62.

[6] Tint GS. Cholesterol defect in Smith-Lemli-Opitz syndrome. Am J Med Genet, 1993, 47: 573-574.

1342 Smith-Magenis 综合征
(Smith-Magenis syndrome，SMS; OMIM 182290)

一、临床诊断

(1) 概述

Smith-Magenis 综合征 (SMS) 最早是在 1982 年由 Smith 等报道[1]，是由于包含 RAI1 基因的染色体微缺失或 RAI1 基因杂合性突变而导致的多发性先天异常综合征。

(2) 临床表现

SMS 发病率约为 1：25 000，大多为散发，年龄跨度从 1 个月至 72 岁。患儿可有特殊面容，表现为发际低、前额突出、鼻梁低平、嘴角下垂、唇外翻以及高腭弓、低耳位等 (见图 1342-1[2])。患者常常因为生长发育落后、精神发育迟滞 (尤其是语

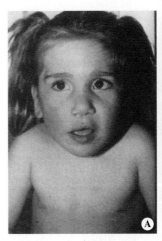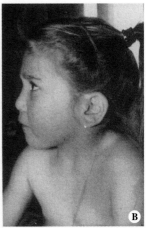

图 1342-1 颅面部畸形

表现为短头颅、面部平坦、鼻梁低平、鲤鱼嘴、小颌畸形、低耳位

(J Med Genet, 1991, 28: 627-632)

言发育落后)[3] 或先天性心脏病就诊。部分患者有睡眠问题，如入睡困难、容易惊醒、白天过度嗜睡和遗尿。患者可表现为行为异常[4]，包括自我伤害行为和伤害他人，如打人、拔甲癖、咬手腕。其他常见症状包括斜视、听力障碍、声音嘶哑和躯体畸形。

(3) 辅助检查

精神发育及认知量表测定对疾病的诊断可能有一定帮助。部分患者头颅 MR 检查显示脑室大、脑沟深。超声心动图可发现先天性心脏病。

(4) 病理表现

暂无特殊病理表现。

(5) 受累部位病变汇总 (表 1342-1)

表 1342-1　受累部位及表现

受累部位	主要表现
颅面骨	小头畸形，特殊面容如低发际、前额突出、鼻梁低平、高腭弓等
耳	低耳位、听力障碍
眼	斜视、近视、小角膜、虹膜发育不良、内眦赘皮
心脏	先天性心脏病，如室间隔缺损、房间隔缺损、主动脉骑跨、肺动脉高压等

二、基因诊断

(1) 概述

RAI1 基因，即编码视黄酸诱导蛋白 1(retinoic acid-induced protein 1) 的基因，位于 17 号染色体短臂 1 区 1 带 2 亚带 (17p11.2)，基因组坐标为 (GRCh37):17:17584787-17714767，基因全长 129 981bp，包含 6 个外显子，编码 1906 个氨基酸。

(2) 基因对应蛋白结构及功能

RAI1 基因位于 17 号染色体的 SMS 区域。其编码的视黄酸诱导蛋白 1 包含一个 PHD 型锌指结构和一个 N 末端多态性多胶氨道。该蛋白通过视黄酸诱导在神经元中高表达。视黄酸诱导蛋白 1 可以作为转录调控因子，通过染色质重塑来调节转录。其次，其可能对胚胎以及出生后的发育有重要作用。最后，该蛋白还有可能参与神经元的分化。

(3) 基因突变致病机制

约 90%SMS 病例是由染色体 17p11.2 区域一段 3.7Mb 的缺失引起的。2003 年，Slager 等[5] 对 3 例没有检测到 17p11.2 区域缺失，但是症状符合 SMS 的患者进行研究，在其中 2 例发现了 RAI1 基因突变。作者分别比较这 2 例患者与存在典型缺失、小片段缺失和 29bp 缺失的患者的临床表现，认为 SMS 可能与之前报道过的其他微缺失综合征相似，大部分的疾病特征是由于单个基因变异导致，其他基因仅起到调节总体表型的作用。RAI1 等位基因剂量不足是造成该综合征表现行为异常、神经系统异常、耳鼻咽喉科异常和颅面异常的原因，而其他可变的特征，如心脏和肾脏缺损，则可能是由 17p11.2 区域的其他基因缺失造成的。

2005 年，Bi 等[6] 在小鼠中进行 Rai1 基因敲除实验，发现 Rai1+/- 型小鼠会表现出肥胖和颅面异常，但是颅面异常的外显率要远低于 Df(11)17-1 和 Df(11)17 小鼠。大多数 Rai1-/- 小鼠在原肠胚形成时期和器官形成时期死亡，存活下来的表现出生长迟缓以及颅面和中轴骨骼畸形。

(4) 目前基因突变概述

目前人类基因突变数据库收录的 RAI1 基因突变有 38 个，其中错义 / 无义突变 4 个，小的缺失 8 个，小的插入 1 个，大片段缺失 1 个，大片段插入 24 个。突变分布在基因整个编码区，无突变热点。

(陈遥枝　杜慧谦)

参考文献

[1] Smith AC, McGavran L, Waldstein G. Deletion of the 17 short arm in the two patients with facial clefts and congenital heart disease. Am J Hum Genet, 1982, 34: A410.

[2] A Moncla, M Livet, M Auger, et al. Smith-Magenis syndrome: a new contiguous gene syndrome. Report of three new cases. J Med Genet, 1991, 28: 627-632.

[3] Greenberg F1, Lewis RA, Potocki L, et al. Multi-disciplinary clinical study of Smith-Magenis syndrome (deletion 17p11.2). Am J Med Genet, 1996, 62: 247-254.

[4] Madduri N1, Peters SU, Voigt RG, et al. Cognitive and adaptive behavior profiles in Smith-Magenis syndrome. J Dev Behav Pediatr, 2006, 27: 188-192.

[5] Slager RE, Newton TL, Vlangos CN, et al. Mutations in RAI1 associated with Smith-Magenis syndrome. Nat Genet, 2003, 33: 466-468.

[6] Bi W, Ohyama T, Nakamura H et al. Inactivation of Rai1 in mice recapitulates phenotypes observed in chromosome engineered mouse models for Smith-Magenis syndrome. Hum Molec Genet, 2005, 14: 983-995.

1343　Smith-Mccort 发育不良 1 型
(Smith-Mccort dysplasia 1, SMC1; OMIM 607326)

一、临床诊断

(1) 概述

Smith-Mccort 发育不良 1 型 (SMC1) 是一种罕见的常染色体隐性遗传性骨软骨发育不良疾病，致病基因为 *DYM* 基因。*DYM* 基因突变亦可引起 Dyggve-Melchior-Clausen 综合征 (DMC)，两者具有相近的临床、影像及病理学的骨骼异常特征，不同之处在于 DMC 患者同时伴有智力及生长发育迟缓，而 SMC1 患者智力发育并未受累。

(2) 临床表现

SMC1 临床表现以骨软骨发育不良所致骨骼异常为特征，主要表现为四肢及躯干短小、桶状胸等。其临床表现在患儿刚出生时不易察觉，至出生后 18 个月左右，开始逐渐出现喂养困难、胸廓畸形、肌肉发育不良及身材矮小等表现。随着年龄的增长，可出现驼背、腰椎前突、腰椎硬化、膝外翻 (内翻) 畸形、关节活动受限[1-3] 及手脚相对宽大[4] 等症状 (图 1343-1)。

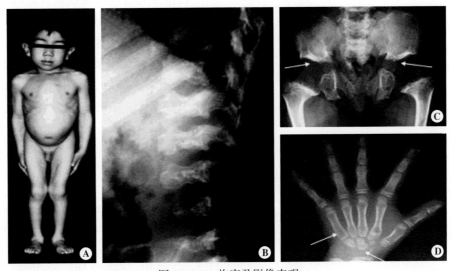

图 1343-1　临床及影像表现

A. 患儿的身材矮小、桶状胸、腰椎前突、膝外翻等症状；B. 椎体扁平、双峰；C. 双侧髂嵴表面蕾丝样改变；D. 腕骨及掌骨近端骨化不良

[Am J Med Genet, 1997, 72(1): 11-17]

(3) 辅助检查

该病的影像学表现具有特征性，主要为 X 线片中可见广泛的骨骺及干骺端异常病变，腕骨的迟发不规则骨化，掌骨及指骨中可见副骨化中心。脊柱方面主要表现为扁平椎、双峰椎体，齿突发育不良导致寰枢椎连接不稳。骨盆扁小伴具有诊断价值的特征性髂嵴表面蕾丝样改变[3, 5]。

(4) 病理表现

影像学中的髂嵴表面蕾丝样改变是由于骨软骨连接处骨组织呈波浪状异常沉积所致。另外病理学特征还包括骨生长板中无柱状软骨排列的软骨内骨化不良。电镜下可见软骨细胞粗面内质网囊扩张，其内含细小颗粒及异常物质沉积[2](图 1343-2)。

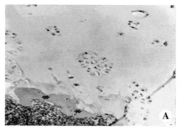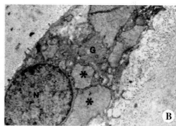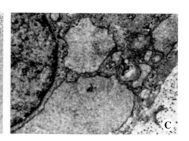

图 1343-2 病理表现

A. 骨软骨连接处未见柱状软骨细胞群，可见软骨细胞簇及处在各个退变阶段的软骨细胞；B. 电镜下（×9300）软骨细胞内粗面内质网囊扩张，其内可见细小颗粒及异常物质沉积（* 标出）；C.B 图放大 22 000 倍）[Am J Med Genet, 1997, 72(1): 11-17]

（5）受累部位病变汇总（表 1343-1）

表 1343-1 受累部位及表现

受累部位	主要表现
头部	长头症、小头畸形
胸部	胸部短小、桶状胸、胸骨膨出、肩胛骨偏小
骨骼	颅盖骨小、蝶鞍畸形、面骨发育不全、寰枢椎连接不稳、齿状突发育不全、扁平椎、驼背、脊柱硬化、椎体前方受损、蕾丝样骼峭、骼白发育不全、坐骨短小、耻骨联合宽大、股骨颈肥厚、股骨头骨化延迟、股骨头多中心骨化、骨骺及干骺端不规则、膝内翻或膝外翻畸形
神经系统	智力正常

二、基因诊断

（1）概述

DYM 基因，即编码 dymeclin 蛋白的基因，位于 18 号染色体长臂 2 区 1 带 1 亚带 (18q21.1)，基因组坐标为 (GRCh37):18:46567846-46987172，基因全长 419 327bp，包含 17 个外显子，编码 669 个氨基酸。

（2）基因对应蛋白结构及功能

DYM 基因编码的 dymeclin 蛋白对正常的骨骼发育和脑功能是必要的。该蛋白由 669 个氨基酸组成，包含 6 个跨膜部分和 1 个细胞质 N 末端。DYM 基因对于高尔基体的形成是必需的，并且参与骨骼发育。

（3）基因突变致病机制

在 2 个患有 SMC1 的家系里，Cohn 等[7] 确认患者为复合杂合突变。一个突变位于 DYM 基因第 8 个外显子之前的剪接位点 (IVS7-2A ＞ G)，造成第 8 个外显子的跳跃和读码框的移位，导致其编码蛋白第 207 个氨基酸之后序列的改变和第 62 个密码子的终止。第二个突变是 G 转换成 A，导致 p.E87K

的突变，该突变来源于母亲，突变位点由酸性转变为碱性。

在研究一个患有 SMC1 的 6 岁女孩（其父母是葡萄牙马德拉岛人）时，Santos 等[8] 发现 DYM 基因第 15 个外显子 c.1624T ＞ C 的纯合突变，导致 p.C542R。该突变发生在进化的保守残基上，在 50 名健康的葡萄牙人身上没有发现此突变。

目前没有发现与该疾病及基因相关的动物模型研究。

（4）目前基因突变概述

目前人类基因突变数据库收录的与 DYM 基因相关的突变有 27 个，其中错义 / 无义突变 11 个，剪接突变 9 个，小的缺失 4 个，小的插入 1 个，大片段插入 2 个。

（胡诗雨　昌宇奇）

参考文献

[1] Smith R, Mccort JJ. Osteochondrodystrophy (Morquio-Brailsford type); occurrence in three siblings, Calif Med, 1958, 88(1): 55-59.

[2] Kaufman RL, Rimoin DL, McAlister WH. The Dyggve-Melchior-Clausen syndrome, Birth Defects Orig Artic Ser, 1971, 7(1): 144-149.

[3] Spranger JW, BierbaumB, Herrmann J, Heterogeneity of Dyggve-Melchior-Clausen dwarfism. Hum Genet, 1976, 33: 279-287.

[4] Neumann LM, El Ghouzzi V, Paupe V, et al. Dyggve-Melchior-Clausen syndrome and Smith-McCort dysplasia: clinical and molecular findings in three families supporting genetic heterogeneity in Smith-McCort dysplasia. Am J Med Genet A, 2006, 140(5): 421-426.

[5] Nadia Ehtesham, Rita M, Cantor, Lily M, King. Evidence that Smith-McCort dysplasia and Dyggve-Melchior-Clausen dysplasia are allelic disorders that result from mutations in a gene on Chromosome 18q12. Am J of Hum Genet, 2002,

71(4): 947-951.

[6] Nakamura K, Kurokawa T, Nagano A. Dyggve-Melchior-Clausen syndrome without mental retardation (Smith-McCort dysplasia): morphological findings in the growth plate of the iliac crest, Am J Med Genet, 1997, 72(1): 11-17.

[7] Cohn DH, Ehtesham N, Krakow D, et al. Mental retardation and abnormal skeletal development (Dyggve-Melchior-Clausen dysplasia) due to mutations in a novel, evolutionarily conserved gene. Am J Hum Genet, 2003, 72: 419-428.

[8] Santos HG, Fernandes HC, Nunes JL, et al. Portuguese case of Smith-McCort syndrome caused by a new mutation in the Dymeclin (FLJ20071) gene. Clin Dysmorphol, 2009, 18: 41-44.

1344　Sneddon 综合征
(Sneddon syndrome; OMIM 182410)

一、临床诊断

(1) 概述

Sneddon 综合征是一种罕见的神经皮肤综合征，主要累及皮肤和中枢神经系统。该病致病基因为 *CECR1* 基因。

(2) 临床表现

Sneddon 综合征常在青年期发病，女性多见，发病率为 4 人 /(100 万·年)[1]。以卒中和广泛皮肤网状青斑 (图 1344-1) 为主要的临床表现。疾病早期主要累及皮肤，表现为网状青斑或葡萄状青斑，肢体远端为著，受冷加重。中枢神经系统受累时主要表现为头痛、眩晕、短暂性脑缺血发作、癫痫、精神症状和认知功能下降等症状。皮肤病变可先于神经症状数年前出现。

(3) 影像学表现

影像学典型表现为腔隙性脑梗死和室周白质信号改变 (图 1344-2)。血管造影正常或广泛血管缺如。TCD 微栓子检测阳性提示处于疾病活动期。

(4) 病理表现

Sneddon 综合征主要累及皮肤和脑的小血管和中等大小的血管。病理改变为非炎性闭塞性血管病变 (图 1344-3)。皮肤活检电镜下可见皮肤和中等大小血管内皮细胞增生、管腔变小。

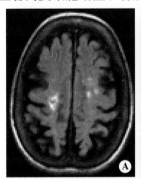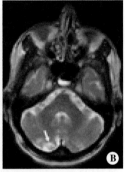

图 1344-2　影像表现

A. Flair 像显示双侧大脑半球多发梗死灶、脑萎缩；B. T₂ 像右侧小脑梗死灶 (Arch Neurol, 2008, 65: 834-835)

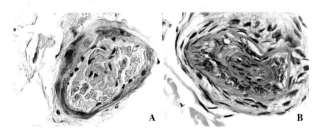

图 1344-3　皮肤活检

A. 血管管腔内异型程度不同的血管内皮细胞、基底膜变薄 (× 630)；
B. 基底膜和内皮细胞之间红细胞浸润，管腔不可见 (HE 染色，× 630)

(Folia Neuropathol, 2005, 43: 345-354)

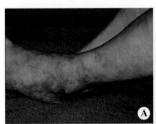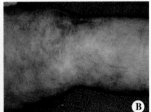

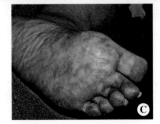

图 1344-1　下肢远端网状青斑

(Arch Neurol, 2008, 65: 834-835)

(5) 受累部位病变汇总（表 1344-1）

表 1344-1 受累部位及表现

受累部位	主要表现
脑	头痛、眩晕、短暂性脑缺血发作、癫痫、认知功能下降
皮肤	网状青斑、葡萄状青斑

二、基因诊断

(1) 概述

CECR1 基因，即编码猫眼综合征染色体区域候选 1 的基因，位于 22 号染色体长臂 1 区 1 带 2 亚带 (22q11.2)，基因组坐标为 (GRCh37):22:17659681-17702744，基因全长 43 064bp，包含 13 个外显子，编码 511 个氨基酸。

(2) 基因对应蛋白结构及功能

CECR1 基因编码一种腺苷脱氨酶蛋白家族亚家族中的蛋白。腺苷脱氨酶可能有助于一种调控细胞多种反应的信号分子胞外腺苷的降解。该酶通过蛋白聚糖结合到细胞表面，不依赖自身酶的活性，可能在调控细胞的增殖和分化方面起一定作用。

(3) 基因突变致病机制

2014 年，在 Mascarenhas 报道的 3 例患有 Sneddon 综合征的葡萄牙兄弟中，Bras 等 [2] 检出 CECR1 基因的复合杂合突变 p.T119A 和 p. G142S，这些变异还没有做功能研究。

本病尚无相应的分子研究，致病机制未明。

(4) 目前基因突变概述

目前人类基因突变数据库没有收录 CECR1 基因突变信息，但在文献中报道该基因有 2 个错义突变 p.T119A 和 p. G142S[2]。

（石玉芝 张真真）

参考文献

[1] Eliza L, Teresa WB, Teresa W, et al. Sneddon's syndrome as a disorder of small arteries with endothelial cells proliferation: ultrastructural and neuroimaging study. Folia Neuropathol, 2005, 43: 345-354.

[2] Bras J, Guerreiro R, Santo GC. Mutant ADA2 in vasculopathies. (Letter) New Eng J Med, 2014, 371: 479-480.

1345 SOTOS 综合征 1 型
(SOTOS syndrome 1，SOTOS1; OMIM 117550)

一、临床诊断

(1) 概述

SOTOS 综合征，又称小儿巨脑畸形，是由 NSD1 基因杂合突变引起的，呈常染色体显性遗传。患者表现为迅速生长，非进展性精神发育障碍，以及高度弓起的腭和明显的上颌、下颌等头面部畸形。本病分为 1 型和 2 型，本文介绍 1 型。

(2) 临床表现

SOTOS 综合征的患儿从出生时就表现为大手和大脚，最初几年生长迅速，但最后身高不会过度增高[1]。在儿童时期，头围、身高、体重都显著增加，头围会在儿童期和成人期都较正常人明显增大，然而身高和体重最终会回到平均水平，而这种身高和体重的正常化在女性患者中更多见。几乎 100% 的患者存在早期发育延迟，84% 的患者可见骨龄增加[2]。男性患者会伴有肠道息肉和外生殖器的黑色素沉积[3]。有些典型的 SOTOS 综合征患者伴有心脏病，表现为心房间隔缺损、室间隔缺损、动脉导管未闭等[4]。SOTOS 综合征患者多数有精神发育障碍以及头面部畸形，如前额突出、高拱形的上腭、下颌前突、尖下巴、大耳朵等[5]。

(3) 影像学表现

暂无特殊表现。

(4) 病理表现

暂无特殊表现。

(5) 受累部位病变汇总（表 1345-1）

表 1345-1 受累部位及表现

受累部位	主要表现
脑	智力低下、语言发育延迟、新生儿肌张力低下、反射亢进癫痫发作，头颅 MRI 检查可见胼胝体发育不全、大枕大池、脑室扩大
头面部	头围增加、前额突出、长脸、尖下巴、眼球震颤、斜视、牙发育不全

续表

受累部位	主要表现
心脏	心房间隔缺损、室间隔缺损、动脉导管未闭
骨骼	骨龄增大、关节松弛、膝外翻、巨大手
毛发	足额顶区毛发稀疏

二、基因诊断

(1) 概述

NSD1 基因，编码组蛋白 - 赖氨酸 N- 甲基转移酶，特异性 H3 赖氨酸 -36 和 H4 赖氨酸 -20 的基因，位于 5 号染色体长臂 3 区 5 带 3 亚带 (5q35.3)，基因组坐标为 (GRCh37):5:176560833-176727214，基因全长 166 382bp，包含 23 个外显子，编码 2687 个氨基酸。

(2) 基因对应蛋白结构及功能

NSD1 基因编码的蛋白是一种组蛋白甲基转移酶，优先甲基化 H3 赖氨酸 -36 和 H4 赖氨酸 -20，含有 1 个 SET 结构域、2 个 PWWP 基序、3 个细胞核易位信号、4 个植物同源手指结构域和 1 个脯氨酸富集域。该蛋白可以促进雄性激素受体的反式激活，同时其促进能力在其他雄性激素受体联和调控因子存在的情况下能进一步提升。该蛋白可作为一种细胞核上的基本转录因子和双重功能的转录调节因子。

(3) 基因突变致病机制

Kurotaki 等[6] 在 42 个散发的 SOTOS1 患者的 NSD1 基因上发现多个突变，包括 1 个无义突变、3 个框移突变和 20 个亚微观的缺失。该研究表明 NSD1 基因的单倍型不足是引起 SOTOS1 的原因。Hoglund 等[7] 在芬兰的 2 例 SOTOS1 患者的 NSD1 基因上发现了 1 个杂合突变。该研究证实 SOTOS1 是由 NSD1 基因突变引起的。

本病尚无相应的分子研究，致病机制未明。

(4) 目前基因突变概述

目前人类基因突变数据库收录的 NSD1 基因突变有 422 个，其中错义 / 无义突变 170 个，剪接突变 20 个，小的缺失 101 个，小的插入 57 个，小的插入缺失 11 个，大片段缺失 39 个，大片段插入 20 个，复合 4 个。

（冯　皓　叶　睿）

参考文献

[1] Hook EB, Reynolds JW. Cerebral gigantism: endocrinological and clinical observations of six patients including a congenital giant, concordant monozygotic twins, and a child who achieved adult gigantic size. J Pediat, 1976, 70: 900-914.

[2] Bejar RL, Smith GF. Cerebral gigantism: concentrations of amino acids in plasma and muscle. J Pediat, 1970, 76: 105-111.

[3] Ruvalcaba RHA. Sotos syndrome with intestinal polyposis and pigmentary changes of the genitalia. Clin Genet, 1980, 18: 413-416.

[4] Kaneko H. Congenital heart defects in Sotos sequence. Am J Med Genet, 1987, 26: 569-576.

[5] Cole TRP, Hughes HE. Sotos syndrome. J Med Genet, 1990, 27: 571-576.

[6] Kurotaki N, Imaizumi K, Harada N, et al. Haploinsufficiency of NSD1 causes Sotos syndrome. Nat Genet, 2002, 30: 365-366.

[7] Hoglund P, Kurotaki N, Kytola S, et al. Familial Sotos syndrome is caused by a novel 1 bp deletion of the NSD1 gene. J Med Genet, 2003, 40: 51-54.

1346　遗传性痉挛性共济失调 1 型
(spastic ataxia 1, autosomal dominant, SPAX1; OMIM 108600)

一、临床诊断

(1) 概述

遗传性痉挛性共济失调 (SPAX) 又称为遗传性小脑共济失调、Marie 共济失调。1963 年 Mahloudji[1] 报道了一个罕见的遗传性痉挛性共济失调，其症状类似于多发性硬化，且其遗传方式为常染色体显性遗传。2002 年发现其致病基因为 SAX1 基因，又称为 VAMP1 基因。

(2) 临床表现

遗传性痉挛性共济失调是一种具有遗传特性的进行性神经变性疾病，发病机制尚不清楚，主要表现为下肢痉挛性截瘫和包括构音障碍、眼球运动障碍和步态异常在内的广泛的共济失调。发病年龄在 20~60 岁，但多于 20~40 岁缓慢起病，临床主要以小脑及脑干变性萎缩、肌张力增高、腱反射亢进、双侧巴宾斯基征阳性、构音障碍等为特点，可伴有视神经萎缩、视网膜变性和眼肌麻痹。极少伴有眼球震颤、感觉异常、骨骼和心脏畸形等[2]。

(3) 影像学表现

病变主要累及小脑，也可影响到脑桥、延髓、橄榄、脊髓和视神经[3]。头颅 CT 和 MRI 检查可见小脑和脑干萎缩。

(4) 病理表现

脑干和脊髓萎缩变小，脊髓后索变性和脱髓鞘，并累及延髓和小脑下脚。小脑浦肯野细胞消失，齿状核变性及轻度胶质细胞增生，上橄榄核、舌下神经核以及 Clarke 柱细胞脱失，脊髓小脑束、后索以及锥体束有脱髓鞘改变，脊髓前角细胞减少。脑桥核及横行纤维很少有改变。

(5) 受累部位病变汇总 (表 1346-1)

表 1346-1　受累部位及表现

受累部位	主要表现
脑	共济失调、步态姿势异常 (步基宽)、构音障碍、眼球震颤
脊髓	双下肢肌张力增高、双侧腱反射亢进、双侧巴宾斯基征阳性
眼	视神经萎缩、视网膜变性、眼肌麻痹
心脏	心脏畸形

二、基因诊断

(1) 概述

VAMP1 基因，编码囊泡相关膜蛋白1(也被称为突触1)。位于 12 号染色体短臂 1 区 3 带 3 亚带 1 次亚带 (12p13.31)，基因组坐标为 (GRCh37):12:6571403-6579843，基因全长 8441bp，包含 4 个外显子，编码 117 个氨基酸。

(2) 基因对应蛋白结构及功能

突触小泡蛋白 /VAMPs、突触融合蛋白以及 25kDa 的突触相关蛋白 SNAP25 是一种突触前膜蛋白复合物的主要成分，与突触小泡的停靠和融合有关。VAMP1 是囊泡相关膜蛋白家族的一员，

参与突触囊泡循环，特别是突触前神经末梢的胞吐作用，神经元 VAMPs 通过 C 端结构域锚定在囊泡膜[4]。

(3) 基因突变致病机制

2002 年 Meijer 等[5] 对 3 个常染色体显性遗传 SPAX1 的纽芬兰大家系进行连锁分析。对其中一个家系进行全基因组分析，将其新的致病位点定位在染色体 12p13 区 (称为 SAX1)，将这个结果在第 2 个大家系中进行验证，发现有很好的连锁性，在第 3 个较小的家系中 LOD 值也显示存在连锁。此外，还发现这 3 个家系共有一个疾病的单倍型。SAX1 可能是第一个映射为常染色体显性 SPAX1 的位点。2004 年 Grewal 等[6] 将定位在 12p13 的 SAX1 范围精确到 1.9Mb 的区域。

2012 年 Bourassa 等[4] 从 4 个常染色体显性 SPAX1 的纽芬兰大家系中的多例患者及 3 例来自安大略湖的有同种疾病的散发患者中发现 *VAMP1* 基因上 1 个杂合突变，其中有 3 个家系在 2002 年被 Meijer 等[5] 报道过。该突变是通过对定位在染色体 12p13 区的候选基因进行测序分析发现的，在家系中可以与疾病共分离。考虑到 *VAMP1* 的亚型以及它们的组织特异性表达，Bourassa 等[4] 认为，突变产生的可变剪接导致神经元异构体的活性缺失，导致大脑中的 *VAMP1* 单倍剂量不足、神经递质的分泌减少、神经系统发生紊乱。

Lethal-wasting(lew) 小鼠是一种因缺乏运动、能量消耗而表现为神经病学特征的自发性常染色体隐性突变个体，出生后 15 天便死亡。通过定位克隆，2007 年 Nystuen 等[7] 确定 *Vamp1* 基因编码区上 1 个 c.190G > T 的突变导致 lew 表型的产生，预测该图标导致蛋白约被截短一半。蛋白质印迹分析在突变的小鼠上没有显示可被检测到的 Vamp1 蛋白。研究者指出，其表型比出生时就死亡的 *Vamp2* 缺失小鼠温和。通过正常小鼠的免疫研究表明，*Vamp1* 主要在某些神经组织中表达，包括视网膜和间脑以及中脑等，这一发现对研究 *Vamp1* 在中枢神经系统中的作用有重要意义。

(4) 目前基因突变概述

目前在人类孟德尔遗传数据库中报道的 *VAMP1* 基因与 SPAX1 相关突变为 1 个，为错义 /

无义突变。

（王　展　林琼芬）

参考文献

[1] Mahloudji M. Hereditary spastic ataxia simulating disseminated sclerosis. J Neurol Neurosurg Psychiatry, 1963, 26: 511-513.

[2] 李林文 . 遗传性痉挛性共济失调 : 附 1 家系 4 代 7 例报告 . 中华神经医学杂志，2003，2: 160.

[3] 徐斌，陈俊抛，符珍，等 . 遗传性痉挛性共济失调一家系 13 例 . 中华医学遗传学杂志，2002，19: 197.

[4] Bourassa CV, Meijer IA, Merner ND, et al. *VAMP1* mutation causes dominant hereditary spastic ataxia in Newfoundland families. Am J Hum Genet, 2012, 91: 548-552.

[5] Meijer IA, Hand CK, Grewal KK, et al. A locus for autosomal dominant hereditary spastic ataxia, *SAX1*, maps to chromosome 12p13. Am J Hum Genet, 2002, 70: 763-769.

[6] Grewal KK, Stefanelli MG, Meijer IA, et al. A founder effect in three large Newfoundland families with a novel clinically variable spastic ataxia and supranuclear gaze palsy. Am J Med Genet A, 2004, 131: 249-254.

[7] Nystuen AM, Schwendinger JK, Sachs AJ, et al. A null mutation in VAMP1/synaptobrevin is associated with neurological defects and prewean mortality in the lethal-wasting mouse mutant. Neurogenetics, 2007, 8: 1-10.

1347　遗传性痉挛性共济失调 2 型
(spastic ataxia 2, autosomal recessive, SPAX2；OMIM 611302)

一、临床诊断

(1) 概述

遗传性痉挛性共济失调 2 型 (SPAX2) 为常染色体隐性遗传，由 *KIF1C* 基因的杂合突变所致。

(2) 临床表现

SPAX2 患者于 20 岁以内发病，表现为小脑性共济失调、构音障碍、四肢痉挛性瘫痪以下肢为主站直反射阳性、远端肌肉萎缩、认知保留[1]。肌束震颤出现在所有患者，可有水平眼震。小脑体征包括共济失调、眼震、辨距不良[2]。出生可正常，经常摔倒。痉挛不进展，患者不卧床。患者身材矮小，小头畸形，牙齿发育不全。

(3) 影像学表现

头颅磁共振显示无小脑，胼胝体、脑干萎缩。但有内囊后肢、枕叶白质脱髓鞘[3]。

(4) 病理表现

暂无相关病理报道。

(5) 受累部位病变汇总（表 1347-1）

表 1347-1　受累部位及表现

受累部位	主要表现
脑	萎缩、白质病变
四肢	痉挛性瘫痪、共济失调
周围神经	周围神经病

二、基因诊断

(1) 概述

KIF1C 基因，编码驱动蛋白家族成员 1C 蛋白，位于 17 号染色体短臂 1 区 3 带 2 亚带 (17p13.2)，基因组坐标为 (GRCh37):17:4901243-4931694，基因全长 30 452bp，包含 24 个外显子，编码 1103 个氨基酸。

(2) 基因对应蛋白结构及功能

KIF1C 基因是一个微管依赖的马达蛋白家族中的驱动蛋白成员，该家族不同成员介导特定形式的运动过程。KIF1C 蛋白包含一个 N 端马达结构域，后面伴随着 U104 结构域。免疫荧光揭示，KIF1C 蛋白主要定位于高尔基体。在体内，KIF1C 蛋白酪

氨酸磷酸化后，与 PTPD1 共同作用。KIF1C 蛋白对于高尔基体囊泡逆向运输到内质网中是必要的，具有微管加端引导能动性。

(3) 基因突变致病机制

在患有 SPAX2 的两个家庭中，Novarino 等[3]确定在 *KIF1C* 基因中的纯合突变：1 个无义突变 p. R731X 和 1 个剪接突变，其中 p. R731X 突变之前已被 Dor 等[2]确定出来。Novarino 同时也在 Bouslam 等[1]报道在患有 SPAX2 的摩洛哥家庭当中检测出 *KIF1C* 基因 14~18 号外显子上的纯合缺失突变。目前对这些突变体的功能研究还没有进行。

Watters 等[4]在炭疽致命毒素敏感的小鼠品系中确定出 *Kif1c* 基因的突变，第 578 位脯氨酸替换成亮氨酸 (p. P578L) 和第 1027 位丝氨酸替换成脯氨酸 (p. S1027P)。其中 p. P578L 位于 *Kif1c* 基因叉头同源相关联的结构域中，而 p. S1027P 位于与负载物结合相关的 C 末端区域。抗性小鼠的巨噬细胞经布雷菲德菌素 A 处理后，与 *Kif1c* 杂合或纯合突变的小鼠一样，对炭疽致命毒素敏感。作者认为 *KIF1C* 基因在炭疽毒素中毒的通路下游发挥作用，保护巨噬细胞免于发生炭疽致命毒素诱导的目标蛋白水解的信号事件。

(4) 目前基因突变概述

目前人类基因突变数据库收录的 *KIF1C* 基因突变有 7 个，其中错义 / 无义突变 6 个，大片段缺失 1 个。

（唐鹤飞　王　磊）

参考文献

[1] Bouslam N, Bouhouche A, Benomar A, et al. A novel locus for autosomal recessive spastic ataxia on chromosome 17p. Hum Genet, 2007, 121: 413-420.

[2] Dor T, Cinnamon Y, Raymond L, et al. KIF1C mutations in two families with hereditary spastic paraparesis and cerebellar dysfunction. J Med Genet, 2014, 51: 137-142.

[3] Novarino G, Fenstermaker AG, Zaki MS, et al. Exome sequencing links corticospinal motor neuron disease to common neurodegenerative disorders. Science, 2014, 343: 506-511.

[4] Watters JW, Dewar K, Lehoczky J, et al. Kif1C, a kinesin-like motor protein, mediates mouse macrophage resistance to anthrax lethal factor. Curr Biol, 2001, 11: 1503-1511.

1348~1350　遗传性痉挛性共济失调 3 型、4 型和 5 型
(spastic ataxia, autosomal recessive)
(1348. SPAX3，OMIM 611390; 1349. SPAX4，OMIM 613672; 1350. SPAX5，OMIM 614487)

一、临床诊断

(1) 概述

常染色体隐性遗传性痉挛性共济失调 (SPAX) 是隐性共济失调综合征中的一组亚型，本篇对其 3、4、5 型进行介绍。上述三型的致病基因分别为 *MARS2* 基因、*MTPAP* 基因和 *AFG3L2* 基因。

(2) 临床表现

SPAX3 起病年龄为 2~59 岁，平均为 15 岁，其临床特点为伴有脑白质病变的痉挛性共济失调及腱反射亢进，部分患者也可伴有尿急、构音障碍、张力异常性姿势不稳、轻度水平眼震及听力受损等表现[1]。SPAX4 是一种童年起病的缓慢进展性神经退行性疾病，目前报道的发病年龄为 2 ~ 27 岁，临床表现以小脑性共济失调、痉挛性截瘫、构音障碍和视神经萎缩为特征，随着发病年龄的增加，患者可出现缓慢性痉挛、上肢腱反射减退等症状，少数患者可伴有轻度情感及学习障碍，智力基本正常[2]。SPAX5 是一种早发的痉挛性神经系统变性病，早发的肌痉挛导致平衡动能严重受损、小脑性共济失调、动眼功能失用、肌张力异常及肌阵挛型癫痫发作等[3]。

(3) 辅助检查

SPAX3 患者脑部 MRI 检查可见以小脑为主的脑萎缩，以及脑白质非特异性的局灶性病变，多发生在侧脑室旁及深部白质 (图 1348-1)[1]，无周围神经受累证据。目前尚无报道描述 SPAX4 患者相关影像学改变。SPAX5 患者脑 MRI 检查可见不同程

度的小脑萎缩 (图 1378-1)，周围神经传导速度检查提示双下肢感觉运动神经轴索性病变[3]。

(4) 病理表现

SPAX5 患者肌肉组织切片标本在电镜下观察可见大量脂肪滴所致的线粒体错位以及线粒体 DNA 拷贝数减少。腓神经活检示脱髓鞘伴髓鞘再生共存病变[3]。目前尚无 SPAX3 及 SPAX4 患者病理学病变特征的报道。

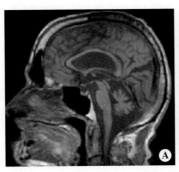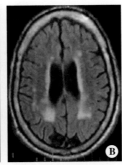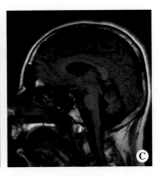

图 1348-1 影像表现

A. SPAX3 患者脑部 MRI 矢状位 T_2 加权像可见以小脑为主的脑萎缩；B. SPAX3 同患者的 MRI T_2 加权像平扫见侧脑室旁白质对称性脑白质病变；
C. SPAX5 患者脑部 MRI 矢状位 T_1 加权像可见明显的小脑萎缩 [Brain, 2006, 129：2332-2340; PLoS Genet, 2011, 7(10): e1002325]

(5) 受累部位病变汇总 (表 1348-1)

表 1348-1 受累部位及表现

受累部位	主要表现
头面部	SPAX3：轻度水平眼震、听力受损
	SPAX4：眼震、视神经萎缩、下颌反射活跃、缓慢性舌痉挛、口下颌协调障碍
	SPAX5：动眼功能失用、眼睑下垂、吞咽困难
肌肉骨骼	SPAX3：脊椎硬化
	SPAX5：下肢远端肌肉萎缩无力、骨骼肌活检示大量脂肪滴所致线粒体错位及线粒体 DNA 减少
中枢神经系统	共性：肌痉挛、小脑性共济失调、痉挛性截瘫、肌阵挛、癫痫、肌张力异常、轮替运动障碍、辨距不良、构音障碍、反射亢进
	SPAX5：轻微认知障碍、MRI 示皮质及小脑萎缩、伴有白质非特异性病变
	SPAX4：晚期腱反射减弱、学习能力下降、语言能力发育延迟、偶有情绪障碍
周围神经系统	SPAX5：下肢周围神经运动感觉传导轴索性损害、腓神经活检示脱髓鞘伴髓鞘再生共存病变

二、SPAX3 基因诊断

(1) 概述

MARS2 基因，即编码蛋氨酸 tRNA 合成酶的基因，位于 2 号染色体长臂 3 区 3 带 1 亚带 (2q33.1)，基因组坐标为 (GRCh37):2:198570028-198573114，基因全长 3087bp，包含 1 个外显子，编码 593 个氨基酸。

(2) 基因对应蛋白结构及功能

MARS2 基因编码的蛋氨酸 tRNA 合成酶由核基因组进行编码，并转运至线粒体。该蛋白可能是生物功能的一个结构单元，定位于线粒体基质。该基因的突变与常染色体隐性疾病 SPAX3 相关。

(3) 基因突变致病机制

通过对 3 个患有 SPAX3 的法裔加拿大人家系进行全基因组连锁分析，Thiffault 等[1]在染色体 2q33—q34 区域确定出一个 11.62cM 的候选位点，这个位点位于 D2S273 和 D2S2321 标记物之间。单倍体分析显示在 D2S1782 和 D2S2274 之间有一个 2.51cM 临界区域，并且推测是祖源效应。测序分析排除 2.51cM 临界区域内 4 个已知基因的突变。

在 54 例来自法裔加拿大人 38 个家系的 SPAX3 患者的研究中，Bayat 等[4]在 *MARS2* 基因中确定出复杂的重复性重排突变。

同时，Bayat 等[4]确定果蝇与人类 *MARS2* 同源基因的 1 个纯合突变。细胞研究揭示突变果蝇体内氧化磷酸化缺陷，活性氧分子增加，以及线粒体未折叠蛋白反应上调。

本病尚无相应的分子研究，致病机制未明。

目前没有发现与该疾病及基因相关的动物模型研究。

(4) 目前基因突变概述

目前人类基因突变数据库收录的 *MARS2* 基因突变有 5 个，其中错义／无义突变 2 个，大片断插入 3 个。

三、SPAX4 基因诊断

(1) 概述

MTPAP 基因，即编码 DNA 聚合酶 B 类族蛋白的基因，位于 10 号染色体短臂 1 区 1 带 2 亚带 3 次亚带 (10p11.23)，基因组坐标为 (GRCh37):10:30598730-30638267，基因全长 39 538bp，包含 9 个外显子，编码 582 个氨基酸。

(2) 基因对应蛋白结构及功能

该基因编码的蛋白是 DNA 聚合酶类 B 型家族中的一员。该蛋白包含一个 N 末端线粒体靶标信号，连接着一个 RNA 结合结构域、一个中心核苷酸转移酶结构域、一个多聚聚合酶 (PAP) 核心结构域以及一个与 PAP 相关的结构域。其中核苷酸转移酶和 PAP 核心结构域部分重叠。这种酶合成线粒体转录物的 3′ 端，在复制依赖性的组蛋白 mRNA 的降解中起一定作用。该酶可利用 4 种核苷酸，但是对 ATP 和 UTP 有更高的活性，可能参与到成熟组蛋白 mRNA 的末期尿嘧啶化，与线粒体 DNA 中未编码的 UAA 终止密码子的合成有关。

(3) 基因突变致病机制

通过基因组序列分析，Tomecki 等[5] 将 *MTPAP* 基因定位到人类基因组 10 号染色体 10p12.1 区域。

2010 年 Crosby 等[2] 通过全基因组连锁以及杂合分析，确定可能与 SPAX4 疾病有关的一个 6.5Mb 的染色体候选区域 (在基因标记为 rs1144522~rs910967 的 10p11.23 区域)。通过对旧时代阿米什人起源的一个大家系中 6 例患者的 10p11.23 区域进行基因测序，发现位于 *MTPAP* 基因的 1 个纯合突变 (c.N478D)。

为了探究 *MTPAP* 基因的致病机制，Wilson 等[6] 在 Crosby 等[2] 的基础上，对同一个家族的 2 例 SPAX4 的患者和一例未患病的突变携带者身上采集的成纤维细胞进行研究。患者细胞的线粒体 mRNA 出现多聚腺苷酸的降低以及相应的低腺苷酸

化物的增多。杂合细胞系与对照组细胞系类似，低腺苷酸信使 RNA 出现少量的增多。纯合突变细胞系表现出氧化磷酸化水平降低，线粒体复合物 I 和Ⅳ严重减少。这些发现与线粒体基因表达的选择性缺陷一致，而这些缺陷随着野生型 *MTPAP* 的表达而减少，说明 *MTPAP* 基因与 SPAX4 疾病存在相关性。

目前没有发现与该疾病及基因相关的动物模型研究。

(4) 目前基因突变概述

目前人类基因突变数据库收录的 *MTPAP* 基因相关的突变有 1 个，为错义／无义突变。

四、SAPX5 基因诊断

(1) 概述

AFG3L2 基因，即编码 AFG3 样蛋白 2 的基因，位于 18 号染色体短臂 1 区 1 带 2 亚带 1 次亚带 (18p11.21)，基因组坐标为 (GRCh37):18:12328943-12377275，基因全长 48 333bp，包含 17 个外显子，编码 797 个氨基酸。

(2) 基因对应蛋白结构及功能

AFG3L2 基因编码位于线粒体内的与截瘫密切相关的蛋白。该基因可以导致常染色体隐性的遗传痉挛性截瘫，也是其他遗传痉挛性截瘫或神经系统退化疾病的候选基因。该基因编码的蛋白拥有一个长约 190 个氨基酸的 AAA(与多种细胞活动有关的 ATP 酶) 区，包含一个 ATP/GTP 结合位点，一个依赖于锌的结合域，以及一个 RNA 结合区。*AFG3L2* 基因编码的 ATP 依赖蛋白酶对于轴突发育是必不可少的，与核苷三磷酸酶活性及金属内肽酶活性相关。

(3) 基因突变致病机制

通过放射杂交分析，Banfi 等[7] 将 *AFG3L2* 基因定位到染色体 18p11 区域。Di Bella 等[8] 又将该基因进一步定位到了 18p11.21 区域。

通过对 2 个具有早发性的痉挛性共济失调的兄弟 2 人进行全外显子测序，Pierson 等[3] 在 *AFG3L2* 基因上发现 1 个纯合突变，而他们的父母亲都是该突变的杂合携带者，并未表现出神经系统疾病。在 2 例无血缘关系的意大利人的 SPAX5 患者中，Muona 等[9] 在 *AFG3L2* 基因中发现了一个纯合的错义突变。

目前没有发现与该疾病和基因相关的动物模型研究。

（4）目前基因突变概述

目前人类基因突变数据库收录的 *AFG3L2* 基因突变有 20 个，其中错义 / 无义突变 16 个，小的插入 1 个，小的易位 1 个，大的缺失 2 个。基因突变多集中在外显子 15 至外显子 16。

（胡诗雨　昌宇奇　张丹丹）

参考文献

[1] Thiffault I，Rioux MF，Tetreault M，et al. A new autosomal recessive spastic ataxia associated with frequent white matter changes maps to 2q33-34. Brain，2006，129: 2332-2340.

[2] Crosby AH，Patel H，Chioza BA，et al，Defective mitochondrial mRNA maturation is associated with spastic ataxia. Am. J. Hum. Genet，2010，87: 655-660.

[3] Pierson TM，Adams D，Bonn F，et al，Whole-exome sequencing identifies homozygous AFG3L2 mutations in a spastic ataxia-neuropathy syndrome linked to mitochondrial m-AAA proteases. PLoS Genet，2010，7: e1002325.

[4] Bayat V，Thiffault I，Jaiswal M，et al. Mutations in the mitochondrial methionyl-tRNA synthetase cause a neurodegenerative phenotype in flies and a recessive ataxia (ARSAL) in humans. PLoS Biol，2012，10: e1001288.

[5] Tomecki R，Dmochowska A，Gewartowski K，et al. Identification of a novel human nuclear-encoded mitochondrial poly(A) polymerase. Nucleic Acids Res，2004，32: 6001-6014.

[6] Wilson WC，Hornig-Do HT，Bruni F，et al. A human mitochondrial poly(A) polymerase mutation reveals the complexities of post-transcriptional mitochondrial gene expression. Hum Mol Genet，2014，23: 6345-6355.

[7] Banfi S，Bassi MT，Andolfi G，et al. Identification and characterization of AFG3L2，a novel paraplegin-related gene. Genomics，1999，59: 51-58.

[8] Di Bella D，Lazzaro F，Brusco A，et al. Mutations in the mitochondrial protease gene *AFG3L2* cause dominant hereditary ataxia SCA28. Nat Genet，2010，42: 313-321.

[9] Muona M，Berkovic SF，Dibbens LM，et al. A recurrent de novo mutation in *KCNC1* causes progressive myoclonus epilepsy，2015，47: 39-46.

1351　痉挛性共济失调 Charlevoix-Saguenay 型
(spastic ataxia Charlevoix-Saguenay type, SACS；OMIM 270550)

一、临床诊断

（1）概述

痉挛性共济失调 Charlevoix-Saguenay 型 (SACS) 是一种常染色体隐性遗传的早发型神经退行性变疾病，最先在加拿大的魁北克省 Charlevoix-Saguenay-Lac-Saint -Jean 区发现，其患病率较高，并在世界各地都有分布。该病的致病基因为编码 Sacsin 蛋白的 *SACS* 基因[1]。

（2）临床表现

1978 年，Bouchard 等[2] 在法属加拿大首次描述这一疾病。该疾病病程长，患者 20 岁以后进展很慢。患者从 12~24 个月刚开始学走路时就表现下肢痉挛，特别是婴儿期出现痉挛，对诊断有较强的提示性作用。患者出现症状基本不会晚于 12 岁。主要的临床表现有共济失调、构音障碍和眼震，这是所有地域出现该病的共性。双侧足跖反射异常提示锥体束受累，还可伴有远端肌肉萎缩，眼动时会聚缺陷，多处可见的视网膜条纹（源自近端视网膜神经）掩盖视网膜血管，57% 的患者有二尖瓣脱垂[2]。1999 年，Richter 等[1] 认为此病有鉴别诊断意义的临床表现为早发的痉挛性共济失调和显著的有髓视网膜神经纤维[1]。然而在非魁北克人群中，显著有髓视网膜神经纤维很少见。疾病的进展主要表现为肌张力的增高和肌腱反射的增强，但到患者 25 岁以后随着肢体远端神经病变的出现，大部分患者肌腱反射消失，仅有一小部分人肌腱反射仍然存在，该表现为不同于其他常染色体隐性遗传性痉挛性共济失调的特点。有些患者存在高弓足和锤状趾[3]。有研究表明该病患者的平均生存年龄为 51 岁。

(3) 辅助检查

肌电图常常提示远端肌肉严重的失支配，出现在 25~29 岁，还可能出现慢性神经源性肌肉萎缩表现。神经传导速度呈中度下降，提示轴索损伤，伴周围神经髓鞘受损。四肢感觉神经运动电位在魁北克人群中消失，而在非魁北克人群中却基本正常。

影像检查显示小脑萎缩以小脑蚓部上端为著[4]，伴有脊髓萎缩，这也是该疾病在常染色体隐性遗传性痉挛性共济失调疾病中具有鉴别意义的特征，如 Friedreich 共济失调只有脊髓萎缩，毛细血管扩张性共济失调和共济失调伴眼动性失用只有小脑萎缩[5]。

(4) 病理表现

腓神经活检提示严重的轴索退行性病变，伴有大的有髓神经纤维丢失，同时有轴索丛状再生，但少见脱髓鞘的表现。以上表现出现在所有 SACS 患者。肌肉活检发现典型明显的神经源性萎缩。尸检提示神经元脂质沉积和浦肯野细胞缺失。

(5) 受累部位病变汇总 (表 1351-1)

表 1351-1　受累部位及表现

受累部位	主要表现
膀胱	尿急
手	手指天鹅颈样畸形
足	高弓足、锥状趾
肌肉及软组织	周围神经病引发的远端肌肉无力
中枢神经系统	学步延迟、进行性共济失调步态、痉挛、构音障碍、皮质脊髓束功能失调、腱反射升高、巴宾斯基征阳性、踝反射消失、远端重度肌肉萎缩、远端肌肉无力、精神发育迟滞、小脑蚓部萎缩伴浦肯野细胞丢失
周围神经系统	远端感觉消失、以振动觉为著，感觉和运动神经传导速度下降

二、基因诊断

(1) 概述

SACS 基因，即编码 Sacsin 蛋白的基因，位于 13 号染色体长臂 1 区 2 带 1 亚带 2 次亚带 (13q12.12)，基因组坐标为 (GRCh37):13:23902962-24007867，基因全长 104 906bp，包含 10 个外显子，编码 4579 个氨基酸。

(2) 基因对应蛋白结构及功能

该基因编码的 Sacsin 蛋白包含一个 N 末端的 Ubl 结构域，一个 C 末端的 DnaJ 结构域和一个 HEPN 结构域。该基因在中枢神经系统中高度表达，在皮肤、骨骼肌中也有相应的表达，而在胰腺中表达水平较低。该基因的突变会导致 SACS。该蛋白具有 3 个大重复区域，这些区域分散在离散的子重复区域。大重复区域被命名为 "Sacsin Internal RePeaTs"（SIRPT1、SIRPT2、SIRPT3），子重复区域命名为 sr1、sr2、sr3 和 srX。脊椎动物 Sacsin 蛋白的比较分析表明这些区域是高度保守的。一组人类 SACS 变异的精细位置比对显示 sr1、sr2、sr3、srX 具有一定的功能性。另外，通过定义临床表型的严重程度评分系统评估，sr1、sr2、sr3、srX 的致病突变位点可能与患者的临床表型的严重程度有关。

(3) 基因突变致病机制

1999 年 Richter 等[1]通过对 12 个家系的全基因组扫描，在 13q11 区域中观察到大量的共享纯合突变。在一个患有常染色体隐性遗传的小脑性共济失调症的大家系中，2000 年 Mrissa 等[6]证明该疾病与染色体 13q11—12 区域相关联，这个位点与 SACS 疾病相同。Baets 等[7]将 SACS 基因定位到人类基因组染色体 13q12.12 区域。

Engert 等[8]在 2000 年发现 SACS 基因的两个突变，位于染色体的 13q11 区域，导致蛋白截断。这两个突变与之前发现的两个不同的单倍型是一致的。在患有与 SACS 类似的常染色体隐性运动失调的 4 个突尼斯家庭中 (其中 3 个具有血缘关系)，EI Euch-Fayache 等[3]找到 SACS 基因的 4 个突变。Criscuolo 等[9]和 Ogawa 等[10]2004 年分别在来自意大利南部和日本的 SACS 患者中独立发现 SACS 基因的突变。Brechpot 等[11]在 2008 年报道一个患有 SACS 的比利时患者，在他的 SACS 基因中发现杂合点突变复合物，以及在染色体 13q12.12 区域发现一个 1.54Mb 的微小缺失，这个缺失涵盖 6 个基因，包括 SACS 基因。2010 年，Baets 等[7]在疑似患有 SACS 的 85 例患者中的 11 例的 SACS 基因中发现纯合或复杂杂合突变，共发现 18 个不同突变，包括 11 个错义突变，5 个移码突变，1 个无义突变和 1 个框内缺失。他们在 4 个不相关的比利时家庭中发现 1 个祖源基因。

目前没有发现与该疾病及基因相关的动物模型研究。

(4) 目前基因突变概述

目前人类基因突变数据库收录的 *SACS* 基因突变有 172 个，其中错义 / 无义突变 99 个，剪接突变 1 个，小的缺失 44 个，小的插入 17 个，大片段缺失 9 个，小的易位 1 个，大的插入 1 个。突变分布在基因整个编码区，无突变热点。

（于　萍　张丹丹）

参考文献

[1] Richter A, Rioux JD, Bouchard JP, et al. Location score and haplotype analyses of the locus for autosomal recessive spastic ataxia of Charlevoix-Saguenay, in chromosome region 13q11. Am J Hum Genet, 1999, 64: 768-775.

[2] Bouchard JP, Barbeau A, Bouchard R, et al. Autosomal recessive spastic ataxia of Charlevoix-Saguenay. Canad J Neurol Sci, 1978, 5: 61-69.

[3] El Euch-Fayache G, Lalani I, Amouri R, et al. Phenotypic features and genetic findings in sacsin-related autosomal recessive ataxia in Tunisia. Arch Neurol, 2003, 60: 982-988.

[4] Langelier R, Bouchard JP, Bouchard R. Computed tomography of posterior fossa in hereditary ataxias. Canad J Neurol Sci, 1979, 6: 195-198.

[5] Bouhlal Y, Amouri R, EI Euch-Fayeche G, et al. Autosomal recessive spastic ataxia of CharlevoixeSaguenay: An overview. Parkinsonism Relat Disord, 2011, 17: 418-422.

[6] Mrissa N, Belal S, Hamida CB, et al. Linkage to chromosome 13q11-12 of an autosomal recessive cerebellar ataxia in a Tunisian family. Neurology, 2000, 54: 1408-1414.

[7] Baets J, Deconinck T, Smets K, et al. Mutations in SACS cause atypical and late-onset forms of ARSACS. Neurology, 2010, 75: 1181-1188.

[8] Engert JC, Berube P, Mercier J, et al. ARSACS, a spastic ataxia common in northeastern Quebec, is caused by mutations in a new gene encoding an 11.5-kb ORF. Nat Genet, 2000, 24: 120-125.

[9] Criscuolo C, Banfi S, Orio M, et al. A novel mutation in SACS gene in a family from southern Italy. Neurology, 2004, 62: 100-102.

[10] Ogawa T, Takiyama Y, Sakoe K, et al. Identification of a SACS gene missense mutation in ARSACS. Neurology, 2004, 62: 107-109.

[11] Breckpot J, Takiyama Y, Thienpont B, et al. A novel genomic disorder: a deletion of the SACS gene leading to spastic ataxia of Charlevoix-Saguenay. Eur J Hum Genet, 2008, 16: 1050-1054.

1352　累及延髓的婴儿上升型痉挛性截瘫
(spastic paralysis, infant-onset ascending, IAHSP;OMIM 607225)

一、临床诊断

(1) 概述

累及延髓的婴儿上升型痉挛性截瘫 (IAHSP) 是常染色体隐性遗传疾病，特征表现为早年发生的上下运动神经元变性，导致儿童期丧失行走能力。最初影响下肢，然后累及上肢和延髓，出现构音吞咽困难，意识不受影响。2008 年 Yang 首先报道。现多认为其致病遗传基础为 *ALS2* 基因杂合突变所致，有无义、插入等形式，导致转录提前终止。*ALS2* 基因主要编码鸟嘌呤核苷酸交换因子的 GEF 域和 PH/DH 模体。该基因的突变还与青少年型肌萎缩侧索硬化症、青少年原发型侧索硬化症有关。

(2) 临床表现

IAHSP 患者多于 1~2 岁内下肢即呈强直痉挛状态，足尖上翘，走路呈剪刀步态，或运动发育严重迟滞不能走路。儿童期进展至上肢无力痉挛，面部无表情，不能皱额闭眼，核上性延髓麻痹引起舌体痉挛，可致严重的吞咽困难、构音障碍、流涎。最后成人期四肢瘫痪，智力保留，感觉不受累[1]。

(3) 辅助检查

IAHSP 患者体格检查腱反射亢进，巴宾斯基征阳性，影像学检查多正常，神经电生理检查发现肌电图和神经传导速度显示无下运动神经元受累表现。脑电图、体感诱发电位、视觉听觉诱发电位均无异常。

(4) 病理表现

本病肌肉活检尚无特征性表现。

(5) 受累部位病变汇总 (表 1352-1)

表 1352-1 受累部位及表现

受累部位	主要表现
锥体束	痉挛状态、四肢痉挛性瘫、腱反射亢进、巴宾斯基征阳性
延髓	构音障碍、吞咽困难、口角流涎

二、基因诊断

(1) 概述

ALS2 基因，即编码鸟嘌呤核苷酸交换因子类蛋白 Alsin 蛋白的基因，位于 2 号染色体长臂 3 区 3 带 1 亚带 (2q33.1)，基因组坐标为 (GRCh37):2:202564986-202645895，基因全长 80 910bp，包含 38 个外显子，编码 1657 个氨基酸。

(2) 基因对应蛋白结构及功能

ALS2 基因编码的蛋白为 Alsin 蛋白，是鸟苷酸交换因子成员之一，在细胞的胞内运输过程中发挥作用。Alsin 蛋白含有一个 ATS1/RCC1 样结构域，一个 RhoGEF 结构域，以及一个 VPS9 结构域，这些结构域作为鸟苷酸交换因子，可以激活 RAS 超家族成员蛋白的 GTP 酶活性。Alsin 蛋白与 RAB5 一起定位于早期内体，作为鸟苷酸交换因子作用于小 GTP 酶 RAB5 蛋白。

(3) 基因突变致病机制

2002 年，Eymard-Pierre 等[2]对 10 个 IAHSP 家系进行检测分析，其中 4 个家系的患者分别检出 ALS2 基因纯合突变 (c.3742delA; c. 1472_1481del10; c.2537_2538delAT; c.1007_1008delAT)，这些突变均导致截短型蛋白的产生。

2006 年，Devon 等[3]通过小鼠模型试验发现，Als2 基因敲除小鼠，出生时体重、外观以及整体行为等与野生型小鼠无明显差异，但 Als2 基因敲除会导致重要且微妙的神经病理改变，主要表现为 RAB5 依赖性的内体融合活性降低，初级神经元 Igf1 受体及 Bdnf 受体的胞内运输受到干扰。

2006 年，Hadano 等[4]对 Als2 基因敲除小鼠进行 21 个月的观察研究，小鼠没有表现出明显的发育、生殖以及运动异常，然而，免疫组化及电生理分析发现年龄依赖性的渐进性小脑浦肯野细胞减少，以及进行性的运动轴突丢失，这说明 Als2 基因敲除小鼠存在亚临床的运动系统功能障碍。2009 年，Jacquier 等[5]研究发现，Als2 基因敲除小鼠的脊髓运动神经元细胞与星形胶质细胞共培养，可以维持细胞生存及轴突的生长，这一过程是由一种未知的可溶性保护因子介导的。

(4) 目前基因突变概述

目前人类基因突变数据库收录的 ALS2 基因突变共 21 个，其中错义 / 无义突变 7 个，剪接突变 4 个，小的缺失 9 个，小的插入 1 个。其中与 IAHSP 相关的突变有 10 个，包括错义突变 1 个、无义突变 3 个、剪接突变 2 个、小的缺失 3 个，以及小的插入 1 个。突变分布在基因整个编码区，无突变热点。

(刘大成　宋立洁)

参考文献

[1] Wakil SM, Ramzan K, Abuthuraya R, et al. Infantile-onset ascending hereditary spastic paraplegia with bulbar involvement due to the novel ALS2 mutation c.2761C-T. Gene, 2014, 536: 217-220.

[2] Eymard-Pierre E, Lesca G, Dollet S, et al. Infantile-onset ascending hereditary spastic paralysis is associated with mutations in the alsin gene. Am J Hum Genet, 2002, 71: 518-527.

[3] Devon RS, Orban PC, Gerrow K, et al. Als2-deficient mice exhibit disturbances in endosome trafficking associated with motor behavioral abnormalities. Proc Natl Acad Sci U S A, 2006, 103: 9595-9600.

[4] Hadano S, Benn SC, Kakuta S, et al. Mice deficient in the Rab5 guanine nucleotide exchange factor ALS2/alsin exhibit age-dependent neurological deficits and altered endosome trafficking. Hum Mol Genet, 2006, 15: 233-250.

[5] Jacquier A, Bellouze S, Blanchard S, et al. Astrocytic protection of spinal motor neurons but not cortical neurons against loss of Als2/alsin function. Hum Mol Genet, 2009, 18: 2127-2139.

1353~1389　痉挛性截瘫
(spastic paraplegia, SPG)

(1353.SPG10,OMIM 604187；1354.SPG11,OMIM 604360；1355. SPG12,OMIM 604805；1356.SPG13,OMIM 605280；1357. SPG15, OMIM 270700；1358.SPG17,OMIM 270685；1359.SPG18,OMIM 611225；1360.SPG2,OMIM 312920；1361.SPG20,OMIM 275900；1362. SPG26,OMIM 609195；1363.SPG28,OMIM 609340；1364.SPG3A, OMIM 182600；1365.SPG30, OMIM 610357；1366.SPG31,OMIM 610250；1367.SPG33,OMIM 610244；1368.SPG35,OMIM612319；1369. SPG39,OMIM 612020；1370.SPG4, OMIM 182601；1371.SPG42,OMIM 612539；1372.SPG43,OMIM 615043；1373.SPG45, OMIM 613162；1374. SPG46,OMIM 614409；1375.SPG47,OMIM 614066；1376.SPG48,OMIM 613647；1377.SPG49,OMIM 615031；1378.SPG50,OMIM 612936；1379. SPG51,OMIM 613744；1380.SPG52,OMIM 614067；1381.SPG53,OMIM 614898；1382.SPG54, OMIM 615033；1383.SPG55,OMIM 615035； 1384.SPG56,OMIM 615030；1385.SPG57,OMIM 615658；1386. SPG5A,OMIM 270800；1387.SPG6,OMIM 600363；1388.SPG7,OMIM 607259；1389.SPG72,OMIM 615625)

一、临床诊断

(1) 概述

痉挛性截瘫 (SPG) 是一种具有临床异质性和遗传异质性的神经系统疾病，是由参与编码皮质脊髓束神经元维持蛋白的基因突变引起[1]。1876 年首先由 Seeligmuller 报道，Strumpell 和 Lorrain 将之定为独立疾病单元，故也称 Striampell-Lorrain 病。根据遗传方式不同，SPG 分为常染色体显性遗传 (AD)、常染色体隐性遗传 (AR)、X 连锁隐性遗传 (XR) 和母系遗传，其中以 AD 最常见[2]。

(2) 临床表现

SPG 发病年龄跨度很大，从婴儿期到 80 多岁均可发病，但多见于儿童期和青少年期。临床表现为双下肢肌张力增高，腱反射活跃亢进，病理反射阳性，呈剪刀步态病情缓慢进展。根据 SPG 临床特征的不同分为两型，即单纯型和复杂型。单纯型表现为逐渐进展的双下肢痉挛、步态不稳、腱反射

亢进，可以合并膀胱括约肌功能障碍；复杂型除上述临床表现外还可伴有智力障碍、锥体外系症状、共济失调、癫痫、白内障、视神经萎缩、视网膜变性、鱼鳞病及周围神经病等[3]。

SPG3A 发病早，通常为儿童起病，临床上表现为单纯型，病情进展缓慢，一般不丧失行走能力。高足弓、脊柱侧弯为常见体征。

SPG4 为单纯型和复杂型，发病年龄不固定。复杂型表现为感觉障碍，括约肌问题及轻微的多发性神经病变，上肢痉挛，共济失调，震动感受损，迟发认知障碍。

SPG5A 可幼儿期起病，也可成人期起病。表现为步态异常，走路及跑步困难，进行性加重，出现下肢不同程度痉挛性截瘫，可伴不同程度下肢无力、尿急，体检示腱反射亢进、双侧巴宾斯基征阳性、高弓足等。有的患者可有视神经萎缩、远端感觉受累、下肢震动觉减退，也可有轻度上肢辨距不良等小脑性共济失调体征。部分患者可有智力减退、

构音障碍等。

SPG10 多在儿童期或青年期起病，轻者无症状，仅出现下肢反射亢进、伸性趾反应。典型者表现为痉挛性步态异常、下肢反射亢进、踝阵挛、尿急、双侧巴宾斯基征、病程长者出现肌萎缩、高弓足、脊椎侧凸等。部分患者出现感觉异常、下肢震动觉减退，可上肢受累，也可出现轻度手萎缩。

SPG11 为单纯型和复杂型，可伴薄胼胝体、智力低下、上肢无力、构音障碍、眼球震颤。可能出现色素性视网膜病变(Kjellin综合征)，儿童期起病，进行性痉挛性截瘫伴有色素性视网膜病、智力低下、构音障碍、痴呆和远端肌肉萎缩。

SPG12 为常染色体显性神经变性病，因 *RTN2* 基因杂合突变所致。临床特征为下肢痉挛、反射亢进，导致步行困难。一些患者可有尿急及远端感觉缺失，可儿童起病，也可成年起病。

SPG13 主要临床表现为逐渐进展的双下肢肌张力增高、肌无力、腱反射亢进及痉挛步态。查体可见到双侧伸肌跖反射阳性、下肢腱反射亢进、尚志腱反射亢进以及振动觉减退。另外还可出现尿频、尿急，高弓足和脊柱侧弯等。该家系患者头和脊髓的影像学检查正常。神经传导速度和下肢肌电图检查未发现异常。另外眼底镜检查和视觉诱发电位检查也表现正常。该病也成进行性加重的过程，该家系约有一半的患者出现严重的功能残障[4, 5]。

SPG7、SPG15、SPG46 均为常染色体隐性遗传的痉挛性截瘫亚型。其中 SPG7 由 PGW 基因编码。SPG7 在各个家系中表型不一，多中年起病，有些表现为单纯型，有些表现为伴有其他神经系统症状的复杂型[6]。SPG15 又称为痉挛性截瘫和视网膜退行性病——Kjellin综合征。表型为复杂型，除有下肢痉挛性截瘫外，还合并有其他神经功能受损表现，包括精神发育迟滞、听力和视力受损以及胼胝体变薄[7]。SPG46 的基因为 *GBA2*，是一种儿童期起病的缓慢进展的痉挛性截瘫和小脑体征为主要表现的疾病。有些患者有认知功能损害和白内障，影像学上可表现为大脑、小脑和胼胝体萎缩[8, 9]。

SPG17 是一种罕见的复杂型遗传性变性病，多在儿童或青春期发病，男性略多，可有家族史。以双下肢痉挛性截瘫、无力伴有明显的双手(偶尔累及双下肢)小肌群萎缩为主要临床表现。患者多以双下肢僵硬、不灵活起病，最常见的体征为双下肢腱反射亢进、肌张力增高和病理征阳性，其次为踝阵挛、双下肢肌力下降、足部畸形等。

SPG6 为常染色体显性遗传。发病年龄各型有所差异，SPG6 型发病年龄在 9~35 岁，平均发病年龄为 16.5 岁[10]。SPG47 型和 SPG51 型在出生时即可发病。SPG49 型在 2 岁以内发病。SPG18 型发病年龄在 1~6 岁。SPG35 型多在儿童期起病。临床表现各型大体相似，主要表现为下肢痉挛性瘫痪、下肢无力、痉挛步态、下肢反射亢进、肌张力增高、下肢振动觉减退，此外多数病例还可出现骨骼和身体各器官的发育畸形，如高腭弓、高弓足、宽鼻梁、关节挛缩、脊柱侧凸、斜视等。多数患者可有精神发育迟滞及语言发育障碍。部分患者可有癫痫发作，少数病例有泌尿系损害症状，如尿频、尿急[11, 12]。有报道表明，患者出生时就伴有肌张力减低，随后出现行走困难、发育障碍及痉挛性截瘫[13-16]。SPG35 型还可有视神经萎缩。

SPG26 为复杂型 SPG。因下肢痉挛或无力而表现出痉挛性截瘫步态。有些患者还累及上肢。SPG26 患者常合并周围神经病变、小脑症状、锥体外系症状，有些患者还可出现高足弓[17, 18]。该病还可累及中枢神经系统以外的器官，有些患者会出现白内障、眼球震颤、尿频等。

SPG30 患者青少年时期起病，病情进展缓慢，主要表现为双下肢肌张力增高，腱反射活跃亢进，病理反射阳性，呈剪刀步态。可伴有轻度感觉障碍。部分患者有轻度小脑体征，包括共济失调，并可发现轻度小脑萎缩。部分患者还可伴有视神经萎缩、视网膜色素变性、锥体外系症状、痴呆、精神发育迟滞、耳聋、肌萎缩、自主神经功能障碍和弓形足畸形等。

SPG31 起病多见于青少年或者成年，平均发病年龄为 11.8~30 岁，患者有时可在 50~60 岁才会出现症状。主要临床表现为下肢远端无力，腱反射活跃和痉挛步态。上肢肌张力正常，只有手部小肌肉会出现轻微无力。患者的感觉系统、小脑系统和视觉系统没有受累。如果病情进一步进展或者为 SPG31 的复杂表型，患者可表现为下肢振动觉和本体位置觉的减退、下肢肌肉萎缩，甚至上肢也会出现痉挛性瘫痪，有时还会出现延髓受累的体征，如吞咽困难和构音障碍。患者步行能力严重受损，只能依靠轮椅生活。也可见到高弓足和下肢远端的感觉障碍。

SPG33 临床表现提示为单纯型痉挛性截瘫。查体可见反射亢进、下肢痉挛、巴宾斯基征阳性、踝阵挛，感觉正常。没有认知功能下降和其他神经系统症状。

SPG39 患者可表现为单纯型，主要表现为双下肢进行性无力和痉挛，偶有感觉受损和膀胱功能障碍。起病于儿童时期，随着病程发展出现小腿和手内肌肉萎缩。也可出现复杂神经系统表现，可有性格腼腆、情绪不稳定、智力障碍、认知功能损害、痴呆、癫痫、失语、肌张力障碍、锥体外系受损表现、小脑受损症状和体征、共济失调、震颤、脑积水、小头畸形和颅后窝异常、白质病变、胼胝体变薄、脊髓萎缩、肌肉萎缩或表现为多神经病变。非神经系统病变表现可有视网膜病变、视神经萎缩、白内障、耳聋、身材矮小、面部畸形、持续性呕吐、胃食管反流、皮肤损害、骨骼畸形等。

SPG42 发病年龄范围很宽，从4岁到42岁不等，大多数患者起病在20岁之前。经典的临床症状包括剪刀步态、下肢肌张力增高、腱反射亢进、下肢无力、肌肉萎缩以及高弓足。没有患者需要坐轮椅，也没有其他的神经系统体征。

SPG43 多为童年起病，表现为四肢进行性痉挛瘫痪，可伴精神症状、视神经萎缩导致的视力丧失、脑铁沉积及认知功能减退。

SPG45 为复杂型，目前仅在1个土耳其家族中发现5位受累成员，表现为智力低下，2例患者出现视神经萎缩，2例患者具有摆动性眼球震颤。

SPG48：有报道两个法国裔亲属表现为伴随尿失禁的进行性痉挛性截瘫。一个头颅核磁检查正常，另一个颈髓核磁检查提示脊髓高信号。他们未发病的父母并不是近亲，但来自邻近的村庄。可表现为成年起病，出现缓慢进展的痉挛性截瘫、宽步基、上肢轻度辨距不良以及尿失禁。没有发现认知功能丧失。

SPG50 表现为进行性双下肢痉挛性无力，患者在新生儿期先表现为肌张力减退，随病情进展肌张力逐渐增高，最后发展为肌痉挛状态，有些患者常伴有严重的精神发育迟滞和言语障碍。有些患者还会出现斜视、假性球麻痹、小头畸形、拇指内收、弓形足畸形等症状。

SPG52 患者可有重度精神发育迟滞和痉挛。婴儿期即出现运动发育延迟，到幼童期由于痉挛不能步行。体检发现肌张力增高(特别是下肢)、挛缩、马蹄内翻足、小腿肌容积减少、身材矮小、小头畸形。所有患者均有严重的认知功能缺陷，不能讲话，仅能表达基本需求。其他表现有蒜头鼻、宽嘴、外貌粗陋(见图1353-1)。所有患者胆小、温和、平静、无诱因哭笑，但不会突发大笑。患者没有癫痫、听力损害及任何内脏器官异常。

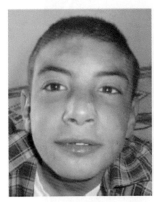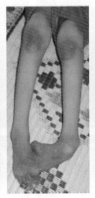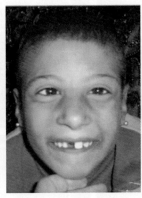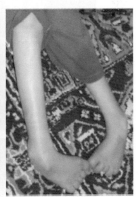

图 1353-1　SPG52 患者临床表现

患者面部特征为蒜头鼻、宽嘴、粗陋外貌，下肢畸形，足内翻，小腿消瘦

(Neurology, 2014, 83: 612-619)

SPG53 为复杂型、早发型。2个阿拉伯穆斯林家系的9例受累成员表现出发育迟缓，进行性双下肢痉挛，渐进性上肢受累，骨骼畸形，轻度至中度认知障碍。有些表现出多毛症和振动觉受损。

SPG54 患者多在2岁以前发病，临床表现为缓慢进展性双下肢痉挛性无力，在不同的患者中，病情的进展速度及症状严重程度各异。疾病早期患者可表现为平衡障碍、剪刀步态、下肢僵硬无力、用脚尖行走，后逐渐进展为四肢轻瘫、肌萎缩，有些成年患者尚可独立行走。有些患者常伴有精神运动发育迟滞、不同程度的智力低下。有些患者还合并有癫痫发作、锥体外系症状、视神经萎缩等。部分患者合并有身体发育畸形，如身材矮小、小头畸形、高腭弓、内眦距过宽、眼裂下斜、足萎缩等。

SPG55 突变患者主要表现为单纯型，起病年龄在 4~47 岁，主要症状为痉挛性步态。随着疾病的进展，许多患者无法独自行走，需人搀扶或使用轮椅，可伴随不同程度的泌尿系症状和感觉障碍，出现高足弓。在病程超过 20 年的患者中，可发现小脑征，如轻度上肢辨距不良和扫视追踪、远端肌萎缩、周围神经病变，而其头颅、脊髓 MRI 检查无特异性改变。

SPG56 为复杂型，儿童早期发病，上肢受累，上肢肌张力障碍，认知障碍，薄胼胝体，大脑白质异常，或者多发性神经病变。

SPG57 是由 *TFG* 基因突变引起，呈常染色体隐性遗传。突变体蛋白缺乏自我组装形成低聚物复合体的能力，影响内质网的蛋白质分泌、内质网形态和结构及轴突的长期维护。该种类型除皮质脊髓束受损引起的进行性痉挛瘫痪外，还包括其他神经元受损的复杂症状，但多无智力障碍。

SPG72：有文献报道一个几代人的法国家庭中有 10 例患者表现为单纯的痉挛性截瘫。患者在儿童期起病，发病年龄从婴儿期至 8 岁不等。表现为下肢僵硬、脚尖走路，缓慢进展的痉挛步态，许多患者休息时出现强直或痉挛。所有患者出现腱反射亢进、巴宾斯基征阳性。2 例患者出现上肢痉挛。严重程度差异较大：有些患者在帮助下或用拐杖可以行走，而有些患者不能独立行走，不能跑步。3 例患者出现高弓足，5 例出现括约肌功能障碍，2 例出现轻度姿势性震颤，2 例足踝部振动觉减退。但认知功能、语言和视力均正常。

(3) 电生理和影像学表现

SPG 的大部分患者下肢诱发电位的中枢运动传导速度消失或波幅降低，约 2/3 患者的体感诱发电位检查波幅和中枢传导速度显著下降，且以双下肢为主；约 1/2 患者有脑干诱发电位异常。肌电图可发现失神经改变，但周围神经传导速度正常[19]。

SPG 头颅及脊髓的 CT 和 MRI 检查常无异常发现，但有时检查可发现有胼胝体萎缩（图 1353-2），有的还可发现脊髓和（或）小脑萎缩。SPG11 患者眼底检查可见色素性视网膜病变[20]（图 1353-3）。

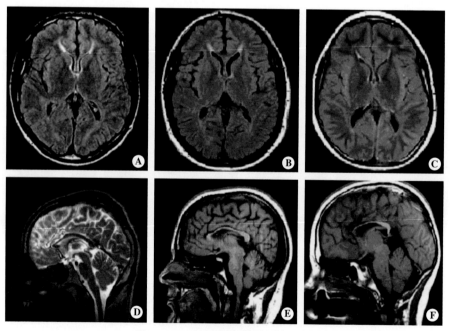

图 1353-2 SPG 的患者胼胝体变薄
[Eur J Hum Genet, 2013, 21(11): 1312-1315]

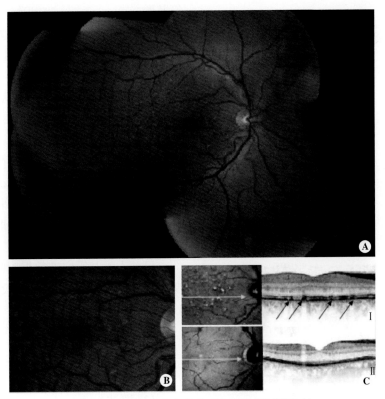

图 1353-3　SPG 的患者出现色素性视网膜病变

[Eur J Hum Genet, 2013, 21(11): 1312-1315]

(4) 病理表现

SPG 病理改变主要是脊髓中双侧皮质脊髓束的轴索变性和（或）脱髓鞘，以胸段最重（图 1353-4）。轴索变性主要累及脊髓内长的上、下行纤维束（皮质脊髓束及背束），受累最严重的传导路径为传导至下肢的皮质脊髓束和来自下肢的薄束纤维；约 50% 的病例报道有脊髓小脑束受累；而脊髓前、后角细胞及周围神经少有受累[19]。

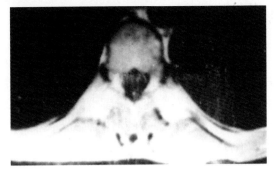

图 1353-4　SPG4 患者胸段 MRI 横状面像示胸髓缩小，
蛛网膜下腔扩大

[中华神经科杂志, 2005, 38(1): 38-41]

(5) 基因突变亚型汇总（表 1353-1）

表 1353-1　亚型基因汇总

SPG 亚型	基因
SPG10	KIF5A
SPG11	SPG11
SPG12	RTN2
SPG13	HSPD1
SPG15	ZFYVE26
SPG17	BSCL2
SPG18	ERLIN2
SPG2	PLP1
SPG20	SPG20
SPG26	B4GALNT1
SPG28	DDHD1
SPG3A	ATL1
SPG30	KIF1A
SPG31	REEP1
SPG33	ZFYVE27

续表

SPG 亚型	基因
SPG35	FA2H
SPG39	PNPLA6
SPG4	SPAST
SPG42	SLC33A1
SPG43	C19orf12
SPG45	NT5C2
SPG46	GBA2
SPG47	AP4B1
SPG48	AP5Z1
SPG49	TECPR2
SPG50	AP4M1
SPG51	AP4E1
SPG52	AP4S1
SPG53	VPS37A
SPG54	DDHD2
SPG55	C12orf 65
SPG56	CYP2U1
SPG57	TFG
SPG5A	CYP7B1
SPG6	NIPA1
SPG7	PGN
SPG72	REEP2

(6) 受累部位病变汇总 (表 1353-2)

表 1353-2　受累部位及表现

受累部位	主要表现
脑	精神发育迟滞、认知障碍、锥体束征、锥体外系受累、小脑受损体征、癫痫
脊髓	双下肢肌张力增高、腱反射亢进
膀胱	括约肌功能障碍
眼	白内障、视神经萎缩、视网膜变性
骨骼	骨骼畸形
周围神经	周围神经病

二、SPG10 基因诊断

(1) 概述

KIF5A 基因，编码驱动蛋白家族成员 5A，位于 12 号染色体长臂 1 区 3 带 3 亚带 (12q13.3)，基因组坐标为 (GRCh37):12:57943812-57980416，基因全长 36 605bp，包含 29 个外显子，编码 1032 个氨基酸。

(2) 基因对应蛋白结构及功能

KIF5A 基因编码一种驱动蛋白，驱动蛋白家族是微管驱动蛋白多亚基复合体的一部分，参与细胞内各细胞器之间的运输。该基因变异可能会引起SPG10。

(3) 基因突变致病机制

Reid 等 [21, 22] 通过变异分析在 KIF5A 基因的启动子区域发现一个错义突变。Fichera 等 [23]、Blair 等 [24]、Lo Giudice 等 [25] 都各自发现不同的 KIF5A 基因的杂合突变，本病尚无相应的分子研究，致病机制未明。

(4) 目前基因突变概述

目前人类基因突变数据库收录的 KIF5A 基因突变有 16 个，其中错义 / 无义突变 14 个，剪接突变 1 个，小的缺失 1 个。

三、SPG11 基因诊断

(1) 概述

SPG11 基因，即编码 SPATACSIN 蛋白的基因，位于 15 号染色体长臂 2 区 1 带 1 亚带 (15q21.1)，基因组坐标为 (GRCh37):15:44854894-44955876，基因全长 100 983bp，包含 40 个外显子，编码 2443 个氨基酸。

(2) 基因对应蛋白结构及功能

SPG11 基因编码的蛋白 SPATACSIN 是一种跨膜蛋白，能与 SPG15 和 SPG48 基因的编码蛋白相互作用，是受体蛋白 5 复合物的重要组成部分，SPATACSIN 对神经元轴突的生长、功能以及细胞内物质运输均起到作用。

(3) 基因突变致病机制

在 9 个不相关的 SPG11 患者的家系中，2007年 Hehr 等 [26] 确定 SPG11 基因上的 11 个不同突变，其中包括 10 个新发突变，患者中检测到的突变均以纯合子或者复合杂合子的情况存在。突变分布在整个 SPG11 基因，无明显聚集。

2014 年，Perez-Branguli 等 [27] 首次分析了从人体多能干细胞中分化而来的人脑神经元中 SPATACSIN 的功能和表达。SPG11 患者的神经元轴突表现出相关基因调控下调，轴突的结构复杂性和轴突膜体的累积均出现下降，且所有试验数据表明神经元的 SPG11 突变与轴突的病理表现有关。为进一步证实 SPATACSIN 功能，他们研究人体多能干细胞衍生的神经元和小鼠皮质神经元，这些细胞中的 SPATACSIN 位于轴突和树突，与细胞骨架和突触囊泡 (SV) 的标志物共同存在于突触中。Spg11 基因敲除小鼠的皮质神经元的衰弱证明 SPATACSIN 功能的丧失会使得乙酰化的微管蛋白减少，最终导致轴突不稳定。

(4) 目前基因突变概述

目前人类基因突变数据库收录的 SPG11 基因突变有 104 个，其中错义 / 无义突变 29 个，剪接突变 16 个，小的缺失 33 个，小的插入 22 个，大片段缺失 4 个。突变分布在基因整个编码区，无突变热点。

四、SPG12 基因诊断

(1) 概述

RTN2 基因，编码内质网膜蛋白 2(RETICULON 2)，位于 19 号染色体长臂 1 区 3 带 3 亚带 2 次亚带 (19q13.32)，基因组坐标为 (GRCh37):19:45988546-46000313，基因全长 11 768bp，包含 11 个外显子，编码 545 个氨基酸。

(2) 基因对应蛋白功能

该基因属于内质网膜蛋白编码基因家族。内质网膜蛋白是管状内质网正常发生的必需蛋白，并且很可能在细胞内囊泡运输中发挥作用。该基因选择性剪切能够产生编码不同亚型的转录本，该基因突变与 SPG12 相关联。

(3) 基因突变致病机制

Reid 等 [28] 通过对患有常染色体显性遗传性痉挛性截瘫的威尔斯大家系进行连锁分离分析，确定一个新的基因座，命名为 SPG12，位于染色体 19q13 位置。Ashley-Koch 等 [29] 的研究进一步将致病基因区域缩小到 5cM，位于微卫星标记 D19S868 和 D19S220 之间。通过对意大利 SPG 家族的连锁分析，Orlacchio 等 [30] 发现 SPG 和染色体 19q 连锁，在 D19S897 附近，最大 LOD 值达到 5.52。结合前人研究，再次将区域缩小到 3.3cM，位于 D19S416 和 D19S220 之间。

Reid 等 [28] 和 Orlacchio 等 [30] 报道的家族 SPG12 患者中，Montenegro 等 [31] 检测到 RTN2 存在一个杂合截短突变。这个杂合突变后来又在两个不相关的迟发型 SPG12 患者身上发现。Montenegro 等 [31] 将 RTN2 确定为 SPG12 的致病基因。

(4) 目前基因突变概述

目前人类基因突变数据库收录的 RTN2 基因突变有 3 个，其中错义 / 无义突变 1 个，小的缺失 1 个，大片段缺失 1 个。

五、SPG13 基因诊断

(1) 概述

HSPD1 基因，编码热休克蛋白 1，位于 2 号染色体长臂 3 区 3 带 1 亚带 (2q33.1)，基因组坐标为 (GRCh37): 2:198351308-198364998，基因全长 13 691bp，包含 12 个外显子，编码 573 个氨基酸。

(2) 基因对应蛋白结构及功能

HSPD1 基因编码一种分子伴侣家族成员。该编码线粒体蛋白可能在先天免疫系统中执行信号分子的功能。这种蛋白质对线粒体中蛋白的折叠和组装至关重要。这个基因与家族内一个成员毗邻，基因间区域构成双向启动子而发挥作用。该基因有几个序列相似的假基因以及两个转录本，编码相同蛋白。该基因突变导致 SPG13。

(3) 基因突变致病机制

SPG13 的致病基因起初被定位于 2 号染色体 2q24—q34 区域，2002 年 Hansen 等 [32] 发现在 SPG13 患者的 HSPD1(HSP60) 基因上存在 1 个 p. V72I 的置换型突变。通过细菌补偿性实验证实，野生型 HSPD1 基因相比于 p. V72I 突变型，HSPD1 基因更能发挥其分子伴侣的作用。因此，Hansen 等 [32] 确定 HSPD1 基因 p. V72I 突变是第一个 SPG13 的致病突变。

(4) 目前基因突变概述

目前人类基因突变数据库收录的与 HSPD1 基因突变有 3 个，均为错义 / 无义突变。无突变热点。

六、SPG15 基因诊断

(1) 概述

ZFYVE26 基因，编码一个含有 FYVE 锌指结合结构域的蛋白质，位于 14 号染色体长臂 2 区 4 带 1 亚带 (14q24.1)，基因组坐标为 (GRCh37):14:68213237-68283306，基因全长 70 070bp，包含 42 个外显子，编码 2539 个氨基酸。

(2) 基因对应蛋白结构及功能

ZFYVE26 基因编码的蛋白在 2539 残基处含有一个 9.7kb 的 mRNA 转录本，该蛋白在各种人体组织中表达，尤其是肾上腺、骨髓、大脑、肺、胎盘、前列腺、睾丸、骨骼肌、胸腺和视网膜等。该蛋白含有一个 FYVE 锌指结合结构域，该结构域通过与膜磷脂的相互作用将蛋白定位到膜脂上。在 COS-7 细胞中，ZFYVE26 与内质网和核内体上的标记部分共定位[32]。

(3) 基因突变致病机制

SPG15 为一种常染色体隐性遗传病，Hughes 等[33] 在两个常染色体隐性遗传的 SPG 家系中通过连锁定位将其定位于 14 号染色体长臂，有别于常染色体显性 SPG 的定位区。在零重组的 D14S77 区发现其 LOD 值为 4.20，同时通过单倍体型分析将其定位区域缩小到 14q22—q24 上一个 19 cM 的区间。

2007 年 Elleuch 等[34] 通过对 3 个大的阿拉伯家系进行全基因组连锁分析和单倍型重建，将 SPG15 定位到 14 号染色体长臂 5.3 Mb 的区间（介于 makers D14S981 和 rs8688 之间）。

2008 年 Hanein 等[32] 通过对 8 个常染色体隐性 SPG15 家系中先证者的研究确定 ZFYVE26 基因上 6 个不同的纯合突变。这几个突变都是直接导致蛋白缩短，蛋白结构发生变化。而对于表型来说，不同突变导致的表型会有一些不同，但一般都会表现为下肢痉挛、认知功能减退、轴突神经病和白质异常等[35]。

(4) 目前基因突变概述

目前人类基因突变数据库收录的 ZFYVE26 基因突变有 23 个，其中错义 / 无义突变 10 个，剪接突变 6 个，小的缺失 4 个，小的插入 2 个，大片段缺失 1 个。

七、SPG17 基因诊断

(1) 概述

BSCL2 基因，即编码多次跨膜蛋白 SEIPIN 的基因。位于 11 号染色体长臂 1 区 3 带 (11q13)，基因组坐标为 (GRCh37):11:62457734-62475179，基因全长 17 446bp，包含 11 个外显子，编码 463 个氨基酸。

(2) 基因对应蛋白结构及功能

BSCL2 基因编码多次跨膜蛋白——SEIPIN 蛋白。该蛋白质定位于内质网，可能对脂滴的形态有重要作用。该蛋白是脂肪细胞分化所必需的脂质分解代谢调节器，可能也涉及能量平衡的中枢调节；该蛋白也是正确的脂质储存和脂滴维持所必需的，也可能在调控脂肪细胞的脂质储存以及预防非脂肪组织异位脂滴形成中扮演组织自发的作用。

(3) 基因突变致病机制

Windpassinger 等[36] 在一个比利时家庭及一个巴西家庭的 SPG17 患者中确定出 BSCL2 基因中的

1 个 c.269C > T 杂合突变，导致其编码蛋白的 90 号氨基酸由丝氨酸突变为亮氨酸 (p.S90L)。

Zhou 等[37] 发现，神经元特异性 SEIPIN 敲除的雄性小鼠，而不是雌性小鼠，会表现出类似焦虑及抑郁的行为。这种神经元特异性 SEIPIN 敲除的雄性小鼠会出现海马和大脑皮质中 Pparg 基因的 mRNA 及蛋白水平降低。使用 17β- 雌二醇或 PPARG 兴奋剂治疗这些神经元特异性 SEIPIN 敲除的雄性小鼠，会缓解它们的情感障碍。对雌性神经元特异性 SEIPIN 敲除小鼠实施卵巢切除术也能使雌性小鼠表现出类似焦虑和抑郁的行为，以及 PPARG 水平的降低。

(4) 目前基因突变概述

目前人类基因突变数据库收录的 BSCL2 基因突变有 29 个，其中错义 / 无义突变 11 个，剪接突变 6 个，小的缺失 4 个，小的插入 4 个，小的插入缺失 2 个，大片段缺失 1 个，复杂重排 1 个。

八、SPG18 基因诊断

(1) 概述

ERLIN2 基因，即编码内质网脂筏相关蛋白 2 的基因，位于 8 号染色体短臂 1 区 1 带 2 亚带 3 次亚带 (8p11.23)，基因组坐标为 (GRCh37):8:37593743-37615319，基因全长 21 577bp，包含 12 个外显子，编码 339 个氨基酸。

(2) 基因对应蛋白结构及功能

ERLIN2 基因编码的蛋白是包含脂质筏相关蛋白的 SPFH 结构域家族的一个成员。该蛋白位于内质网脂质筏，通过介导激活的 1，4，5- 三磷肌醇受体 (IP3R) 的内质网相关的降解在内质网 1，4，5-三磷酸肌醇 (IP3) 的信号通路中起重要作用。

(3) 基因突变致病机制

Alazami 等[38] 对一个复杂型 SPG18 沙特家庭进行研究，发现在 8 号染色体上有 20kb 的纯合缺失，这 20kb 的区间跨越了 2 个蛋白质编码基因：ERLIN2 基因和 ELJ34378 基因。RT-PCR 分析患者淋巴母细胞显示没有 ERLIN2 基因的转录本。ERLIN2 基因参与内质网相关的降解 (ERAD) 途径，并且 ERLIN2 基因的缺失会导致 IP3R 相关的内质网降解 (ERAD) 受损，使 IP3 的信号和通路持续被激活，导致神经元处于持续亢奋状态。

Yildirim 等[39] 在一个有血缘关系的土耳其家庭

的 SPG18 患者的 *ERLIN2* 基因上发现了纯合截短突变。Al-Saif 等 [40] 在一个由近亲所生的被诊断为原发性脊髓侧索硬化的四兄弟的 *ERLIN2* 基因上发现纯合剪接位点突变。患者的细胞分析表明，该突变引起 *ERLIN2* 的转录提前终止，mRNA(约为对照组的 15%) 水平下降，并且该突变转录本经无义的 mRNA 破坏，导致功能丧失。与对照组相比，敲除小鼠神经元细胞的 *Erlin2* 基因会抑制细胞生长，表明神经元缺失 *Erlin2* 基因是有害的。敲除神经元细胞的 *Erlin2* 基因的小鼠表型与 Yildirim 等报道的 SPG18 相似。

(4) 目前基因突变概述

目前人类基因突变数据库收录的 *ERLIN2* 基因突变有 1 个，即小的插入。另外有文献报道的 *ERLIN2* 基因突变有 2 个，1 个为大片段缺失 [38]，1 个为剪切位点的突变 [40]。

九、SPG2 基因诊断

(1) 概述

PLP1 基因，编码蛋白脂质蛋白 1，位于 X 染色体长臂 2 区 2 带 2 亚带 (Xq22.2)，基因组坐标为 (GRCh37):X:103031754-103047548，基因全长 15 795bp，包含 8 个外显子，编码 277 个氨基酸。

(2) 基因对应蛋白功能

该基因编码一种跨膜蛋白脂质蛋白，是中枢神经系统中主要的髓鞘蛋白。其可能在髓鞘的密封、稳定和维护以及少突胶质细胞发育和轴突存活中发挥作用。该基因的突变会导致 X 染色体关联的佩梅病和 SPG2。该基因已经发现存在不同的转录本亚型。

(3) 基因突变致病机制

Keppen 等 [41] 的研究发现位于 X 染色体的长臂中段的基因座与 SPG2 相关联。该疾病与之相关联的标记 (DXS17 和另一个被 YNH3 探针鉴定的标记) 位于 Xq21—q22 区域。通过对 Bonnea 等 [42] 报道的遗传性痉挛性截瘫家系进行研究，Saugier-Veber 等 [43] 将 *SPG2* 基因座范围缩小，并发现蛋白脂质蛋白基因 *PLP1* 是跟 SPG2 连锁距离最近的标记物，从而将其定义为候选致病基因。在一个患者身上，他们发现 *PLP1* 基因外显子 3B 存在一个 p. H139Y 突变，并且该突变与疾病共分离。

Kobayashi 等 [44] 在 SPG2 患者中发现的突变与 Schneider 等 [45] 在 *Rumpshaker* 小鼠模型中发现的突变一致。*Rumpshaker* 是 *Jimpy* 的等位基因，*Jimpy* 小鼠在临床上与佩梅病相似但是表现为少突细胞的发育和分化失败，导致早死。*Rumpshaker* 小鼠尽管缺少髓鞘质，但是拥有正常的寿命和形态学正常的少突细胞。*Rumpshaker* 和 *Jimpy* 的不同暗示 *PLP1* 具有维持少突细胞发育和生存以及最后阶段的髓鞘密封的双重职能。

(4) 目前基因突变概述

目前人类基因突变数据库收录的 *PLP1* 基因突变有 158 种，其中错义 / 无义突变 93 个，剪接突变 22 个，小的缺失 12 个，小的插入 3 个，大片段缺失 7 个，大片段插入 20 个，调节突变 1 个。

十、SPG20 基因诊断

(1) 概述

SPG20 基因，即编码 SPARTIRN 蛋白的基因。位于 13 号染色体长臂 1 区 3 带 3 亚带 (13q13.3)，基因组坐标为 (GRCh37):13:36875775-36944317，基因全长 68 543bp，包含 9 个外显子，编码 667 个氨基酸。

(2) 基因对应蛋白功能

SPARTIN 蛋白内含有两个保守结构域，位于 N 端的 MIT(微管相互作用和转运基序) 结构域和位于 C 端的植物相关的衰老结构域。在细胞中 SPARTIN 蛋白质有多种功能，SPARTIN 蛋白中存在不同的结构域，与细胞内多个细胞器有关，和许多结合配体相互作用 [46]。该蛋白质定位于线粒体和部分共定位于微管，并与内涵体运输和线粒体功能有关。该蛋白受表皮生长因子 (EGF) 刺激可导致蛋白易位至质膜，以及该蛋白对 EGF 受体的降解和胞内运输功能。

(3) 基因突变致病机制

在一个大的阿曼人家庭的 SPG20 患病成员中，Manzini 等 [47] 鉴别一个 *SPG20* 基因的纯合截短突变。编码 Spartin 蛋白的 *SPG20* 基因的功能丧失型突变可引起 SPG 20，患者常伴有身材矮小，认知缺陷和远端肌萎缩的特性。

Renvoise 等 [48] 培育出 *Spg20*−/− 小鼠，其表现出渐进步态缺陷。*Spg20*−/− 小鼠虽然中枢神经系统在病理上总体正常，但新生 *Spg20*−/− 小鼠的大脑皮质神经元表现出轴突分枝增生，通过重新引入 SPARTIN 蛋白和与之相互作用的胞内分选复合物所需的运输Ⅲ蛋白 IST1，其缺陷表型得到抑制。分析 *Spg20*−/− 胚胎成纤维细胞的骨形态发生蛋白 (BMP)

信号通路研究表明 Smad1/5 磷酸化适度升高，可能是因为 BMP 受体转运的改变。此外，Renvoise 等[48]还发现在 Spg20-/- 小鼠胚胎成纤维细胞的培养细胞中，细胞分裂受损，并且 Spg20-/- 小鼠的骨骺生长板中双核软骨细胞明显，可能是患者身材矮小的原因。在雌性 Spg20-/- 小鼠的脂肪组织中脂滴数量增加，脂滴包被蛋白水平改变，这表明了 SPARTIN 在脂滴维护中存在作用。

(4) 目前基因突变概述

目前人类基因突变数据库收录的 SPG20 基因突变有 1 个，即小的缺失。

十一、SPG26 基因诊断

(1) 概述

B4GALNT1 基因，编码 β-1，4-N- 乙酰氨基半乳糖基转移酶 1，位于 12 号染色体长臂 1 区 3 带 3 亚带 (12q13.3)，基因组坐标为 (GRCh37):12: 58019678-58027022，基因全长 7435bp，包含 11 个外显子，编码 533 个氨基酸。

(2) 基因对应蛋白结构及功能

GM2 和 GD2 神经节苷脂是含有唾液酸的鞘糖脂，在细胞受体和标记、细胞间连接和信号调控、细胞周期及运动中发挥多种作用。B4GALNT1 基因编码 GalNAc-T 酶，参与 GM2 和 GD2 神经节苷脂生物合成。GalNAc-T 将半乳糖胺通过 β-1，4- 键转移到 GM3 和 GD3，从而合成 GM2 和 GD2。这个基因有 3 种编码不同亚型的转录变异体。

(3) 基因突变致病机制

2013 年，Boukhris 等[17]通过对 5 个患有 SPG26 疾病的家系进行全外显子测序分析，在 B4GALNT1 基因上发现 5 个不同的纯合突变。该突变在受累家系中与疾病一起分离，且在大量对照组研究资料中未见。随后，作者在 65 例患有相似疾病的先证者中进行 B4GALNT1 基因突变分析，发现 2 个致病突变。所有发生于高度保守区段的突变除了 2 个错义突变外，余下都是截短突变。但目前尚无功能研究报道。

1996 年，Takamiya 等[49]发现 B4galnt1 基因失活小鼠缺乏所有复合的神经节苷脂，但其神经系统并无任何组织缺陷或整体行为异常。电生理研究显示从胫神经到躯体感觉皮质的神经传导速度降低，而传导至腰椎的无变化。研究表明复合神经节苷脂是神经元功能所必需的，如突触传递，但

在大脑形态与组织发育时并非是必需的。突变小鼠脑内 GM3 和 GD3 表达较高，可有助于补偿复合神经节苷脂的缺乏。

(4) 目前基因突变概述

目前人类基因突变数据库没有收录 B4GALNT1 基因突变有 13 个，其中错义 / 无义突变 7 个，小的缺失 2 个，小的插入 3 个，剪接突变 1 个。

十二、SPG28 基因诊断

(1) 概述

DDHD1 基 因，编 码 DDHD1(DDHD domain containing 1) 蛋白，位于 14 号染色体长臂 2 区 2 带 1 亚带 (14q22.1)，基因组坐标为 (GRCh37):14:53503458-53620046，基因全长 116 589bp，包含 13 个外显子，编码 900 个氨基酸。

(2) 基因对应蛋白功能

DDHD1 基因编码 DDHD 1 蛋白，GO 数据库注释该基因编码的蛋白是一种磷脂酶，具有水解酶活性，能水解磷酸，包括 1，2- 二油锡磷脂酸，不同的亚型具有不同的底物特异性。该基因与 SPG28 发病相关。

(3) 基因突变致病机制

通过对一个 SPG28 相关的摩洛哥家族进行全基因组关联分析，Bouslam 等[50]发现一个新的 6.7cM 候选基因座，位于染色体 14q21.3—q22.3，在 D14S58 和 D14S1064 之间。基因分析排除位于这个区间的 SPG3A 和 GCH1 基因。

在 3 个 Bouslam 等[50]报道过的摩洛哥家族患者身上，Tesson 等[51]对候选区域外显子进行测序，并且使用 sanger 确认，确定出一个 DDHD1 基因的纯合突变，这个突变在多个对照数据库中没有记录。在另外两个具有相同症状的家族中，DDHD1 基因也被检测出存在纯合突变。在同一个研究中 Tesson 等[51]还发现导致 SPG56 的 CYP2U1 基因致病突变。无论是 Ddhd1 还是 Cyp2u1 都在鼠发育中的大脑中表达，并且都部分定位于线粒体。SPG28 和 SPG56 突变细胞与正常细胞相比，有着显著降低的线粒体呼吸活性、ATP 水平和升高的过氧化氢水平。然而，每个独立的线粒体呼吸链复合物催化能力与对照基本相似。Ddhd1 功能失活会使磷脂酶 A1 活性下降，进而导致线粒体膜磷脂增加，扰乱其功能。DDHD1 在内质网中形成脂质信使，这些磷脂和脂肪酸可作为多种脂质使者的前身，从而影响激素信号和神经

递质。另外，活性氧的积累可以导致神经退行性变。

(4) 前基因突变概述

目前人类基因突变数据库收录的 DDHD1 基因突变有 4 个，其中错义 / 无义突变 1 个，剪接突变 2 个，小的缺失 1 个。

十三、SPG3A 基因诊断

(1) 概述

ATL1 基因，编码 ATLASTIN-1 蛋白，位于 14 号染色体长臂 2 区 2 带 1 亚带 (14q22.1)，基因组坐标为 (GRCh37):14:50999744-51099767，基因全长 100 024bp，包含 14 个外显子，编码 553 个氨基酸。

(2) 基因对应蛋白功能

ATLASTIN-1 是一种膜蛋白，主要产生在大脑和脊髓 (中枢神经系统) 中，特别是在下游脊髓神经元中。通过克隆发现 ATLASTIN-1 蛋白在 N 端有一个与 GTP 结合的结构基元，C 端有 2 个跨膜结构域和 3 个潜在的 N- 糖基化位点。在神经元中，ATLASTIN-1 蛋白主要存在于内质网中。ATLASTIN-1 和小管的网络结构共同构成了内质网结构。ATLASTIN-1 蛋白也存在于神经元前端的轴突生长锥，并诱导其生长[52]。

(3) 基因突变致病机制

Durr 等[53] 在 31 个早发型常染色体显性 SPG3A 家系中检测出 12 个具有 ATL1 基因的突变，并且发现 SPG3A 在一些家系中具有不完全外显的现象。ATL1 基因的突变致使 ATLASTIN-1 蛋白的失活，损坏神经元的功能和内部物质的分布情况。这种失活的 ATLASTIN-1 蛋白会抑制轴突的生长，甚至会导致较长的皮质脊髓束神经元的死亡。因此，这种神经元无法传递神经信号。

(4) 目前基因突变概述

目前人类基因突变数据库收录的 ATL1 基因并与疾病 SPG3A 相关的突变有 58 个，其中错义 / 无义突变 49 个，剪接突变 2 个，小的缺失 3 个，小的插入 3 个，大的缺失 1 个。突变分布在基因整个编码区，无突变热点。

十四、SPG30 基因诊断

(1) 概述

KIF1A 基因，编码驱动蛋白，位于 2 号染色体长臂 3 区 7 带 3 亚带 (2q37.3)，基因组坐标为 (GRCh37): 2:241653181-241759725，基因全长 106 545bp，包含 47 个外显子，编码 1690 个氨基酸。

(2) 基因对应蛋白结构及功能

KIF1A 基因编码的蛋白，是驱动蛋白家族成员之一，参与膜性细胞器延轴突微管顺向运输的过程。驱动蛋白及其相关蛋白，组成一个微管依赖性蛋白超家族，介导细胞内运输以及细胞分裂等特殊的能动过程。KIF1A 蛋白含有一个驱动蛋白马达结构域，一个 FHA 结构域，以及一个 PH 结构域。KIF1A 是延轴突微管运输膜性细胞器的顺向马达蛋白，其运输对象包括突触小泡前体的一些成分：突触素、突触结合蛋白及 Rab3A。

(3) 基因突变致病机制

2011 年，Erlich 等[54] 通过全外显子测序及候选基因分析等方法，对一个来自巴基斯坦的 SPG30 家系进行检测分析，家系中 3 例同胞患者检出 KIF1A 基因 A255V 纯合突变。2012 年，Klebe 等[55] 在一个阿尔及利亚 SPG30 家系中检测发现，家系中的患者存在 KIF1A 基因 p. R350G 纯合突变，另有一个巴基斯坦家系的患者检出 p. A255V 纯合突变。

1998 年，Yonekawa 等[56] 通过动物实验发现，Kif1a 基因敲除的小鼠会表现出严重的共济失调、异常肢体运动以及疼痛反应减弱等运动和感觉障碍，并在出生后数天内死亡。脊髓细胞及神经轴突分析结果显示，神经末梢突触囊泡密度降低，而神经细胞体中小囊泡异常聚集，这说明顺向轴突运输存在障碍。基因突变型小鼠还存在严重的神经元和轴突变性及凋亡的表现。体外培养的突变型神经元细胞，亦观察到神经元细胞变性凋亡的现象，而当突变型神经元细胞与野生型神经元细胞共培养，或提供低浓度谷氨酸盐时，变性凋亡现象可被缓解，说明突变型神经元的凋亡是由于突触运输缺失引起传入刺激的缺乏而导致的。这些实验结果说明，KIF1A 蛋白的主要作用是负责突触小泡前体的运输，该功能对于维持神经元细胞的活性及正常功能具有重要意义。

(4) 目前基因突变概述

目前人类孟德尔遗传在线数据库收录的 KIF1A 基因突变共 5 个，包括错义突变 3 个，小的缺失 1 个，小的插入 1 个。其中与 SPG30 相关的突变为错义突变 p. A255V 和 p.R350G。

十五、SPG31 基因诊断

(1) 概述

REEP1 基因, 编码受体辅助蛋白 1, 位于 2 号染色体短臂 1 区 1 带 2 亚带 (2p11.2), 基因组坐标为 (GRCh37):2:86441116-86565206, 基因全长 124 091bp, 包含 7 个外显子, 编码 208 个氨基酸。

(2) 基因对应蛋白结构及功能

该基因编码一种线粒体蛋白, 其功能是促进细胞表面气味受体的表达。该基因突变可引起 SPG31。

(3) 基因突变致病机制

Zuchner 等[57] 通过进行全基因组关联分析在一个特殊的 HSP 家系 (SPG31) 中将致病基因定位到 2p12。他们在两个家系内发现 D2S2951 处的 LOD 值为 4.7。精细定位和单体型分析进一步将定位区缩小在 D2S139 和 D2S2181 之间一段 8.8Mb 的区域。根据痉挛性截瘫致病基因及引起神经退行性疾病的保守蛋白结构域, 他们选择了 9 个候选基因 (*CTNNA2*、*SUCLG1*、*TGOLN2*、*MATA2A*、*VAMP8*、*VAMP5*、*IMMT*、*VPS24* 和 *REEP1*), 并对这些基因包括 40bp 的侧翼内含子和 UTR 序列在内的区域及所有外显子进行测序。在一个家系中, 受体辅助蛋白 1 基因 (*REEP1*) 确定了一个碱基对的缺失 c.507delC, 在另一家系中确定了剪接位点突变 c.182-2A>G。这些序列的变化导致移码, 使终止密码子改变, 该突变在家系内与疾病共分离。

SPG31 中 *REEP1* 基因具有广泛异质性的突变谱, 包括小的插入和删除、剪接突变、错义突变和大片段重复。其中有 9 种突变直接导致该蛋白开放阅读框的改变, 另有 5 种突变影响基因正常的可变剪切, 从而造成密码子的移码。最普遍的情况是提前产生一个终止密码子, 通过无义突变介导的方式导致突变转录本的降解[58]。在一个 ANT25 家系中发现 SPG31 患者在 *REEP1* 基因编码甲硫氨酸的位置存在一个杂合缺失, 从而影响蛋白正常翻译, 导致一条等位基因无法产生正常的蛋白产量, 根据这一事实推测, 该疾病的致病机制可能符合单倍体剂量不足假说[59]。

(4) 目前基因突变概述

目前人类基因突变数据库收录的 *REEP1* 基因突变有 31 个, 其中错义 / 无义突变 6 个, 剪接突变 6 个, 小的缺失 11 个, 小的插入 3 个, 大片段缺失 1 个, 大片段插入 1 个, 调控区突变 3 个。无突变热点。

十六、SPG33 基因诊断

(1) 概述

ZFYVE27 基因, 编码含 FYVE 结构域锌指蛋白 27(zinc finger, FYVE domain containing 27, ZFYVE27), 位于 10 号染色体长臂 2 区 4 带 2 亚带 (10q24.2), 基因组坐标为 (GRCh37):10:99496878-99520664, 基因全长 23 787bp, 包含 12 个外显子, 编码 416 个氨基酸。

(2) 基因对应蛋白功能

该基因编码的蛋白含有多个跨膜区域, 一个 Rab11 结合域和一个 FYVE 锌指脂质结合域。该蛋白是 RAB11 蛋白上游抑制因子, 调节神经突形成中的定向蛋白运输, 促进神经突形成。该基因的一个突变被报道与 SPG 相关。

(3) 基因突变致病机制

在德国的痉挛性截瘫的家系患者中, Mannan 等[60] 发现一个 *ZFYVE27* 基因杂合突变 (p.G191V)。*ZFYVE27* 编码含 FYVE 结构域锌指蛋白 27, 该蛋白能够与成纤维细胞表面蛋白 SPASTIN 相互作用, 该蛋白在 SPG4 中发生突变。体内免疫共沉淀分析显示突变的 *ZFYVE27* 蛋白与 SPASTIN 相互作用能力显著受到影响。两个 *SPG* 基因座定位到了 *ZFYVE27* 附近, 包括 SPG99(10q23.3—q24.2) 和 SPG27(10q22.1—q24.1)。Mannan 从这两个基因座中排除 *ZFYVE27*。因此, *ZFYVE27* 基因对应的 SPG 亚型为 SPG33。

(4) 目前基因突变概述

目前人类基因突变数据库收录的 *ZFYVE27* 基因突变有 1 个, 为错义 / 无义突变。

十七、SPG35 基因诊断

(1) 概述

FA2H 基因, 即编码脂肪酸 2- 羟化酶的基因, 位于 16 号染色体长臂 2 区 3 带 1 亚带 (16q23.1), 基因组坐标为 (GRCh37):16:74746853-74808729, 基因全长 61 877bp, 包含 7 个外显子, 编码 372 个氨基酸。

(2) 基因对应蛋白结构及功能

FA2H 基因编码的蛋白可以催化 2- 羟基鞘脂类物质 (含有 2- 羟基脂肪酸的鞘脂类物质) 的合成。鞘脂类在许多细胞进程中发挥作用, 其结构多样性

来源于部分疏水性神经酰胺的修饰，如 *N*- 酰基链的 2- 羟基化和多种不同的头基存在。

(3) 基因突变致病机制

Dick 等 [61] 在一个阿曼家庭和一个巴基斯坦家庭中的复杂性 SPG35 患者的 *FA2H* 基因上发现 2 个不同的纯合突变。这些发现表明，*FA2H* 基因的突变和 SPG35 有关。髓鞘半乳糖脑苷脂质组分的异常羟基化可导致严重的渐进性表型，临床表现为复杂型痉挛性截瘫，影像学特征为脑白质营养不良。

Zoller 等 [62] 发现 *Fa2h* 缺失型小鼠的脑和外周神经缺乏 2- 羟基鞘脂，而非羟基化的半乳糖神经酰胺却有所增加，且直到 5 个月大时少突胶质细胞分化、髓鞘形成、外周神经的传导速度都是正常的。相比之下，18 个月大的 *Fa2h* 缺失型小鼠的脊髓表现出分散性轴突和髓鞘退化，且坐骨神经的髓鞘染色损失得更明显，这些变化都与功能性运动障碍有关。因此，他们得出结论，缺乏 2- 羟基鞘脂会导致髓鞘的长期维持能力受损，且这些脂质可能是轴突功能的神经胶质支持所必需的。

(4) 目前基因突变概述

目前人类基因突变数据库收录的 *FA2H* 基因突变有 23 个，其中错义 / 无义突变 14 个，剪接突变 3 个，小的缺失 2 个，小的插入缺失 1 个，大片段缺 3 个。

十八、SPG39 基因诊断

(1) 概述

PNPLA6 基因，即编码神经靶向酯酶的基因，位于 19 号染色体短臂 1 区 3 带 2 亚带 (19p13.2)，基因组坐标为 (GRCh37):19:7599033-7626653，基因全长 27 621bp，包含 34 个外显子，编码 1366 个氨基酸。

(2) 基因对应蛋白结构及功能

PNPLA6 基因编码的神经靶向酯酶是一种磷脂酶，能使卵磷脂脱去乙酰基形成甘油磷酰胆碱。该酶锚定于神经元细胞和非神经元细胞的内质网胞质面上，被认为与神经元分化过程中神经突起增生和延长相关。该基因中的突变可导致常染色体隐性的痉挛性截瘫，酶也是由有机磷混合物和化学战争毒剂引起的神经性衰退病变的用药靶点。该基因被发现含有多个转录变异体编码的不同亚型。

(3) 基因突变致病机制

在粘多糖Ⅳ型基因的定位克隆中，Bargal 等 [63] 发现 *PNPLA6* 基因定位于 19p13.3 和 p13.2 之间的区域。2003 年，Winrow 等 [64] 证明 *PNPLA6* 基因位于人类基因组染色体 19p13.3 区域。

Rainier 等 [65] 对一个庞大的近亲婚配德系家族和另外一个非近亲婚配的家族进行全基因组连锁分析。在近亲婚配的德系家系中，他们确定了一段在染色体 19p13 中位于 D19S565 和 D19S884 之间长度约为 22cM 连锁基因类型；而非近亲婚配家族，在患者中同样发现该区域的基因连锁类型。

Winrow 等 [64] 通过抑制 *Pnpla6* 基因的表达构建了小鼠动物模型。Nte[-/-] 型小鼠在胚胎期 8 天后死亡。杂合的 Nte[+/-] 型小鼠 *Pnpla6* 在脑部只有较低的活性，当暴露在 *Pnpla6* 化合抑制剂的环境中时，死亡率比野生型更高。研究显示 *Pnpla6* 化学活性或遗传性的降低都会加重哺乳动物神经表型的症状，并以此推断 *PNPLA6* 化合抑制剂的毒性是通过直接抑制 *PNPLA6* 来实现的。

(4) 目前基因突变概述

目前人类基因突变数据库收录的 *PNPLA6* 基因突变有 34 个，其中错义 / 无义突变 25 个，剪接突变 3 个，小的插入 3 个，小的易位 1 个，大的缺失 1 个，大的插入 1 个。突变分布在基因整个编码区，无突变热点。

十九、SPG4 基因诊断

(1) 概述

SPAST 基因，即编码 ATP 酶家族中的 SPASTIN 蛋白的基因，位于 2 号染色体短臂 2 区 2 带 3 亚带 (2p22.3)，基因组坐标为 (GRCh37):2:32288680-32382706，基因全长 94 027bp，包含 17 个外显子，编码 616 个氨基酸。

(2) 基因对应蛋白结构及功能

SPAST 基因编码的 SPASTIN 蛋白是 AAA 蛋白 (与各种细胞活动相关联的 ATP 酶) 家庭成员之一。AAA ATP 酶组装成寡聚组件，它具有中心孔的环形结构。这个蛋白家族中的蛋白共享一个 ATP 酶结构域，在不同的细胞过程中起到不同的作用，如膜运输、胞内运动、细胞器的生物合成、蛋白质折叠和水解等过程。编码的 ATP 酶可能参与核蛋白复合

物的组装和功能。

(3) 基因突变致病机制

Shoukier 等[66] 在 200 例 SPG4 的德国患者中发现 SPAST 基因的 57 个突变,确定其中 47 个突变,包括 29 个新生突变。并发现大多数突变 (72.7%) 集中在 SPAST 基因的 C 端 AAA 域。然而,这种突变聚集现象也存在于微管连接区 (MIT)、微管结合域 (MTBD) 以及一个 N 末端区域。

Miura 等[67] 对一个 4 代患有 SPG4 的日本家系进行研究,使用 RT-PCR 和测序技术对患者进行分析,结果鉴定出 2p23 约 70kb 片段的杂合缺失,该片段包括 SPAST 基因上 1~4 号外显子及临近 SPAST 基因上游 24kb 区域的 DPY30 基因 1~3 号外显子区域。

Du 等[68] 研究发现在 SPASTIN 缺失果蝇中外源表达人类 SPASTIN 蛋白可以使其在细胞及行为水平上与野生型果蝇表型一致。含有一个人类野生型 SPASTIN 拷贝和 1 个 p.K388R 突变型 SPASTIN 拷贝的果蝇远端突触的形态和微管分布异常,且表型与无 SPASTIN 型类似。R388 或单个的无义突变成显性作用。

(4) 目前基因突变概述

目前人类基因突变数据库收录的 SPAST 基因突变有 385 个,其中错义 / 无义突变 159 个,剪接突变 66 个,小的缺失 71 个,小的插入 42 个,大片段缺失 46 个,大片段插入 1 个。

二十、SPG42 基因诊断

(1) 概述

SLC33A1 基因,即编码溶质运载蛋白家族 33 成员 2 的基因,位于 3 号染色体长臂 2 区 5 带 3 亚带 1 次亚带 (3q25.31),基因组坐标为 (GRCh37):3:155544300-155572248,基因全长 27 949bp,包含 6 个外显子,编码 549 个氨基酸。

(2) 基因对应的蛋白及功能

SLC33A1 基因编码溶质运载蛋白家族 33 成员 2,该蛋白为 O- 乙酰化神经节苷脂形成所必须。该蛋白预测具有 6~10 个跨膜结构域,在跨膜结构域 Ⅲ 处有一个亮氨酸拉链模序。

(3) 基因突变致病机制

2008 年 Lin 等[69] 研究一个中国大家庭中 SPG42 患者,在患者中检测到 SLC33A1 基因 1 号外显子上的 1 个杂合错义突变,而在 200 名健康对照中未检出。该错义突变导致 113 位丝氨酸变为精氨酸,113 位残基在物种间进化保守。该突变位于 2 号跨膜结构域的起始区域,经预测该突变可导致下行所有结构域方向反转。作者推测此错义突变导致单倍剂量不足是该疾病的致病机制。

2008 年 Lin 等[69] 敲除斑马鱼的 slc33a1 基因后观察到斑马鱼尾卷曲的表型。与野生型的斑马鱼相比,该突变鱼的运动神经元轴突缺乏而且连接无序。但把人的 SLC33A1 蛋白共注射到突变鱼体内,表型恢复正常。该发现符合功能缺失的机制。

(4) 目前基因突变概述

目前人类基因突变数据库收录的 SLC33A1 基因突变有 1 个,即错义突变。

二十一、SPG43 基因诊断

(1) 概述

C19orf12 基因,编码 C19ORF12 蛋白,位于 19 号染色体长臂 1 区 2 带 (19q12),基因组坐标为 (GRCh37):19:30191721-30206161,基因全长 14 441bp,包含 3 个外显子,编码 141 个氨基酸。

(2) 基因对应蛋白功能

C19orf12 编码的蛋白是一种跨膜蛋白,该蛋白功能异常与运动神经退化相关。其蛋白结构和其他功能尚不明确。

(3) 基因突变致病机制

Landoure 等[70] 用全外显子测序检测一对患有 SPG43 的姐妹,在她们的 C19orf12 基因上发现 1 个错义突变 (p.A63P),该突变发生在 C19ORF12 蛋白的一个高度保守的疏水区,该区域是一个非常重要的功能区。Hartig 等[71] 用纯合子定位法,发现 1 个移码突变 c.204_214del11,该突变致使 C19OFR12 蛋白翻译过程中发生截短,进而影响蛋白功能。C19orf12 基因突变引起 SPG43 的致病机制尚不清楚,可能是 C19ORF12 异常蛋白会导致大脑某些区域出现铁的异常累积,从而引起神经退行性改变。

(4) 目前基因突变概述

目前人类基因突变数据库暂未收录 C19orf12 基因突变,文献报道的突变有 2 个,其中错义 / 无义突变 1 个,小的缺失 1 个。

二十二、SPG45 基因诊断

(1) 概述

NT5C2 基因,即编码细胞溶质Ⅱ型 5′- 核苷酸酶 (5'-Nucleotidase,Cytosolic Ⅱ) 的基因,位于 10 号染色体长臂 2 区 4 带 3 亚带 3 次亚带 (10q24.33),基因组坐标为 (GRCh37):10:104847774-104953063,基因全长 105 290bp,包含 19 个外显子,编码 561 个氨基酸。

(2) 基因对应蛋白结构及功能

NT5C2 基因编码的细胞溶质Ⅱ型 5′- 核苷酸酶是一种水解酶,在细胞内的 5′- 单磷酸次黄嘌呤和其他类型的嘌呤核苷酸等嘌呤的代谢中发挥重要作用。NT5C2 基因突变与 SPG45 和眼眶蜂窝组织相关。

(3) 基因突变致病机制

2009 年,Dursun 等 [72] 在有血缘关系的患有 SPG45 疾病的土耳其家系中,将致病基因定位于 10q24—q25。2014 年,Novarino 等 [73] 发现 1 个 NT5C2 基因的纯合无义突变 p.R29X。在其他 4 个家系的 SPG45 的患者身上检出 NT5C2 基因的 1 个无义纯合突变、1 个移码突变和 2 个剪接突变。

本病尚无相应的分子研究,致病机制未明。

(4) 目前基因突变概述

目前孟德尔遗传在线数据库收录的 NT5C2 基因突变有 5 个,其中错义 / 无义突变 2 个,剪接突变 2 个,小的缺失 1 个。

二十三、SPG46 基因诊断

(1) 概述

GBA2 基因,编码微粒体 β- 葡萄糖苷酶,位于 9 号染色体短臂 1 区 3 带 3 亚带 (9p13.3),基因组坐标为 (GRCh37): 9: 35736863-35749925,基因全长 13 063bp,包含 17 个外显子,编码 927 个氨基酸。

(2) 基因对应蛋白结构及功能

GBA2 基因编码一种微粒体 β- 葡萄糖苷酶,它可以催化胆汁酸 3-O- 糖苷水解为内源性化合物,研究发现其似乎仅富集在内质网的微粒体部分,在碳水化合物的运输与代谢中发挥重要作用 [74, 75]。

(3) 基因突变致病机制

2013 年 Martin 等 [75] 在 11 个来自于 4 个无血缘关系的家系的隐性遗传性 SPG 患者中通过外显子测序和连锁分析找到 GBA2 基因上的 4 个突变。

这 4 个突变中有 3 个突变为截短型突变,另有 1 个是错义突变,最终都导致其编码的蛋白酶功能丧失。该疾病的临床表现为渐进性的痉挛性截瘫、小脑共济失调、精神障碍、白内障、小脑和胼胝体萎缩和男性的不育等。

2006 年 Yildiz 等 [76] 构建 Gba2 基因敲除小鼠模型,发现它们有正常的胆汁酸代谢,但雄性小鼠生育能力受损,表现为畸形顶体和缺陷迁移的圆头精子症。Gba2 基因敲除小鼠的葡萄糖积累在睾丸、脑、肝脏,但并未引起明显的神经症状、器官肿大或者寿命减短现象。研究者通过转染 GBA2 的非洲绿猴肾细胞和人胚胎肾细胞证明 GBA2 水解葡萄糖神经酰胺为葡萄糖和神经酰胺,认为 GBA2 是一种葡萄糖神经酰胺酶,其功能的缺失会导致糖脂的积累和内质网存储相关的疾病。

2013 年 Martin 等 [75] 发现吗啉代诱导的 gba2 基因敲除斑马鱼中有 12.5% 会导致一个卷曲状尾巴的产生,有 72.8% 没有明显的表型异常。然而,与野生型对照胚胎相比,具明显表型异常的斑马鱼中有 24% 表现出明显的运动缺陷。这些缺陷与脊髓运动神经元的异常发育和轴突生长的缺陷有关。这些缺陷中部分可通过与野生型 GBA2 的共表达得到纠正。

(4) 目前基因突变概述

目前在线人类孟德尔遗传数据库收录的 GBA2 基因突变总共 8 个,其中错义 / 无义突变 7 个,小片段重复 1 个。

二十四、SPG47 基因诊断

(1) 概述

AP4B1 基因,即编码衔接样蛋白复合物 4 的 β1 亚基的基因,位于 1 号染色体短臂 1 区 3 带 2 亚带 (1p13.2),基因组坐标为 (GRCh37):1:114437370-114447741,基因全长 10 372bp,包含 11 个外显子,编码 739 个氨基酸。

(2) 基因对应蛋白结构及功能

AP4B1 基因编码衔接样异四聚体复合物 4 的一个亚基,包括 N 末端"主干"区域、可溶的无规卷曲"铰链"区域和 C 末端具有高 α 螺旋的"耳"结构域。该蛋白参与从反式高尔基网到核内质溶酶系统的蛋白靶向作用,并介导胞内吞作用和晚期分泌通道的蛋白分选。

(3) 基因突变致病机制

通过对一个患 SPG47 的以色列阿拉伯家庭进行连锁分析并对候选基因测序，Abou Jamra 等[77] 在患者的 *AP4B1* 基因上发现了纯合截短突变。在大脑中，衔接蛋白复合物 4(AP4) 参与从反式高尔基体网到早期内体的淀粉前体蛋白 (APP) 的运输。*Ap4b1* 缺陷小鼠有生育能力，无大脑解剖异常，并且有正常的寿命、体重和握力。它们没有表现出共济失调，但与野生型小鼠相比，旋转棒性能表现明显较差。对这些小鼠的分析证明 AP4 介导小脑浦肯野细胞和海马神经元中 d2 和 α 氨基 -3- 羟基 -5- 甲基 -4- 异噁唑丙酸 (AMPA) 谷氨酸受体从反式高尔基网向突触后的突触域传导。因此推断有 AP4 复合体突变的患者的运动障碍可能是由谷氨酸受体错误定位使小脑功能紊乱导致的。作者推断 AP4 复合物介导囊泡运输，在大脑的功能和发育中起至关重要的作用。

Bauer 等[78] 也在 2 个患 SPG47 的阿拉伯同胞中的 *AP4B1* 基因上发现了 1 个纯合截短突变。

(4) 目前基因突变概述

目前人类基因突变数据库收录的 *AP4B1* 基因突变有 1 个，即小的插入。另外，有文献报道的该基因的突变有 1 个，为小的缺失 (c.664delC)。

二十五、SPG48 基因诊断

(1) 概述

AP5Z1 基因，即编码 AP-5 复合物 zeta-1 亚基的基因，位于 7 号染色体短臂 2 区 2 带 1 亚带 (7p22.1)，基因组坐标为 (GRCh37): 7: 4815262-4834026，基因全长 187 65bp，包含 17 个外显子，编码 807 个氨基酸。

(2) 基因对应的蛋白及功能

AP5Z1 基因编码 AP-5 复合物 zeta-1 亚基，作为 AP-5 复合物的一部分，可能参与胞内转运。该蛋白是一种同源重组 DNA 双链断裂高效修复所需的解旋酶。

(3) 基因突变致病机制

2010 年 Slabicki 等[79] 把 *AP5Z1* 基因作为痉挛性截瘫的候选基因，因为该基因与 *SPG11* 和 *ZFYVE26* 基因编码的蛋白组成一核心蛋白复合体。他们对无亲缘关系的 166 例不明原因的遗传性痉挛

性截瘫患者的 *AP5Z1* 基因进行直接测序，在两例法国同胞患者中检测到 1 个纯合缺失突变。而在另一例散发患者中检测到另一个杂合缺失突变，但未检测到第二个突变。对一例患者中分离出来的淋巴样干细胞研究发现该细胞对 DNA 损伤类的药物敏感性增加。这些证据显示，该类痉挛性截瘫与 DNA 修复缺陷有关，它是一类神经变性的疾病。

(4) 目前基因突变概述

目前人类基因突变数据库收录的 *AP5Z1* 基因突变有 2 个，小片段缺失突变 1 个，复杂重排突变 1 个。

二十六、SPG49 基因诊断

(1) 概述

TECPR2 基因，即编码 tectonin 螺旋重复 2 的基因，位于 14 号染色体长臂 3 区 2 带 3 亚带 1 次亚带 (14q32.31)，基因组坐标为 (GRCh37):14:102829300-102968818，基因全长 139 519bp，包含 20 个外显子，编码 1412 个氨基酸。

(2) 基因对应蛋白结构及功能

TECPR2 编码的蛋白可能在自噬中起到正向调节作用。

(3) 基因突变致病机制

通过对 4 例有复杂性痉挛性截瘫的犹太人患者进行外显子测序，Oz-Levi 等[80] 在患者的 *TECPR2* 基因上发现纯合的截短突变。单倍型分析发现该突变有始祖效应。对患者的皮肤成纤维细胞的研究显示，在应答各种情况时应该增加蛋白水平的自吞噬细胞蛋白 SQSTM1 和 MAP1LC3B 发生了蛋白表达受损。这些发现说明 *TECPR2* 基因的突变能够引起细胞内自噬通路受损，减少靶蛋白到溶酶体的转运。

(4) 目前基因突变概述

目前人类基因突变数据库没有收录 *TECPR2* 基因的突变信息，但有文献报道该基因有 1 个小的缺失 (c.3416delT)[80]。

二十七、SPG50 基因诊断

(1) 概述

AP4M1 基因，即编码适配因子相关蛋白复合体 4mu1 亚基的基因，位于 7 号染色体长臂 2 区 2 带 1 亚带 (7q22.1)，基因组坐标为 (GRCh37):7:99699130-99704803，基因全长 5674bp，包含 17 个外显子，

编码 453 个氨基酸。

(2) 基因对应蛋白结构及功能

AP4M1 基因编码异源四聚体 AP-4 复合物的一个亚基。所编码的蛋白质属于适配因子复合物介质亚基家族。该 AP-4 复合物能够基于酪氨酸基序识别和分选运载蛋白，从反式高尔基体网络运送到内体 - 溶酶体系统。

(3) 基因突变致病机制

2009 年，Verkerk 等[81] 通过对一个患有痉挛性截瘫的摩洛哥近亲家庭进行连锁分析，结合候选基因测序，发现在 *AP4M1* 基因上的 1 个纯合突变。他们推测基因突变导致谷氨酸受体的异常循环，与谷氨酸介导的围产期脑白质损伤结果相似。还发现在小鼠胚胎中，*Ap4m1* 在所有脑室区的不同发育阶段都有表达，这表明它在大脑和小脑发育中都有作用。*AP4M1* 在大脑表达的部位为神经胶质祖细胞增殖区域，这意味一个 *AP4M1* 突变可能影响神经元以及寡树突胶质细胞。

(4) 目前基因突变概述

目前人类基因突变数据库收录的 *AP4M1* 基因突变有 1 个，为剪接突变。

二十八、SPG51 基因诊断

(1) 概述

AP4E1 基因，即编码衔接样蛋白复合物 4 的 ε1 亚基的基因，位于 15 号染色体长臂 2 区 1 带 2 亚带 (15q21.2)，基因组坐标为 (GRCh37):15:51200780-51298097，基因全长 97 318bp，包含 21 个外显子，编码 1137 个氨基酸。

(2) 基因对应蛋白结构及功能

衔接蛋白复合物 4(AP4) 是由两个大衔接蛋白 (ε 亚基 AP4E1 和 β 亚基 AP4B1)，一个中型衔接蛋白 (μ 亚基 AP4M1) 和一个小衔接蛋白 (σ 亚基 AP4S1) 组成的异四聚体。通过介导囊泡形成和排列内在膜蛋白在分泌和胞吞途径中起到重要作用。*AP4E1* 基因编码衔接蛋白复合物 4 的一个大亚基，该亚基是新型的网格或非网格蛋白外壳，参与从反式高尔基网 (TGN) 到核内质 - 溶酶体系统的蛋白靶向作用。

(3) 基因突变致病机制

Moreno-De-Luca 等[82] 在 2 个由近亲父母所生且患有 SPG51 的巴勒斯坦约旦同胞兄弟的染色体 15q21.2 上发现 192kb 的纯合缺失 (chr15: 48835480-49028171)，其中包括 *AP4E1* 基因的 5' 端和 *SPPL2A* 基因的 5' 端。他们指出，*AP4M1* 基因与 *AP4E1* 基因的复合突变会导致与 SPG50 相似的表型，并推断 *AP4E1* 基因的破坏是导致该家庭患 SPG51 的原因，但不能排除 *SPPL2A* 基因的影响。

通过对叙利亚的一个有智障和痉挛且有血缘关系的家族进行连锁分析和候选基因测序分析，Abou Jamra 等[83] 在患者的 *AP4E1* 基因上发现纯合截短突变，推断 AP4 复合物介导的囊泡运输在大脑的发育和功能中起着至关重要的作用。

通过对一对同时患有遗传性痉挛截瘫和分枝杆菌病的同卵双胞胎进行外显子测序并用 Sanger 测序验证，Kong[84] 等在患者的 *AP4E1* 基因上发现了 1 个纯合突变 (p.R1105X)，该突变对 *AP4E1* 的 mRNA 水平没有影响，但会导致衔接蛋白复合物 4(AP4) 的 AP4 ε 蛋白及其他组分水平的降低。因此，AP4 ε 亚基的 C 末端部分对维持的 AP4 复合物的完整性起重要作用。总之，AP4 可能在神经系统和免疫系统中有重要作用。

(4) 目前基因突变概述

目前人类基因突变数据库收录的 *AP4E1* 基因突变共有 2 个，小缺失为 1 个，大片段缺失为 1 个。另外，文献报道的该基因的无义突变 (p.R1105X) 有 1 个[84]。

二十九、SPG52 基因诊断

(1) 概述

AP4S1 基因，位于 14 号染色体长臂 1 区 2 带 (14q12)，基因组坐标为 (GRCh37):14:31494312-31565656，基因全长 71 345bp，包含 11 个外显子，编码 160 个氨基酸。

(2) 基因对应蛋白结构及功能

该基因编码的蛋白为接头蛋白复合体 4 的一个亚基 (adaptor-related protein complex 4, sigma 1 subunit)，属于接头蛋白复合体小亚基蛋白家族成员之一，是异四聚体接头蛋白复合体的组分，通过介导囊泡形成和整合膜蛋白的分类对分泌和内吞蛋白起重要作用。

(3) 基因突变致病机制

Abou 等[83] 研究报道来自 3 个有血缘关系家庭中的 8 例肌张力减退患者，在患者体内发现编码接头蛋白复合体(AP4)亚基的 3 个基因都有一个突变。其中，*AP4S1* 基因有 1 个无义突变(c.124C>T, p.R42X)。结合之前的发现，这些结果支持如下假设：AP4 复合体介导的蛋白运输活动在大脑的发育和功能发挥中起到了决定性的作用，从而揭示了 SPG52 的临床可见症状是由于 AP4 复合体蛋白的缺陷所致。

(4) 目前基因突变概述

目前 OMIM 数据库收录的 *AP4S1* 基因突变有 1 个，为错义/无义突变。

三十、SPG53 基因诊断

(1) 概述

VPS37A 基因，编码 37 同源型 A 囊泡蛋白质 (vacuolar protein sorting 37 homolog A)，位于 8 号染色体短臂 2 区 2 带 (8p22)，基因组坐标为 (GRCh37):8:17104401-17155533，基因全长 51 133bp，包含 12 个外显子，编码 397 个氨基酸。

(2) 基因对应蛋白结构及功能

VPS37A 基因编码的蛋白是 I 型体细胞运输复合物 (ESCRT-I) 的组成部分，ESCRT-I 蛋白复合体是泛素化的跨膜蛋白分选到多囊泡体的囊泡内必需的。可能参与细胞增殖和分化。肝细胞癌中此基因的表达下调，该基因突变与常染色体隐性遗传病 SPG53 相关。5 号染色体有一个 *VPS37A* 的假基因。已经报道该基因具有选择性剪接的转录变异体。

(3) 基因突变致病机制

2012 年，Zivony-Elboum 等[85]在 2 个有血缘关系的阿拉伯穆斯林家系中的 9 例 SPG53 患者中，通过对候选基因测序和连锁分析，检出 *VPS37A* 基因的 1 个纯合突变(p.K382N)。虽然在患者细胞中，突变蛋白的表达水平和 TSG101 的相互作用均正常，但是，在斑马鱼中敲除相应的基因之后，斑马鱼表现出运动缺陷。Zivony-Elboum 等推断这种紊乱会导致囊泡转运和泛素化缺陷。

2004 年，Bache 等[86]采用免疫荧光显微技术，发现在 VPS37A 和 VPS28 共定位于 LAMP1 阳性的内含体中。免疫沉淀实验结果表明，VPS37A 与 ESCRT-I 的成员 TSG101 和 VPS28 具有很强的相互作用，与 ESCRT-I 的上游调节子 HRS 具有弱的相互作用。Pull-down 分析表明 VPS37A 和 TSG101 通过 mod(r) 域相互作用。分子筛层析表明，

VPS37A 与 TSG101 和 VPS28 是共馏分。siRNA 敲除 *TSG101* 导致 HeLa 细胞 VPS37A 表达水平降低。而 siRNA 敲除 *VPS37A* 对 TSG101 和 VPS28 表达水平均无影响，但是明显阻碍 EGF 受体的降解。

本病尚无相应的分子研究，致病机制未明。

(4) 目前基因突变概述

目前人类孟德尔遗传数据库收录的 *VPS37A* 基因突变有 1 个，为错义/无义突变。

三十一、SPG54 基因诊断

(1) 概述

DDHD2 基因，即编码磷脂酶 DDHD2 的基因，位于 8 号染色体短臂 1 区 1 带 2 亚带 3 次亚带 (8p11.23)，基因组坐标为 (GRCh37):8:38088861-38120351，基因全长 31 491bp，包含 22 个外显子，编码 711 个氨基酸。

(2) 基因对应蛋白结构及功能

基因 *DDHD2* 编码磷脂酶 DDHD2，该酶包括一个山姆结构域 SAM、WWE 和 DDHD 结构。该蛋白在内质网以及高尔基体的细胞膜转运中起到重要作用。该基因的突变会导致常染色体的隐性痉挛性截瘫。

(3) 基因突变致病机制

Schuurs-Hoeijmakers 等[87]发现在 *DDHD2* 基因上的纯合突变。在另外的具有类似的病理表型的一个家族中也发现该基因的纯合突变。在另外两个无关联的家庭当中，Gonzalez 等[88]发现该基因的纯合截短突变。

在利用果蝇对该基因研究的过程中发现，该直系同源基因在果蝇中进行敲除之后，突触末梢的活化区域数目有所减少，提示 *DDHD2* 在突触功能中发挥了作用，并且 *DDHD2* 在人的大脑区域中有大量的表达。

(4) 目前基因突变概述

目前人类基因突变数据库收录的与 *DDHD2* 相关的基因突变有 11 个，其中错义/无义突变 5 个，小的缺失突变 2 个，小的插入突变 2 个，剪接突变 1 个，大片段缺失 1 个。

三十二、SPG55 基因诊断

(1) 概述

C12orf65 基因，编码一种线粒体基质蛋白，

位于 12 号染色体长臂 2 区 4 带 3 亚带 1 次亚带 (12q24.31)，基因组坐标为 (GRCh37):12:123717844-123742651，基因全长 24 808bp，包含 3 个外显子，编码 166 个氨基酸。

(2) 基因对应蛋白结构及功能

该基因编码一种线粒体基质蛋白，作用于线粒体翻译中的肽链终止。两个 1bp 的碱基缺失突变 (导致同一种终止密码子前置) 会造成线粒体翻译水平的降低、氧化磷酸化复合物的减少以及脑肌病。

(3) 基因突变致病机制

Shimazaki 等 [89] 在 2012 年在日本一近亲结婚的家庭中发现位于 C12orf65 基因的纯合截短型突变 (p.R132X)，该家系中两兄弟所患疾病符合 SPG55 的描述，并呈现隐性遗传模式。突变利用外显子组测序技术发现，并经 sanger 测序进行验证。可以观察到患者的成纤维细胞线粒体蛋白合成的减少、部分呼吸复合物酶的活性降低。复合物 I 和 IV 的活性与正常个体相比，都有明显的下降，而少量复合物的活性有所提高。这些发现都表明线粒体编码蛋白翻译的缺陷可能就是痉挛性截瘫发病的原因。

在另一个患有 SPG55 的近亲结婚家系中，Buchert 等 [90] 发现 C12orf65 基因上造成蛋白截短的纯合突变 (p.Q139X)。截短的蛋白要比之前 Shimazaki 等报道的长些。Buchert 推论突变后蛋白的长度与表型之间存在反相关性，截短后蛋白长度越长，疾病表型的症状相对越轻。

(4) 目前基因突变概述

目前人类孟德尔遗传数据库收录的 C12orf65 基因突变有 2 个，小片段缺失突变 2 个。

三十三、SPG56 基因诊断

(1) 概述

CYP2U1 基因，即编码细胞色素 P450 家族 2 亚族 U 肽链 1(cytochrome P450, family 2, subfamily U, polypeptide 1) 的基因，位于 4 号染色体长臂 2 区 5 带 (4q25)，基因组坐标为 (GRCh37):4:108852716-108874617，基因全长 21 902bp，包含 5 个外显子，编码 544 个氨基酸。

(2) 基因对应蛋白结构及功能

CYP2U1 基因编码细胞色素 P450 超家族中的一员。细胞色素 P450 是一种单氧化酶，催化多种反应，包括药物代谢、胆固醇和类固醇以及其他脂类的合成，也参与羟化酶催化花生四烯酸、二十二碳六烯酸以及其他长链脂肪酸的代谢。

(3) 基因突变致病机制

Tesson 等 [91] 从两个患有常染色体隐性遗传 SPG56 的沙特阿拉伯家系中，确定出 CYP2U1 基因的一个同源突变。连锁分析和对候选区域的外显子测序发现该突变。对 3 个家系的 94 个 SPG 患者的该基因进行测序，确定一个双等位基因突变。在这项研究中，Tesson 等发现病理性的 DDHD1 基因的突变是引起 SPG28 的一个原因。Ddhd1 和 Cyp2u1 基因产物都伴随着小鼠大脑发育而表达，均表现出局部线粒体定位。在 SPG28 和 SPG56 患者的突变细胞中，线粒体呼吸活动降低，ATP 含量下降，过氧化氢含量增加。但是对线粒体膜进行溶解后，测得各种呼吸链复合物含量并不比正常细胞少。SPG56 的成纤维细胞表现出结构畸形，线粒体膜组织有缺陷。CYP2U1 能够催化花生四烯酸和相关长链脂肪酸的羟基化，它是信号通路的一个中间体，可以影响激素或者神经递质的传递。除此之外，活性氧的积累可能导致神经退行性病变。这个研究表明 DDHD1 和 CYP2U1 基因参与相同的脂类代谢和线粒体功能的损失过程，表现出 SPG 常见的一个发病过程。

(4) 目前基因突变概述

目前人类基因突变数据库收录的 CYP2U1 基因突变有 7 个，其中错义 / 无义突变 6 个，小的缺失 1 个。

三十四、SPG57 基因诊断

(1) 概述

TFG 基因，编码 TFG 蛋白，位于 3 号染色体长臂 1 区 2 带 2 亚带 (3q12.2)，基因组坐标为 (GRCh37):3:100428269-100467810，基因全长 39 542bp，包含 8 个外显子，编码 400 个氨基酸。

(2) 基因对应蛋白功能

多项研究表明 TFG 编码的蛋白在癌基因的重组过程中发挥作用，导致间变性淋巴瘤和软骨肉瘤，参与 NF-κB 通路。目前认为该蛋白与内质网结构形成密切相关。

(3) 基因突变致病机制

Beetz 等[92]用基因组 SNP 分型和外显子测序的方法在 TFG 基因上检测到 1 个纯合子错义突变 c.316C>T(p.R106C)。通过生化分析，该突变对 TFG 蛋白的影响是使其不能自我组装成一个低聚物复合体，无法发挥 TFG 蛋白的正常功能。在细胞系中，TGF 突变蛋白减缓蛋白从内质网中的分泌并改变内质网的形态学结构，破坏外周内质网小管的结构，并通过细胞骨架微管导致内质网结构的塌陷。目前的研究表明内质网结构同神经退行性疾病存在着某种关联。TFG 基因突变引起 SPG57 致病机制尚不清楚，可能是 TFG 蛋白影响内质网的结构，而内质网结构又与运动、神经存在某种关联。

(4) 目前基因突变概述

目前仅有文献报道 TFG 基因的 1 个错义突变。

三十五、SPG5A 基因诊断

(1) 概述

CYP7B1 基因，编码细胞色素 P450 酶超家族成员之一，位于 8 号染色体长臂 1 区 2 带 3 亚带 (8q12.3)，基因组坐标为 (GRCh37):8:65508529-65711348，基因全长 202 820bp，包含 6 个外显子，编码 507 个氨基酸。

(2) 基因对应蛋白结构及功能

该基因编码细胞色素 P450 酶超家族成员之一，属于内质网膜蛋白，催化肝外组织的胆固醇分解代谢途径的第一步反应，即将胆固醇转化成胆汁酸。这个酶可能在总的胆汁酸合成中起一小部分作用，但也可能与动脉粥样硬化的进展、神经甾体代谢和性激素合成有关。

(3) 基因突变致病机制

SPG5A 亚型是一种罕见的常染色体隐性神经退化性疾病，由 CYP7B1 基因突变引起。该基因编码一种胆固醇细胞色素 P450 7α-羟化酶。这种酶在神经类胆固醇代谢途径的第一步发挥作用。Roos 等[93]报道了 4 个不相关的 SPG5A 患者。在患者体内发现了 4 个新的突变：1 个移码突变 (c.509 delT p.L170fs)；1 个突变导致提前终止编码 (c.334 C>T p.R112X)；1 个突变导致氨基酸改变 (c.440 G>A p.G147D)；1 个重复突变 (c.945_947 dupGGC p.A316AA)。

本病尚无相应的分子研究，致病机制未明。

(4) 目前基因突变概述

目前人类基因突变数据库收录的 CYP7B1 基因突变有 18 个，其中错义/无义突变 13 个，小的缺失 2 个，小的插入 2 个，调控区突变 1 个。

三十六、SPG6 基因诊断

(1) 概述

NIPA1 基因，即编码镁离子转运蛋白 NIPA1 的基因，位于 15 号染色体长臂 1 区 1 带 2 亚带 (15q11.2)，基因组坐标为 (GRCh37):15:23043279-23086843，基因全长 43 565bp，包含 6 个外显子，编码 329 个氨基酸。

(2) 基因对应蛋白结构及功能

NIPA1 基因编码的是一种镁离子转运蛋白，主要运输 Mg^{2+}，同时也运输其他二价离子，如 Fe^{2+}、Sr^{2+}、Ba^{2+}、Mn^{2+} 和 Co^{2+} 等。该蛋白与各种神经元和上皮细胞中的早期内体和细胞表面有关，可能参与神经系统发生发育和修复。

(3) 基因突变致病机制

Rainier 等[94]分析一个患 SPG6 的有亲缘关系的大家系。分析 SPG6 的 4 个非印迹且高度进化的保守基因，这些候选基因比对到印迹区域近端且在 15 号染色体长臂着丝粒区域内。在 28 例 SPG6 患者的 NIPA1 基因上发现了 1 个突变。

NIPA1 跨膜蛋白突变可能引发 SPG6。Watanabe 等[95]发现转基因 (Tg) 大鼠在神经元中表达人类 NIPA1 突变 (p.G106R) 时，表现出显著的早期发作行为异常和电生理异常。详细的形态学分析揭示独特的病理结果，包括为始于轴突和树突终端的管泡细胞器的累积以及中枢神经系统和周围神经系统的多焦点空泡变性。此外，该突变在年长的 Tg 大鼠中会导致骨形态形成蛋白 II 型受体表达增加，表明其降解受损。该模型有助于理解有骨形态形成蛋白 II 型受体作用异常的 SPG6 患者的发病机制中的体运输。

(4) 目前基因突变概述

目前人类基因突变数据库收录的 NIPA1 基因突变共有 14 个，其中错义/无义突变 10 个，大片段缺失 2 个，大片段插入 1 个，重复突变 1 个。

三十七、SPG7 基因诊断

(1) 概述

PGN 基因，编码线粒体金属蛋白，位于 16 号染色体长臂 2 区 4 带 3 亚带 (16q24.3)，基因组坐标为 (GRCh37):16:89574802-89624174，基因全长 49 373bp，包含 17 个外显子，编码 795 个氨基酸。

(2) 基因对应蛋白结构及功能

PGN 基因即 *SPG7* 基因，其编码的线粒体金属蛋白属于 AAA 蛋白家族一员。该蛋白家族成员均有一个 ATP 酶结构域，在不同的细胞过程中发挥作用，包括细胞膜的转运作用、细胞运动、细胞器的生物合成、蛋白质折叠和蛋白水解等。

(3) 基因突变致病机制

SPG7 基因编码的 paraplegin 蛋白是 AAA 蛋白酶家族中的一员，AAA 蛋白酶是线粒体内膜上一种 ATP 依赖性的蛋白水解酶，主要降解折叠错误的蛋白质和调节核糖体的装配[96]。

Casari 等[97] 发现 paraplegin 蛋白与酵母线粒体 ATP 酶 AFG3、RCA1 及 YME1 等高度同源，在线粒体内膜上同时具有蛋白水解及分子伴侣活性。免疫荧光分析及导入实验表明，paraplegin 蛋白位于线粒体上。两例 paraplegin 突变肌肉活检分析显示线粒体的氧化磷酸化缺陷迹象，提示一种 SPG 型神经退行性疾病的致病机制。

与 paraplegin 在线粒体功能研究中发现的一致，*SPG7* 突变患者的肌肉活检呈现典型的线粒体疾病特征，包括破碎红纤维、强烈的琥珀酸脱氢酶染色区和细胞色素氧化酶阴性纤维。此外，线粒体异常程度还与疾病的严重程度相关。这些研究表明，线粒体异常是 SPG7 疾病产生的机制。Crosby 和 Proukakis 等[98] 引用在电子显微镜下研究 paraplegin 缺乏小鼠的报道，显示在变性之前，轴突就充满异常的线粒体，随后，肿胀的轴突包含有细胞器和神经丝蛋白，这表明线粒体功能障碍会通过轴突运输的损害而导致轴突变性，从而引起遗传性痉挛性截瘫。

通过体外蛋白结合测定实验和免疫共沉淀分析技术，Koppen[99] 等表明 paraplegin 与 AFG3L2 在 m-AAA 蛋白复合物上相互作用。蛋白水解活性测定的酵母互补实验表明，SPG7 双阴性小鼠或者 SPG7 患者成纤维细胞中 paraplegin 缺失导致其只产生了同源二聚体 AFG3L2，用该实验可评估 *SPG7* 基因上致病突变的功能性影响。

(4) 目前基因突变概述

目前人类基因突变数据库收录的 *PGW* 基因突变有 31 个，其中错义 / 无义突变 19 个，剪接突变 1 个，小的缺失 5 个，小的插入 2 个，小的插入缺失 1 个，大片段缺失 3 个。

三十八、SPG72 基因诊断

(1) 概述

REEP2 基因，编码受体辅助蛋白 (Receptor Accessory Protein 2)，位于 5 号染色体长臂 3 区 1 带 (5q31)，基因组坐标为 (GRCh37):13:137774690-137782658，基因全长 7969bp，包含 8 个外显子，编码 254 个氨基酸。

(2) 基因对应蛋白结构及功能

该基因编码受体表达增强蛋白家族成员。小鼠中相关基因的研究提示该基因编码蛋白在细胞膜中有表达，可增强对甜味感受的功能。选择性剪接会产生多种转录本。

(3) 基因突变致病机制

Esteves[100] 等在一个患有 SPG72 且呈常染色体显性遗传的法国家系中发现位于 *REEP2* 基因上的杂合错义致病突变 (p.V36E)，证实 *REEP2* 基因与该疾病表征的关系。随后又在一个葡萄牙 SPG72 家系中找到位于同一个基因上的复合杂合突变 (c.105+3G > T；p.F72Y)，与该家系的常染色体隐性遗传模式相符。这 3 个致病突变均是利用全基因组连锁分析与外显子组测序技术联合发现的。体外功能研究表明显性致病模式的 p.V36E 突变，影响蛋白与细胞膜的正常结合，而隐性模式致病的复合杂合 p.F72Y 突变导致蛋白与膜的亲和性有所降低，若结合另一个剪接位点的突变，则会造成 *REEP2* 功能的完全缺失。

REEP2 蛋白与细胞膜的交互作用的消失可能是隐性遗传性 HSP 发生的机制。REEP2 与细胞膜可直接连接是由于其疏水区可插入细胞膜的磷酸双分子层中。与该家族的其他蛋白成员类似，该蛋白也可调控其连接的内质网细胞膜的曲率。此功能的失效则直接导致内质网细胞膜的曲率，从而解释患者个体成纤维细胞中观察到的内质网覆盖面的扩展以及内质网的增大[100-102]。

基于现有的研究，不能排除其他 *REEP2* 基因的其他功能对疾病的表征也有所贡献。研究表明REEP2 可能调控蛋白质从内质网到高尔基体的运输。因此，从患者的细胞中观察到的 REEP2 与细胞膜关联作用的消失、内质网形态的改变，这些都可能改变蛋白质的运输活力从而引发疾病[103]。

(4) 目前基因突变概述

目前人类孟德尔遗传数据库收录的 *REEP2* 基因突变有 3 个，其中错义 / 无义突变 2 个，剪切突变 1 个。

（王新高　郜丽妍　米东华　王　展　彭光格　冯　皓
于丹丹　杨　洋　张　鑫　陈遥枝　于　萍　王　铄
王　惠　王伊卓　周衍庆　李　龙　林琼芬
李　全　郭荣荣　周　波　满建芬　宋立洁　刘斯洋
任　飞　姬利延　苏小珊　高晓峘　刘轶颖　刘文琪
郭　健　王春丽　张春燕）

参考文献

[1] Fink JK. Hereditary spastic paraplegia:clinico-pathologic features and emerging molecular mechanisms. Acta Neuropathol, 2013, 126(3):307-328.

[2] McDermott C, White K, Bushby K, et al. Hereditary spastic paraparesis:a review of new developments. J Neurol Neurosurg Psychiatry, 2000, 69:150-160.

[3] 禹文茜，段文元，鞠吉峰，等. 遗传性痉挛性截瘫临床诊治与基因分型. 国际生殖健康 / 计划生育杂志，2014，33(3):191-196.

[4] Fontaine B, Davoine CS, Durr A, et al. A new locus for autosomal dominant pure spastic paraplegia, on chromosome 2q24-q34. Am J Hum Genet, 2000, 66:702-707.

[5] Hansen JJ, Durr A, Cournu-Rebeix I, et al. Hereditary spastic paraplegia SPG13 is associated with a mutation in the gene encoding the mitochondrial chaperonin Hsp60. Am J Hum Genet, 2002, 70:1328-1332.

[6] Warnecke T, Duning T, Schwan A, et al. A novel form of autosomal recessive hereditary spastic paraplegia caused by a new SPG7 mutation. Neurology, 2007, 69:368-375.

[7] Goizet C, Boukhris A, Maltete D, et al. SPG15 is the second most common cause of hereditary spastic paraplegia with thin corpus callosum. Neurology, 2009, 73:1111-1119.

[8] Boukhris A, Feki I, Elleuch N, et al. A new locus (SPG46) maps to 9p21.2-q21.12 in a Tunisian family with a complicated autosomal recessive hereditary spastic paraplegia with mental impairment and thin corpus callosum. Neurogenetics, 2010, 11:441-448.

[9] Martin E, Schüle R, Smets K, et al. Loss of Function of Glucocerebrosidase GBA2 Is Responsible for Motor Neuron Defects in Hereditary Spastic Paraplegia. Am J Hum Genet, 2013, 92:238-244.

[10] Fink JK. Autosomal dominant , familial spastic paraplegia, type Ⅰ :clinical and genetic analysis of a large North American family. Neurology, 45:325-331, 1995.

[11] Yildirim Y. A frameshift mutation of ERLIN2 in recessive intellectual disability, motor dysfunction and multiple joint contractures. Hum Molec Genet, 2011, 20:1886-1892.

[12] Abou Jamra R. Adaptor protein complex-4(AP-4)deficiency causes severe autosomal-recessive intellectual disability, progressive spastic paraplegia, shy character, and short stature. Am J Hum Genet, 2011, 88, 788-795.

[13] Kruer MC, Paisan-Ruiz C. Defective FA2H leads to a novel form of neurodegeneration with brain iron accumulation(NBIA). Ann Neurol, 2010, 68:611-618.

[14] Oz-Levi D, Ben-Zeev B. Mutation in TECPR2 reveals a role for autophagy in hereditary spastic paraparesis. Am J Hum Genet, 2012, 91:1065-1072.

[15] Moreno-De-Luca A, Helmers S. Adaptor protein complex-4(AP-4)deficiency causes a novel autosomal recessive cerebral palsy syndrome with microcephaly and intellectual disability.J Med Genet, 2011, 48:141-144.

[16] Alazami AM, Adly N. A nullimorphic ERLIN2 mutation defines a complicated hereditary spastic paraplegia locus(SPG18). Neurogenetics, 2011, 12:333-336.

[17] Boukhris A, Schule R, Loureiro J, et al . Alteration of ganglioside biosynthesis responsible for complex hereditary spastic paraplegia. Am J Hum Genet, 2013, 93:118-123.

[18] Fink JK. Advances in the hereditary spastic paraplegias. Exp Neurol, 2003, 184:S106-110.

[19] 陈昕，赵国华，唐北沙. 遗传性痉挛性截瘫的病理、遗传学、发病机制和临床的研究进展. 临床神经病学杂志，2006，19:70-72.

[20] de Bot ST, Burggraaff RC, Herkert JC, et al. Rapidly deteriorating course in Dutch hereditary spastic paraplegia type 11 patients. Eur J Hum Genet, 2013, 21(11):1312-1315.

[21] Reid E, Dearlove AM, Rhodes M, et al. A new locus for autosomal dominant "pure" hereditary spastic paraplegia mapping to chromosome 12q13, and evidence for further genetic heterogeneity. Am J Hum Genet, 1999, 65:757-763.

[22] Reid E, Kloos M, Ashley-Koch A, et al. A kinesin heavy chain (KIF5A) mutation in hereditary spastic paraplegia (SPG10). Am J Hum Genet, 2002, 71:1189-1194.

[23] Fichera M, Lo Giudice M, Falco M, et al. Evidence of kinesin heavy chain (KIF5A) involvement in pure

hereditary spastic paraplegia. Neurology, 2004, 63:1108-1110.

[24] Blair MA, Ma S, Hedera P. Mutation in KIF5A can also cause adult-onset hereditary spastic paraplegia. Neurogenetics, 2006, 7:47-50.

[25] Lo Giudice M, Neri M, Falco M, et al. A missense mutation in the coiled-coil domain of the KIF5A gene and late-onset hereditary spastic paraplegia. Arch Neurol, 2006, 63:284-287.

[26] Hehr U, Bauer P, Winner B, et al. Long-term course and mutational spectrum of spatacsin-linked spastic paraplegia. Ann Neurol, 2007, 62:656-665.

[27] Perez-Branguli F, Mishra HK, Prots I, et al. Dysfunction of spatacsin leads to axonal pathology in SPG11-linked hereditary spastic paraplegia. Hum Mol Genet, 2014, 23:4859-4874.

[28] Reid E, Dearlove AM, Osborn O, et al. A locus for autosomal dominant "pure" hereditary spastic paraplegia maps to chromosome 19q13. Am J Hum Genet, 2000, 66:728-732.

[29] Ashley-Koch A, Bonner ER, Gaskell PC, et al. Fine mapping and genetic heterogeneity in the pure form of autosomal dominant familial spastic paraplegia. Neurogenetics, 2001, 3:91-97.

[30] Orlacchio A, Kawarai T, George-Hyslop P H, et al. Clinical and genetic study of a large Italian family linked to SPG12 locus. Neurology, 2002, 59:1395-1401.

[31] Montenegro G, Rebelo AP, Connell J et al. Mutations in the ER-shaping protein reticulon 2 cause the axon-degenerative disorder hereditary spastic paraplegia type 12. J Clin Invest, 2012, 122:538-544.

[32] Hanein S, Martin E, Boukhris A, et al. Identification of the SPG15 gene, encoding spastizin, as a frequent cause of complicated autosomal-recessive spastic paraplegia, including Kjellin syndrome. Am J Hum Genet, 2008, 82:992-1002.

[33] Hughes CA, Byrne PC, Webb S, et al. SPG15, a new locus for autosomal recessive complicated HSP on chromosome 14q. Neurology, 2001, 56:1230-1233.

[34] Elleuch N, Bouslam N, Hanein S, et al. Refinement of the SPG15 candidate interval and phenotypic heterogeneity in three large Arab families. Neurogenetics, 2007, 8:307-315.

[35] Casali C, Valente EM, Bertini E, et al. Clinical and genetic studies in hereditary spastic paraplegia with thin corpus callosum. Neurology, 2004, 62:262-268.

[36] Windpassinger C, Auer-Grumbach M, Irobi J, et al. Heterozygous missense mutations in BSCL2 are associated with distal hereditary motor neuropathy and Silver syndrome. Nature Genet, 2004, 36:271-276.

[37] Zhou L, Yin J, Wang C, et al. Lack of seipin in neurons results in anxiety-and depression-like behaviors via down regulation of PPAR-gamma. Hum Molec Genet, 2014, 23:4094-4102.

[38] Alazami AM, Adly N, Al Dhalaan H, et al. A nullimorphic ERLIN2 mutation defines a complicated hereditary spastic paraplegia locus (SPG18). Neurogenetics, 2011, 12:333-336.

[39] Yildirim Y, Orhan EK, Iseri SA, et al. A frameshift mutation of ERLIN2 in recessive intellectual disability, motor dysfunction and multiple joint contractures. Hum Mol Genet, 2011, 20:1886-1892.

[40] Al-Saif A, Bohlega S, Al-Mohanna F. Loss of ERLIN2 function leads to juvenile primary lateral sclerosis. Ann Neurol, 2012, 72:510-516.

[41] Keppen LD, Leppert MF, O'Connell P, et al. Etiological heterogeneity in X-linked spastic paraplegia. Am J Hum Genet, 1987, 41:933-943.

[42] Bonneau D, Rozet JM, Bulteau C, et al. X linked spastic paraplegia (SPG2); clinical heterogeneity at a single gene locus. J Med Genet, 1993, 30:381-384.

[43] Saugier-Veber P, Munnich A, Bonneau D, et al. X-linked spastic paraplegia and Pelizaeus-Merzbacher disease are allelic disorders at the proteolipid protein locus. Nat Genet, 1994, 6:257-262.

[44] Kobayashi H, Hoffman EP, Marks HG. The rumpshaker mutation in spastic paraplegia. Nat Genet, 1994, 7:351-352.

[45] Schneider A, Montague P, Griffiths I, et al. Uncoupling of hypomyelination and glial cell death by a mutation in the proteolipid protein gene. Nature, 1992, 358:758-761.

[46] Ciccarelli FD, Proukakis C, Patel H, et al. The identification of a conserved domain in both spartin and spastin, mutated in hereditary spastic paraplegia. Genomics, 2003, 81:437-441.

[47] Manzini MC, Rajab A, Maynard TM, et al. Developmental and degenerative features in a complicated spastic paraplegia. Ann Neurol, 2010, 67:516-525.

[48] Renvoise B, Stadler J, Singh R, et al. Spg20$^{-/-}$ mice reveal multimodal functions for Troyer syndrome protein spartin in lipid droplet maintenance, cytokinesis and BMP signaling. Hum Mol Genet, 2012, 21:3604-3618.

[49] Takamiya K, Yamamoto A, Furukawa K, et al. Mice with disrupted GM2/GD2 synthase gene lack complex gangliosides but exhibit only subtle defects in their nervous system. Proc Natl Acad Sci U S A, 1996, 93:10662-10667.

[50] Bouslam N, Benomar A, Azzedine H, et al. Mapping of a new form of pure autosomal recessive spastic paraplegia (SPG28). Ann Neurol, 2005, 57:567-571.

[51] Tesson C, Nawara M, Salih MA, et al. Alteration of fatty-acid-metabolizing enzymes affects mitochondrial form and

function in hereditary spastic paraplegia. Am J Hum Genet, 2012, 91:1051-1064.

[52] Zhu PP, Patterson A, Lavoie B, et al. Cellular localization, oligomerization, and membrane association of the hereditary spastic paraplegia 3A (SPG3A) protein atlastin. The J Biol Chem, 2003, 278(49):49063-71.

[53] Durr A, Camuzat A, Colin E, et al. Atlastin1 mutations are frequent in young-onset autosomal dominant spastic paraplegia. *Archives of neurology*, 2004, 61(12):1867-72.

[54] Erlich Y, Edvardson S, Hodges E, et al. Exome sequencing and disease-network analysis of a single family implicate a mutation in KIF1A in hereditary spastic paraparesis. Genome Res, 2011, 21:658-664.

[55] Klebe S, Lossos A, Azzedine H, et al. KIF1A missense mutations in SPG30, an autosomal recessive spastic paraplegia:distinct phenotypes according to the nature of the mutations. Eur J Hum Genet, 2012, 20:645-649.

[56] Yonekawa Y, Harada A, Okada Y, et al. Defect in synaptic vesicle precursor transport and neuronal cell death in KIF1A motor protein-deficient mice. J Cell Biol, 1998, 141:431-441.

[57] Zuchner S, Wang G, Tran-Viet KN, et al. Mutations in the novel mitochondrial protein REEP1 cause hereditary spastic paraplegia type 31. Am J Hum Genet, 2006, 79:365-369.

[58] Frischmeyer PA, Dietz HC. Nonsense-mediated mRNA decay in health and disease. Hum Mol Genet, 1999, 8:1893-1900.

[59] Beetz C, Schule R, Deconinck T, et al. REEP1 mutation spectrum and genotype/phenotype correlation in hereditary spastic paraplegia type 31. Brain, 2008, 131:1078-1086.

[60] Mannan AU, Krawen P, Sauter SM, et al. ZFYVE27 (SPG33), a novel spastin-binding protein, is mutated in hereditary spastic paraplegia. Am J Hum Genet, 2006, 79:351-357.

[61] Dick KJ, Eckhardt M, Paisan-Ruiz C, et al. Mutation of *FA2H* underlies a complicated form of hereditary spastic paraplegia (SPG35). Hum Mutat, 2010, 31:E1251-1260.

[62] Zoller I, Meixner M, Hartmann D, et al. Absence of 2-hydroxylated sphingolipids is compatible with normal neural development but causes late-onset axon and myelin sheath degeneration. J Neurosci, 2008, 28:9741-9754.

[63] Bargal R, Avidan N, Ben-Asher E, et al. Identification of the gene causing mucolipidosis type IV. Nat Genet, 2000, 26:118-123.

[64] Winrow CJ, Hemming ML, Allen DM, et al. Loss of neuropathy target esterase in mice links organophosphate exposure to hyperactivity. Nat Genet, 2003, 33:477-485.

[65] Rainier S, Bui M, Mark E, et al. Neuropathy target esterase gene mutations cause motor neuron disease. Am J Hum Genet, 2008, 82:780-785.

[66] Shoukier M, Neesen J, Sauter SM, et al. Expansion of mutation spectrum, determination of mutation cluster regions and predictive structural classification of SPAST mutations in hereditary spastic paraplegia. Eur J Hum Genet, 2009, 17:187-194.

[67] Miura S, Shibata H, Kida H, et al. Partial SPAST and DPY30 deletions in a Japanese spastic paraplegia type 4 family. Neurogenetics, 2011, 12:25-31.

[68] Du F, Ozdowski EF, Kotowski IK, et al. Functional conservation of human Spastin in a Drosophila model of autosomal dominant-hereditary spastic paraplegia. Hum Mol Genet, 2010, 19:1883-1896.

[69] Lin P, Li J, Liu Q, et al. A missense mutation in SLC33A1, which encodes the acetyl-CoA transporter, causes autosomal-dominant spastic paraplegia (SPG42). Am J Hum Genet, 2008, 83:752-759.

[70] Landoure G, Zhu PP, Lourenco CM, et al. Hereditary spastic paraplegia type 43 (SPG43) is caused by mutation in C19orf12. Hum Mutat, 2013, 34:1357-1360.

[71] Hartig MB, Iuso A, Haack T, et al. Absence of an orphan mitochondrial protein, c19orf12, causes a distinct clinical subtype of neurodegeneration with brain iron accumulation. Am J Hum Genet, 2011, 89:543-550.

[72] Dursun U, Koroglu C, Kocasoy Orhan E, et al. Autosomal recessive spastic paraplegia (SPG45) with mental retardation maps to 10q24.3-q25.1. Neurogenetics, 2009, 10:325-331.

[73] Novarino G, Fenstermaker AG, Zaki MS, et al. Exome sequencing links corticospinal motor neuron disease to common neurodegenerative disorders. Science, 2014, 343:506-511.

[74] Matern H, Boermans H, Lottspeich F, et al. Molecular cloning and expression of human bile acid beta-glucosidase. J Biol Chem, 2001, 276:37929-37933.

[75] Martin E, Schule R, Smets K, et al. Loss of function of glucocerebrosidase GBA2 is responsible for motor neuron defects in hereditary spastic paraplegia. Am J Hum Genet, 2013, 92:238-244.

[76] Yildiz Y, Matern H, Thompson B, et al. Mutation of beta-glucosidase 2 causes glycolipid storage disease and impaired male fertility. J Clin Invest, 2006, 116:2985-2994.

[77] Abou Jamra R, Philippe O, Raas-Rothschild A, et al. Adaptor protein complex 4 deficiency causes severe autosomal-recessive intellectual disability, progressive spastic paraplegia, shy character, and short stature. Am J Hum Genet, 2011, 88:788-795.

[78] Bauer P, Leshinsky-Silver E, Blumkin L, et al. Mutation in the AP4B1 gene cause hereditary spastic paraplegia type 47 (SPG47). Neurogenetics, 2012, 13:73-76.

[79] Slabicki M, Theis M, Krastev DB, et al. A genome-scale DNA repair RNAi screen identifies SPG48 as a novel gene associated with hereditary spastic paraplegia. PLoS Biol, 2010, 8:e1000408.

[80] Oz-Levi D, Ben-Zeev B, Ruzzo EK, et al. Mutation in TECPR2 reveals a role for autophagy in hereditary spastic paraparesis. Am J Hum Genet, 2012, 91:1065-1072.

[81] Verkerk A J M H, Schot R, Dumee B, et al. Mutation in the AP4M1 gene provides a model for neuroaxonal injury in cerebral palsy. Am J Hum Genet, 2009, 85:40-52.

[82] Moreno-De-Luca A, Helmers SL, Mao H, et al. Adaptor protein complex-4 (AP-4) deficiency causes a novel autosomal recessive cerebral palsy syndrome with microcephaly and intellectual disability. J Med Genet, 2011, 48:141-144.

[83] Abou Jamra R, Philippe O, Raas-Rothschild A, et al. Adaptor protein complex 4 deficiency causes severe autosomal-recessive intellectual disability, progressive spastic paraplegia, shy character, and short stature. Am J Hum Genet, 2011, 88:788-795.

[84] Kong XF, Bousfiha A, Rouissi A, et al. A novel homozygous p.R1105X mutation of the AP4E1 gene in twins with hereditary spastic paraplegia and mycobacterial disease. PLoS One, 2013, 8:e58286.

[85] Zivony-Elboum Y, Westbroek W, Kfir N, et al. A founder mutation in Vps37A causes autosomal recessive complex hereditary spastic paraparesis. J Med Genet, 2012, 49:462-472.

[86] Bache KG, Slagsvold T, Cabezas A, et al. The growth-regulatory protein VPS37A/hVps37A is a subunit of mammalian ESCRT-I and mediates receptor down-regulation. Mol Biol Cell, 2004, 15:4337-4346.

[87] Al-Yahyaee S, Al-Gazali LI, De Jonghe P, et al. A novel locus for hereditary spastic paraplegia with thin corpus callosum and epilepsy. Neurology, 2006, 66:1230-1234.

[88] Gonzalez M, Nampoothiri S, Kornblum C et al. Mutations in phospholipase DDHD2 cause autosomal recessive hereditary spastic paraplegia (SPG54). Eur J Hum Genet, 2013, 21:1214-1218.

[89] Shimazaki H, Takiyama Y, Ishiura H, et al. A homozygous mutation of C12orf65 causes spastic paraplegia with optic atrophy and neuropathy (SPG55). J Med Genet, 2012, 49:777-784.

[90] Buchert R, Uebe S, Radwan F, et al. Mutations in the mitochondrial gene C12ORF65 lead to syndromic autosomal recessive intellectual disability and show genotype phenotype correlation. Eur J Med Genet, 2013,

56:599-602.

[91] Tesson C, Nawara M, Salih MA, et al. Alteration of fatty-acid-metabolizing enzymes affects mitochondrial form and function in hereditary spastic paraplegia. Am J Hum Genet, 2012, 91:1051-1064.

[92] Beetz C, Johnson A, Schuh AL, et al. Inhibition of TFG function causes hereditary axon degeneration by impairing endoplasmic reticulum structure. Proc Natl Acad Sci U S A, 2013, 110(13):5091-5096.

[93] Roos P1, Svenstrup K, Danielsen ER, et al. CYP7B1:novel mutations and magnetic resonance spectroscopy abnormalities in hereditary spastic paraplegia type 5A. Acta Neurol Scand, 2014, 129(5):330-334.

[94] Rainier S, Chai JH, Tokarz D, et al. NIPA1 gene mutations cause autosomal dominant hereditary spastic paraplegia (SPG6). Am J Hum Genet, 2003, 73:967-971.

[95] Watanabe F, Arnold WD, Hammer RE, et al. Pathogenesis of autosomal dominant hereditary spastic paraplegia (SPG6) revealed by a rat model. J Neuropathol Exp Neurol, 2013, 72:1016-1028.

[96] Koppen M, Metodiev MD, Casari G, et al.Variable and tissue-specific subunit composition of mitochondrial m-AAA protease complexes linked to hereditary spastic paraplegia.Mol Cell Biol, 2007, 27:758-767.

[97] Casari G, De Fusco M, Ciarmatori S, et al.Spastic paraplegia and OXPHOS impairment caused by mutations in paraplegin, a nuclear-encoded mitochondrial met alloprotease.Cell, 1998, 93:973-983.

[98] Crosby AH, Proukakis C.Is the transportation highway the right road for hereditary spastic paraplegia?Am J Hum Genet, 2002, 71:1009-1016.

[99] Koppen M1, Metodiev MD, Casari G, et al.Variable and tissue-specific subunit composition of mitochondrial m-AAA protease complexes linked to hereditary spastic paraplegia.Mol Cell Biol, 2007, 27:758-767.

[100] Esteves T1, Durr A2, Mundwiller E3, et al. Loss of association of REEP2 with membranes leads to hereditary spastic paraplegia.Am J Hum Genet.2014, 94(2):268-277.

[101] Voeltz GK, Prinz WA, Shibata Y, et al. A class of membrane proteins shaping the tubular endoplasmic reticulum. Cell, 2006, 124:573-586.

[102] Beetz C, Koch N, Khundadze M, et al. A spastic paraplegia mouse model reveals REEP1-dependent ER shaping. J Clin Invest, 2013, 123:4273-4282.

[103] Bjork S, Hurt CM, Ho VK, et al T. REEPs are membrane shaping adapter proteins that modulate specific g protein-coupled receptor trafficking by affecting ER cargo capacity. Plos one, 2013, 8:e76366.

1390　特殊语言障碍 5 型
(specific language impairment 5，SLI5; OMIM; 615432)

一、临床诊断

(1) 概述

特殊语言障碍 5 型 (SLI5) 为特殊语言障碍的一种亚型。呈常染色体显性遗传，致病基因为 *TM4SF20* 基因 [1]。

(2) 临床表现

特殊语言障碍 5 型 (多见于东亚人群) 临床上主要表现为语言发育迟缓、沟通交流困难，患者往往同时合并有其他器官生长发育迟缓。由于该病呈不完全外显，所以不同患者之间症状并不完全相同。Wiszniewski 等 [1] 对早期沟通缺陷的儿童进行研究表明，他们并无明显面部畸形和其他先天缺陷。但进行认知评估发现，有些患者视空间能力、执行功能、言语学习、解决问题的能力可有轻度损害。

(3) 辅助检查

头颅 MRI 检查提示室旁和深部脑白质病变、血管间隙扩大，提示该病可能为脑小血管疾病。

(4) 病理表现

尚无相关报道。

(5) 受累部位病变汇总表 (表 1390-1)

表 1390-1　受累部位及表现

受累部位	主要表现
神经系统	语言发育迟缓、沟通障碍、视空间能力下降、执行功能下降、脑白质高信号

二、基因诊断

(1) 概述

TM4SF20 基因，即编码一个 4 次跨膜 L6 家族蛋白的基因，位于 2 号染色体长臂 3 区 6 带 3 亚带 (2q36.3)，基因组坐标为 (GRCh37):2:228226872-228244022，基因全长 17 151bp，包含 4 个外显子，编码 229 个氨基酸。

(2) 基因对应蛋白结构及功能

TM4SF20 蛋白属于含有 4 个跨膜区的 L6 家族成员，该蛋白功能与特定的语言损伤及孤独症谱系障碍存在密切联系。

(3) 基因突变致病机制

2013 年，在 15 个患有语言发育延迟和白质高信号 (WMH) 的先证者中，Wiszniewski 等 [1] 发现一个 2 号染色体长臂 3 区 6 带 3 亚带上的杂合 4 kb 片段缺失，其中包括 *TM4SF20* 基因倒数第三号外显子。在 6 个家系中，该等位基因缺失突变与儿童早期语言延迟表征完全分离。该等位基因缺失突变与一些家庭中的白质异常分离，但呈不完全外显性。

作者通过 LR-PCR 及随后的测序检测到一种复杂的基因组重排方式，该重排将导致 *TM4SF20* 基因第三外显子缺失并在终端外显子处过早引入终止密码子，从而形成一套稳定的截短的基因组信息。将这种变异体转染到小鼠神经母细胞瘤细胞中，发现这种截短的蛋白无法正常地靶向细胞膜，而是被错误定位到细胞质中。因为其中一位携带具有纯合突变的父 / 母并未表现出不一样的表型，因此 Wiszniewski 等提出 SLI5 的发生可能是由 TM4SF20 异体蛋白的积累产生的毒性效应引起，而非基因单倍剂量不足或显性负效应。此外，该研究还发现这种 4 kb *TM4SF20* 基因缺失主要集中在具有越南血统的人群中，等位基因的频率约为 1%。进一步单体型分析表明 *TM4SF20* 等位基因缺失可能是一种始祖性效应突变，且该突变发生早于亚种群的分散传播。

(4) 目前基因突变概述

目前人类基因突变数据库收录的 *TM4SF20* 基因突变有 18 个，其中错义 / 无义突变 15 个，小的缺失 1 个，小的插入 2 个。突变分布在基因整个编码区，无突变热点。

（王　铄　李红梅）

参考文献

[1] Wiszniewski W, Hunter JV, Hanchard NA, et al. TM4SF20 ancestral deletion and susceptibility to a pediatric disorder of early language delay and cerebral white matter hyperintensities. Am J Hum Genet, 2013, 93: 197-210.

1391　言语障碍 1 型
(speech-language disorder 1, SPCH1；OMIM 602081)

一、临床诊断

(1) 概述

言语障碍 1 型 (SPCH1) 是一种常染色体显性遗传疾病，也称为儿童期言语失用 (CAS) 或进展性词汇运用障碍 (DVD) 或言语障碍伴口面失用。致病基因为 *FOXP2* 基因。

(2) 临床表现

言语障碍 1 型是常染色体显性遗传性疾病，特点是严重的口面失用导致严重言语障碍。受累患者最初被认为是语言儿化音缺陷，但后续研究显示，本病的表现更加多样，影响语法和语言的各个方面。

目前认为本病是口面动作的关键脑区及脑内联合发育异常，导致明显的语言表达功能障碍。Hurst 等 1990 年报道了一个 "KE" 家系 (图 1391-1)，多代患者均出现言语障碍，诊断为 SPCH1[1-8]。

(3) 辅助检查

对 KE 家系患者的功能磁共振 (fMRI) 检查发现，在静息态 (沉默) 和显性 (语言) 情况下，未累及的家庭成员表现出典型的左侧优势，包括 Broca 区生成任务进而双侧分布重复任务，而受累成员表现出更多的后部激活和对所有任务更广泛的双侧活化 (图 1391-2)。患者相比其他成员， Broca 区以及其他语言相关皮质和壳核活化明显降低[2]。

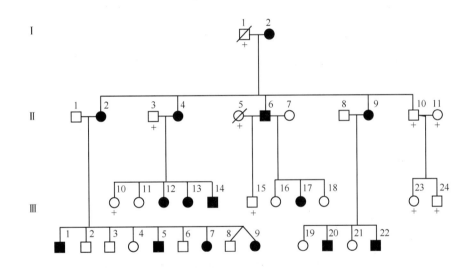

图 1391-1　KE 家系系谱图
(Am J Hum Genet，2000，67:357-368)

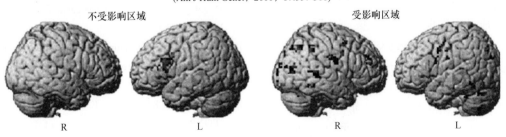

不受影响区域　　　　　　受影响区域

图 1391-2　KE 家系患者的功能磁共振 (fMRI) 表现
(Nature Neurosci，2003，6: 1230-1237)

（4）病理表现

暂无相关资料。

（5）受累部位病变汇总（表 1391-1）

表 1391-1　受累部位及主要表现

受累部位	主要表现
神经系统	口面失用、言语障碍、失用

二、基因诊断

（1）概述

FOXP2 基因，即编码叉头框蛋白 P2 亚型 V 的基因，是 I 型言语 - 语言障碍的主要致病基因。位于 7 号染色体长臂 3 区 1 带 (7q31)，基因组坐标为 (GRCh37):7:113726365-114333827，基因全长 607 463bp，包含 18 个外显子，编码 740 个氨基酸。

（2）基因对应蛋白结构及功能

FOXP2 基因编码叉头框蛋白 P2 亚型 V 蛋白，该蛋白是 FOX 家族转录因子中的一员。在胎儿和成人的大脑及其他器官如肺和肠中表达。该蛋白质产物是一种包含一个 FOX DNA 结合区域和一个大的多聚谷氨酰胺区，进化上保守的转录因子，可以直接结合到人类基因组 300 ~ 400 个基因的启动子中，从而调节各类基因的表达。在胚胎发育过程中，大脑的言语和语言区域的正常发育需要该基因的表达，并且可能涉及多种生物学通路和级联，最终可能影响语言功能的开发。该基因突变会导致 I 型言语 - 语言障碍，也被称为常染色体显性遗传的言语和语言障碍与口面部运动障碍。

（3）基因突变致病机制

Lai 等[9] 在一例患者中检测到 *FOXP2* 基因的一个易位断点突变，该患者患有言语和语言障碍，与包含 SPCH1 区域的染色体异位有关。且在另一家庭的患病成员中发现一个点突变，该点突变导致叉头域一个保守的氨基酸的改变。MacDermot 等[10] 在 49 个诊断为特定语言运动障碍的原发病患中，发现有一个患者存在 *FOXP2* 基因的杂合突变，而且在该患者的妹妹和母亲存在该突变。Shu 等[11] 发现，*Foxp2* 基因缺失的小鼠表现出严重的运动异常，过早死亡，以及没有幼崽从它们的母亲带走时通常会引起的超声波发声。*Fosp2+/-* 的小鼠表现出超声波发声适度发育迟缓但是数量显著下降。然而，野生型小鼠的发声持续时间、峰值频率和带宽均无法辨别不同。神经病理学检查显示，剔除该基因的杂合小鼠，小脑神经细胞层早期发育严重异常。

（4）目前基因突变概述

目前人类基因突变数据库收录的 *FOXP2* 基因突变有 6 个，其中错义 / 无义突变 4 个，大片段缺失 1 个，小的插入 1 个，无热点突变。

（谭　颖　王晓凤）

参考文献

[1] Lai CS, Fisher SE, Hurst JA, et al. The SPCH1 region on human 7q31: genomic characterization of the critical interval and localization of translocations associated with speech and language disorder. Am J Hum Genet, 2000, 67: 357-368.

[2] Liegeois F, Baldeweg T, Connelly A, et al. Language fMRI abnormalities associated with FOXP2 gene mutation. Nat Neurosci, 2003, 6: 1230-1237.

[3] Hurst JA, Baraitser M, Auger E, et al. An extended family with a dominantly inherited speech disorder. Dev Med Child Neurol, 1990, 32: 352-355.

[4] Gopnik M, Crago MB. Familial aggregation of a developmental language disorder. Cognition, 1991, 39: 1-50.

[5] Folstein SE, Mankoski RE. Chromosome 7q: where autism meets language disorder? Am J Hum Genet, 2000, 67: 278-281.

[6] Fisher SE, Vargha-Khadem F, Watkins KE, et al. Localisation of a gene implicated in a severe speech and language disorder. Nat Genet , 1998, 18: 168-170.

[7] Fujita E, Tanabe Y, Shiota A, et al. Ultrasonic vocalization impairment of Foxp2 (R552H) knockin mice related to speech-language disorder and abnormality of Purkinje cells. Proc Natl Acad Sci U S A , 2008, 105: 3117-3122.

[8] Gaines R, Missiuna C. Early identification: are speech/language-impaired toddlers at increased risk for Developmental Coordination Disorder? Child Care Health Dev, 2007, 33: 325-332.

[9] Lai CSL, Fisher SE, Hurst JA, et al. A forkhead-domain gene is mutated in a severe speech and language disorder. Nature, 2001, 413：519-523.

[10] MacDermot KD, Bonora E, Sykes N et al. Identification of FOXP2 truncation as a novel cause of developmental speech and language deficits. Am J Hum Genet, 2005, 76: 1074-1080.

[11] Shu W, Cho JY, Jiang Y, et al. Altered ultrasonic vocalization in mice with a disruption in the Foxp2 gene. Proc Nat Acad Sci, 2005, 102: 9643-9648.

1392　脊髓延髓肌萎缩症
(spinal and bulbar muscular atrophy, X-Linked 1, SMAX1；OMIM 313200)

一、临床诊断

(1) 概述

脊髓延髓肌萎缩症(SMAX1)又称Kennedy病，是一种晚发的X-连锁隐性遗传性神经系统变性疾病，主要累及下运动神经元、感觉系统和内分泌系统，主要临床表现为肢体近端进行性肌无力、肌萎缩和真性延髓性麻痹。SMAX1是一种独特的多聚谷氨酰胺(Poly Q)病，由配体依赖的雄激素受体基因(AR)突变所致。SMAX1是一种单基因遗传病，中年起病，病程进展缓慢，致残率高，平均确诊时间为6~12年，早期诊断及与肌萎缩侧索硬化(ALS)的鉴别诊断尤为重要。

(2) 临床表现

SMAX1主要影响成年男性，女性携带者一般无临床症状，女性纯合子仅出现亚临床表现，多数患者出现言语不清，可伴有男性乳房女性化、睾丸萎缩、高胆固醇血症、糖尿病等内分泌紊乱表现，以及额颞叶认知功能障碍。Morimoto等通过内镜评估发现，80%的SMAX1患者存在吞咽功能障碍，但症状较ALS患者轻。SMAX1的首发症状多为肌震颤、频繁的肌痛性痉挛、男性乳房发育及非特异性早熟。而我国确诊的SMAX1患者则多因肢体无力就诊。

(3) 辅助检查

肌电图常呈广泛脊髓前角细胞损害，可出现巨大电位；神经传导速度正常或减慢；复合运动动作电位(CMAP)和感觉神经动作电位的波幅下降，且后者异常较前者更常见。尽管多数患者就诊时未诉感觉异常，但肌电图常提示感觉神经存在髓鞘和轴索损害。舌肌压力测量能够反映SMAX1患者的吞咽功能，且舌肌压力下降多出现在患者主观意识到吞咽困难之前，因此舌肌压力测量可作为SMAX1的一种新型生物标志，并适用于早期检测。

弥散张量成像分析发现，SMAX1患者脑干部分各向异性降低，MRI检查显示白质有广泛改变，应用全脑体素的形态测量学显示额叶、小脑和脑干背部白质萎缩，提示中枢神经系统中的白质存在整体性的微小改变，未见萎缩的主要运动皮质区同样存在部分各向异性降低，可能与运动皮质的重组有关，但大脑的各区域中，仅脑干的各向异性降低与患者的年龄或疾病的耐受力有关。

(4) 病理表现

该病组织活检可见失神经及神经再支配现象。腓肠神经活检可见大量有髓神经纤维减少，少量纤维脱髓鞘，施万细胞变性等。肌肉活检可见神经源性肌萎缩及肌纤维群组化现象[1]。

(5) 受累部位病变汇总表 (表 1392-1)

表 1392-1　受累部位及表现

受累部位	主要表现
肌肉	肌无力（近端为主）、萎缩、肌震颤、痛性痉挛
延髓	延髓性麻痹、吞咽困难、饮水呛咳等
性腺	男性乳房女性化、睾丸萎缩、早熟

二、基因诊断

(1) 概述

AR基因，编码雄性激素受体蛋白，位于X染色体长臂1区2带(Xq12)，基因组坐标为(GRCh37): X:66763874-66950461，基因全长186 588bp，包含8个外显子，编码920个氨基酸。

(2) 基因对应蛋白结构及功能

该基因编码雄性激素受体蛋白，有3个主要的功能域：N端，DNA结合区和雄性激素结合区。该蛋白作为类固醇激素激活的转录因子发挥作用。与激素配体结合后，受体蛋白与辅助蛋白解离，转运进入细胞核，二聚化，然后促进雄性激素应答基因的转录。目前已发现由两种剪接方式产生的转录本。

(3) 基因突变致病机制

La Spada[2] 和 Fischbeck 等 [3] 在 35 个疾病散发患者中，发现 AR 基因第一个外显子存在 CAG 重复，而在 263 个正常个体中未观察到该三核苷酸的异常重复。AR 基因的 CAG 重复是多态性，平均重复数是 22(± 3)，而患者的重复数为 40~52，比正常均值高 6 个标准差。CAG 重复编码雄性激素受体的多聚谷氨酰胺，并不直接参与激素和 DNA 的结合。体外实验中，CAG 重复数与雄性激素的结合也并无相关性。但 CAG 重复数与疾病严重程度呈现相关性，CAG 重复数量越少则临床表型越轻。Spiegel 等 [4] 体外检测 2 例患者不同组织的 CAG 重复数，没有发现组织间差异。Jedele 等 [5] 在胎儿患者不同组织中也未发现 CAG 重复数有嵌合现象。

McManamny 等 [6] 制作 SMAX1 小鼠转基因模型，表达人全长 AR 基因的 cDNA，包括 65(AR-65) 或 120(AR-120) 个 CAG 重复，使用了广泛表达的巨细胞病毒启动子。AR-120 小鼠表现为行为和运动障碍，AR-65 小鼠则症状较轻。AR-120 小鼠中观察到进行性肌无力和萎缩，与脊髓中的 α 运动神经元减少相关。雄性和雌性鼠中均观察到运动功能障碍，表明 CAG 重复的增加是功能获得型显性突变。雄性小鼠中逐步减少的精子生成与人类患者报道中的睾丸缺陷一致。

(4) 目前基因突变概述

目前人类基因突变数据库收录的 AR 基因突变有 450 个，其中错义 / 无义突变 342 个，剪接突变 17 个，小片段缺失 47 个，小片段插入 23 个，大片段缺失 18 个，大片段插入 1 个，调控区突变 2 个。

（于丹丹　郭　健）

参考文献

[1] 聂坤，张玉虎，王丽娟. 肯尼迪病的研究进展. 中国临床神经科学杂志，2011，19(3): 317-320.

[2] La Spada AR, Wilson EM, Lubahn DB, et al. Androgen receptor gene mutations in X-linked spinal and bulbar muscular atrophy. Nature, 1991, 352: 77-79.

[3] Fischbeck KH, Ionasescu V, Ritter AW et al. Localization of the gene for X-linked spinal muscular atrophy. Neurology, 1986, 36: 1595-1598.

[4] Spiegel R, La Spada AR, Kress W, et al. Somatic stability of the expanded CAG trinucleotide repeat in X-linked spinal and bulbar muscular atrophy. Hum Mutat , 1996, 8: 32-37.

[5] Jedele KB, Wahl D, Chahrokh-Zadeh S, et al. Spinal and bulbar muscular atrophy (SBMA): somatic stability of an expanded CAG repeat in fetal tissues. Clin Genet, 1998, 54: 148-151.

[6] McManamny P, Chy HS, Finkelstein DI, et al. A mouse model of spinal and bulbar muscular atrophy. Hum Mol Genet, 2002, 11: 2103-2111.

1393　脊肌萎缩伴进展性肌阵挛性癫痫
(spinal muscular atrophy with progressive myoclonic epilepsy, SMAPME ; OMIM 159950)

一、临床诊断

(1) 概述

脊肌萎缩伴进展性肌阵挛性癫痫 (SMAPME) 是常染色体隐性遗传的神经肌肉疾病，特点是儿童期发病的近端肌肉无力，以及由于脊髓运动神经元变性导致的全身肌肉萎缩，同时伴有肌阵挛性癫痫发作。疾病呈进行性发展，通常由于呼吸功能不全在早期死亡。

(2) 临床表现

该病呈常染色体隐性遗传。患者 14 个月之前能正常发育及行走，多在 5 岁左右起病，病情逐渐进展，表现为行走困难、频繁摔倒、四肢肌肉及舌肌肌束震颤[1]。查体可见近端肌肉无力、肌肉萎缩、腱反射消失，通常先累及下肢，然后累及上肢。此外还可出现面瘫、吞咽困难、脊柱侧凸。患儿 7~12 岁时出现肌阵挛性癫痫发作。由于肌肉无力导致呼吸功能不全和反复肺部感染，多数患者在青少年期死于呼吸衰竭[2]。

(3) 辅助检查

脑电图可见 3~4 Hz 慢尖波，肌电图表现为弥漫性失神经变化。头颅 MRI 检查正常。血清肌酸激酶正常。

(4) 病理表现

肌肉活检显示失神经性肌萎缩。

(5) 受累部位病变汇总 (表 1393-1)

表 1393-1 受累部位及表现

受累部位	主要表现
肌肉组织	肌肉萎缩、肌束震颤
肺	肺部感染、呼吸无力
脑	行走困难、频繁跌倒、肌阵挛性癫痫发作、脑电图可见 3~4 Hz 慢尖波

二、基因诊断

(1) 概述

ASAH1 基因，即编码酸性酰胺酶的基因，位于 8 号染色体短臂 2 区 2 带 (8p22)，基因组坐标为 (GRCh37):8:17913925-17942507，基因全长 28 583bp，包含 14 个外显子，编码 412 个氨基酸。

(2) 基因对应蛋白结构与功能

ASAH1 基因编码一个由非糖基化 α- 亚基和糖基化 β- 亚基组成且在被翻译后能裂解为成熟的酶的异二聚体蛋白。该蛋白可以催化神经酰胺的合成或降解为鞘氨醇和脂肪酸。

(3) 基因突变致病机制

Zhou 等[2]通过全基因组连锁分析及外显子测序 5 个来自 2 个 SMAPME 家系儿童的 ASAH1 基因，发现 1 个纯合突变 (p.T42M)。p.T42M 突变蛋白在患者的不同组织中表达，尽管突变的酶对神经酰胺仍然表现出活性，但是体外功能研究表明酶活性降低 (对照组的 32%)。尽管 SMAPME 的表型比较严重，但病程比等位基因突变的法伯病轻，而且临床症状似乎仅限于中枢神经系统。他们推测患者中不同的表型和 ASAH1 酶活性残留水平有关。敲除斑马鱼的 asah1 基因的同源基因会导致明显的运动神经分支功能缺失，该缺失会增加脊髓的细胞凋亡。

(4) 目前基因突变概述

目前人类基因突变数据库收录的 ASAH1 基因突变有 17 个，其中错义 / 无义突变 3 个，剪接突变 2 个，小的缺失 1 个，小的插入 1 个。

(冯　皓　王虹荔)

参考文献

[1] Haliloglu G,Chattopadhyay A,Strorodis LM,A,et al. Spinal muscular atrophy with progressive myoclonic epilepsy: report of new cases and review of the literature. Neuropediatrics, 2002, 33: 314-319.

[2] Zhou J,Tawk M,Tiziano FD, et al. Spinal muscular atrophy associated with progressive myoclonic epilepsy is caused by mutations in ASAH1. Am J Hum Genet, 2012, 91:5-14.

1394　遗传性远端脊肌萎缩症 1 型
(spinal muscular atrophy, distal, autosomal recessive, 1, DSMA1 ; OMIM 614399)

一、临床诊断

(1) 概述

常染色体隐性遗传性远端脊肌萎缩症 1 型 (DSMA1) 也被称为伴呼吸窘迫的脊肌萎缩症 (SMARD1) 和遗传性远端运动神经元病 Ⅵ型 (dHMN6 或 HMN6)，由编码 μ 链结合蛋白 2(IGHMBP2) 的基因突变所致。主要临床特征为低出生体重儿、进行性远端肢体无力、膈肌麻痹，13 个月龄前继发呼吸衰竭。1974 年 Mellins 等首次描述两例婴儿表现为不典型的脊肌萎缩症，患儿分别在 1 月龄和 2 月龄出现严重的呼吸衰竭[1]。主要症状是源于横膈肌萎缩所致的呼吸窘迫，X 线片可见膈肌抬高，以及上肢及远端肌肉萎缩。相对于经典的脊肌萎缩症 (SMA)，伴呼吸窘迫的脊肌萎缩症上端脊髓受损更为严重。

(2) 临床表现

胎儿期表现为发育迟缓、胎动减少、早产或低出生体重儿。呼吸系统表现为致命的呼吸衰竭，为婴儿的主要突出症状。神经系统表现为患婴出现远端肢体无力，通常先起自上肢，然后是肢体和躯干肌肉全瘫。机械通气后常出现面舌瘫等脑神经受损的体征。感觉及运动神经系统均可受累，腓肠肌活检提示轴索变性[2](图 1394-1)。

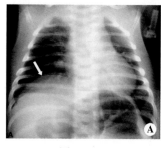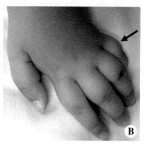

图 1394-1 SMARD1 婴儿的临床表现

A. 一名 6 周女婴的胸部正位 X 线片提示右侧膈肌上抬，腹脏突出提示横膈肌麻痹；B. SMARD1 患者的手及手指不能对抗重力运动，明显的肌肉萎缩，肥大的脂肪垫都是特征性表现 (Ann Neurol, 2003, 54:719-724)

(3) 病理表现

该病的病理特点是 Ⅰ 型和 Ⅱ 型肌纤维均呈严重失神经性萎缩，同时可见成簇状肥大的再生肌纤维，用 ATP 酶反应可以证实这些增生的肌纤维属于 Ⅰ 型纤维。对肌活检组织进行免疫组化分析，可发现存在许多规则的细胞骨架成分[3]。

(4) 辅助检查

1) 血清 CPK：SMA-Ⅰ 型正常，Ⅱ 型偶见增高。Ⅲ 型常增高，同工酶变化以 MM 为主，随着肌损害的发展而增加，至晚期肌肉萎缩时，CPK 才开始下降，这与肌营养不良不同，后者于婴幼儿期即达到高峰，以后渐降。

2) 肌肉活体组织检查：肌肉活体组织检查对确诊 SMA 具有重要意义，其病理表现特征是具有失神经和神经再支配现象。各型 SMA 有不同的肌肉病理特点，病程早期有同型肌群化，晚期可有肌纤维坏死。

3) 肌电图 (EMG)：肌电图所见纤颤电位在本病出现率极高，达 95%~100%。轻收缩时，运动单位的电位时限延长，波幅增高，重收缩时运动单位数量减少，神经传导速度 (NCV) 正常，提示神经源性受损。电生理 (NCV 和 EMG) 检查可反映 SMA 的严重程度和进展程度，但各型 EMG 改变相似，包括纤颤电位、复合运动单位动作电位 (MVAPS) 波幅时限增加，以及干扰相减少。纤颤电位及正锐波在各型 SMA 均可出现，但 SMA-Ⅰ 型更明显。随意运动时，各型 SMA 均见干扰相减少，尤其是 Ⅰ 型 SMA 仅呈单相。在较晚期 Ⅲ 型 SMA 可见类似于肌源性损害的低波幅多相电位。NCV 示运动传导速度可减慢，在 Ⅰ 型减慢，而其他类型正常；感觉传导速度正常。检测婴儿运动 NCV 有一定难度，这是因为婴儿的肢体较小且刺激点和记录电极的距离较短，检测结果常常是正常传导速度，或有时比预期的传导速度还快。

(5) 受累部位病变汇总 (表 1394-1)

该病在家族中的遗传方式为常染色体隐性遗传。Blumen 发现在 D2S128 和 D2S339 之间 2q34—q36.1 染色体的 7.6Mb 区间存在连接。Blumen 报道的 3 例患者均为 DNAJB2 基因纯合子剪接位点突变。在候选基因分析中发现纯合子突变。

表 1394-1 受累部位及表现

受累部位	主要表现
呼吸系统	膈肌麻痹、呼吸衰竭
颅神经	面舌瘫
肌肉	远端肢体无力、肢体和躯干肌肉全瘫、肌肉萎缩
周围神经	双下肢无力、腱反射亢进、巴氏征阳性

二、基因诊断

(1) 概述

IGHMBP2 基因，即编码免疫球蛋白 μ 链结合蛋白2(immunoglobulin mu-binding protein 2) 的基因，位于 11 号染色体长臂 1 区 3 带 3 亚带 (11q13.3)，基因组坐标为 (GRCh37):11: 68671319-68708070，基因全长 36 752bp，包含 15 个外显子，编码 993 个氨基酸。

(2) 基因对应蛋白结构及功能

IGHMBP2 基因编码的蛋白是一个解螺旋酶超家族的成员。该蛋白结构包括一个 AN1 型锌指结构域及一个单链核酸结合 R3H 结构域。该 DNA 结合蛋白可与来自免疫球蛋白 μ 链转换区的 5'

磷酸化的单链鸟嘌呤富集序列结合，并优先结合 5'-GGGCT-3' 基序。在 ATP 依赖的反应中该蛋白具有展开 RNA 及 DNA 复制体的 5' 到 3' 解螺旋酶活性，起转录调节器作用。该蛋白可刺激人类嗜神经病毒 JCV 的转录。

(3) 基因突变致病机制

Grohmann 等[4]证实常染色体隐性遗传 DSMA1 是由于 IGHMBP2 基因突变导致。并在 DSMA1 家族中检测到 3 个退行性错义突变（分别位于 5、11 和 12 号外显子），2 个无义突变（位于 2 和 5 号外显子），1 个移码突变（位于 5 号外显子）及 1 个剪接供体位点突变（位于 13 号内含子）。还指出小鼠的 Ighmbp2 基因突变是神经肌肉变性 (nmd) 小鼠发生脊髓性肌萎缩症的原因。这些小鼠的表型类似于 DSMA1 的表型。与在脊髓性肌萎缩症中发生突变的 SMN1 基因相似，IGHMBP2 基因与 RNA 加工装置共同定位于细胞质及细胞核中。该作者发现 IGHMBP2 基因是第二个被发现在 DSMA1 中出现缺陷的基因，IGHMBP2 与 SMN 对哺乳动物的运动神经元的维持及完整性共同发挥作用。

Maddatu 等[5]制作两个独立的转基因小鼠系，可表达神经元特有的全长 Ighmbp2 基因 cDNA。L_4 腹部神经根的组织病理学诊断显示 Ighmbp2 基因 cDNA 的转基因表达预防 nmd 小鼠的原发性运动神经元退化，并恢复正常的轴突形态及密度。在携带 CAST/EiJ 衍生调节器的 nmd 小鼠中也发现类似的神经元改善。转基因小鼠及修饰性 nmd 小鼠都持续发展出之前未观察到的心脏及骨骼肌病。对终末期心力衰竭的 nmd 小鼠进行尸体剖检发现通过心电图及超声心动图仪确定的原发性扩张型心肌病伴二次呼吸衰竭。作者发现降低 nmd 小鼠的 IGHMBP2 水平可能不仅损害运动神经元，也包括骨骼肌及心肌细胞的完整性及功能。

(4) 目前基因突变概述

目前人类基因突变数据库报道的 IGHMBP2 基因突变有 64 个，错义 / 无义突变 47 个，剪接突变 3 个，小的缺失 12 个，小的插入 1 个，大片段缺失 1 个。

（于丹丹　邹　婧）

参考文献

[1] MacDermot KD, Walker RWH. Autosomal recessive hereditary motor and sensory neuropathy with mental retardation, optic atrophy and pyramidal signs. J Neurol Neurosurg Psychiat, 1987, 50: 1342-1347.

[2] Grohmann K, Varon R, Stolz P, et al. Infantile spinal muscular atrophy with respiratory type 1(SMARD1). Ann Neurol, 2003, 54(6):719-724.

[3] Tucci A, Liu YT, Preza E, et al. Novel C12orf65 mutations in patients with axonal neuropathy and optic atrophy. J Neurol Neurosurg Psychiat, 2014, 85: 486-492.

[4] Grohmann K, Schuelke M, Diers A, et al. Mutations in the gene encoding immunoglobulin mu-binding protein 2 cause spinal muscular atrophy with respiratory distress type 1. Nat Genet, 2001, 29: 75-77.

[5] Maddatu TP, Garvey SM, Schroeder DG, et al. Transgenic rescue of neurogenic atrophy in the nmd mouse reveals a role for Ighmbp2 in dilated cardiomyopathy. Hum Mol Genet, 2004, 13: 1105-1115.

1395　遗传性远端脊肌萎缩症 4 型
(spinal muscular atrophy, distal, autosomal recessive, 4, DSMA4；OMIM 611067)

一、临床诊断

(1) 概述

常染色体隐性遗传的远端脊肌萎缩症 (DSMA) 是一种以缓慢进展的远端肢体无力萎缩无感觉障碍为特征的疾病。DSMA4 是其中的一种亚型。DSMA4 的致病基因为 PLEKHG5 基因，其编码血小板 - 白细胞 C 激酶底物同源主导包含蛋白。

(2) 临床表现

2006 年 Maystadt 等[1]报道一个来自马里的大的同族家系，5 名家庭成员包括一对同卵双生患者，出现早发的严重远端脊肌萎缩症。其中 4 人在 2~3.5 年间出现行走困难、上楼困难。2 人进展为因肌无力而出现的严重进展性呼吸功能衰退，在 10

岁时接受气管切开术。其他症状包括马蹄内翻足、手指肌肉萎缩、肩胛骨盆带肌无力、翼状肩胛、脊柱前突过度和脊柱侧凸。

(3) 病理检查

肌肉活检可见表现正常。

(4) 受累部位病变汇总 (表 1395-1)

表 1395-1　受累部位及表现

受累部位	主要表现
呼吸肌无力	呼吸衰竭
肌肉	远端肢体无力、肌肉萎缩

二、基因诊断

(1) 概述

PLEKHG5 基因，即编码具有普克列底物蛋白同源结构域的 G 家族成员 5(PLEKHG5) 的基因，位于 1 号染色体短臂 3 区 6 带 3 亚带 1 次亚带 (1p36.31)，基因组坐标为 (GRCh37):1:6526152-6557156，基因全长 31 005bp，包含 22 个外显子，编码 1085 个氨基酸。

(2) 基因对应蛋白结构及功能

PLEKHG5 基因的多种转录突变体可编码不同亚型。PLEKHG5 参与神经细胞分化的控制，可通过调节血管内皮细胞的趋化性在血管生成中发挥作用。PLEKHG5 蛋白的鸟嘌呤核苷酸交换因子能激活 RHOA 和核转录因子 κappa B(NF-κB) 介导的信号转导通路[2]。

(3) 基因突变致病机制

DSMA4 是由位于染色体 1p36.31 的 PLEKHG5 基因发生纯合突变造成的[1]。Maystadt 等[3] 在患有 DSMA4 的非洲近亲繁殖的家系中发现 PLEKHG5 基因发生 1 个纯合错义突变 (c.1940 T > C,p.F647S)。

该突变基因转染到 HKE293 细胞株和 MCF10A 细胞株后，突变型 PLEKHG5 蛋白的稳定性和胞内位置均发生改变，严重损害 NF-κB 转导途径，而野生型 PLEKHG5 蛋白能激活核转录因子 κB (NF-κB) 介导的信号通路。此外，突变基因转染到 NSC34 鼠运动神经细胞后，突变型 PLEKHG5 蛋白过度表达，蛋白聚集。研究表明 PLEKHG5 蛋白功能的损失以及蛋白的聚集可能导致 DSMA4 的神经毒害。

Azzedine 等[4] 发现 Plekhg5 基因发生纯合子缺失的转基因小鼠发育正常，并没有像成年人那样表现出明显的神经症状。然而，电生理学研究表明突变小鼠的运动神经传导速度降低，复合动作电位延迟。与对照组相比，突变小鼠在旋转试验中的表现略显不足。

(4) 目前基因突变概述

目前人类基因突变数据库收录的 PLEKHG5 基因突变有 1 个，为错义 / 无义突变。

（于丹丹　曾　敏）

参考文献

[1] Maystadt I, Zarhrate M, Leclair-Richard D, et al. A gene for an autosomal recessive lower motor neuron disease with childhood onset maps to 1p36. Neurology, 2006, 67: 120-124.

[2] Matsuda A, Suzuki Y, Honda G, et al . Large-scale identification and characterization of human genes that activate NF-κ B and MAPK signaling pathways. Oncogene, 2003,22:3307–3318.

[3] Maystadt I, Rezsohazy R, Barkats M, et al. The nuclear factor kappa-beta-activator gene PLEKHG5 is mutated in a form of autosomal recessive lower motor neuron disease with childhood onset. Am J Hum Genet, 2007, 81: 67-76.

[4] Azzedine H, Zavadakova P, Plante-Bordeneuve V, et al. PLEKHG5 deficiency leads to an intermediate form of autosomal-recessive Charcot-Marie-Tooth disease. Hum Molec Genet, 2013, 22: 4224-4232.

1396　遗传性远端脊肌萎缩症 5 型
(spinal muscular atrophy, distal, autosomal recessive, 5, DSMA5；OMIM 614881)

一、临床诊断

(1) 概述

遗传性远端脊肌萎缩症 5 型 (DSMA5) 是常染色体隐性遗传的神经系统疾病，源于 DNAJB2 基因纯合子突变。DSMA5 表现为青年起病，缓慢进展的远端肌肉无力、萎缩，逐渐进展为步态异常，以及由于运动神经受损所致的腱反射消失，感觉和认知功能保留。

(2) 临床表现

2012 年 Blumen 等[1] 报道 3 例成年人患者，均为出生于摩洛哥的比利时籍犹太人，出现远端肌肉萎缩。所有患者均出现缓慢进展的肢体无力、肌张力减低、下肢肌肉萎缩远端为主。跟腱反射、膝反射消失。虽然患者的肱三头肌腱反射和肱二头肌腱反射均消失，但上肢肌力尚可。

(3) 辅助检查

肌电图提示腓侧及胫侧波幅减低，远端失神经。晚期上肢近端肌肉也出现轻度失神经表现[1]。

(4) 累及部位及主要表现（表 1396-1）

表 1396-1　受累部位及表现

受累部位	主要表现
肌肉	远端肢体无力、肌肉萎缩、腱反射消失

二、基因诊断

(1) 概述

DNAJB2 基因，即一个编码热休克蛋白家族协同伴侣分子的基因，位于 2 号染色体长臂 3 区 5 带 (2q35)，基因组坐标为 (GRCh37):2:220144040-220151622，基因全长 7583bp，包含 10 个外显子，编码 277 个氨基酸。

(2) 基因对应蛋白结构及功能

DNAJB2 基因几乎只在大脑表达，而且主要在大脑的神经元层进行表达。该基因编码的蛋白序列和细菌 DnaJ 蛋白以及酵母同系物相似。在细菌中，该基因编码的蛋白与蛋白质折叠和蛋白质复合物解离有关。该基因可选择性剪接编码不同亚型的转录体变体。

(3) 基因突变致病机制

Blumen 等[1] 在来自于摩洛哥犹太族并患有 DSMA5 的三胞胎身上发现 DNAJB2(HSJ1) 基因剪接位点发生纯合突变。该突变是通过纯合子定位以及候选基因测序来进行确定的。与对照组相比，患者成纤维细胞中的 DNAJB2 亚型表达水平较对照组降低，DNAJB2 的细胞核和细胞质表达较对照组下降。转染 DNAJB2 的截短突变至运动神经元类细胞并未减少 SOD1 突变体的聚集，而转染野生型 DNAJB2 后会抑制突变体 SOD1 的聚集。这些结果表明位于染色体 2q35 的基因 DNAJB2 的功能缺失在 DSMA5 发病中起决定性作用。对另外 40 例 DSMA5 患者 DNAJB2 基因的编码外显子进行直接测序，未发现任何突变。

Gess 等[2] 在来自于土耳其并患有 DSMA5 的两姐妹身上同样发现 DNAJB2 基因的剪接位点发生纯合突变，该突变导致蛋白表达减少。

(4) 目前基因突变概述

目前在人类基因突变数据库中收录的 DNAJB2 基因突变有 4 个，其中错义/无义突变 1 个，剪接突变 3 个。

（于丹丹　曾　敏）

参考文献

[1] Blumen SC, Astord S, Robin V, et al. A rare recessive distal hereditary motor neuropathy with HSJ1 chaperone mutation. Ann Neurol, 2012, 71: 509-519.

[2] Gess B, Auer-Grumbach M, Schirmacher A, et al. HSJ1-related hereditary neuropathies: novel mutations and extended clinical spectrum. Neurology, 2014, 83: 1726-1732.

1397　先天性非进展性远端脊肌萎缩症
(spinal muscular atrophy, distal, congenital nonprogressive；OMIM 600175)

一、临床诊断

(1) 概述

先天性非进展性远端脊肌萎缩症是源于 TRPV4 基因的杂合子突变。表现为先天的、胎儿期起病、下肢受累为主的运动神经元病。

(2) 临床表现

1985 年 Fleury 和 Hageman[1] 报道一个四世同

堂的丹麦大家族，其中 21 人患有先天性非进展性下运动神经元疾病。其中 5 人有关节弯曲，提示胎儿期发病。出生时，先证者出现双侧马蹄内翻足，膝关节、髋关节屈曲挛缩。后来其由于关节活动受限出现典型的脊柱前弯、轻度脊柱侧凸 (图 1397-1)[2]。几例出现弛缓性瘫痪伴有肌肉萎缩和腱反射消失。

(3) 病理表现 (图 1397-2)

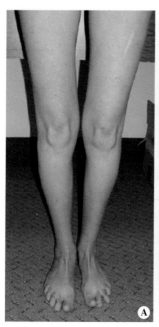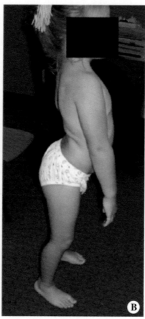

图 1397-1　先天性非进展性远端脊肌萎缩症

A. 24 岁先证者；B. 其 4 岁女儿的照片可见下肢远端肌肉萎缩

[Neuromuscul Disord, 2008,18(7):530-535]

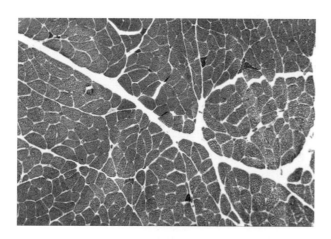

图 1397-2　左侧股四头肌肌肉活检

可见散在萎缩的有棱角的肌纤维，没有过度增大的肌纤维

[Neuromuscul Disord, 2008,18(7):530-535]

(4) 累及部位及主要表现 (表 1397-1)

表 1397-1　受累部位及表现

受累部位	主要表现
关节弯曲	膝关节、髋关节屈曲挛缩，脊柱前弯，轻度脊柱侧凸
肌肉	肢体远端肌肉萎缩

二、基因诊断

(1) 概述

TRPV4 基因，即编码瞬时受体电位阳离子通道家族 V 成员 4(TRPV4)，位于 12 号染色体长臂 2 区 4 带 1 亚带 1 次亚带 (12q24.11)，基因组坐标为 (GRCh37):12:110220892-110271212，基因全长 50 321bp，包含 15 个外显子，编码 871 个氨基酸。

(2) 基因对应蛋白结构及功能

辣椒素是一组化合物，通过辣椒素受体行使其作用。辣椒素受体家族 (TRPV) 是瞬时受体电位离子通道 (TRP) 超家族亚群，迄今已确定 6 个成员 (TRPV1-6)，按功能和结构分为 4 组：TRPV1/2、TRPV3、TRPV4、TRPV5/6。TRPV1-4 是热敏的非选择性阳离子通道，以四聚体复合物形式存在。

非选择性钙离子通道可能参与渗透灵敏度和机械敏感性，可被低渗透压、低 pH、柠檬酸盐和佛波醇脂激活，可增加细胞内 Ca^{2+} 电位。通道活性似乎是由钙调蛋白依赖的机制进行调节，该机制是一种负反馈调节机制。TRPV4 促进皮肤角质形成细胞间连接。TRPV4 是滑膜细胞胞内钙离子的调节因子，也是非选择性离阳离子通道激活作用不可或缺的分子组分，还可调节 IL-8 的产量。

(3) 基因突变致病机制

先天性非进展性远端脊萎缩症是由位于染色体 12q24 上的 *TRPV4* 基因发生杂合突变造成的。20 名来自荷兰同一大家庭的成员患有先天性非进展性远端脊肌萎缩症[2]，Auer-Grumbach 等 [3] 发现 *TRPV4* 基因的外显子 5 发生 c.806G > A(p.R269H) 突变，而对照组中的 162 名欧洲人无此突变。c.806G > A 突变发生于 ANK4 和 ANK5 结构域的外螺旋，HeLa

细胞的体外功能表达研究显示，突变蛋白在细胞质形成聚集体，表面表达显著减少。共转染实验显示，在细胞质中均能检测到突变型蛋白和野生型蛋白的聚集体。*TRPV4* 突变细胞对刺激依赖性通道活性的反应减弱。该研究表明该突变干扰通道的正常运输和功能，有可能会导致单倍剂量不足。Auer-Grumbach 等 [3] 在一例先天性非进展性远端脊肌萎缩症患者身上发现 *TRPV4* 基因发生 p.R315W 突变，该患者其他家庭成员具有相同突变的表型与遗传性运动和感觉神经病变 2 型 (HMSN2) 或腓肩胛骨脊髓性肌萎缩 (SPSMA) 一致，证实等位基因突变导致的疾病可发生表型重叠。

Klein 等 [4] 通过体外功能表达研究发现，突变 p.R269H 蛋白导致 HEK293 细胞激动剂诱导的通道活性和胞内钙离子浓度都比野生型高。HeLa 细胞表达的突变蛋白导致细胞死亡数增加，这与 TRPV 拮抗剂钌红的抑制作用有关。

Suzuki 等 [5] 通过同源重组构建 *Trpv4* 基因敲除小鼠，该小鼠尾巴对压力和酸性伤害的敏感性降低。它们对有害刺激及有髓神经响应刺激的传导速度的阈值均受损，但仍保持嗅觉、味觉和避热功能。在体外中国仓鼠卵巢细胞中表达的 Trpv4 通道可由低 pH、柠檬酸盐和细胞膨胀打开，但不能被热刺激和辣椒素打开。该研究表明 TRPV4 作为高阈值动力感觉复合物的受体是正常压力检测必不可少的。

（4）目前基因突变概述

目前人类基因突变数据库收录的 *TRPV4* 基因突变有 46 个，其中错义 / 无义突变 42 个，小的缺失 3 个，小的插入 1 个。

（于丹丹　曾　敏）

参考文献

[1] Fleury P, Hageman G. A dominantly inherited lower motor neuron disorder presenting at birth with associated arthrogryposis.J Neurol Neurosurg Psychiat, 1985, 48: 1037-1048.

[2] Reddel S, Ouvrier RA, Nicholson G, et al. Autosomal dominant congenital spinal muscular atrophy——a possible developmental deficiency of motor neurones? Neuromusc. Disord, 2008, 18: 530-535.

[3] Auer-Grumbach M, Olschewski A, Papic L, et al. Alterations in the ankyrin domain of TRPV4 cause congenital distal SMA, scapuloperoneal SMA and HMSN2C. Nature Genet, 2010, 42: 160-164.

[4] Klein CJ, Shi Y, Fecto F, et al. TRPV4 mutations and cytotoxic hypercalcemia in axonal Charcot-Marie-Tooth neuropathies. Neurology, 2011, 76: 887-894.

[5] Suzuki M, Mizuno A, Kodaira K,et al. Impaired pressure sensation in mice lacking TRPV4. J Biol Chem, 2003, 278: 22664-22668.

1398~1404　脊髓肌萎缩症
(spinal muscular atrophy，SMA)
(1398.SMAX3, OMIM 300489; 1399.SMAFK, OMIM 182980; 1400.SMALED1, OMIM 158600; 1401.SMA1, OMIM 253300; 1402.SMA2, OMIM 253550; 1403.SMA4, OMIM 271150; 1404.SMAX2, OMIM 301830)

一、临床诊断

(1) 概述

脊髓肌萎缩症 (SMA) 是指一组常染色体隐性遗传的神经肌肉疾病，表现为脊髓前角变性，导致对称性的肌肉萎缩和无力。是高加索人第二大常见的常染色体隐性遗传疾病。包括 1~4 型。1 型也称为急性儿童型 SMA 或者 Werdnig-Hoffmann 病，2 型也称为中间型 SMA，3 型也称为 Kugelberg-Welander 综合征。本文介绍 X 连锁隐性遗传的远端脊髓萎缩症 (SMAX3)、X 连锁脊髓肌萎缩症 2 型 (SMAX2)、婴儿急进型脊髓肌萎缩症 1 型

(SMA1)即 Werdnig-Hoffmann 病、脊髓肌萎缩症 2 型 (SMA2)、常染色体显性遗传性下肢受累为著的脊髓肌萎缩 -1 型 SMALED1(即 3 型)、常染色体隐性遗传成人期起病的脊髓肌萎缩 IV 型 (SMA4) 及晚发型 SMA(SMAFK)。

(2) 临床表现

同样一个疾病实体可以表现为不同的亚型。同样亚型，轻重不一。死亡年龄波动范围较大。起病年龄不等，一般首先累及下肢，近端为主，表现为步态不稳、下肢力弱和萎缩。可以有感觉受累，但很轻，或者无感觉受累。有些疾病进展相对缓慢，独立行走可维持到生命晚期。也有婴儿期死亡者。

SMAX3[1,2] 可于 1~30 岁起病。首发症状是足部畸形，如弓形足。步态不稳，随后出现下肢力弱和萎缩，最后手部肌肉受累 (图 1398-1)。临床症状变异较大，疾病进展缓慢，独立行走可维持到生命晚期。没有认知、锥体系或感觉受累。

SMAFK 表现为慢性进行性脊髓性肌萎缩，起病晚，平均年龄 48.8 岁。临床表现为渐进性肌力减退，进行性近端肌萎缩，开始在腿部，后期累及上臂，腱反射减低或消失，全身肌束震颤。典型者可存活数十年。

SMALED1[3] 主要累及下肢近端，可早期出现 Gowers 征。可有股四头肌萎缩和无力，髋外展肌中重度萎缩，其他腿部肌肉轻度无力。上肢肌力和感觉正常。多数人 2 岁以内起病，也有 4~7 岁起病，病情相对稳定或仅仅缓慢进展。没有关节挛缩，可有弓形足或仰趾弓形足。由于腿部肌肉无力，可表现为跑步困难或爬楼梯困难；体格检查提示下肢肌肉萎缩，尤其是股四头肌；鸭步步态或步态不稳；远端肌肉没有萎缩；没有肌束震颤；膝关节活动度增加，膝腱反射减弱。

SMA1[4,5] 表现为婴儿期起病，近端肢体肌无力，可合并反复肺部感染。可能合并先天性心脏缺陷。

SMA2[6] 起病 3~15 个月，可以存活到 4 岁以上，通常可以到成年或成年晚期。其严重性介于 1 型和 3 型之间，近端肌肉无力是典型特征。该病可能是杂合子病变，存在外周传导速度异常，缓慢发病。

SMA4[7, 8] 平均起病年龄是 35 岁，出现临床表现是在 37 岁。该病相对良性，对称性近端肌肉受累，远端肌肉功能保留，也可表现为膝腱反射消失。家族研究提示为常染色体隐性遗传。

SMAX2 多为新生儿发病。可出现严重的躯干肌张力减低、反射消失、先天性关节挛缩，伴有脊髓前角细胞坏死、婴幼儿死亡。孕产期胎动减少，肌病面容，无力，肌酶中度升高，面部异形，肌电图及肌肉活检提示前角细胞受损表现，胸廓畸形，可因进展性呼吸困难死亡。

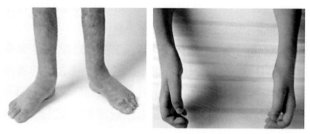

图 1398-1　双手及下肢肌的萎缩

(J Med Genet, 2004, 41:224-229)

(3) 辅助检查

SMAX3 肌电图提示慢性去神经化，肌肉活检提示神经源性肌肉病变，腓肠肌活检正常。SMA1 肌肉活检提示大量的萎缩肌纤维，肥大的 1 型纤维成簇分布，免疫组化分析提示细胞骨架成分 NCAM 和肌球蛋白重链的过度表达 (图 1398-2)。

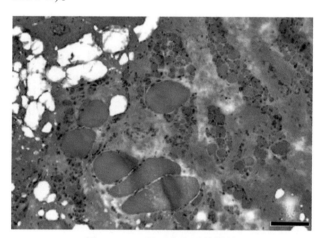

图 1398-2　股四头肌活检结果

2 型纤维成组萎缩，纤维组织大量增生，少数 1 型纤维肥大

(Neurogenetics, 2012, 13:327-332)

(4) 亚型汇总（表 1398-1）

表 1398-1　亚型汇总

SMA 亚型	基因
SMAX3	*ATP7A*
SMAFK	*VAPB*
SMALED1	*DYNC1H1*
SMA1	*SMN1*
SMA2	*SMN1*
SMA4	*SMN1*
SMAX2	*UBA1*

(5) 受累部位病变汇总（表 1398-2）

表 1398-2　受累部位及表现

受累部位	主要表现
肌肉	肌无力、萎缩，肌震颤，肌张力低下
骨骼	畸形足
心脏	先天性心脏病如心房心室间隔缺损

二、SMAX3 基因诊断

(1) 概述

ATP7A 基因，编码铜转运 α 链 (ATPase, Cu^{2+} transporting, alpha polypeptide) 蛋白，位于 X 染色体长臂 2 区 1 带 1 亚带 (Xq21.1)，基因组坐标为 (GRCh37):X:77166194-77305892，基因全长 139 699bp，包含 23 个外显子，编码 1500 个氨基酸。

(2) 基因对应蛋白结构及功能

ATP7A 基因编码的跨膜蛋白具有铜离子跨膜转运功能。该蛋白位于反面高尔基体管网状结构，该结构可向分泌通路上的铜依赖性酶供应铜离子。当细胞外铜离子过高，该蛋白会重定位于质膜并将细胞中多余的铜离子排出。该蛋白的 C 端具有一个双亮氨酸结构 (1487-Leu-Leu-1488)，这是一个胞吞作用靶向信号，具有从质膜到高尔基体的

回收功能。双亮氨酸结构的突变会导致该蛋白质在质膜上的积累。

在 Takata[1] 等和 Kennerson[9] 等曾经报道过的 2 个 X 连锁 SMAX3 家庭的患者中，Kennerson 等 [9] 确定了 *ATP7A* 基因的 2 个不同突变，分别为 p.T994I 和 p.P1386S。体外功能表达分析显示，突变导致受损的铜经过分泌通道转运进入新的蛋白质内，可能由于构象灵活性降低。作者认为，SMAX3 晚发性暗示这些突变产生的微弱作用，需要多年积累才能引起病理结果。运动神经元可能对会损害正常的轴突生长和突触形成的铜稳态扰动或铜缺乏症特别敏感。

(3) 目前基因突变概述

目前人类基因突变数据库收录的 *ATP7A* 基因突变有 236 个，其中错义 / 无义突变 72 个，剪接突变 59 个，小的缺失 36 个，小的插入 11 个，大片段缺失 53 个，大片段插入 5 个。

三、SMAFK 基因诊断

(1) 概述

VAPB 基因，编码 VAMP 相关蛋白 B 和 C，位于 20 号染色体长臂 1 区 3 带 3 亚带 3 次亚带 (20q13.33)，基因组坐标为 (GRCh37):20:56964175-57026157，基因全长 61 983bp，包含 6 个外显子，编码 244 个氨基酸。

(2) 基因对应蛋白结构及功能

该基因编码Ⅳ型膜蛋白，蛋白分布于血浆和细胞内囊泡膜上，为一同型二聚体，也可同 VAPA 组成异型二聚体。该蛋白也同 VAMP1 和 VAMP2 相互作用，可能参与囊泡运输。

(3) 基因突变致病机制

Nishimura 等 [10] 在 3 个 SMAFK 相关的家庭中发现 1 个 *VAPB* 基因的错义突变。他们在另外 3 个 ALS8 家庭和一个有典型 / 非典型 ALS 的家庭中也发现同样突变。尽管不能够在家谱上将所有家庭联系起来，单倍体分析显示出有先祖效应的存在。

本病尚无相应的分子研究，致病机制未明。

（4）目前基因突变概述

目前人类基因突变数据库收录的 *VAPB* 基因突变有 3 个，其中错义 / 无义突变 2 个，小的缺失 1 个。

四、SMACED1 基因诊断

（1）概述

DYNC1H1 基因，编码胞质动力蛋白重链 1，位于 14 号染色体长臂 3 区 2 带 (14q32)，基因组坐标为 (GRCh37):14:102430865-102517135，基因全长 86 271bp，包含 78 个外显子，编码 4646 个氨基酸残基。

（2）基因对应蛋白结构及功能

动力蛋白是一类具有微管活性的 ATP 酶，具有分子马达的功能，可分为轴丝动力蛋白和胞质动力蛋白。常规的胞质动力蛋白由两条重链多肽及若干中间链和轻链组成。胞质动力蛋白具有逆行轴突运输、蛋白质分选、细胞器移动、纺锤体动力学等功能。*DYNC1H1* 基因编码的蛋白属于胞质动力蛋白重链家族，所编码的蛋白具有微管肌动活性和 ATP 酶活性，所涉及的疾病包括显性遗传的智力迟钝、常染色体显性下肢脊髓性肌肉萎缩症。

（3）基因突变致病机制

Harms 等[11]2010 年报道一个常染色体显性遗传下肢脊髓性肌萎缩症大家系，Harms 等[12]2012 年确定 *DYNC1H1* 基因的一个杂合突变位点 c.1750A>C(p.I584L)。该研究利用定制的目标捕获技术对 14q32 区间上已注释的 73 个基因的所有外显子进行捕获并采用新一代测序技术确定这一突变位点。研究发现没有 ATP 时，患者皮肤的成纤维细胞可与微管正常结合，但当 ATP 存在时，成纤维细胞与微管的结合出现显著性降低。他们同时发现，突变的动力蛋白会影响动力蛋白复合物的稳定性。研究人员对患有该疾病的其他 32 个原发病患家族的该基因进行测序，发现有 2 个家系存在杂合突变，分别为 c.2011A>G(p.K671E) 和

c.3170A>G(p.Y970C)。

（4）目前突变概述

目前报道与 SMALED1 相关的 *DYNC1H1* 基因突变有 3 个，均为错义突变 (c.1750A ＞ C、p.2011A ＞ G、c.3170A ＞ G)。

五、SMA1 基因诊断

（1）概述

SMN1 基因，即编码运动神经元生存蛋白的基因，位于 5 号染色体长臂 1 区 3 带 2 亚带 (5q13.2)，基因组坐标为 (GRCh37):5:70220768-70248839，基因全长 28 072bp，包含 9 个外显子，编码 294 个氨基酸。

（2）基因对应蛋白结构及功能

SMN1 基因编码的蛋白可定位在细胞质和细胞核中，而存在细胞核中的该蛋白定位在一种称为 gems 的亚核体上，该亚核体附近是高浓度小核核糖核蛋白 (snRNPs) 螺旋体。该蛋白可与蛋白 SIP1、GEMIN4 形成异聚复合体，也可与一些涉及 snRNPs 生物合成的蛋白相互作用，如 hnRNP U 蛋白、小核仁 RNA 结合蛋白。SMN 复合体具有催化功能，用于剪接体主体结构 snRNPs 的结构组装。因此，在对细胞 pre-mRNAs 的剪接过程中扮演重要的作用。大多数剪接体的 snRNPs 都包含一组共同的 Sm 蛋白 SNRPB、SNRPD1、SNRPD2、SNRPD3、SNRPE、SNRPF 和 SNRPG，它们在小核 RNA 的 Sm 位置构成七聚体蛋白环，形成 SnRNPs 的核心结构。来自于被捕获的 Sm 蛋白的 CLNS1A 的 SMN 复合物解体，使得形成的 SMN-Sm 复合物触发 snRNPs 核心结构的装配，进而将其转运到核内。该蛋白功能也包括确保包含内含子的 *U12* 基因的正确剪接，进而有助于正常运动神经和本体感受神经元的发育；同时该蛋白也有可能在小核仁核糖核蛋白的代谢中发挥作用。

（3）基因突变致病机制

Biros 和 Forrest[13]、Wirth[14]、Ogino 和 Wilson[15]、Farrar 和 Kiernan[16] 分别于 1999 年、2000 年、2004 年

和 2015 年分别对 SMA 复杂的分子机制进行总结。*SMN1* 和 *SMN2* 分别位于 5 号染色体上一个大的反向重复序列的端粒和着丝粒部分。*SMN2* 与 *SMN1* 的编码序列差异之处在于 7 号外显子区域一个位置为 840 的核苷酸 (C/T)，这导致转录水平减少和正常稳定的 SMN 蛋白缺乏。Lorson 等 [17] 发现，约 94% 的 SMA 患者的两个 *SMN1* 7 号外显子拷贝均缺失，进而导致 SMN 蛋白严重不足。基因删除或位点 c.840C > T 的突变可导致 7 号外显子缺失，从而使 *SMN1* 本质上转变成了 *SMN2*。也有一些机制可导致 *SMN1* 缺失，如大量缺失和点突变。SMN 蛋白主要来自 *SMN1* 基因，*SMN2* 基因可提供少量 SMN 蛋白，从而改变基因型。

Blazej 等 [18] 在 1998 年研究犬类的常染色显性遗传脊髓性肌萎缩，其与多种形式的人类运动神经元疾病在病理学和临床特征上很相似，但与人类脊髓性肌萎缩的分子机制不同。他们研究患病犬与正常犬的 *SMN* 基因并发现患病狗的 *SMN* 基因并无胚系突变。犬类 / 啮齿类的杂交细胞系的分析结果显示与犬类脊髓性肌萎缩一样，*SMN* 基因并不会出现在相同的染色体上。

(4) 目前突变概述

目前人类基因突变数据库收录的 *SMN1* 基因突变有 73 个，其中错义 / 无义突变 33 个，剪接突变 5 个，调控区突变 1 个，小的缺失 9 个，小的插入 10 个，大片段缺失 13 个，复杂重排 2 个。

六、SMA2 基因诊断

SMA2 亚型的致病基因为 *SMN1* 基因，同 SMA1 亚型，相关特点参见 "五、SMA1 基因诊断"。

七、SMA4 基因诊断

SMA4 亚型的致病基因为 *SMN1* 基因，同 SMA1 亚型，相关特点参见 "五、SMA1 基因诊断"。

八、SMAX2 基因诊断

(1) 概述

UBA1 基因，即编码类泛素样修饰激活酶 1 的基因，位于 X 号染色体短臂 1 区 1 带 2 亚带 3 次亚带 (Xp11.23)，基因组坐标为 (CRCH37):X: 47050199-47074527，基因全长 24 329 bp，包含 31 个外显子，编码 1058 个氨基酸。

(2) 基因对应蛋白结构及功能

UBA1 基因编码的蛋白 (类泛素样修饰激活酶 1) 催化泛素结合的第一步，标记着细胞蛋白降解。这个基因在 DNA 合成过程中可对小鼠的 X 连锁温度敏感缺陷进行修补，提示该基因可能具有 DNA 修复作用。*UBA1* 基因是在染色体的 Xp11.23 基因簇的一部分。目前，该基因编码相同蛋白的选择性剪接转录变异体已被报道。

(3) 基因突变致病机制

Dlamini 等 [19] 报道婴儿期发病的 SMAX2 与 *UBA1* 基因突变相关，*UBA1* 基因编码的泛素修饰激活酶蛋白 1 在泛素 - 蛋白酶体通路中占据重要角色。泛素 - 蛋白酶体通路缺陷不仅会引起神经退行性疾病，而且会影响正常的神经元发育。这些发现表明 SMAX2 应归类为运动感觉神经元病变，而非纯粹的前角细胞障碍。

Wishart 等 [20] 通过观察 SMA 鼠模型，发现鼠体内泛素的稳定被扰乱，泛素修饰激活酶 1(UBA1) 水平下降。运动神经元存活基因 (*SMN*) 与 UBA1 在神经元上相互作用，在表现出症状的 SMA 小鼠的脊髓中可发现中断的泛素修饰激活酶 1 的 mRNA 剪接体。

此外，通过药物抑制或是遗传抑制 uba1 均可以使斑马鱼上表现出类似脊髓性肌萎缩相关的神经肌肉病变，表明 uba1 直接导致疾病发生。

泛素修饰激活酶 1 和随后的泛素化通路的失调可导致 β - 连环蛋白累积，通过药物抑制 β - 连环蛋白可大大改善斑马鱼、果蝇和小鼠 SMA 模型的神经肌肉病变。泛素修饰激活酶 1 抑制 β - 连环蛋白仅限于 SMA 鼠的神经肌肉系统，因此，在这些动物模型中，通过药物抑制 β - 连环蛋白不能防止周围组织和器官系统性病变。表明神经肌肉与系统性脊髓性肌萎缩症在分子学病理上存在很大差异。实验数据表明，通过调节体内泛素平衡和抑制 β - 连环蛋白会减少与 UBA1 相关的脊髓性肌萎缩的神经肌肉症状，提示泛素平衡和 β - 连环蛋白可作为脊髓性肌萎缩的潜在治疗靶标。

(4) 目前基因突变概述

目前人类基因突变数据库收录的 UBA1 基因突变有 3 个，其中错义 / 无义突变 2 个，剪接突变 1 个。

（张　婧　王新高　唐鹤飞　华　桑　刘轶颖

陈　勇　葛　蕾）

参考文献

[1] Takata RI, Speck Martins CE, Passosbueno MR, et al. A new locus for recessive distal spinal muscular atrophy at Xq13.1-q21. J Med Genet, 2004, 41: 224-229.

[2] Kennerson ML, Nicholson GA, Kaler SG, et al. Missense mutations in the copper transporter gene ATP7A cause X-linked distal hereditary motor neuropathy. Am J Hum Genet, 2010, 86: 343-352.

[3] Timme W. Progressive muscular dystrophy as an endocrine disease. Arch Intern Med, 1917, 19: 79-104.

[4] Lumaka A, Bone D, Lukoo R, et al. Werdnig-Hoffmann disease: report of the first case clinically identified and genetically confirmed in Central Africa (Kinshasa-Congo). Genet Counsel, 2009, 20: 349-358.

[5] Rudnik-Schoneborn S, Berg C, Zerres K, et al. Genotype-phenotype studies in infantile spinal muscular atrophy (SMA) type I in Germany: implications for clinical trials and genetic counselling. Clin Genet, 2009, 76: 168-178.

[6] Fried K, Emery AEH. Spinal muscular atrophy type II. A separate genetic and clinical entity from type I (Werdnig-Hoffmann disease) and type III (Kugelberg-Welander disease). Clin Genet, 1971, 2: 203-209.

[7] Pearn JH, Hudgson P, Walton JN. A clinical and genetic study of spinal muscular atrophy of adult onset. Brain, 1978, 101: 591-606.

[8] Brahe C, Servidei S, Zappata S, et al. Genetic homogeneity between childhood-onset and adult-onset autosomal recessive spinal muscular atrophy. Lancet, 1995, 46: 741-742.

[9] Kennerson M, Nicholson G, Kowalski B, et al. X-linked distal hereditary motor neuropathy maps to the DSMAX locus on chromosome Xq13.1-q21. Neurology, 2009, 72: 246-252.

[10] Nishimura AL, Mitne-Neto M, Silva HC, et al. A mutation in the vesicle-trafficking protein VAPB causes late-onset spinal muscular atrophy and amyotrophic lateral sclerosis. Am J Hum Genet, 2004, 75:822-831.

[11] Harms MB, Allred P, Gardner R, et al. Dominant spinal muscular atrophy with lower extremity predominance: linkage to 14q32. Neurology, 2010, 75: 539-546.

[12] Harms MB, Ori-McKenney KM, Scoto M, et al. Mutations in the tail domain of DYNC1H1 cause dominant spinal muscular atrophy. Neurology, 2012, 78: 1714-1720.

[13] Biros I, Forrest S. Spinal muscular atrophy: untangling the knot? J Med Genet, 1999, 36: 1-8.

[14] Wirth B.An update of the mutation spectrum of the survival motor neuron gene (SMN1) in autosomal recessive spinal muscular atrophy (SMA).Hum Mutat, 2000, 15: 228-237.

[15] Ogino S, Wilson RB.Spinal muscular atrophy: molecular genetics and diagnosis.Expert Rev MolecDiagn, 2004, 4: 15-29.

[16] Farrar MA, Kiernan MC. The genetics of spinal muscular atrophy: progress and challenges. neurothera peutics, 2015, 12: 290-302.

[17] Lorson CL, Hahnen E, Androphy EJ, et al. single nucleotide in the SMN gene regulates splicing and is responsible for spinal muscular atrophy. Proc Nat Acad Sci USA, 1999, 96: 6307-6311.

[18] Blazej RG, Mellersh CS, Cork LC, et al. Hereditary canine spinal muscular atrophy is phenotypically similar but molecularly distinct from human spinal muscular atrophy. J Hered, 1998, 89: 531-537.

[19] Dlamini N, Josifova DJ, Paine SM, et al. Clinical and neuropathological features of X-linked spinal muscular atrophy (SMAX2) associated with a novel mutation in the UBA1 gene. Neuromuscul Disord, 2013, 23: 391-398.

[20] Wishart TM, Mutsaers CA, Riessland M, et al. Dysregulation of ubiquitin homeostasis and beta-catenin signaling promote spinal muscular atrophy. J Clin Invest, 2014, 124: 1821-1834.

1405~1427 脊髓小脑性共济失调
(spinocerebellar ataxia, SCA)
(1405.SCA1, OMIM 164400; 1406.SCA10, OMIM 603516; 1407.SCA11, OMIM 604432; 1408.SCA12, OMIM 604326; 1409.SCA13, OMIM 605259; 1410.SCA14, OMIM 605361; 1411.SCA15, OMIM 606658; 1412.SCA17, OMIM 607136; 1413.SCA19, OMIM 607346; 1414.SCA2, OMIM 183090; 1415.SCA23, OMIM 610245; 1416.SCA26, OMIM 609306; 1417.SCA27, OMIM 609307; 1418.SCA28, OMIM 610246; 1419.SCA29, OMIM 117360; 1420.SCA31, OMIM 117210; 1421.SCA34, OMIM 133190; 1422.SCA35, OMIM 613908; 1423.SCA36, OMIM 614153; 1424.SCA5, OMIM 600224; 1425.SCA6, OMIM 183086; 1426. SCA7, OMIM 164500; 1427.SCA8, OMIM 608768)

一、临床诊断

(1) 概述

脊髓小脑性共济失调 (SCA)，是一组以小脑功能失调或合并其他神经系统功能异常的神经系统变性疾病[1, 2]。绝大多数为遗传性，且以常染色体显性遗传为主，少数为散发性。该病具有明显的遗传、临床异质性。依据病变基因分为30余型。常染色体显性遗传类又称为常染色体显性遗传性小脑性共济失调 (ADCA)，依据临床表现分为3型：ADCA1，小脑性共济失调伴其他神经功能异常；ADCA2，ADCA伴视网膜色素变性 (SCA7)；ADCA3，单纯的小脑性共济失调或仅伴周围神经病 (SCA4、SCA5、SCA6、SCA8、SCA11、SCA14、SCA15、SCA18、SCA20、SCA26、SCA29、SCA30、SCA31、SCA35、SCA37)[3]。

(2) 临床表现

SCA病因为致病基因突变导致三核苷酸重复次数增加，病情及发病时间与核苷酸重复次数有关，重复次数越多，发病时间越早、进展越快。该病发病率与地域、种族、基因类型有关[4]，SCA1、SCA2、SCA3、SCA6和SCA7较常见，SCA3是全球范围内最常见的类型[5]。SCA典型临床表现为进展性步态、肢体共济失调，伴眼震、构音障碍和眼肌麻痹[6]。其他小脑体征包括躯干共济失调、节拍性语言、辨距困难、轮替障碍等。锥体束、锥体外系受累时伴有多种形式运动障碍，如肌张力障碍、震颤、肌阵挛、帕金森综合征、舞蹈症。眼球运动障碍表现为注视诱发性眼震、核上性眼肌麻痹、慢速扫视、平稳跟踪运动受损。视网膜色素变性主要见于SCA7，少数SCA2患者也可见到。周围神经受累主要表现为振动觉减低、温度觉减低、远端肌肉萎缩。部分ADCA1型患者出现癫痫、认知障碍。尿急、尿失禁常见于ADCA1型患者。部分患者出现精神行为异常，包括注意力缺陷、抑郁、淡漠、焦虑、妄想等。SCA32型伴有无精症；SCA34型伴有皮肤损害，于出生不久出现，成人期消失，分布于四肢远端肘膝处皮肤红色角化病[7]；感音性耳聋[8]；骨骼畸形表现为高弓足、脊柱侧凸[9]。

SCA1：症状通常在患者30~40岁出现。小脑性共济失调是最典型的表现，可出现动作不协调和爆破性语言。很多患者还有上运动神经元受损的表现，如下肢病理征阳性、腱反射亢进或者痉挛性截瘫。有时还可表现为类似OPCA的症状及体征。另外不自主运动如舞蹈动作也可在某些患者中出现，后组颅神经也可受累。电生理检查可发现神经传导速度的延长[10-12]。

SCA2：主要表现为缓慢的进行性共济失调及

构音障碍，伴有眼部症状如眼球震颤，有些患者会出现眼肌麻痹。肌腱反射在疾病初期活跃，后期则消失。此病如果起病于 20 岁前，进展会十分迅速。

SCA5：德国报道的家系平均发病年龄为 32.8 岁，子代的发病年龄有提前趋势。该家系患者的共同临床表现为下视性眼球震颤，其他常见症状还包括姿势步态异常、肢体共济失调、构音障碍、意向性震颤、静止性震颤、吞咽困难以及凝视诱发的眼球震颤等。症状通常进展缓慢，病程可持续达 30 余年，多不导致卧床或严重行走障碍。

SCA6：该类患者发病年龄通常在 20~66 岁，平均发病年龄 45 岁，病程通常大于 25 年，男－男遗传多见。已报道的家系主要表现为轻度但缓慢进展的姿势步态性小脑性共济失调、构音障碍、眼球震颤以及轻度的振动觉和本体觉缺失。其中步态性共济失调常贯穿疾病始终，有部分患者还出现小脑性语言和肌张力减低，腱反射通常正常或轻度减低。因本型起病隐袭，多数患者在发病初期并未意识到疾病存在，常有短暂的身体不平衡感以及快速旋转和移动时的头晕感，常在多年以后逐渐感觉到存在的身体平衡与协调障碍，严重时需要依赖轮椅活动。

SCA7：该病为成年起病，不同家系之间和家系内部在发病年龄、疾病严重程度及进展速度方面变异较大，平均发病年龄在 30~40 岁，平均病程为 20 年，通常发病越早，病程持续时间越短。主要临床表现为逐渐进展的小脑性共济失调和色素性黄斑营养不良（黄斑变性），不同患者还可出现扫视缓慢、眼肌麻痹、锥体束征、锥外体征、深感觉缺失以及痴呆等不同临床表现。

SCA8：患者的首次发病年龄在 18~65 岁，平均年龄是 39 岁，常见首发症状有构音障碍、轻度的呼吸困难、步态不稳。临床表现包括痉挛性和共济失调性构音障碍、眼球震颤、肢体和步态失调、四肢痉挛、震动觉减退。该病进展较慢，但是严重受影响的家庭可出现四代到五代的行走困难。快速进展的患者表现有步态和姿势不稳、尿失禁、阳痿、抑郁等，类似于多系统萎缩的表现。疾病严重程度似乎与复发的时间和年龄有关。

SCA11：目前报道的患者起病年龄从十几岁到 50 岁不等，共济失调是共有的临床表现，具体为难以行走和保持平衡。症状缓慢进展，伴有锥体束征和异常眼部症状，如急动性追赶、水平和垂直方向眼球震颤。构音障碍和吞咽困难也很常见。周围神经病变和肌张力障碍属少见症状。此病的严重程度可由初期的轻度平衡障碍到严重的言语和吞咽障碍，由于共济失调需用轮椅。生存期不受影响。

SCA12：典型表现为上肢或头部的动作性震颤，随后伴有轻度的共济失调和（或）肢体的辨距不良。同时伴有肌腱反射普遍增强。但是不同的家庭间的临床表现差异很大。起病年龄在 8~62 岁，但大多在中年。动作性震颤在肢体最显著，也可出现在躯干、颈部、唇部和舌部。除动作性震颤外，静止性震颤和意向性震颤也可以存在。与其他脊髓小脑共济失调的亚型相比，小脑症状如共济失调和辨距不良不是很显著，由此带来的残疾也相对较少。

SCA13：临床表现有共济失调蹒跚步态、肢体共济失调和辨距不良、肌张力低下、构音不良、眼球震颤，并未发现精神发育迟滞等。

SCA14：是常染色体显性遗传病，起病年龄多在 20 岁到 40 多岁，生存期不受影响。最初表现是缓慢进展的步态不稳，轻度到中度的构音障碍也很常见。也可能有吞咽困难和发音困难的表现。半数以上患者存在水平眼震和扫视异常。约 1/3 受累家庭会出现轻度到中度的感觉损害，特别是振动觉减退。肌腱反射可有减退、正常或者活跃。一些患者可见双侧巴宾斯基征阳性。

SCA15：典型表现是进展十分缓慢的步态共济失调，常伴有共济失调性构音障碍。低于 30% 的患者会出现头和（或）躯干的震颤，可能还同时伴有上肢的震颤。震颤可能与步态异常同时出现，甚至在有些情况下出现早于步态异常。也有患者分别以书写困难、运动诱发的姿势不稳（如上扶梯困难）、肌肉痉挛为首发症状。

SCA17：最主要的表现依次为共济失调(95%)、痴呆（约 90%）、不自主运动（约 70%）以及舞蹈样动作和肌张力障碍（眼睑痉挛、斜颈、书写痉挛、足部肌张力障碍）[13]。精神症状、锥体束征和强直症状也比较常见。完全外显的患者几乎都在 50 岁前出现以上神经症状或心理症状，如抑郁、攻击倾向、方向障碍、妄想等。

SCA19：可出现共济失调步态和肢体共济失调，还伴有肌腱反射减弱、吞咽困难、构音障碍、凝视诱发的水平眼震。患者的起病年龄随着家族代数的增加而呈现年轻化趋势，提示遗传早现。最初的症状主要是共济失调步态，其次是躯干和肢体的共济失调、构音障碍。

SCA23：主要表现为共济失调、构音障碍、反射亢进、震颤、轻度认知功能下降、皮层和皮层下萎缩、胼胝体发育不全、小脑萎缩、小脑蚓的浦肯野细胞层神经元丢失、齿状核神经元丢失、下橄榄核神经元丢失、桥小脑干变细、脊髓后束和外侧束脱髓鞘。眼球慢扫视运动、辩距不良。

SCA26：主要表现为小脑性共济失调、共济失调步态、肢体共济失调、肢体动作不协调、躯干共济失调、构音障碍、眼动异常、视追踪障碍、辨距不良性扫视、眼震、小脑萎缩、浦肯野细胞缺失。

SCA27：主要表现为小脑性共济失调、共济调步态、肢体共济失调、躯干共济失调、手部细小高频震颤、轻度头部震颤、紧张和运动可加剧、构音障碍、记忆减退、认知障碍、精神发育迟滞、轻度小脑萎缩、基底核变性、激越、抑郁、面部运动障碍、凝视诱发眼震、辨距不良性扫视、视追踪障碍、斜视、红色盲。

SCA28：主要表现为共济失调步态、肢体共济失调、构音障碍、下肢反射亢进、下肢肌张力增高、巴宾斯基征阳性、肌张力障碍（少见）、帕金森（少见）、痉挛、小脑萎缩，以及辨距不良性扫视、眼

动异常、视追踪障碍、凝视诱发眼震、慢扫视、上睑下垂、眼肌麻痹。

SCA29：主要表现为非进行性小脑性共济失调、运动发育迟缓、宽基步态、肢体共济失调、构音障碍、轮替运动障碍、意向性震颤、辨距不良、眼震、轻度认知障碍。

SCA31：主要表现为小脑性共济失调（缓慢进展）、构音障碍、眼震、共济失调步态、肢体共济失调、听力减退、迟发性感音性、凝视诱发水平眼震。

SCA34：主要为皮肤改变和脊髓小脑性共济失调。其中皮肤改变在患者出生后不久即出现，主要表现为在手和脚的背侧、肘部、踝部以及外耳等部位出现皮肤红斑和角化过度等，以角化过度更为常见，角化的皮肤表面可见细小的鳞屑；红斑还在小腿、大腿和臀部等对称部位短暂出现（图 1405-1 A、B）。上述皮肤改变在冬天时可加重，使用润滑剂后可缓解。大多数病例的皮肤损害在 25 岁之后逐渐消失。因本病进展较为缓慢，小脑性共济失调的步态异常在 40~50 岁出现，部分患者在 30 岁左右出现，大部分患者发病后十年左右需要依赖手杖行走，20年左右需要依赖轮椅等。整个病程中认知功能不受影响。

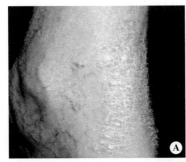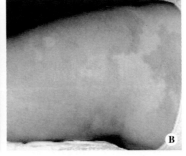

图 1405-1　SCA34 型临床表现
A. 皮肤表面红斑及细小鳞屑；B. 大腿部位显著红斑 (JAMA Neurol 2014, 71:470-475)

SCA35 型：患者隐袭起病，发病年龄在 40~48岁，平均 43 岁。早期的突出表现是行走困难和小脑性构音障碍，随后可出现双上肢的共济失调。病情进展缓慢，病程可持续 5~30 年不等。发病后 10 年，患者常需依赖拐杖或轮椅行走；发病后 20 年多数患者可出现深感觉障碍和巴宾斯基征阳性。有些患者病程中可出现短暂性手部震颤、痉挛性斜颈。所有患者病程中均无认知障碍、癫痫、眼肌麻痹、眼

球震颤、周围神经损害等临床表现。

SCA36 型：患者隐袭起病，缓慢进展，均在成年以后发病，平均年龄在 50 岁左右。主要表现为姿势步态性共济失调、眼球运动障碍、舌肌萎缩和舌肌纤颤以及程度不等的上运动神经元或下运动神经元损害，但吞咽功能通常保存，部分患者可出现听力丧失。若病情进展，患者还可出现肢体和躯干的骨骼肌萎缩或肌束纤颤，大多数患者可有反射亢

进，但一般不出现严重的下肢痉挛或病理征。

(3) 辅助检查

基因检测发现致病基因异常扩增可明确诊断，但由于基因异质性可能假阴性。

头颅 MRI 示小脑萎缩是各型共见表现，可伴有脑干、皮质萎缩 (图 1405-2)。

(4) 病理表现

小脑、脑干萎缩，小脑浦肯野细胞丢失，核内包涵体形成，神经胶质增生 (图 1405-3)。

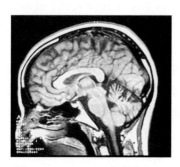

图 1405-2　SCA10 患者头 MRI 示 T_1 加权像小脑萎缩
(HAG Teive,2011,17:655-661)

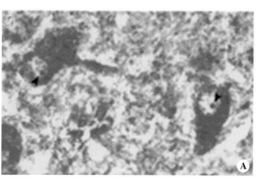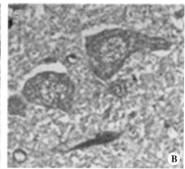

图 1405-3　SCA3(MJD) 病理表现
A. 神经元细胞中核内包涵体形成 (箭头)；B. 正常人 (Gaspar C,2000, 9, 1957-1966)

(5) 基因突变亚型汇总 (表 1405-1)

表 1405-1　亚型汇总

SCA 亚型	遗传类型	发病年龄 (岁)	致病基因 (别名)
SCA1	常染色体显性	30~40	ATXN1
SCA2	常染色体显性	平均 30	ATXN2
SCA3	常染色体显性	30~40	ATXN3
SCA4	常染色体显性	40~50	16q22.1
SCA5	常染色体显性	10~50 或婴儿期	SPTBN2
SCA6	常染色体显性	20~65	CACNA1A
SCA7	常染色体显性	32	ATXN7
SCA8	常染色体显性	18~65	ATXN8
SCA9	常染色体显性	成人	不详
SCA10	常染色体显性	14~44	ATXN10
SCA11	常染色体显性	30~40	TTBK2
SCA12	常染色体显性	8~55(平均 40)	PPP2R2B
SCA13	常染色体显性	儿童期 ~ 成人晚期	KCNC3
SCA14	常染色体显性	5~60(平均 31)	PRKCG
SCA15	常染色体显性	10~50	ITPR1
SCA16	常染色体显性	1~40	3p26.2-pter
SCA17	常染色体显性	平均 23	TBP
SCA18	常染色体显性	20~30	7q22-q32

续表

SCA 亚型	遗传类型	发病年龄 (岁)	致病基因 (别名)
SCA19	常染色体显性	十几岁 ~ 成人晚期	KCND3
SCA20	常染色体显性	19~64(平均 46.5)	11q12
SCA21	常染色体显性	1~30	TMEM240
SCA22	常染色体显性	13~51	KCND3
SCA23	常染色体显性	>40	PDYN
SCA24	常染色体隐性	2~20(平均 15)	SETX
SCA25	常染色体显性	儿童 (17 个月 ~39 岁)	2p21-p13
SCA26	常染色体显性	20~60	EEF2
SCA27	常染色体显性	12~20	FGF14
SCA28	常染色体显性	6~60(平均 30.7)	AFG3L2
SCA29	常染色体显性	新生儿期	ITPR1
SCA30	常染色体显性	45~76	4q34.3-q35.1
SCA31	常染色体显性	>55	BEAN1
SCA32	常染色体显性	<40	7q32-q33
SCA34	常染色体显性	新生儿期	ELOVL4
SCA35	常染色体显性	40	TGM6
SCA36	常染色体显性	平均 52.8	NOP56
SCA37	常染色体显性	38~64(平均 48)	1p32
SCA38	常染色体显性	34~51	ELOVL5

(6) 受累部位病变汇总（表 1405-2）

表 1405-2　受累部位及表现

受累部位	主要表现
眼	眼震、眼肌麻痹、平稳追踪受损、视网膜色素变性、色盲
中枢神经系统	小脑性共济失调、辨距不良、构音障碍、吞咽障碍、反射减低、震颤、帕金森综合征、舞蹈症、锥体束征、认知障碍、癫痫、小脑萎缩
周围神经系统	振动觉减低、温度觉减低、远端肌肉萎缩
耳	感音性耳聋
皮肤	皮肤红色角化病
泌尿生殖系统	尿急、尿失禁、无精症、睾丸萎缩

二、SCA1 基因诊断

(1) 概述

ATXN1 基因，编码脊髓小脑共济失调 1 型蛋白，位于 6 号染色体短臂 2 区 3 带 (6p23)，基因组坐标为 (GRCh37):6:16299343-16761721，基因全长 462 379bp，包含 9 个外显子，编码 815 个氨基酸。

(2) 基因对应蛋白结构及功能

ATXN1 基因编码的蛋白为脊髓小脑共济失调 1 型蛋白 (ATAXIN-1)。该蛋白在身体各部位都有表达，但功能未明。ATAXIN-1 蛋白定位于细胞核内。ATXN1 基因包含一段 CAG 三核苷酸重复区域，该区域是由一系列的腺嘌呤、胞嘧啶和鸟嘌呤三个核苷酸连续多次重复串联构成。通常，CAG 区域在该基因的重复次数为 6~44 次。

(3) 基因突变致病机制

Orr 等[14] 提出 SCA1 的基因功能缺陷是由于 CAG 三碱基重复增多导致。他们的研究显示，这样的重复增多不仅仅在基因组中出现，也在一个 10kb 的 mRNA 转录本中出现。Banfi 等[15] 定位该基因，并将其命名为 ATXN1。通过免疫印迹分析，Servadio 等[16] 发现电泳检测 SCA1 患者的 ATAXIN-1 蛋白和正常 ATAXIN-1 蛋白，会由于 CAG 重复数不同表现出电泳迁移特性的差异。所有正常细胞和 SCA1 患者脑部细胞的细胞核内都有检出 ATAXIN-1 蛋白，但是在患者小脑浦肯野细胞的细胞质中也观察到了 ATAXIN-1 蛋白，这将导致浦肯野细胞的渐进性损害。也有数据显示拷贝数扩增的 ATXN1 等位基因也被转录翻译成稳定并且分布正常的蛋白。

为深入了解 SCA1 的发病机理和小鼠三核苷酸重复序列的传代稳定性，Burright 等[17] 构建表达人 ATXN1 正常基因和 CAG 重复扩展基因的转基因小鼠。这两种类型的基因在传代时都非常稳定。6 个表达正常 Atxn1 等位基因的转基因小鼠浦肯野细胞正常，6 个表达扩展等位基因的转基因小鼠中有 5 个浦肯野细胞变性并发展为共济失调。这些数据表明，在浦肯野细胞中表达扩展 CAG 重复的 ATXN1 基因足以产生变性以及导致共济失调，也表明构建小鼠模型研究 CAG 重复扩展引起的神经退行性改变的可行性。

(4) 目前基因突变概述

正常等位基因 CAG 重复数为 6~44[18-20]，小于 35 个重复不会有 SCA1 的表现。在正常等位基因里面如发现有 CAT 重复的插入一般是不致病的。当 CAG 重复数在 36~44 时，判断是否致病则取决于 CAT 的插入：如果有 CAT 的插入，在此范围的 CAG 重复可不患病；如果没有 CAT 插入，36~38 次 CAG 重复则可能患病，当超过 39 次则确定患病。

目前人类基因突变数据库收录的 ATXN1 基因突变有 5 个，动态突变 $(CAG)_n$ 4 个，大片段缺失 1 个。

三、SCA10 基因诊断

(1) 概述

ATXN10 基因，位于 22 号染色体长臂 1 区 3 带 3 亚带 1 次亚带 (22q13.31)，基因组坐标为 (GRCh37):22:46067678-46241187，基因全长 173 510bp，包含 12 个外显子，编码 475 个氨基酸。

(2) 基因对应蛋白功能

ATXN10 基因编码的蛋白质可能在神经元存活、神经元分化和轴突形成起作用。这些功能可通过激活促分裂原活化蛋白激酶级联反应实现。该蛋白质可能是小脑神经元存活的必要条件，通过激活的 Ras-MAP 激酶通路诱导神经突的形成，也可能在维持细胞内的糖基化水平和内稳态过程中起关键作用。

(3) 基因突变致病机制

ATXN10 基因的内含子区中一个五核苷酸重复序列的扩张与 SCA10 有关。在来自墨西哥的 5 个 SCA10 家系中，Matsuura 等[21] 研究者在所有受累者 ATXN10 基因的内含子 9 中发现一个五核苷酸重

复序列 (ATTCT) 的扩增，具体致病机制不明。

2006 年 Wakamiya 等 [22] 发现，Atxn10 基因缺失小鼠在着床后早期阶段死亡，而杂合突变体显示正常且没有表现出运动异常，从杂合子小鼠脑组织的病理检查也未见异常。

(4) 目前基因突变概述

目前人类基因突变数据库收录的 ATXN10 基因突变只有 1 个，为剪接突变。突变热点位于内含子 9 部位。

四、SCA11 基因诊断

(1) 概述

TTBK2 基因，即编码 τ 蛋白和微管蛋白激酶 2 的基因，位于 15 号染色体长臂 1 区 5 带 2 亚带 (15q15.2)，基因组坐标为 (GRCh37):15:43030928-43213037，基因全长 182 110bp，包含 16 个外显子，编码 1244 个氨基酸。

(2) 基因对应蛋白结构及功能

TTBK2 基因编码的 τ 蛋白和微管蛋白激酶 2 是一种丝氨酸 - 苏氨酸激酶，在 τ 蛋白和微管蛋白的磷酸化过程中起作用。该酶归类于超级蛋白激酶家族中的 CK1 丝氨酸 / 苏氨酸蛋白激酶家族，包含 1 个蛋白激酶结构域，在纤毛形成中起关键调节作用：通过结合基体末端和促进 CCP110 的清除控制纤毛的初始形成，介导 IFT 蛋白的补充，构建纤毛轴丝。

(3) 基因突变致病机制

通过对一个自述患有常染色体显性小脑共济失调疾病的英国家庭进行全基因组遗传连锁分析，Worth 等 [23] 在 1999 年发现标记 D15S1039 与该疾病连锁。进一步的单倍型构建确认致病基因位于侧翼标记 D15S146 和 D15S1016 之间的一个 7.6cM 的区域，该区域位于染色体 15q14—q21.3 内，并将疾病命名为 SCA11。Houlden 等 [24] 进一步更加精细地确定 SCA11 疾病定位于一个含有 134 个基因的 5.6cM 区域。

Edener 等 [25] 在 49 个具有共济失调的无血缘关系的家系个体中进行分子遗传分析，在 TTBK2 基因中发现能够引起 SCA11 的两个全新移码突变。

目前该基因及突变并没有找到相关的动物模型研究。

(4) 目前基因突变概述

目前人类基因突变数据库收录的 TTBK2 基因突变有 3 个，其中小的缺失 1 个，小的插入 2 个。

五、SCA12 基因诊断

(1) 概述

PPP2R2B 基因，即编码蛋白磷酸酶 2 的一个调节亚基的基因，位于 5 号染色体长臂 3 区 2 带 (5q32)，基因组坐标为 (GRCh37):5:145969067-146461083，基因全长 492 017bp，包含 11 个外显子，编码 443 个氨基酸。

(2) 基因对应蛋白结构及功能

该基因的产物属于磷酸酶 2 调节亚基 B 家族。蛋白磷酸酶 2 是四个重要丝氨酸 / 苏氨酸磷酸酶之一。它有一个共同的异核心酶，该核心酶由一个催化亚基和一个恒定的调节亚基组成，其中调节亚基和其他各种调节亚基相互作用。其中调节亚基 B 家族很可能起到调节底物选择性和催化活性的作用。该基因被发现含有多个编码不同亚型的可变剪切转录本。其中一些转录本的 5′ 端非编码区包括一个 CAG 三核苷酸重复序列 (7~28 拷贝)，其扩增的拷贝数在 SCA12 患者中可达到 66~78 个。

(3) 基因突变致病机制

Holmes 等 [26] 使用重复序列检测方法在一例 SCA12 的原发病患及其感染的家庭成员中发现了 1 个 CAG 的扩增重复序列。该重复片段位于 PPP2R2B 基因转录起始位点上游的 133bp 处，而 PPP2R2B 基因编码大脑特异性的蛋白磷酸酶 PP2A 的一个调节亚基。PPP2R2A 基因已经被定位于 5q31—5q33。但该基因编码的蛋白亚基的精确生物功能仍然未知。

在患有常染色体显性小脑性共济失调 (ADCA) 的 145 个家庭的研究中，Fujigasaki 等 [27] 发现在印度一个家庭中，患病的 6 位和不患病的 3 位成员都在 PPP2R2B 基因上有 1 个 CAG 序列的重复扩增。

在患有 SCA12 的 20 个北印度家庭中，Bahl 等 [28] 发现 CAG 序列的重复扩增拷贝数为 51~69，而未患病的个体则在 8~23。值得注意的是，1 位无症状个体含有一个纯合的重复扩增 (等位基因分别是 52 和 59 个拷贝)。

在体外研究中，Lin 等 [29] 证明在 PPP2R2B 基因 5′ 区域 CAG 序列的重复扩增导致基因表达的增加。

目前该疾病没有相关的动物模型研究。

(4) 目前基因突变概述

目前人类基因突变数据库收录的 *PPP2R2B* 基因突变有 3 个，为重复变异。

六、SCA13 基因诊断

(1) 概述

KCNC3 基因，即编码一种胞内受体肌醇 1, 4, 5- 三磷酸的基因，位于 19 号染色体长臂 1 区 3 带 3 亚带 3 次亚带 (19q13.33)，基因组坐标为 (GRCh37):19:50818764-50832634，基因全长 13 871bp，包含 8 个外显子，编码 757 个氨基酸。

(2) 基因对应蛋白结构及功能

果蝇的 Shaker 基因家族主要编码电压门控钾离子通路开关，该基因家族由 4 个亚家族组成。基于序列相似性分析，*KCNC3* 基因与其中一个子家族 Shaw 亚家族相似。*KCNC3* 基因编码的蛋白相当于通道蛋白中的延时整流器，并且是一个完整膜蛋白，介导电压依赖性钾离子兴奋膜的通透性。在跨膜中，假定开或关的构型可以响应不同的电压，该蛋白可以形成一个钾离子选择性该通道，钾离子可根据电化学梯度通过该通道。

(3) 基因突变致病机制

通过对一个患有脊髓小脑共济失调 (SCA) 的法国人家系进行全基因组分析，Herman-Bert 等 [30] 发现该疾病与染色体 19q13.3—q13.4 区域内一个 8cM 的区间显著性关联，并将之命名为 SCA13。在一个患有 SCA 的菲律宾家系中，Waters 等 [31] 在 19q13 区域发现与疾病关联的一个 4cM 区间，该区间与 Herman-Bert 等报道的 SCA13 位点部分重叠。

在已经报道的患有 SCA13 的一个法国家系和一个菲律宾家系的感染成员中，Waters 等 [32] 分别在 *KCNC3* 基因中发现两个不同的杂合突变。在菲律宾家系感染成员中发现在 *KCNC3* 基因第二个外显子中 c.1554G>A 的杂合转换，引起蛋白质中跨膜段 S4 中的 p.R420H 突变。S4 是蛋白中主要的电压敏感元件。在法国家系感染成员中发现同样在第二个外显子中 c.1639C>A 的杂合替换，引起蛋白质跨膜段 S5 中的 p.F448L 突变。

目前没有发现相关的动物模型研究。

(4) 目前基因突变概述

目前人类基因突变数据库收录的 *KCNC3* 基因突变有 5 个，为错义 / 无义突变。

七、SCA14 基因诊断

(1) 概述

PRKCG 基因，即编码蛋白激酶 C- γ 的基因，位于 19 号染色体长臂 1 区 3 带 4 亚带 2 次亚带 (19q13.42)，基因组坐标为 (GRCh37):19:54385467-54410906，基因全长 25 440bp，包含 18 个外显子，编码 697 个氨基酸。

(2) 基因对应蛋白结构及功能

蛋白激酶 C(PKC) 是一个特异性丝氨酸 / 苏氨酸蛋白激酶家族，能被钙和第二信使甘油二酯激活。蛋白激酶 C 家族成员可使多种靶蛋白质磷酸化并参与多种细胞信号通路。另外，蛋白激酶 C 也是一类肿瘤促进剂佛波醇酯类的主要受体。PKC 家族每个成员都有一个特殊的表达谱并被认为在细胞中起独特作用。*PRKCG* 基因编码的蛋白激酶 C- γ 是 PKC 家族的成员之一。该酶单独在脑和脊髓中表达，定位仅在神经细胞，已被证实具有多种神经元功能，包括长期增强作用 (LTP) 和长期减弱作用 (LTD)。小鼠敲除研究表明该激酶可能参与神经性疼痛的发展。该酶的缺失与 SCA14 相关。

(3) 基因突变致病机制

Yamashita 等 [33] 在一个带有与已知脊髓小脑共济失调不同的突变位点的 3 代日本人家系中进行系统性的连锁分析。多位点分析和单倍型重建分析将这种新型的脊髓小脑共济失调 (SCA14) 定位于一个 10.2cM 的区间，该区间位于染色体 19q13.4 区域。Brkanac 等 [34] 报道一个 4 代的英国人和荷兰人后代家系中的 14 个成员具有的一种常染色体显性遗传模式的 SCA 类型。连锁分析将位点定位到了染色体 19q13.4 的一个 22cM 的区域。

在 Brkanac 等 [34] 报道的患有 SCA14 的家系成员和另外两例无血缘关系患者中，Chen 等 [35] 在 *PRKCG* 基因中发现 3 个不同突变，每个突变都会在一个高度保守的 C1 区域导致一个非保守性的错义突变，这些区域是蛋白的半胱氨酸富集区。在 Yamashita 等报道的 11 个日本人家系中，Yabe[36] 等在 *PRKCG* 基因中也发现 1 个突变。

在一个患有 SCA14 的荷兰人大家系中，Van de Warrenburg 等[37] 在 *PRKCG* 基因中发现 1 个突变 p.G118D。Verbeek 等[38] 在另外 8 例荷兰人的 SCA14 患者中也发现 p.G118D 突变。在另一个患有 SCA14 的家系中，Asai 等[39] 发现一个 102bp 长的缺失突变，该突变起始于 *PRKCG* 基因第 18 外显子的终止密码子。该原发病患有严重的早发表型，并且带有纯合的缺失突变。

目前没有与该基因及疾病相关的动物模型研究。

(4) 目前基因突变概述

目前人类基因突变数据库收录的 *PRKCG* 基因突变有 37 个，其中错义 / 无义突变 30 个，剪接突变 1 个，小的缺失 3 个，小的插入缺失 1 个，大的缺失 2 个。

八、SCA15 基因诊断

(1) 概述

ITPR1 基因，即编码 I 型 1，4，5- 三磷酸肌醇受体 (IP3R1) 的基因，位于 3 号染色体短臂 2 区 6 带 1 亚带 (3p26.1)，基因组坐标为 (GRCh37):3:4535031-4889523，基因全长 354 493bp，包含 61 个外显子，编码 2758 个氨基酸。

(2) 基因对应蛋白结构及功能

三磷酸肌醇受体一共有 3 种亚型：IP3R1、IP3R2 和 IP3R3。该基因编码的 I 型 1，4，5- 三磷酸肌醇 (IP3R1) 胞内受体是三磷酸肌醇受体的 3 种亚型之一，受到三磷酸肌醇的刺激后，会从内质网释放钙离子。三磷酸肌醇的结合位点和离子通道区域分别位于蛋白质的 N 末端和 C 末端，其余部分包括被蛋白激酶 A(PKA) 识别的磷酸化位点和 ATP 的结合位点，还有钙调蛋白和钙离子的结合位点。三磷酸肌醇受体蛋白作为一种离子通道的配体门控，可被细胞溶质的钙离子和 IP3 激活，大量存在于神经元和非神经元组织中，固定于胞内膜 (如内质网)，介导胞内储存钙离子的移动，对多种类型细胞中钙离子信号的传导有重要作用。该基因中的突变可导致 SCA15。

(3) 基因突变致病机制

Van de Leemput 等[40] 在 3 个无血缘关系家庭的患者中发现 *ITPR1* 基因中的杂合缺失突变，这些患者具有成年型的常染色体显性脊髓小脑共济失调。在一个大的日本人家系的患者中，Iwaki 等[41] 发现了 1 个杂合缺失突变，该突变包含于 *ITPR1* 基因的第 1 到 48 个外显子中。在 Hara 等[42] 报道的含有 SCA15 的日本人家系成员中，发现 1 个 414kb 的缺失突变，该突变位于 3p26 区域，包含整个 *ITPR1* 基因和 *SUMF1* 基因的第一个外显子。Synofzik 等[43] 在 56 个患有常染色体显性 SCA 的德国人家系中发现 5 个具有关于 *ITPR1* 基因致病性的缺失突变。Marelli 等[44] 在 333 个患有常染色体显性 SCA 的欧洲人家系中发现 6 个关于 *ITPR1* 基因的缺失突变。

Van de Leemput 等[40] 研究发现在 *Itpr1* 基因第 18 外显子中的一个自发的纯合的 18bp 缺失会导致小鼠隐性的运动障碍。这个缺失突变会引起小脑浦肯野细胞中 Itpr1 水平的显著降低。

(4) 目前基因突变概述

目前人类基因突变数据库收录的 *ITPR1* 基因突变有 28 个，其中错义 / 无义突变 6 个，大片段缺失 22 个。

九、SCA17 基因诊断

(1) 概述

TBP 基因，即编码 TATA 盒结合蛋白的基因，位于 6 号染色体短臂 2 区 7 带 (6p27)，基因组坐标为 (GRCh37):6:170863384-170881958，基因全长 18 575bp，包含 8 个外显子，编码 319 个氨基酸。

(2) 基因对应蛋白结构及功能

TBP 基因编码的 TATA 盒结合蛋白 (TBP 蛋白) 的特征序列是在 N 末端有一长串的谷氨酰胺。该区域调节 DNA 与 C 端的结合活性，并且通过调控 DNA 的结合来影响转录复合物形成和转录起始的速率。编码多聚谷氨酰胺带的 CAG 重复序列数目通常是 32~39 个，重复序列数目的增加使多聚谷氨酰胺链的长度延长，因此导致一种神经退行性疾病——脊髓小脑性共济失调 17 型，被归类为多聚谷氨酰胺类疾病。Ⅱ RNA 聚合酶的转录起始要求 70 多种多肽的参与。协调这些多肽活性的是转录因子 Ⅱ D(TF Ⅱ D)，它能够结合核心启动子，使聚合酶放置到适当的位置，TF Ⅱ D 能够作为转录复合物中其余原件组装的支架，并且能够作为调控信号的通道。TF Ⅱ D 由 TATA 盒结合蛋白 (TBP) 和 TBP- 相关因子 (TAFs 蛋白) 所组成。TAFs 可能参与一些基础转录，作为共激活剂，能识别启动子或修饰一般转录因子 (GTFs)，从而促进复合物组装及转录起始。

(3) 基因突变致病机制

1999 年，Koide 等[45] 在 1 例散发性脊髓小脑性共济失调、严重智力障碍的患者中，检出 *TBP* 基因的 CAG 重复数目扩增，编码 63 个谷氨酰胺，远远超过正常人中谷氨酰胺的数量。

2009 年，Shah 等[46] 在小鼠和细胞中表达多聚谷氨酰胺扩张的 TBP 蛋白，结果小鼠 PC12 细胞模型显示出以神经元细胞活性降低和神经突增生缺陷为特征表型的神经元功能丧失。并且在小鼠 PC12 细胞模型中高亲和性的生长因子受体 Trka(NTRK1) 受突变蛋白影响而下调。Trka 的下调同样也发生在转基因小鼠模型中，突变蛋白占据 Trka 的启动子区从而抑制 Trka 的启动子活性，因此认为 *TBP* 基因突变下调 TRKA 的转录活性是导致 SCA17 的原因。

(4) 目前基因突变概述

目前人类基因突变数据库收录的 *TBP* 基因突变有 16 个，都是 CAG 或 CAG/CAA 的异常重复[2]。

十、SCA19 基因诊断

(1) 概述

KCND3 基因，编码钾离子电压门控通道 D 亚族 3 号蛋白，位于 1 号染色体短臂 1 区 3 带 3 亚带 (1p13.3)，基因组坐标为 (GRCh37):1:112318444-112532147，基因全长 213 324bp，包含 14 个外显子，编码 655 个氨基酸。

(2) 基因对应蛋白结构及功能

KCND3 基因编码的钾离子电压门控通道 D 亚族 3 号蛋白属于钾离子通道电压门控 shal 相关亚族的成员，能够形成电压激活 A 型钾离子通道，在动作电位复极化相位尤其明显。该蛋白有 2 个大小不同的异构体。KCND3 关联疾病包括 SCA19 和多发性纤维性肌阵挛。

(3) 基因突变致病机制

通过外显子组测序，Lee 等[47] 在一个中国 SCA19 大家系的患者成员中发现 *KCND3* 基因的 3bp 杂合缺失 (c.679_681delTTC)。在 HEK293 细胞中，突变蛋白在细胞表面没有明显表达，似乎异常保留在内质网中。电压钳记录显示，相对于野生型细胞，突变型对于电压的反应中外向钾电流降低。

通过外显子组测序，Duarri 等[48] 在一个荷兰 SCA19 大家系的患者成员中，发现了 *KCND3* 基因的杂合突变 p.T352P。将突变转染到 HeLa 细胞中，发现突变蛋白基本不会在细胞表面表达，而是聚集在内质网中，与运输缺陷的表现一致。相对于野生蛋白，突变蛋白迅速被降解，表明突变蛋白存在错误折叠。运输和降解的缺陷可以通过共表达 KCHIP2 的活性异构体而恢复。膜片钳记录表明，突变通道几乎没有检测到电流活性(野生型的 1%)。研究者认为是显性负效应作用，并且认为异常的通道功能可能会由于细胞内钙离子动态平衡异常、长期的增强或抑制作用缺陷或者内质网应激反应的慢性活化等而引起细胞毒性。

(4) 目前基因突变概述

目前人类基因突变数据库收录的 *KCND3* 基因突变有 1 个，为错义 / 无义突变。另外还有相关文献报道的 1 个小的缺失。

十一、SCA2 基因诊断

(1) 概述

ATXN2 基因，即编码 ATAXIN-2 蛋白的基因，位于 12 号染色体长臂 2 区 4 带 1 亚带 (12q24.1)，基因组坐标为 (GRCh37):12:111890018-112037480，基因全长 147 463bp，包含 25 个外显子，编码 1313 个氨基酸。

(2) 基因对应蛋白结构及功能

ATXN2 基因编码 ATAXIN-2 蛋白，参与 EGFR 转运，并且是细胞质膜通过内吞作用内化 EGFR 的负性调节因子。编码该蛋白的基因发生 CAG 重复序列的扩张会导致 SCA2。正常人 *ATXN2* 等位基因的 CAG 重复序列为 17~29 个，而 SCA2 患者 *ATXN2* 等位基因的 CAG 重复序列为 37~50 个。

(3) 基因突变致病机制

Pulst 等[49] 在 SCA2 患者中检出 *ATXN2* 等位基因编码区 5′ 端的 CAG 重复序列增加到 36~52 个，多数为 37 个，而欧洲人中该等位基因的 CAG 重复序列常为 22 个。Pulst 等将 *ATXN2* 基因的 CAG 重复序列转录到淋巴母细胞样细胞系中，这些细胞能够表达 *ATXN2* 基因的 CAG 重复序列，导致 SCA2。

SCA2 转基因小鼠被认为是人类 SCA2 的一个有用模型。目前对于小脑病变无有效治疗方法，因此神经移植可以提供希望。Purkartova[50] 等的目的是评估移植到成年 SCA2 小鼠小脑的小脑胚胎移植物的存活状态和形态。在四个月大的 SCA2 纯合子小鼠和阴性对照小鼠的小脑内，双边注射增强性绿色荧光蛋白阳性胚胎小脑细胞悬液，三个月后进行移植物的存活率及形态检查。免疫组化检测到移植物衍生的浦肯野细胞和星形胶质细胞。尼氏和苏木精 - 曙红染色观察移植物的组织学结构和周围的宿主组织。移植物在所有实验小鼠中均存活；在移植物结构中，SCA2 纯合子小鼠和对照小鼠之间没有发现差异。移植物包含大量的浦肯野细胞，但连接到小脑深部核区的长距离轴突很少见。移植物中心发现相对较少的星形胶质细胞，周围移植的区域无炎症或组织破坏的迹象。尽管移植物能够很好地存活且存在移植物衍生的浦肯野细胞，但移植物的结构似乎没有任何显著的特异性功能。该研究表明，这种方法有益于提高移植物和宿主之间的连接。

（4）目前基因突变概述

目前人类基因突变数据库未收录 *ATXN2* 基因突变信息。在 SCA2 患者中检出 *ATXN2* 等位基因编码区 5′ 端的 CAG 重复序列增加到 36~52，多数为 37 个，而正常人中该等位基因的 CAG 重复序列为 22 个 [49]。

十二、SCA23 基因诊断

（1）概述

PDYN 基因，即编码脑啡肽原 B 的基因，位于 20 号染色体短臂 1 区 3 带 (20p13)，基因组坐标为 (GRCh37):20:1959402-1974931，基因全长 15 529bp，包含 10 个外显子，编码 254 个氨基酸。

（2）基因对应蛋白结构及功能

该基因编码的蛋白是脑啡肽原 B，是一种前蛋白原，它会水解形成可分泌的阿片样肽 β，包括新内啡肽、强啡肽、亮内啡呔、强啡肽 B 和亮脑啡呔。这些多肽是 kappa 型阿片受体的配体。强啡肽参与调节对象可卡因等一些神经活性物质的响应性。

（3）基因突变致病机制

Bakalkin 等 [51] 在一个常染色体显性 SCA23 患者中，检出 *PDYN* 基因 4 号外显子的杂合突变 (p.R138S)，该突变位于非阿片类物质的非保守氨基酸残基上，在 1000 条对照染色体中未检出该突变，对另外 1100 例共济失调荷兰患者进行 *PDYN* 基因

筛查，在 2 名同胞中还检出 1 个 p.R215C 突变，在 2 例无血缘关系无家族史的患者中分别检出 p.L211S 和 p.R212W 突变。这些研究表明 SCA23 在荷兰人群中是一种罕见的 SCA 类型（占 0.5%)。细胞学研究和对 SCA23 患者的小脑组织研究结果显示有 2 种可能的发病机制：上调强啡肽 A，可能导致神经变性或引起阿片样物质活性改变；或者累积的 PDYN 突变体蛋白不能正确处理加工，其对浦肯野细胞产生毒性。

（4）目前基因突变概述

目前人类基因突变数据库收录的 *PDYN* 基因的突变有 6 个，其中错义 / 无义突变为 4 个，调控区突变 2 个。

十三、SCA26 基因诊断

（1）概述

EEF2 基因，即编码延长因子 2 的基因，位于 19 号染色体短臂 1 区 3 带 3 亚带 (19p13.3)，基因组坐标为 (GRCh37):19:3976054-3985477，基因全长 9424bp，包含 15 个外显子，编码 858 个氨基酸。

（2）基因对应蛋白结构及功能

该基因编码的延长因子 2 蛋白是三磷酸鸟苷结合翻译延长因子家族的成员之一。该蛋白催化翻译过程中 GTP 依赖性核糖体的移位，在翻译的延长过程中，当 A 位点结合肽基 -tRNA 和 P 位点结合脱酰 -tRNA 分别移到 P 位点和 E 位点，核糖体由前移位状态转变为后移位状态，催化这两种 tRNA 和 mRNA 的移动以及核糖体构象的变化。因此该蛋白在机体蛋白质合成过程中是必不可少，EF-2 激酶二异丙基可使该蛋白完全灭活。

（3）基因突变致病机制

Hekman 等 [52] 在一个患有迟发型常染色体显性 SCA26 的挪威家系成员中，检出 *EEF2* 基因的一个杂合突变 (p.P596H)，将该突变表达于酵母后，易位受损，表现为在翻译过程中程序性 -1 核糖体移码通读比例上升。并且携带该突变的酵母对蛋白合成中断的敏感性增加，表现为未折叠蛋白响应性激活报告基因的活性。研究结果表明突变会使易位过程中正常的机械加工过程中断，导致蛋白合成受阻而致神经退行性疾病。

（4）目前基因突变概述

目前人类基因突变数据库未收入 *EEF2* 基因突

变信息，但在文献中报道该基因有 1 个错义突变
p.P596H[52]。

十四、SCA27 基因诊断

(1) 概述

FGF14 基因，编码成纤维细胞生长因子 14，位
于 13 号染色体长臂 3 区 4 带 (13q34)，基因组的坐
标是 (GRCh37):13:102373205-103054124，基因全长
680 920bp，包含 7 个外显子，编码 252 个氨基酸。

(2) 基因对应蛋白结构及功能

FGF14 基因编码的蛋白属于成纤维细胞生长因
子 (FGF) 家族。该家族蛋白具有广泛的细胞分裂和
生存能力，在很多生化过程起作用，例如胚胎发育、
细胞生长、有丝分裂、组织修复和肿瘤的生长和浸
染。FGF14 基因的突变和脊髓小脑性共济失调 27
型相关。敲除掉小鼠的 Fgf14 基因或者人类 FGF14
基因的突变，都能导致运动失调和认知的缺陷，这
些表型说明神经细胞 FGF14 的表达对于调节正常
的神经活动是必需的。

(3) 基因突变致病机制

van Swieten 等 [53] 在一个 3 代的荷兰 SCA27 大
家系的患者中，发现 FGF14 基因上有一个错义突变 P.
F145S，该疾病的表型与敲除 Fgf14 基因的小鼠表现
的共济失调和阵发性运动障碍一致。

FGF14 基因被证实直接和多个 Na+ 电压门控
通道 α 亚基相互作用，这些离子通道在小鼠的非
神经细胞和鼠源的胶质瘤细胞系中表达。功能研
究表明，这些相互作用导致 Na+ 通道电流的有效抑
制和通道依赖电压激活的变化。FGF14 的异构体，
FGF14-b(氨基酸末端删除的突变基因) 和 FGF14-a
的表达，降低了 Na+ 通道电流的调节作用，表明
FGF14 的氨基酸末端对 Na+ 通道的重要调节作用[54]。
在大鼠的海马区神经元的研究也表明，Fgf14-1a-
GFP 或 Fgf14-1b-GFP 的表达，与 Na+ 通道的电压
密度升高有关，并且改变了通道电压激活的依赖。
这些研究表明 FGF14 基因在中枢神经系统有独特
的调节作用基本解释了 FGF14 突变导致的神经方
面病变的原因和机理。

(4) 目前基因突变概述

目前人类基因突变数据库收录的 FGF14 基因
突变有 2 个，其中错义 / 无义突变 1 个，小的缺失
1 个。

十五、SCA28 基因诊断

(1) 概述

AFG3L2 基因，编码 ATP 酶家族基因 3 样蛋白
2(AFG3L2)，位于 18 号染色体短臂 1 区 1 带 (18p11)，
基因组坐标是 (GRCh37):18:12328943-12377275，
基因全长 48 333bp，包含 17 个外显子，编码 797
个氨基酸。

(2) 基因对应蛋白结构及功能

AFG3L2 基因编码的 ATP 酶家族基因 3 样蛋白
2，包含两个重要结构域，一个是与多种细胞活动
相关的 ATP 酶 (AAA)，另一个是带有羧基末端的肽
酶结构域 (M41)。其中 AAA 结构域包含一个 ATP/
GTP 的结合位点；M41 结构域包含一个 HEXXH 特
征的锌结合点和 RNA 结合区域。AFG3L2 是一种
在线粒体内膜上的同源 / 异源寡聚 ATP 依赖的金
属蛋白酶复合物。其异源寡聚体蛋白酶复合物主要
由 AFG3L2 和同源基因产物 SPG7 组成，这二者有
49% 的氨基酸一致 [55]。AFG3L2 基因编码的酶主要
依靠降解错误折叠蛋白，以及促进重要蛋白的成熟
来确保线粒体蛋白的正确性[56]。

(3) 基因突变致病机制

在 5 例无血缘关系的 SCA28 家系的患者中，
Di Bella 等 [57] 发现 AFG3L2 基因的 5 个不同的杂
合突变。通过酵母的研究，发现突变通过显性负效
应 (p.E691K) 和功能缺失 (p.S674L) 机制影响线粒
体呼吸和蛋白水解功能。研究者假设 AFG3L2 或
AFG3L2 的特异性底物可能在保护小脑神经变性过
程中发挥主要作用。

通过酵母细胞表达人 AFG3L2 的突变型，结果
发现该基因突变改变 m-AAA 复合物的蛋白水解能
力，最终导致细胞色素 c 氧化酶 (COX，复合物 IV)
活性的缺失和细胞呼吸作用的受损。SCA28 是由于
线粒体蛋白的改变而导致的常染色体显性脊髓小脑
性共济失调。与临床病理表型一致的是，AFG3L2
蛋白在小脑浦肯野细胞中大量选择性表达[57]。

同源结构建模表明，AFG3L2 基因的突变可能
影响 AFG3L2 底物的处理。研究表明，AFG3L2 作
为一种新发现的常染色体显性神经退行性疾病的致
病原因，该线粒体蛋白成分的质量控制机制对保护

小脑免受神经退化有未知的作用。

(4) 目前基因突变概述

目前人类基因突变数据库收录的 *AFG3L2* 基因突变有 11 个，都为错义 / 无义突变。

十六、SCA29 基因诊断

(1) 概述

ITPR1 基因，编码肌醇 1，4，5- 三磷酸肌醇 (IP3) 受体 I 型，位于 3 号染色体短臂 2 区 6 带 1 亚带 (3p26.1)，基因组坐标为 (GRCh37):3:4535032-4889524，基因全长 354 493bp，包含 61 个外显子，编码 2743 个氨基酸。

(2) 基因对应蛋白结构及功能

ITPR1 基因编码肌醇 1，4，5- 三磷酸受体 I 型，该基因的主要功能是细胞内的配体门控钙离子通道活性和磷脂酰肌醇 (PI) 结合的活性，与 SCA29 和 SCA15 相关。

该离子通道在结合三磷酸肌醇 (IP3) 时，介导钙离子从内质网内释放，而钙离子从内质网释放到细胞质内激发了钙调蛋白激酶介导的细胞凋亡，最终激活下游的细胞凋亡通路。因此，*ITPR1* 基因在内质网 (ER) 的压力诱导的凋亡中起重要作用。

(3) 基因突变致病机制

SCA29 与 3pter 区域的关联，证实 SCA29 和 SCA15 在相关基因上的重叠。SCA15 主要和 *ITPR1* 基因的杂合性缺失相关。通过对一个 SCA29 家系的患者进行外显子组测序，Huang 等 [58] 在 *ITPR1* 基因发现 1 个杂合突变 p.V1553M，通过 Sanger 测序验证，呈家系共分离。通过对一个有相似症状的加拿大家系进行 *ITPR1* 基因直接测序，研究者又发现一个不同的杂合突变 p.N602D。两个突变均发生在高度保守的偶联 / 调节结构域，主要包含蛋白磷酸化位点、酶裂解位点、ATP 结合位点和多种蛋白的结合位点，可能会导致细胞内钙信号失调。

CA8 结合位点的突变是 SCA29 的其中一种致病原因，CA8 的唯一已知功能是抑制 IP3 和 *ITPR1* 的结合，因此 CA8 缺陷患者的 *ITPR1* 对 IP3 会更敏感，*ITPR1* 离子通道的功能紊乱导致疾病的发生。

(4) 目前基因突变概述

目前人类基因突变数据库收录的 *ITPR1* 基因突变有 28 个，其中错义 / 无义突变 6 个，大片段缺失 22 个。突变分布在基因整个编码区，无突变热点。

十七、SCA31 基因诊断

(1) 概述

BEAN1 基因，编码 BEAN1 蛋白，位于 16 号染色体短臂 2 区 1 带 (16p21)，基因组坐标是 (GRCh37):16:66461200-66527432，基因全长 66 233bp，包含 16 个外显子，编码 259 个氨基酸。

(2) 基因对应蛋白结构及功能

BEAN1 基因编码的 BEAN1 蛋白，能与 NEDD4 蛋白相互作用，NEDD4 蛋白是泛素蛋白连接酶家族的成员。BEAN1 蛋白含有 PY 基序，能够结合 NEDD4 的 WW 结构域。NEDD4 受发育调控，在胚组织中高表达。*BEAN1* 基因上的突变 (内含子区域的大于 100 个拷贝的 5 核苷酸的重复序列片段的插入) 与 SCA31 相关。

(3) 基因突变致病机制

通过对染色体 16q21—q22 区域的 900kb 的关键区域进行 Southern blot 分析，Sato 等 [59] 在 98 个 SCA31 家系的 160 例患者中发现了一个由 (TGGAA)$_n$ 重复组成的 2.5~3.8kb 的插入。

SCA31 是由于 *BEAN1* 基因和 *TK2* 基因的一种内含子区的复杂的插入突变导致的，这种插入包含五核苷酸片段的重复，包括 (TGGAA)$_n$、(TAGAA)$_n$、(TAAAA)$_n$ 和 (TAGAATAAAA)$_n$ 几种 [60]。

研究表明，(TGGAA)$_n$ 重复片段在 *BEAN1* 内含子区域的插入突变，是 SCA31 形成的基本特征。*BEAN1* 基因的转录本导致 SCA31 患者浦肯野细胞核的 RNA foci 形成，这和其他 RNA 介导非编码重复序列导致的疾病一样。类似的疾病还有 SCA8、SCA10、SCA12、肌强直性营养不良 1 型和 2 型、脆性 X 共济失调 / 震颤综合征和额颞叶性痴呆等。

(4) 目前基因突变概述

目前人类基因突变数据库收录的 *BEAN1* 基因突变有 1 个，为大片段插入 / 重复。

十八、SCA34 基因诊断

(1) 概述

ELOVL4 基因，编码伸长的极长链脂肪酸蛋白质 4，位于 6 号染色体长臂 1 区 4 带 1 亚带 (6q14.1)，基因组坐标是 (GRCh37):6:80624529-80657315，基因全长 32 787bp，包含 6 个外显子，编码 314 个氨基酸。

(2) 基因对应蛋白结构及功能

ELOVL4 基因编码的伸长的极长链脂肪酸蛋白质 4 属于延长酶家族，其含有 314 个氨基酸，预测有 5 个跨膜部分，一个组胺结合位点和一个内质网滞留基序。*ELOVL4* 基因编码的膜结合蛋白，参与脂肪酸的合成过程。同时，该基因的表达也和视网膜上感光细胞的编码蛋白的表达一致。*ELOVL4* 基因的突变和小的缺失与多种疾病相关，如 Stargardt 样黄斑不良 (STGD3)、鱼鳞病 - 痉挛性四肢瘫痪 - 智力发育迟缓、SCA34 等。

(3) 基因突变致病机制

在一个 SCA34 合并红斑角皮病家系的患者中，Cadieux-Dion 等[61] 通过连锁分析和全外显子组测序发现在 *ELOVL4* 基因上存在一个杂合错义突变 (p.L168F)。4 个未患病家系成员中也携带此突变，表明其不完全外显性。研究者还筛选了另外 95 例 SCA 患者，但并没有发现其他 *ELOVL4* 基因突变。

研究表明，ELOVL4 蛋白参与极长链脂肪酸 (VLCFAs) 的生物合成，尤其是将饱和和不饱和的 C26 延伸到 C28 或者将 C28 延伸到 C30 或 C38。极长链脂肪酸参与很多生理过程，比如皮肤屏障的形成和过氧化物酶体 β 氧化，而这一过程涉及多种神经发育疾病[61]。另外，*ELOVL4* 基因是内质网的脂肪酸延伸系统的光感特异性成分，可能在 DHA 的合成中起重要作用。DHA 是神经系统细胞生长及维持的一种主要成分，是大脑和视网膜的重要构成成分，因此 *ELOVL4* 可能在大脑和皮肤早期发育过程中起至关重要的作用。

本病尚无相应的分子研究，致病机制未明。

(4) 目前基因突变概述

目前人类基因突变数据库收录的 *ELOVL4* 基因突变有 3 个，其中错义 / 无义突变 2 个，小的缺失 1 个。

十九、SCA35 基因诊断

(1) 概述

TGM6 基因，即编码蛋白质 - 谷氨酸胺 γ- 谷氨酰转移酶 6 的基因，位于 20 号染色体短臂 1 区 3 带 (20p13)，基因组坐标为 (GRCh37):20:2361554-2413399，基因全长 51 846bp，包含 13 个外显子，编码 706 个氨基酸。

(2) 基因对应蛋白结构及功能

蛋白质 - 谷氨酸胺 γ- 谷氨酰转移酶 6 属于谷氨酰胺转移酶家族，催化蛋白的交联以及多胺与蛋白结合。

(3) 基因突变致病机制

2010 年，Wang 等[62] 通过对一个 SCA35 中国大家系进行外显子组测序，发现 *TGM6* 基因的一个杂合突变 (p.L517W)。又在另一个无亲缘关系的中国家系中找到 *TGM6* 基因的第二个杂合突变 (p.D327G)。经过外显子组测序，Li 等[63] 又在一个 SCA35 中国家系的受累成员中发现一个 *TGM6* 基因的杂合突变 (p.D510H)。

本病尚无相应的分子研究，致病机制未明。

(4) 目前基因突变概述

目前人类基因突变数据库收录的 *TGM6* 基因的突变有 3 个，均为错义 / 无义突变。

二十、SCA36 基因诊断

(1) 概述

NOP56 基因，即编码核仁蛋白 56 的基因，位于 20 号染色体短臂 1 区 3 带 (20p13)，基因组坐标为 (GRCh37):20:2633178-2639039，基因全长 5862bp，包含 12 个外显子，编码 594 个氨基酸。

(2) 基因对应蛋白结构及功能

酵母核仁蛋白 Nop56p 是核仁蛋白 Nop58p 与核仁纤维蛋白复合物的一部分。组装 60S 核糖体亚单位需要 Nop56p，也参与 pre-rRNA 加工过程。*NOP56* 基因编码蛋白的序列与 Nop56p 相似，同样发现存在于核仁中。*NOP56* 基因与 SCA36 型相关，与该基因相关的功能还有 snoRNA 整合及 RNA 结合。

(3) 基因突变致病机制

2011 年，Kobayashi 等[64] 通过对 5 个 SCA36 日本家系进行基因组连锁分析，然后候选基因测序和重复分析，发现 *NOP56* 基因的 1 号内含子存在一个杂合致病的 6 核苷酸 GGCCTG 重复片段扩增。另外 4 例 SCA 患者也检测到携带该重复扩增。在 251 例患者中，共检测到其中 9 例 (3.6%) 无亲缘关系的患者存在该重复扩增。对患者的淋巴样干细胞进行荧光原位杂交检测，显示出 RNA 聚焦，而在正常对照中未检测到。双重染色和凝胶迁移分析显示 GGCCUG 串联重复扩增和游离的 RNA 结合蛋白 SFRS2。另外,在 SCA36 患者淋巴样干细胞中,位于 *NOP56* 1 号内含子上的 MIR1292 的转录明显减少。这一研究发现表明,SCA36 是由于六核苷酸重复扩增获得毒性功能而导致的。

(4) 目前基因突变概述

目前人类基因突变数据库未收录 *NOP56* 基因的突变信息。但有文献报道致病等位基因中 GGCCTG 六核苷酸串联重复扩增可达 650 次或更多[65]。

二十一、SCA5 基因诊断

(1) 概述

SPTBN2 基因,即编码非红细胞 β 血影蛋白 2 的基因,位于 11 号染色体短臂 13 区 (11p13),基因组坐标为 (GRCh37.p13):11:66449967-66496716,基因全长 46 750bp,包含 42 个外显子,编码 2390 个氨基酸。

(2) 基因对应蛋白结构及功能

SPTBN2 基因编码非红细胞 β 血影蛋白 2 或 β-Ⅲ 血影蛋白,与该蛋白相关但截然不同的 β-Ⅱ 血影蛋白是由 *SPTBN1* 基因编码。血影蛋白是细胞膜骨架的组成成分,由 2 个 α 和 2 个 β 亚基组成。SPTBN2 蛋白通过稳定在质膜表面的谷氨酸转运体调控谷氨酸信号通路,并且在神经元细胞膜骨架形成中发挥作用。编码该蛋白的基因突变导致 SCA5,其临床特征是神经变性、进行性运动共济失调、构音障碍和眼睛运动不协调。

(3) 基因突变致病机制

Ikeda 等[66] 在一个 11 代的美裔家系和另外两个无血缘关系的常染色体显性 SCA5 家系成员中,检出 *SPTBN2* 基因的 3 个杂合突变。

Perkins 等[67] 发现 Spnb3⁻ 小鼠会产生共济失调,而 Spnb3⁺ 小鼠不会。Spnb3⁻ 小鼠表现为进行型运动不协调,小脑萎缩,浦肯野细胞丢失。与 SCA5 患者类似,年轻的 Spnb3⁻ 小鼠与野生型小鼠相比,Eaat4 蛋白水平下降。Clarkson 等[68] 发现 Spnb3⁺ 小鼠在 2 岁时都没有表现出行为缺陷和小脑共济失调,只是小脑的叶形线 Ⅰ 和 Ⅱ 与野生型相比有细微差异。

(4) 目前基因突变概述

目前人类基因突变数据库收录的 *SPTBN2* 基因突变有 3 个,其中错义 / 无义突变 1 个,小的缺失 1 个,大片段缺失 1 个,该基因插入缺失突变 L629_R634delinsW[66]。

二十二、SCA6 基因诊断

(1) 概述

CACNA1A 基因,即编码 L 型钙离子通道 α-1A 蛋白的基因,位于 19 号染色体短臂 1 区 3 带 (19p13),基因组坐标为 (GRCh37):13:13317256-13617274,基因全长 300 019bp,包含 49 个外显子,编码 2266 个氨基酸。

(2) 基因对应蛋白结构及功能

钙离子通道的类型主要与 α-1 异构体 (α-1A,B, C, D, E 和 S) 的表达有关,该基因编码 L 型钙离子通道 α-1A 亚基。该蛋白包含一个多聚谷氨酰胺重复序列。电压敏感性钙离子通道 (VSCC) 介导钙离子进入兴奋性细胞并参与肌肉收缩,激素、神经递质释放,基因表达,细胞移动、分裂和凋亡等依赖钙离子的生理代谢过程。α-1A 亚基能够上调 P/Q 型钙离子电流,P/Q 型钙离子通道属于高电压激活组 (HVA),并且能被毒素 (Ftx 和 ω-Aga-IVA) 阻断,而对另外两种毒素 (DHP 和 ω-CTx-GVIA) 不敏感。编码该蛋白的基因发生 CAG 重复序列的扩张会造成 SCA6 的发生。正常人 *CACNA1A* 等位基因的 CAG 重复序列为 4~16 个,而 SCA6 患者 *CACNA1A* 等位基因的 CAG 重复序列为 2~28 个,该基因的可变剪切导致不同的转录本编码该蛋白的异构体。

(3) 基因突变致病机制

Zhuchenko 等[69] 在一个 SCA6 家系中,检出 *CACNA1A* 基因 C 端多聚谷氨酰胺编码区的 CAG 重复序列扩张。

Van 等[70] 构建携带人类 *CACNA1A* 基因 p.R192Q 突变的转基因小鼠模型,体外培养转基因小鼠的小脑颗粒细胞结果表明,与野生型小鼠相比,Ca(v)2.1 通道电流密度增加,神经肌肉突触上突变蛋白通道诱导产生神经递质和自发性终板电位频率。另外,转基因小鼠对扩布性皮质抑制敏感,是偏头痛的发生机制。因此,推测 Ca(v)2.1 通道缺陷使 Ca²⁺ 大量涌入,过量兴奋性氨基酸释放响应大量涌入的 Ca²⁺ 使皮质兴奋过度,最终致病。

(4) 目前基因突变概述

目前人类基因突变数据库收录的 *CACNA1A* 基因突变有 115 个，其中错义/无义突变 72 个，剪接突变 8 个，小的缺失 14 个，小的插入 9 个，大片段缺失 12 个。

二十三、SCA7 基因诊断

(1) 概述

ATXN7 基因，即编码 ATAXIN 蛋白 7 的基因，位于 3 号染色体短臂 1 区 4 带 1 亚带 (3p14.1)，基因组坐标为 (GRCh37):3:63849785-63989240，基因全长 139 636bp，包含 15 个外显子，编码 892 个氨基酸。

(2) 基因对应蛋白结构及功能

ATXN7 基因编码 ataxin 蛋白 7。该蛋白是 STAGA 转录共激活剂 -HAT 复合物的组成部分。介导 STAGA 和 CRX 的相互反应以及 CRX 依赖基因激活过程，在微管细胞骨架的稳定中必不可少。编码该蛋白的基因发生 CAG 重复序列的扩张会造成 SCA7 的发生。正常人 *ATXN7* 等位基因的 CAG 重复序列为 7~17 个，而 SCA7 患者 *ATXN7* 等位基因的 CAG 重复序列为 38~130 个，该基因的可变剪切产生不同的转录本。

(3) 基因突变致病机制

David 等[71] 在 SCA7 患者中检出 *ATXN7* 基因上高度不稳定的扩张性 CAG 重复序列，该患者的生殖器异常，突变来源于父亲。

Yvert 等[72] 通过将人突变 *ATXN7* 基因在浦肯野细胞和视杆感光细胞中表达后构建转基因小鼠，转基因小鼠的浦肯野细胞和视杆感光细胞中过度表达全长的突变 ataxin-7 蛋白，并表现为视力缺陷和运动不协调。在这两种模型中，ataxin-7 突变蛋白的 N 端片段聚集在泛素化的核内含物中，并且突变蛋白的过度表达造成视杆细胞的退化，而野生型蛋白的过度表达则无明显效应。除视杆细胞退化外，突触后神经元也发生改变，因此推测突变 ataxin-7 蛋白的溶蛋白性裂解以及跨神经元响应是 SCA7 的致病机制。

(4) 目前基因突变概述

目前人类基因突变数据库未收录关于 *ATXN7* 的基因突变。在文献中报道该基因存在动态突变[71]。

二十四、SCA8 基因诊断

(1) 概述

ATXN8 基因，即编码 ataxin-8 蛋白的基因，位于 13 号染色体长臂 2 区 1 带 3 亚带 3 次亚带 (13q21.33)，基因组坐标为 (GRCh37):13:70681345-70713885，基因全长 32 541bp，包含 5 个外显子。

(2) 基因对应蛋白结构及功能

ATXN8 基因编码的 ataxin-8 蛋白几乎全部由谷氨酰胺聚合而成，其反义链基因 *ATXN8OS* 不编码蛋白，产生一个非编码的 CUG 扩展 RNA。

(3) 基因突变致病机制

ATXN8 基因上 CAG 重复序列的多重复变异会导致多聚谷氨酰胺链的异常延长，2006 年，Moseley 等[73] 通过确定 IC2 免疫反应性核内包涵体，发现 SCA8 患者脑组织中的多聚谷氨酰胺链延长，但正常对照中该肽链没有延长。*ATXN8* 基因反义链上的 *ATXN8OS* 基因对应出现 CTG 重复，这一重复导致 *ATXN8OS* 基因转录的 mRNA 的功能被破坏。Moseley 等的研究发现表明 *SCA8* 基因座的双向转录产生多聚谷氨酰胺蛋白和富含 CUG 的转录本，突变可能造成在蛋白和 RNA 水平获得毒性功能。

1999 年，Koob 等[74] 在 8 个常染色体显性遗传的脊髓小脑性共济失调家系中，发现 *ATXN8OS* 基因的 CTG 重复扩增。携带 CTG 重复扩增的 *ATXN8OS* 基因会转录成 mRNA，扩增的 CUG 重复在其 3′UTR 端。在研究的最大家系中，至少 4 代人中都有受累成员，CTG 重复长度从 107 个到 127 个不等。

2009 年，Daughters 等[75] 的研究提供证据表明 *ATXN8OS* 基因中的 CTG 重复扩增被转录成携带 CUG 重复扩增的 mRNA，获得的毒性功能在 SCA8 表型的产生过程中发挥作用。在 SCA8 患者和小鼠的脑组织中，包含重复扩增的 *ATXN8OS* mRNA 作为核糖核内含物或 RNA 灶积聚，与 RNA 结合蛋白 MBNL1 共存于大脑选择性小脑皮层神经元中。在 Sca8 小鼠和 SCA8 人类大脑中，MBNL1 被隔离在 RNA 灶中，导致下游剪接模式调节异常，该剪接模式通常是由 CUGBP1/MBNL1 通路调节，包括鼠 GABA 运输蛋白 4(GAT4)。这些研究结果表明扩增的 CUG *ATXN8OS* mRNA 转录本能够使大脑中的基因通路调节异常，与强直性肌营养不良的产生机制相似。

(4) 目前基因突变概述

目前人类基因突变数据库未收录 *ATXN8* 和 *ATXN8OS* 基因的突变信息。正常等位基因中 (CTG·CAG)$_n$ 重复 15~50 次，致病等位基因中该序列的重复可达 71~1300 次[76]。

（米东华 董 培 于 萍 许 杰 王春娟
赵一龙 宋彦丽 毛良伟 薛文斌 刘斯洋
黄树嘉 齐彦伟 周 泽 王长希 付龙飞）

参考文献

[1] Teive HAG. Spinocerebellar degenerations in Japan. New insights from anepidemiological study. Neuroepidemiology, 2009, 32: 184-185.

[2] Schöls L, Bauer P, Schmidt T, et al. Autosomal dominant cerebellar ataxias: clinical features, genetics, and pathogenesis. Lancet Neurol, 2004, 3: 291-304.

[3] Harding AE. The hereditary ataxias and related disorders. Edinburgh, UK: Churchill Livingstone, 1984, 129-165.

[4] Erichsen AK, Koht J, Stray-Pedersen A, et al. Prevalence of hereditary ataxia and spastic paraplegia in southeast Norway: a population-based study. Brain, 2009, 132: 1577-88.

[5] Soong BW, Paulson HL. Spinocerebellar ataxias: an update. Curr Opin Neurol, 2007, 20: 438-46.

[6] Teive HAG, Munhoz RP, Arruda WO, et al. Spinocerebellar ataxia type 10- A review. Parkinsonism and Related Disorders, 2011, 17: 655-661.

[7] Cadieux-Dion M, Turcotte-Gauthier M, Noreau A, et al. Expanding the clinical phenotype associated with ELOVL4 mutation: study of a large French-Canadian family with autosomal dominant spinocerebellar ataxia and erythrokeratodermia. JAMA Neurol, 2014, 71: 470-475.

[8] Garcia-Murias M, Quintans B, Arias M, et al. 'Costa da Morte' ataxia is spinocerebellar ataxia 36: clinical and genetic characterization. Brain, 2012, 135: 1423-1435.

[9] Stevanin G, Bouslam N, Thobois S, et al. Spinocerebellar ataxia with sensory neuropathy (SCA25) maps to chromosome 2p. Ann Neurol, 2004, 55: 97-104.

[10] Haines JL, Schut LJ, Weitkamp LR, et al. Spinocerebellar ataxia in a large kindred: age at onset, reproduction, and genetic linkage studies, 1984, Neurology, 34: 1542-1548.

[11] Schut JW, Haymaker W. Hereditary ataxia: pathologic study of 5 cases of common ancestry. J Neuropath Clin Neurol, 1951, 1: 183-213.

[12] Nino HE, Noreen HJ, Dubey DP, et al. A family with hereditary ataxia: HLA typing, 1980, 30: 12-20.

[13] Toyoshima Y, Yamada M, Onodera O, et al. Reply.Ann Neurol. 2004b, 56:163-164.

[14] Orr HT, Chung MY, Banfi S, et al. Expansion of an unstable trinucleotide CAG repeat in spinocerebellar ataxia type 1. Nat Genet, 1993, 4: 221-226.

[15] Banfi S, Servadio A, Chung MY, et al. Identification and characterization of the gene causing type 1 spinocerebellar ataxia. Nat Genet, 1994, 7: 513-520.

[16] Servadio A, McCall A, Zoghbi H, et al. Mapping of the SCAL and PCD genes on mouse chromosome 13 provides evidence that they are different genes. Genomics, 1995, 29: 812-813.

[17] Burright EN, Clark HB, Servadio A, et al. SCA1 transgenic mice: a model for neurodegeneration caused by an expanded CAG trinucleotide repeat. Cell, 1995, 82: 937-948.

[18] Quan F, Janas J, Popovich BW. A novel CAG repeat configuration in the SCA1 gene: implications for the molecular diagnostics of spinocerebellar ataxia type 1. Hum Mol Genet, 1995, 4: 2411-2413.

[19] Servadio A, Koshy B, Armstrong D, et al. Expression analysis of the ataxin-1 protein in tissues from normal and spinocerebellar ataxia type 1 individuals. Nat Genet, 1995, 10: 94-98.

[20] Goldfarb LG, Vasconcelos 0, Platonov FA, et al. Unstable triplet repeat and phenotypic variability of spinocerebellar ataxia type 1. Ann Neurol, 1996, 39: 500-506.

[21] Matsuura T, Yamagata T, Burgess DL, et al. Large expansion of the ATTCT pentanucleotide repeat in spinocerebellar ataxia type 10. Nat Genet, 2000, 26: 191-194.

[22] Wakamiya M, Matsuura T, Liu Y, et al. The role of ataxin 10 in the pathogenesis of spinocerebellar ataxia type 10. Neurology, 2006, 67: 607-613.

[23] Worth PF, Giunti P, Gardner-Thorpe C, et al. Autosomal dominant cerebellar ataxia type III: linkage in a large British family to a 7.6-cM region on chromosome 15q14-21.3. Am J Hum Genet, 1999, 65: 420-426.

[24] Houlden H, Johnson J, Gardner-Thorpe C, et al. Mutations in TTBK2, encoding a kinase implicated in tau phosphorylation, segregate with spinocerebellar ataxia type 11. Nat Genet, 2007, 39: 1434-1436.

[25] Edener U, Kurth I, Meiner A, et al. Missense exchanges in the TTBK2 gene mutated in SCA11. J Neurol, 2009, 256:

1856-1859.

[26] Holmes SE, O'Hearn EE, McInnis MG, et al. Expansion of a novel CAG trinucleotide repeat in the 5' region of PPP2R2B is associated with SCA12. Nat Genet, 1999, 23: 391-392.

[27] Fujigasaki H, Verma IC, Camuzat A, et al. SCA12 is a rare locus for autosomal dominant cerebellar ataxia: a study of an Indian family. Ann Neurol, 2001, 49: 117-121.

[28] Bahl S, Virdi K, Mittal U, et al. Evidence of a common founder for SCA12 in the Indian population. Ann Hum Genet, 2005, 69: 528-534.

[29] Lin CH, Chen CM, Hou YT, et al. The CAG repeat in SCA12 functions as a cis element to up-regulate PPP2R2B expression. Hum Genet, 2010, 128: 205-212.

[30] Herman-Bert A, Stevanin G, Netter JC, et al. Mapping of spinocerebellar ataxia 13 to chromosome 19q13.3-q13.4 in a family with autosomal dominant cerebellar ataxia and mental retardation. Am J Hum Genet, 2000, 67: 229-235.

[31] Waters MF, Fee D, Figueroa KP, et al. An autosomal dominant ataxia maps to 19q13: Allelic heterogeneity of SCA13 or novel locus? Neurology, 2005, 65: 1111-1113.

[32] Waters MF, Minassian NA, Stevanin G, et al. Mutations in voltage-gated potassium channel KCNC3 cause degenerative and developmental central nervous system phenotypes. Nat Genet, 2006, 38: 447-451.

[33] Yamashita I, Sasaki H, Yabe I, et al. A novel locus for dominant cerebellar ataxia (SCA14) maps to a 10.2-cM interval flanked by D19S206 and D19S605 on chromosome 19q13.4-qter. Ann Neurol, 2000, 48: 156-163.

[34] Brkanac Z, Bylenok L, Fernandez M, et al. A new dominant spinocerebellar ataxia linked to chromosome 19q13.4-qter. Arch Neurol, 2002, 59: 1291-1295.

[35] Chen DH, Brkanac Z, Verlinde CL, et al. Missense mutations in the regulatory domain of PKC gamma: a new mechanism for dominant nonepisodic cerebellar ataxia. Am J Hum Genet, 2003, 72: 839-849.

[36] Yabe I, Sasaki H, Chen DH, et al. Spinocerebellar ataxia type 14 caused by a mutation in protein kinase C gamma. Arch Neurol, 2003, 60: 1749-1751.

[37] van de Warrenburg BP, Verbeek DS, Piersma SJ, et al. Identification of a novel SCA14 mutation in a Dutch autosomal dominant cerebellar ataxia family. Neurology, 2003, 61: 1760-1765.

[38] Verbeek DS, Warrenburg BP, Hennekam FA, et al. Gly118Asp is a SCA14 founder mutation in the Dutch ataxia population. Hum Genet, 2005, 117: 88-91.

[39] Asai H, Hirano M, Shimada K et al. Protein kinase C gamma, a protein causative for dominant ataxia, negatively regulates nuclear import of recessive-ataxia-related aprataxin. Hum Mol Genet, 2009, 18: 3533-3543.

[40] van de Leemput J, Chandran J, Knight MA, et al. Deletion at ITPR1 underlies ataxia in mice and spinocerebellar ataxia 15 in humans. PLoS Genet, 2007, 3: e108.

[41] Iwaki A, Kawano Y, Miura S, et al. Heterozygous deletion of ITPR1, but not SUMF1, in spinocerebellar ataxia type 16. J Med Genet, 2008, 45: 32-35.

[42] Hara K, Shiga A, Nozaki H, et al. Total deletion and a missense mutation of ITPR1 in Japanese SCA15 families. Neurology, 2008, 71: 547-551.

[43] Synofzik M, Beetz C, Bauer C, et al. Spinocerebellar ataxia type 15: diagnostic assessment, frequency, and phenotypic features. J Med Genet, 2011, 48: 407-412.

[44] Marelli C, van de Leemput J, Johnson JO, et al. SCA15 due to large ITPR1 deletions in a cohort of 333 white families with dominant ataxia. Arch Neurol, 2011, 68: 637-643.

[45] Koide R, Kobayashi S, Shimohata T, et al. A neurological disease caused by an expanded CAG trinucleotide repeat in the TATA-binding protein gene: a new polyglutamine disease? Hum Mol Genet 1999, 8: 2047-2053.

[46] Shah A G, Friedman M J, Huang S, et al. Transcriptional dysregulation of TrkA associates with neurodegeneration in spinocerebellar ataxia type 17. Hum Mol Genet, 2009, 18: 4141-4152.

[47] Lee YC, Durr A, Majczenko K, et al. Mutations in KCND3 cause spinocerebellar ataxia type 22. Ann Neurol, 2012, 72: 859-869.

[48] Duarri A, Jezierska J, Fokkens M, et al. Mutations in potassium channel kcnd3 cause spinocerebellar ataxia type 19. Ann Neurol, 2012, 72: 870-880.

[49] Pulst SM, Nechiporuk A, Nechiporuk T, et al. Moderate expansion of a normally biallelic trinucleotide repeat in spinocerebellar ataxia type 2. Nat Genet, 1996, 14: 269-276.

[50] Purkartova Z, Tuma J, Pesta M, et al. Morphological analysis of embryonic cerebellar grafts in SCA2 mice. Neurosci Lett, 2014, 558: 154-158.

[51] Bakalkin G, Watanabe H, Jezierska J, et al. Prodynorphin mutations cause the neurodegenerative disorder spinocerebellar ataxia type 23. Am J Hum Genet, 2010, 87: 593-603.

[52] Hekman KE, Yu GY, Brown CD, et al. A conserved eEF2 coding variant in SCA26 leads to loss of translational

fidelity and increased susceptibility to proteostatic insult. Hum Mol Genet, 2012, 21: 5472-5483.

[53] van Swieten JC, Brusse E, de Graaf BM, et al. A mutation in the fibroblast growth factor 14 gene is associated with autosomal dominant cerebellar ataxia. Am J Hum Genet, 2003, 72: 191-199.

[54] Lou JY, Laezza F, Gerber BR, et al. Fibroblast growth factor 14 is an intracellular modulator of voltage-gated sodium channels. J Physiol, 2005, 569: 179-193.

[55] Lobbe AM, Kang JS, Hilker R, et al. A novel missense mutation in AFG3L2 associated with late onset and slow progression of spinocerebellar ataxia type 28. J Mol Neurosci, 2014, 52: 493-496.

[56] Pierson TM, Adams D, Bonn F, et al. Whole-exome sequencing identifies homozygous AFG3L2 mutations in a spastic ataxia-neuropathy syndrome linked to mitochondrial m-AAA proteases. PLoS Genet, 2011, 7: e1002325.

[57] Di Bella D, Lazzaro F, Brusco A, et al. Mutations in the mitochondrial protease gene AFG3L2 cause dominant hereditary ataxia SCA28. Nat Genet, 2010, 42: 313-321.

[58] Huang L, Chardon JW, Carter MT, et al. Missense mutations in ITPR1 cause autosomal dominant congenital nonprogressive spinocerebellar ataxia. Orphanet J Rare Dis, 2012, 7: 67.

[59] Sato N, Amino T, Kobayashi K, et al. Spinocerebellar ataxia type 31 is associated with "inserted" penta-nucleotide repeats containing (TGGAA)n. Am J Hum Genet, 2009, 85: 544-557.

[60] Niimi Y, Takahashi M, Sugawara E, et al. Abnormal RNA structures (RNA foci) containing a penta-nucleotide repeat (UGGAA)n in the Purkinje cell nucleus is associated with spinocerebellar ataxia type 31 pathogenesis. Neuropathology, 2013, 33: 600-611.

[61] Cadieux-Dion M, Turcotte-Gauthier M, Noreau A, et al. Expanding the clinical phenotype associated with ELOVL4 mutation: study of a large French-Canadian family with autosomal dominant spinocerebellar ataxia and erythrokeratodermia. JAMA Neurol, 2014, 71: 470-475.

[62] Wang JL, Yang X, Xia K, et al. TGM6 identified as a novel causative gene of spinocerebellar ataxias using exome sequencing. Brain, 2010, 133: 3510-3518.

[63] Li M, Pang SY, Song Y, et al. Whole exome sequencing identifies a novel mutation in the transglutaminase 6 gene for spinocerebellar ataxia in a Chinese family. Clin Genet, 2013, 83: 269-273.

[64] Kobayashi H, Abe K, Matsuura T, et al. Expansion of intronic GGCCTG hexanucleotide repeat in NOP56 causes SCA36, a type of spinocerebellar ataxia accompanied by motor neuron involvement. Am J Hum Genet, 2011, 89: 121-130.

[65] Abe K, Ikeda Y. Spinocerebellar ataxia type 36 (nicknamed Asidan). Brain Nerve, 2012, 64: 937-941.

[66] Ikeda Y, Dick KA, Weatherspoon MR, et al. Spectrin mutations cause spinocerebellar ataxia type 5. Nat Genet, 2006, 38: 184-190.

[67] Perkins EM, Clarkson YL, Sabatier N, et al. Loss of beta-III spectrin leads to Purkinje cell dysfunction recapitulating the behavior and neuropathology of spinocerebellar ataxia type 5 in humans. J Neurosci, 2010, 30: 4857-4867.

[68] Clarkson YL, Gillespie T, Perkins EM, et al. Beta-III spectrin mutation L253P associated with spinocerebellar ataxia type 5 interferes with binding to Arp1 and protein trafficking from the Golgi. Hum Mol Genet, 2010, 19: 3634-3641.

[69] Zhuchenko O, Bailey J, Bonnen P, et al. Autosomal dominant cerebellar ataxia (SCA6) associated with small polyglutamine expansions in the alpha 1A-voltage-dependent calcium channel. Nat Genet, 1997, 15: 62-69.

[70] van den Maagdenberg AM, Pietrobon D, Pizzorusso T, et al. A Cacna1a knockin migraine mouse model with increased susceptibility to cortical spreading depression. Neuron, 2004, 41: 701-710.

[71] David G, Abbas N, Stevanin G, et al. Cloning of the SCA7 gene reveals a highly unstable CAG repeat expansion. Nat Genet, 1997, 17: 65-70.

[72] Yvert G, Lindenberg KS, Picaud S, et al. Expanded polyglutamines induce neurodegeneration and trans-neuronal alterations in cerebellum and retina of SCA7 transgenic mice. Hum Mol Genet, 2000, 9: 2491-2506.

[73] Moseley ML, Zu T, Ikeda Y, et al. Bidirectional expression of CUG and CAG expansion transcripts and intranuclear polyglutamine inclusions in spinocerebellar ataxia type 8. Nat Genet, 2006, 38: 758-769.

[74] Koob MD, Moseley ML, Schut LJ, et al. An untranslated CTG expansion causes a novel form of spinocerebellar ataxia (SCA8). Nat Genet, 1999, 21: 379-384.

[75] Daughters RS, Tuttle DL, Gao W, et al. RNA gain-of-function in spinocerebellar ataxia type 8. PLoS Genet, 2009, 5: e1000600.

[76] Todd PK, Paulson HL. RNA-mediated neurodegeneration in repeat expansion disorders. Ann Neurol, 2010, 67: 291-300.

1428~1436　常染色体隐性遗传性脊髓小脑性共济失调
(spinocerebellar ataxia, autosomal recessive, SCAR)
(1428.SCAR1, OMIM 606002; 1429.SCAR10, OMIM 613728; 1430. SCAR11, OMIM 614229; 1431.SCAR12, OMIM 614322; 1432. SCAR13, OMIM 614831; 1433.SCAR14, OMIM 615386; 1434. SCAR15, OMIM 615705; 1435.SCAR5, OMIM 606937; 1436.SCAR7, OMIM 609270)

一、临床诊断

(1) 概述

1980 年 Bouchard 首次报道常染色体隐性遗传性脊髓小脑性共济失调 (SCAR)。该病是一种罕见的具有多种亚型的神经系统退行性疾病，以进展性的脊髓小脑性共济失调为主要特征，遂命名。该病呈常染色体隐性遗传方式，该病的遗传基因还未完全发现。

(2) 临床表现

有数据显示，SCAR 的整体发病率为 (5~6)/10万。多数 SCAR 发病年龄较早，在 20 岁之前发病，部分患者发病年龄较晚[1]。根据脊髓小脑性共济失调的起病年龄，该病分为婴幼儿型和青年型，其中 SCAR10、SCAR11 属于青年型，SCAR12、SCAR13 属于婴幼儿型。

SCAR 主要是由于小脑、脑干或脊髓的纤维束受累所引起，故临床上患者表现为步态和姿势性共济失调、腱反射亢进、意向性震颤、眼球震颤、构音障碍、语言受损、吞咽困难等[2]。此外，还可累及双眼，出现视网膜脱离、视网膜纤维变性、白内障、玻璃体混浊和黄斑变性等不同表现。SCAR10 患者还伴有不同程度的肌肉萎缩，肌电图提示下运动神经元受损[3]。SCAR11 患者出现精神发育迟滞，需要依靠外界帮助才能生活[4]。SCAR12、SCAR13 多在婴幼儿期发病，多数伴有全面痉挛性癫痫发作、不同程度的精神发育迟滞、智力降低[5, 6]。

SCAR1：亦称 AOA2，平均发病年龄 15 岁，晚于 AOA1 患者的发病年龄。临床表现主要为共济失调、肌肉萎缩。几乎所有患者均出现步态失调、小脑性构音障碍、进展性远端肌肉萎缩伴深部腱反射和振动觉消失，还可见周围性感觉神经病变，表现为反射减弱或消失、远端感觉缺失。约半数患者表现为动眼神经失用症，跳跃性的眼球跟踪[7-10]。该病患者呈进展性加重，但严重程度不同，有的 20 岁需坐轮椅，有的 40 岁仍能独立行走。其他不典型的特征包括凝视性眼球震颤、斜视、触觉减退、手的肌张力障碍性姿势、舞蹈病、姿势性震颤、吞咽困难、弓形足、脊柱侧弯。

SCAR5：2001 年报道黎巴嫩近亲婚育家族中 5 个儿童出现严重的发育迟缓、智力低下、身材矮小、小脑痉挛性共济失调、小头畸形、视神经萎缩、语言缺陷、皮肤血管异常嗜鹅性、小脑萎缩，没有代谢异常的证据，呼吸链复合物分析提示异常不显著[11]。

SCAR7：2013 年一位 51 岁荷兰女性通过基因分析确诊为 SCAR7，该患者 18 岁时以双眼复视起病，2 年后发展为步态异常，28 岁时诊断为小脑萎缩。症状缓慢进展，中年时能独自行走，其他特点包括肢体灵活性丧失、构音障碍、吞咽困难、尿急、腱反射亢进[12]。

SCAR14：在巴基斯坦近亲婚育家族 3 位成员及 1 个埃及近亲婚育的 9 岁女孩中发现该病。主要表现为早发的小脑性共济失调和认知障碍，认知水平表现为学习障碍，患者需就读于特殊学校，严重的运动系统发育迟滞，步态不稳，共济失调，辨距不良，肢体轮替运动笨拙，伴有眼动异常 (内斜视、扫视障碍、跟踪不稳、眼球震颤等)，无感觉系统受累证据。其中埃及女孩还表现为身体发育迟缓、小脑性共济失调、意向性震颤、构音障碍、肌强直、辨距不良、轮替动作笨拙、无眼球震颤、锥体外系症状及延髓症状[13, 14]。

SCAR15：目前只有 1 个沙特阿拉伯近亲婚育家族 3 位姐妹的报道。幼儿期起病的小脑性共济失调，3 例患者均表现为运动系统发育迟缓，行走推迟。其中 2 例患者在学习走路时出现明显的步态不稳，另一例 7 岁出现行走不稳。其他临床表现为构音障碍、眼动障碍和腱反射减弱。2 例患者下肢腱反射活跃。2 例严重病例在其 7 个月时出现癫痫，药物治疗后从 3 岁开始未再发作，但随后出现中度智力障碍。后期可在帮助下短距离行走，但不能跑步[15]。

(3) 辅助检查

所有 SCAR 患者的 MRI 可见小脑不同程度的萎缩，小脑半球和蚓部均可受累，也可累及部分脑桥 (图 1428-1)。此外，SCAR10 肌肉中辅酶 Q_{10}(CoQ_{10}) 水平较低，SCAR13 还可伴有轻度的脑室扩大。

(4) 病理表现

SCAR 患者病变主要累及小脑，表现为浦肯野细胞缺失的小脑萎缩，脊髓可出现严重的髓鞘脱失[7](图 1428-2)。

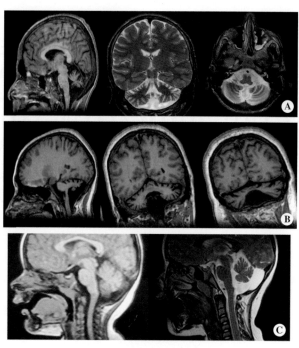

图 1428-1　MRI 显示不同程度小脑萎缩
(Am J Hum Genet, 2012, 91：553-564)

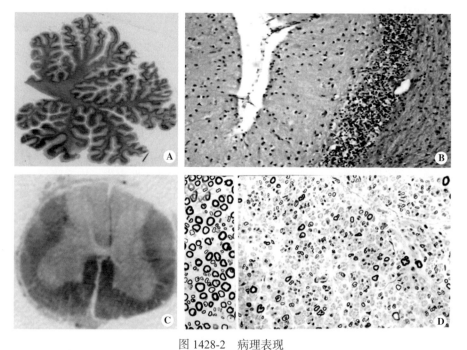

图 1428-2　病理表现

A. 小脑萎缩，以小脑蚓部和前叶为著；B. 浦肯野细胞缺失；C. 髓鞘脱失；

D. 严重的大有髓神经纤维缺失 (Neurology, 2006, 66: 1207-1210)

(5) 基因突变亚型及受累部位病变汇总（表 1428-1、表 1428-2）

表 1428-1　亚型汇总

SCAR 亚型	致病基因
SCAR1	*SYNE1*
SCAR10	*ANO10*
SCAR11	*SYT14*
SCAR12	*WWOX*
SCAR13	*GRM1*
SCAR14	*SPTBN2*
SCAR15	*KIAA0226*
SCAR5	*ZNF592*
SCAR7	*TPP1*

表 1428-2　受累部位及表现

受累部位	主要表现
脑	小脑萎缩、步态和姿势性共济失调、腱反射亢进、意向性震颤、眼球震颤、构音障碍、语言受损、吞咽困难、癫痫发作、精神发育迟滞、学习能力下降、智力减低
眼	凝视诱发的震颤、眼球水平性震颤、视网膜脱离、视网膜纤维变性、白内障、玻璃体混浊、黄斑变性、内斜视、上睑下垂、视神经炎、视网膜血管病变、轻度视网膜动脉硬化、年龄相关性黄斑变性
肌肉	肌肉萎缩、肌电图提示下运动神经元受损、腱反射亢进、四肢呈痉挛状态

二、SCAR1 基因诊断

(1) 概述

SYNE1 基因，即编码 Nesprin 1 蛋白的基因，位于 6 号染色体长臂 2 区 5 带 (6q25)，基因组坐标为 (GRCh37):6:152442819-152958534，基因全长 515 716bp，包含 152 个外显子，编码 8797 个氨基酸。

(2) 基因对应蛋白结构及功能

SYNE1 基因编码的 Nesprin 1 蛋白中包含血影蛋白重复序列，其表达于骨骼肌、平滑肌和外周血淋巴细胞中，定位于核膜上。编码蛋白为多异构体模块蛋白，可在细胞器和肌动蛋白细胞骨架间形成连接网络以维持亚细胞空间结构。含 SUN 的复合多元蛋白组件也被称为 LINC 复合物，其通过提供细胞骨架细丝的外核膜通用附着位点，来连接核骨架和细胞骨架。可能参与维持核组织的结构完整性。

SYNE1 基因突变与 SCAR8 相关。

(3) 基因突变致病机制

2007 年，Gros-Louis 等[16] 利用基因组关联分析的方法将 SCAR8 的候选基因片段定位在 6 号染色体长臂，该候选区域仅包含 *SYNE1* 基因。对患者 *SYNE1* 基因直接测序发现 2 个与疾病共分离的 SNP 位点，未在 380 名对照样本中检出这 2 个突变。因此 Gros-Louis 等认为这 2 个变异可能是 SCAR8 的致病突变。

2009 年，Puckelwartz 等[17] 利用 *Syne1* 基因 C 末端包括 KASH 区域的缺失的基因工程鼠，发现纯合突变小鼠在出生不久就会因呼吸衰竭而死亡，幸存小鼠会表现出后肢无力、步态异常。随着年龄的增加，脊柱后侧凸、肌肉和心脏相继出现病变。在突变小鼠的骨骼肌肌纤维中，由突变的 nesprin-1α、核纤层蛋白 A/C 和 Sun2 (Unc84b) 组成的 LINC 复合物定位在核膜上。然而，在原成肌细胞中，C 末端 KASH 区域的丢失，导致突变的 nesprin-1α 与 Sun2 (Unc84b) 的相互作用被破坏。

(4) 目前基因突变概述

目前人类基因突变数据库收录的 *SYNE1* 基因突变有 12 个，其中错义 / 无义突变 7 个，剪接突变 3 个，小的缺失 2 个。

三、SCAR10 基因诊断

(1) 概述

ANO10 基因，即编码 Anoctamin-10 蛋白的基因，位于 3 号染色体短臂 2 区 2 带 1 亚带 (3p22.1)，基因组坐标为 (GRCh37):3:43407818-43663560，基因全长 255 743bp，包含 21 个外显子，编码 660 个氨基酸。

(2) 基因对应蛋白结构及功能

ANO10 基因编码的 Anoctamin-10 蛋白是一种跨膜蛋白，属于钙激活－氯离子通道蛋白家族。这一通道是阴离子选择通道，包含 8 个跨膜区域。*ANO10* 基因缺陷可能会导致 SCAR10。

(3) 基因突变致病机制

在 3 个无血缘关系的 SCAR10 家系中，Vermeer 等[3] 发现 *ANO10* 基因的纯合或复合杂合突变。

2014 年，Balreira 等[2] 在 2 例无血缘关系的 SCAR10 女性患者中检测到肌肉中 CoQ_{10} 水平降低，

确定 *ANO10* 基因的复合杂合突变，通过外显子组测序发现第一例患者的 *ANO10* 基因突变，通过对 36 例肌肉、成纤维细胞或脑脊液中 CoQ$_{10}$ 低水平的 SCAR10 患者进行 *ANO10* 基因测序，发现第二例患者的基因突变。

本病尚无相应的分子研究，致病机制未明。

(4) 目前基因突变概述

目前人类基因突变数据库收录的 *ANO10* 基因突变有 4 个，其中错义 / 无义突变 1 个，剪接突变 1 个，小的缺失 2 个。

四、SCAR11 基因诊断

(1) 概述

SYT14 基因，即编码突触结合蛋白 14 (Synaptotagmin-14) 的 基 因，位 于 1 号 染 色 体长 臂 3 区 2 带 2 亚带 (1q32.2)，基因组坐标为 (GRCh37):1:210111519-210337636，基因全长 226 118bp，包含 14 个外显子，编码 619 个氨基酸。

(2) 基因对应蛋白结构及功能

SYT14 基因编码的 Synaptotagmin-14 属于突触结合蛋白基因家族，该蛋白是钙非依赖型突触结合蛋白，属于膜转运蛋白，与其他蛋白家族相似，在突触传递过程中介导突触膜转运。*SYT14* 基因突变会导致 SCAR11，*SYT14* 基因 t(1：3) 易位与神经发育异常相关。

(3) 基因突变致病机制

2011 年 Dio 等 [4] 通过对 2 个 SCAR11 伴轻中度精神运动发育迟滞的日本兄弟进行全外显子测序，在 *SYT14* 基因中检出一个纯合突变 (p.G484D)。*SYT14* 基因在许多生物中是保守的，编码的突触结合蛋白 14 是突触结合蛋白的一种，其本质是膜转运蛋白。突触结合蛋白 14 具有与磷脂结合的能力，并且是钙非依赖型的。检出的 *SYT14* 基因 p.G484D 突变位于 C2B 结构域的 1 环上，此结构域对突触结合蛋白 14 结合磷脂具有重要的作用。*SYT14* 基因突变形成的无磷脂结合活性的蛋白与神经退行性疾病有关。

2003 年 Fukuda 等 [18] 发现，小鼠 SYT14 可以形成 Ca^{2+} 非依赖的低聚物。寡聚化主要由跨膜结构域和间隔结构域之间脂肪酸酰化的半胱氨酸调节。SYT14 的 C2 结构域可以与磷脂酰胆碱和磷脂酰丝氨酸组成的脂质体结合。

(4) 目前基因突变概述

目前人类基因突变数据库没有收录 *SYT14* 基因的突变信息，但在文献中报道该基因有 1 个错义突变 p.G484D[4]。

五、SCAR12 基因诊断

(1) 概述

WWOX 基因，即编码包含 WW 域的氧化还原酶 (WW domain-containing oxidoreductase) 的基因，位于 16 号染色体长臂 2 区 3 带 (16q23)，基因组坐标为 (GRCh37):16:78133310-79246567，基因全长 1 113 258bp，包含 17 个外显子，编码 414 个氨基酸。

(2) 基因对应蛋白结构及功能

WWOX 基因编码的包含 WW 域的氧化还原酶属于短链脱氢酶 / 还原酶结构域 (SRD) 蛋白家族。该基因横跨 FRA16D 共同的染色体脆性位点，可能作为抑癌基因发挥功能，编码的包含 WW 域的氧化还原酶能够诱导细胞凋亡。*WWOX* 基因缺陷会导致多种肿瘤，还与 SCAR12 的发生相关。

(3) 基因突变致病机制

2014 年，Mallaret 等 [5] 经过外显子组测序和 Sanger 测序验证，在 2 个有亲缘关系的巴基斯坦裔沙特阿拉伯和以色列家系中的 SCAR12 患者中检出 *WWOX* 基因上的 2 个纯合错义突变 (p.P47T, p.G372R)，这两个突变在家系中与疾病共分离。对患者成纤维细胞的 Western 印迹分析表明，p.P47T 突变型蛋白表达正常，但体外功能研究发现该突变型蛋白不能结合含 PPPY 的寡肽，这表明该突变导致的构象变化改变蛋白与其他正常蛋白模体结合的能力。

Mallaret 等 [5] 还观察到 *Wwox* 基因敲除的小鼠在生长到 2 周龄时发展为自发性癫痫和噪音诱导性癫痫，另外还表现为平衡失调。*Wwox* 基因敲除小鼠的症状进展暗示着神经退行性改变的过程。这些小鼠最终在 4 周龄前死于发育不良。

(4) 目前基因突变概述

目前人类基因突变数据库收录的 *WWOX* 基因突变有 3 个，其中错义 / 无义突变 2 个，调控区突变 1 个。

六、SCAR13 基因诊断

(1) 概述

GRM1 基因，编码一种代谢型谷氨酸受体蛋白，位于 6 号染色体长臂 2 区 4 带 (6q24)，基因组坐标为 (GRCh37):6:146286032-146758782，基因全长 472 751bp，包含 11 个外显子，编码 1194 个氨基酸。

(2) 基因对应蛋白结构及功能

该基因编码一种代谢型谷氨酸受体，通过激活磷脂酶 C 来起作用。L- 谷氨酸是中枢神经系统中主要的兴奋性神经递质，并能激活离子型和代谢型谷氨酸受体。谷氨酸能神经传递涉及正常大脑功能的多数方面，并可能在许多神经病理条件下发生扰动。编码蛋白的典型 α 亚型是一个二硫化物连接的同源二聚体，其活性会被 G 蛋白耦合磷脂酰肌醇钙第二信使系统终止。该蛋白质通过信号激活磷脂酰肌醇钙第二信使系统；可能参与 CNS 的谷氨酸中心运作，比如海马区的长期增强作用和小脑区的长期抑制作用。

(3) 基因突变致病机制

来自 5 个罗马鲍梅克血统的保加利亚家庭的 10 例 SCAR13 病患中，Guergueltcheva 等[6] 发现一个 GRM1 基因纯合突变，该突变由两个串联的变异构成 (c.2652_2654del3、c.2660+2T > G)，是通过连锁分析和全外显子组测序确定的。GRM1 基因编码一种代谢型谷氨酸受体，该受体会在小脑浦肯野细胞中高表达，并在小脑发育和突触可塑性中起重要作用。研究者还发现一些 GRM1 基因缺陷的动物模型也会表现类似的神经异常。

Sachs 等[19] 指出小鼠共济失调突变体会自发产生一系列反冲摇摆，并以早发性和出生后 16 天明显的非进行性步态失调为特征。突变体具有正常的寿命且没有显示明显的组织异常。使用互补试验，Sachs 等展示该突变体和另一个具有类似表型的 N-乙基 -N- 亚硝基脲诱导的突变体与 GRM1 敲除突变体是等位的。他们在这些突变小鼠的 Grm1 基因发现一个 4 号外显子的重复 (dup) 和 3 个错义突变。所有突变发生在 Grm1 的配体结合区域内，并改变保守性氨基酸。在最初的反冲摇摆突变体中，Grm1 发生表达并且表达蛋白被正确地定位到小脑皮质分子层。

(4) 目前基因突变概述

目前人类基因突变数据库收录的 GRM1 基因突变有 5 个，均为错义 / 无义突变。

七、SCAR14 基因诊断

(1) 概述

SPTBN2 基因，即编码 β - Ⅲ血影蛋白的基因，位于 11 号染色体长臂 1 区 3 带 (11q13)，基因组坐标为 (GRCh37):11:66449 967- 66496716，基因全长 46 750 bp，包含 42 个外显子，编码 2390 个氨基酸。

(2) 基因对应蛋白结构及功能

该基因编码的蛋白被称为 β 非红细胞血影蛋白 2 或 β - Ⅲ血影蛋白。血影蛋白是细胞薄膜骨架的主要成分，并且由两个 α 和两个 β 血影蛋白亚基构成。它与 β - Ⅱ血影蛋白基因或称 β 非红细胞血影蛋白 1 基因 (SPTBN1) 相关，但又有所区别。β - Ⅲ血影蛋白通过稳定质膜表面的谷氨酸转运因子 EAAT4 来调节谷氨酸信号通路；并可能在神经元膜骨架中起重要作用。

(3) 基因突变致病机制

在 3 例来自巴基斯坦近亲家族的 SCR14 患者中，Lise 等[20] 发现一个 SPTBN2 基因纯合截短突变。该突变是通过二代测序目标捕获已知的共济失调基因发现的，并经过 Sanger 测序验证。该突变与家族的运动和认知表型均分离。未患病的父母为杂合携带者，表明单倍剂量不足不会导致性状发生。全基因组测序没有发现其他可能导致该表型的致病突变。

Forman 等[13] 在一个表现出进行性小脑共济失调的 4 周小猎犬中发现一个 SPTBN2 基因的 8bp 纯合缺失。该突变是通过全基因组范围的 mRNA 测序找到的，并且呈谱系共分离。该小脑的组织病理研究表明，浦肯野细胞消亡并且树枝状突起退化，这与小脑皮层衰退的结果一致。

(4) 目前基因突变概述

目前人类基因突变数据库收录的 SPTBN2 基因突变有 3 个，其中错义 / 无义突变 1 个，小的缺失 1 个和大片段缺失 1 个。

八、SCAR15 基因诊断

(1) 概述

KIAA0226 基因，即编码自噬衔接蛋白 RUBICON 的基因，位于 3 号染色体长臂 2 区 9

带 (3q29)，基因组坐标为 (GRCh37):3:197398259-197476568，基因全长 78 310bp，包含 23 个外显子，编码 972 个氨基酸。

(2) 基因对应蛋白结构及功能

KIAA0226 基因编码自噬衔接蛋白 RUBICON。该蛋白包括两个保守区域：N 末端的 RUN 结构域、C 末端的 DUF4206 结构域。RUN 结构域与 Ras 样 GTP 酶信号通路转导有关，DUF4206 结构域包括一个二酰甘油 (DAG) 结合样基序。该蛋白是自噬作用和内吞作用的负调控因子，同时控制核内体成熟，还可能抑制 PIK3C3 的活性。

(3) 基因突变致病机制

2010 年，Assoum 等 [15] 在来自血缘家庭的 3 名患 SCAR15 姐妹中，通过纯合子定位法和候选基因测序发现 *KIAA0226* 基因 19 号外显子上的 1 个纯合突变 c.2927delC，导致移码突变 p.A943Vfs*146 的发生，该突变在该家庭中与疾病共分离。该突变导致 RUBICON 蛋白高度保守的 DAG 结合样基序丢失，妨碍 RUBICON 蛋白的亚细胞定位，影响 RUBICON 蛋白作用的发挥，造成隐性共济失调，而杂合突变携带者未受影响。在另外的 172 个非 FRDA 家庭中均未检测到 *KIAA0226* 基因突变。

Assoum 等 [21] 将突变的 *KIAA0226* 基因转染到 COS-1 细胞和 HeLa 细胞中，导致突变蛋白出现错误定位，从分布于晚期胞内体和溶酶体转变为弥散性分布于细胞内基质中。该研究提示 *KIAA0226* 基因突变导致 RUBICON 蛋白功能的缺失，SCAR15 可能与内溶酶体缺陷相关。

(4) 目前基因突变概述

目前人类基因突变数据库收录的 *KIAA0226* 基因突变有 1 个，为小的缺失。

九、SCAR5 基因诊断

(1) 概述

ZNF592 基因，即锌指蛋白 592(ZNF592) 的基因，位于 15 号染色体长臂 2 区 5 带 3 亚带 (15q25.3)，基因组坐标为 (GRCh37):15:85291818-85349663，基因全长 57 846bp，包含 13 个外显子，编码 1267 个氨基酸。

(2) 基因对应蛋白结构及功能

ZNF592 基因编码的蛋白质 ZNF592 属于锌指蛋白。ZNF592 蛋白可能包括 13 个典型的 C2H2 型锌指结构域。含 C2H2 锌指结构域的蛋白通常作为调节 DNA 与蛋白质相互作用的转录调节因子发挥重要作用，在细胞进程中，例如转录、翻译、代谢、信号转导，通过与核酸或蛋白质结合的方式发挥不同的功能。ZNF592 蛋白在复杂发育途径和小脑发育调节中发挥着一定的作用。与 ZNF592 蛋白相关的疾病包括 SCAR5 和共济失调。

(3) 基因突变致病机制

SCAR5 又称 CAMOS 综合征，是常染色体隐性遗传病。2010 年，Nicolas 等 [22] 和 Delague 等 [23] 报道的 1 个家庭的 5 例 SCAR5 患者中，发现 *ZNF592* 基因的 6 号外显子上有 1 个纯合错义突变 p.G1064R，该突变位于 ZNF592 蛋白质高度保守的第 11 个 C2H2 锌指上，该位点突变可能导致产生新的氢键，影响锌指正常结构，进一步影响 ZNF592 蛋白的 DNA 结合能力。虽然 ZNF592 蛋白的精确作用仍未知，但已经确定 ZNF592 蛋白与复杂的发育通路有关，该蛋白质发生突变很可能影响小脑发育过程中相关基因的表达。

本病尚无相应的分子研究，致病机制未明。

(4) 目前基因突变概述

目前人类基因突变数据库收录的 *ZNF592* 基因突变有 1 个，为错义 / 无义突变。

十、SCAR7 基因诊断

(1) 概述

TPP1 基因，即编码 TPP1 蛋白的基因，位于 11 号染色体短臂 1 区 5 带 (11p15)，基因组坐标为 (GRCh37):11:6633997-6640692，基因全长 6696bp，包含 13 个外显子，编码 563 个氨基酸。

(2) 基因对应蛋白结构及功能

由 *TPP1* 基因编码的蛋白质 TPP1 属于丝氨酸蛋白酶的 Sedolisin 家族中的一员。该蛋白酶在溶酶体中的功能是切掉底物 N 端的三肽，有较弱的肽键内切酶功能，所需底物有未被取代的 N 末端。TPP1 蛋白随着催化－失活酶被激活而合成，一旦酸化，便会自动水解。在该基因上发生的突变会导致晚期婴儿神经元蜡样脂褐质沉积症 (CLN2) 和 SCAR7，该病症与特定的神经肽以及溶酶体中 ATP 合成酶亚基不能降解有关。

(3) 基因突变致病机制

SCAR7 是常染色体隐性遗传病，由 *TPP1* 基因的复合杂合突变引起。大多数 *TPP1* 基因变异会出现 TPP1 蛋白酶折叠异常，导致本应进入溶酶体的物质发生转运阻塞，从而延长了酶原的半衰期，显著地降低或丧失酶活力。TPP1 蛋白酶在溶酶体中的功能是切掉底物 N 端的三肽，并且有较弱的肽键内切酶功能。在 SCAR7 患者中，检查到 *TPP1* 基因上存在一个剪接突变和一个错义突变。患者淋巴细胞中，残余的 TPP1 蛋白活性仅占正常人的 10%~15%，而在成纤维细胞中 TPP1 活性仅占正常人的 5%。Sun 等推测，TPP1 活性的丧失导致症状更为严重的 CLN2，而 TPP1 活性降低导致 SCAR7[12,24]。

(4) 目前基因突变概述

目前人类基因突变数据库收录的 *TPP1* 基因突变有 96 个，其中错义/无义突变 57 个，剪接突变 16 个，缺失 15 个，插入 6 个，插入缺失 2 个。

（宋彦丽　李姝雅　付龙飞　杨师华　杨焕杰）

参考文献

[1] Anheim M, Fleury M, Monga B, et al. Epidemiological, clinical, paraclinical and molecular study of a cohort of 102 patients affected with autosomal recessive progressive cerebellar ataxia from Alsace, Eastern France:implications for clinical management. Neurogenetics, 2010, 11:1-12.

[2] Balreira A, Boczonadi V, Barca E, et al. ANO10 mutations cause ataxia and coenzyme Q(1)(0) deficiency. J Neurol, 2014, 261:2192-2198.

[3]Vermeer S, Hoischen A, Meijer RP, et al. Targeted next-generation sequencing of a 12.5 Mb homozygous region reveals ANO10 mutations in patients with autosomal-recessive cerebellar ataxia. Am J Hum Genet, 2010, 87:813-819.

[4] Doi H, Yoshida K, Yasuda T, et al. Exome sequencing reveals a homozygous SYT14 mutation in adult-onset, autosomal-recessive spinocerebellar ataxia with psychomotor retardation. Am J Hum Genet, 2011, 89:320-327.

[5] Mallaret M, Synofzik M, Lee J, et al. The tumour suppressor gene WWOX is mutated in autosomal recessive cerebellar ataxia with epilepsy and mental retardation. Brain, 2014, 137:411-419.

[6] Guergueltcheva V, Azmanov DN, Angelicheva D, et al. Autosomal-recessive congenital cerebellar ataxia is caused by mutations in metabotropic glutamate receptor 1. Am J Hum Genet, 2012, 91:553-564.

[7] Criscuolo C, Chessa L, Di Giandomenico S, et al. Ataxia with oculomotor apraxia type 2:a clinical, pathologic, and genetic study. Neurology, 2006, 66: 1207-1210.

[8] Duquette A, Roddier K, McNabb-Baltar J, et al. Mutations in senataxin responsible for Quebec cluster of ataxia with neuropathy. Ann Neurol, 2005, 57: 408-414.

[9] Le Ber I, Bouslam N, Rivaud-Pechoux S, et al. Frequency and phenotypic spectrum of ataxia with oculomotor apraxia 2: a clinical and genetic study in 18 patients. Brain, 2004, 127: 759-767.

[10] Hammer MB, El Euch-Fayache G, Nehdi H, et al. Clinical and molecular findings of ataxia with oculomotor apraxia type 2 (AOA2) in 5 Tunisian families. Diagn Mol Pathol, 2012, 21: 241-245.

[11] Megarbane A, Delague V, Ruchoux MM, et al. New autosomal recessive cerebellar ataxia disorder in a large inbred Lebanese family. Am J Med Genet, 2001, 101:135-141.

[12] Sun Y, Almomani R, Breedveld GJ, et al. Autosomal recessive spinocerebellar ataxia 7 (SCAR7) is caused by variants in TPP1, the gene involved in classic late-infantile neuronal ceroid lipofuscinosis 2 disease (CLN2 disease). Hum Mutat, 2013, 34:706-713.

[13] Forman OP, De Risio L, Stewart J, et al. Genome-wide mRNA sequencing of a single canine cerebellar cortical degeneration case leads to the identification of a disease associated SPTBN2 mutation. BMC Genet, 2012, 13:55.

[14] Elsayed SM, Heller R, Thoenes M, et al. Autosomal dominant SCA5 and autosomal recessive infantile SCA are allelic conditions resulting from SPTBN2 mutations. Eur J Hum Genet, 2014, 22:286-288.

[15] Assoum M, Salih MA, Drouot N, et al. Rundataxin, a novel protein with RUN and diacylglycerol binding domains, is mutant in a new recessive ataxia. Brain, 2010, 133:2439-2447.

[16] Gros-Louis F, Dupre N, Dion P, et al. Mutations in SYNE1 lead to a newly discovered form of autosomal recessive cerebellar ataxia. Nat Genet, 2007, 39: 80-85.

[17] Puckelwartz MJ, Kessler E, Zhang Y, et al. Disruption of nesprin-1 produces an Emery Dreifuss muscular dystrophy-like phenotype in mice. Hum Mol Genet, 2009, 18: 607-620.

[18] Fukuda M. Molecular cloning, expression, and characterization of a novel class of synaptotagmin (Syt XIV) conserved from Drosophila to humans. J Biochem, 2003, 133: 641-649.

[19] Sachs AJ, Schwendinger JK, Yang AW, et al. The mouse mutants recoil wobbler and nmf373 represent a series of

Grm1 mutations. Mamm Genome, 2007, 18: 749-756.

[20] Lise S, Clarkson Y, Perkins E, et al. Recessive mutations in SPTBN2 implicate beta-III spectrin in both cognitive and motor development. PLoS Genet, 2012, 8: e1003074.

[21] Assoum M, Salih MA, Drouot N, et al. The Salih ataxia mutation impairs Rubicon endosomal localization. Cerebellum, 2013, 12: 835-840.

[22] Nicolas E, Poitelon Y, Chouery E, et al. CAMOS, a nonprogressive, autosomal recessive, congenital cerebellar ataxia, is caused by a mutant zinc-finger protein, ZNF592.

Europ J Hum Genet, 2010, 18:1107-1113.

[23] Delague V, Bareil C, Bouvagnet P, et al. A new autosomal recessive non-progressive congenital cerebellar ataxia associated with mental retardation, optic atrophy, and skin abnormalities (CAMOS) maps to chromosome 15q24-q26 in a large consanguineous Lebanese Druze family. Neurogenetics, 2002, 4: 23-27.

[24] Breedveld GJ, van Wetten B, te Raa GD, et al. A new locus for a childhood onset, slowly progressive autosomal recessive spinocerebellar ataxia maps to chromosome 11p15. J Med Genet, 2004, 41: 858-866.

1437　X 连锁隐性遗传小脑性共济失调 1 型
(spinocerebellar ataxia, X-linked 1, SCAX1；OMIM 302500)

一、临床诊断

(1) 概述

X- 连锁隐性遗传小脑性共济失调 1 型 (SCAX1) 于 1938 年首次报道，患者出生时即可起病，非进展性，肌张力减退，运动发育迟滞，共济失调步态，站立不能，构音障碍，慢眼动。其发病呈常染色体隐性遗传方式，致病基因为 *ATP2B3* 基因。

(2) 临床表现

1970 年共报道 3 个家族 16 例 X- 连锁隐性遗传的小脑性共济失调患者。1 个家系的患者在 16~20 岁出现肢体无力、步态不稳、动作不协调，随后出现构音障碍和眼震，症状迅速发展，至 30 岁达到稳定。家族首发患者是一位 62 岁男性，同样表现为肢体无力，肌痉挛表现为足底伸肌反应。无骨骼畸形和感觉异常。第 2 个家系的渊源者 18 岁起病，表现为逐渐进展的运动失调、构音障碍、辨距不良、眼震、震颤、轻微的肌强直。第 3 个家系中有一例患者为 XO 型特纳综合征的女性患者，症状似乎没有影响寿命，智力水平也未受到影响[1]。

2000 年报道的一个家系首发病例在 1 岁时出现运动发育迟滞，出生时即表现出腱反射减弱、轻度吞咽困难及运动发育迟滞。4 岁时上肢动作型震颤，眼动变慢，无锥体系症状。其舅舅在出生时出现类似症状并同样出现智力发育迟滞，36 岁时表现为中度构音障碍、步态不稳、姿势性和运动性共济失调、意向性震颤、垂直眼动受限、眼球共轭运动缓慢。另外，

SCAX1 患者还存在一些临床异质性表现。

(3) 辅助检查

MRI 检查可见小脑蚓部和球部的广泛严重萎缩[2]。

(4) 受累部位病变汇总 (表 1437-1)

表 1437-1　受累部位及主要表现

受累部位	主要表现
眼	斜视、眼动缓慢
肌肉、软组织	新生儿肌张力减退
神经系统	运动发育迟滞、小脑性共济失调、构音障碍、独立站立不能、动作性震颤、意向性震颤、小脑萎缩

二、基因诊断

(1) 概述

ATP2B3 基因，即编码质膜钙转运 ATP 酶 3(AT2B3) 的基因，位于 X 染色体长臂 2 区 8 带 (Xq28)，基因组坐标为 (GRCh37):X:152783905-152848387，基因全长 64 483bp，包含 25 个外显子，编码 1220 个氨基酸。

(2) 基因对应蛋白结构及功能

ATP2B3 基因编码质膜钙转运 ATP 酶 3(AT2B3)，该蛋白属于 P 型初级离子转运 ATP 酶家族中的一员。这些酶将二价钙离子逆浓度梯度泵出真核细胞，对维持细胞内钙离子浓度稳定具有重要作用。哺乳动物质膜上的钙离子 ATP 酶异构体至少由 4 个不同的基因编码，转录本的选择性剪接进

一步增加这些酶的多样性。这些质膜钙离子 ATP 酶的不同异构体和剪接变异的表达以一种发育相关、组织 / 细胞类型特异性的方式受到调节，表明这些离子泵与特定细胞和组织的生理需要相适应。该 ATP 酶家族在反应循环中形成天冬氨酰磷酸中间产物，镁离子依赖的 AT2B3 催化 ATP 的水化，同时催化钙离子向细胞外的转运过程。

(3) 基因突变致病机制

SCAX1 是 X 连锁的神经系统疾病。在 Bertini 等[1] 报道的 SCAX1 男孩及其 SCAX1 患病叔叔中，Zanni 等[2] 通过 X 染色体外显子测序和 Sanger 测序验证，检测到 ATP2B3 基因的 20 号外显子上的 1 个错义突变 p.G1107D，该突变在 AT2B3 蛋白质上的位置是结合钙调蛋白的高度保守区域。体外功能试验研究显示：ATP2B3 突变蛋白在质膜上表达，

与野生型相比较，细胞内钙离子的排出受损，提示 SCAX1 是由神经元内的钙稳态缺陷导致的。

本病尚无相应的分子研究，致病机制未明。

(4) 目前基因突变概述

目前人类基因突变数据库收录的 ATP2B3 基因突变有 1 个，为错义 / 无义突变。

（李姝雅　杨焕杰）

参考文献

[1] Bertini E, des Portes V, Zanni G. X-linked congenital ataxia:a clinical and genetic study. Am J Med Genet, 2000, 92:53-56.

[2] Zanni G, Cali T, Kalscheuer VM. Mutation of plasma membrane Ca²⁺ ATPase isoform 3 in a family with X-linked congenital cerebellar ataxia impairs Ca²⁺ homeostasis. Proc Nat Acad Sci, 2012, 109:14514-14519.

1438　脊柱肋骨发育不全
(spondylocostal dysostosis 4，autosomal recessive，SCDO4；OMIM 613686)

一、临床诊断

(1) 概述

1938 年，在莱文约翰霍普金斯大学，Jarcho 和 Levin[1] 首次描述了脊柱肋骨发育不全 (SCDO4)。该病是一种罕见的、遗传性中轴骨生长障碍性疾病。特点是广泛严重的脊椎和肋骨畸形、胸腔缩短、中度到重度脊柱侧凸、驼背。由此导致的严重胸腔畸形，可以产生危及个人生命的严重肺部并发症。其致病基因为 HES7。该病是一种先天性遗传性疾病，为常染色体隐性遗传。是由纯合子或复合杂合子的 17 号染色体上的 HES7 基因发生突变引起的。

(2) 临床表现

该病表现为多种脊椎发育异常、肋骨发育异常(肋融合和或缺失)，并伴有身材矮小与短躯干、短颈或脊柱后侧凸，但智力正常[2, 3](图 1438-1)。严重脊柱畸形后期可截瘫。同时本病可伴胸壁反常呼吸、肺疝、反复发作的肺部感染等。此外，先天性脊柱侧凸常伴有相同节段水平的器官畸形，如胸椎侧凸易有心脏畸形[4, 5]，腰椎侧凸可伴有泌尿道畸形[6]。

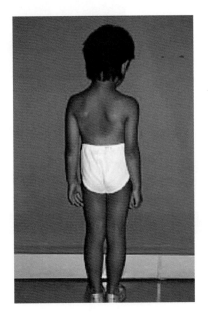

图 1438-1　身材矮小
[Spine (Phila Pa 1976)，2006，31:E192-E197]

(3) 辅助检查

脊柱肋骨发育不全患者胸片及 MRI 检查可见多发的脊椎半椎体、脊椎融合、脊椎分割缺陷等，以及肋骨形态发育异常，肋骨融合或缺失，胸片亦

可见右位心等发育异常 (图 1438-2)。

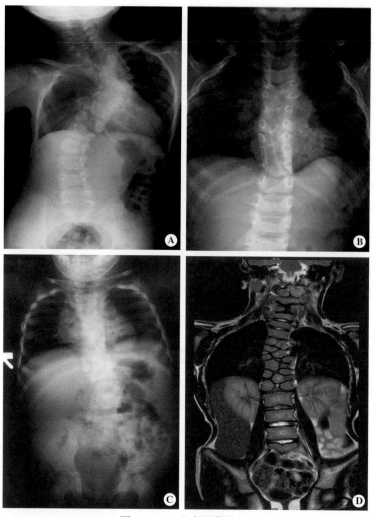

图 1438-2　患者影像检查

A、B.X 线片示脊椎侧凸、肋骨融合及缺失；C. 示右位心；D.MRI 检查示高颈段及胸段脊椎破坏、多处呈半椎体

[Spine (Phila Pa 1976), 2006, 31:E192-E197; Am J Hum Genet,1999,65:175–182; Am J Hum Genet, 2004, 74: 1249-1254]

(4) 受累部位病变汇总 (表 1438-1)

表 1438-1　受累部位及表现

受累部位	主要表现
身高	胸腔短缩、身材矮小
骨骼	脊椎分割缺陷、半椎体、脊椎融合，肋骨形态发育异常、肋骨数量减少、肋骨多点融合
心脏	先天性心脏病、右位心
肺脏	限制性通气功能障碍，可伴有胸壁反常呼吸、肺疝、反复发作的肺部感染等
神经系统	可伴有脊髓脊膜膨出
腹腔脏器	可出现器官反向畸形、腰椎侧凸可伴有泌尿道畸形

二、基因诊断

(1) 概述

HES7 基因，即编码转录因子 HES-7 的基因，位于 17 号染色体短臂 1 区 3 带 1 亚带 (17p13.1)，基因组坐标为 (GRCh37):17:8023908-8027410，基因全长 3503bp，包含 7 个外显子，编码 230 个氨基酸。

(2) 基因对应蛋白结构及功能

HES7 基因编码转录因子 HES-7，属于毛发生长相关的蛋白以及 bHLH 转录因子分离家族的增强子。该蛋白作为转录抑制子，抑制含 N 盒和含 E 盒的启动子转录，可能与 HES1 共同调节中胚层体节形成，与中轴骨的正确结构形成有关。

(3) 基因突变致病机制

SCDO4 是一种罕见的先天中轴骨发育畸形。Sparrow 等 [7] 在一个地中海血缘家庭的 SCDO4 先证者的 17p13 上检测 2 个候选基因，发现其中的 HES7 基因 DNA 结合区存在 1 个纯合错义突变，在该名先证者的父母及其未患病的 1 个姊妹中，该位点为杂合突变。Sparrow 等[8] 在一个意大利非血缘家庭的一对 SCDO4 患病兄妹中，检测 SCDO 的 4 个已知致病基因，发现其中 HES7 基因存在复合杂合突变 c.172A>G 和 c.556G>T。在来自 3 个家庭的 7 例 SCDO4 患者中，Sparrow 等[9] 检测到 HES7 基因的 1 个纯合移码突变，导致 HES7 蛋白功能降低。

本病尚无相应的分子研究，致病机制未明。

(4) 目前基因突变概述

目前人类基因突变数据库收录的 HES7 基因突变有 3 个，均为错义 / 无义突变。

（杨富玲　周　泽）

参考文献

[1] Jarcho S, Levin PM. Hereditary malformation of the vertebral bodies. Bull Johns Hopkins Hosp, 1938, 62: 216-226.

[2] Turnpenny PD, Bulman MP, Frayling TM, et al. A gene for autosomal recessive spondylocostal dysostosis maps to 19q13.1-q13.3. Am J Hum Genet, 1999, 65: 175-182.

[3] Takikawa K, Haga N, Maruyama T, et al. Spine and rib abnormalities and stature in spondylocostal dysostosis. Spine (Phila Pa 1976), 2006, 31: E192-E197.

[4] Aurora P, Wallis CE, Winter RM. The Jarcho-Levin syndrome (spondylocostal dysplasia) and complex congenital heart disease: a case report. Clin Dysmorphol, 1996, 5: 165-169.

[5] Delgoffe C, Hoeffel JC, Worms AM, et al. Costovertebral dysostosis and congenital heart disease. Four case-reports (author's transl). Ann Pediatr (Paris), 1982, 29: 135-139.

[6] Casamassima AC, Morton CC, Nance WE, et al. Spondylocostal dysostosis associated with anal and urogenital anomalies in a Mennonite sibship. Am J Med Genet, 1981, 8: 117-127.

[7] Sparrow DB, Guillen-Navarro E, Fatkin D, et al. Mutation of hairy-and-enhancer-of-split-7 in humans causes spondylocostal dysostosis. Hum Molec Genet, 2008, 17: 3761-3766.

[8] Sparrow DB, Sillence D, Wouters MA, et al. Two novel missense mutations in hairy-and-enhancer-of-split-7 in a family with spondylocostal dysostosis. Europ J Hum Genet, 2010, 18: 674-679.

[9] Sparrow DB, Faqeih EA, Sallout B, et al. Mutation of HES7 in a large extended family with spondylocostal dysostosis and dextrocardia with situs inversus. Am J Med Genet A, 2013, 161A (9): 2244-2249.

1439　脊椎软骨发育不全伴免疫失调
(spondyloenchondrodysplasta with immune dysregulation, SPENCDI; OMIM 607944)

一、临床诊断

(1) 概述

1976 年 Schorr 等[1] 首次描述脊椎软骨发育不全伴免疫失调 (SPENCDI)，该病表现为典型的脊椎及干骺端病变，并伴有免疫功能失调及神经系统损害。骨骼损害以射线可透过的脊椎及干骺端病变，骨内存在孤立的呈岛屿状分布的软骨样组织为特点。该病是由 ACP5 基因的突变引起的，呈常染色体隐性遗传方式。

(2) 临床表现

SPENCDI 临床表现多种多样，涉及多系统病变，包括骨骼系统病变、免疫功能失调及神经功能损害等。典型病变为骨骼系统病变，主要表现为干骺端病变、扁平椎、身材矮小。免疫功能失调表现为多发性肌炎、干燥综合征、甲状腺功能亢进或减退、自身免疫性血小板减少症、溶血性贫血、硬皮病、系统性红斑狼疮等。神经系统损害表现为精神发育迟滞、癫痫、深部脑白质病变及颅内钙化灶，尤其可见基底核区多发钙化点等[2,3]（图 1439-1）。

(3) 辅助检查

脊椎、指骨、盆骨及膝部 X 线片可见脊椎及干骺端病理性改变，孤立的射线可透过的骨内软骨组织可从生长板延伸至干骺端及骨干[3]。头颅 CT 检查示基底核区及深部脑白质可见多发斑点状高密度钙化斑（图 1439-2）。

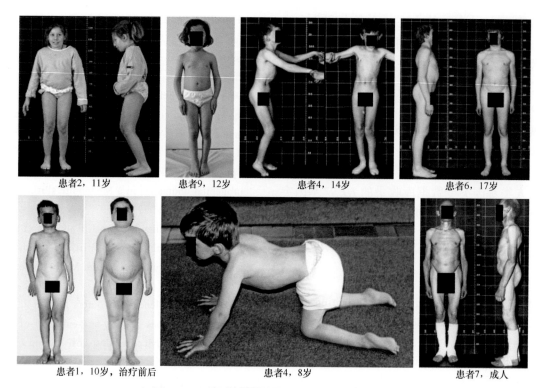

患者2，11岁　　　患者9，12岁　　　患者4，14岁　　　患者6，17岁

患者1，10岁，治疗前后　　　患者4，8岁　　　患者7，成人

图 1439-1　部分 SPENCD 患者的临床表现特征

患者 2、4、7 身材矮小、短躯干、强直状态引起的特殊姿势；患者 1 为 SLE 患者类固醇治疗前后；患者 2、4、6 发育延迟

(Am J Med Genet A, 2006, 140: 541-550)

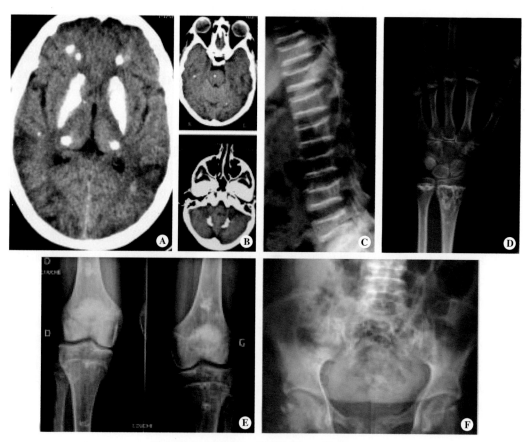

图 1439-2　SPENCD 患者头颅 CT 检查

A，B. 脑室旁白质、小脑、丘脑、脑桥多发钙化斑；C. 脊柱侧位 X 线片示扁平椎及不规则的脊椎终板；D. 软骨瘤样改变；E，F. 膝关节及骨盆 X
线片示干骺端改变 (Am J Med Genet A, 2008, 146: 2810-2815)

(4) 病理表现

该病目前病理学基础不明确[2]。

(5) 受累部位病变汇总（表 1439-1）

表 1439-1　受累部位及表现

受累部位	主要表现
全身	身材矮小
骨骼	干骺端病变、扁平椎、内生骨肉瘤、射线可透过的脊椎及干骺端病变
毛发及皮肤	毛发稀疏、皮肤色素减退或沉着
耳	低位耳、中耳炎
呼吸系统	反复的上下呼吸道感染、肺炎、限制性肺疾病、间质性肺纤维化
神经系统	精神发育迟滞、癫痫、深部脑白质病变及基底核区多发钙化灶
内分泌系统	甲状腺功能亢进或减退
血液系统	自发性血小板减少性紫癜、溶血性贫血
免疫系统	体液和细胞免疫缺陷、T 细胞减少、抗体减少、淋巴结肿大、反复感染（水痘、鼻窦炎、肺炎等）

二、基因诊断

(1) 概述

ACP5 基因，即编码酸性磷酸酶 5 的基因，位于 19 号染色体短臂 1 区 3 带 2 亚带（19p13.2），基因组坐标为 (GRCh37):19:11685475-11689801，基因全长 4117bp，包含 8 个外显子，编码 325 个氨基酸。

(2) 基因对应蛋白结构及功能

ACP5 基因编码酸性磷酸酶 5，该蛋白是一种含铁的糖蛋白，能催化正磷酸单酯转化为乙醇和正磷酸盐。这是最基本的酸性磷酸酶，并且是此类蛋白中唯一不受 L(+)- 酒石酸盐抑制的种类。该酶参与骨调素及骨唾液酸蛋白的去磷酸化。该酶在某些疾病状态下表达量增加，如戈谢病、霍奇金病、毛细胞性 /B 细胞 /T 细胞白血病。

(3) 基因突变致病机制

Lausch 等[4] 将 SPENCDI 的致病基因定位于 19p13 上，并在来自 11 个家庭的 14 个患病个体中发现 *ACP5* 基因的纯合或者复合杂合突变，与疾病共分离，该突变导致血浆和细胞中酒石酸酸性磷酸酶 (TRAP) 丧失功能，同时在患者的血浆、尿液和体外培养的细胞中收集到磷酸化的骨桥蛋白。在取

自患者的细胞所培养出的树突细胞中，显示出了多样性的细胞因子谱，这些多样的细胞因子会在复杂的淋巴反应时能更好地刺激同种异系 T 细胞增殖。Navarro 等[5] 在 1 例 27 岁法国女性 SPENCDI 患者中，检测到 *ACP5* 基因的 1 个纯和缺失突变。对 Roifman 等[6] 和 Renella 等[3] 报道的来自 7 个家庭的 9 例 SPENCDI 患者进行分析，均发现 *ACP5* 基因的纯合或者复合杂合突变。在 Kulkarni 等[7] 报道的 1 例印度 SPENCDI 患病男孩中，发现一个约 5kb 的纯合缺失突变，该区域覆盖 *Acp5* 基因。Bune 等[8] 发现 *Acp5* 缺陷型小鼠体内的巨噬细胞内存在归因于 *Acp2* 基因的酸性磷酸酶活性代偿，并且小鼠细胞体外培养时的促炎症反应增强。尽管 *Acp5* 缺陷型小鼠在体外培养的巨噬细胞和中性粒细胞的吞噬和杀伤功能正常，但是体内表现出清除金色葡萄球菌过程迟缓，这与腹膜巨噬细胞的数量减少有关。

(4) 目前基因突变概述

目前人类基因突变数据库收录的 *ACP5* 基因突变有 17 个，其中错义 / 无义突变 12 个，小的缺失 3 个，大片段缺失 2 个。

（杨寓玲　周　泽）

参考文献

[1] Schorr S, Legum C, Ochshorn M. Spondyloenchondrodysplasia. Enchondromatosis with severe platyspondyly in two brothers. Radiology, 1976, 118: 133-139.

[2] Navarro V, Scott C, Briggs TA, et al. Two further cases of spondyloenchondrodysplasia (SPENCD) with immune dysregulation. Am J Med Genet A, 2008, 146A: 2810-2815.

[3] Renella R, Schaefer E, LeMerrer M, et al. Spondyloenc hondrodysplasia with spasticity, cerebral calcifications, and immune dysregulation: clinical and radiographic delineation of a pleiotropic disorder. Am J Med Genet A, 2006, 140: 541-550.

[4] Lausch E, Janecke A, Bros M, et al. Genetic deficiency of tartrate-resistant acid phosphatase associated with skeletal dysplasia, cerebral calcifications and autoimmunity. Nat Genet, 2011, 43(2):132-137.

[5] Navarro V, Scott C, Briggs TA, et al. Two further cases of spondyloenchondrodysplasia (SPENCD) with immune dysregulation. Am J Med Genet, 2008, 146A: 2810-2815.

[6] Roifman CM, Melamed I. A novel syndrome of combined immunodeficiency, autoimmunity and spondylometaphyseal dysplasia. Clin Genet, 2003, 63: 522-529.

[7] Kulkarni ML, Baskar K, Kulkarni PM. A syndrome of immunodeficiency, autoimmunity, and spondylometaphyseal dysplasia. Am J Med Genet, 2007, 143A: 69-75.

[8] Bune AJ, Hayman AR, Evans MJ, et al. Mice lacking tartrate-resistant acid phosphatase (Acp 5) have disordered macrophage inflammatory responses and reduced clearance of the pathogen, Staphylococcus aureus. Immunology, 2001, 102(1):103-113.

1440 脊椎干骺端发育不良伴关节松弛 2 型
(spondyloepimetaphyseal dysplasia with joint laxity type 2, SEMDJL2；OMIM 603546)

一、临床诊断

(1) 概述

Hall 等[1] 于 1998 年首次描述脊椎干骺端发育不良伴关节松弛 2 型 (SEMDJL2)，是由于杂合子的 16 号染色体的 *KIF22* 基因的突变引起。其发病呈常染色体显性遗传方式。

(2) 临床表现

先天性脊椎干骺端发育不良伴关节松弛 2 型的临床特点是身材矮小、明显的面中部下颌后移、进行性膝盖骨畸形 (膝外翻或内翻)、韧带松弛、轻度脊柱畸形，智力发育不受影响[1]。过度柔软的呼吸道软骨导致呼吸道阻塞及婴幼儿吸气性喘鸣[2]。

(3) 辅助检查

影像学特征包括明显延缓的骨骺骨化、骨骺发育不良和骨关节炎，干骺端不规则和呈垂直条纹状，股骨颈狭窄，掌骨和跖骨细长，轻度脊柱侧凸，胸腰椎后凸畸形，正常或轻度的扁平椎[3]。X 线片显示骨骺小、扁平、不规则，并且支离破碎。干骺端呈不规则条状硬化并增宽。背侧椎体和腰椎椎体后方降低，椎体终板不规则，椎弓根距离进行性缩短[4]（图 1440-1、图 1440-2）。

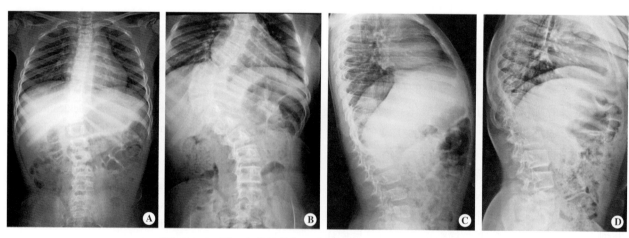

图 1440-1　同一患者的脊柱 X 线片 (A、B 正位，C、D 侧位)
A、C.4 岁 6 个月时出现轻度扁平椎体和轻度脊柱侧凸；B、D.11 岁时出现严重脊柱侧凸加重，
但椎体无变化 (Pediatr Radiol, 2015, 45: 771-776)

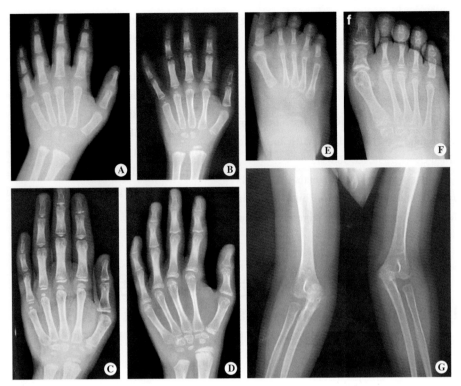

图 1440-2　手的 X 线片

A. 2 岁 9 个月时腕骨发育延迟；B~D. 在 7 岁 (B)，9 岁 (C) 和 11 岁 (D)，出现伴有小而不规则的扁平腕骨骨骺、骨骺板变窄、细长掌骨和近节指骨和远端尺骨短的骨骺发育不良；E. 2 岁 9 个月 X 线检测到轻度细长跖骨；F.10 岁检测到不规则的扁平和细长的跗骨跖骨和近节指骨；G.9 岁时上肢的 X 线片显示出肘外翻和肘关节半脱位 (Pediatr Radiol, 2015, 45: 771-776)

(4) 受累部位病变汇总 (表 1440-1)

表 1440-1　受累部位及表现

受累部位	主要表现
头和颈	明显的面中部下颌后移
手	掌骨细长、长而纤细的中间和近节指骨
骨骼	身材矮小、骨骺骨化延缓、骨骺发育不良和骨关节炎、干骺端不规则、股骨颈狭窄、轻度脊柱侧凸胸腰椎后凸畸形或正常或轻度的扁平椎、X 线片显示骨骺小、扁平、不规则支离破碎
肌肉	肌张力减退

二、基因诊断

(1) 概述

KIF22 基因，即编码驱动蛋白样蛋白 KIF22 的基因，位于 16 号染色体短臂 1 区 1 带 2 亚带 (16p11.2)，基因组坐标为 (GRCh37):16:29801383-29816706，基因全长 15 324bp，包含 16 个外显子，编码 665 个氨基酸。

(2) 基因对应蛋白结构及功能

KIF22 基因编码的驱动蛋白样蛋白 KIF22 属于驱动蛋白样蛋白家族。这类蛋白主要是依靠微管的分子马达，在细胞分裂时，运输细胞内的细胞器和移动染色体。KIF22 蛋白的 C 端部分能够结合 DNA，动物研究表明，该蛋白在细胞分裂中期对染色体的联会和保持具有重要作用。

(3) 基因突变致病机制

2011 年，Min 等 [3] 对一个韩国家系和另外 5 个无血缘关系的韩国 SEMDJL2 患者进行外显子组测序，发现 8 例患者中 7 例存在 KIF22 基因突变，Sanger 测序进一步验证这 7 例患者中的 3 个杂合错义突变 (p.P148S，p.P148L 和 p.R149Q)。另外一例未检测到 KIF22 基因突变的患者其临床症状相对较轻，暗示可能存在遗传异质性。KIF22 基因的第 148 和 149 位氨基酸的突变和 SEMDJL2 相关，可能原因是这些突变导致 KIF22 的分子马达功能的缺失。

本病尚无相应的分子研究，致病机制未明。

(4) 目前基因突变概述

目前人类基因突变数据库没有收录 KIF22 基因

的突变信息，但有文献报道该基因有 4 个错义突变（p.P148S、p.P148L、p.R149Q 和 p.R149L）[3, 4]。

（杨寓玲 王长希）

参考文献

[1] Hall CM, Elcioglu NH, Shaw DG. A distinct form of spondyloepimetaphyseal dysplasia with multiple dislocations. J Med Genet, 1998, 35: 566-572.

[2] Boyden ED, Campos-Xavier AB, Kalamajski S, et al. Recurrent dominant mutations affecting two adjacent residues in the motor domain of the monomeric kinesin KIF22 result in skeletal dysplasia and joint laxity. Am J Hum Genet, 2011, 89: 767-772.

[3] Min BJ, Kim N, Chung T, et al. Whole-exome sequencing identifies mutations of KIF22 in spondyloepimetaphyseal dysplasia with joint laxity, leptodactylic type. Am J Hum Genet, 2011, 89: 760-766.

[4] Tuysuz B, Yilmaz S, Erener-Ercan T, et al. Spondyloep imetaphyseal dysplasia with joint laxity, leptodactylic type: longitudinal observation of radiographic findings in a child heterozygous for a KIF22 mutation. Pediatr Radiol, 2014.

1441 脊椎干骺端发育不良伴关节松弛 1 型
(spondyloepimetaphyseal dysplasia with joint laxity type 1 with or without fractures, SEMDJL1; OMIM 271640)

一、临床诊断

(1) 概述

1980 年 Beighton 和 Kozlowski[1] 描述一种特殊形式的脊椎干骺端发育不良伴关节松弛，并伴有重度脊柱侧弯的南非患者。它是由于纯合子或复合杂合子的 1 号染色体上的 B3GALT6 基因的突变引起的。其发病呈常染色体隐性遗传方式。

(2) 临床表现

先天性脊椎干骺端发育不良伴关节松弛 1 型 (SEMDJL1)，也称 SEMDJL-Beighton 型。其临床特点是椎体畸形和韧带松弛，导致脊椎错位和严重脊柱侧弯畸形、胸廓不对称，呼吸衰竭导致早期死亡。典型的骨骼受累包括肘关节畸形、桡骨头脱位、髋关节脱位、畸形足、手指远端指骨匙形或锥形。许多患儿表现为椭圆形的脸、平坦的颜面中部、突出的眼睛、蓝巩膜和长人中 [2, 3]（图 1441-1A），也可表现为腭畸形和先天性心脏病。

(3) 辅助检查

患者的 X 线片表现为广泛的椎骨融合及脊柱侧凸、坐骨、髂骨、耻骨发育不良，桡骨头脱位 [4]（图 1441-1B~H）。

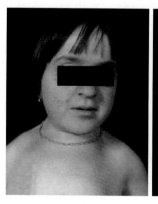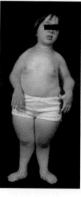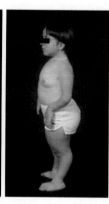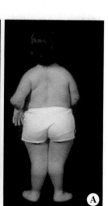

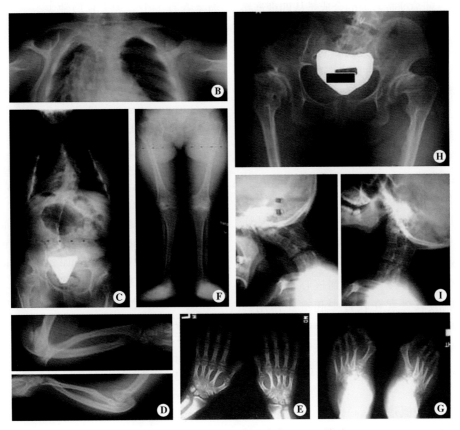

图 1441-1　SEMDJL1 患者临床表现及 X 线片

A. 患者的面部和身体外观特征；B. 对称胸壁，肩与肩锁关节发育不良突出；C. 广泛的椎骨融合及脊柱侧凸；D. 桡骨头脱位和弯曲的前臂；E. 手部
X 线片示匙形的指骨末端，管状骨缩短及异常的骨小梁模式；F. 伴有髌骨半脱位的双侧膝外翻；G. 严重双侧蹈外翻；H. 髋关节发育不良，股骨颈
缩短，重度骨关节炎；I. 颈椎 X 线片示颈椎融合 (Am J Med Genet, 2003, 119A: 386-390)

(4) 受累部位病变汇总 (表 1441-1)

表 1441-1　受累部位及表现

受累部位	主要表现
面部	椭圆形脸、颜面中部平坦、小颌畸形、眼睛突出、蓝巩膜和长人中、腭裂
神经系统	脊髓压迫、半身不遂、肌张力减低
毛发	头皮毛发稀疏
骨骼	进展性脊柱后侧凸、扁平椎、肘关节畸形、桡骨头脱位、髋关节脱位、畸形足、手指远端指骨匙形成锥形
心脏	先天性心脏病，如房间隔缺损、室间隔缺损、二尖瓣关闭不全等

二、基因诊断

(1) 概述

B3GALT6 基因，即编码 β-1，3 半乳糖基转移酶的基因，位于 1 号染色体短臂 3 区 6 带 3 亚带 3 次亚带 (1p36.33)，基因组坐标为 (GRCh37):1:1167629-1170421，基因全长 2793bp，包含 1 个外显子，编码

329 个氨基酸。

(2) 基因对应蛋白结构及功能

B3GALT6 基因编码 β-1，3 半乳糖基转移酶，该酶位于高尔基体内侧，催化半乳糖基由 UDP- 半乳糖转移至 β-1，3 半乳糖基。该酶对于葡萄糖胺末端连接区的半乳糖 -β-1，4- 木糖具有很强的亲和力，在葡萄糖胺聚糖 (GAG) 的合成过程中是必需的。

(3) 基因突变致病机制

2013 年，Nakajima 等[5]通过对来自日本的 5 个家系和 1 个新加坡 / 日本家系的 7 例 SEMDJL1 患者 (包括 2 兄弟) 进行高通量测序，发现 *B3GALT6* 基因上存在潜在致病突变。进一步对这 7 例患者和另外一例越南患者进行 *B3GALT6* 基因直接测序，除了 1 例患者仅找到 1 个突变，其余患者中均发现复合杂合错义突变。在 7 个家系中有 5 个存在同一个突变。

B3GALT6 基因编码的 β-1，3 半乳糖基转移酶，在葡萄糖胺聚糖 (GAG) 的连接区的合成中起重要作用。葡萄糖胺聚糖主要包括硫酸皮肤素、硫酸软

骨素和硫酸肝素。葡萄糖胺聚糖的合成是从四糖连接区的形成开始，即 GlcUA-Gal-Gal-Xyl，这个连接区和核心蛋白相连。这个连接区的合成是个简单的线性通路，包含 4 个步骤，分别有 4 种酶来催化，其中 β-1，3 半乳糖基转移酶催化连接区形成第三步反应[5]。

对 B3GALT6 突变型蛋白进行功能研究，结果显示一些 B3GALT6 蛋白错位分布，而所有蛋白功能缺失。对患者的淋巴样干细胞进行生化研究，结果显示细胞表面的硫酸乙酰肝素减少，相反硫酸软骨素和硫酸皮肤素增加。硫酸软骨素是人体内的一种重要成分，广泛分布在细胞外基质和细胞表面，糖链由交替的葡萄糖醛酸和 N-乙酰半乳糖胺（又称 N-乙酰氨基半乳糖）二糖单位组成，通过一个似糖链接区连接到核心蛋白的丝氨酸残基上。硫酸软骨素在软骨中起重要作用，由于软骨没有血液供应，在基质中含有大量的第二型胶原和葡萄糖胺聚合糖 (GAG) 来帮助物质扩散。因此 B3GALT6 基因对于软骨的正常发育和功能具有重要作用。

(4) 目前基因突变概述

目前人类基因突变数据库收录的 B3GALT6 基因突变有 1 个，为大片段缺失。

（杨寓玲　王长希）

参考文献

[1] Beighton P, Kozlowski K. Spondylo-epi-metaphyseal dysplasia with joint laxity and severe, progressive kyphoscoliosis. Skeletal Radiol, 1980, 5: 205-212.

[2] Smith W, Ji HP, Mouradian W, et al. Spondyloepi metaphyseal dysplasia with joint laxity (SEMDJL): presentation in two unrelated patients in the United States. Am J Med Genet, 1999, 86: 245-252.

[3] Farag TI, Al-Awadi SA, Hunt MC, et al. A family with spondyloepimetaphyseal dwarfism: a 'new' dysplasia or Kniest disease with autosomal recessive inheritance? J Med Genet, 1987, 24: 597-601.

[4] Tsirikos AI, Mason DE, Scott CJ, et al. Spondyloepim etaphyseal dysplasia with joint laxity (SEMDJL). Am J Med Genet A, 2003, 119A: 386-390.

[5] Nakajima M, Mizumoto S, Miyake N, et al. Mutations in B3GALT6, which encodes a glycosaminoglycan linker region enzyme, cause a spectrum of skeletal and connective tissue disorders. Am J Hum Genet, 2013, 92: 927-934.

1442　斯特鲁德维克型先天性脊椎干骺端发育不良
(spondyloepimetaphyseal dysplasia, Strudwick type, SEMDSTWK; OMIM 184250)

一、临床诊断

(1) 概述

脊柱干骺端发育不良是一种主要累及脊椎和管状骨干骺端的多骨发育不良性疾病，为常染色体显性遗传疾病。斯特鲁德维克型先天性脊椎干骺端发育不良 (SEMDSTWK) 表面类似 Morquio 综合征，通常包括严重的侏儒症、漏斗胸和脊柱侧弯[1]，是由于杂合子 12 号染色体上 II 型胶原蛋白基因 (COL2A1) 的突变引起的。

(2) 临床表现

斯特鲁德维克型先天性脊椎干骺端发育不良的临床特点是在出生时即存在不成比例的短小四肢和延迟的骨骺成熟[2]，婴儿早期发展为斑纹等独特的变化。成年时表现为鸡胸、脊柱侧弯，以及斑驳的干骺端。同时此型患者可伴有血管瘤、腭裂、腹股沟疝、畸形足、尿路异常，智力可正常或不正常。

(3) 辅助检查

X 线表现：脊柱的 X 线改变约在 2 岁时开始明显。在上部胸椎、腰椎和颈椎区域可看到岛平脊椎和舌状前突畸形。由于脊椎呈卵圆形和第十二胸椎或第一腰椎后移，可在胸腰椎水平处出现脊柱后凸。至 5~6 岁时，扁平脊椎则趋于显著[3]。骨盆的表现是髋臼顶水平，边缘不规则，轻度髋外翻。干骺端增厚似一项圈状环绕股骨颈。骶骨坐骨切迹和骨盆入口狭窄。后期的表现是普遍性的扁平脊椎、椎间盘增宽、胸腰椎的前部变尖。

(4) 病理表现

病理学基础尚不明确。

(5) 受累部位病变汇总 (表 1442-1)

表 1442-1　受累部位及表现

受累部位	主要表现
全身	侏儒症、短躯干、短四肢
胸	鸡胸、肋骨畸形
骨骼	扁平脊椎、椎间盘增宽、胸腰椎的前部变尖、耻骨骨化延迟、耻骨发育不良、髋内翻、骶骨坐骨切迹狭窄
腹部	可见腹股沟疝
泌尿系统	尿路异常
口	腭裂
足	扁平足

二、基因诊断

(1) 概述

COL2A1 基因，即编码 II 型胶原蛋白 α -1 链的基因，位于 12 号染色体长臂 1 区 3 带 1 亚带 1 次亚带 (12q13.11)，基因组坐标为 (GRCh37):12:48366748-48398285，基因全长 31 538bp，包含 67 个外显子，编码 1487 个氨基酸。

(2) 基因对应蛋白结构及功能

COL2A1 基因编码的 II 型胶原蛋白 α -1 链，是一种存在于软骨组织和眼睛玻璃体中的玻璃体胶原纤维。对于胚胎骨骼的正常发育，对于线性生长和软骨抵抗压力的能力都是极其重要的。COL2A1 基因突变与 SEMDSTWK 等多种骨骼疾病相关。

(3) 基因突变致病机制

1995 年，Tiller 等[1] 对 3 例 SEMDSTWK 患者以及其中 2 例患者所在的家系进行研究，发现 3 个 COL2A1 基因的杂合突变：p.G709C、p.G304C 和 p.G292V，患者软骨组织中含有正常的 α -1(II) 型胶原链以及过度修饰的胶原链。研究者推测，这些变异导致疾病的原因，可能与软骨发育不全以及迟

发性脊柱骨骺发育不良 (另外 2 种由 COL2A1 基因突变导致的骨骼疾病) 的致病机制类似，即突变发生在组成三螺旋的关键部位，导致细胞外胶原蛋白链不能良好地结合和协作。

2005 年，Sulko 等[4] 通过对 SEMDSTWK 同卵双胞胎患者家系进行分析，发现 COL2A1 基因第 41 号外显子上的突变，使得第 792 位精氨酸变成甘氨酸 (p.R792G)，这种突变改变 Gly-X-Y 结构中 Y 的位置，维持三螺旋结构中 Y 位置的精氨酸被替换，可能导致三螺旋不稳定和纤维增长。

(4) 目前基因突变概述

目前人类基因突变数据库收录的 COL2A1 基因突变有 314 个。其中错义 / 无义突变 146 个，剪接突变 63 个，小的缺失 74 个，小的插入 22 个，大片段缺失 7 个，大片段插入 2 个。突变分布在基因整个编码区，无突变热点。

(杨寓玲　徐寒石)

参考文献

[1] Tiller GE, Polumbo PA, Weis MA, et al. Dominant mutations in the type II collagen gene, COL2A1, produce spondyloepimetaphyseal dysplasia, Strudwick type. Nat Genet, 1995, 11: 87-89.

[2] Kozlowski K, Budzinska A. Combined metaphyseal and epiphyseal dysostosis. Report of two cases—one, in which metaphyseal changes predominate, and a second one, in which epiphyseal changes are more marked. Am J Roentgenol Radium Ther Nucl Med, 1966, 97: 21-30.

[3] Tysoe C, Saunders J, White L, et al. A glycine to aspartic acid substitution of COL2A1 in a family with the Strudwick variant of spondyloepimetaphyseal dysplasia. QJM, 2003, 96: 663-671.

[4] Sulko J, Czarny-Ratajczak M, Wozniak A, et al. Novel amino acid substitution in the Y-position of collagen type II causes spondyloepimetaphyseal dysplasia congenita. Am J Med Genet A, 2005, 137A: 292-297.

1443　先天性脊椎骨骺发育不良
(spondyloepiphyseal dysplasia congenita, SEDC; OMIM 183900)

一、临床诊断

(1) 概述

先天性脊椎骨骺发育不良 (SEDC) 是一种临床罕见的常染色体显性遗传病，1966 年由 Spranger 和

Wiedemann 首次报道[1]，发病率约为 1/100 万[2, 3]，致病基因为 COL2A1，编码蛋白为 II 型胶原。

(2) 临床表现

SEDC 主要累及椎体和骨骺，患儿自出生起即可出现骨骼系统异常，主要表现为躯干型身材矮小、

面部扁平、小下颌、颈短、桶状胸、鸡胸、脊柱侧弯、四肢短小、膝外翻、跛行等[4]。患儿智力通常正常，部分可伴有骨骼系统以外的表现，如眼部屈光不正、视网膜变性或剥离、腭裂、感觉神经性耳聋等[5]。

(3) 影像学表现

先天性脊椎骨骺发育不良的临床诊断主要依赖全面的 X 线检查，一般应包括全身的所有骨骼，尤其包括整个脊柱和各大小关节。该病的典型影像学特征包括椎体扁平、椎体呈卵圆形、脊柱侧弯、股骨头骺骨端骨化缺如、股骨颈发育不良且结构不规则、髋臼顶扁平、髋膝关节畸形等[4]（图 1443-1）。

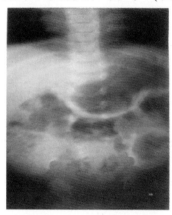

图 1443-1　影像学表现

1 岁 4 个月儿童，髋臼顶扁平，股骨头处没有次级骨化中心，椎体扁平

(Am J Hum Genet, 1990, 46: 896-901)

(4) 病理表现

SEDC 患者病理学改变为透射电镜下软骨细胞粗面内质网异常膨大，形成包涵体结构，细胞外基质胶原纤维数量减少。

(5) 受累部位病变汇总（表 1443-1）

表 1443-1　受累部位及表现

受累部位	主要表现
骨骼	短躯干型身材矮小、胸部畸形和关节退行性变，椎体扁平、骨骺发育不良及关节软骨破坏
眼	眼部屈光不正、视网膜变性或剥离
耳	感觉神经性耳聋
腭	腭裂

二、基因诊断

(1) 概述

COL2A1 基因，即编码 II 型胶原蛋白 α-1 链的基因，位于 12 号染色体长臂 1 区 3 带 1 亚带 1 次亚带 (12q13.11)，基因组坐标为 (GRCh37):12:4

8366748-48398285，基因全长 31 538bp，包含 67 个外显子，编码 1487 个氨基酸。

(2) 基因对应蛋白结构及功能

COL2A1 基因编码的 II 型胶原蛋白 α-1 链，是一种存在于软骨组织和眼睛玻璃体中的玻璃体胶原纤维。对于胚胎骨骼的正常发育，对于线性生长和软骨抵抗压力的能力都是极其重要的。COL2A1 基因突变与 SEMDSTWK 等多种骨骼疾病相关。

(3) 基因突变致病机制

1989 年，Lee 等[6] 在一个 SEDC 家系的一例患者中发现 COL2A1 基因的异常。研究者在通过选择性基因组片段 PCR 分析，证明该家系的所有受累成员都携带一个相同的单外显子杂合缺失。由于该突变的存在，导致组装的 II 型胶原蛋白三聚体约 90% 包含一个或更多个三螺旋区域有 36 个氨基酸缺失的原胶原亚单位。

2003 年，Donahue 等[5] 在小鼠中发现一个自然产生的 Col2a1 基因突变，Col2a1 基因 48 号外显子上第 1147 号精氨酸突变为半胱氨酸。这个突变被认为与人的 COL2A1 基因第 789 号精氨酸突变为半胱氨酸类似，而人的 COL2A1 基因突变曾被报道发现于 2 个无亲缘关系的 SEDC 患者中[7,8]。通过出生时的小体型和短躯干能鉴别出纯合的 Sedc 小鼠。纯合的 Sedc 小鼠成年后有更短的鼻子，发育不良的脊椎、腿节和胫骨，并有视网膜层分裂和耳聋的表型。

(4) 目前基因突变概述

目前人类基因突变数据库收录的 COL2A1 基因突变有 314 个，其中错义 / 无义突变 146 个，剪接突变 63 个，小的缺失 74 个，小的插入 22 个，大片段缺失 7 个，大片段插入 2 个。

（武玲云　章元伟）

参考文献

[1] Spranger J, Wiedemann HR. Dysplasia spondyloepiphysaria congenital. Helv Paediat Acta, 1966，20：598-611.

[2] Nishimura G, Haga N, Kitoh H. The phenotypic spectrum of COL2AI mutations. Hum Mutat, 2005,1: 3643.

[3] Spranger J, Winterpacht A, Zabel B. The type II collagen opathies:a spectrum of chondrodysplasias. Ear J Pediatr, 1994, 2: 56-65.

[4] Anderson IJ, Goldberg RB, Marion RW, et al. Spondyl oepiphyseal dysplasia congenita: genetic linkage to type II collagen (COL2AI). Am J Hum Genet, 1990, 46: 896-901.

[5] Donahue LR, Chang B, Mohan S, et al. A missense mutation

in the mouse Col2a1 gene causes spondyloepiphyseal dysplasia congenita, hearing loss, and retinoschisis. J Bone Miner Res, 2003, 18: 1612-1621.

[6] Lee B, Vissing H, Ramirez F, et al. Identification of the molecular defect in a family with spondyloepiphyseal dysplasia. Science，1989，244: 978-980.

[7] Chan D, Taylor TK, Cole WG. Characterization of an

arginine 789 to cysteine substitution in alpha 1（Ⅱ）collagen chains of a patient with spondyloepiphyseal dysplasia. J Biol Chem，1993，268: 15238-15245.

[8] Chan D, Rogers JF, Bateman JF, et al. Recurrent substitutions of arginine 789 by cysteine in pro-alpha 1（Ⅱ）collagen chains produce spondyloepiphyseal dysplasia congenita. J Rheumatol Suppl，1995，43: 37-38.

1444　伴先天性关节脱位的脊椎骨骺发育不良
(spondyloepiphyseal dysplasia with congenital joint dislocations, SEDCJD; OMIM 143095)

一、临床诊断

(1) 概述

伴先天性关节脱位的脊椎骨骺发育不良又称 Omani 型 SED(SEDCJD)，是一种可引起严重软骨发育不良的常染色体显性遗传病，有关该病的报道最早来自阿曼共和国的两个独立家系[1]，其致病基因为 CHST3，编码蛋白为软骨素 6-O- 磺基转移酶。

(2) 临床表现

SEDCJD 临床表现为患者出生时即出现膝关节

和 (或) 髋关节脱位 (图 1444-1)，童年时出现短躯干型身材矮小，肘关节发育不良半脱位及活动受限，腕骨融合，轻度短指畸形[2]，马蹄内翻足 (图 1444-2)，进行性脊柱侧弯或后凸畸形[3, 4]，全身多处大关节出现关节炎表现。患者智力水平一般正常，少数患者存在前额变宽、眉毛稀疏、眼距增宽、人中变长、小牙畸形或耳聋等异常改变，也有部分患者伴循环系统受累，表现为二尖瓣、三尖瓣、主动脉瓣反流、室间隔缺损等[5, 6]。

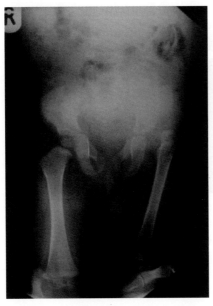

图 1444-1　患者 2 个月 X 线片，左髋关节脱位和长骨缩短

(Am J Med Genet, 2004, 130A: 107-109)

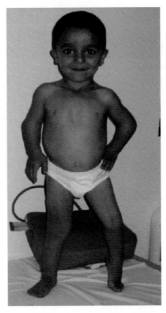

图 1444-2　患者 5 岁，身材矮小，额发旋，径向头错位，显著的关节脱位

(Am J Med Genet, 2004, 130A: 107-109)

(3) 影像学表现

SEDCJD 患者典型影像学特征包括严重的脊柱侧弯/后凸、椎体终板不规则、椎间隙进行性缩窄、骨骺缩小且不规则，出生时即出现显而易见的多个关节脱位、半脱位 (图 1444-3)。

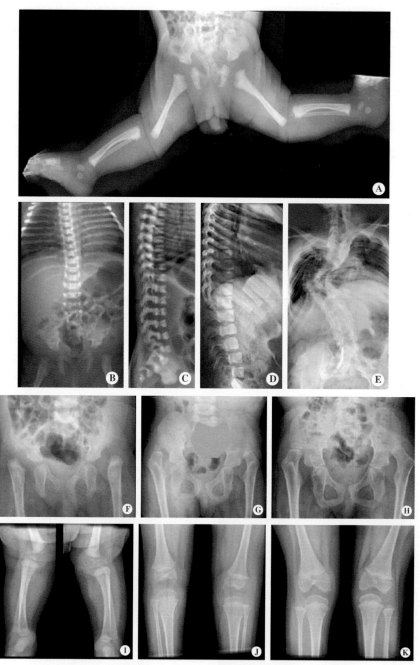

图 1444-3　SEDCJD 患者影像学表现

A. 膝盖双边错位；B. 扁平椎；C. 脊柱凹陷；D. 明显的冠状裂；E. 严重的脊柱后侧凸；F~K. 股骨头和颈部的发育不良以及臀部的双边错位；G. 股骨骺僵化、股骨头颈短且有显著髋外翻；H. 在股骨头骨骺延迟骨化、明显外翻畸形、继发于膝关节脱位、股骨远端骨骺发育不良；J. 外翻畸形、股骨远端骨骺不对称增长；K. 股骨远端骨骺不对称 (Am J Med Genet A, 2010, 152A: 2543-2549)

(4) 病理检查

尚无相关资料。

(5) 受累部位病变汇总 (表 1444-1)

表 1444-1　受累部位及表现

受累部位	主要表现
骨骼	短躯干型身材矮小、腕骨融合、轻度短指畸形、进行性脊柱侧弯或后凸畸形、膝关节和 (或) 髋关节脱位、马蹄内翻足
面部	前额变宽、眉毛稀疏、眼距增宽、人中变长、小牙畸形
耳部	耳聋
心脏	二尖瓣、三尖瓣、主动脉瓣反流，室间隔缺损等

二、基因诊断

(1) 概述

CHST3 基因，编码软骨素 6-*O*- 磺基转移酶，位于 10 号染色体长臂 2 区 2 带 1 亚带 (10q22.1)，基因组坐标为 (GRCh37):10:73724123-73773322，基因全长 49 200bp，包含 3 个外显子，编码 479 个氨基酸。

(2) 基因对应蛋白结构及功能

该基因所编码的酶属于膜结合磺基转移酶家族，可催化硫酸化过程，将硫酸盐基团从一个化合物转移至另一化合物。该家族的磺基转移酶之所以被称为"膜结合"，是因为它们常位于细胞膜结构的高尔基体。*CHST3* 所编码酶的主要功能是催化软骨素的硫酸盐化，其突变将导致骨骼系统发育不良。

(3) 基因突变致病机制

脊椎骨骺发育不良症 (SED) 最先被 Rajab 等[4]报道，随后 Thiele 等[7]在 SED 患者中发现 *CHST3* 基因上一个纯合的错义突变，发现软骨素硫酸盐侧链特异性硫酸化作用缺陷是导致脊椎骨骺发育不良症状的主要原因。

Hermannns 等[8]分析患者真皮成纤维细胞中的硫酸软骨素糖化蛋白，结果显示 6-*O*- 硫酸化显著下降而 4-*O*- 硫酸化显著增强，从而证实脊椎骨骺发育不良与 CHST3 功能的受损相关。

软骨作为一种柔韧组织，是骨骼早期发育的重要组成部分，绝大部分软骨最终转变为成骨组织。而 *CHST3* 基因所编码的软骨素 6-*O*- 磺基转移酶 1 对于软骨正常发育极为重要，该基因的突变将降低软骨素 6-*O*- 磺基转移酶的活性，进而阻碍软骨和成骨组织的正常发育，最终导致 *CHST3* 相关骨骼发育不良疾病的产生[2,7]。

(4) 目前基因突变概述

目前人类基因突变数据库收录的 *CHST3* 基因突变有 24 个，其中错义 / 无义突变 22 个，小的缺失 1 个，小的插入 1 个。突变分布在基因整个编码区，无突变热点。

（武玲云　肖　亮）

参考文献

[1] Kozlowski KS, Celermajer JM, Tink AR. Humero-spinal dysostosis with congenital heart disease. Am J Dis Child, 1974, 127: 407-410.

[2] Unger S, Lausch E, Rossi A, et al. Phenotypic features of carbohydrate sulfotransferase 3 (CHST3) deficiency in 24 patients: congenital dislocations and vertebral changes as principal diagnostic features. Am J Med Genet A, 2010, 152A: 2543-2549.

[3] Megarbane A, Ghanem I. A newly recognized chondrodysplasia with multiple dislocations. Am J Med Genet A, 2004, 130A: 107-109.

[4] Rajab A, Kunze J, Mundlos S. Spondyloepiphyseal dysplasia Omani type: a new recessive type of SED with progressive spinal involvement. Am J Med Genet A, 2004, 126A: 413-419.

[5] van Roij MH, Mizumoto S, Yamada S, et al. Spondyloepiphyseal dysplasia, Omani type: further definition of the phenotype. Am J Med Genet A, 2008, 146A: 2376-2384.

[6] Hall BD. Humero-spinal dysostosis: report of the fourth case with emphasis on generalized skeletal involvement, abnormal craniofacial features, and mitral valve thickening. J Pediatr Orthop B, 1997, 6: 11-14.

[7] Thiele H, Sakano M, Kitagawa H, et al. Loss of chondroitin 6-O-sulfotransferase-1 function results in severe human chondrodysplasia with progressive spinal involvement. Proc Natl Acad Sci USA, 2004, 101(27): 10155-10160.

[8] Hermanns P, Unger S, Rossi A, et al. Congenital Joint Dislocations Caused by Carbohydrate Sulfotransferase 3 Deficiency in Recessive Larsen Syndrome and Humero-Spinal Dysostosis. Am J Hum Genet, 2008, 82(6):1368-1374.

1445　短肢－手型脊椎干骺端发育不良
(spondylometaepiphyseal dysplasia, short limb-hand type, SMED-SL; OMIM 271665)

一、临床诊断

(1) 概述

短肢－手型脊椎骨骺干骺端发育不良 (SMED-SL) 是一种临床罕见的常染色体隐性遗传病[1]，1993 年被 Borochowitz 等[2] 作为一种新的严重短肢骨骼发育不良疾病来命名，其致病基因为 DDR2。

(2) 临床表现

SMED-SL 主要特征为短肢骨骺发育不良和异常钙化[3,4]，表现为四肢、双手短小 (图 1445-1)，短鼻，宽鼻梁、鼻孔，人中变长，眼距过远，小颌畸形，胸部狭窄 (图 1445-2) 等[2]；由于软骨过早的异常钙化，出现骨骺、韧带和软骨组织广泛钙化[5]，常因枕骨大孔狭窄或脊髓受压而死亡，少数患者可因视神经萎缩出现视力损害[6]。患者智力一般正常，发育过程中会出现呼吸系统并发症。

(3) 影像学表现

X 线检查主要表现为椎体扁平，短管骨干骺端严重异常，肋骨短小，骨骺、韧带和软骨组织广泛钙化 (图 1445-3)。

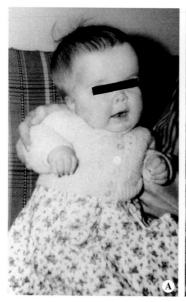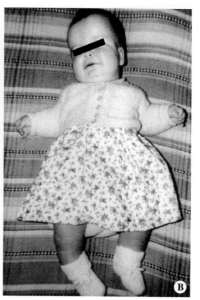

图 1445-1　SMED-SL 患者临床表现

前额突出，中面部发育不全，四肢短小

(Clin Dysmorphol, 2009, 18: 25-29)

(4) 病理表现

软肋骨交界处极不正常的软骨组织病理检查，显示生长面缺乏软骨细胞列，呈现的软骨细胞体积小、堆积成簇并且被易染性的染色环围绕 (图 1445-4A)。这些染色环抑制软骨细胞，留下了被剩余染色质围绕的同心蜡状区域，这些区域之间由纤维组织填充，特别是染色环没有完全填满整个软骨组织的时候 (图 1445-4B)，骨出现正常。电镜下，软骨细胞体积小，许多被非定型材料染色的细胞碎片填充空白区域 (图 1445-4C)，纤维胶原蛋白密集地填充了周围的无组织区域 (图 1445-4D)[2]。

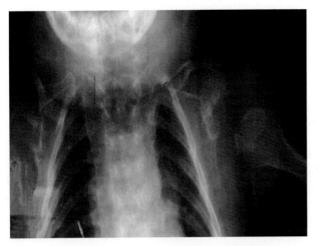

图 1445-2　5.5 个月患儿胸部狭窄、椎体扁平

(Clin Dysmorphol, 2009, 18: 25-29)

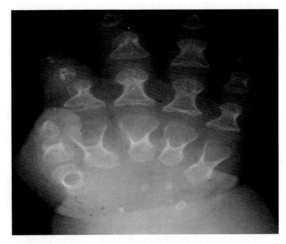

图 1445-3　四个骨腕中心骨化

(Clin Dysmorphol, 2009, 18: 25-29)

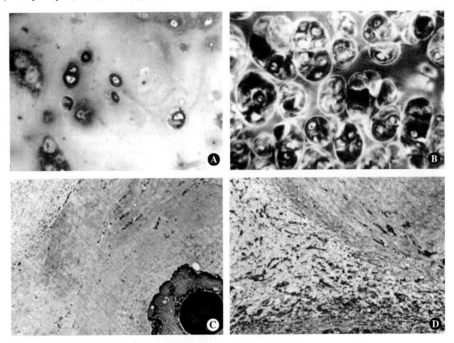

图 1445-4　病理表现

(Am J Med Genet, 1993, 45: 320-326)

(5) 受累部位病变汇总 (表 1445-1)

表 1445-1　受累部位及表现

受累部位	主要表现
骨骼	短肢骨骺发育不良和异常钙化
眼	视神经萎缩、视力损害
肺	肺鳞癌

二、基因诊断

(1) 概述

DDR2 基因，编码盘状结构域受体酪氨酸激酶

2(discoidin domain receptor tyrosine kinase 2)，位于 1 号染色体长臂 2 区 3 带 3 亚带 (1q23.3)，基因组坐标为 (GRCh37):1:162602228-162756409，基因全长 154 182bp，包含 18 个外显子，编码 855 个氨基酸。

(2) 基因对应蛋白结构及功能

该基因编码盘状结构域赖氨酸激酶 2，属于受体赖氨酸激酶 (RTKs) 的一种新亚型，含有独特的胞外区域，包含一个Ⅷ因子样结构域。RTKs 在细胞与微环境的相互交流中起重要作用，参与细胞的生长、分化和代谢调节。DDR2 蛋白的主要结合位点是 GVMGFO 结构域，该蛋白通过色胺氨酸残基及掩藏的盐桥与目标结构域结合，作为细胞表面的纤维状胶原蛋白受体，在细胞与微环境的相互交流中发挥关键作用。该基因的突变将导致 SMED-SL。

(3) 基因突变致病机制

2009 年 Bargal 等[1] 从来自 7 个不同近亲家庭的 8 例先天性脊椎骨骺发育不良－短肢手型患者的 DDR2 基因 17 个外显子中发现多个错义突变和 1 个剪接突变。2009 年 Ali 等[7] 在两个巴基斯坦籍的 SEDC-SL 同胞中发现 DDR2 基因上的 1 个新的错义突变 (p. E113K)。

DDR2 可直接被细胞外周质的胶原质激活，因此可控制细胞对细胞周质的反应。DDR2 几乎只能由纤维状胶原选择性激活[8, 9]。Mihai 等[10] 证实，通过与胶原质结合，DDR2 的胞外结构域可抑制胶原纤维生成并改变胶原纤维的形态学。该蛋白参与细胞生长、分化及代谢等多种过程的调控，突变将导致编码蛋白的失活，最终影响宿主的骨骼发育。

2001 年 Labrador 等[11] 成功构建 Ddr2−/− 敲除小鼠，该小鼠在出生时表型正常，但是无法生长，导致体型偏小、体重偏低，表现出长骨缩短、扁骨不规则生长和短鼻子等进行性骨骼表征。骨骼生长的减弱主要由软骨细胞增殖的减少而不是细胞缺陷或凋亡。与野生型成纤维细胞相比，Ddr2−/− 胚胎细胞及成人皮肤纤维细胞的增殖速度较慢，受伤感应减弱。此外，基因敲除小鼠实验结果表明 Ddr2 基因的缺失还与小鼠的自发性常染色体隐性小突变有关。DDR2 在卵巢功能调控和精子形成过程中也发挥重要作用[12]。

(4) 目前基因突变概述

目前人类基因突变数据库收录的 DDR2 基因突变有 5 个，其中错义/无义突变 4 个，剪接突变 1 个。

（武玲云 肖 亮）

参考文献

[1] Bargal R, Cormier-Daire V, Ben-Neriah Z, et al. Mutations in DDR2 gene cause SMED with short limbs and abnormal calcifications. Am J Hum Genet, 2009, 84: 80-84.

[2] Borochowitz Z, Langer LJ, Gruber HE, et al. Spondylo-meta-epiphyseal dysplasia (SMED), short limb-hand type: a congenital familial skeletal dysplasia with distinctive features and histopathology. Am J Med Genet, 1993, 45: 320-326.

[3] Smithson SF, Grier D, Hall CM. Spondylo-meta-epiphyseal dysplasia, short limb-abnormal calcification type. Clin Dysmorphol, 2009, 18: 31-35.

[4] Dias C, Cairns R, Patel MS. Sudden death in spondylo-meta-epiphyseal dysplasia, short limb-abnormal calcification type. Clin Dysmorphol, 2009, 18: 25-29.

[5] Langer LJ, Wolfson BJ, Scott CJ, et al. Further delineation of spondylo-meta-epiphyseal dysplasia, short limb-abnormal calcification type, with emphasis on diagnostic features. Am J Med Genet, 1993, 45: 488-500.

[6] Al-Kindi A, Kizhakkedath P, Xu H, et al. A novel mutation in DDR2 causing spondylo-meta-epiphyseal dysplasia with short limbs and abnormal calcifications (SMED-SL) results in defective intra-cellular trafficking. BMC Med Genet, 2014, 15: 42.

[7] Ali BR, Xu H, Akawi NA, et al. Trafficking defects and loss of ligand binding are the underlying causes of all reported DDR2 missense mutations found in SMED-SL patients. Hum Molec Genet, 2010, 19: 2239-2250.

[8] Vogel W, Gish GD, Alves F, et al. The discoidin domain receptor tyrosine kinases are activated by collagen. Mol Cell, 1997, 1(1): 13-23.

[9] Shrivastava A, Radziejewski C, Campbell E, et al. An Orphan Receptor Tyrosine Kinase Family Whose Members Serve as Nonintegrin Collagen Receptors. Mol Cell, 1997, 1(1): 25-34.

[10] Mihai C, Iscru DF, Druhan LJ, et al. Discoidin Domain Receptor 2 Inhibits Fibrillogenesis of Collagen Type 1. J Mol Biol, 2006, 361(5): 864-876.

[11] Labrador JP, Azcoitia V, Tuckermann J, et al. The collagen receptor DDR2 regulates proliferation and its elimination leads to dwarfism. EMBO J, 2001, 2: 446-452.

[12] Kano K, Marín de Evsikova C, Young J, et al. A novel dwarfism with gonadal dysfunction due to loss-of-function allele of the collagen receptor gene, Ddr2, in the mouse. Mol Endocrinol, 2008, 22(8): 1866-1880.

1446 Sedaghatian 型脊椎干骺端发育不良
(spondylometaphyseal dysplasia, Sedaghatian type, SMDS; OMIM 250220)

一、临床诊断

(1) 概述

Sedaghatian 型脊椎干骺端发育不良 (SMDS) 是一种罕见的致命疾病，呈常染色体显性遗传[1]，由 Sedaghatian 于 1980 年首次描述[2]，其特征为干骺端软骨发育严重异常，其致病基因为 *GPX4*。

(2) 临床表现

SMDS 的主要特征表现为干骺端软骨发育严重异常，临床表现为轻度肢体缩短、椎体扁平、骨骺延迟骨化、髂嵴不规则和肺出血等。患儿有严重的肌张力减退和心肺问题，大多会在出生几天后因呼吸衰竭而死亡 (图 1446-1)；心脏异常包括传导缺陷、完全性心脏传导阻滞和结构异常。50% 的 SMDS 患儿存在符合神经元迁移的中枢神经系统畸形，包括胼胝体发育不全、显著的额颞巨脑回畸形、脑回格局简化、局部无脑回畸形和严重的小脑发育不全[3] (图 1446-2)。

(3) 影像学表现

English 等[4] 报道的患有 SMDS 的女婴头颅 MRI 检查显示无胼胝体、额颞巨脑回 (图 1446-2)。Smith 等[3] 报道的该病患儿头颅 MRI 检查显示出一个简化的脑回图像，在第 2 颈椎节段枕骨大孔轻度变窄、双侧苍白球轻度对称、T_1 高信号。骨骼检查显著异常。X 线检查显示第 11 胸椎椎体扁平，方形肩胛骨，髋臼顶扁平，小髂骨翼，干骺端不规则，四肢骨杯状异常缩短，掌、指骨扩大 (图 1446-3)。

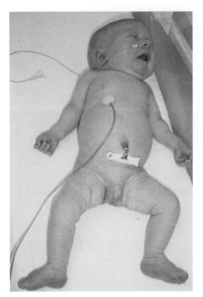

图 1446-1 出生 12 天患儿，呼吸急促
(Am J Med Genet A, 2006, 140A: 1854-1858)

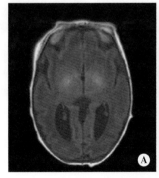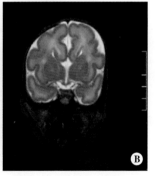

图 1446-2 MRI 检查示额颞叶巨脑回 (神经迁移障碍)，无胼胝体
(Am J Med Genet A, 2006, 140A: 1854-1858)

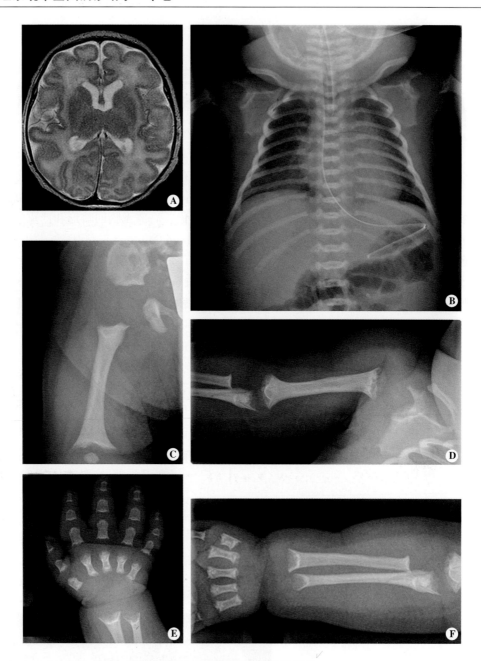

图 1446-3　SMDS 患者影像学表现

A. MRI 检查显示简化的脑回和双侧对称无定形的苍白球；B. 患儿 X 线片显示方形肩胛骨，胸 11 椎体扁平；C、D. 股骨、肱骨缩短；E. 短而宽大的掌骨与指骨；F. 干骺端不规则，四肢骨杯状异常缩短，掌、指骨扩大 (J Med Genet, 2014, 51: 470-474)

(4) 病理表现

尚无相关资料

(5) 受累部位病变汇总 (表 1446-1)

表 1446-1　受累部位及表现

受累部位	主要表现
骨骼	干骺端软骨发育严重异常、轻度肢体缩短、椎体扁平、骨骺延迟骨化、髂嵴不规则
心脏	传导缺陷、完全性心脏传导阻滞和结构异常
神经系统	中枢神经系统畸形，包括胼胝体发育不全、显著的额颞巨脑回畸形、脑回格局简化、局部无脑回畸形和严重的小脑发育不全

二、基因诊断

(1) 概述

GPX4 基因，编码谷胱甘肽过氧化物酶 (glutathione peroxidase 4)4，位于 19 号染色体短臂 1 区 3 带 3 亚带 (19p13.3)，基因组坐标为 (GRCh37): 19:1103936-1106787，基因全长 2852bp，包含 7 个外显子，编码 197 个氨基酸。

(2) 基因对应蛋白结构及功能

该基因编码谷胱甘肽过氧化物酶 4，属于谷胱甘肽过氧化物酶蛋白家族中的一员。谷胱甘肽过氧化物酶通过还原性的谷胱甘肽催化过氧化氢、有机过氧化物、脂质过氧化物的还原，保护细胞免受过氧化损伤。该基因的突变将导致 SMDS。

(3) 基因突变致病机制

2012 年 Aygun 等[1]对一对近亲土耳其父母及其所生的 SMDS 患儿（已故）进行研究，发现 *GPX4* 基因上一个杂合的无义突变。Smith 等[3]通过对一已故 SMDS 女婴进行外显子测序技术确定 *GPX4* 基因上一对复合杂合突变。

作为谷胱甘肽过氧化物酶家族中的一员，GPX4 可以保护细胞不受氧化损伤。GPX4 对于早期胚胎发育、抗氧化调控及抗细胞凋亡等都是不可或缺的。同时研究者们也发现，该酶对于心肌、神经及骨骼系统的发育也非常重要。体外研究证实该基因外显子 4 或外显子 5 的剪接突变都会导致 *GPX4* 的移码及过早截短，造成该酶的活力下降或失活[3]。敲除实验证明，GPX4 对于胚胎发育和细胞存活是不可或缺的一种酶类[5]，该酶所具有的过氧化氢及过氧化氢脂质的清除功能对于生命是必需的。

(4) 目前基因突变概述

目前人类基因突变数据库收录的 *GPX4* 基因突变有 1 个，为调控区突变。

（武玲云　肖　亮）

参考文献

[1] Aygun C, Celik FC, Nural MS, et al. Simplified gyral pattern with cerebellar hypoplasia in Sedaghatian type spondylometaphyseal dysplasia: a clinical report and review of the literature. Am J Med Genet A, 2012, 158A: 1400-1405.

[2] Sedaghatian MR. Congenital lethal metaphyseal chondrodysplasia: a newly recognized complex autosomal recessive disorder. Am J Med Genet, 1980, 6: 269-274.

[3] Smith AC, Mears AJ, Bunker R, et al. Mutations in the enzyme glutathione peroxidase 4 cause Sedaghatian-type spondylometaphyseal dysplasia. J Med Genet, 2014, 51: 470-474.

[4] English SJ, Gayatri N, Arthur R, et al. Sedaghatian spondylometaphyseal dysplasia with pachygyria and absence of the corpus callosum. Am J Med Genet A, 2006, 140A: 1854-1858.

[5] Yant LJ, Ran Q, Rao L, et al. The selenoprotein GPX4 is essential for mouse development and protects from radiation and oxidative damage insults. Free Radic Biol Med, 2003, 34(4): 496-502.

1447　伴神经精神症状的海绵状脑病
(spongiform encephalopathy with neuropsychiatric features, SENF; OMIM 606688)

一、临床诊断

(1) 概述

伴有神经精神症状的海绵状脑病 (SENF) 又称为迁延性朊蛋白病。该病呈常染色体显性遗传，致病基因为朊蛋白基因 (*PRNP*)[1-23]。

(2) 临床表现

伴有神经精神症状的海绵状脑病进展速度快，平均病程 (4.2±2.4) 年，主要表现为迅速进展的痴呆，早期可出现人格改变和精神症状[1]。临床表现类似于额颞叶痴呆，早期表现为人格和行为改变、记忆力减退、刻板样语言。部分患者合并有精神症状，表现为被害妄想、幻听、严重抑郁甚至自杀、暴力倾向、攻击行为、缄默症[2]、盗窃癖、纵火癖等[4]。随着病情继续进展，有些患者还可表现出共济失调、大小便失禁、行走困难等[3]。

(3) 辅助检查

头颅 MRI 检查可见全脑皮质萎缩、脑室扩大、脑沟增宽（图 1447-1）。

(4) 病理表现

光镜下示脑组织呈严重海绵状改变、神经元丢失，在严重受损区可见神经胶质增生、中重度脑萎缩（图 1447-2）。

PrP 免疫组化染色可见小脑和壳核处大小不一的斑块样沉积[5]（图 1447-3）。

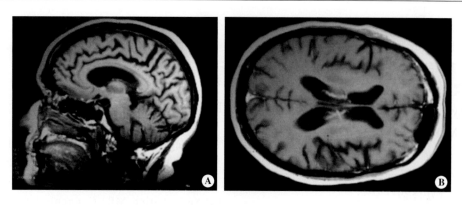

图 1447-1　SENF 患者头颅 MRI 表现

A. 矢状位 T_1WI 示全脑萎缩；B. 冠状位 T_1WI 示脑沟裂增宽及侧脑室扩大 [Brain, 1999, 122 (Pt 10): 1823-1837]

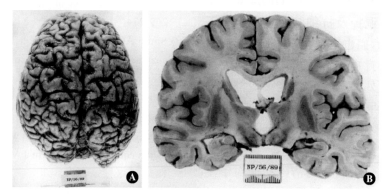

图 1447-2　SENF 患者病理表现

A. 弥漫性皮质萎缩，脑沟增宽，额颞叶为著；B. 矢状位上可见弥漫性皮质萎缩、白质变薄、脑室扩大，包括第三脑室

[Brain, 1999, 122 (Pt 10): 1823-1837]

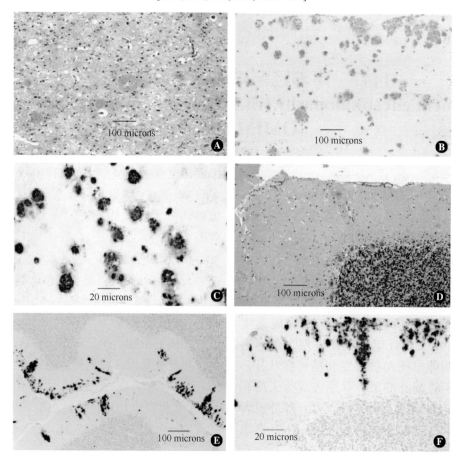

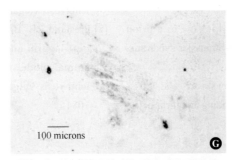

图 1447-3　SENF 患者 PrP 免疫组化染色

A. 额叶的苏木精 - 伊红染色示脑组织呈海绵状改变，中央多发不典型的嗜酸性斑块；B. 低倍镜视野可见额叶皮质 PrP 免疫组化后，皮质多发斑块，聚集于软膜下表面；C. 高低镜视野可见大小不一的多发斑块遍布神经纤维网，与脑组织海绵状改变无明显关联；D. 苏木精 - 伊红染色示小脑分子层脑组织呈不典型海绵状改变，嗜酸性斑块少见；E、F. 小脑的 PrP 染色示多发不规则斑块形成，有些在分子层形成带状聚集，颗粒层无斑块形成；G. 基底节的 PrP 免疫组化示混合突触和斑块模式与脑组织海绵状改变无明显关联 [Brain, 1999, 122 (Pt 10): 1823-1837]

(5) 受累部位病变汇总（表 1447-1）

表 1447-1　受累部位及表现

受累部位	主要表现
神经系统	迅速进展性痴呆、人格改变、记忆力减退、说话刻板、共济失调、大小便失禁、帕金森症状、被害妄想、幻听、严重抑郁甚至自杀、暴力倾向、攻击行为、情感淡漠

二、基因诊断

(1) 概述

PRNP 基因，即编码膜糖基磷脂酰肌醇锚定糖蛋白的基因，位于 20 号染色体短臂 1 区 3 带 (20p13)，基因组坐标为 (GRCh37):20:110801309-110959495，基因全长 158 187bp，包含 52 个外显子，编码 1669 个氨基酸。

(2) 基因对应蛋白结构及功能

该基因编码的蛋白质是一种细胞膜的糖基磷脂酰肌醇锚定的糖蛋白，能够聚集成 杆状结构。这个蛋白含有高度不稳定的串联八肽重复序列，可能在神经元发育和突触可塑性中发挥作用，而且在神经元髓鞘的维持中也许是必要的，也可能参与铁的摄取和平衡过程。

(3) 基因突变致病机制

1989 年 Hsiao 等 [6] 在两例无亲缘关系的 Gerstmann-Straussler 常染色体显性遗传的患者中，发现 *PRNP* 基因的一个杂合突变。

Smith 等 [7]2006 年在无亲缘关系的 7 例寻常型和 8 例散发型鱼鳞癣患者中分析丝聚合蛋白基因。在一个家庭中，他们在位于 *FLG* 基因 3 号外显子的 1 号重复区域起始处，发现 1 个纯合突变，名为 p.R501X。

Presland 等 [8]2000 年证实，薄尾小鼠表达一种异常的丝聚合蛋白原多肽，这种多肽并不形成正常的透明角质 F- 颗粒，而且无法被水解加工成为丝聚合蛋白。这个隐性形状被定位在小鼠 3 号染色体的中心区域，位于表皮分化复合体的附近。受影响的纯合 ft/ft 小鼠在尾部和爪部皮肤上显现出大片的、杂乱的鳞屑，出现显著的表皮粒层的减少、轻微的棘皮症和鳞状皮肤角化症。

(4) 目前基因突变概述

目前人类基因突变数据库收录的 *PRNP* 基因突变有 84 个，其中错义 / 无义突变 48 个，大片段缺失 3 个，大片段插入 32 个，调控区突变 1 个。突变分布在基因整个编码区，无突变热点。

（王　铄　高　健）

参考文献

[1] Nitrini R, Rosemberg S, Passos-Bueno M R,et al. Familial spongiform encephalopathy associated with a novel prion protein gene mutation. Ann Neurol, 1997, 42(2): 138-146.

[2] Samaia HB, Mari JJ, Vallada HP,et al. A prion-linked psychiatric disorder. Nature, 1997, 390(6657): 241.

[3] Rogaeva E, Zadikoff C, Ponesse J, et al. Childhood onset in familial prion disease with a novel mutation in the PRNP gene. Arch Neurol, 2006, 63(7): 1016-1021.

[4] Hall DA, Leehey MA, Filley CM,et al. PRNP H187R mutation associated with neuropsychiatric disorders in childhood and dementia. Neurology, 2005, 64(7): 1304-1306.

[5] Mallucci GR, Campbell TA, Dickinson A, et al. Inherited prion disease with an alanine to valine mutation at codon 117 in the prion protein gene. Brain, 1999, 122 (Pt 10): 1823-

1837.

[6] Hsiao K, Baker HF, Crow TJ, et al. Linkage of a prion protein missense variant to Gerstmann-Straussler syndrome. Nature, 1989, 338: 342-345.

[7] Smith FJ, Irvine AD, Terron-Kwiatkowski A, et al. Loss-of-function mutations in the gene encoding filaggrin cause

ichthyosis vulgaris. Nat Genet, 2006, 38: 337-342.

[8] Presland RB, Boggess D, Lewis SP, et al. Loss of normal profilaggrin and filaggrin in flaky tail (ft/ft) mice: an animal model for the filaggrin-deficient skin disease ichthyosis vulgaris. J Invest Dermatol, 2000, 115: 1072-1081.

1448 皮肤僵硬综合征
(stiff skin syndrome, SSKS; OMIM 184900)

一、临床诊断

(1) 概述

皮肤僵硬综合征 (SSKS) 是 *FBN1* 基因发生杂合突变造成的。其主要临床特点为累及全身范围的皮肤增厚变硬、关节活动受限，导致屈曲挛缩。有时也会出现脂肪代谢障碍和肌肉无力等症状[1]。

(2) 临床表现

SSKS 的症状多见于男性患者，但是也有极少报道见于女性。发病年龄不尽相同，如果是常染色体显性遗传性疾病，患者从出生就会有皮肤的改变。最常见的临床表现为累及全身范围的皮肤增厚及发硬，皮肤硬化如石头，局部可多毛。由于皮肤的改变，可以导致脚趾和手关节的挛缩畸形、活动受限，有时脊柱也会受累。肌肉也会出现类似硬化的表现。肌肉活检无特异性表现。患者通常无角膜、骨骼和内脏受累的表现[2-4]。

(3) 影像学表现

尚未发现 SSKS 患者有异常的影像学表现。

(4) 病理表现

皮损组织病理：表皮无显著改变，真皮及皮下组织轻度纤维组织增生，无明显炎症细胞浸润。皮肤免疫组化发现原纤维蛋白 1 和弹性蛋白在皮肤真皮层明显增多[5]。

(5) 受累部位病变汇总 (表 1448-1)

表 1448-1 受累部位及表现

受累部位	主要表现
皮肤	硬皮病、皮肤真皮层弹性蛋白和原纤维蛋白沉积
关节	关节挛缩、功能受限

二、基因诊断

(1) 概述

FBN1 基因，即编码原纤蛋白 1 的基因，位于 15 号染色体长臂 2 区 1 带 1 亚带 (15q21.1)，基因组坐标为 (GRCh37):15:48700503-48937985，基因全长 237 483bp，包含 66 个外显子，编码 2871 个氨基酸残基。

(2) 基因对应蛋白结构及功能

FBN1 基因编码的蛋白属于原纤蛋白家族成员，一个相对分子质量大的细胞外基质糖蛋白，是直径达 10~12nm 的钙结合微纤维的结构组分。在整个身体中，这些微纤维为弹性和非弹性结缔组织提供受力结构支撑。该蛋白功能包括作为细胞外基质结构组分和钙离子的结合，通过控制 TGF-β 生物利用度和校准 TGF-β、BMP 水平来调控成骨细胞成熟。

(3) 基因突变致病机制

Loeys 等[3] 对 4 个来自不同家系的 SSKS 患者进行 *FBN1* 基因测序，分别找出每个家系的杂合错义突变位点，这些突变位点均发生在 *FBN1* 基因的 37 号外显子上。在其他携带有晶状体异位的 SSKS 患者中发现在 *FBN1* 基因的 38 号外显子上存在 1 个杂合错义突变。在超过 400 名相应种族的对照者中，未发现 *FBN1* 基因突变。

Gerber 等[2] 为研究皮肤僵硬综合征，构建了 2 个以 *FBN1* 为研究对象的小鼠模型。一种为相当于人类 p.W1570C 突变的 p.W1572C 型突变小鼠，另一种为破坏了精氨酸 - 甘氨酸 - 天冬氨酸 (RGD) 基序结构的 p.D1545E 型突变小鼠。在与细胞表面整合素结合时，RGD 基序可介导细胞 - 基质相互作用。

研究结果表明，整合素调节疗法阻止 *Fbn1* 突变型小鼠的侵略性皮肤纤维化，促纤维化细胞因子转化生长因子 β(TGF-β) 的拮抗治疗逆转侵略性皮肤纤维化。突变体小鼠显示出包括浆细胞样树突细胞、T 辅助细胞、浆细胞在内的促炎症免疫细胞的皮肤浸润作用，并伴随自身抗体的生成。这些现象可被整合素调节疗法或 TGF-β 拮抗治疗消除。研究结果显示细胞－基质相互作用的改变足以引发并维持炎症和促纤维化程序，并为系统性硬皮病提供了新的治疗策略。

(4) 目前突变概述

目前人类基因突变数据库报道的与 SSKS 相关的 *FBN1* 基因突变有 5 个，均为错义突变，突变位点主要分布在 37 号和 38 号外显子区域 (c.1564G > C、c.1570G > C、c.1570G > T、c.1577T > G、c.1594G > A)。

（米东华　陈　勇）

参考文献

[1] Esterly NB, McKusick VA. Stiff skin syndrome. Pediatrics, 1971, 47: 360-369.

[2] Gerber EE, Gallo EM, Fontana SC, et al. Integrin-modulating therapy prevents fibrosis and autoimmunity in mouse models of scleroderma. Nature , 2013, 503: 126-130.

[3] Loeys BL, Gerber EE, Riegert-Johnson D, et al. Mutations in fibrillin-1 cause congenital scleroderma: stiff skin syndrome. Sci. Transl Med, 2010, 2: 23.

[4] Pichler E. Hereditaere Kontrakturen mit sklerodermieartigen Hautveraenderungen. Z Kinderheilk, 1968, 104: 349-361.

[5] 殷文浩，劳李民，郑敏，等. 僵硬皮肤综合征一例. 中华皮肤科杂志，2003, 36(12): 321.

1449　Stormorken 综合征
(Stormorken syndrome, STRMK; OMIM 185070)

一、临床诊断

(1) 概述

Stormorken 综合征 (STRMK) 为常染色体显性疾病，由 *STIM1* 基因杂合突变所致。特征为血小板功能障碍所致的轻度出血倾向、血小板减少、贫血，无脾、管聚集性肌病，先天性瞳孔缩小和鱼鳞病。其他表现为头痛、反复卒中样发作。

(2) 临床表现

Stormorken 等[1]1985 年描述了一个古怪综合征，表现为血小板病伴出血素质、无脾畸形、瞳孔明显缩小、肌肉疲劳、偏头痛、阅读障碍、鱼鳞病。该综合征涉及三代：外祖母、母亲和儿子。Misceo 等[2]2014 年报道一对日本母女和 2 个高加索男性，日本女性在儿童或青少年期鼻出血、瞳孔缩小、鱼鳞病、脾脏发育不良、肢体轻度肌肉萎缩，实验室检查发现血清肌酸激酶升高 (与肌病符合)、贫血、血小板减少。女儿肌内活检显示肌源性改变和管聚集。一位高加索男性 20 岁时出现蛛网膜下腔出血，后来出现另外的颅内动脉瘤。其也有反复的严重头痛。其他发现包括贫血、血小板减少症、无脾、肌酸激酶增高、瞳孔缩小。另一位高加索男性成人发病、弥散性肌痛，有紫癜治疗性脾切除史、瞳孔缩小。两位男性均眼球深凹、双眼距离过近、大鼻子，无免疫学异常。

(3) 病理表现 (图 1449-1)

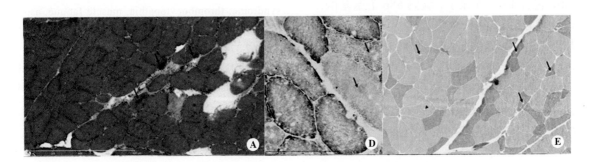

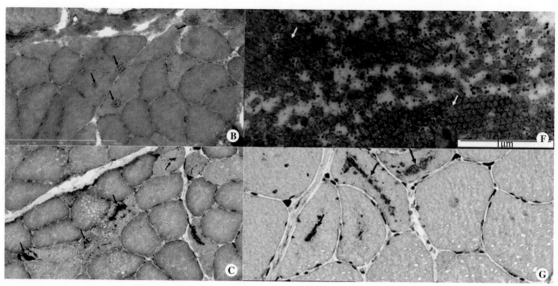

图 1449-1 Stormorken 综合征患者 II 型肌纤维中 STIM1 阳性管聚集

纤维大小不等，最重要的特征是存在管聚集（箭头）。A. Gomori 染红三色染色呈红色；B. NADH- 四唑还原酶浓染；C. 缺乏 SDH 活性；D. 主要见于 II 型纤维（箭头），很少见于 I 型纤维；E. ATP 酶组化反应 pH 9.4；F. 电镜下管聚集的超微结构（箭头）；G. 抗 STIM1 显示强阳性的管聚集（箭头）

(Hum Hutat, 2014, 35: 556-564)

（4）受累部位病变汇总（表 1449-1）

表 1449-1 受累部位及表现

受累部位	主要表现
血液系统	血小板减少、贫血、出血倾向、脾脏发育不良或无脾
骨骼肌	肌肉易疲劳、肌酸激酶升高
皮肤	鱼鳞病
脑	头痛或偏头痛、阅读障碍、反复卒中样发作
眼	先天性瞳孔缩小

二、基因诊断

（1）概述

STIM1 基因，编码基质交感分子 1，位于 11 号染色体短臂 1 区 5 带 5 亚带（11p15.5），基因组坐标为（GRCh37):11:3876933-4114440，基因全长 237 508bp，包含 13 个外显子，编码 686 个氨基酸。

（2）基因对应蛋白结构及功能

该基因编码 1 型跨膜蛋白，当细胞内 Ca^{2+} 耗尽时，该蛋白打开 Ca^{2+} 流入通道介导 Ca^{2+} 的流入。

（3）基因突变致病机制

Misco 等[2] 在 4 个家庭的 6 例 STRMK 患者中发现 STIM1 基因外显子 7 存在 1 个杂合无义突变（c.910C>T；p.R304W）。一旦内质网内腔感应到 Ca^{2+} 耗尽，STIM1 蛋白的构象就发生改变，打开内质网膜上的 Ca^{2+} 通道（ORAI1）。在 STRMK 患者中，STIM1 基因发生突变的位置位于卷曲螺旋 1 的结构域，从而使该蛋白失活。Misco 等[2] 推断 STIM1 基因的杂合突变（c.910C>T）导致 STRMK 的复杂表型。

（4）目前基因突变概述

目前人类基因突变数据库报道的与 STIM1 基因突变有 2 个，其中剪接突变 1 个，小的缺失 1 个。

（王新高　刘轶颖）

参考文献

[1] Stormorken H, Sjaastad O, Langslet A, et al. A new syndrome: thrombocytopathia, muscle fatigue, asplenia, miosis, migraine, dyslexia and ichthyosis. Clin Genet , 1985, 28: 367-374.

[2] Misceo D, Holmgren A, Louch WE, et al. A dominant STIM1 mutation causes Stormorken syndrome. Hum Mutat, 2014, 35: 556-564.

1450　纹状体变性
(striatal degenerayion, autosomal dominant, ADSD; OMIM 609161)

一、临床诊断

(1) 概述

纹状体变性 (ADSD) 是 *PDE8B* 基因突变导致的常染色体显性遗传疾病。

(2) 临床表现

临床表现包括舌僵硬、口齿不清、步态异常、运动迟缓、轮替动作困难、下肢反射活跃、无震颤，左旋多巴治疗无效。

(3) 影像学表现（图 1450-1）

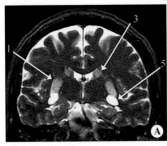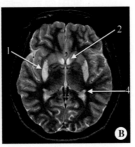

图 1450-1　脑 MRI 检测显示纹状体出现明显异常（1~5），T_2 呈高信号

[Neurology, 2015,85(20):1816-1818]

(4) 病理表现

暂无病理表现。

(5) 受累部位病变汇总（表 1450-1）

表 1450-1　受累部位及表现

受累部位	主要表现
基底核	变性

二、基因诊断

(1) 概述

PDE8B 基因，编码磷酸二酯酶 8B(PDE8B)，位于 5 号染色体长臂 1 区 3 带 3 亚带 (5q13.3)，基因组坐标为 (GRCh37):5:76476082-76724081，基因全长 248 000bp，包含 22 个外显子，编码 885 个氨基酸。

(2) 基因对应蛋白结构及功能

PDE8B 基因编码的蛋白是组成磷酸二酯酶 8(PDE8) 的亚基，含有两个二价金属离子结合域，分别倾向与 Zn^{2+} 和 Mg/Mg^{2+} 结合。PDE8B 具有促进胞内第二信使 -cAMP 水解的功能，但是不能水解 cGMP。多种 PDE 抑制剂对该酶无抑制作用。目前已发现，*PDE8B* 基因缺陷可导致常染色体遗传性纹状体变性，*PDE8B* 基因有多个转录变体，编码不同形式的蛋白。

(3) 基因突变致病机制

Appenzeller 等[1] 通过研究一个德国家族的所有 ADSD 患者，发现 *PDE8B* 基因 1 号外显子的杂合突变形式，第 94 个碱基 G 被 C 取代以及第 95 个碱基缺失 (c.94G>C，c.95delT)，导致基因发生移码突变，仅编码 63 个氨基酸，从而使 *PDE8B* 的 3 个功能结构域缺失。在基因功能研究中，*PDE8B* 基因突变导致 PDE8 酶活性的完全丧失，不能够正常调节胞内的 cAMP 水平，从而影响到纹状体中的多巴胺神经传递，但不影响酶蛋白在细胞中的分布。

(4) 目前基因突变概述

目前人类基因突变数据库报道的 *PDE8B* 基因突变有 1 种，是错义 / 无义突变，突变分布在基因 1 号外显子。

（唐鹤飞　王智锋）

参考文献

[1] Appenzeller S, Schirmacher A, Halfter H, et al. Autosomal-dominant striatal degeneration is caused by a mutation in the phosphodiesterase 8B gene. Am J Hum Genet, 2010, 86(1): 83-87.

1451 常染色体隐性婴儿纹状体、黑质变性
(striatonigral degeneration, infantile, SNDI; OMIM 271930)

一、临床诊断

(1) 概述

常染色体隐性婴儿纹状体、黑质变性 (SNDI) 为常染色体隐性遗传疾病，隐袭起病，进展病程。

(2) 临床表现

该病主要临床表现为手足徐动、眼动异常、癫痫、智力迟滞。有些患者发生于热性疾病伴有恶心、呕吐。

还表现为逐渐丧失的运动和语言能力、全身性癫痫发作、肌阵挛，逐渐进展为四肢瘫状态。小脑共济失调，颅脑 MRI 检查提示小脑萎缩。7~15 个月时发育停滞，出现舞蹈手足徐动症、吞咽困难、摆动性眼球震颤。

(3) 影像学表现

颅脑 MRI 检查提示严重的基底核萎缩。

(4) 病理表现

尸检提示豆状核萎缩、胶质增生、神经元丢失。

(5) 受累部位病变汇总 (表 1451-1)

表 1451-1 受累部位及表现

受累部位	主要表现
基底核	萎缩
黑质	萎缩

二、基因诊断

(1) 概述

NUP62 基因，即编码核孔蛋白 62 的基因，位于 19 号染色体长臂 1 区 3 带 3 亚带 3 次亚带 (19q13.33)，基因组坐标为 (GRCh37):19:50410082-50432988，基因全长 22 907bp，包含 3 个外显子，编码 522 个氨基酸。

(2) 基因对应蛋白功能

在真核生物中，核孔蛋白是核孔复合体的重要组成成分。核孔复合体是指镶嵌在核膜上的一种复杂结构，其是调控核内和细胞质间大分子运动的门户通道。*NUP62* 基因编码的蛋白是 FG-repeat 的成员之一，如核蛋白；这些蛋白主要存在于通道的中央，与输入蛋白 α / β 复合物结合，参与核定位信号等蛋白质的运输。*NUP62* 基因的多种转录本变异体均编码同种蛋白质。

(3) 基因突变致病机制

对来自 8 个以色列贝都因人家族的 SNDI 患者的研究中，Straussberg[1] 等和 Basel-Vanagaite[2,3] 等分别报道在其中 6 个家族的患者 *NUP62* 基因上均发现有一个相同的纯合突变 (p.Q391P)。单体型分析表明这是一个奠基者效应。在 3 个患病风险家族中进行了 5 例产前诊断，其中两个胎儿被发现患病。对候选区域内的另外 12 个基因进行测序，并无致病性的变化。

本病尚无相应的分子研究，致病机制未明。

(4) 目前基因突变概述

目前人类基因突变数据库收录的 *NUP62* 基因突变只有 1 个，为错义 / 无义突变。

（唐鹤飞　谢国云）

参考文献

[1] Straussberg R, Shorer Z, Weitz R, et al. Familial infantile bilateral striatal necrosis: clinical features and response to biotin treatment. Neurology, 2002, 59: 983-989.

[2] Basel-Vanagaite L, Muncher L, Straussberg R, et al. Mutated nup62 causes autosomal recessive infantile bilateral striatal necrosis. Ann. Neurol, 2006, 60: 214-222.

[3] Basel-Vanagaite L, Straussberg R, Ovadia H, et al. Infantile bilateral striatal necrosis maps to chromosome 19q. Neurology, 2004, 62: 87-90.

1452 Stuve-Wiedemann 综合征
(Stuve-Wiedemann syndrome, SWS; OMIM 601559)

一、临床诊断

(1) 概述

Stuve-Wiedemann综合征(SWS)又叫新生儿施-詹二氏综合征 2 型 (SJS2)。致病基因为白血病抑制因子受体 α 蛋白基因(LIFR),属常染色体隐性遗传。表现为长骨弯曲其他骨骼畸形、发作性高热、呼吸进食危机,常导致早死。

(2) 临床表现

临床表现为先天的长骨弯曲,干骺端增宽,关节挛缩,先天性指屈曲,小下颌,肌张力低。新生儿发病常有呼吸衰竭,吸吮、吞咽困难。患者身材矮小,可伴高氨基酸尿、肝功能衰竭、巨幼细胞性贫血、面具脸、近视、面部肌强直、低位耳、短颈、短弯曲肢体、僵直小指、肘关节及膝关节挛缩、马蹄内翻足、角膜混浊、脊柱侧弯、关节挛缩、手向尺侧偏斜。自主神经功能紊乱包括温度调节异常,不对称的、反常的出汗异常。其他表现有角膜反射消失、光舌、牙列不良伴慢性牙脓肿[1-4]。

(3) 影像学表现

影像学表现包括长骨短小、厚,大干骺端;锁骨正常,但喙突宽;长肩胛骨,细肋骨;耻骨、坐骨宽,髂骨相对小 (图 1452-1)。

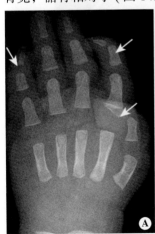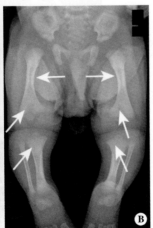

图 1452-1 SJS2 患者影像学表现

[Sultan Qaboos Univ Med J, 2013, 13(2):301-305]

(4) 病理表现

暂无相关资料。

二、基因诊断

(1) 概述

LIFR 基因,即编码白血病抑制因子受体 α 蛋白的基因,位于 5 号染色体短臂 1 区 3 带 1 亚带 (5p13.1),基因组坐标为 (GRCh37):5:38475065-38595507,基因全长 120 443bp,包含 20 个外显子,编码 1097 个氨基酸。

(2) 基因对应蛋白结构及功能

该基因编码一个属于 I 型细胞因子受体家族类型的蛋白质,后者与高亲和性转换亚基 gp130 结合,形成的受体复合物介导白血病抑制因子的反应。该基因编码的蛋白是一个多功能细胞因子,能够影响个体和胚胎细胞的分化、增殖和存活等。该基因用于可变剪切编码同一蛋白质的多种变异体。

(3) 基因突变致病机制

通过对患有 SWS/SJS2 的 19 个家系的研究,Dagoneau 等[5]将疾病基因定位在 5p13.1 的 D5S418 基因座中 (包括 LIFR 基因),并确定了 19 个家系中的 14 个为无义突变,其中预测 12 个导致蛋白合成提前终止。另在来自阿联酋的一个家庭的患者中检出一个相同的移码插入 (c.653_654insT),提示可能存在奠基者效应。另外,Gaspar 等[6]确定一个位于 LIFR 基因 3 号外显子的纯合 4bp (c.167_170delTAAC) 缺失,该缺失导致在缺失位点下游 53 个氨基酸即终止。

该基因的功能研究揭示这些突变改变 LIFR 基因的 mRNA 转录物的稳定性,从而导致患者细胞中 LIFR 蛋白的缺乏,损害 JAK/STAT3 信号通路[6]。Dagoneau 等[5]认为 SWS 和 SJS2 其实是从临床和遗传上均表现为同质性的由于 LIFR 基因无效突变导致的同种疾病。Ware 等[7]构建的纯合子 Lifr 基因缺陷小鼠表型为胎儿骨量减少,破骨细胞体积增大,脊髓和大脑中星形胶质细胞数量减少,围生期死亡。

(4) 目前基因突变概述

目前人类基因突变数据库收录的 *LIFR* 基因突变有22个，其中错义/无义突变8个，剪接突变3个，小的缺失4个，小的插入6个，大片段缺失1个。突变分布在基因整个编码区，无突变热点。

（唐鹤飞　王　磊）

参考文献

[1] Koul R, Al-Kindy A, Mani R, et al. One in three: congenital bent bone disease and intermittent hyperthermia in three siblings with stuve-wiedemann syndrome. Sultan Qaboos Univ Med J, 2013, 13(2): 301-305.

[2] Al-Gazali LI. The Schwartz-Jampel syndrome. Clin Dysmorph, 1993, 2: 47-54.

[3] Al-Gazali LI, Ravenscroft A, Feng A, et al. Stuve-Wiedem ann syndrome in children surviving infancy: clinical and radiological features. Clin Dysmorph, 2003, 12: 1-8.

[4] Al-Gazali LI, Varghese M, Varady E, et al. Neonatal Schwartz-Jampel syndrome: a common autosomal recessive syndrome in the United Arab Emirates. J Med Genet, 1996, 33: 203-211.

[5] Dagoneau N, Scheffer D, Huber C, et al. Null leukemia inhibitory factor receptor (LIFR) mutations in Stuve-Wiedemann/Schwartz-Jampel type 2 syndrome. Am J Hum Genet, 2004, 74: 298-305.

[6] Gaspar IM, Saldanha T, Cabral P, et al. Long-term follow-up in Stuve-Wiedemann syndrome: a clinical report. Am J Med Genet A, 2008, 146A: 1748-1753.

[7] Ware CB, Horowitz MC, Renshaw BR, et al. Targeted disruption of the low-affinity leukemia inhibitory factor receptor gene causes placental, skeletal, neural and metabolic defects and results in perinatal death. Development, 1995, 121: 1283-1299.

1453　琥珀酸半醛脱氢酶缺乏症
(succinic semialdehyde dehydrogenase deficiency, SSADHD; OMIM 271980)

一、临床诊断

(1) 概述

1981 年 Jakobs 等[1]首次报道 3 例神经系统异常患者均有 4- 羟基丁酸尿症，1983 年 Gibson 等[2]证实此病由琥珀酸半醛脱氢酶缺乏导致。琥珀酸半醛脱氢酶缺乏症 (SSADHD) 是一种罕见的常染色体隐性遗传病，6 号染色体 *ALDH5A1* 基因纯合子突变导致在 γ- 氨基丁酸 (GABA) 降解途径中琥珀酸半醛脱氢酶缺陷，引起 γ- 羟基丁酸 (GHB) 和 GABA 持续增高，导致神经系统异常[3, 4]。

(2) 临床表现

SSADHD 通常婴幼儿起病，平均发病年龄为11 个月 (0~44 个月)，平均诊断年龄为 6.6 岁 (0~25 岁)[5]。该病临床特点为神经系统异常，包括发育迟滞、智力低下、各类型癫痫发作、肌张力低、舞蹈症、多动、共济失调反射减弱 / 消失等。还可出现精神行为异常，如孤独症样表现、幻觉、焦虑、攻击性行为、睡眠紊乱等。新生儿患者多有呼吸困难、嗜睡和喂养困难[1-6]。

(3) 辅助检查

头颅 MRI 检查显示苍白球 T_2 加权信号增强是本病特征性改变，双侧皮质下白质、小脑齿状核和脑干也可累及[6](图 1453-1)。脑电图异常，呈广泛或局灶性癫痫样放电、各种背景异常及不同时相的纺锤波等。

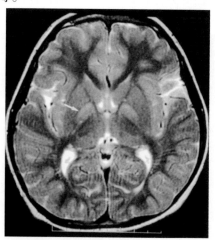

图 1453-1　头颅磁共振成像显示对称的苍白球 (箭头) T_2 加权信号增强

(J Neurol Sci, 2012, 322: 25-30)

(4) 病理表现

尚无相关资料。

(5) 受累部位病变汇总（表 1453-1）

表 1453-1 受累部位及表现

受累部位	主要表现
眼	眼睛运动异常
神经系统	精神、运动、语言、智力均发育迟滞、肌张力低下、反射降低、多动症、共济失调，各种类型癫痫发作，包括失神发作、肌阵挛发作、全身强直 - 阵挛性发作、癫痫持续状态
行为认知	轻度孤独症、多动症、精神异常，有侵略性、焦虑、幻觉，可有自伤行为

二、基因诊断

(1) 概述

ALDH5A1 基因，即编码醛脱氢酶第五家族成员 A1 蛋白的基因，位于 6 号染色体短臂 2 区 2 带 (6p22)，基因组坐标为 (GRCh37):6:24495080-24537435，基因全长 42 356bp，包含 11 个外显子，编码 535 个氨基酸。

(2) 基因对应蛋白结构及功能

ALDH5A1 基因编码的醛脱氢酶第五家族成员 A1 蛋白是醛脱氢酶家族的成员之一，是一种依赖于线粒体 NAD(+) 的琥珀酸半醛脱氢酶。该基因的突变导致所编码蛋白的缺失，会造成在神经递质素 γ-氨基丁酸先天代谢紊乱，患者的体液会积累具有多种神经调节功能的化合物 γ-羟基丁酸。

(3) 基因突变致病机制

Chambliss 等[4] 在 2 个没有血缘关系 SSADHD 家族的患者中，检测出 ALDH5A1 基因的 2 种不同的剪接位点突变，未患病的父母以及家族成员都是该突变的杂合体。

Akaboshi 等[7] 通过 48 个不同地理起源的无血缘关系的 SSADHD 患者的研究，发现 ALDH5A1 基因的 27 个新型的 cDNA 水平上的突变。数据统计显示目前虽然没有突变热点，或者在某种显著病理中有常见的突变，但是有 38%(14/37) 错义突变都出现在外显子 4 或 5 上。在体外表达系统中，几乎所有错义突变都能将 SSADH 的活力减少到原来的 5% 以下，表明 SSADH 的残余活力并不是不同家族以及不同后代之间表型差异的重要原因，提示 ALDH5A1 的突变可能通过其他因素控制 SSADHD 的表型。

Hogema 等[8] 建立了一种 Aldh5a1 缺陷小鼠模型。在出生 16~22 天后，缺陷小鼠表现为运动失调，并且发展成为全身痉挛，导致快速死亡。其尿液、脑、肝匀浆中 γ-羟基丁酸及 GABA 总量增加，并且在 Aldh5a1⁻ᐟ⁻ 小鼠的海马区检测到明显的神经胶质过多。苯巴比妥米那或者苯妥英的干预并没有效果，但是氨己烯酸或 GABA(B) 受体拮抗物能够预防强直 / 阵挛性抽搐，并且显著地提高突变小鼠的生存率。

Wu 等[9] 也建立了 Aldh5a1 缺陷小鼠模型，发现突变小鼠与野生型小鼠相比，GABA 与 A 受体的结合显著降低。免疫组化分析发现突变小鼠中 GABA 的 A 受体亚单位 B2(GABRB2) 的特异性表达下降。在体外的电生理学研究中发现突变小鼠海马区过度兴奋，GABA 的 A 受体介导的突触末梢受到抑制。Wu 等提出一个统一的假说来解释在 Aldh5a1 缺陷小鼠中基于年龄的癫痫转化现象：在出生后第二周出现的少见的癫痫可能是由于脑水平的 γ-氨基丁酸的增加，而在第三周出现的经常性痉挛和癫痫持续状态，是由于 GABA-A 受体介导的抑制降低导致的，这是由 GABA 受体下调引起继发于脑 GABA 水平升高。

(4) 目前基因突变概述

目前人类基因突变数据库收录的 ALDH5A1 基因突变有 45 个，其中错义 / 无义突变 24 个，剪接突变 7 个，大片段插入 2 个，大片段缺失 2 个，小的缺失 7 个，小的插入 3 个。突变分布在基因整个编码区，无突变热点。

（杨 昕 赵 慧 易 吉）

参考文献

[1] Jakobs C, Bojasch M, Monch E, et al. Urinary excretion of gamma-hydroxybutyric acid in a patient with neurological abnormalities. The probability of a new inborn error of metabolism. Clin Chim Acta, 1981, 111: 169-178.

[2] Gibson KM, Sweetman L, Nyhan WL, et al. Succinic semialdehyde dehydrogenase deficiency: an inborn error of gamma-aminobutyric acid metabolism. Clin Chim Acta, 1983, 133: 33-42.

[3] Reis J, Cohen LG, Pearl PL, et al. GABAB-ergic motor cortex dysfunction in SSADH deficiency. Neurology, 2012, 79: 47-54.

[4] Chambliss KL, Hinson DD, Trettel F, et al. Two exon-skipping mutations as the molecular basis of succinic

semialdehyde dehydrogenase deficiency (4-hydroxybutyric aciduria). Am J Hum Genet, 1998, 63: 399-408.

[5] Pearl PL, Gibson KM, Cortez MA, et al. Succinic semialdehyde dehydrogenase deficiency: Lessons from mice and men. J Inherit Metab Dis, 2009, 32: 343-352.

[6] Pearl PL, Berry GT, Tuchman M, et al. Clinical spectrum of succinic semialdehyde dehydrogenase deficiency. Neurology, 2003, 60: 1413.

[7] Akaboshi S, Hogema BM, Novelletto A, et al. Mutational spectrum of the succinate semialdehyde dehydrogenase

(ALDH5A1) gene and functional analysis of 27 novel disease-causing mutations in patients with SSADH deficiency. Hum Mutat, 2003, 22: 442-450.

[8] Hogema BM, Gupta M, Senephansiri H, et al. Pharmacologic rescue of lethal seizures in mice deficient in succinate semialdehyde dehydrogenase. Nat Genet, 2001, 29: 212-216.

[9] Wu Y, Buzzi A, Frantseva M, et al. Status epilepticus in mice deficient for succinate semialdehyde dehydrogenase: GABAA receptor-mediated mechanisms. Ann Neurol, 2006, 59: 42-52.

1454 高胱氨酸尿症
(sulfocysteinuria; OMIM 272300)

一、临床诊断

(1) 概述

高胱氨酸尿症是在甲硫氨酸的异化过程中缺乏胱硫醚合成酶而产生的一种遗传病，伴有智力障碍、发育障碍、晶状体位置异常、四肢强直、头发稀疏、心血管系统异常等症状，个体往往由于形成血栓而死亡。高胱氨酸是甲硫氨酸的中间代谢产物，与丝氨酸一同在胱硫醚酶催化下可经胱硫醚而形成胱氨酸。

(2) 临床特点

1) 患者典型的骨骼表现是高个的纤弱体型肢体细长、蜘蛛样细长指趾肌肉细弱、弓形足、脊柱侧凸及后凸等，毛发淡黄、稀少和质脆，皮肤常见面颊发红有网状青斑，可出现一侧或双侧眼球晶状体移位，通常为向下移位，智力发育迟滞等[1]。

2) 轻度精神衰退是唯一的神经系统异常，是本病与马凡综合征的鉴别点，后者智力不受损害。可因血小板异常促进凝血及脑动脉血栓形成脑梗死，显然与血栓形成性和栓塞性动脉闭塞有关，疾病晚期可出现冠状动脉、脑动脉及肾动脉增厚和纤维变性，有的患者青春期可死于冠状动脉闭塞，心肌病变可成为脑动脉的栓子来源，引起偏瘫和失语等。

3) 血液脑脊液和尿液中高胱氨酸增高是由于遗传性胱硫醚合成酶缺乏导致胱硫醚合成不足，血浆蛋氨酸水平升高。

(3) 影像学特点

1) X线检查可见骨骼畸形。

2) CT或MRI检查可见闭塞性血管病，如肾和脑的血栓形成和梗死。

3) MRI检查可见基底核钙化和小脑蚓部发育不全。

(4) 病理特点

最明显的病变是全身血管病变，如冠状动脉、脑动脉和肾动脉内膜增厚或纤维化以及弹力纤维破碎等。同时异常血小板易在脑动脉及脑静脉形成微小血栓和栓子引起脑梗死，在肺、肾等血管也有类似病变，冠状动脉病变可导致心肌梗死，高胱氨酸及其他含硫氨基酸促进血管内膜增生的机制尚不清楚。

(5) 受累部位病变汇总（表 1454-1）

表 1454-1 受累部位及表现

受累部位	主要表现
神经系统	基底核钙化和小脑蚓部发育不良、共济失调、肌张力障碍、手足徐动、智力发育迟滞、语言发育障碍、癫痫发作
眼部症状	晶状体异位
骨骼肌肉系统	弓形足、脊柱侧凸及后凸 肌痉挛
毛发皮肤	毛发淡黄、稀少和质脆 皮肤常见面颊发红、有网状青斑

二、基因诊断

(1) 概述

SUOX 基因，编码亚硫酸盐氧化酶，位于 12 号染色体长臂 1 区 3 带 2 亚带 (12q13.2)，基因组坐标为 (GRCh37):12:56391043-56399309，基因全长 8267bp，包含 3 个外显子，编码 545 个氨基酸。

(2) 基因对应蛋白结构及功能

该基因编码的亚硫酸盐氧化酶是一种位于线粒体膜间隙的同型二聚体蛋白。每个亚基包含一个血红素域和一个钼蝶呤结合域。亚硫酸盐氧化酶催化亚硫酸盐氧化成硫酸盐，氧化降解的最终产物是硫氨基酸、半胱氨酸和蛋氨酸。

(3) 基因突变致病机制

Kisker 等 [2] 报道在散发的亚硫酸盐氧化酶缺乏 (即高胱氨酸血症) 患者细胞系中发现 SUOX 基因相关的 4 种错义突变。含钼亚硫酸盐氧化酶催化亚硫酸盐转化成硫酸，最终氧化降解为半胱氨酸和蛋氨酸。人缺乏这种酶通常会导致严重的神经异常和过早死亡。Seidahmed 等 [3] 报道一个来自阿拉伯家庭的亚硫酸盐氧化酶缺乏的男性婴儿，发现其 SUOX 基因有 1bp 缺失的纯合突变。

(4) 目前基因突变概述

目前人类基因突变数据库收录的 SUOX 基因突变有 21 个，其中错义 / 无义突变 14 个，小的缺失 6 个，小的插入 1 个。突变分布在基因整个编码区，无突变热点。

（徐浩明　孙晓岩）

参考文献

[1] Garrett RM, Johnson JL, Graf TN, et al. Human sulfite oxidase RllOQ: identification of the mutation in a sulfite oxidase-deficient patient and characterization of the matant enzyme. Proc Natl Acad Sci USA, 1998, 95(11): 6394-6398.

[2] Kisker C, Schindelin H, Pacheco A, et al. Molecular basis of sulfite oxidase deficiency from the structure of sulfite oxidase. Cell, 1997, 91: 973-983.

[3] Seidahmed MZ, Alyamani EA, Rashed MS, et al. Total truncation of the molybdopterin/dimerization domains of SUOX protein in an Arab family with isolated sulfite oxidase deficiency. Am J Med Genet A, 2005, 136: 205-209.

1455　进行性核上性眼肌麻痹
(supranuclear palsy, progressive, 1, PSNP1; OMIM 601104)

一、临床诊断

(1) 概述

进行性核上性眼肌麻痹 (PSNP1) 是由位于 MAPT 基因突变引起的一种常染色体显性遗传疾病。临床表现为帕金森症状，姿势不稳，核上性凝视麻痹，认知下降。神经病理显示神经原纤维缠结，组成、分布与 AD 明显不同，主要位于皮质下，神经元及胶质细胞均有。

(2) 临床表现

该病临床表现包括姿势性震颤、痴呆、帕金森症状、肌张力障碍、抽动症、步态异常、运动不能 - 强直综合征、书写过小征、构音障碍、上视不能、反射亢进、跖伸肌反应、缄默、吞咽困难、认知损害、球麻痹、凝视麻痹视觉障碍如复视。平均发病年龄 66 岁，平均生存时间为 5~6 年。

(3) 影像学表现

PET 显示纹状体多巴胺摄取减少。

(4) 病理表现

中脑、脑桥、纹状体、底丘脑核的萎缩和黑质的色素脱失。TAU 蛋白沉积于神经元、胶质细胞。额叶轻度萎缩，黑质和蓝斑色素脱失。在苍白球、丘脑底核和黑质，神经元丢失、胶质增生。

(5) 受累部位病变汇总 (表 1455-1)

表 1455-1　受累部位及表现

受累部位	主要表现
脑干	神经元丢失，胶质增生
纹状体	神经元丢失，胶质增生
黑质	神经元丢失，胶质增生

二、基因诊断

(1) 概述

MAPT 基因, 即编码微管相关蛋白 (microtubule-associated protein tau, MAPT) 的基因, 位于 17 号染色体长臂 2 区 1 带 3 亚带 1 次亚带 (17q21.31), 基因组坐标为 (GRCh37):17:43971702-44105700, 基因全长 133 999bp, 包含 15 个外显子, 编码 776 个氨基酸。

(2) 基因对应蛋白结构及功能

MAPT 基因编码微管相关蛋白, 其转录本形式受到可变剪切的调控, 种类复杂。这些转录本在神经系统中根据神经元成熟阶段及类型表达不同。MAPT 蛋白能促进微管装配和稳定, 可能参与神经元极性的建立和维护。该蛋白作为连接蛋白, 羧基端绑定轴突的微管而氨基端连接神经质膜组分。轴突的极性由中心体决定的 TAU/MAPT 在细胞体中的区域确定。短的转录亚型对细胞骨架的可塑性起作用, 而长的转录亚型可能优先对细胞骨架的稳定发挥作用。

(3) 基因突变致病机制

1997 年, Conrad 等[5]发现 *PSNP* 和 *MAPT* 基因 9 号内含子中的 TG 两核苷酸重复的多态性有关, 并且指明 *PSNP* 中最为常见的等位基因 (a0) 和表型 (a0/a0)。1999 年 Baker 等[6]确定一系列分散在整个 *MAPT* 基因的多态突变, 并且描述 2 个覆盖整个基因的扩展单倍型, 特指 H1 和 H2。二核苷酸 TG 多态性等位基因 a0(11 个重复)a1(12 个重复), 和 a2(13 个重复) 是单倍型 H1, 而 a3(14 重复) 和 a4(15 重复) 等位基因是单倍型 H2。

2005 年, Ros 等[1]在 Rojo 等[7]关于 PSP 临床遗传学相关报道的影响下对 PSP 患者进行研究, 发现患者携带 *MAPT* 基因的 1 个杂合突变 (p.G303V), 患者体内也出现有 4 个微管重复机构的 MATP 蛋白异构体的过表达, 研究认为该突变可以导致常染色体显性的 PSP。

Lewis 等[8]研究发现携带 *Mapt* 基因 p.P301L 突变的转基因小鼠表现出运动行为障碍, 出现随年龄和基因剂量依赖性的神经纤维结。这些表型分别最早 6 个半月 (携带突变杂合子动物) 和 4 个半月 (携带纯合突变动物) 时发生。这些动物不仅中枢神经受损, 周围神经、神经源性肌肉萎缩等骨骼肌肉也出现异常。

(4) 目前基因突变概述

目前人类基因突变数据库收录的 *MAPT* 基因突变有 70 个, 其中错义/无义突变 37 个, 剪接突变 19 个, 小的缺失 2 个, 大片段缺失 9 个, 大片段插入 1 个, 调控区突变 2 个。

(唐鹤飞 吴 靓)

参考文献

[1] Ros R, Thobois S, Streichenberger N, et al. A new mutation of the tau gene, G303V, in early-onset familial progressive supranuclear palsy. Arch Neurol, 2005, 62: 1444-1450.

[2] Steele JC, Richardson JC, Olszewski J. Progressive supranuclear palsy: a heterogeneous degeneration involving brain stem, basal ganglia and cerebellum with vertical gaze and pseudobulbar palsy, nuchal dystonia and dementia. Arch Neurol, 1964, 10: 333-359.

[3] Tuite PJ, Clark HB, Bergeron C, et al. Clinical and pathologic evidence of corticobasal degeneration and progressive supranuclear palsy in familial tauopathy. Arch Neurol, 2005, 62: 1453-1457.

[4] Van Leeuwen FW, Van Tijn P, Sonnemans MAF, et al. Frameshift proteins in autosomal dominant forms of Alzheimer disease and other tauopathies. Neurology, 2006, 66 (suppl 1): S86-S92.

[5] Conrad C, Andreadis A, Trojanowski JQ, et al. Genetic evidence for the involvement of tau in progressive supranuclear palsy. Ann Neurol, 1997, 41: 277-281.

[6] Baker M, Litvan I, Houlden, H et al. Association of an extended haplotype in the tau gene with progressive supranuclear palsy. Hum Mol Genet, 1999, 8: 711-715.

[7] Rojo A, Pernaute RS, Fontan A, et al. Clinical genetics of familial progressive supranuclear palsy. Brain, 1999, 122 (Pt7): 1233-1245.

[8] Lewis J, McGowan E, Rockwood J et al. Neurofibrillary tangles, amyotrophy and progressive motor disturbance in mice expressing mutant (P301L) tau protein. Nat Genet, 2000, 25(4): 402-405.

1456　近端指关节粘连 1A 型
(symphalangism, proximal, 1A，SYM1A;OMIM 185800)

一、临床诊断

(1) 概述

近端指关节粘连 1A 型 (SYM1A) 是一种罕见的常染色体显性遗传病，其特征为近端指间关节强直，腕关节和跗骨骨性融合及某些个体的传导性耳聋等[1]，其致病基因为 *NOG*。

(2) 临床表现

SYM1A 的主要临床症状有指骨关节粘连、关节强直、骨性融合等特征 (图 1456-1)，病变部位多发生在近节指骨和中指骨处，表现为近节指骨变长、中指骨变短、关节腔狭窄，其功能障碍主要表现在近节指骨关节不能屈伸或屈伸受限，常累及第 2、3、4 和 5 指[2,3]。除此之外，尚有听力[4]、鼻翼、视力发育异常。*NOG* 基因的突变[5]还可引起腕骨 / 跗骨联合综合征 (TCC)(图 1456-2)。

(3) 影像学表现

X 线检查显示，双手 2~4 指的近端关节骨性融

合，第 5 指的远端关节融合 (图 1456-1)，50% 以上患者出现扁平足，足部第 2、3 楔状骨和第 2、3 掌骨融合，舟骨和距骨融合。一些独特的特征包括长骨缺失，第 1、5 掌骨缺失及扁平足。

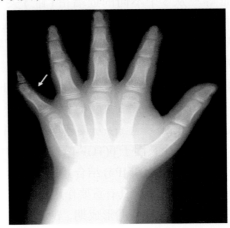

图 1456-1　患者手部 X 线显示第 5 指近端指间关节骨性融合和掌骨缺失

(Clin Genet, 2001, 60: 447-451)

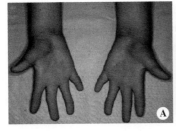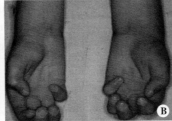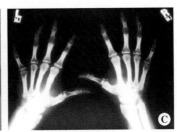

图 1456-2　腕骨 / 跗骨联合综合征患者的双手

A. 手指短小并且后 4 个近端指间关节弯曲受限；B. 第 2、3、4 和 5 指近端指关节不能屈曲；C. 双手及手腕的 X 线显示后 4 个近端指关节融合，第 5 掌骨缩短，且多个腕骨融合 (Genet Med, 2001, 3: 349-353)

(4) 病理表现

尚无相关资料。

(5) 受累部位病变汇总 (表 1456-1)

表 1456-1　受累部位及表现

受累部位	主要表现
骨骼	近端指关节粘连、强直，骨性融合
耳	传导性耳聋

二、基因诊断

(1) 概述

NOG 基因，编码一种分泌型多肽 (secreted polypeptide)，位于 17 号染色体长臂 2 区 2 带 (17q22)，基因组坐标为 (GRCh37):17:54671060-54672951，基因全长 1892bp，包含 1 个外显子，编码 232 个氨基酸。

(2) 基因对应蛋白结构及功能

该基因编码一种分泌型多肽 (noggin)，结合并失活转化生长因子超家族成员的信号蛋白。该蛋白是神经系统、体节及骨骼发育所必需的，在生物体发育早期和晚期均发挥作用，具有基因多效性，是软骨形态发生和关节形成的必需物质。该基因的杂合错义突变有可能导致关节粘连等疾病的发生。

(3) 基因突变致病机制

Gong 等[6] 从 5 个不同的近端指（趾）关节粘连家系中检测出 5 个显性 NOG 基因突变并且在 1 个父母表型正常的家系中发现患者 NOG 基因新发突变。研究者还在一个多发性骨性结合综合征家系检测出 1 个显性 NOG 基因突变。此外，Takahashi 等[1] 在日本患者中检测出 3 种新的 NOG 突变。

NOG 基因编码产生的分泌型多肽被称为 noggin，可与转化生长因子 β(TGF-β) 超家族的信号蛋白，如骨形成蛋白 4(BMP4) 结合并使其失活。其在形态梯度的形成过程中具有重要作用。

小鼠模型研究发现胚胎形成期，Nog 在多个位点表达，包括骨骼发育。Nog$^{-/-}$ 小鼠在出生时便死于多种缺陷，包括附肢骨骼的骨融合症状。这一现象说明 NOG 对于关节的形成必不可少的。

研究者将突变的 noggin 与野生型 noggin 共表达，模拟杂合状态，发现野生型 noggin 的分泌并未受到干扰。这一现象表明导致人类疾病的 NOG 突变属于亚效等位基因型，能够降低功能性 noggin 的分泌[7]。

(4) 目前基因突变概述

目前人类基因突变数据库收录的 NOG 基因突变有 32 个，其中错义/无义突变 27 个，小的缺失 2 个，小的插入 2 个，大片段缺失 1 个。突变分布在基因整个编码区，无突变热点。

（武玲云　肖　亮）

参考文献

[1] Takahashi T, Takahashi I, Komatsu M, et al. Mutations of the NOG gene in individuals with proximal symphalangism and multiple synostosis syndrome. Clin Genet, 2001, 60: 447-451.

[2] Cushing H. Hereditary anchylosis of proximal phalangeal joints (symphalangism). Genetics, 1916, 1:90-106.

[3] Warman ML. Heterozygous mutations in the gene encoding noggin affect human joint morphogenesis. Nature Genet, 1999, 60:302-304.

[4] VESELL ES. Symphalangism, strabismus and hearing loss in mother and daughter. N Engl J Med, 1960, 263: 839-842.

[5] Dixon ME, Armstrong P, Stevens DB, et al. Identical mutations in NOG can cause either tarsal/carpal coalition syndrome or proximal symphalangism. Genet Med, 2001, 3: 349-353.

[6] Gong Y, Krakow D, Marcelino J, et al. Heterozygous mutations in the gene encoding noggin affect human joint morphogenesis. Nat Genet, 1999, 21(3):302-304.

[7] Marcelino J, Sciortino CM, Romero MF, et al. Human disease-causing NOG missense mutations: effects on noggin secretion, dimer formation, and bone morphogenetic protein binding. Proc Natl Acad Sci USA, 2001, 98(20):11353-11358.

1457　Tangier 病
(Tangier disease, TGD; OMIM 205400)

一、临床诊断

(1) 概述

1961 年 Fredrickson 等[1] 首先报道 Tangier 病 (TGD) 该遗传代谢障碍疾病病名与氟吉尼亚 Tangier 岛有关，这是第 1 个患者的家乡。其发病呈常染色体隐性遗传方式，由于 α 脂蛋白合成障碍，大量胆固醇酯蓄积于单核－吞噬细胞系统、肠黏膜和皮肤中，致病基因为 ABCA1，即 ATP 结合盒转运蛋白 A1(ATP binding cassette transporter A1, ABCA1) 基因。

(2) 临床表现

Tangier 病通常发生在 30~60 岁人群。最常见的临床表现是扁桃体增生伴橙黄色条纹（图 1457-1）和脾大。还常有白细胞减少、血小板减少、轻微贫血、网织细胞增高、轻度肝大、多发淋巴结病变、多发性神经病性变、角膜混浊（图 1457-2）及骨髓贮藏

细胞。皮肤改变呈非特异性丘疹,有时呈黄瘤样(图
1457-3),部分患者合并周围神经炎及出现大动脉

粥样斑块形成 [1-6]。

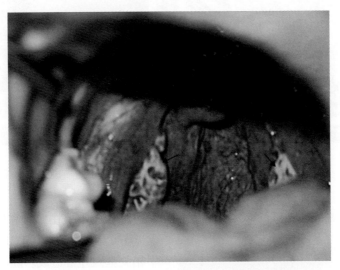

图 1457-1　TGD 患者典型扁桃体增生伴橙黄色条纹

[Am J Cardiovasc Drugs, 2012, 12(5): 303-311]

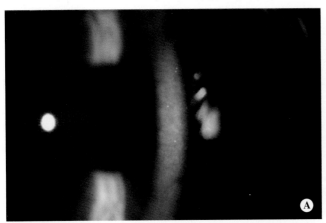 

图 1457-2　裂隙灯观察下可发现在角膜基质内有白点状脂质沉积

[J Clin Lipidol, 2013, 7(1): 82-87]

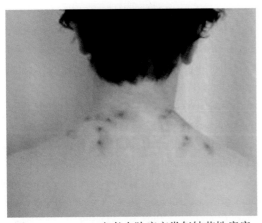

图 1457-3　TGD 患者皮肤病变类似结节性痒疹

[Orphanet J Rare Dis, 2014, 9(1): 143]

(3) 辅助检查

血清中高密度脂蛋白 (HDLS) 降低或几乎完全
缺如。基因检测提示 *ABCA1* 基因突变。

(4) 病理表现

组织细胞及贮存有胆固醇的泡沫细胞常见,与
器官的变化相关,皮肤组织细胞和皮肤神经中的施
万细胞中也贮存有胆固醇酯(图 1457-4)。另外,有
髓鞘和无髓鞘皮肤神经中也可有脂质贮存。

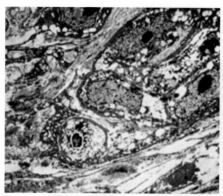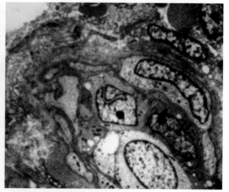

图 1457-4 皮肤神经的施万细胞中脂质堆积

[Orphanet J Rare Dis, 2014, 9(1): 143]

(5) 受累部位病变汇总 (表 1457-1)

表 1457-1 受累部位及表现

受累部位	主要表现
血液系统	白细胞减少、血小板减少、轻微贫血、网状细胞增高等
神经系统	多发性神经病性变
扁桃体	扁桃体增生伴橙黄色条纹
脾	脾大
眼	角膜混浊
皮肤	皮肤改变呈非特异性的丘疹，有时呈黄瘤样

二、基因诊断

(1) 概述

ABCA1 基因，编码 ATP 结合盒亚家族 A 成员 1，位于 9 号染色体长臂 3 区 1 带 1 亚带 (9q31.1)，基因组坐标为 (GRCh37):9:107543283-107690527，基因全长 147 245bp，包含 50 个外显子，编码 2261 个氨基酸。

(2) 基因对应蛋白结构及功能

ATP 结合盒转运蛋白超家族成员能够跨膜转运多种分子，被划分为 7 个亚家族 (ABC1，MDR/TAP，MRP，ALD，OABP，GCN20，White)，其中 ABC1 亚家族被认为在多细胞动物体内有重要生理作用。作为其中的一员，*ABCA1* 基因编码产物行使胆固醇流出泵功能，在细胞脂质的运输过程中起重要作用，其突变将导致 TGD 和高密度脂蛋白缺乏症。

(3) 基因突变致病机制

Lux 等 [7]1972 年在丹吉尔患者中观察到，高密度脂蛋白的两种脱辅基蛋白之一的 Apo-I 有明显减少。由于该蛋白在患者和健康人中没有表现出免疫学差异，研究者推测 TGD 可能是 Apo-I 合成途径中相关基因异常造成。随后 Schmitz 等 [8] 证明 TGD 与 Apo-I 的修饰异常有关，可能由转化酶活性或由蛋白结构的缺陷造成。

Brooks-Wilson 等 [9]1999 年在两例 TGD 患者检测到 *ABCA1* 突变。Bodzioch 等 [10] 分析 5 个丹吉尔患者家族，确定出 *ABCA1* 基因的 7 个突变，并预测其中 3 个对基因的功能造成影响。此外，Remaley 等 [11] 证实 *ABCA1* 基因的 22 号外显子纯合缺失是 TGD 的起源。

(4) 目前基因突变概述

目前人类基因突变数据库收录的 *ABCA1* 基因突变有 9 个，其中错义 / 无义突变 8 个，小的缺失 1 个。

(郗丽妍 王军儒)

参考文献

[1] Fredrickson DS, Altrocchi PH, Avioli LV, et al. Tangier disease. Ann Intern Med, 1961, 55: 1016-1031.

[2] Engel WK, Dorman JD, Levy RI, et al. Neuropathy in Tangier disease. Alpha-lipoprotein deficiency manifesting as familial recurrent neuropathy and intestinal lipid storage. Arch Neurol, 1967, 17: 1-9.

[3] Pressly TA, Scott WJ, Ide CH, et al. Ocular complications of Tangier disease. Am J Med, 1987, 83: 991-994.

[4] Cheung MC, Mendez AJ, Wolf AC, et al. Characterization of apolipoprotein A-I- and A-II-containing lipoproteins in a new case of high density lipoprotein deficiency resembling Tangier disease and their effects on intracellular cholesterol efflux. J Clin Invest, 1993, 91: 522-529,

[5] Sechi A, Dardis A, Zampieri S, et al. Effects of miglustat

treatment in a patient affected by an atypical form of Tangier Disease. Orphanet J Rare Dis, 2014, 9(1):143.

[6] Negi SI1，Brautbar A，Virani SS, et al.A novel mutation in the ABCA1 gene causing an atypical phenotype of Tangier disease. J Clin Lipidol, 2013, 7(1):82-87.

[7] Lux SE, Levy RI, Gotto AM, et al. Studies on the protein defect in Tangier disease. Isolation and characterization of an abnormal high density lipoprotein. J Clin Invest, 1972, 51: 2505-2519.

[8] Schmitz G, Assmann G, Rall SC, et al. Tangier disease: defective recombination of a specific Tangier apolipoprotein A-I isoform (pro-apo A-i) with high density lipoproteins.

Proc Natl Acad Sci USA, 1983, 80: 6081-6085.

[9] Brooks-Wilson A, Marcil M, Clee SM, et al. Mutations in ABC1 in Tangier disease and familial high-density lipoprotein deficiency. Nat Genet , 1999, 22: 336-345.

[10] Bodzioch M, Orso E, Klucken J, et al. The gene encoding ATP-binding cassette transporter 1 is mutated in Tangier disease. Nat Genet, 1999, 22: 347-351.

[11] Remaley AT, Rust S, Rosier M, et al. Human ATP-binding cassette transporter 1 (ABC1): genomic organization and identification of the genetic defect in the original Tangier disease kindred. Proc Natl Acad Sci USA, 1999, 96: 12685-12690.

1458　TARP 综合征
(TARP syndrome, TARPS; OMIM 311900)

一、临床诊断

(1) 概述

TARP综合征表现为马蹄内翻足，房间隔缺损，罗宾序列征（小下颌畸形、腭裂）（图 1458-1），左上腔静脉残存。由 *RBM10* 基因突变所致。

(2) 临床表现

患 TARP 综合征的男性幼儿期死亡。可伴有肝衰、肾衰、透明膜病。表现为手足徐动症样运动、癫痫、基底核出血、硬膜下出血。部分患者透明隔缺如、小脑蚓部小、并趾畸形、法洛四联症、视神经发育不全。

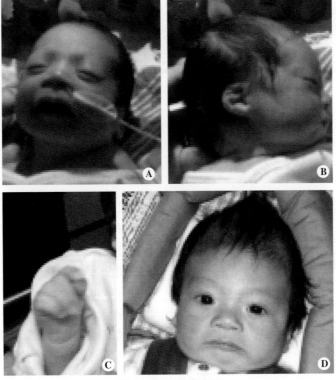

图 1458-1　临床表现
小耳朵，对耳轮，短眼裂，扁平鼻梁，小颌畸形，3、4、5 并指畸形
(Am J Med Genet, 2014, 164A: 120-128)

(3) 影像学表现 (图 1458-2)

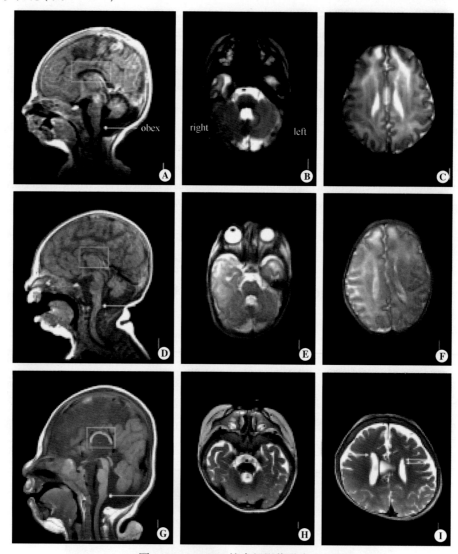

图 1458-2　TARP 综合征影像学表现

A、D、G. 胼胝体短、细，小脑蚓部发育不全；B、E、H. 小脑萎缩和四脑室扩大；C、F、I. 额叶发育异常

(Am J Med Genet, 2014, 164A: 120-128)

(4) 病理表现

尚无相关资料。

(5) 受累部位病变汇总 (表 1458-1)

表 1458-1　受累部位及表现

受累部位	主要表现
脑	发育不全
心脏	房间隔缺损
骨骼	畸形
上腔静脉	残存
视神经	发育不全

二、基因诊断

(1) 概述

RBM10 基因，编码 RNA 结合基序蛋白 10，位于 X 染色体短臂 1 区 1 带 2 亚带 3 次亚带 (Xp11.23)，基因组坐标为 (GRCh37): X: 47004617-47046214，基因全长 41 598bp，包含 25 个外显子，编码 995 个氨基酸。

(2) 基因对应蛋白结构及功能

该基因编码一个核蛋白，属于包含 RNA 结合基序的蛋白家族。它编码的蛋白与 hnRNP 有关，并且可能参与可变剪接。该基因由于可变剪接形成多种转录变异体。

(3) 基因突变致病机制

通过 X 染色体外显子的大量平行测序和数据筛选过滤，2010 年，Johnston 等 [1] 在 RBM10 基因上确定一个移码突变和一个无效突变。该基因突变能够影响个体，并且在患有 TARP 综合征的 2 个家庭中都存在突变。2014 年，Johnston 等 [2] 利用全外显子测序技术，又在患有 TARP 综合征的同一家系中的 3 个男性检测出 RBM10 基因均发生无义突变 [2]，并观察到在妊娠中期鼠胚胎中 Rbm19 表达情况，在第一鳃弓中信号最强，也在下颌骨、第二鳃弓、肢芽和尾芽中有表达。他们指出 RBM10 基因的表达形式与人类 TARP 综合征的一些畸形症状 (包括严重畸形及肢体缺损) 具有很强的相关性。

(4) 目前基因突变概述

目前人类基因突变数据库收录的 RBM10 基因突变有 2 个，其中错义 / 无义突变 1 个，小的插入 1 个。突变分布在基因整个编码区，无突变热点。

（唐鹤飞　王　磊）

参考文献

[1] Johnston JJ, Sapp JC, Curry C, et al. Expansion of the TARP syndrome phenotype associated with de novo mutations and mosaicism. Am J Med Genet, 2014, 164A: 120-128.

[2] Johnston JJ, Teer JK, Cherukuri PF, et al. Massively parallel sequencing of exons on the X chromosome identifies RBM10 as the gene that causes a syndromic form of cleft palate. Am J Hum Genet, 2010, 86: 743-748.

1459 Tay-Sachs 病
(Tay-Sachs disease, TSD; OMIM 272800)

一、临床诊断

(1) 概述

最初英国学者 Tay 和美国学者 Sachs 描述一种由于溶酶体 β - 氨基己糖苷酶 (Hex) 缺乏所致的常染色体隐性遗传病，即 Tay-Sachs 病，也称为 GM2 神经节苷脂沉积症婴儿型。致病基因是 HEXA 基因，即氨基己糖苷酶 A (hexosaminidase A gene) 基因。

(2) 临床表现

患儿出生时正常，4 个月左右可出现对声音刺激特别敏感，表现为突发惊跳和四肢伸展性阵挛。4~6 个月出现智力和运动发育倒退现象，逐渐不能独坐及翻身取物，并对外界反应淡漠、肌张力减退、锥体束征阳性，此后肢体阵挛，同时有视力下降而逐步出现黑矇、视神经萎缩。查体可见瞳孔光反应差，肝脾不大，90% 以上患儿可见眼底黄斑樱桃红斑点 (图 1459-1)。2 岁之后完全痴呆，全身频繁肌阵挛和抽搐发作，反应消失，吸吮和吞咽能力消失而需要鼻饲。常有癫痫发作、脑电图异常表现，但无外周神经受累表现，无面容骨骼改变。平均病程 2 年，多数患儿在 3~4 岁前夭折 [1-4]。

(3) 辅助检查

眼底检查可见黄斑区樱桃红斑点。

测定血清和皮肤成纤维细胞中相关的 β - 半乳糖苷酶及氨基己糖酶的酶活力是诊断神经节苷脂沉积病和进一步分型的方法。

血淋巴细胞检查可见骨髓组织细胞中有空泡形成。

X 线检查可见椎骨发育不良、长骨中骨皮质厚薄分布异常、掌骨楔形蝶鞍鞋形、肋骨薄片状、髂骨外张等。

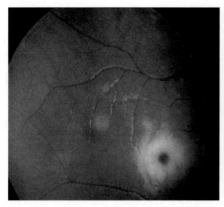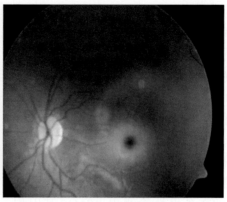

图 1459-1　一例 TSD 患者双眼眼底黄斑区樱桃红斑点

[Arq Bras Oftalmol, 2009, 72(4): 537-539]

(4) 病理表现

TSD 患者主要病理改变为大脑皮质中神经细胞内有大量类脂沉积，细胞变性、消失，晚期有髓鞘脱失和胶质细胞增生。电镜检查可见沉积物为圆形分层结构，称为膜状胞质小体，除大脑受累外，小脑和脑干均有普遍萎缩，脑室扩大。

(5) 受累部位病变汇总（表 1459-1）

表 1459-1　受累部位及表现

受累部位	主要表现
脑	发育停滞、智力和运动发育倒退、肌张力减退、锥体束征阳性、癫痫发作
骨骼	椎骨发育不良、长骨中骨皮质厚薄分布异常、掌骨楔形蝶鞍鞋形、肋骨薄片状、髂骨外张
眼	视力障碍、眼底樱桃红斑

二、基因诊断

(1) 概述

HEXA 基因，编码溶酶体酶 β-氨基己糖苷酶的 α 亚基，位于 15 号染色体长臂 2 区 4 带 1 亚带 (15q24.1)，基因组坐标为 (GRCh37):15:72635778-72669474，基因全长 33 697bp，包含 14 个外显子，编码 529 个氨基酸。

(2) 基因对应蛋白结构及功能

HEXA 基因编码溶酶体酶 (β-氨基己糖苷酶) 的 α 亚基和 GM2 辅助活性蛋白，催化 GM2 神经节苷脂及其他末端含有 N-乙酰氨基糖的分子降解。β-氨基己糖苷酶由 α 和 β 两个亚基构成，两个亚基分别由不同的基因编码，两者都是 20 种糖基水解酶家族的一员。α 或 β 亚基的基因突变会导致 GM2 神经节苷脂在神经细胞中累积，从而导致神经变性疾病（称为 GM2 神经节苷脂贮积症）。α 亚基基因突变导致 TSD。

(3) 基因突变致病机制

Myerowitz 等[5] 在 1988 年的研究表明，在患有 TSD 的德系犹太人身上，最常见的是在 *HEXA* 基因 11 号外显子 4bp 的插入。经过对 *HEXA* 基因分析发现，导致少年型疾病的基因，是造成典型婴儿型 TSD 的等位基因[6]。而氨基己糖苷酶 A 完全缺失的典型 TSD 患者会在 5 岁前死亡；酶（氨基己糖苷酶 A）部分缺失的患者也会在 15 岁之前死亡。

Taniike 等[7] 通过靶向破坏 *HEXA* 基因，制作一个 TSD 的小鼠模型，体内的 β-氨基己糖苷酶缺乏活性，中枢神经系统中的 GM2 神经节苷脂呈现积累状，并且与患 TSD 的人显示出相同的神经元膜细胞质体。

(4) 目前基因突变概述

目前人类基因突变数据库收录的 *HEXA* 基因突变共有 135 个，其中错义/无义突变 75 个，剪接突变 27 个，小的缺失 24 个，小的插入 6 个，小的插入/缺失 2 个，大的缺失 1 个。突变分布在基因整个编码区，无突变热点。

（郜丽妍　李丰余）

参考文献

[1] Mitsumoto H, Sliman RJ, Schafer IA, et al. Motor neuron disease and adult hexosaminidase A deficiency in two families: evidence for multisystem degeneration. Ann Neurol, 1985, 17: 378-385.

[2] Rapin I, Suzuki K, Suzuki K, et al. Adult (chronic) Gm2

gangliosidosis. Arch Neurol, 1976, 33: 120-130.

[3] Aragão RE, Ramos RM, Pereira FB, et al. 'Cherry red spot' in a patient with Tay-Sachs disease: case report. Arq Bras Oftalmol, 2009, 72(4): 537-539.

[4] 马秀伟，蒲利华，张月华，等 . GM2 神经节苷脂沉积症的临床特征及诊断 . 实用儿科临床杂，2008, 23(7): 539-541.

[5] Myerowitz R, Costigan FC. The major defect in Ashkenazi Jews with Tay-Sachs disease is an insertion in the gene for the alpha-chain of beta-hexosaminidase. J Biol Chem, 1988,

263: 18587-18589.

[6] Paw BH, Moskowitz SM, Uhrhammer N, et al. Juvenile GM2 gangliosidosis caused by substitution of histidine for arginine at position 499 or 504 of the alpha-subunit of beta-hexosaminidase. J Biol Chem, 1990, 265: 9452-9457.

[7] Taniike M, Yamanaka S, Proia RL, et al. Neuropathology of mice with targeted disruption of Hexa gene, a model of Tay-Sachs disease. Acta Neuropathol, 1995, 89: 296-304.

1460，1461 遗传性出血性毛细血管扩张症
(telangiectasia, hereditary hemorrhagic, HHT)
(1460. HHT1, OMIM 187300; 1461. HHT2 600376)

一、临床诊断

(1) 概述

遗传性出血性毛细血管扩张症 1 型 (HHT1) 由内皮因子基因 *ENG* 杂合突变引起，遗传性出血性毛细血管扩张症 2 型 (HHT2) 由 *ACVRL1* 基因突变引起。

常染色体显性遗传血管发育不良，导致皮肤、黏膜、内脏的毛细血管扩张、动静脉畸形。鼻出血、胃肠道出血是黏膜损伤的常见病因[1]。

(2) 临床表现

HHT1：显性血管发育不良性疾病，毛细血管扩张和皮肤、黏膜、脏器的动静脉畸形。鼻出血、胃肠道出血是黏膜损伤的常见并发症。脏器受损包括肺、肝、脑。毛细血管扩张还可发生于舌、口唇、脸、结膜、耳、手指的皮肤或黏膜。脏器血管发育不良包括动脉瘤、动静脉瘘、肺动静脉畸形。血管畸形还可累及食管、肾脏、卵巢、脾、淋巴结。脑血管畸形。反常栓塞可导致脑梗死和脓肿形成[2]。

HHT2：鼻衄，肺脏、肝脏、脑、消化道动静脉畸形。72% 患者有鼻出血。1 型比 2 型更早出现鼻出血和毛细血管扩张。可导致出血和卒中[2]。

(3) 影像学表现 (图 1460-1)

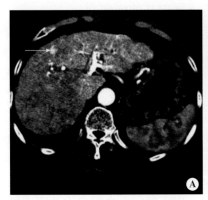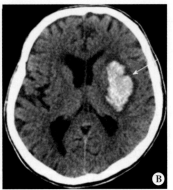

图 1460-1 HHT2 患者影像学表现

A . 肝内动静脉畸形；B . 脑内动静脉畸形

[World J Gastroenterol, 2012, 18(15):1840-1844]

（4）病理表现（图 1460-2）

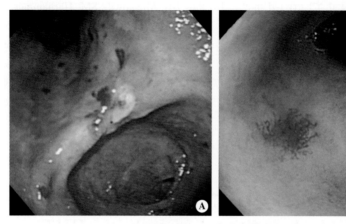

图 1460-2 多发血管发育不良

[World J Gastroenterol. 2012, 18(15):1840-1844]

（5）亚型汇总（表 1460-1）

表 1460-1 亚型汇总

HHT 亚型	基因
HHT1	ENG
HHT2	ACVRL1

（6）受累部位病变汇总（表 1460-2）

表 1460-2 受累部位及表现

受累部位	主要表现
脑	血管畸形
肝	血管畸形
肾脏	血管畸形
皮肤黏膜	血管畸形
胃肠道	血管畸形

二、HHT1 基因诊断

（1）概述

ENG 基因，即编码同源二聚体跨膜蛋白的基因，位于 9 号染色体长臂 3 区 4 带 1 亚带 1 次亚带（9q34.11），基因组坐标为 (GRCh37): 9: 130577291-130617052，基因全长 39 762bp，包含 16 个外显子，编码 658 个氨基酸。

（2）基因对应蛋白功能

ENG 基因编码一种同源二聚体跨膜蛋白，其为血管内皮细胞的主要糖蛋白。这种蛋白是转化生长因子 β 受体复合体的一个组成部分，其与 β1 和 β3 的多肽具有较高的亲和力，易与之结合。目前，ENG 基因编码不同亚型的选择性剪接转录变异体已被发现。

（3）基因突变致病机制

根据多家族的连锁分析获得 ENG 位置为 9q33—q34。ENG 作为转化生长因子 - β (TGF-β) 的结合蛋白。基于 ENG 的染色体定位、表达模式和功能等，其被作为遗传性出血性毛细血管扩张症 (HHT) 候选基因进行分析。在 3 例 HHT 患者中，ENG 基因突变检出结果：第一例患者检出 C 碱基被 G 碱基替代，使得编码酪氨酸的密码子变成终止密码子；第二例患者检出 ENG 基因 39bp 缺失；第三例患者检出 ENG 基因 2bp 的缺失，使得终止密码子提前出现。这是人类第一个以转化生长因子 - β 受体复合物成员的突变来定义的疾病[6]。

Li 等[7]利用同源重组孕育具有 Eng 缺陷的小鼠。Eng[+/-] 的小鼠具有正常的寿命、生育和外观。Eng[-/-] 的小鼠于胚胎期 11.5 天即死亡。在胚胎期 10.5 天，Eng[-/-] 的小鼠比 Eng[+/+] 小鼠小 3 倍，并且体节也较少。在 Eng[-/-] 小鼠胚胎中显示出其缺乏血管组织和卵黄囊表层红细胞的通道，但其上皮标志物的表达并没有被破坏。此外，在 Eng[-/-] 胚胎中，神经外周血管丛一直处于不成熟状态，不能进行内皮重塑，心血管也无法完成循环，并有心包积液。经过胚胎期 10.5 天，在 Eng[-/-] 小鼠胚胎中，包括主动脉背、肌节血管、鳃弓和颈动脉等主要血管是闭塞不通且紊乱的。在 Eng[-/-] 小鼠胚胎期 9.5 天和 10.5 天，血管平滑肌细胞也很少形成。在缺乏 TGF-β 的对比小鼠中，血管未受影响。Li 等[7]得出结论，ENG 是血管生成所必要的，表明 ENG 是 HHT1 的一种致病原因。

(4) 目前基因突变概述

目前人类基因组数据库收录的 ENG 基因突变有 365 个，其中错义／无义突变 125 个，剪接突变 56 个，小的缺失 96 个，小的插入 47 个，大片段缺失 32 个，大片段插入 7 个，调控区突变 2 个。突变分布在基因的整个编码区，无突变热点。

三、HTT2 基因诊断

(1) 概述

ACVRL1 基因，又名 ALK1 基因，即编码转化因子 β 超家族配体 Ⅰ 型细胞表面受体的基因，位于 12 号染色体长臂 1 区 3 带 1 亚带 3 次亚带 (12q13.13)，基因组坐标为 (GRCh37):12:52300657-52317145，基因全长 16 489bp，包含 11 个外显子，编码 517 个氨基酸。

(2) 基因对应蛋白结构及功能

ACVRL1 基因编码转化生长因子 β 超家族配体的 Ⅰ 型细胞表面受体。它与其他 Ⅰ 型受体，在丝氨酸－苏氨酸激酶亚结构域、激酶结构域前的一个甘氨酸和丝氨酸富集区（称为 GS 结构域）和一个短 C 末端尾部具有高度相似性。该基因所编码的蛋白质，有时被称为 ALK1，与其他密切相关的 ALK 或活化素受体样激酶蛋白有相同的结构域，这些蛋白形成受体丝氨酸－苏氨酸激酶的亚家族。ACVRL1 基因的突变与出血性毛细血管扩张症 2 型相关，也称为奥斯勒－韦伯－朗迪综合征 2 型。

(3) 基因突变致病机制

Johnson 等[8] 在 3 个患有遗传性出血性毛细血管扩张症 2 型的家系中发现 ALK1 基因的突变。研究表明 ALK1 基因在血管发育和修复的控制中起关键作用。Kjeldsen 等[9] 使用变性梯度凝胶电泳 (DGGE) 在 2 个患有遗传性出血性毛细血管扩张症 2 型的家系中检测出 ALK1 基因的突变。其中一个家系在 398 位点处发生异亮氨酸到天冬氨酸的突变，该家系肺动静脉畸形和严重胃肠出血的发病率较高；另一家系在 374 位点发生精氨酸到苏氨酸的突变，家族中无发生肺动静脉畸形的个体，只有 1 例有过严重胃肠道出血病史。

Srinivasan 等[10] 建立 Acvrl1 功能丧失的突变小鼠杂合模型。该小鼠的皮肤、四肢、口腔和内部脏器(肺、肝、肠、脾和脑)会发生年龄依赖性血管损伤，同时伴有隐匿消化道出血。病变的组织病理学特征主要包括薄壁扩张血管彼此接近、出血和纤维化。在一个 Acvrl1[+/-] 小鼠中，肝脏功能严重混乱，而且还观察到类似于人类患者的次级心脏病症状。

Seki 等[11] 把 β-半乳糖苷酶受体基因插入到一种新的没有 Acvrl1 突变的小鼠系 Acvrl1 位点，结果表明 Acvrl1 在动脉发育中显著表达，而不在静脉、内皮细胞中显著表达。与 HHT 作为静脉疾病的观点相反，他们的研究结果表明 Acvrl1 等位基因突变会影响小动脉而不影响静脉。

(4) 目前基因突变概述

目前人类基因组数据库报道的 ACVRL1 基因突变有 324 个，其中错义／无义突变 200 个，剪接突变 21 个，小的缺失 63 个，小的插入 27 个，大片段缺失 13 个。突变分布在基因整个编码区，无突变热点。

（唐鹤飞　谢国云）

参考文献

[1] Ha M, Kim YJ, Kwon KA, et al. Gastric angiodysplasia in a hereditary hemorrhagic telangiectasia type 2 patient. World J Gastroenterol, 2012, 18(15): 1840-1844.

[2] Trell E, Johansson BW, Linell F, et al. Familial pulmonary hypertension and multiple abnormalities of large systemic arteries in Osler's disease. Am J Med, 1972, 53: 50-63.

[3] Trembath RC, Thomson JR, Machado RD, et al. Clinical and molecular genetic features of pulmonary hypertension in patients with hereditary hemorrhagic telangiectasia. New Eng J Med, 2001, 345: 325-334.

[4] Vincent P, Plauchu H, Hazan J, et al. A third locus for hereditary haemorrhagic telangiectasia maps to chromosome 12q. Hum Molec Genet,1995, 4: 945-949.

[5] ehner L-E, Folz BJ, Argyriou L, et al. Mutation analysis in hereditary haemorrhagic telangiectasia in Germany reveals 11 novel ENG and 12 novel ACVRL1/ALK1 mutations. Clin Genet, 2006, 69: 239-245.

[6] McAllister KA, Grogg KM, Johnson DW, et al. Endoglin, a TGF-beta binding protein of endothelial cells, is the gene for hereditary haemorrhagic telangiectasia type 1. Nat Genet, 1994, 8: 345-351.

[7] Li DY, Sorensen LK, Brooke BS, et al. Defective angiogenesis in mice lacking endoglin. Science, 1999, 284:

1534-1537.

[8] Johnson DW, Berg JN, Baldwin MA, et al. Mutations in the activin receptor-like kinase 1 gene in hereditary haemorrhagic telangiectasia type 2. Nat Genet, 1996, 13: 189-195.

[9] Kjeldsen AD, Brusgaard K, Poulsen L, et al. Mutations in the ALK-1 gene and the phenotype of hereditary hemorrhagic telangiectasia in two large Danish families. Am J Med Genet, 2001, 98: 298-302.

[10] Srinivasan S, Hanes MA, Dickens T, et al. A mouse model for hereditary hemorrhagic telangiectasia (HHT) type 2. Hum Mol Genet, 2003, 12: 473-482.

[11] Seki T, Yun J, Oh SP. Arterial endothelium-specific activin receptor-like kinase 1 expression suggests its role in artorialization and vascular remodeling. Circ Res, 2003, 93: 682-689, 1707.

1462　Temtamy 综合征
(Temtamy syndrome, TEMTYS; OMIM 218340)

一、临床诊断

(1) 概述

Temtamy 综合征 (TEMTYS) 是一种罕见的遗传性疾病，1991 年 Temtamy 首次报道 3 个病例，后于 1996 年又对这些患者进行详细阐述[1]。该病的致病基因为 12 号染色体的 C12orf57 基因[2]。

(2) 临床表现

TEMTYS临床表现[1,3-5]为颅面异形、眼部缺损、癫痫、脑畸形，如胼胝体和丘脑异常。面部异形主要表现为长脸、小颌畸形、前额突出、人中长、耳低、眼距宽、睑裂下倾、眉弯。眼睛症状主要有近视、"钥匙孔"状虹膜。骨骼畸形包括髋关节脱位、膝外翻、短指/趾、球根状拇指、扁平足、马蹄内翻足等。神经认知系统异常，表现为发育迟滞、智力低下、肌张力低下、癫痫发作，可有孤独症样症状。

(3) 辅助检查

颅脑 MRI 检查可见胼胝体发育不全或不发育、丘脑发育不全、脑白质减少、脑室扩大、透明隔异常[2](图 1462-1)。

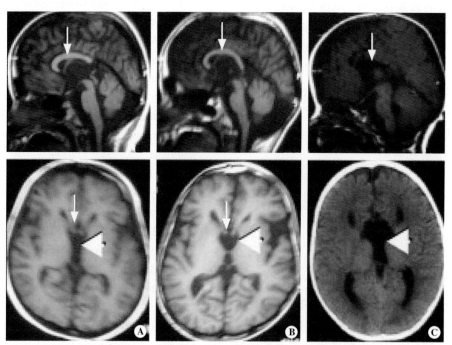

图 1462-1　同一家族中 3 例 TEMTYS 患者磁共振成像特征
A、B. 患者 A 和 B 胼胝体发育不良；C. 患者 C 胼胝体未发育 [Am J Hum Genet, 2013, 92(3): 392-400]

(4) 病理表现

尚无病理表现。

(5) 受累部位病变汇总（表 1462-1）

表 1462-1　受累部位及表现

受累部位	主要表现
头面部	长脸、小颌畸形、前额突出、长人中、耳低、眼距增宽、睑裂下倾
眼	"钥匙孔"状虹膜、视网膜、脉络膜缺损、近视
齿	牙齿拥挤、牙齿发育不良
骨骼	髋关节脱位、膝外翻、短指/趾、球根状拇指、扁平足、马蹄内翻足
神经系统	发育迟滞、智力低下、肌张力低下、癫痫发作、胼胝体发育不全、丘脑发育不全、脑白质减少、脑室扩大、透明隔异常、可有孤独症样症状

二、基因诊断

(1) 概述

C12orf57 基因，即编码 C10 蛋白的基因，位于 12 号染色体短臂 1 区 3 带 3 亚带 1 次亚带 (12p13.31)，基因组坐标为 (GRCh37):12:7052146-7055165，基因全长 3020bp，包含 4 个外显子，编码 126 个氨基酸。

(2) 基因对应蛋白结构及功能

C12orf57 基因普遍表达于人类组织，编码一个由 126 个氨基酸组成的蛋白，蛋白功能未知。该蛋白没有明显的旁系同源，但在进化过程中严格守恒。数据表明，该保守基因在人类胼胝体发育过程中发挥作用。

(3) 基因突变致病机制

Salih 等[6] 在沙特阿拉伯 4 个患 TPBS 的家系中，通过外显子组测序发现 *C12orf57* 基因的一个纯合突变 (c.1A>G)，而在一个患病沙特阿拉伯女孩身上检测出 c.1A>G 突变和另外一个 *C12orf57* 基因突变的复合杂合突变。

Akizu 等[7] 在 4 个有血缘关系的阿拉伯家系的 10 例 TPBS 患者研究中，利用全外显子测序技术，通过 Sanger 测序验证，同样发现 *C12orf57* 基因的 c.1A>G 突变，结果与连锁研究数据吻合。单倍体分析表明，该病发病特征与祖源效应一致。

Platzer 等[8] 对 2 个无血缘关系的德国家系

TPBS 患儿进行全外显子测序，通过 Sanger 测序验证，同样发现 *C12orf57* 基因的 c.1A>G 突变及 1 个新型的无义突变。

本病尚无相关的动物模型研究。

(4) 目前基因突变概述

目前人类基因突变数据库没有收录 *C12orf57* 基因突变信息，但在文献报道中该基因有 1 个 c.1A>G 突变和 1 个无义突变。

（杨　昕　赵　慧　梁　颜）

参考文献

[1] Temtamy SA, Salam MA, Aboul-Ezz EH, et al. New autosomal recessive multiple congenital abnormalities/ mental retardation syndrome with craniofacial dysmorphism absent corpu callosum, iris colobomas and connective tissue dysplasia. Clin Dysmorphol, 1996, 5: 231-240.

[2] Akizu N, Shembesh NM, Ben-Omran T, et al. Whole-Exome Sequencing Identifies Mutated C12orf57 in Recessive Corpus Callosum Hypoplasia. Am J Hum Genet, 2013, 92: 392-400.

[3] Chan AK, Levin AV, Teebi AS. Craniofacial dysmorphism, agenesis of the corpus callosum and ocular colobomas: Temtamy syndrome? Clin Dysmorphol, 2000, 9: 223-226.

[4] Li J, Shivakumar S, Wakahiro M,et al. Agenesis of the corpus callosum, optic coloboma, intractable seizures, craniofacial and skeletal dysmorphisms: An autosomal recessive disorder similar to Temtamy syndrome. Am J Med Genet A, 2007, 143A: 1900-1905.

[5] Talisetti A, Forrester SR, Gregory D, et al. Temtamy-like syndrome associated with translocation of 2p24 and 9q32. Clin Dysmorphol, 2003,12: 175-177.

[6] Salih MA, Tzschach A, Oystreck DT, et al. A newly recognized autosomal recessive syndrome affecting neurologic function and vision. Am J Med Genet A, 2013, 161A: 1207-1213.

[7] Akizu N, Shembesh NM, Ben-Omran T, et al. Whole-exome sequencing identifies mutated c12orf57 in recessive corpus callosum hypoplasia. Am J Hum Genet, 2013, 92: 392-400.

[8] Platzer K, Huning I, Obieglo C, et al. Exome sequencing identifies compound heterozygous mutations in C12orf57 in two siblings with severe intellectual disability, hypoplasia of the corpus callosum, chorioretinal coloboma, and intractable seizures. Am J Med Genet , 2014, 164A: 1976-1980.

1463 Tetra-amelia 隐性遗传综合征
(Tetra-amelia, autosomal recessive; OMIM 273395)

一、临床诊断

(1) 概述

Tetra-amelia 隐性遗传综合征，又称 Tetra-amelia 综合征，是一种非常罕见的遗传病，患者成活率极低 (但 Nick Vujicic、Joanne O'Riordan、Hirotada Ototake、Prince Randian、Violetta 等患者成活到成年)，呈常染色体隐性遗传方式，致病基因为 *WNT3*[1]。

(2) 临床表现

Tetra-amelia 综合征患者由于胚胎时期发育不良导致出生后四肢完全缺如 (图 1463-1)，并伴有面部、颅骨、脑、心脏、肛门和骨盆等其他部位的畸形。许多患儿的肺部未发育，导致呼吸困难或窒息，所以患儿出生后立即或不久后即死亡[2-9]。

(3) 影像学表现 (图 1463-2)

骨骼 X 线检查可见四肢完全缺如并伴有其他骨骼的畸形；胸片可见肺不张；头颅 CT 或 MRI 检查可见脑部异常；超声心动图可见心脏发育不良 (房间隔缺损等先天性心脏病)。孕期 B 超可提示此病[2-9]。

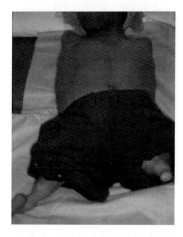

图 1463-1 Tetra-amelia 综合征患者

[Am J Hum Genet, 2004, 74(3):558-563]

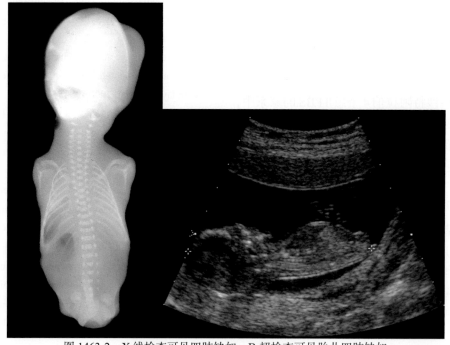

图 1463-2 X 线检查可见四肢缺如，B 超检查可见胎儿四肢缺如

[Am J Med Genet A, 2003, 123A(2): 193-196]

(4) 病理表现

暂无相关资料。

(5) 受累部位病变汇总（表 1463-1）

表 1463-1 受累部位及表现

受累部位	主要表现
骨骼	骨骼重度发育不良，严重可导致长骨缺如，轻者面部唇腭裂、小颌畸形、耳鼻部软骨发育不良、骨盆发育不全
眼部	眼裂、角膜均小于正常，白内障，眼组织缺失，眼睑融合
泌尿生殖系统	肾脏发育不全、泄殖腔持续存在、外生殖器缺如、阴道闭塞
肛门	闭塞
心肺	发育不全

二、基因诊断

(1) 概述

WNT3 基因，即编码无翅型 MMTV 整合位点家族成员 3 蛋白的基因，位于 17 号染色体长臂 2 区 1 带 3 亚带 1 次亚带 (17q21.31)，基因组坐标为 (GRCh37):17:44839872-44896126，基因全长 56 255bp，包含 5 个外显子，编码 355 个氨基酸。

(2) 基因对应蛋白结构及功能

WNT 基因家族由结构相关的基因构成，编码分泌型信号蛋白。这些蛋白涉及肿瘤发生以及其他多种发育过程，包括细胞调控和胚胎发育。*WNT3* 基因是 *WNT* 基因家族的一员，其编码蛋白与小鼠 WNT3 有 98% 的氨基酸一致性，与人类 WNT3A 蛋白 (WNT 家族的一员) 有 84% 的一致性。研究表明，WNT3 蛋白在乳腺癌、直肠癌、肺癌和胃癌的 WNT-β-catenin-TCF 信号通路激活过程中具有重要作用。这个基因编码的蛋白是七跨膜受体卷曲家族成员的配体，在神经管形态发生过程中，WNT3 和 WNT3a 发挥不同的细胞间信号转导功能。

(3) 基因突变致病机制

2004 年，Niemann 等[1] 报道一个近亲结婚的亚拉姆语血统土耳其家族，8 名亲属中有 4 名患有此病，3 名女性 1 名男性，除此病外还有其他多种异常。所有 4 个案例都是在出生前被诊断患病，在 20 周终止妊娠。在对 3 例胎儿进行尸检时发现四肢不全等多种缺陷。遗传分析确定 *WNT3* 基因上的突变 p.Q83X。83 号密码子的无义突变导致翻译提前终止，产生一个仅有 82 个氨基酸的截断蛋白 (包括 21 个氨基酸的信号肽)。

(4) 目前基因突变概述

目前人类基因突变数据库收录的 *WNT3* 基因突变有 1 个，为无义突变。

（赵 琳 董 燕）

参考文献

[1] Niemann S, Zhao C, Pascu F, et al. Homozygous WNT3 mutation causes tetra-amelia in a large consanguineous family. Am J Hum Genet, 2004, 74(3): 558-563.

[2] Zimmer EZ, Taub E, Sova Y,et al. Tetra-amelia with multiple malformations in six male fetuses of one kindred. Eur J Pediatr, 1985, 144(4): 412-414.

[3] Gershoni-Baruch R, Drugan A, Bronshtein M, et al. Roberts syndrome or "X-linked amelia"? Am J Med Genet, 1990, 37(4): 569-572.

[4] Rosenak D, Ariel I, Arnon J, et al. Recurrent tetraamelia and pulmonary hypoplasia with multiple malformations in sibs. Am J Med Genet, 1991, 38(1): 25-28.

[5] Zlotogora J, Sagi M, Shabany YO, et al. Syndrome of tetraamelia with pulmonary hypoplasia. Am J Med Genet, 1993, 47(4): 570-571.

[6] Başaran S, Yuksel A, Ermis H,et al. Tetra-amelia, lung hypo-/aplasia, cleft lip-palate, and heart defect: a new syndrome? Am J Med Genet, 1994, 51(1): 77-80.

[7] Ohdo S, Sonoda T, Ohba K. Natural history and postmortem anatomy of a patient with tetra-amelia, ectodermal dysplasia, peculiar face, and developmental retardation (MIM 273390). J Med Genet, 1994, 31(12): 980-981.

[8] Krahn M, Julia S, Sigaudy S, et al. Tetra-amelia and lung aplasia syndrome: report of a new family and exclusion of candidate genes.Clin Genet, 2005, 68(6): 558-560.

[9] Sousa SB, Pina R, Ramos L, et al. Tetra-amelia and lung hypo/aplasia syndrome: new case report and review. Am J Med Genet, 2008, 146A(1): 2799-2803.

1464 致死性骨发育不良 1 型
(thanatophoric dysplasia, type I, TD1; OMIM 187600)

一、临床诊断

(1) 概述

致死性骨发育不良 (TD) 是一种常染色体显性遗传的严重骨骼发育疾病，1992 年 Norman 等按照临床特征将此病分为 1、2 两型。致病基因为 *FGFR3* 基因，即成纤维细胞生长因子受体 3(fibroblast growth factor receptor-3) 基因 [1-3]。

(2) 临床表现

致死性骨发育不良 1 型发病率为 1/6 万，多数患者由于肺部发育不全出生后即死亡，少数可在高流量鼻导管通气和呼吸机辅助通气的帮助下存活到童年期，目前报道过存活最久的一例为 29 岁女性患者。此病最主要的临床特点为四肢极度短小，胸廓极窄。除此之外其他骨也发育不良，包括弓样骨、特殊面貌 (前额突出、眼距过宽、鞍状鼻等)、扁平椎体、枕骨大孔成比例减小，但躯干长度正常，手足除轻微指短外其余正常。1 型和 2 型最主要的区别在于 2 型头颅呈三叶草样，无弓样骨 [1-7]。

(3) 影像学表现 (图 1464-1)

患儿出生前可通过 B 超进行初步筛查：严重的四肢均匀短小畸形，严重胸部发育不良，部分患儿合并脑积水，面部、心脏和肾脏畸形。多数伴有羊水过多。

出生后全身 X 线检查可见四肢骨变短、胸廓极窄、肋骨小、扁平椎等。

其他包括超声心动和腹部超声等检查。

(4) 病理表现 (图 1464-2)

全身大体观可见各器官发育不全，脑部大体观可见皮质多脑回畸形，脑膜异常化神经细胞生长。骨骼病理切片可见长骨生长板肥大区和软骨细胞增殖区大为减少，骨领增厚，滋养孔增加，软骨血管旁间叶细胞增生 [7]。

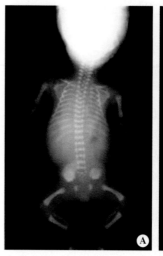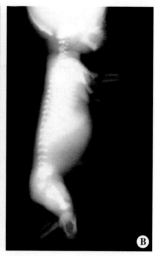

图 1464-1　TD 患者影像学表现

A. 前面观：四肢极短，髂骨呈正方形样；B. 侧面观：H 形椎体提示椎体扁平，椎间隙变宽

[Am J Med Genet, 2009, 149A(6): 1296-1301]

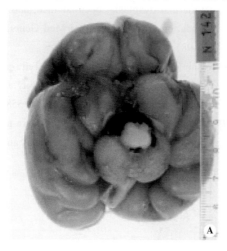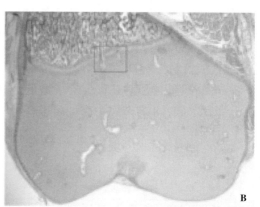

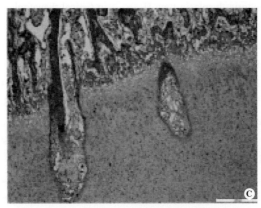

图 1464-2　TD 患儿病理表现

A. 一婴儿大脑的大体观提示颞叶多脑回；B. 软骨血管旁间叶细胞增生；C. 由于软骨细胞增生不足导致生长板发育不全

[Am J Med Genet, 2009, 149A(6): 1296-1301]

(5) 受累部位病变汇总 (表 1464-1)

表 1464-1　受累部位及表现

受累部位	主要表现
骨骼	四肢极度短小、胸廓极窄、弓样骨、特殊面貌 (前额突出、眼距过宽、鞍状鼻等)、扁平椎体、枕骨大孔成比例减小、头颅骨增大
脑	皮质多脑回畸形、脑膜异常化神经细胞生长
心、肺、肾	均可发育不全

二、基因诊断

(1) 概述

FGFR3 基因，即编码成纤维细胞生长因子受体蛋白的基因，位于 4 号染色体短臂 1 区 6 带 3 亚带 (4p16.3)，基因组坐标为 (GRCh37):4:1795039-1810599，基因全长 15 561bp，包含 19 个外显子，编码 806 个氨基酸。

(2) 基因对应蛋白结构及功能

FGFR3 基因编码成纤维细胞生长因子受体 (FGFR) 家族的一员，其氨基酸序列在家族内以及不同物种间具有高度保守型。FGFR 家族成员间的配体亲和力和组织分布各有不同。典型的蛋白是由一个细胞外区域 (由三个免疫球蛋白类似结构域组成)、一个疏水跨膜区和一个细胞质酪氨酸激酶结构域组成。细胞外结构域与成纤维细胞生长因子相互作用，启动下游信号级联运转，影响细胞有丝分裂和分化。*FGFR3* 基因结合酸性和碱性成纤维细胞生长激素，在骨骼发育和形成中发挥作用。这个基因的突变导致颅缝早闭，多类型骨骼发育不良。

(3) 基因突变致病机制

1995 年，Tavormina 等 [8] 在 29 例 TD1 患者中的 23 人中发现 FGFR3 胞外结构域上的氨基酸突变。其中 22 例患者是 p.R248C 杂合突变，1 例患者是 p.S371C 突变。在 TD1 中存在表型异质性，即使都携带 p.R248C 突变，仅有部分患者具有分叶状颅。*FGFR3* 基因突变导致的 TD1 表型可分为两种：错义突变和终止密码子突变。错义突变大多产生新的不配对的半胱氨酸残基，两个常见的突变是 p.R248C 和 p.Y373C，占到 TD1 的 60%~80%；终止密码子突变导致终止密码子的通读，在蛋白的 C 末端添加一个高度疏水的 α 螺旋结构域，这种突变占到 10% 或更多 [9]。

1996 年，Colvin 等 [10] 构建 *Fgfr3* 基因失活小鼠，其突变表型为骨骼缺陷包括脊柱后凸、脊柱侧凸、尾巴卷曲、长骨及椎骨过度生长和弯曲。通过比较小鼠的骨骼和软骨发育不全患者的表型，发现 FGFR3 活性可能引起软骨发育不良。同时，突变小鼠表现出内耳缺陷，包括柱细胞分化和螺旋器形成失败，导致失聪。该结果表明 *FGFR3* 对于正常的软骨内骨化和内耳发育很必要。

(4) 目前基因突变概述

目前人类基因突变数据库收录的 *FGFR3* 基因突变有 48 个，都是错义 / 无义突变。突变分布在基因整个编码区，无突变热点。

（赵　琳董　燕）

参考文献

[1] Bonaventure J, Gibbs L, Horne WC, et al. The localization of FGFR3 mutations causing thanatophoric dysplasia type I differentially affects phosphorylation, processing and ubiquitylation of the receptor. FEBS J, 2007. 274 (12): 3078-3093.

[2] Lievens PM, Liboi E. The thanatophoric dysplasia type II mutation hampers complete maturation of fibroblast growth factor receptor 3 (FGFR3), which activates signal transducer and activator of transcription 1 (STAT1) from the endoplasmic reticulum. J Biol Chem, 2003, 278 (19): 17344-17349.

[3] Norman AM, Rimmer S, Landy S, et al. Thanatophoric dysplasia of the straight-bone type (type 2). Clin Dysmorphol, 1992, 1 (2): 115-120.

[4] Langer LO Jr, Yang SS, Hall JG, et al. Thanatophoric dysplasia and cloverleaf skull. Am J Med Genet, 1987, 3: 167-179.

[5] Norman AM, Rimmer S, Landy S, et al. Thanatophoric dysplasia of the straight-bone type (type 2). Clin Dysmorph, 1992, 1(2): 115-120.

[6] Baker KM, Olson DS, Harding CO, et al. Long-term survival in typical thanatophoric dysplasia type 1. Am J Med Genet, 1997, 70(4): 427-436.

[7] Pannier S, Martinovic J, Heuertz S, et al. Thanatophoric dysplasia caused by double missense FGFR3 mutations. Am J Med Genet, 2009, 149A(6): 1296-1301.

[8] Tavormina PL, Shiang R, Thompson LM, et al. Thanatophoric dysplasia(types I and II)caused by distinct mutations in fibroblast growth factor receptor 3. Nat Genet, 1995, 9: 321-328.

[9] Passos-Bueno MR, et al. Clinical spectrum of fibroblast factor receptor mutations. Hum Mutat, 1999, 14(2): 115-125.

[10] Colvin J S, Bohne BA, Harding GW, et al. Skeletal overgrowth and deafness in mice lacking fibroblast growth factor receptor 3. Nat Genet，1996, 12(4): 390-397.

1465~1467 硫胺素代谢功能紊乱综合征
(thiamine metabolism dysfunction syndrome, THMD)
(1465.THMD2, OMIM 607483; 1466.THMD4, OMIM 613710; 1467.THMD5 614458)

一、临床诊断

(1) 概述

1998 年 Ozand 等报道一种对硫胺素治疗敏感的亚急性脑病，称为硫胺素代谢功能紊乱综合征 2 型 (THMD2)，也称为生物素敏感性基底核病 (BBGD) 或硫胺素敏感性脑病[1]。该病属常染色体隐性遗传性神经系统代谢性疾病，致病基因 SLC19A3 负责编码硫胺素转运蛋白 (hTHTR2)[2]，基因突变导致硫胺素代谢障碍，从而影响葡萄糖代谢，出现一系列神经系统受累表现。硫胺素代谢功能紊乱综合征 4 型 (THMD4) 也称为双侧纹状体变性和进展性多神经病，由 SLC25A19 基因突变致病。硫胺素代谢功能紊乱综合征 5 型 (THMD5) 是由于硫胺素焦磷酸激酶缺乏引起的发作性脑病，由 TPK1 基因突变致病。

(2) 临床表现

THMD2 报道病例仅数十例，婴儿早期至青少年期均可发病。发病前常有病毒感染、发热或疫苗接种史，随后出现亚急性脑病表现，包括意识模糊、昏睡等。癫痫常见，表现为部分或全面强直 - 阵挛发作[3]。其他神经系统表现包括眼肌麻痹 (图 1465-1)、眼震、眼睑下垂、吞咽困难、构音障碍、共济失调、肌张力减低，部分患者病情进展出现四肢瘫、昏迷甚至死亡[4, 5]。

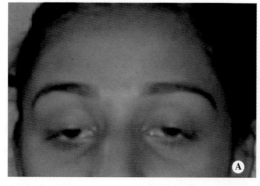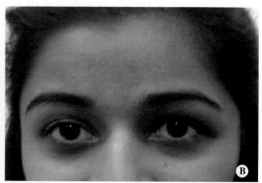

图 1465-1 THMD2 患者急性期临床表现

A. 双侧眼睑下垂、眼肌麻痹；B. 治疗后

(BMJ Case Rep, 2013, 2013: 200838)

THMD4 是常染色体隐性遗传的代谢性疾病，多发于近亲结婚的后代，于儿童期 (3~7 岁) 发病，通常由病毒感染、发热等疾病引发，出现急性发作性脑病，引起短暂的神经功能障碍，主要表现为昏睡、肌肉麻痹无力、反射消失、构音障碍。多数患者发作后可完全恢复，精神运动发育无影响，但部分患者可能遗留轻度远端无力。患者从儿童期开始出现缓慢进展的轴索型多神经病，表现为运动困难、频繁跌倒、下肢远端无力萎缩，伴下肢挛缩和足畸形。

THMD5 是常染色体隐性遗传的代谢性疾病，表型多样，多于儿童期早期血清及脑脊液乳酸升高引起急性脑病发作，出现进展性神经功能障碍，表现为步态异常、共济失调、肌张力障碍、强直状态，一些患者可能导致无法行走。部分患者可出现发作

性头晕、癫痫、头痛、构音障碍、意向性震颤、精神错乱、眼球震颤、昏迷等。认知功能通常是正常的，部分患者可存在发育迟缓。发作通常与感染和代谢失调相关。一些患者病毒感染后可触发脑病及乳酸酸中毒，严重的可致死亡。发作常自发缓解，一些患者可有部分神经缺损的恢复。

(3) 辅助检查

影像学检查：急性期头颅 MRI 检查显示特征性双侧基底核区异常信号，尤以尾状核头中央、部分或全部壳核为主，亦见于丘脑、苍白球、白质。可出现大脑、小脑萎缩 (图 1465-2)。

(4) 病理表现

急性期双侧基底核区神经细胞肿胀，慢性期细胞坏死。

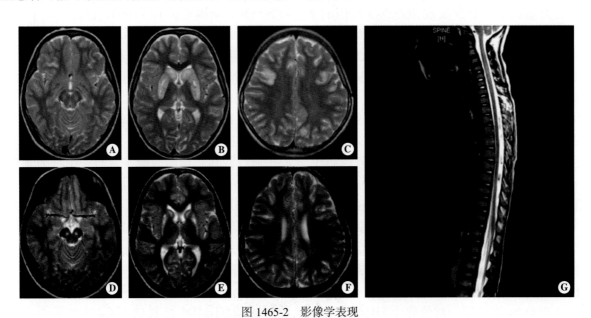

图 1465-2 影像学表现

A~F. 分别显示 3 例 THMD2 患者急性期、慢性期头颅 MRIT$_2$ 像，急性期因组织肿胀 T$_2$ 高信号中脑黑质、右侧额下回(A) 豆状核、尾状核头、内侧丘脑(B) 双侧额顶叶皮质及皮质下白质 (C)，慢性期相应组织出现坏死 (D~F)；G. THMD2 患者脊髓 MRIT$_2$ 像，C$_{3-7}$ 水平髓内片状高信号

[Orphanet J Rare Dis, 2013, 8(1): 83]

(5) 基因突变亚型汇总 (表 1465-1)

表 1465-1 亚型汇总

THMD 亚型	基因
THMD2	*SLC19A3*
THMD4	*SLC25A19*
THMD5	*TPK1*

(6) 受累部位病变汇总 (表 1465-2)

表 1465-2 受累部位及表现

受累部位	主要表现
面	面肌张力障碍
眼	眼球震颤、眼外肌麻痹、凝视麻痹、眼睑下垂
神经系统	意识模糊、易激惹、昏睡、精神运动发育迟滞、癫痫、吞咽障碍、构音障碍、肌张力障碍、躯干张力降低、肢体张力增高、足底伸肌反射、步态共济失调、行走困难、下肢轻瘫、僵硬、缄默、锥体束征、昏迷

二、THMD2 基因诊断

(1) 概述

SLC19A3 基因，即编码硫胺素转运蛋白的基因，位于 2 号染色体长臂 3 区 7 带 (2q37)，基因组坐标为 (GRCh37):2:228549926-228582728，基因全长 32 803 bp，包含 9 个外显子，编码 496 个氨基酸。

(2) 基因对应蛋白结构与功能

SLC19A3 基因，编码 Thiamine transporter 2(Th Tr-2)，是一种跨膜转运蛋白，含有 12 个假定的跨膜区域，它在缺少叶酸转运活性的情况下进行硫胺素的跨膜运输。硫胺素，又称维生素 B_1，参与很多细胞代谢过程，是神经系统正常活动的必需组分。

(3) 基因突变致病机制

在人类基因组上至少发现 SLC19A3 基因的 7 种突变，可导致 BBGD，该病变会引起大脑周期性的功能紊乱和各种神经系统疾病，SLC19A3 基因突变会导致硫胺素无法进入细胞，引起维生素吸收能力下降，导致神经功能障碍 [6]。

2005 年 Zeng 等 [7] 对 BGGD 患者的 SLC19A3 基因进行突变分析，发现两个假定的错义突变。(c.68G > T，p.G23V) 的突变可以使 23 号密码子编码的甘氨酸变为缬氨酸，这个突变改变跨膜蛋白的第一个区域。另一个 (c.1264A > G，p.T422A) 错义突变使 422 号密码子编码的苏氨酸变为丙氨酸，改变了 BspHI 限制位点。这些突变导致硫胺素跨膜蛋白结构发生改变，使硫胺素无法进入细胞，引起病变。

2010 年 Debs 等 [5] 在一对葡萄牙 THMD2 患者 (兄妹) 中发现 SLC19A3 基因上使蛋白截断的一对复合杂合突变，确定 SLC19A3 基因突变引起硫胺素的运输障碍导致 THMD2 疾病产生，其父母各含有一个杂合突变。

2013 年 Vernau 等 [8] 在幼年的患阿拉斯加赫斯基脑病 (AHE) 的阿拉斯加哈士奇犬中发现其脑成像显示的异常颅内病变与人类 Leigh 综合征一致，并发现其由 SLC19A3 基因上一个纯合的缺失突变引起的。此外，通过与健康的阿拉斯加哈士奇犬对照发现，SLC19A3 主要在大脑、小脑、脊髓和睾丸等部位表达，表明该基因表达的组织特异性。2014 年 Vernau 等 [9] 进一步对患阿拉斯加赫斯基脑病的阿拉斯加哈士奇犬进行研究，发现患犬中严重缺乏硫胺素焦磷酸 (TPP) 依赖性酶，影响脑组织的氧化应激反应。

研究表明，大脑特定的硫胺素缺乏导致线粒体功能障碍和氧化应激增加，从而导致疾病产生。

(4) 目前基因突变概述

目前人类基因突变数据库收录的 SLC19A3 基因突变有 6 个，其中错义/无义突变 4 个，剪接突变 1 个，小的插入 1 个。突变分布在基因整个编码区，无突变热点。

三、THMD4 基因诊断

(1) 概述

SLC25A19 基因，即编码线粒体硫胺焦磷酸载体的基因，位于 17 号染色体长臂 2 区 5 带 3 亚带 (17q25.3)，基因组坐标为 (GRCh37):17:73269061-73285530，基因全长 16 470bp，包含 8 个外显子，编码 321 个氨基酸。

(2) 基因对应蛋白结构及功能

SLC25A19 基因编码的蛋白是溶质载体 (SLC) 蛋白家族的一个成员。SLC 蛋白家族的蛋白在细胞周围和其组成复合物跨膜转运各种化合物。该蛋白运输一种焦磷酸硫胺素的分子进入细胞的产能中心——线粒体。焦磷酸硫胺素与一组称为 α- 酮戊二酸脱氢酶复合物的线粒体酶一起发挥功能，这种复合物作用于 α- 酮戊二酸，参与柠檬酸循环或克雷布斯循环。将硫胺素焦磷酸转运到线粒体对大脑的发育十分重要 [10]。

(3) 基因突变致病机制

Spiegel 等 [11] 在 4 个由阿拉伯穆斯林近亲父母所生的 THMD4 患者的 SLC25A19 基因上发现 1 个纯合突变 (c.373G > A)。该突变导致第三个跨膜区的高度保守的第一个残基发生氨基酸变化 (p.G125S)。在酵母上的功能互补研究发现，与对照组相比，该基因的突变会降低蛋白功能。

Lindhurst 等 [12] 发现 Slc25a19 基因敲除小鼠在胚胎发育的第 12 天有 100% 的胎儿致死率。受影响的胚胎表现出伴随神经褶皱的神经管闭合缺陷，卵黄囊红细胞无法生成，羊水中的 α- 酮戊二酸增加。这些动物线粒体的 DNA 和 RNA 水平显示正常，表明 Slc25a19 基因主要功能不是转运这些分子。相反，在这些动物的线粒体或 Amish 致死小头畸形患者的线粒体中检测不到硫胺素焦磷酸或水平降低，导致 α- 酮戊二酸脱氢酶复合物功能障碍。该研究表明转运这些分子是 Slc25a19 基因的候选功能。

(4) 目前基因突变概述

目前人类基因突变数据库收录的 *SLC25A19* 基因突变有 2 个，均为错义／无义突变。

四、THMD5 基因诊断

(1) 概述

TPK1 基因，即编码硫胺素焦磷酸激酶 1 的基因，位于 7 号染色体长臂 3 区 4 带至 3 区 5 带 (7q34—q35)，基因组坐标为 (GRCh37):7:144149034-144533488，基因全长 384 455bp，包含 27 个外显子，编码 194 个氨基酸。

(2) 基因对应蛋白结构及功能

TPK1 基因编码的蛋白是一种同源二聚体蛋白，可以催化硫胺素到硫胺素焦磷酸的转化，也有催化吡啶硫胺生成吡啶硫胺焦磷酸的磷酸化作用。

(3) 基因突变致病机制

Mayr 等[13] 在 3 个无血缘关系家系中的 5 例 THMD5 患者的 *TPK1* 基因上发现 3 个错义突变、1 个剪接位点突变和 1 个移码突变，进而造成突变的氨基酸位置与镁离子结合或者与硫胺素结合的保守区域相邻近。氨基酸的变异最终导致硫胺素焦磷酸激酶表达水平下降，影响酶的功能活性。研究发现患者的呼吸链途径和丙酮酸脱氢酶复合物不会受到影响或者有轻微的影响，但是缺乏硫胺素焦磷酸化酶会造成与丙酮酸相偶联的线粒体的氧化速率降低。即使口服硫胺素，血液中的硫胺素焦磷酸还是降低，表明硫胺素焦磷酸化酶的缺乏使硫胺素焦磷酸不能正常行使功能。

(4) 目前基因突变概述

目前人类基因突变数据库收录的 *TPK1* 基因突变有 7 个，其中错义／无义突变 4 个，剪接突变 1 个，小的缺失 1 个，调控区突变 1 个。

（董　培　冯　皓　邹远强　王虹荔　李　平）

参考文献

[1] Ozand PT, Gascon GG, Essa M Al, et al. Biotin-responsive basal ganglia disease: a novel entity. Brain, 1998, 121(Pt 7): 1267-1279.

[2] Zeng WQ, Al-Yamani E, Acierno JS, et al. Biotin-responsive basal ganglia disease maps to 2q36.3 and is due to mutations in SLC19A3. Am J Hum Genet, 2005, 77(1): 16-26.

[3] Alfadhel M, Almuntashri M, Jadah RH, et al. Biotin-responsive basal ganglia disease should be renamed biotin-thiamine-responsive basal ganglia disease: a retrospective review of the clinical, radiological and molecular findings of 18 new cases. Orphanet J Rare Dis, 2013, 8(1): 83.

[4] Bindu PS, Noone ML, Nalini A, et al. Biotin-responsive basal ganglia disease: a treatable and reversible neurological disorder of childhood. J Child Neurol, 2009, 24: 750-752.

[5] Debs R, Depienne C, Rastetter A, et al. Biotin-responsive basal ganglia disease in ethnic Europeans with novel SLC19A3 mutations. Arch Neurol, 2010, 67: 126-130.

[6] Eudy JD, Spiegelstein O, Barber RC, et al. Identification and characterization of the human and mouse SLC19A3 gene: a novel member of the reduced folate family of micronutrient transporter genes. Mol Genet Metab, 2000, 71: 581-590.

[7] Zeng W, Eiman A, James SA, et al. Biotin-responsive basal ganglia disease maps to 2q36.3 and is due to mutations in SLC19A3. Am J Hum Genet, 2005, 77: 16-26.

[8] Vernau KM, Runstadler JA, Brown EA, et al. Genome-wide association analysis identifies a mutation in the thiamine transporter 2(SLC19A3)gene associated with Alaskan Husky encephalopathy. PLoS One, 2013, 8: e57195.

[9] Vernau K, Napoli E, Wong S, et al. C. Thiamine deficiency-mediated brain mitochondrial pathology in Alaskan Huskies with mutation in SLC19A3. Brain Path, 2014, 13.

[10] Dolce V, Fiermonte G, Runswick MJ, et al. The human mitochondrial deoxynucleotide carrier and its role in the toxicity of nucleoside antivirals. Proc Natl Acad Sci USA, 2001, 98: 2284-2288.

[11] Spiegel R, Shaag A, Edvardson S, et al. SLC25A19 mutation as a cause of neuropathy and bilateral striatal necrosis. Ann Neurol, 2009, 66: 419-424.

[12] Lindhurst MJ, Fiermonte G, Song S, et al. Knockout of SLC25A19 causes mitochondrial thiamine pyrophosphate depletion, embryonic lethality, CNS malformations, and anemia. Proc Natl Acad Sci USA, 2006, 103: 15927-15932.

[13] Mayr JA, Freisinger P, Schlachter K, et al. Thiamine pyrophosphokinase deficiency in encephalopathic children with defects in the pyruvate oxidation pathway. Am J Hum Genet, 2011, 89: 806-812.

1468 硫胺反应性巨幼细胞贫血综合征
(thiamine-responsive megalo blastic anemiasyndrome, TRMA; OMIM 249270)

一、临床诊断

(1) 概述

硫胺反应性巨幼细胞贫血综合征 (TRMA) 是一种罕见的常染色体隐性遗传病，但也是一种与硫胺素相关并导致听力损害的疾病。患者在出生后至儿童早期出现糖尿病、巨幼细胞性贫血和逐渐加重的感音神经性耳聋。

(2) 临床表现

在硫胺反应性巨幼细胞贫血综合征患者的骨髓中，造血细胞由于相对缺乏硫胺素致使其转酮醇酶的活性较低，由此可造成核糖和 DNA 合成障碍，进而导致血细胞生成减少和贫血，同时还可造成细胞核幼稚而呈胞体肥大式巨幼改变[1]。在患者的胰腺，由于胰岛细胞无法转运硫胺素，因而无法进行有效的正常有氧代谢，造成 B 细胞受损丢失和胰岛素分泌减少，从而导致糖尿病[2]。此外，患者还会出现逐渐加重的高频听力损害，其病因也应归因于硫胺素缺乏和硫胺素转运障碍且无法经硫胺素治疗得到缓解[3]。文献报道其他临床特点有先天性心脏病、心律失常、视网膜变性、视神经萎缩、氨基酸尿、身材矮小、内脏反位、多囊卵巢综合征和脑卒中[4]。

(3) 辅助检查

以卒中为表现的患者可见相应影像学表现。

(4) 病理表现

暂无相关资料。

(5) 受累部位病变汇总 (表 1468-1)

表 1468-1 受累部位及表现

受累部位	主要表现
神经肌肉系统	卒中表现
血液系统	血细胞生成减少和贫血、细胞核幼稚而呈胞体肥大式巨幼改变
内分泌系统	糖尿病
听觉系统	逐渐加重的高频听力损害
心脏	先天性心脏病、心律失常
眼	视网膜变性、视神经萎缩

二、基因诊断

(1) 概述

SLC19A2 基因，即编码硫胺转运蛋白的基因，位于 1 号染色体长臂 2 区 3 带 3 亚带 (1q23.3)，基因组坐标为 (GRCh37):1:169433147-169455208，基因全长 22 062bp，包含 7 个外显子，编码 497 个氨基酸。

(2) 基因对应蛋白结构及功能

SLC19A2 是一种编码硫胺转运蛋白的基因。该基因突变会引起 TRMA。

(3) 基因突变致病机制

Labay 等[5] 在对 6 个不同的 TRMA 家系的患者研究中发现 SLC19A2 基因的纯合突变，它编码一个与还原叶酸载体蛋白具有同源性的假定跨膜蛋白。由此 Labay 等认为硫胺转运蛋白缺陷会导致 TRMA 的发生。这与 Rindi 等[6] 和 Stagg 等[7] 的研究结果相同。Rindi[6] 等和 Stagg[7] 等通过研究指出，硫胺素转运蛋白的缺失可能会导致 TRMA 的发生。

Oishi 等[8] 通过同源重组在小鼠的胚胎干细胞中阻断 Slc19a2 基因的表达，导致小鼠红细胞与硫胺转运蛋白的高亲和能力下降。通过喂食不含硫胺的食物，缺陷型小鼠由于胰岛素分泌降低及胰岛素的响应时间增长导致糖尿病的发生，随后喂食 6 周含硫胺的食物，症状消失。在对听觉诱发脑干反应的研究中，缺陷型小鼠在喂食不含硫胺食物后，听觉引起的脑干反应阈值也有显著地增加，但是在野生型小鼠中，通过与缺陷型小鼠相同的喂食方式，却显示正常的脑干反应阈值。在对缺陷型小鼠喂食不含硫胺的食物以后，其骨髓细胞发生异常，从而影响到红细胞、骨髓细胞和巨核细胞系，最终形成巨幼红细胞增多的症状。

(4) 目前基因突变概述

目前人类基因突变数据库收录的 SLC19A2 基因突变有 27 个，基中错义 / 无义突变 16 个，剪接突变 1 个，小的缺失 7 个，小的插入 3 个。突变分布在基因整个编码区，无突变热点。

（徐浩明 孙晓岩）

参考文献

[1] Oishi K, Hofmann S, Diaz GA, et al. Targeted disruption of Slc19a2, the gene encoding the high-affinity thiamin transporter Thtr-1 causes diabetes mellitus, sensorineural deafness and megaloblastosis in mice. Hum Mol Genet, 2002, 11(23): 2951-2960.

[2] Ricketts C J, Minton J A, Samuel J, et al. Thiamine-responsive megaloblastic anaemia syndrome: long-term follow-up and mutation analysis of seven families. Acta Paediatr, 2006, 95(1): 99-104.

[3] Bay A, Keskin M, Hizli S, et al. Thiamine-responsive megaloblastic anemia syndrome. Int J Hematol, 2010, 92(3): 524-526 .

[4] Bergmann AK, Sahai I, Falcone JF, et al.Thiamine-responsive megaloblastic anemia: identification of novel compound heterozygotes and mutation update. J Pediatr, 2009, 155(6): 888-892.

[5] Labay V, Raz T, Baron D, et al. Mutations in SLC19A2 cause thiamine-responsive megaloblastic anaemia associated with diabetes mellitus and deafness. Nat Genet, 1999, 22: 300-304.

[6] Rindi G, Patrini C, Laforenza U, et al. Further studies on erythrocyte thiamin transport and phosphorylation in seven patients with thiamin-responsive megaloblastic anaemia. J Inherit Metab Dis, 1994, 17: 667-677.

[7] Stagg AR, Fleming JC, Baker MA, et al. Defective high-affinity thiamine transporter leads to cell death in thiamine-responsive megaloblastic anemia syndrome fibroblasts. J Clin Invest, 1999，103: 723-729.

[8] Oishi K, Hofmann S, Diaz GA, et al. Targeted disruption of Slc19a2, the gene encoding the high-affinity thiamin transporter Thtr-1, causes diabetes mellitus, sensorineural deafness and megaloblastosis in mice. Hum Mol Genet, 2002, 11: 2951-2960.

1469　血小板减少及无桡骨综合征
(thrombocytopenia-absent radius syndrome, TAR; OMIM 274000)

一、临床诊断

(1) 概述

血小板减少及无桡骨综合征 (TAR) 为一种罕见的常染色体隐性遗传疾病，Hall 等[1] 于 1969 年命名此病。患者出生后，桡骨缺如和血小板计数极度低下为此病最主要的特征，致病基因为 *RBM8A*[1, 2]。

(2) 临床表现

TAR 发病率大约为 0.42/10 万，最主要的两个临床表现为骨骼发育不良和血小板计数极度低下。骨骼发育不良主要造成桡骨缺如、身材矮小、四肢长骨均有不同程度的畸形，面骨发育异常造成小颌畸形、颧骨突出等。婴儿期常有明显的血小板计数降低，1 岁以前很容易发生鼻出血甚至脑出血和内脏出血等威胁生命的出血形式，脑出血是造成患儿智力低下的主要原因，随年龄增长，血小板计数逐渐增加，某些患者成年后甚至能达到正常水平。患儿还可有先天性心脏病 (图 1469-1)、肾脏畸形等。乳糖不耐受常可见于此类患者。无拇指缺如，但有时可见畸形[3-7]。

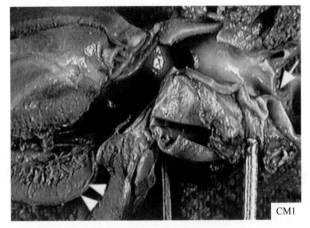

图 1469-1　心脏尸解可见由于主动脉缩窄 (箭头) 导致左心室肥大伴心内膜下纤维化 (三角)
[Am J Med Genet A, 2003, 123A(2): 193-196]

(3) 辅助检查

行骨髓穿刺检查可见骨髓象巨核细胞和血小板前体细胞减少。

骨骼 X 线检查可见桡骨缺如，可伴有其他骨骼的畸形 (图 1469-2A)；腹部 CT 或 B 超可见肾脏等其他器官畸形 (图 1469-2B)；头颅 CT 检查可见脑出血；超声心动图检查可见心脏异常[6, 7]。

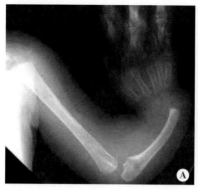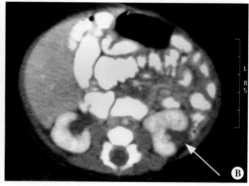

图 1469-2 影像学表现

A. 右侧肘关节 X 线片可见桡骨完全缺如；B. 腹部 CT 横断面扫描可见右肾扭转

[Am J Med Genet A, 2003, 123A(2): 193-196]

(4) 病理表现

暂无相关资料。

(5) 受累部位病变汇总 (表 1469-1)

表 1469-1　受累部位及表现

受累部位	主要表现
骨骼	桡骨缺如，身材矮小，四肢长骨均有不同程度的畸形，面骨发育异常造成小颌畸形、颧骨突出
血液系统	血小板计数降低，尤其是 1 岁以前，随着年龄增长，血小板计数逐渐增加，某些患者成年后甚至能达到正常水平
心脏	先天性心脏病
肾脏	肾脏畸形

二、基因诊断

(1) 概述

RBM8A 基因，即编码 RNA 结合蛋白基序 8A 的基因，位于 1 号染色体长臂 2 区 1 带 1 亚带 (1q21.1)，基因组坐标为 (GRCh37):1:145507557-145513536，基因全长 5980bp，包含 6 个外显子，编码 174 个氨基酸。

(2) 基因对应蛋白结构及功能

RBM8A 基因编码的蛋白具有一个保守的 RNA 结合区，主要分布于细胞核中，也有部分分布于细胞质中。该蛋白质与剪接形成 mRNA 的过程相关，包括细胞核中的 mRNA 及新输出的细胞质 mRNA。该蛋白质残留也被认为与剪接后的 mRNA 相关，指示内含子存在的位置，因此它偶联 mRNA 剪接前与剪接后。之前人们认为两个基因编码这种蛋白质，即 RBM8A 和 RBM8B；而现在证实 RBM8B 是一个假基因。这个基因中有两个翻译起始密码子，能产生两种形式的蛋白质。RBM8A 基因的一个等位基因突变和一个低频非编码单核苷酸多态性 (SNP) 导致了 TAR 综合征。

(3) 基因突变致病机制

2007 年，Klopocki 等 [8] 在 TAR 综合征患者中发现了一个大于 200kb 的常见缺失，但由于部分表型正常的双亲也是携带者，因此这一缺失并不一定引发 TAR 综合征，可能还存在其他调控因子。2012 年，Albers 等 [9] 通过对 5 例患者进行外显子组测序，在 RBM8A 基因的非编码区发现单核苷酸变异。多条论据表明，RBM8A 基因非编码区 SNVs 作为亚效等位基因，结合失活的 RBM8A 等位基因 (如 200kb 的缺失、移码或无义突变) 导致 TAR 综合征表型。

(4) 目前基因突变概述

目前人类基因突变数据库收录的 RBM8A 基因突变有 5 个，其中调控区突变 1 个，剪接突变 1 个，错义 / 无义突变 1 个，小的插入 1 个，大片段缺失 1 个。暂无文献记载该基因的突变热点。

(赵 琳 董 燕)

参考文献

[1] Hall JG, Levin J, Kuhn JP, et al. Thrombocytopenia with absent radius(TAR). Medicine, 1969, 48(6): 411-439.

[2] Shaw S, Oliver RA. Congenital hypoplastic thrombocytopenia with skeletal deformities in siblings. Blood, 1959, 14(4): 374-377 .

[3] Cui B, Sun Y, Sun Y, et al. A genetic heterogeneity of Renpenning syndrome mapped to chromosome Xq21-Xqter. Korean J Genet, 2004, 26: 73-76.

[4] Gross H, Groh C, Weippl G. Kongenitale hypoplastische Thrombopenie mit Radius-Aplasie, ein Syndrom multipler Abartungen. Neue Oest, 1956, 1(4): 574.

[5] Whitfield MF, Barr DG. Cow's milk allergy in the syndrome of thrombocytopenia with absent radius. Arch Dis Child, 1976, 51(4): 337-343 .

[6] Greenhalgh KL, Howell RT, Bottani A, et al. Thrombocytopenia-absent radius syndrome: a clinical genetic study. J Med Genet, 2002. 39(12): 876-881 .

[7] Menghsol SC, Harris RD, Ornvold K. Thrombocytopenia and absent radii, TAR syndrome: report of cerebellar dysgenesis and newly identified cardiac and renal anomalies.(Letter)Am J Med Genet, 2003, 123A(2): 193-196.

[8] Klopocki E, Schulze H, Strauss SSG, et al. Complex inheritance pattern resembling autosomal recessive inheritance involving a microdeletion in thrombocytopenia-absent radius syndrome. Am J Hum Genet, 2007, 80(2): 232-240.

[9] Albers CA, Paul DS, Schulze H.et al, Compound inheritance of a low-frequency regulatory SNP and a rare null mutation in exon-junction complex subunit RBM8A causes TAR syndrome. Nat Genet, 2012, 44(4): 435-439, S1-2.

1470, 1471　遗传性蛋白C缺陷症
(thrombophilia due to protein C deficiency)
(1470.THPH3, OMIM 176860; 1471.THPH4, OMIM 612304)

一、临床诊断

(1) 概述

蛋白C(PC)是一种维生素K依赖蛋白质，经凝血酶激活成为活化PC。活化PC在蛋白S辅助下裂解使凝血因子Ⅴa、Ⅷa失活，在凝血过程中发挥重要作用。PC缺乏容易产生血栓，即易栓症。易栓症分为遗传性易栓症和获得性易栓症，遗传性蛋白C缺陷症属于遗传性易栓症，于1981年由Griffin首次报道。

遗传性蛋白C缺陷症根据其基因型分为纯合子型和杂合子型两种。根据蛋白C质和量的缺陷，临床又分为Ⅰ型(蛋白C的量减少或缺乏)和Ⅱ型(蛋白C的结构和功能异常)。

易栓症(THPH)有多种疾病亚型，遗传性蛋白C缺陷症是其中一种。遗传性蛋白C缺陷症有THPH3和THPH4两型。THPH4是常染色体隐性遗传，源于 PROC 基因纯合子或复杂杂合子突变，是易栓症的一种基因型。而THPH3是因为 PROC 基因杂合子等位基因突变，为常染色体显性遗传。

(2) 临床表现

一般15岁以后发病。无症状PC缺陷症的发病率为1/(200~500)，有症状PC缺陷症发病率为1/(16 000~32 000)[1]。主要的临床表现是新生儿暴发性紫癜或长大后迟发性血栓形成[2]。成年后的迟发血栓主要表现为静脉血栓和肺栓塞，具有复发性、反复性。

突变基因为纯合子的患儿，于新生儿期发病[3]。可表现为暴发性紫癜、出血性皮肤坏死、重度血栓栓塞症和DIC。皮肤活检或尸检，可见小血管和毛细血管内有微血栓形成和纤维蛋白沉着。PC水平在5%~20%的纯合子中，血栓形成的发病年龄在13~45岁。少数患者可发生动脉血栓形成。而复杂杂合子的患儿发病较晚，常由外伤、妊娠、分娩、外科手术、服避孕药等因素诱发。血栓形成的发病率有随年龄增高趋势。但是Tripodi等[4]报道2例纯合子基因型患儿，分别于28和38岁才发病。Tripodi等指出，可能存在一些影响基因临床表型的因素。

另外，患者也可能会出现双眼的玻璃体积血、颅内双侧半球出血性梗死，及梗死发生后神经系统局部缺损症状[5]。还可见浅表静脉和深静脉血栓。肠系膜静脉血栓形成时，静脉血液回流受阻，可形成广泛腹膜炎。颅内静脉窦血栓、肾静脉血栓、阴茎异常勃起等亦可见。治疗上给予低分子肝素或联合使用华法林可控制临床症状[6]。

服用双香豆素药物常引起本症患者发生出血性皮肤坏死。其原因是PC的半衰期(4~8h)短于其他维生素K依赖的凝血因子(Ⅱ、Ⅶ、Ⅸ、Y)(超过20h)，在用药早期，首先出现PC水平的下降，而上述凝血因子含量尚未受到药物的影响，因此，产生了高凝状态，引起微血管内血栓形成，并导致出血性皮肤坏死。

(3) 辅助检查

CT特征性改变为静脉窦区出现异常高密度灶或脑静脉内出现高密度灶即条索征，增强扫描后上矢状窦后可见一空的三角形影，即δ征。此外还可表现为继发脑水肿、出血及梗死的影像学特点。MRA主要表现为静脉和静脉窦的闭塞(如上、下矢状窦，

直窦，横窦，Galen 静脉等），其内血流信号消失。

实验室检查 PC 抗原水平降低明显 [7]，PC 抗凝血能力明显降低。

PC 抗原测定：常用的方法是火箭免疫电泳法。杂合子型患者血浆 PC 水平明显下降，常低于正常人的 50%，纯合子型患者的 PC 水平可接近零或低于 20%。

PC 活性测定：用发色底物法测定，本症患者均可明显下降或接近于 0。

(4) 病理改变

尚无相关资料。

(5) 基因突变亚型汇总（表 1470-1）

表 1470-1 亚型汇总

亚型	突变基因类型	位点	遗传方式
THPH3	*PROC* 杂合子突变	2q14.3	常染色体显性遗传
THPH4	*PROC* 纯合子或复杂杂合子突变	2q14.3	常染色体隐性遗传

(6) 受累部位病变汇总（表 1470-2）

表 1470-2 受累部位及表现

受累部位	主要表现
血液系统	暴发性紫癜、全身出血性坏死、DIC
静脉系统	肺栓塞、颅内静脉窦血栓、肾静脉血栓、肠系膜静脉血栓伴发腹膜炎等

二、THPH3 基因诊断

(1) 概述

PROC 基因，即编码维生素 K 依赖的蛋白 C(凝血因子Ⅴa 和Ⅷa 抑制剂) 的基因，位于 2 号染色体长臂 1 区 3 带至长臂 1 区 4 带 (2q13—2q14)，基因组坐标为 (GRCh37):2:128175996-128186822，基因全长 10 827bp，包含 8 个外显子，编码 461 个氨基酸。

(2) 基因对应蛋白结构及功能

PROC 基因编码一种维生素 K 依赖性的血浆糖蛋白。该蛋白具有一条轻链和一条重链，并由二硫键相连为单链结构。在凝血酶 - 血栓调节蛋白复合物的作用下，蛋白 C 裂解为活性形式。活化的蛋白 C 包含一个丝氨酸蛋白酶结构域。其功能主要为在钙离子和磷脂的参与下使活化的凝血因子Ⅴ和凝血因子Ⅷ失活，从而调节凝血功能。

(3) 基因突变致病机制

1987 年，Romeo 等 [8] 报道两例蛋白 C 缺乏患者，他们没有亲缘关系。通过对他们的 *PROC* 基因进行突变分析，作者分别检测出两个不同的杂合突变。受累个体的蛋白 C 酶活性及抗原水平均减少一半。1993 年，Reitsma 等 [9] 分析可引起蛋白 C 缺乏的 *PROC* 基因突变，包括有 67 个不同的单个碱基对的替换。其中 43% 发生在 CpG 岛的二核苷酸上，即与甲基化诱导的去氨基模型相符，都是 C＞T 或 G＞A 转换。

2005 年，Lay 等 [10] 构建可表达 1%~18% 正常蛋白 C 水平的小鼠模型。这些小鼠均发生血栓及炎症，上述症状起始与严重程度各不相同，但均与蛋白 C 水平呈现明显的相关。母体蛋白 C 的水平对于受精很重要，研究发现其可保持受精状态超过 7.5 天。Lay 等认为在滋养层细胞浸润时具有调节凝血和炎症平衡的作用。

(4) 目前基因突变概述

目前人类基因突变数据库收录的 *PROC* 基因突变有 274 个，其中错义 / 无义突变 203 个，剪接突变 24 个，小的缺失 22 个，小的插入 12 个，大片段缺失 2 个，调控区突变 11 个。突变分布在基因整个编码区，无突变热点。

三、THPH4 基因诊断

THPH4 亚型的致病基因为 *PROC* 基因，同 THPH3 亚型，相关特点参见"二、THPH3 基因诊断。"

（杨　洋　石玉芝　周　波　李　章）

参考文献

[1] 贾玮，吴琦 . 蛋白 C 缺陷症的研究进展 . 国外医学 · 呼吸系统分册 , 2005, 25: 69-71.

[2] Millar DS, Johansen B, Berntorp E, et al. Molecular genetic analysis of severe protein C deficiency. Hum Genet, 2000, 106: 646-653.

[3] Tuddenham EG, Takase T, Thomas AE, et al. Homozygous protein C deficiency with delayed onset of symptoms at 7 to 10 months. Thromb Res, 1989, 53: 475-484.

[4] Tripodi A, Franchi F, Krachmalnicoff A, et al. Asymptomatic homozygous protein C deficiency. Acta Haematol, 1990, 83: 152-155.

[5] Fong CY, Mumford AD, Likeman MJ, et al. Cerebral palsy in siblings caused by compound heterozygous mutations in

the gene encoding protein C. Dev Med Child Neurol, 2010, 52: 489-493.

[6] Melissari E, Kakkar VV. Congenital severe protein C deficiency in adults. Br J Haematol, 1989, 72: 222-228.

[7] Peters C, Casella JF, Marlar RA, et al. Homozygous protein C deficiency: observations on the nature of the molecular abnormality and the effectiveness of warfarin therapy. Pediatrics, 1988, 81: 272-276.

[8] Romeo G, Hassan HJ, Staempfli S, et al. Hereditary thrombophilia: identification of nonsense and missense mutations in the protein C gene. Proc Natl Acad Sci USA, 1987, 84: 2829-2832.

[9] Reitsma PH, Poort SR, Bernardi F, et al. Protein C deficiency: a database of mutations. For the Protein C & S Subcommittee of the Scientific and Standardization Committee of the International Society on Thrombosis and Haemostasis. Thromb Haemost, 1993, 69: 77-84.

[10] Lay AJ, Liang Z, Rosen ED, et al. Mice with a severe deficiency in protein C display prothrombotic and proinflammatory phenotypes and compromised maternal reproductive capabilities. J Clin Invest, 2005, 115: 1552-1561.

1472　凝血酶缺乏所致易栓症
(thrombophilia due to thrombin defect, THPH1; OMIM 188050)

一、临床诊断

(1) 概述

易栓症是由环境因素、遗传因素和一些后天获得因素共同作用引起的。凝血酶缺乏所致易栓症 (THPH1) 为常染色体显性遗传，由 11 号染色体 *F2* 基因杂合突变引起。

(2) 临床表现

凝血酶缺乏所致的易栓症临床表现同其他易栓症相同。最主要的临床特点是血栓易发倾向，而且有终身易于血栓形成的倾向，以静脉血栓栓塞性疾病多见，可累及多个器官。下肢静脉血栓形成时多表现为不对称肿胀、疼痛、浅静脉曲张，但有一些患者无下肢静脉血栓形成的临床表现。肺栓塞患者则多表现为胸痛、咯血、气促或突发晕厥等症状。脑静脉血栓形成可表现为头痛、癫痫发作、运动障碍、视力丧失和视盘水肿及展神经麻痹等症状，但感觉障碍和视野缺损较少见[1]。

凝血酶缺乏所致的易栓症最早由 Sakai 等[2] 报道，该家系共累及 3 代、9 例患者，最早在 11 岁时开始发病，表现为反复静脉血栓形成，有发病时间逐代提前、病情逐代加重的特点。

(3) 辅助检查

抗凝血酶、蛋白 C、蛋白 S、可溶性血栓调节蛋白、纤溶酶原、组织因子途径抑制物等常规抗凝血因子检测未见异常[1]。

头颅 MRV 检查提示病变静脉窦不显影或充盈不全 (图 1472-1)。

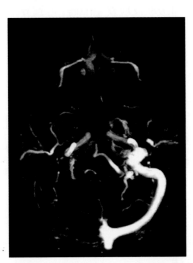

图 1472-1　MRV 示横窦和乙状窦闭塞
(Rev Esp Enferm Dig, 2010, 102: 568-570)

(4) 病理表现
尚无相关资料。

(5) 受累部位病变汇总 (表 1472-1)

表 1472-1　受累部位及表现

受累部位	主要表现
下肢静脉	不对称肿胀、疼痛 (反复发作)
肺	肺栓塞 (胸痛、咯血、气促)
神经系统	静脉窦血栓形成 (头痛、癫痫发作、运动障碍、视力丧失)

二、基因诊断

(1) 概述

F2 基因，编码凝血因子 Ⅱ，位于 11 号染色体短臂 1 区 1 带 (11p11)，基因组坐标为 (GRCh37):11: 46740743-46761056，基因全长 20 314bp，包含 14 个外显子，编码 622 个氨基酸。

(2) 基因对应蛋白结构及功能

F2 编码的凝血因子 Ⅱ 可被蛋白水解成凝血酶而启动凝血级联反应。凝血因子 Ⅱ 在胚胎发育及出生后对于保持血管的完整性很重要。来源于该蛋白 C 末端的多肽还具有抵抗大肠杆菌及铜绿假单胞菌的抗微生物作用。*F2* 突变可导致血栓症和异常凝血酶原血症。

(3) 基因突变致病机制

凝血因子 Ⅱ 是凝血酶的前体，因此在 *F2* 突变致凝血因子异常时，其水解后形成的凝血酶发生异常，故正常的凝血级联反应发生障碍，可致异常凝血出现，从而导致血栓形成或其他相关凝血异常综合征等[3]。

F2 突变有多种形式，可导致多种凝血异常相关疾病的发生[4]。

(4) 目前基因突变概述

目前人类基因突变数据库报道的 *F2* 基因突变有 56 个，其中错义 / 无义突变 43 个，剪接突变 3 个，小的缺失 4 个，小的插入 1 个，大片段缺失 1 个，调控区突变 4 个。突变分布在基因整个编码区，无突变热点。

（杨 洋 周 波）

参考文献

[1] Miyawaki Y, Suzuki A, Fujita J, et al.Thrombosis from a prothrombin mutation conveying antithrombin resistance.N Engl J Med, 2012, 366: 2390-2396.

[2] Sakai M, Urano H, Iinuma A, et al.A family with multiple thrombosis including infancy occurrence. UOEH, 2001, 23: 297-305.

[3] Jiang B, Ryan KA, Hamedani A, et al. Prothrombin G20210A mutation is associated with young-onset stroke: the genetics of early-onset stroke study and meta-analysis. Stroke, 2014, 45: 961-967.

[4] Bafunno V, Bury L, Tiscia GL, et al. A novel congenital dysprothrombinemia leading to defective prothrombin maturation. Thromb Res, 2014, 134: 1135-1141.

1473 血栓性血小板减少性紫癜
(thrombotic thrombocytopenic purpura, congenital, TTP; OMIM 274150)

一、临床诊断

(1) 概述

血栓性血小板减少性紫癜 (TTP) 以微血管血栓形成为病理基础，该病临床的五大特征，即血小板减少性紫癜、微血管病性溶血、中枢神经系统症状、发热及肾脏损害，并称为 TTP 五联征，仅有前三大特征的称为三联征。多数患者起病急骤，病情凶险，如不治疗，死亡率高达 90%。可分为遗传性和获得性[1]。

(2) 临床表现

该病起病急骤，典型病例有发热、乏力、虚弱，少数起病较缓慢，有肌肉和关节痛等前驱症状，以后迅速出现其他症状。也有以胸膜炎、雷诺现象、妇女阴道流血为最初主诉。典型的临床表现主要有下列特点[1, 2]。

1) 血小板减少引起的出血：以皮肤黏膜为主，表现为瘀点、瘀斑或紫癜、鼻出血、视网膜出血、生殖泌尿道出血和胃肠出血，严重者颅内出血，其程度视血小板减少程度而不同。

2) 微血管病性溶血性贫血：出现不同程度的贫血，约有 1/2 的病例出现黄疸、20% 有肝脾肿大，少数情况下有雷诺现象。

3) 神经精神症状：典型病例的临床表现首先见于神经系统，其严重程度常决定本病的预后。Silverstein 所报道的 168 例中 151 例有神经系统症状 (占 90%)，其特点为症状变化不定，初期为一过性，50% 可改善，可以反复发作。患者均有不同程度的意识紊乱；30% 有头痛和 (或) 失语、说话不清、眩晕、惊厥、痉挛、感觉异常、视力障碍、知觉障碍、定向障碍、精神错乱、谵妄、嗜睡、昏迷、脑神经麻痹；45% 有轻瘫，有时有偏瘫，可于数小时内恢复。神经系统表现的多变性为本病的特点之一，这些表现与脑循环障碍有关。

4) 肾脏损害：大多出现肾损害，但程度较轻。有轻度血尿、蛋白尿、管型尿，50% 的患者有轻度氮质潴留，极少数由于肾皮质缺血坏死而出现少尿、尿闭和急性肾衰竭。肉眼血尿不常见。重者最终发生急性肾衰竭。

5) 发热：90% 以上患者有发热，在不同病期均可发热，多属中等程度。其原因不明，可能与下列因素有关：①继发感染，但血培养结果阴性；②下丘脑体温调节功能紊乱；③组织坏死；④溶血产物的释放；⑤抗原抗体反应使巨噬细胞及粒细胞受损，并释放出内源性致热原。

6) 其他：心肌多灶性出血性坏死，心肌有微血栓形成，可并发心力衰竭或猝死，心电图示复极异常或各种心律失常，尸解为急性心肌梗死。亦有报道肺功能不全表现，认为由于肺小血管受累所致。肝脾大、有腹痛症状，其原因是胰腺小动脉血栓性闭塞伴胰腺栓塞引起胰腺炎，血清淀粉酶可增高。胃肠道病变是由于胃肠壁血管闭塞所致。少数患者有淋巴结轻度肿大，各种类型的皮疹，恶性高血压，皮肤和皮下组织有广泛性坏死，动脉周围炎，以及无丙种球蛋白血症等。

(3) 影像学表现

影像学检查无特异性改变，患者大血管多不受累，因此颅脑 CT 常无异常发现。颅脑 MRI 早期可正常，随着病情的进展可表现为脑水肿及双侧大脑半球后部白质病变，但症状的严重程度与影像学的严重程度不成正比[2]。

(4) 病理表现

典型病理改变为小血管中广泛透明血栓形成，致使小血管阻塞，引起相应供血组织、器官缺血性改变[1](图 1473-1)。

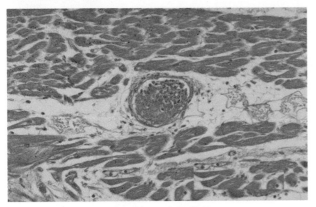

图 1473-1 病理表现

[中华血液学杂志, 2005, (9): 521-524]

(5) 受累部位病变汇总 (表 1473-1)

表 1473-1 受累部位及表现

受累部位	主要表现
神经系统	头痛和 (或) 失语、说话不清、眩晕、惊厥、痉挛、感觉异常、视力障碍、知觉障碍、定向障碍、精神错乱、谵妄、嗜睡、昏迷、脑神经麻痹、轻瘫等
血液系统	皮肤黏膜为主，表现为瘀点、瘀斑或紫癜、鼻出血、视网膜出血、生殖泌尿道出血和胃肠出血，严重者颅内出血
视觉系统	视网膜色素变性、色盲、失明等
肾脏	轻度血尿、蛋白尿、管型尿
心脏	心肌多灶性出血性坏死
肝脾	肝脾大
胰腺	胰腺大

二、基因诊断

(1) 概述

ADAMTS13 基因，编码 ADAMTS13 蛋白。位于 9 号染色体长臂 3 区 4 带 2 亚带 (9q34.2)，基因组坐标为 (GRCh37):9:136279459-136324525，基因全长 45 067bp，包含 31 个外显子，编码 1427 个氨基酸。

(2) 基因对应蛋白结构及功能

VWF 蛋白是血浆蛋白多聚体，对血小板在血管病变处的黏附和聚集起重要作用。在细胞质中，ADAMTS13 蛋白将 VWF 蛋白切断，因此起到调节血小板血栓的作用。ADAMTS13 蛋白包括 3 个不同的结构域：球状的半胱氨酸缺失间隔域，C 末端 TSP 1 型结构域和 CUB 结构域。球状的半胱氨酸缺失间隔域具有圆圈形拓扑结构，用于识别并切断 VWF，C 末端 TSP 1 型和 CUB 结构域在整个过程中起到调节作用。

(3) 基因突变致病机制

Peyvandi 等[3] 研究 100 例 TTP 的患者。其中 48 例血浆中 ADAMTS13 蛋白含量显著下降 (只有正常人的 10%)，24 例 ADAMTS13 蛋白含量表现出中度下降 (为正常人的 10%~46%)，28 例含量正常。在两例慢性复发性 TTP 患者中检测出了 3 种不同的 ADAMTS13 蛋白突变体。

Motto 等[4] 发现携带有 *Adamts13* 突变的小鼠表现出正常的生理特征。然而当这些小鼠被注射志贺毒素后小鼠表现出类似人类 TTP 的症状。由此说明，微生物分泌的毒素或者内皮损伤和遗传易感性的共同作用才能诱发 TTP。

(4) 目前基因突变概述

目前人类基因突变数据库收录的 *ADAMTS13* 基因突变有 85 个，其中错义 / 无义突变 62 个，剪接突变 7 个，小的缺失 7 个，小的插入 5 个，小的插入 / 缺失 1 个，大片段缺失 3 个。突变分布在基因整个编码区，无突变热点。

（徐浩明　于翠翠）

参考文献

[1] 刘芳，金沽，董宁征．一例两种新的 ADAMTS13 基因突变导致的遗传性血栓性血小板减少性紫癜．中华血液学杂志，2005, (9): 521-524.

[2] 任丽，张楠，周广喜．以神经系统症状首发的血栓性血小板减少性紫癜一例报道并文献复习．中华神经医学杂志，2010, 10: 1066-1068.

[3] Peyvandi F, Ferrari S, Lavoretano S, et al. von Willebrand factor cleaving protease(ADAMTS-13)and ADAMTS-13 neutralizing autoantibodies in 100 patients with thrombotic thrombocytopenic purpura. Br J Haematol, 2004, 127: 433-439.

[4] Motto DG, Chauhan AK, Zhu G, et al. Shigatoxin triggers thrombotic thrombocytopenic purpura in genetically susceptible ADAMTS13-deficient mice. J Clin Invest, 2005, 115: 2752-2761.

1474~1477　甲状腺内分泌障碍
(thyroid dyshormonogenesis; TDH)
(1474.TDH1, OMIM 275200; 1475.TDH3, OMIM 609893; 1476.TDH4, OMIM 274800; 1477.TDH5, OMIM 274900)

一、临床诊断

(1) 概述

约 10% 的先天性甲状腺功能低下患者有甲状腺激素合成缺陷[1]。在合成或分泌甲状腺激素过程中任何缺陷 (如参与激素合成过程中一种或多种酶缺乏) 均可引起激素合成障碍。钠碘转运体 (sodium-iodide symporter，NIS) 基因 (*SLC5A5*) 突变、甲状腺球蛋白 (thyroglobulin gene，*TG*) 基因突变、碘酪氨酸脱碘酶 (iodotyrosine deiodinase gene，*IYD*) 基因突变或位于双氧化酶成熟因子 2(dual oxidase maturation factor 2，*DUOXA2*) 基因突变均可引起甲状腺分泌障碍，分别称为甲状腺内分泌障碍 1 型、3 型、4 型、5 型。按常染色体隐性遗传方式遗传。

(2) 临床表现

先天性甲状腺功能低下是全世界最常见的内分泌疾病之一，其中 10%~20% 的患者是由甲状腺内分泌障碍引起[2]。无论是哪一类基因突变引起的甲状腺内分泌障碍，患者的临床表现都十分相似。如在婴幼儿时期未补充甲状腺激素，造成甲状腺激素缺乏，患者可出现精神发育迟滞，表现为智力低下、反应迟钝、语言和运动功能发育

较迟、日常生活需他人照料。有些患者可合并有感觉神经性耳聋或合并甲状腺以外的器官畸形，如心脏畸形。未经治疗的患者中，由于甲状腺激素长期缺乏，促甲状腺激素长期刺激，造成甲状腺继发肿大。甲状腺常弥漫性增生，有发展为甲状腺癌的可能，有时也会发展为甲状腺结节。激素合成越少，甲状腺肿大越明显，越容易发展为痴呆[3-5]。而由 *TG* 基因突变引起的甲状腺内分泌障碍 3 型的早期常有严重的先天性甲状腺功能减退症 (图 1474-1)。

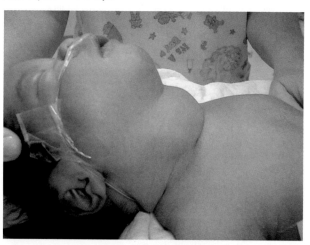

图 1474-1　新生儿甲状腺肿大
(J Matern Fetal and Neonatal Med, 2002, 12: 207-208)

(3) 辅助检查

甲状腺内分泌障碍 1 型：低 T_4，放射性碘吸收较低；甲状腺内分泌障碍 3 型：碘化物吸收过量、FT_3/FT_4 比值升高；甲状腺内分泌障碍 4 型：低 T_4、低 T_3。

(4) 病理表现

尚无相关报道。

(5) 基因突变亚型汇总（表 1474-1）

表 1474-1　亚型汇总

TDH 亚型	致病基因（别名）
TDH1	*SLC5A5*
TDH3	*TG*
TDH4	*IYD*
TDH5	*DUOXA2*

(6) 受累部位病变汇总（表 1474-2、表 1474-3）

表 1474-2　TDH1 受累部位及表现

受累部位	主要表现
全身	生长发育迟缓
头颈部	巨舌症（并不总表现），甲状腺肿（并不总表现），甲状腺结节、增生和腺瘤
胃肠道	脐疝（部分患者）、便秘
皮肤	皮肤干燥
神经系统	精神发育迟滞（如在婴儿期未经治疗）、嗜睡（不服用药物）
内分泌系统	甲状腺碘累积缺陷、甲状腺功能减退

表 1474-3　TDH3、TDH4 和 TDH5 受累部位及表现

受累部位	主要表现
头颈部	甲状腺肿
神经系统	神经精神发育迟滞（未治疗的婴幼儿）
内分泌系统	甲状腺癌、甲状腺功能减退或甲状腺功能正常（代偿性甲状腺功能低下，仅见于甲状腺内分泌障碍 3 型）

二、TDH1 基因诊断

(1) 概述

SLC5A5 基因，编码钠－碘协同转运蛋白，位于 19 号染色体短臂 1 区 3 带 1 亚带 1 次亚带 19p13.11，基因组坐标为 (GRCh37):19:17982782-18005983，基因全长 23 202bp，包含 15 个外显子，编码 643 个氨基酸。

(2) 基因对应蛋白结构及功能

SLC5A5 编码的钠－碘协同转运蛋白主要负责甲状腺与具泌乳功能的乳腺的摄碘。该作用与 T_3、

T_4 的代谢调节作用相互协调。该基因突变可致甲状腺内分泌功能障碍。

(3) 基因突变致病机制

钠－碘协同转运蛋白为血浆中的细胞膜糖蛋白，有主动向甲状腺与其他组织（如唾液腺、胃黏膜、小肠及乳腺）转运碘的功能。摄碘是合成调节机体内分泌的重要激素——T_3 和 T_4 的第一步，也是最重要的一个环节。因此，编码该蛋白的基因突变会导致与摄碘功能障碍相关的代谢性疾病[6-11]。*SLC5A5* 突变可导致甲状腺摄碘功能异常所致疾病，同时目前有研究认为该基因在某些组织中的异常表达与肿瘤的发生相关[12]。

(4) 目前基因突变概述

目前人类基因突变数据库报道的 *SLC5A5* 基因突变有 10 个，其中错义/无义突变 9 个，小的缺失 1 个。

三、TDH3 基因诊断

(1) 概述

TG 基因，即编码甲状腺球蛋白的基因，位于 8 号染色体长臂 2 区 4 带 2 亚带 2 次亚带 (8q24.22)，基因组坐标为 (GRCh37):8:133879149-134147146，基因全长 267 968bp，包含 52 个外显子，编码 2178 个氨基酸。

(2) 基因对应蛋白结构及功能

TG 基因编码甲状腺球蛋白，是甲状腺中由滤泡细胞分泌的一种碘化糖蛋白的同源二聚体。其分子质量约 660 kDa，包含 100~120 个酪氨酸残基。它既是合成甲状腺氨酸及三碘甲状腺氨酸的底物，也是体内碘及非活化状态的甲状腺激素在腺体内的贮存形式。

(3) 基因突变致病机制

TG 基因的突变导致甲状腺素制造不足，表现的疾病包括甲状腺肿大及甲状腺功能降低等。1991 年，Ieiri 等[13] 最早报道并记载有关该基因的突变情况。Targovnik 等[14] 通过免疫组化实验，发现在一个非近亲家庭中，两个兄妹及其外甥的血浆及甲状腺体中有该基因的表达缺失。

Vono-Toniolo 等[1] 研究 *TG* 基因的自然突变类型，并认为在大多数病例中，患者来自于近亲家庭（父母有血缘关系的家庭）并且其 *TG* 基因突变失活。Ban 等[15] 通过研究鼠 *Tg* 基因的第 10 及 20 号外显子上的单倍体的 SNP（单核苷酸多态性），认为 *TG* 基因在人类及鼠自身免疫性甲状腺疾病的形成过程

中起关键作用。

(4) 目前基因突变概述

目前人类基因突变数据库收录的 *TG* 基因的相关突变有 57 个，其中错义 / 无义突变 39 个，剪接突变 10 个，小的缺失 6 个，小的插入 1 个，大片段缺失 1 个。文献记载中，7 号外显子上的 p.R277X 为该基因的突变热点。

四、TDH4 基因诊断

(1) 概述

IYD 基因，即编码碘酪氨酸脱卤素酶的基因，位于 6 号染色体长臂 2 区 5 带 1 亚带 (6q25.1)，基因组坐标为 (GRCh37):6:150689987-150725765，基因全长 35 769 bp，包含 7 个外显子，编码 293 个氨基酸。

(2) 基因对应蛋白结构及功能

IYD 基因编码一种催化单碘酪氨酸和二碘酪氨酸的氧化 NADPH 依赖性脱碘蛋白，也是甲状腺激素生产的卤化副产物。*IYD* 基因编码蛋白的 N 末端，在细胞膜的固着锚定中起重要作用。*IYD* 基因的突变会导致先天性甲状腺功能减低症，如 TDH4 表型。

(3) 基因突变致病机制

Hutchison 和 McGirr[16] 早在 1954~1956 年记载了这种病例。Kusakabe 和 Miyake[17] 发现在一位母亲和女儿以及与其无血缘关系的两例患者中，均表现出碘酪氨酸脱碘缺陷的特征。在随后的研究中，Moreno 等[18] 发现 *IYD* 基因的 3 种纯合突变体。

Afink 等[19] 通过对一个摩洛哥比利时近亲家庭的 *IYD* 基因突变分析，在先证者和其患有疾病的后代中发现该基因的错义突变；另外 4 个未表现出该症状的后代均携带该突变的杂合体。但在 6 年之后进行的 DNA 检测中，发现在一位 14 岁的携带该基因杂合突变的患者身上，表现出非自身免疫甲状腺肿大及甲状腺功能减退的症状，表现为不完全外显率的显性遗传，而这一结果与 Codaccioni 等[20] 研究人员之前的发现相吻合。另外，在 100 个对照等位基因中也发现该基因的突变，提示其可能是具有功能的一个 SNP(核苷酸多态性) 位点。

(4) 目前基因突变概述

目前人类基因突变数据库报道的 *IYD* 基因有 4 种，其中错义 / 无义突变 3 种，小的缺失 1 个。暂无文献记载该基因的突变热点。

五、TDH5 基因诊断

(1) 概述

DUOXA2 基因，即编码双氧化酶成熟因子 2 的基因，位于 15 号染色体长臂 1 区 5 带 1 亚带 (15q15.1)，基因组坐标为 (GRCh37):15:45406523-45410304，基因全长 3782bp，包含 6 个外显子，编码 320 个氨基酸。

(2) 基因对应蛋白结构及功能

DUOXA2 基因编码一种内质网腔内蛋白质，对细胞合成物的运输 (从内质网运输到细胞膜) 及细胞的发展成熟等起到重要作用。研究发现该基因的突变与 V 型甲状腺素功能低下有关。

(3) 基因突变致病机制

2008 年，Zamproni 等[5] 利用血斑检测法，发现 1 例来自非近亲家族的女婴患有先天性甲状腺功能减低症，对该女婴进行的超声波检查发现甲状腺肿大。同时，作者在一位 7 岁先天性甲状腺功能减低的中国患者身上，发现该基因 p.Y246X 位点上的纯合无义突变。另外，该患者的父母也携带该基因突变的杂合体。经过功能检测实验发现，该基因 *DUOXA2* 上 p.Y246X 位点的突变会导致该基因功能的全部丧失。作者对来自上海的无亲属关系的 92 名中国人进行基因突变分析，发现了 1 例 p.Y246X 的杂合突变，然而在 178 名高加索人和 82 名日本人中并未发现该突变。

(4) 目前基因突变概述

目前人类基因突变数据库收录的 *DUOXA2* 基因突变有 3 个，其中错义 / 无义突变 2 个，大片段缺失 1 个。文献记载中，p.Y246X 为该基因的突变热点。

（杨 洋 周 波 刘文琪）

参考文献

[1] Vono-Toniolo J, Rivolta CM, Targovnik HM, et al. Occurring mutations in the thyroglobulin gene.Thyroid, 2005, 15: 1021-1033.

[2] Delange F. Neonatal screening for congenital hypothyroidism in Europe. Report of the Newborn Committee of the European Thyroid Association. Acta Endocrinol, Suppl(Copenh), 1979, 223: 3-29.

[3] Rather TA, Khan SH, Masoodi S, et al.Thyroid dy shormono-genesis and associated non-thyroidal ano malies in a tertiary care hospital in India.Horm Res Paediatr, 2014, 81: 314-318.

[4] Alzahrani AS, Zou M, Baltei EY, et al.Metastatic follicular thyroid carcinoma arising from congenital goiter as a result of novel splice donor site mutation in the thyroglobulin gene. J Clin Endocrinol Metab, 2006, 91 : 740-746.

[5] Zamproni I, Grasberger H, Cortinovis F, et al.Biallelic inactiva tion of the dual oxidase maturation factor 2(DUOXA2) gene as a novel cause of congenital hypothyroidism. J Clin Endocrinol Metab, 2008, 93: 605-610.

[6] Altorjay A, Dohán O, Szilágyi A, et al. Expression of the Na$^+$/I$^-$ symporter(NIS)is markedly decreased or absent in gastric cancer and intestinal metaplastic mucosa of Barrett esophagus. BMC Cancer, 2007, 7: 5.

[7] Nicola JP, Basquin C, Portulano C, et al. The Na$^+$/I$^-$ symporter mediates active iodide uptake in the intestine. Am J Physiol Cell Physiol, 2009, 296: C654-662.

[8] Nicola JP, Reyna-Neyra A, Carrasco N , et al. Dietary iodide controls its own absorption through post-transcriptional regulation of the intestinal Na$^+$/I$^-$ symporter. J Physiol, 2012, 590(Pt 23): 6013-6026.

[9] Tazebay UH, Wapnir IL, Levy O, et al. The mammary gland iodide transporter is expressed during lactation and in breast cancer. Nat Med, 2000, 6: 871-878.

[10] Wapnir IL, van de Rijn M, Nowels K, et al. Immunohistochemical profile of the sodium/iodide symporter in thyroid, breast, and other carcinomas using high density tissue microarrays and conventional sections. J Clin Endocrinol Metab, 2003, 88: 1880-1888.

[11] Paroder V, Nicola JP, Ginter CS, et al. The iodide-transport-defect-causing mutation R124H: a δ -amino group at position 124 is critical for maturation and trafficking of the Na$^+$/I$^-$ symporter. J Cell Sci, 2013, 126: 3305-3313.

[12] Micali S, Bulotta S, Puppin C, et al. Sodium iodide symporter(NIS)in extrathyroidal malignancies: focus on breast and urological cancer. BMC Cancer, 2014, 14: 303.

[13] Ieiri T, Cochaux P, Targovnik HM, et al. A 3′ splice site mutation in the thyroglobulin gene responsible for congenital goiter with hypothyroidism. J Clin Invest, 1991, 88: 1901-1905.

[14] Targovnik H, Propato F, Varela V, et al. Low levels of thyroglobulin messenger ribonucleic acid in congenital goitrous hypothyroidism with defective thyroglobulin synthesis. J Clin Endocrinol Metab, 1989, 69: 1137-1147.

[15] Ban Y, Greenberg DA, Concepcion E, et al. Amino acid substitutions in the thyroglobulin gene are associated with susceptibility to human and murine autoimmune thyroid disease. Proc Natl Acad Sci USA, 2003, 100: 15119-15124.

[16] Hutchison JH, McGirr GE. Hypothyroidism as an inborn error of metabolism. J Clin Endocrinol Metab, 1954, 14: 869-886.

[17] Kusakabe T, Miyake T. Defective deiodination of I-131-labeled L-diiodotyrosine in patients with simple goiter. J Clin Endocrinol Metab, 1963, 23: 132-139.

[18] Moreno JC, Klootwijk W, van Toor H , et al. Mutations in the iodotyrosine deiodinase gene and hypothyroidism. N Engl J Med, 2008, 358: 1811-1818.

[19] Afink G, Kulik W, Overmars H , et al. Molecular characterization of iodotyrosine dehalogenase deficiency in patients with hypothyroidism. J Clin Endocrinol Metab, 2008, 93: 4894-4901.

[20] Codaccioni JL, Pierron H, Rouault F, et al. Infantile hypothyroidism caused by iodotyrosine-dehalogenase deficiency II. Results of iodine treatment in 5 cases(8 years of recession in 1 case. Ann Endocrinol(Paris), 1970, 31: 1174-1182.

1478 甲状腺激素抵抗综合征
(thyroid hormone resistance, generalized, autosomal dominant, GRTH; OMIM 188570)

一、临床诊断

(1) 概述

甲状腺激素抵抗综合征 (GRTH) 也称甲状腺激素不应症,或甲状腺激素不敏感综合征 (THIS), 1967 年由美国 Refetoff 首先报道,故又称 Refetoff 综合征。本病多数以家族性发病为特点,少数呈散发性。大都在儿童期和青少年期发病,年龄最小的为新生儿,男女性均可患病。临床表现为血清游离 $T_4(FT_4)$ 和游离 $T_3(FT_3)$ 持续升高,同时促甲状腺激素 (TSH) 正常,患者没有药物、非甲状腺疾病和甲状腺激素转运异常的影响。最特异的表现是给予患者超生理剂量甲状腺激素后,不能抑制升高的 TSH 下降到正常水平,同时也没有外周组织对过量甲状腺激素的反应。其病因可能为甲状腺激素受体或受体后缺陷使甲状腺激素作用减低,产生一系列的病

理生理和临床表现 [1, 2]。

(2) 临床表现

由于激素抵抗范围不同，可以分成三类。

1) 全身性甲状腺激素抵抗综合征：垂体和周围组织皆抵抗，由于抵抗程度不同，又分为甲状腺功能正常型(代偿型)和甲状腺功能减低型(失代偿型)。

代偿型病情较轻，临床表现为甲状腺功能正常，只是有不同程度的甲状腺肿大和骨化中心延迟，血清 T_4、T_3、FT_4 和 FT_3 均升高，TSH 增高或正常。TRH 兴奋试验后，TSH 分泌增加或正常，外源性给予大量 T_4 或 T_3 后，却不能抑制 TSH 分泌。

失代偿型特征是血清甲状腺激素升高并伴甲状腺功能减低症的临床表现，如伴智力低下、甲状腺肿大、第四掌骨短、先天性聋哑等，血清 T_4、T_3、FT_4 和 FT_3 均升高，但 TSH 正常。TRH 兴奋试验后，TSH 分泌增加，外源性给予大量 T_4 或 T_3 后，却不能抑制 TSH 分泌。

2) 选择性外周组织对甲状腺激素抵抗综合征：本病特征为外周组织对甲状腺激素抵抗，但垂体对甲状腺激素不抵抗。临床表现有甲状腺肿大，无神经性耳聋及骨骺愈合延迟，血清 T_4、T_3、FT_4、FT_3 和 TSH 均正常，但伴有临床甲状腺功能减退症，给予大剂量甲状腺激素可使病情好转。因为化验检查其甲状腺功能及 TSH 水平正常，因此临床上对本型患者常常漏诊或误诊。

3) 选择性垂体对甲状腺激素抵抗综合征：本病特征为垂体多有受累，对甲状腺激素不敏感，而外周组织均不受累，对甲状腺激素反应正常，临床表现为明显的甲亢症状，血清 TSH 升高，却无垂体分泌 TSH 瘤的存在。

甲状腺激素抵抗综合征患者尚可出现一些体型缺陷，如翼状肩胛骨、椎骨异常、鸡胸、鸟样嘴、先天性鱼鳞病、牛眼型黄斑萎缩等，这些异常并不能完全用 TCH 增多或减少解释。

(3) 实验室检查

1) 放免检测甲状腺功能：T_3、T_4、FT_3、FT_4、TSH、TBG、TRH 兴奋试验等，T_3、T_4 可结构正常，有免疫活性，其值常常超过正常 3 倍多。

2) PBI 值升高，BMR 正常，过氯酸盐试验阴性，^{131}I 吸碘率正常或升高。

3) 血中 LATS(-)，TGA(-)，TMA(-)。

(4) 影像学表现

X 线骨骺检查：多有骨骺发育延迟、点彩状骨骺和其他骨骺畸形。

(5) 病理表现

有关甲状腺激素抵抗综合征患者的病理性改变报道很少。对一例患者肌肉活检，电镜下发现线粒体肿胀和甲亢相似。用甲苯胺蓝染色皮肤成纤维细胞，光镜下发现中度至重度异染粒，在甲减黏液性水肿皮肤也有这种细胞外异染物质沉积。在甲状腺激素抵抗综合征中这种表现可能是皮肤组织甲状腺激素作用降低引起，甲状腺激素治疗并不能使甲状腺激素抵抗综合征患者成纤维细胞的异染粒消失。从活检或外科手术取得患者的甲状腺组织可见滤泡上皮有不同程度的增生，有些患者呈现腺瘤样甲状腺肿、胶质样甲状腺肿或者正常的甲状腺组织 [1]。

(6) 受累部位病变汇总 (表 1478-1)

表 1478-1　受累部位及表现

受累部位	主要表现
神经系统	身体矮小、注意力缺陷、低智商、记忆力差
内分泌系统	甲状腺肿大、甲状腺激素毒症如脉搏增快、高代谢症状
骨骼	翼状肩胛骨、椎骨异常、鸡胸
皮肤	先天性鱼鳞病
眼	牛眼型黄斑萎缩

二、基因诊断

(1) 概述

THRB 基因，即编码甲状腺激素受体蛋白 β 的基因，位于 3 号染色体短臂 2 区 4 带 2 亚带 (3p24.2)，基因组坐标为 (GRCh37):3: 24158644-24536772，基因全长 378 129 bp，包含 11 个外显子，编码 461 个氨基酸。

(2) 基因对应蛋白结构及功能

THRB 基因编码的蛋白质为三碘甲状腺氨酸(甲状腺激素) 受体，属于甲状腺激素受体之一，能调节甲状腺激素的生物活性。小鼠基因敲除实验表明不同的受体能够调节甲状腺激素不同的功能。此基因突变能导致产生甲状腺素广泛抵抗症 (GTHR)，表现的症状为甲状腺肿大及循环甲状腺激素 (T_3、T_4) 水平升高，同时促甲状腺激素保持正常或稍高。其他一些可进行选择性剪接的转录变异体也能编码此蛋白。

(3) 基因突变致病机制

Takeda 等 [3] 采用变性梯度凝胶电泳快速诊断甲状腺激素抵抗症。研究对象来自 21 个相互无关联的家庭，结果发现其中 18 个个体存在可能突变。通过测序证实其中 9 个个体的突变种类。所有的突变发生在受体蛋白的激素结合区域，其中 13 个个体的突变位点位于基因中心，即 7 号外显子；另外 3 个家庭中未发现 THRB 的突变，推测突变可能存在于其他位点，如可能在 THRA 基因或者一些编码甲状腺激素依赖性反式激活系统中的蛋白基因。

Yen 等[4] 发现 340 位甘氨酸突变为精氨酸造成细胞对 T_3 的敏感性降低，并且此突变不是由甲状腺激素受体反常的相互作用导致。相反，细胞对 T_3 敏感性下降的机制可能属于下面其中一种或两种：受到结合于 T_3 反应元件的同源二聚体突变体的抑制；突变受体的异二聚体或 TRAP 异二聚体降低配体控制的转录效率。

甲状腺激素及其受体对于听力的发展具有重要作用。先天性甲状腺疾病会导致听力的损伤，在缺碘地区发生耳聋的现象比较普遍。此外，小鼠甲状腺功能减退会导致螺旋器畸形，这些研究都表明甲状腺激素在听力发展过程中是必需的。为了阐述 THRA 和 THRB 基因在听力发展中的作用，Rusch 等[5] 研究缺失 Thra1 或 Thb 基因的小鼠耳蜗功能，Thra1 和 Thrb 在胚胎发育期和出生后发育期中均能表达。靶向敲除小鼠 THRB 基因则严重损害听觉诱发的脑干反应[6]。另外，Thrb 基因突变会出现甲状腺激素抵抗的情况，还会出现耳聋或听力障碍的症状。

(4) 目前基因突变概述

目前人类基因突变数据库收录的 THRB 基因突变有 143 个，其中错义 / 无义突变 128 个，小的缺失 6 个，小的插入 6 个，调控区突变 1 个，大片段缺失 2 个，无突变热点。

（徐浩明　王　康）

参考文献

[1] 李倩, 刘超, 蒋须勤, 等. 甲状腺激素抵抗综合征的研究进展. 江苏临床医学杂志, 2001, 5(5): 468-470.

[2] 王静, 陈慧. 甲状腺激素抵抗综合征相关基因突变的研究进展. 医学综述, 2011, 17(3): 429-431.

[3] Takeda K, Weiss RE, Refetoff S. Rapid localization of mutations in the thyroid hormone receptor-beta gene by denaturing gradient gel electrophoresis in 18 families with thyroid hormone resistance. J Clin Endocrinol Metab, 1992, 74: 712-719.

[4] Yen PM, Sugawara A, Refetoff S, et al. New insights on the mechanism(s)of the dominant negative effect of mutant thyroid hormone receptor in generalized resistance to thyroid hormone. J Clin Invest, 1992, 90: 1825-1831.

[5] Rusch A, Erway LC, Oliver D, et al. Thyroid hormone receptor beta-dependent expression of a potassium conductance in inner hair cells at the onset of hearing. Proc Natl Acad Sci USA, 1998, 95: 15758-15762.

[6] Forrest D, Erway LC, Ng L, et al. Thyroid hormone receptor beta is essential for development of auditory function. Nat Genet, 1996, 13: 354-357.

1479　遗传性转钴胺Ⅱ缺乏
(transco balamine Ⅱ deficiency; OMIM 275350)

一、临床诊断

(1) 概述

转钴胺Ⅱ（TCⅡ）是维生素 B_{12} 的主要转运蛋白，遗传性转钴胺缺陷可导致维生素 B_{12} 转运障碍，从而出现维生素 B_{12} 的间接缺陷。该病系甲基丙二酰辅酶 A 活性下降导致甲基丙二酸及丙酸等有机酸蓄积。因中间代谢产物蓄积引起酮症酸中毒、低血糖、高血氨、高甘氨酸血症等生化异常，引起神经、肝脏、肾脏、骨髓等多器官损伤，以脑部神经系统功能受损为主。该病属于常染色体隐性遗传，致病基因为 TCN2。

(2) 临床特点

该病在出生后 3~4 周发病，神经系统症状在几个月后出现。①神经系统损害，尤其是脑损伤，大多位于双侧苍白球，可表现为惊厥、运动功能障碍及舞蹈手足徐动症等。②智力落后。③生长发育障碍，大多数患儿体格发育落后，可见小头畸形。④肝肾损害，部分患儿出现肝大及肾小管酸中毒、间质性肾炎、慢性肾衰等。⑤血液系统异常，多见巨幼细胞性贫血、粒细胞及血小板减少，严重时出现骨髓抑制。⑥免疫功能低下，少数患儿易合并皮肤念珠菌感染，常见口角、眼角、会阴部皲裂和红斑，少数合并口炎、舌炎、肠病性肢端皮炎等。⑦其他包括患儿可并发肥厚型心肌病或血管损害、急慢性胰腺炎及骨质疏松。多对维生素 B_{12} 的治疗无效[2]。

(3) 影像学检查

甲基丙二酸血症患儿脑 CT、MRI 扫描常见对称性基底核损害。MRI 检查显示双侧苍白球信号异常，可表现为脑白质脱髓鞘变性、软化、坏死、脑萎缩及脑积水等。

脑电图：近来发现 MMA 伴惊厥患儿脑电图主要呈现高峰节律紊乱、慢波背景伴痫样放电，而无惊厥患儿脑电图为局灶性样放电和慢波背景。

(4) 病理表现

病理活检甲基丙二酸血症患者脑组织病理分析可见脑萎缩、弥漫性神经胶质细胞增生、星形细胞变性、脑出血、苍白球坏死、髓鞘化延迟、丘脑及内囊细胞水肿、窄泡形成等[1, 2]。

(5) 受累部位病变汇总（表 1479-1）

表 1479-1　受累部位及表现

受累部位	主要表现
神经系统	惊厥、运动功能障碍及手足徐动症、智力落后、生长发育障碍、体格发育落后、小头畸形
血液系统	巨幼细胞性贫血、粒细胞及血小板减少，严重时出现骨髓抑制
免疫系统	口角、眼角、会阴部皲裂和红斑，少数合并口炎、舌炎、肠病性肢端皮炎
肝脏	肝大
肾脏	肝大肾小管酸中毒、间质性肾炎、慢性肾衰等
心脏	肥厚型心肌病或血管损害
胰腺	急慢性胰腺炎
骨骼	骨质疏松

二、基因诊断

(1) 概述

TCN2 基因，编码 Ⅱ 型维生素 B_{12} 转运蛋白，位于 22 号染色体长臂 1 区 2 带 2 亚带 (22q12.2)，基因组坐标为 (GRCh37):22:31003070-31023047，基因全长 19 978bp，包含 9 个外显子，编码 427 个氨基酸。

(2) 基因对应蛋白结构及功能

Ⅱ 型维生素 B_{12} 转运蛋白是维生素 B_{12} 结合蛋白家族的一员。该家族的蛋白也被称为 R 结合体，在多种组织和分泌物中均有表达。Ⅱ 型维生素 B_{12} 转运蛋白分子质量为 43 kDa[3]。从 Ⅱ 型维生素 B_{12} 转运蛋白的 cDNA 序列推导其氨基酸序列与 Ⅰ 型维

生素 B_{12} 运送蛋白高度同源[4]。目前还没有 Ⅱ 型维生素 B_{12} 转运蛋白结构的相关报道，但可从高度同源的 Ⅰ 型维生素 B_{12} 转运蛋白结构推导 Ⅱ 型维生素 B_{12} 运送蛋白的结构：蛋白由一个位于 N 端的大 α 螺旋结构域与一个位于 C 端的小 β 折叠结构域在一条可变的线性序列链接下而成，其中 α 螺旋结构域由 12 个小的 α 螺旋管组成，β 折叠结构域由 2 个小的 β 折叠组成[5]。Ⅱ 型维生素 B_{12} 转运蛋白主要有两种功能，一种是与维生素 B_{12} 结合，另外一种是调节维生素 B_{12} 往细胞内运送的过程。

(3) 基因突变致病机制

Li 等[6] 在一名遗传性转钴胺 Ⅱ 缺乏儿童的 *TCN2* 基因中发现母源基因全部被删除同时在父源基因编码区有 4bp 的缺失，该突变导致 *TCN2* mRNA 和蛋白的水平明显降低，从而令该儿童患病。

Bibi 等[7] 在 Ⅱ 型维生素 B_{12} 转运蛋白缺陷病例中发现患者纯合的 *TCN2* 基因内含子 3 剪接位点发生突变而激活外显子 3 的剪接位点。该突变使 *TCN2* 基因的转录产物发生 81 个核苷酸的缺失，导致表达的蛋白缺损和性能不稳定从而不被细胞所分泌。Namour 等[8] 指出被激活的位于 347~348 位点的 GT 二核苷酸是剪接突变的替代物。虽然蛋白的转录变短，但被切除 81bp 后的转录框仍然保守。

Haberle[9] 在一例遗传性转钴胺 Ⅱ 缺乏的 3 周岁的幼儿患者纯合的 *TCN2* 基因上发现跨越内含子 6 和 7 的区间发生 2152bp 缺失和 4bp(CTGG) 的插入。该突变导致纯合的外显子 7 缺失及转录提前终止，患者父母因 *TCN2* 基因为杂合子而未患病。同样在另外两名 Ⅱ 型维生素 B_{12} 运送蛋白缺陷症患者的 *TCN2* 基因上发现内含子 4 中发生了 A > T 的颠换。该突变导致一个未明的剪接位点受体的激活并被插入了 87bp 的核酸，以及转录的提前结束[10]。

(4) 目前基因突变概述

目前人类基因突变数据库报道的 *TCN2* 基因突变有 18 个，其中错义/无义突变 5 个，剪接突变 4 个，小的缺失 7 个，小的插入 2 个。

（徐浩明　李英镇）

参考文献

[1] 葛北海，李悦，彭伟，等. 表现为神经系统功能障碍的甲基丙二酸尿症 1 例. 神经损伤与功能重建，2009, 4(4): 294.

[2] 王斐. 甲基丙二酸血症诊治研究进展. 临床儿科杂志，

2008, 26(8): 724-726.

[3] Seetharam B, Li N. Transcobalamin Ⅱ and its cell surface receptor. Vitam Horm, 2000, 59: 337-366.

[4] Platica O, Janeczko R, Quadros EV, et al. The cDNA sequence and the deduced amino acid sequence of human transcobalamin Ⅱ show homology with rat intrinsic factor and human transcobalamin I. J Biol Chem, 1991, 266(12): 7860-7863.

[5] Wuerges J, Geremia S, Randaccio L. Structural study on ligand specificity of human vitamin B₁₂ transporters. Biochem J, 2007, 403(3): 431-440.

[6] Li N, Rosenblatt DS, Komen BA, et al. Identification of two mutant alleles of transcobalamin II in an affected family.

Hum Mol Genet, 1994, 3(10): 1835-1840.

[7] Bibi H, Gelman-Kohan Z, Baumgartner ER, et al. Transcobalamin II deficiency with methylmalonic aciduria in three sisters. J Inherit Metab Dis, 1999, 22(7): 765-772.

[8] Namour F, Helfer AC Quadros EV, et al. Transcobalamin deficiency due to activation of an intra exonic cryptic splice site. Br J Haematol, 2003, 123(5): 915-920.

[9] Haberle J. TC Ⅱ deficiency: avoidance of false-negative molecular genetics by RNA-based investigations. J Hum Genet, 2009, 54(6): 331-334.

[10] Frater-Schroder M, Hitzig WH , Butler R, et al. Studies on transcobalamin: detection of TC II isoproteins in human serum. Blood, 1979, 53(2): 193-203.

1480 Treacher-Collins 综合征 2 型
(Treacher-Collins syndrome 2, TCS2; OMIM 613717)

一、临床诊断

(1) 概述

Treacher-Collins 综合征 2 型 (TCS2)，是一种先天性颧骨及下颌骨发育不全疾病，又称为 Treacher-Collins-Franceschetti 综合征[1] 或者下颌骨发育不全，是在 1900 年由 Treacher Collins 医师命名。该病呈染色体显性遗传方式[2, 3]，致病基因为 *POLR1D*。

(2) 临床表现

TCS2 在新生儿中的发病率为 1/50 000[4]，TCS1 占所有 TCS 患者的 81%~93%，而 TCS2 仅占 2%。症状轻重因人而异，轻者不易诊断，重者有严重的颜面畸形和气道损伤[5]。脸部外观异常表现为下眼睑呈 V 形缺陷或下垂、眼下垂，部分患者有斜视现象；颧骨发育不全或缺失；嘴大、腭裂、下颌小[6]；部分患者呈小耳或外耳缺如，双侧外耳道狭窄或闭锁[7]，多数患者的听小骨和中耳发育异常但内耳畸形少见，由于耳部结构异常，患者可有听力丧失；涉及鼻部时有鼻后孔狭窄或闭塞；可有牙齿发育不全或第一磨牙错位。此外，严重者其咽管和鼻咽管狭小，以及发育不全的下颌造成舌向后移，造成呼吸道狭窄，睡眠时无法获得充足的氧气，发生呼吸停，而有睡眠窒息情况发生。患者一般生长发育正常且拥有正常智力，鲜少患者有发育迟缓问题，多是因听力损伤导致学习及沟通困难[7~9]。

(3) 影像学表现

多种影像学检查方法可对该病的诊断有提示意义，如 X 线、CT、B 超和 MRI 等。OPG(一种针对牙齿的 X 线检查) 可见上颌骨和下颌骨异常，头颅 X 线检查可见面部骨骼发育不良，如下颌骨、颧骨和乳突；枕颏部 X 线检查可见颧弓中断；颞骨薄层 CT 扫描可见外耳道狭窄或闭塞的程度、中耳腔内情况。

(4) 病理表现

暂无明确病理报道。

(5) 受累部位病变汇总 (表 1480-1)

表 1480-1 受累部位及表现

受累部位	主要表现
头面部骨骼	下眼睑呈 V 形缺陷或下垂、眼下垂、部分患者有斜视现象；颧骨发育不全或缺失；嘴大、腭裂、下颌小；部分患者呈小耳或外耳缺如，双侧外耳道狭窄或闭锁，多数患者的听小骨和中耳腔异常，但内耳畸形少见；涉及鼻部时有鼻后孔狭窄或闭塞；可有牙齿发育不全和第一磨牙错位；严重者咽管及鼻咽管狭小
神经系统	某些患者有运动语言发育迟滞

二、基因诊断

(1) 概述

POLR1D 基因，即编码聚合酶 (RNA) 多肽 D 的基因，位于 13 号染色体长臂 1 区 2 带 2 亚带 (13q12.2)，基因组坐标为 (GRCh37):13:28194880-28241559，基因全长 46 680bp，包含 3 个外显子，编码 122 个氨基酸。

(2) 基因对应蛋白结构及功能

POLR1D 编码的蛋白质是 RNA 聚合酶 Ⅰ 和

RNA 聚合酶 III 复合物的组成部分，其在核糖体 RNA 前体和小 RNA 的合成过程中发挥作用。可变剪接导致其具有多个转录变异体，其突变会导致 TCS2。

(3) 基因突变致病机制

一个患有 TCS 的 3 岁男孩的 TCOF1 基因发生了突变。Dauwerse 等[10] 于 2011 年通过全基因组拷贝数对其分析发现，13q12.2 从起始端开始缺失 156 kb 基因，涵盖整个 POLR1D 基因和基因 LNX2 的外显子 1。通过对另外 10 例 TCS 患者进行 POLR1D 和 LNX2 序列分析发现，一例男孩的 TCOF1 基因负突变在 POLR1D(p.R87X) 上是杂合无义突变。进一步对 242 个典型 TCS 或者有 TCS 临床表型的人的 POLR1D 序列分析发现，20 例 TCOF1 基因负突变中有 10 个为杂合无义突变，7 个为杂和错义突变。20 例突变中，19 例是在 POLR1D 基因的外显子 3 上，1 例是在内含子的剪接位点上。

2014 年 Schaefer 等[11] 通过对两个近亲家庭中的 4 例 TCS2 患者研究，发现 POLR1D 基因上同一个纯合的错义突变。通过实时定量 RT-PCR 对基因功能进行分析发现该基因转录水平降低 50%，推测该突变会损害 RNA 聚合酶，导致成熟二聚核糖体的减少。

本病尚无相应的分子研究，致病机制未明。

(4) 目前基因突变概述

目前人类基因突变数据库收录的 POLR1D 基因突变有 17 个，其中错义/无义突变 11 个，剪接突变 1 个，小的缺失 2 个，小的插入 3 个。突变分布在基因整个编码区，无突变热点。

（赵　琳　侯永刚）

参考文献

[1] Rapini Ronald P, Bolognia Jean L, Jorizzo Joseph L. Dermatology: 2-Volume Set. St. Louis: Mosby, 2007, 894, 1686.

[2] James William, Berger Timothy, Elston Dirk. Andrews' diseases of the skin: clinical dermatology 10th ed. Saunders.

[3] Conte C, D'Apice MR, Rinaldi F, et al. Novel mutations of TCOF1 gene in European patients with treacher Collins syndrome. BMC Med Genet, 2011, 12: 125.

[4] Edwards SJ, Fowlie A, Cust MP, et al. Prenatal diagnosis in Treacher Collins syndrome using combined linkage analysis and ultrasound imaging. J Med Genet, 1996, 33(7): 603-606.

[5] Katsanis SH, Jabs EW. Treacher Collins syndrome. Gene Reviews, 2004.

[6] Trainor P A, Dixon J, Dixon MJ. Treacher Collins syndrome: etiology, pathogenesis and prevention. Eur Hum Genet, 2008, 17(3): 275-283.

[7] Hertle RW, Ziylan S, Katowitz JA. Ophthalmic features and visual prognosis in the Treacher-Collins syndrome. Br J Ophthalmol, 1993, 77(10): 642-645.

[8] Senggen E, Laswed T, Meuwly JY, et al. First and second branchial arch syndromes: multimodality approach. Pediatr Radiol, 2011, 41(5): 549-561.

[9] Posnick JC, Ruiz RL. Treacher Collins syndrome: current evaluation, treatment, and future directions. Cleft Palate Craniofac J, 2000, 55: 1120-1133.

[10] Dauwerse JG, Dixon J, Seland S. Mutations in gene encoding subunits of RNA polymerases I and III cause Treacher Collins syndrome. Nat Genet, 2011, 43: 20-22.

[11] Schaefer E, Collet C, Genevieve D, et al. Autosomal recessive POLR1D mutation with decrease of TCOF1 mRNA is responsible for Treacher Collins syndrome. Genet Med, 2014, 16: 720-724.

1481　特发性震颤
(tremor, hereditary essential, 4, ETM4; OMIM 614782)

一、临床诊断

(1) 概述

特发性震颤 (ET) 也称原发性震颤，多表现为常染色体显性遗传。ETM4 由 FUS 基因突变引起[1]。

(2) 临床表现

特发性震颤各型临床表现相似，主要累及中枢神经系统。震颤是本病唯一的临床症状。主要表现为姿势性或动作性震颤，多数发生于手及前臂，也可累及头颈部及下肢，偶尔影响舌、面部、躯干等部位。有些患者因震颤而妨碍手部完成精细动作，如书写；喉部肌肉受累可影响发音。患者少量饮酒后症状暂时缓解[2-4]。

(3) 辅助检查

特发性震颤的影像学常无明显特征表现，震颤分析可见特发性震颤患者负重前后震颤频率分别为

(5.20 ± 0.37)Hz 和 (4.91 ± 0.50)Hz，且震颤频率稳定，受外界环境影响较小。而 PET-CT 及黑质超声检查基本无异常。

(4) 病理表现

暂无特异表现。

(5) 受累部位病变汇总（表 1481-1）

表 1481-1　受累部位及表现

受累部位	主要表现
神经系统	静止性、姿势性或运动性震颤

二、基因诊断

(1) 概述

FUS 基因，即编码异质核核糖核蛋白 (hnRNP) 复合体的一个多功能蛋白质元件的基因，位于 16 号染色短臂 1 区 1 带 2 亚带 (16p11.2)，基因组坐标为 (GRCh37):16:31191431-31206192，基因全长 14 762bp，包含 15 个外显子，编码 527 个氨基酸。

(2) 基因对应蛋白结构及功能

FUS 基因编码异质核核糖核蛋白 (hnRNP) 复合体的一个多功能蛋白质元件，约 53 kDa。异构核核糖核蛋白 (hnRNP) 复合体参与前体 mRNA 的剪切和将加工过的 mRNA 输送到细胞质中的过程。这个蛋白属于 RNA 结合蛋白 FET 家族的一员，直接参与调控基因表达，维护基因组的完整性及 mRNA/microRNA 剪接过程。

(3) 基因突变致病机制

在家族性的 ETM4 研究中，Merner 等 [5] 发现一个 FUS 基因的杂合突变 (p.Q290X)。只有 54% 的患者携带该突变，并且有一个携带此突变的 24 岁个体却没有患病。p.Q290X 突变会导致无义介导的 mRNA 降解。此外，对 270 个与 ETM4 有关的家庭 FUS 基因测序中发现有 3 人携带 2 个不同的杂合突变 (p.R216C 和 p.P431L)。携带有 FUS 基因突变的 ETM4 患者的类淋巴母细胞，相对于 FUS 突变导致的 ALS6 患者，在 FUS mRNA 的表达上偏低。在通过翻译抑制剂嘌呤霉素对突变的细胞处理后，FUS mRNA 水平得到明显提高，但在 FUS 突变的 ALS6 患者的细胞中没有改善。这表明导致 ETM4 的 FUS 突变与无义介导的 mRNA 降解有关。

本病尚无相应的分子研究，致病机制未明。

(4) 目前基因突变概述

目前人类基因突变数据库收录的 FUS 基因的突变有 87 个，其中错义 / 无义突变 50 个，剪接突变 5 个，小的缺失 14 个，小的插入 5 个，小的插入缺失 3 个，大的缺失 2 个，复杂重组 1 个，调控区突变 7 个。突变分布在基因整个编码区，无突变热点。

（刘　菁　郭俊甫）

参考文献

[1] 赵彦胤，丁正同 . 特发性震颤的研究进展 . 中国临床神经科学 , 2009, 17(3):300-304.

[2] 吴江 . 神经病学 . 北京 : 人民卫生出版社 , 2010.

[3] Louis ED, Ferreira JJ. How common is the most common adult movement disorder？ Update on the worldwide prevalence of essential tremor. Mov Disord, 2010, 25:534.

[4] Louis ED. Fertility in essential tremor:data from population-based and clinical sources. Neuroepidemiology, 2008, 31:185.

[5] Merner ND, Girard SL, Catoire H, et al. Exome sequencing identifies FUS mutations as a cause of essential tremor. Am J Hum Genet, 2012, 91:313-319.

1482　发－肝－肠综合征 1 型
(tricho hepato enteric syndrome 1, THES1; OMIM 222470)

一、临床诊断

(1) 概述

发－肝－肠综合征 1 型 (THES1) 是一种常染色体隐性遗传疾病，也称为 THE 综合征、腹泻综合征或腹泻婴儿结节性脆发症。致病原因为 TTC37 基因纯合突变或复合杂合子突变。

(2) 临床表现

发－肝－肠综合征 1 型是罕见的常染色体隐性遗传性疾病，发病率估计为 1/10 万，目前报道 44 例。该病特征是临床上可发现特殊发质、肝功能异常及严重腹泻等症状。Stankler 等 1982 年首先报道该病，1997 年 Verloes 等对本病命名。本病的临床特点包括婴儿期顽固性严重腹泻，出生低体重，面部畸形 (图 1482-1)，低位耳，平鼻梁，眼距过宽，毛发卷曲且易断 (图 1482-2)；胎儿期可有子宫内生长迟滞、羊水过多及胎盘增生等；肝功能异常表现为肝硬化或肝纤维化。多数患者有一定程度的智力减退 [1-7]。

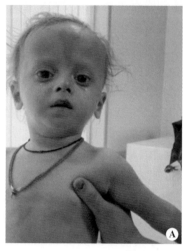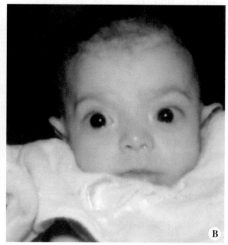

图 1482-1 THES1 患儿面部畸形

[Mol Syndromol, 2012, 3(2): 89-93]

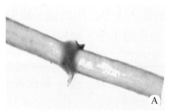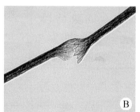

图 1482-2 患儿头发光镜下表现，断点结节（脆性结节），
纵向断裂

[Mol Syndromol, 2012, 3(2): 89-93; Orphanet J Rare Dis, 2008, 3:6]

（3）辅助检查

脆发、严重腹泻、特殊面容等临床特点提示本病，诊断需要基因检测。胎儿期超声检查可发现子宫内生长迟滞、羊水过多及胎盘增生等；超声检查可发现肝硬化。

（4）病理表现

毛发活检可见脆性结节。小肠活检显示绒毛萎缩，固有层单核细胞浸润（图 1482-3）。绒毛萎缩量

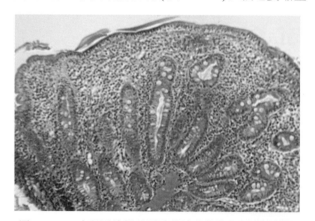

图 1482-3 小肠活检提示严重的绒毛萎缩和固有层单核
细胞浸润

(Orphanet J Rare Dis, 2008, 3:6)

与腹泻的严重程度无明显相关。肝脏病理检查提示肝细胞的铁含量高（与血色素沉着症一致）。

（5）受累部位病变汇总（表 1482-1）

表 1482-1　受累部位及表现

受累部位	主要表现
面部畸形	低位耳、平鼻梁、眼距过宽、毛发卷曲且易断（脆发症）、突额、大口
肝脏	肝功能异常、纤维化伴胆管增生、巨细胞和再生实质结节、铁质沉着
肠道	严重腹泻、小肠绒毛萎缩
血液系统	血小板增大、血小板破坏、出血倾向
神经系统	智力减退
免疫系统	免疫缺陷、T 淋巴细胞功能紊乱

二、基因诊断

（1）概述

TTC37 基因，即编码肽重复序列结构域蛋白的基因，位于 5 号染色体长臂 1 区 5 带 (5q15)，基因组坐标为 (GRCh37):5:94799599-94890709，基因全长 91 111bp，包含 43 个外显子，编码 1564 个氨基酸。

（2）基因对应蛋白结构及功能

TTC37 基因表达含有二十个肽重复序列结构域蛋白。肽重复序列结构域蛋白存在于多种蛋白中，调节蛋白-蛋白相互作用和伴侣分子的活性。肽重复序列结构域蛋白是 SKI 复合物

的成员，SKI 复合物参与外切体介导的 RNA 降解，并通过 PAF1 复合物依赖的方式调节转录活性基因。TTC37 突变相关的疾病是发-肝-肠综合征。

(3) 基因突变致病机制

在 11 个无血缘关系的家系中，12 例患有 THES1 的儿童的致病基因能够定位到 5q14.3—q21.2(THES1；222470)，Hartley 等[8]发现候选基因 TTC37 的 9 个突变。之前的 5 例肠囊肿患者刷状缘离子转运蛋白包括 NHE2(SLC9A2；600530)、NHE3(SLC9A3；182307)、NIS(SLC5A5；601843)、AQP7(602974) 和 H/K ATPase(see ATP4A，137216)，结果表明这些蛋白与对照相比，表达丰度降低或者细胞内错位分布。Hartley 等[8]提出 TTC37 的突变对多个系统的效应可能是由 TTC37 靶蛋白的稳定性异常和细胞内定位改变引起的。

Fabre 等[3, 9]对 12 例 THES 患者分析发现，在 9 个患者中，检出 11 个不同的 TTC37 基因的纯合或者复合杂合突变。在一例北非 THES 患者中，TTC37 基因 23 号内含子 (c.2515+1G > C) 的纯合突变，对类淋巴母细胞的 RNA 转录测序表明突变导致移码突变到终止密码子，产生一个不成熟的转录本。在非 THES 患者中也发现这个位点的杂合突变：在一例法国的 THES 患者身上，发现 TTC37 基因 IVS24 的 5bp 复合杂合缺失 (c.2577-7_2577-3delTTTTT) 和 IVS42 +1G > C 的置换 c.4620+1G > C。类淋巴母细胞的 RNA 转录测序发现 IVS24 5bp 缺失导致转录跳过 25 号外显子，产生 19 个读码框内氨基酸缺失，而 IVS42 +1G > C 颠换导致剪接激活 42 号外显子，使得选择性剪接时 41 个末端氨基酸被另外 61 个氨基酸所替换。

本病尚无相应的分子研究，致病机制未明。

(4) 目前基因突变概述

目前人类基因突变数据库报道的 TTC37 基因突变有 9 个，其中错义/无义突变 5 个，剪接突变 2 个，小的缺失 2 个。突变分布在基因整个编码区，无突变热点。

（谭　颖　姬利延）

参考文献

[1] Landers MC, Schroeder TL. Intractable diarrhea of infancy with facial dysmorphism, trichorrhexis nodosa, and cirrhosis. Pediatr Dermatol, 2003, 20:432-435.

[2] Dweikat I, Sultan M, Maraqa N, et al. Tricho-hepato-enteric syndrome:a case of hemochromatosis with intractable diarrhea, dysmorphic features, and hair abnormality. Am J Med Genet A, 2007, 143:581-583.

[3] Fabre A, Martinez-Vinson C, Roquelaure B, et al. Novel mutations in TTC37 associated with tricho-hepato-enteric syndrome. Hum Mutat, 2011, 32:277-281.

[4] Girault D, Goulet O, Le Deist F, et al. Intractable infant diarrhea associated with phenotypic abnormalities and immunodeficiency. J Pediatr, 1994, 125:36-42.

[5] Goulet OJ, Brousse N, Canioni D, et al. Syndrome of intractable diarrhoea with persistent villous atrophy in early childhood:a clinicopathological survey of 47 cases. J Pediatr Gastroenterol Nutr, 1998, 26:151-161.

[6] Stankler L, Lloyd D, Pollitt RJ, et al. Unexplained diarrhoea and failure to thrive in 2 siblings with unusual facies and abnormal scalp hair shafts:a new syndrome. Arch Dis Child, 1982, 57:212-216.

[7] Verloes A, Lombet J, Lambert Y, et al. Tricho-hepato-enteric syndrome:further delineation of a distinct syndrome with neonatal hemochromatosis phenotype, intractable diarrhea, and hair anomalies. Am J Med Genet, 1997, 68:391-395.

[8] Hartley JL, Zachos NC, Dawood B, et al. Mutations in TTC37 cause trichohepatoenteric syndrome(phenotypic diarrhea of infancy). Gastroenterology, 2010, 138:2388-2398.

[9] Fabre A, Andre N, Broue P, et al. Intractable diarrhea with phenotypic anomalies and tricho-hepato-enteric syndrome:two names for the same disorder. Am J Med Genet, 2007, 143A:584-588.

1483~1485 毛发－鼻－指（趾）综合征
(tricho rhino phalangeal syndrome，TRPS)
(1483. TRPS1, OMIM 190350; 1484. TRPS2, OMIM 150230; 1485. TRPS3, OMIM 190351)

一、临床诊断

(1) 概述

毛发－鼻－指（趾）综合征 (TRPS)，又称兰－吉综合征，是一个罕见的常染色体显性遗传病，1型和 3 型是由 *TRPS1* 基因突变造成的，2 型是由连续的基因缺失造成的，其中包括 *TRPS1* 和 *EXT1* 基因缺失。其特征性表现为头发稀少，指甲过薄，球形宽鼻，指（趾）骨锥形[1-3]。在出生或幼儿期即可诊断。

(2) 临床表现

常见的临床特征有身材矮小、头发稀疏（图 1483-1) 和关节活动受限，也可有股骨头骨骺的缺血性坏死和累及全身关节的骨关节炎。1 型患者除头发稀疏外，还有球形宽鼻、长而扁平的人中、较薄的上嘴唇和招风耳、指（趾）骨骨骺呈锥形、髋关节畸形。2 型毛发－鼻－指（趾）综合征患者还可有多发性外生骨疣[3]的表现（图 1483-2)，可发展成为良性骨肿瘤，进而压迫周围组织，造成活动受限、疼痛等不适。部分患者伴有学习障碍，这在 2 型毛发－鼻－指（趾）综合征患者中更为常见。毛发－鼻－指（趾）综合征患者往往长相相似，有时也会有听力障碍、易受感染等问题。

(3) 影像学表现

X 线检查可见手指外生骨疣及骨盆畸形（图 1483-3)。

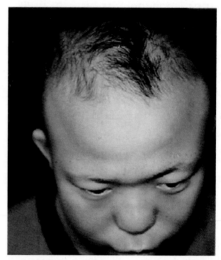

图 1483-1 毛发－鼻－指（趾）综合征患者稀疏的头发
(Dermatol Sinica, 1995, 13: 111-118)

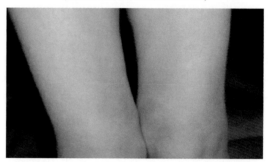

图 1483-2 毛发－鼻－指（趾）综合征患者的手指
[Ann Rheum Dis, 1999, 58(10): 594]

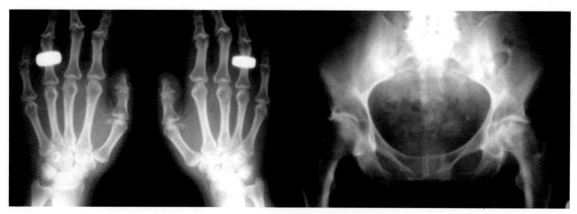

图 1483-3 手指外生骨疣及骨盆畸形
[Ann Rheum Dis, 1999, 58(10): 594]

(4) 病理表现

暂无明确理例报道。

(5) 受累部位病变汇总（表 1483-1）

表 1483-1　受累部位及表现

受累部位	主要表现
头	小头畸形、小颌畸形
耳	耳聋、招风耳
眼	眼睛深陷、外斜视
鼻	球状鼻、梨形鼻、长人中
嘴	薄上唇
胸部	肋骨、肩胛骨外生骨疣，翼状肩胛，鸡胸
泌尿生殖系统	子宫阴道积水、膀胱输尿管反流
骨骼系统	骨质疏松、脊柱侧凸、扁平髋、长管状骨的多发骨疣、股骨头缺血性坏死、关节过伸、指(趾)骨锥形骨骺、并指、短指
神经系统	智力障碍、语言发育迟缓、肌张力下降
皮肤毛发	婴儿赘皮、头发稀疏、脆甲症、薄甲、凹甲、白甲症

二、TRPS1 基因诊断

(1) 概述

TRPS1 基因，编码锌指转录因子 1，位于 8 号染色体长臂 2 区 3 带 3 亚带 (8q23.3)，基因组坐标为 (GRCh37):8:116420724-116713299，基因全长 292 576bp，包含 7 个外显子，编码 1294 个氨基酸。

(2) 基因对应蛋白结构及功能

TRPS1 基因编码锌指转录因子 1，该蛋白能抑制 GATA 调节基因的表达，通过与动力蛋白的轻链结合影响其与 GATA 共识序列的结合，同时抑制其转录活性。在脊椎动物发育阶段，特异性结合 GATA 序列和抑制 GATA 调节基因的表达，调节软骨细胞增殖和分化，扩大末端软骨细胞的区域，激活柱状细胞增殖及柱状肥大的软骨细胞分化。

(3) 基因突变致病机制

2000 年，Momeni 等 [1] 从 8 号染色体长臂 2 区 4 带 (8q24) 区域的 *TRPS1* 基因的位置开始，在两例 TRPS1 患者和 5 例 TRPS1 间隙缺失的患者中定位克隆一个跨越染色体断点的基因。2000 年，Momeni 等 [4] 在 10 例无亲缘关系患者中检测到 *TRPS1* 基因的 6 种不同的无义突变。研究结果表明可能是由于转录因子单倍剂量不足引发 TRPS1。此外，2001 年，Lüdecke 等 [5] 建立 TRPS 患者的基因型－表型关联模型，对多例 TRPS1 或 TRPS3 患者进行突变评估分析，86% 的突变检出率表明 *TRPS1* 是 1 型和 3 型 TRPS 的主要致病基因区。

2008 年 Napierala 等 [6] 在小鼠中发现 Trps1 δ -GT 纯合变异表现出来的生长板延长是由于软骨细胞分化延迟及软骨膜的异常延伸，该异常还伴随着 RUNX2 及 IHH 表达量的增加。Napierala 等 [3] 认为 *TRPS1* 和 *RUNX2* 通过相互作用来调节软骨细胞及软骨膜的生长。

(4) 目前基因突变概述

目前人类基因突变数据库收录的 *TRPS1* 基因突变有 55 个，其中错义 / 无义突变 31 个，剪接突变 1 个，小的缺失 12 个，小的插入 8 个，大片段缺失 3 个。突变分布在基因整个编码区，无突变热点。

三、TRPS2 基因诊断

(1) 概述

EXT1 基因，即编码内质网区域的 II 型跨膜的糖基转移酶基因，位于 8 号染色体短臂 2 区 4 带 1 亚带 1 次亚带 (8p24.11)，基因组坐标为 (GRCh37):8:118811602-119124058，基因全长 312 457bp，包含 11 个外显子，编码 746 个氨基酸。

(2) 基因对应蛋白结构及功能

EXT1 基因，编码内质网区域的 II 型跨膜的糖基转移酶，该酶参与硫酸乙酰肝素生物链合成中链延伸的第一步反应，其突变会导致多发性外生骨疣 I 型。*EXT1* 和 *TRPS1* 基因功能的缺失与兰－吉综合征相关 [又称毛发－鼻－指 (趾) 综合征 2 型]。

(3) 基因突变致病机制

1995 年 Ludecke 等 [7] 通过 YAC 克隆、DNA 印迹法、PCR 及荧光原位杂交等方法对 TRPS1 患者 8 号染色体上的缺失、易位、插入等进行分析，研究表明 *TRPS1* 基因图谱中有多于 1000kb 位于 *EXT1* 基因近段，且 2 个基因都会影响兰－吉综合征，该结果证实兰－吉综合征并不是由单个基因突变的多效性影响导致的，而是一个真正的连续基因综合征。

目前，证实兰－吉综合征是由 8 号染色体上至少 2 个基因缺失或者突变导致的。在兰－吉综合征患者中常常检测到 *EXT1* 基因和 *TRPS1* 基因的缺失或者突变，其他邻近基因也可能包含在内。8 号染色体上的额外其他基因的缺失可能导致不同的疾病特征。

本病尚无相应的分子研究，致病机制未明。

(4) 目前基因突变概述

目前人类基因突变数据库收录的 *EXT1* 基因突变有 367 个，其中，错义 / 无义突变 131 个，剪接突变

39 个，小的缺失 134 个，小的插入 47 个，大片段缺失 16 个。突变分布在基因整个编码区，无突变热点。

四、TRPS3 基因诊断

(1) 概述

TRPS1 基因，编码锌指转录因子 1，位于 8 号染色体长臂 2 区 3 带 3 亚带 (8q23.3)，基因组坐标为 (GRCh37):8:116420724-116713299，基因全长 292 576bp，包含 7 个外显子，编码 1294 个氨基酸。

(2) 基因对应蛋白结构及功能

同 TRPS1 基因诊断。

(3) 基因突变致病机制

为了研究 TRPS3 是否由 TRPS1 基因突变导致，并对 TRPS 患者进行基因型与表型关联分析，Lüdecke 等[5] 在 2001 年进行广泛的突变分析且评估 TRPS1 或者 TRPS3 患者的身高和指过短程度。他们发现在 51 例无相关性的 TRPS1 或者 TRPS3 患者中有 44 例患者共携带 35 个不同的 TRPS1 突变，检出率为 86%，意味着 TRPS1 基因是 TRPS1 和 TRPS3 疾病的主要致病基因。TRPS1 基因并没有在散发患者的父母或者家族患者的健康亲属中检出，说明 TRPS1 基因突变可能满足完全外显率。TRPS1 基因突变患者的最常见的临床表现是骨骼异常。其表型是多变的，在同一个家庭中表型与年龄、性别等都不相关。5 个错义突变中有 4 个改变 GATA DNA 结合的锌指结构，7 例携带相同突变的无血缘关系的患者中有 6 例被认为是 TRPS3，因为他们有严重的指过短和身材矮小。这些数据显示 TRPS3 位于 TRPS 频谱的末端，且经常是由 TRPS1 基因特殊的突变导致。

Suemoto 等[8] 在 2007 年的研究显示：Trps1 基因缺陷的小鼠表现为软骨发育异常 (特征是在生长中软骨细胞扩增和凋亡减少)。分析认为 Trps1 是 Stat3 表达的抑制剂 (Stat3 蛋白通过调节细胞周期蛋白 D1 和 Bcl2 来控制软骨细胞增殖和生存)。

(4) 目前基因突变概述

目前人类基因突变数据库收录的 TRPS1 基因突变有 55 个，其中错义 / 无义突变 31 个，剪接突变 1 个，小的缺失 12 个，小的插入 8 个，大片段缺失 3 个。突变分布在基因整个编码区，无突变热点。

（赵　琳　侯永刚　杨　柯）

参考文献

[1] James William；Berger, Timothy；Elston, Dirk.Andrews' Diseases of the Skin: Clinical Dermatology. 10th ed.Saunders. 2005.

[2] Rapini Ronald P, Bolognia Jean L, Jorizzo Joseph L. Dermatology: 2-Volume Set. St Louis: Mosby. 2007: 716.

[3] Marwaha RK. Langer-Giedion Syndrome. Indian Pediatrics, 2006, 43(2): 174-175.

[4] Momeni P, Glöckner G, Schmidt O, et al. Mutations in a new gene, encoding a zinc-finger protein, cause tricho-rhino-phalangeal syndrome type I. Nat Genet, 2000, 24: 71-74.

[5] Lüdecke HJ, Schaper J, Meinecke P, et al. Genotypic and phenotypic spectrum in tricho-rhino-phalangeal syndrome types I and III. Am J Hum Genet, 2001, 68: 81-91.

[6] Napierala D, Sam K, Morello R, et al. Uncoupling of chondrocyte differentiation and perichondrial mineralization underlies the skeletal dysplasia in tricho-rhino-phalangeal syndrome. Hum Molec Genet, 2008, 17: 2244-2254.

[7] Ludecke HJ, Wagner MJ, Nardmann J, et al. Molecular dissection of a contiguous gene syndrome: localization of the genes involved in the Langer-Giedion syndrome. Hum Molec Genet, 1995, 4: 31-36.

[8] Suemoto H, Muragaki Y, Nishioka K. Trps1 regulates proliferation and apoptosis of chondrocytes through Stat3 signaling. Dev Biol, 2007, 312: 572-581.

1486　非光过敏性毛发低硫营养不良 1 型
(trichothiodystrophy，nonphotosensitive 1, TTDN1；OMIM 234050)

一、临床诊断

(1) 概述

非光过敏性毛发低硫营养不良 1 型 (TTDN1) 也称阿米什发脆脑综合征或发脑综合征，是由 MPLKIP 基因缺乏导致。TTDN1 是一种以身材矮小、智力发育异常、低硫性脆发、男性生育能力下降为主要临床表现，但不伴有皮肤光敏感的常染色体隐性遗传疾病[1, 2]。

(2) 临床表现

患者均有低硫性的干枯、易断、稀疏的头发。随病程进展逐渐出现眉毛、睫毛的稀疏，以及一系列累及外胚层、神经外胚层器官的症状。常见症状包括智力、躯体发育迟缓，面部特征包括后缩的下巴、小鼻、大耳、小颅，指甲发育异常，包括鱼鳞癣 (图 1486-1)[3]。

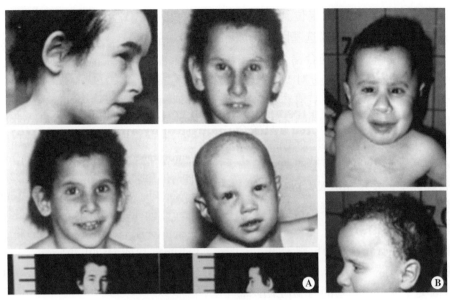

图 1486-1　临床表现

A. 四例患者毛发稀疏表现；B. 一例男性患者的面部特征

(Neurocutaneous Disorders Phakomatoses and Hamartoneoplastic Syndromes, 2008: 821-845)

(3) 影像学表现

暂无相关资料。

(4) 病理表现

毛发异常被认为是本病的关键表现。毛发中磷的缺乏使得头发、眉毛、睫毛等毛发变得细短、干枯易断。显微镜下可见毛发呈虎尾样改变 (图 1486-2)[3]。

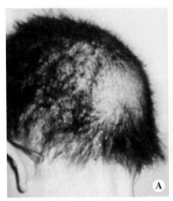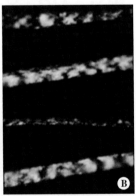

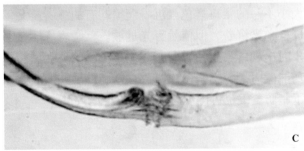

图 1486-2　毛发异常表现

A. 患者头发改变；B. 显微镜下毛发呈虎尾样改变；C. 光镜下可见断发表现 (Neurocutaneous Disorders Phakomatoses and Hamartoneoplastic Syndromes, 2008: 821-845)

(5) 受累部位病变汇总 (表 1486-1)

表 1486-1　受累部位及表现

受累部位	主要表现
脑	智力异常、发育迟缓
毛发	头发、眉毛、睫毛等毛发变得细短、干枯易断，显微镜下可见毛发呈虎尾样改变
骨骼	身材矮小、发育迟缓
生殖系统	男性患者可出现生育能力下降

二、基因诊断

(1) 概述

MPLKIP 基因，即编码 M 期特异 PLK1 作用蛋白的基因，位于 7 号染色体短臂 1 区 4 带 1 亚带 (7p14.1)，基因组坐标为 (GRCh37):7:40172342-40174251，基因全长 1910bp，包含 2 个外显子，编码 179 个氨基酸。

(2) 基因对应蛋白结构及功能

MPLKIP 基因编码的蛋白在细胞有丝分裂时主要集中在中心体内，而在胞质分裂时主要集中在中间体内。该蛋白在有丝分裂过程中被细胞周期素依赖性激酶 1 磷酸化，随后与 polo 样激酶 1 相互作用。该蛋白可能通过调节有丝分裂或胞质分裂来维持细胞周期的完整性。

(3) 基因突变致病机制

Jacson 等 [4] 对患有 TTDN1 的血缘家庭中的两

个成员进行研究时，将该病的病因定位到染色体 7p14.1 上。Nakabayashi 等[5] 对 7 个候选基因进行序列测定，并在 MPLKIP 基因检测到纯合错义突变。在 4 个以上的阿米什血缘家庭中，通过对 11 位受累者和 21 位非受累者进行研究证实，只有疾病成员的 MPLKIP 基因具有 p.M144V 纯合突变，而且该突变不存在于 148 个对照样本中。同时，Nakabayashi 等[5] 在 Przedborski 等[6] 于 1990 年报道的两个患有 TTDN1 的摩洛哥姊妹中，发现 MPLKIP mRNA 的 1 号外显子上存在着 2bp 的纯合缺失突变，可导致一个只有 57 个氨基酸的截短蛋白产生。

本病尚无相应的分子研究，致病机制未明。

(4) 目前基因突变概述

目前人类基因突变数据库收录的与 MPLKIP 基因有关的突变有 17 个，其中错义 / 无义 3 个，小的缺失 6 个，小的插入 1 个，剪接突变 1 个，大片段缺失 6 个。

（周怡茉 王新颖）

参考文献

[1] Baden HP, Jackson CE, Weiss L, et al. The physicochemical properties of hair in the BIDS syndrome. Am J Hum Genet, 1976, 28(5): 514-521.

[2] Freedberg IM, Eisen AZ, Wolff K, et al. Fitzpatrick's Dermatology in General Medicine. 6ed. New York McGraw-Hill, 2003.

[3] Ruggieri M, Pascual-Castroviejo I, Di Rocco C, et al. Neurocutaneous Disorders Phakomatoses and Hamartoneoplastic Syndromes. Springer, 2008: 821-845.

[4] Jackson CE, Weiss L, Watson JH. "Brittle" hair with short stature, intellectual impairment and decreased fertility: an autosomal recessive syndrome in an Amish kindred. Pediatrics, 1974, 54: 201-207.

[5] Nakabayashi K, Amann D, Ren Y, et al. Identification of C7orf11(TTDN1)gene mutations and genetic heterogeneity in nonphotosensitive trichothiodystrophy. Am J Hum Genet, 2005, 76: 510-516.

[6] Przedborski S, Ferster A, Goldman S, et al. Trichothiodystrophy, mental retardation, short stature, ataxia, and gonadal dysfunction in three Moroccan siblings. Am J Med Genet, 1990, 35: 566-573.

1487　光过敏性毛发硫营养不良
(trichothiodystrophy, photosensitive, TTDP; OMIM 601675)

一、临床诊断

(1) 概述

光过敏性毛发硫营养不良（TTDP）是一种常染色体隐性遗传疾病，一种罕见的多系统受累疾病，由 Price 等于 1980 年发现第一例硫缺陷毛发发脆患者[1, 2]，患者身体的任何器官都会受累，神经外胚层来源的组织更容易受累。约半数毛发硫营养不良 TTD 患者具有光敏性，这与核苷酸位点切除修复（NER）缺陷有关。所有的光敏感疾病患者都有这种核苷酸缺陷，而这种核苷酸位点切除修复缺陷在非光敏感毛发硫营养不良中是不存在的。这些有核苷酸缺陷的患者被指定为光过敏性毛发硫营养不良。根据致病基因不同，可分为 ERCC3、GTF2H5、ERCC2 三种类型。

(2) 临床表现

患者临床表现及严重程度多种多样（图 1487-1~ 图 1487-3），一些该基因携带者没有任何神经功能缺损症状，一些则表现为严重的多系统疾病，包括鱼鳞病，头发和指甲发脆（与富含半胱氨酸的基质蛋白的含量减少有关）[2]，智力障碍，生育能力下降和身材矮小[3]。光过敏患者会在面部及颈部出现大小不一的雀斑样色素沉着病损，有的患者虽无雀斑样色素沉着，但依然有光过敏。鱼鳞癣一般在出生时出现，出生几周后会明显减少。其他常见相关功能障碍还包括眼白内障、感染和母婴并发症。皮下脂肪萎缩也可出现。

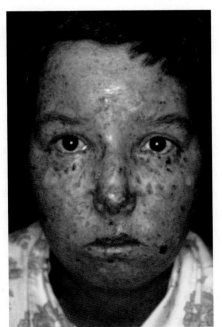

图 1487-1　光敏感性导致的面部及颈部多发雀斑样色素沉着

[Hum Mutat, 2008, 29(10): 1194-1208]

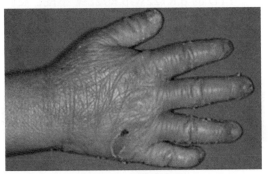

图 1487-2　鱼鳞样皮肤

(J Dermatol, 2014, 41: 705-708)

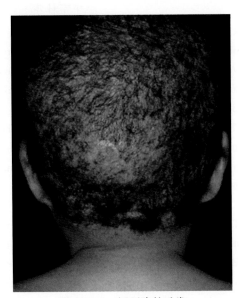

图 1487-3　短而脆的毛发

(J Dermatol, 2014, 41: 705-708)

(3) 辅助检查

毛干显示硫含量降低，富含半胱氨酸的角质蛋白的含量降低。

(4) 病理表现

偏振光显微镜：偏振光下可以看到毛发呈"老虎尾巴"样明暗交替的条带状 (图 1487-4)，对诊断有提示意义，最终确诊还需化学分析。

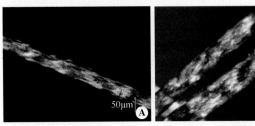

图 1487-4　毛发呈"老虎尾巴"样条带

[Hum Mutat, 2008, 29(10): 1194-1208]

(5) 受累部位病变汇总 (表 1487-1)

表 1487-1　受累部位及表现

受累部位	主要表现
皮肤毛发	光过敏，毛发、指甲发脆，皮下脂肪组织缺乏，鱼鳞样皮肤，红皮病
免疫系统	低丙种球蛋白血症、反复感染
关节	关节挛缩
眼	白内障
乳腺	乳腺组织缺如
肠	肠梗阻

二、基因诊断

(1) 概述 (表 1487-2)

(2) 基因对应蛋白结构及功能

1) *ERCC3* 基因：编码依赖三磷腺苷的 DNA 解旋酶，作用于核苷酸切除修复和 B 组着色性干皮病的变异。它是 89kDa 的基础转录因子 (TFⅡH)，作用于 Ⅱ 类转录本。

2) *GTF2H5* 基因：编码转录因子和修复因子 TFⅡH 的亚基，在基因转录和 DNA 修复过程中起作用。在 DNA 修复时，刺激 ERCC3/XPB 的 APT 酶的活性，触发 DNA 打开，与 TFⅡH 调解细胞水平相关。该基因的变异能够导致硫营养不良 (TTDP)。

表 1487-2　基因亚型汇总

基因	染色体位置	基因组起始坐标	基因全长 (bp)	外显子数	氨基酸数
ERCC3	2q21	2:128014866-128051752	43 887	15	782
GTF2H5	6q25.3	6:158589379-158620376	37 998	3	71
ERCC2	19q13.3	19:45854649-45873845	26 197	23	760

3) *ERCC2* 基因：核苷酸切除修复通路是 DNA 补偿修复的机制，编码 *ERCC2* 基因的蛋白用于双转录本核苷酸切除修复，是基础转录因子 BTF2/TFⅡH 复合体的成员。该基因产物有三磷腺苷的 DNA 解旋酶，属于 RAD3/XPD 解旋酶。这个基因会导致 4 种疾病：癌症综合征，着色性干皮病互补群 D，TTDP，Cockayne 综合征。已经发现该基因的可变剪接转录本变体编码的不同亚型。

(3) 基因突变致病机制

1) *ERCC3* 基因：Robbins 等 [4] 于 1974 年最初报道一个患有 B 型着色性干皮病 /Cockayne 综合征的女性患者。Weeda 等 [5] 于 1990 年发现 *ERCC3* 基因上的一个杂合变异，Oh 等 [6] 于 2006 年在该患者身上发现第二个突变等位基因。

2) *GTF2H5* 基因：Giglia-Mari 等 [7] 于 2004 年在 *GTF2H5* 基因中发现一个失活性突变，*GTF2H5* 基因突变在核苷酸切除修复 (NER) 有重要作用，与转录相比，NER 需要更高的 TFⅡH 的浓度。

3) *ERCC2* 基因：Weeda 等 [5] 在 1990 年提到，*ERCC3* 有缺陷的啮齿动物突变表型类似于人类的着色性干皮病。de Boer 等 [8] 于 1998 年通过基因 - 互补 DNA 融合靶向的方式，构建一个 TTD 的小鼠模型，引入 ERCC2/XPD 的 722 位精氨酸到色氨酸的变异。用小鼠模拟 TTD 患者的 XPD 位点变异。TTD 的 p.R722W/p.R722W 小鼠，反映出与人类疾病类似的现象。本病尚无相应的分子研究，致病机制未明。

(4) 目前基因突变概述 (表 1487-3)

表 1487-3　基因突变汇总　　　　　　　　　　　　　　　　（单位：个）

基因	突变种数	错义 / 无义突变数	剪接突变数	小片段缺失数	小片段插入数	大片段缺失数	大片段插入数	调控区突变数	突变热点
ERCC3	11	7	2	1	1	0	0	0	无
GTF2H5	3	3	0	0	0	0	0	0	无
ERCC2	58	40	5	10	1	2	0	0	无

（丁杜宇　钱朝阳）

参考文献

[1] Baden H P, Jackson CE, Weiss L , et al. The physicochemical properties of hair in the BIDS syndrome. American Journal of Human Genetics, 1976, 28(5): 514-521.

[2] Price VH, Odom RB, Ward WH, et al. Trichothiodystrophy. Sulfur-deficient brittle hair as a marker for a neuroectodermal symptom complex. Arch Derm, 1980, 116: 1375-1384.

[3] Jennifer Boyle, Takahiro Ueda, Kyu-Seon O, et al. Persistence of repair proteins at unrepaired DNA damage distinguishes diseases with ERCC2(XPD)mutations: cancer-prone xeroderma pigmentosum vs. non-cancer-prone trichothiodystrophy. Hum Mutat, 2008, 29(10): 1194-1208.

[4] Robbins JH, Kraemer KH, Lutzner MA, et al. Xeroderma pigmentosum. An inherited diseases with sun sensitivity, multiple cutaneous neoplasms, and abnormal DNA repair. Ann Intern Med, 1974, 80: 221-248.

[5] Weeda G, van Ham RC, Vermeulen W, et al. A presumed DNA helicase encoded by *ERCC-3* is involved in the human repair disorders xeroderma pigmentosum and Cockayne's syndrome. Cell, 1990, 62: 777-791.

[6] Oh KS, Khan SG, Jaspers NG, et al. Phenotypic heterogeneity in the XPB DNA helicase gene(ERCC3): xeroderma pigmentosum without and with Cockayne syndrome. Hum Mutat, 2006, 27: 1092-1103.

[7] Giglia-Mari G, Coin F, Ranish JA, et al. A new, tenth subunit of TFIIH is responsible for the DNA repair syndrome trichothiodystrophy group A. Nat Genet, 2004, 36: 714-719.

[8] de Boer J, de Wit J, van Steeg H, et al. A mouse model for the basal transcription/DNA repair syndrome trichothiodystrophy. Mol Cell, 1998, 1: 981-990.

1488　线粒体三功能蛋白质缺乏症
(trifunctional protein deficiency; OMIM 609015)

一、临床诊断

(1) 概述

线粒体三功能蛋白质缺乏症因编码线粒体三功能蛋白 (MTP) 的 α 亚单位 (HADHA) 或 β 亚单位 (HADHB) 基因突变所致。临床特征为心肌病、低酮性低血糖、代谢性酸中毒、突发婴儿死亡、代谢性脑病、肝功能障碍、周围神经病，运动诱发肌红蛋白尿或横纹肌溶解。经典的三功能蛋白质缺乏症可分为 3 个主要临床亚型：新生儿起病的严重致死型 (严重)，导致突发的婴儿不明原因猝死；幼儿期起病的肝性 Reye 样综合征 (中间型) 和青春期后期起病的肌病型 (轻型)。一些患者表现为进展性病程，表现为肌病、反复横纹肌溶解、感觉运动轴索性神经病，这些患者可存活至青少年期和成人期 [1-6]。

(2) 临床表现

新生儿或婴幼儿起病，Wanders 等 1992 年报道一例婴儿，一级堂表亲所生，出生第 2 天出现低血糖、肌张力低下。婴儿在出生第 8 天发生呼吸衰竭，自主活动较差，也不能吸吮和缺乏原始反射；第 28 天急性心力衰竭，与运动不能性心肌病伴心室壁膨出有关；第 30 天死亡。患者成纤维细胞研究显示 MTP 的 3 种酶活性均缺乏。

Dionisi-Vici 等描述一女孩，15 个月时诊断为该病，自出生即反复呕吐，患者表现为严重肌张力低下、呼吸衰竭 (需要辅助呼吸)、严重扩张型心肌病。尿有机酸测定强烈提示脂肪酸氧化缺陷，排泄特有的 3- 羟基二羧酸。

(3) 辅助检查

实验室检查显示甲状腺功能减退。成纤维细胞分析显示所有 3 个 MTP 酶活性均不同程度的受累。

(4) 受累部位病变汇总 (表 1488-1)

表 1488-1　受累部位及表现

受累部位	主要表现
神经系统	肌张力低下、喂养困难、肌痛、运动不耐受、运动诱发横纹肌溶解、肌红蛋白尿、高乳酸血症、周围神经病、肌肉痉挛、精神运动发育延迟、嗜睡

续表

受累部位	主要表现
甲状腺	甲状腺功能减退
血液系统	HELLP 综合征 (溶血、肝酶升高、血小板降低)
心脏	扩张型心肌病
眼	色素性视网膜病

二、基因诊断

(1) 概述

HADHA 基因，编码线粒体 α- 三功能蛋白亚基蛋白，位于 2 号染色体短臂 2 区 3 带 (2p23)，基因组坐标为 (GRCh37):2:26413504-264675665，基因全长 54 092bp，包含 20 个外显子，编码 763 个氨基酸。

(2) 基因对应蛋白结构及功能

HADHA 基因编码线粒体 α- 三功能蛋白亚基蛋白，催化线粒体 β- 氧化的长链脂肪酸最后三个步骤。线粒体膜结合杂合复合物由 4 个 α 亚基和 4 个 β 亚基组成，α 亚基催化 3- 酮脂酰辅酶 A 硫解酶的活性。该基因突变导致三功能蛋白质缺乏症。

(3) 基因突变致病机制

Brackett 等 [1] 在一个线粒体三功能蛋白质缺乏症患者中发现 2 个复合 HADHA 基因杂合突变。患者在新生儿时期显现出低血糖和心肌病，在出生后 18 个月死亡。

本病尚无相应的分子研究，致病机制未明。

(4) 目前基因突变概述

目前人类基因突变数据库报道的 HADHA 基因突变有 35 个，其中错义 / 无义突变 20 个，剪接突变 7 个，小的缺失 6 个，小的插入 2 个。突变分布在基因整个编码区，无突变热点。

(王新高　金皓玄)

参考文献

[1] Brackett JC, Sims H F, Rinaldo P, et al. Two alpha subunit donor splice site mutations cause human trifunctional protein deficiency. J Clin Invest, 1995, 95: 2076-2082.

[2] Ibdah JA, Bennett MJ, Rinaldo P, et al. A fetal fatty-acid

oxidation disorder as a cause of liver disease in pregnant women. New Eng J Med, 1999, 340: 1723-1731.

[3] Jackson S, Singh Kler R, Bartlett K, et al. Combined enzyme defect of mitochondrial fatty acid oxidation. J Clin Invest, 1992, 90: 1219-1225.

[4] Purevsuren J, Fukao T, Hasegawa Y, et al. Clinical and molecular aspects of Japanese patients with mitochondrial trifunctional protein deficiency. Molec Genet Metab, 2009, 98: 372-377.

[5] Spiekerkoetter U, Sun B, Khuchua Z, et al. Molecular and phenotypic heterogeneity in mitochondrial trifunctional protein deficiency due to beta-subunit mutations. Hum Mutat, 2003, 21 598-607.

[6] Ushikubo S, Aoyama T, Kamijo T, et al. Molecular characterization of mitochondrial trifunctional protein deficiency: formation of the enzyme complex is important for stabilization of both alpha- and beta-subunits. Am J Hum Genet, 1996, 58: 979-988.

1489　三角头畸形
(trigonocephaly 1, TRIGNO1; OMIM 190440)

一、临床诊断

(1) 概述

1862 年 Hermann Welcker 创造三角头畸形这个术语，用以描述一个有 V 形头骨和兔唇的小孩[1]。三角头畸形患者由于先天性的额骨缝早闭，前额呈龙骨状，双顶径宽，头部形状像三角形。三角头畸形为常染色体显性遗传，由 8 号染色体短臂上杂合的 *FGFR1* 基因突变造成，即成纤维细胞生长因子受体 1 基因。

(2) 临床表现

该病突出特点为三角头畸形，也可有眉骨突出、宽鼻梁、眼距过窄、连眉、先天性脐膨出等典型表现。少数患者可有小耳畸形、小脊椎和生殖器畸形（图 1489-1）。该病作为一个常染色体显性遗传病，和脑功能异常暂未发现联系[2]。累及神经心理方面的症状有行为、语言问题，智力迟钝[3, 4]，多动症，对立违抗性障碍，孤独症，行为障碍等神经发育迟滞[5-8]。这些精神症状在学龄期更为明显[9]。但患者在神经心理方面并不一定受影响。

(3) 影像学表现

头颅 X 线平片与常人有显著区别，侧位可见弯曲向前的额骨线。头颅指数正常（头颅最宽径和最长径），双顶径较宽，双颞径较窄（图 1489-2）。严重患者 MRI 检查于前额中线处可见颅骨呈泪滴状成角环绕（图 1489-3）。

(4) 病理表现

暂无明确病理报道。

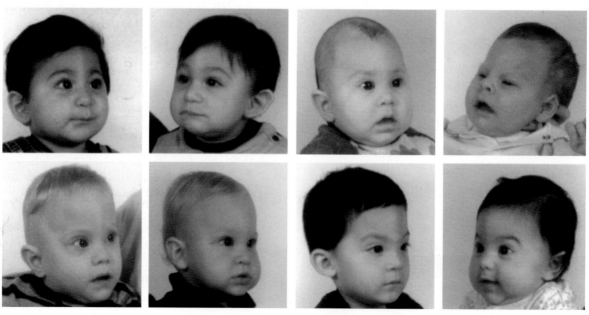

图 1489-1　三角头畸形患者典型的面部表现

(Am J Med Genet A, 2003, 117A: 127-135)

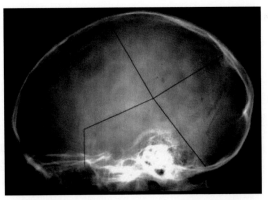

图 1489-2　X 线侧位可见弯曲向前的额骨缝

(Childs Nerv Syst, 2004, 20(10): 749-756)

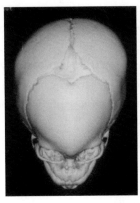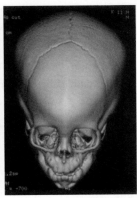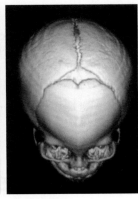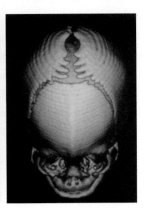

图 1489-3　头颅 MRI 重建

(Am J Med Genet A, 2003, 117A: 127-135)

（5）受累部位病变汇总（表 1489-1）

表 1489-1　受累部位及表现

受累部位	主要表现
头	三角头畸形、小头畸形
耳	耳前悬垂物
眼	眼距过窄、轻微连眉、S 形弯曲的下眼睑
腹部	脐膨出、梅克尔憩室
生殖器	大阴茎
骨骼系统	颅缝早闭、腰椎半椎体畸形

二、基因诊断

（1）概述

FGFR1 基因，编码成纤维细胞生长因子受体 1，位于 8 号染色体短臂 1 区 1 带 2 亚带 2 次带（8p11.22），基因组坐标为（GRCh37）:8:38268656-38326352，基因全长 57 697bp，包含 18 个外显子，编码 822 个氨基酸。

（2）基因对应蛋白结构及功能

FGFR1 基因编码蛋白是成纤维细胞生长因子受体家族成员，成员之间和整个进化过程中氨基酸序列高度保守，FGFR 家族不同成员在配体结合力和组织分布上都有所不同。一个完整的蛋白包含一个胞外区域（由 3 个类似免疫球蛋白结构域组成）、一个疏水的跨膜结构域和一个胞质酪氨酸激酶区域。蛋白的胞外部分和成纤维细胞生长因子结合，并启动一系列的下游信号，最终影响有丝分裂的发生和分化。*FGFR1* 基因突变会导致人类发育异常，表现为骨骼异常，如软骨发育不全和 FGFR 表达升高，有可能会导致细胞转化和癌症。

（3）基因突变致病机制

三角头畸形的个体表现为龙骨状的前额伴随宽的顶骨间径，使头部呈现三角形状。三角头畸形由额骨缝提前闭合造成，该病经常呈现散发形态[2]。Kress 等[10] 在 2000 年对 10 例非综合性三角头畸形患者 *FGFR1* 基因 5 号外显子、*FGFR2* 基因 8 和 10 号外显子、*FGFR3* 基因 7 号外显子及 *TWIST1* 基因 1 号外显子进行检测（以上选择的所有区域都被认为参与常染色体显性遗传颅缝早闭综合征），结果只在 1 例患者中检出 *FGFR1* 基因 p.I300T 突变。

本病尚无相应的分子研究，致病机制未明。

(4) 基因突变描述

目前人类基因突变数据库收录的 *FGFR1* 基因突变有 97 个，其中错义 / 无义突变 81 个，剪接突变 6 个，小的缺失 6 个，小的插入 3 个，大片段缺失 1 个。突变分布在基因整个编码区，无突变热点。

（赵　琳　杨　柯）

参考文献

[1] Welcker H. Untersugungen uber wachtsum und bau des menschlischen Schädels. Leipzig: Engelmann, 1862.

[2] Frydman M, Kauschansky A, Elian E. Trigonocephaly: a new familial syndrome. Am J Med Genet, 1984, 18: 55-59.

[3] Shillito Jr J, Matson DD. Craniosynostosis: A review of 519 surgical patients. Pediatrics, 1968, 41(4): 829-853.

[4] Anderson FM. Treatment of coronal and metopic synostosis: 107 cases. Neurosurgery , 1981, 8(2): 143-149.

[5] Collmann H, Sörensen N, Krauss J. Consensus: trigonocephaly. Childs nerv syst, 1996, 12(11): 664-668.

[6] Aryan HE, Jandial R, Ozgur BM, et al. Surgical correction of metopic synostosis. Child's nervous system : ChNS : Official Journal of the International Society for Pediatric Neurosurgery, 2005, 21(5): 392-398.

[7] Oi S, Matsumoto S. Trigonocephaly(metopic synostosis). Clinical, surgical and anatomical concepts. Child's Nerv Syst, 1987, 3(5): 259-265.

[8] Sidoti Jr EJ, Marsh JL, Marty-Grames L, et al. Long-term studies of metopic synostosis: frequency of cognitive impairment and behavioral disturbances. Plastic Reconstr Surg , 1996, 97(2): 276-281.

[9] Kapp-Simon KA. Mental development and learning disorders in children with single suture craniosynostosis. Cleft Palate Craniofac J , 1998, 35(3): 197-203.

[10] Kress W, Petersen B, Collmann H, et al. An unusual *FGFR1* mutation(fibroblast growth factor receptor 1 mutation)in a girl with non-syndromic trigonocephaly. Cytogenet Cell Genet, 2000, 91: 138-140.

1490　三甲基胺尿症
(trimethylaminuria，TMAU；OMIM 602079)

一、临床诊断

(1) 概述

三甲基胺尿症又称臭鱼症，致病基因为 *FMO3* 基因。三甲胺 (TMA) 是一种胺类，带有腐臭鱼类的气味，在蛋黄、豆类及咸水鱼中尤含有此类物质；而臭鱼症患者，因为先天无法代谢 TMA，导致呼吸、尿液、汗液及腺体分泌物散发出 TMA 的臭鱼气味，因而得名 [1, 2]。

(2) 临床表现

该症患者在出生后往往即有 TMA 代谢异常所致的臭鱼味，而在食用过 TMA 的前驱物质，如蛋黄、动物内脏 (肝及肾脏)、豆荚、大豆及咸水鱼时，气味将更为明显。运动后或情绪低落时，以及女性患者在青春期、月经期及停经期前后，TMA 的味道都可能更为明显。有的患者在食用酪胺类食物 (起司) 后，会发生心动过速及高血压的现象。此外，可能因为胺类物质的代谢异常，使得患者出现情绪低落甚至抑郁等精神症状。

(3) 辅助检查

尿检：尿中游离 TMA 浓度大于或等于 18~20μmol/mmol 肌酸酐，总量 15~20 mg/d，患者即可散发出 TMA 的臭鱼味道 [2]。

(4) 病理表现

暂无相关资料。

(5) 受累部位病变汇总 (表 1490-1)

表 1490-1　受累部位及表现

受累部位	主要表现
脑	情绪低落、抑郁等
心脏	心律失常、高血压

二、基因诊断

(1) 概述

FMO3 基因，即编码黄素单加氧酶 3 的基因，位于 1 号染色体长臂 2 区 4 带 3 亚带 (1q24.3)，基因组坐标为 (GRCh37):1:171060018-171086961，基

因全长 26 944bp，包含 10 个外显子，编码 533 个氨基酸。

(2) 基因对应蛋白结构及功能

黄素单加氧酶是一类重要的药物代谢酶，能催化各种含磷/硫/氮的外源物进行 NADPH 依赖型的氧化作用，如治疗药物、饮食化合物、农药及其他外源化合物。FMO3 基因的表达是成年人肝脏中 FMO 的主要表达类型，在不同个体间其表达差异高达 20 倍。FMO3 表达水平的差异可能对外源性物质的代谢速率有明显影响，因此可能对制药工业相当重要。该酶是一种跨膜蛋白，位于许多组织细胞的内质网中。该酶基因的可变剪接可导致出现编码同一蛋白的多个不同转录本。该酶能通过氮氧化的形式使脂肪烷基伯胺、仲胺、叔胺类有机物氧化，并通过三甲胺氧化物的产生在三甲胺代谢中发挥重要作用；当与含硫化合物作用时，该酶也能进行硫氧化作用。

(3) 基因突变致病机制

Zhou 等[3] 描述 FMO3 的基因突变可能导致酶活性的降低或失活，从而导致三甲基胺代谢受阻，进而导致原形三甲基胺的大量积累和分泌，最终将会导致三甲基胺尿症。由于该疾病个体的尿、呼吸及汗液中含有大量的三甲基胺，使得其具有独特的体味。在健康个体中，三甲基胺主要被转化成无气味的三甲胺 N- 氧化物。Shimizu 等[4] 通过基因型与表型的比较发现，严重的三甲基胺尿症是由 FMO3 基因的功能缺失突变引起；对于中度和轻度的三甲基胺尿症，其情况更为复杂，主要因为不同于 FMO3 基因型的其他因素。

(4) 目前基因突变概述

目前人类基因突变数据库报道的 FMO3 基因突变有 49 个，其中错义/无义突变 43 个，剪接突变 1 个，小的缺失 4 个，大片段缺失 1 个。突变分布在基因整个编码区，无突变热点。

（申 园 李金鑫 杨志凯）

参考文献

[1] Chalmers RA, Bain MD, Michelakakis H, et al. A Diagnosis and management of trimethylaminuria(FMO3 deficiency)in children. J Inherit Metab Dis, 2006, 29: 162-172.

[2] Mitchell SC, Smith RL. Trimethylaminuria: the fish malodor syndrome. Drug Metab Dispos, 2001, 29: 517-521.

[3] Zhou J, Shephard EA. Mutation, polymorphism and perspectives for the future of human flavin-containing monooxygenase 3. Mutat Res, 2006, 612(3): 165-171.

[4] Shimizu M, Allerston CK, Shephard EA, et al. Relationships between flavin-containing mono-oxygenase 3(FMO3) genotype and trimethylaminuria phenotype in a Japanese population. Br J Clin Pharmacol, 2014, 77(5): 839-851.

1491 磷酸丙糖异构酶缺乏症
(triosephosphate isomerase deficiency, TPID; OMIM 615512)

一、临床诊断

(1) 概述

磷酸丙糖异构酶缺乏症 (TPID) 为常染色体隐性遗传的多系统疾病，由 TPI1 基因纯合或复合杂合突变所致。特征为先天性溶血性贫血，幼童时期开始出现进展性神经肌肉功能障碍。很多患者儿童期死于呼吸衰竭。神经综合征表现各种各样，但常包括下运动神经元功能障碍、肌张力低下、肌无力萎缩、腱反射减弱。一些患者表现为另外的体征，包括肌张力障碍姿势、痉挛状态，实验室研究显示特别是在红细胞，二羟丙酮磷酸聚集[1-5]。

(2) 临床表现

该病多在婴儿早期出现溶血性贫血，可伴黄疸，随后出现进展性神经肌肉综合征，生长发育滞后，易于疲劳，肌无力，肌萎缩，步态异常，全身肌张力低下，意向性震颤，多动扭转运动障碍，近端肌肉异常抽动动作，几年后丧失独立行走能力。体检示剪刀步态、痉挛，下肢腱反射消失或亢进，伸趾反应阳性。有的患者出现小脑功能障碍。头颅磁共振检查显示脑萎缩，髓鞘形成缺陷。实验室检查显示 TPI 活性明显下降。患者可发生呼吸窘迫、反复呼吸道感染，常发展至呼吸衰竭，需要间断机械通气，最后死于呼吸衰竭。

(3) 受累部位病变汇总 (表 1491-1)

表 1491-1 受累部位及表现

受累部位	主要表现
血液系统	溶血性贫血、黄疸
神经 / 肌肉	易疲劳、肌无力、肌萎缩、肌张力低下、步态异常
锥体外系	肌张力障碍、意向性震颤、多动扭转运动障碍

二、基因诊断

(1) 概述

TPI1 基因，编码磷酸丙糖异构酶，位于 12 号染色体短臂 1 区 3 带 (12p13)，基因组坐标为 (GRCh37):12:6976288-6980110，基因全长 3823bp，包含 8 个外显子，编码 286 个氨基酸。

(2) 基因对应蛋白结构及功能

该基因编码磷酸甘油醛异构酶，其催化甘油醛 -3- 磷酸 (G3P) 和二羟基丙酮磷酸 (DHAP) 的糖酵解和糖异生的异构化。该基因突变与磷酸丙糖异构酶缺乏症相关。假基因定位于染色体 1，4，6 和 7。选择性剪接导致多个转录变体。

(3) 基因突变致病机制

Daar 等 [6] 和 Pekrun 等 [7] 在 TPID 患者的 TPI1 基因中发现一个纯合错义突变。Arya 等 [1] 在 7 个不相关的有 TPID 的北欧家庭中的 14 个突变等位基因中发现 11 个 p.E104D 突变。单倍型分析显示出有创建者效应。Chang 等 [8] 和 Orosz 等 [4] 在两个匈牙利患有 TPID 的兄弟中发现 TPI1 基因的复合杂合突变。

Fermo 等 [3] 在两个无血缘关系的 TPID 患儿发现 TPI 基因的复合杂合突变。每例患者在一个等位基因上有 p.E104D 突变，在另一个等位基因上有不同的突变。

本病尚无相应的分子研究，致病机制未明。

(4) 目前基因突变概述

目前人类基因突变数据库报道的 TPI1 基因突变有 18 种，其中错义 / 无义突变 13 种，小的缺失 1 种，小的插入 1 种，调控区突变 3 个。突变分布在基因整个编码区，无突变热点。

（王新高　金皓玄）

参考文献

[1] Arya R, Lalloz MRA, Bellingham AJ, et al. Evidence for founder effect of the glu104-to-asp substitution and identification of new mutations in triosephosphate isomerase deficiency. Hum Mutat, 1997, 10: 290-294.

[2] Ationu A, Humphries A, Lalloz MRA, et al. Reversal of metabolic block in glycolysis by enzyme replacement in triosephosphate isomerase-deficient cells. Blood, 1999, 94: 3193-3198.

[3] Fermo E, Bianchi P, Vercellati C, et al. Triose phosphate isomerase deficiency associated with two novel mutations in TPI gene. Europ J Haemat, 2010, 85: 170-173.

[4] Orosz F, Olah J, Alvarez M, et al. Distinct behavior of mutant triosephosphate isomerase in hemolysate and in isolated form: molecular basis of enzyme deficiency. Blood, 2001, 98: 3106-3112.

[5] Orosz F, Olah J, Ovadi J. Triosephosphate isomerase deficiency: facts and doubts. IUBMB Life, 2006, 58: 703-715.

[6] Daar IO, Artymiuk PJ, Phillips DC, et al. Human triose-phosphate isomerase deficiency: a single amino acid substitution results in a thermolabile enzyme. Proc Natl Acad Sci USA, 1986, 83: 7903-7907.

[7] Pekrun A, Neubauer BA, Eber SW, et al. Triosephosphate isomerase deficiency: biochemical and molecular genetic analysis for prenatal diagnosis. Clin Genet, 1995, 47: 175-179.

[8] Chang ML, Artymiuk PJ, Wu X, et al. Human triosephosphate isomerase deficiency resulting from mutation of Phe-240. Am J Hum Genet, 1993, 52: 1260-1269.

1492　结节性硬化
(tuberous sclerosis 1, TSC1; OMIM 191100)

一、临床诊断

(1) 概述

结节性硬化 (TSC1) 是一种常染色体显性遗传神经皮肤综合征，以多个器官系统错构瘤为特征，常大脑、皮肤、心脏、肾脏及肺受累。结节性硬化临床典型表现为"三联征"，即癫痫、智力低下及颜面皮脂腺瘤。由 TSC1 基因杂合突变引起。

(2) 临床表现

结节性硬化发病率 1/(6000~10 000)。多于儿童期发病，男性多于女性。病变主要累及皮肤和神经系统。中枢神经系统临床表现包括癫痫、学习困难、行为问题和孤独症。癫痫发作为本病的突出表现，常作为患者就诊的主要原因。96% 的患者存在皮肤损害，表现为面部皮脂腺瘤、色素脱失斑、甲周纤维瘤等[1]。此外，还可累及心脏、肺、肾脏、胃肠道和骨骼，造成多系统多器官形态和功能障碍。

(3) 辅助检查

头颅 CT 检查的特征性表现主要为室管膜下多发高密度钙化结节，具有特异性诊断价值[2]。结节多为两侧发生，位于侧脑室壁，呈圆形或类圆形，直径多为 2~5mm，突入脑室内。头颅 MRI 检查可敏感显示未钙化结节、皮质和皮质下结节及脑白质病变，显示病变数目常较 CT 更多，但对钙化不如 CT 敏感 (图 1492-1)。

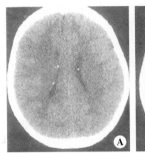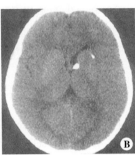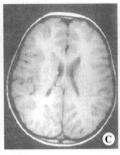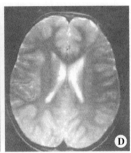

图 1492-1 头颅 CT 表现

A. 头颅 CT 平扫示两侧脑室壁多发钙化结节；B. 头颅 CT 平扫左侧脑室壁钙化结节并左颞叶内侧钙化灶；C. 头颅 MRI 平扫 T_1WI 示两侧脑室壁分布多发等信号结节；D. 与 C 同一层面 T_2WI 示结节呈等信号和低信号

[实用放射学杂志 , 2007, 23(8): 1016-1018]

(4) 病理表现

病理改变主要为错构瘤性损害，这种病理损害涉及所有来自 3 个胚层的组织或器官。脑部病变的特征性病理改变为神经胶质增生性硬化结节，主要表现为室管膜下结节，皮质或皮质下结节及白质病变，灶内可见胶质纤维大量增生，神经细胞相对减少并可见单个或成堆的巨大的星形细胞 (图 1492-2)。

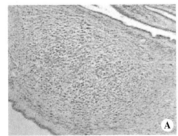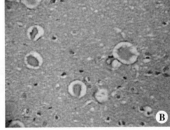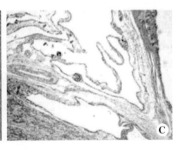

图 1492-2 病理表现

A. 脑部硬结区成堆的异常神经胶质及神经节细胞；B. 散在的胶质神经节细胞；C. 同一患者的肾内囊肿区域

(诊断病理学杂志 , 2010, 17(1): 50-53)

(5) 受累部位病变汇总 (表 1492-1)

表 1492-1 受累部位及表现

受累部位	主要表现
心脏	心脏横纹肌瘤
肾	肾囊肿、肾部肿瘤
皮肤	血管平滑肌脂肪瘤、咖啡牛奶斑、色素脱失斑和甲周纤维瘤
神经系统	癫痫、室管膜下结节、精神发育迟滞、儿童痉挛症、学习困难、颅内钙化
眼部	视网膜错构瘤结节、视神经胶质瘤、视网膜星形细胞瘤

二、基因诊断

(1) 概述

TSC1 基因，即编码错构瘤蛋白的基因，位于 9 号染色体长臂 3 区 4 带 (9q34)，基因组坐标为 (GRCh37):9:135766735-135820094，基因全长 53 360bp，包含 23 个外显子，编码 1164 个氨基酸。

(2) 基因对应蛋白结构及功能

该基因编码被认为是在马铃薯球蛋白的稳定中起作用的生长抑制蛋白。该基因的突变与结节性硬化症有关。可变剪接导致多个转录变种。

(3) 基因突变致病机制

van Slegtenhorst 等[3] 于 1997 年在结节性硬化症患者中筛查 9 号染色体上的 1.4 Mb 的 *TSC1* 区域的外显子突变。60 例患者中有 10 个样本的一个 *TSC1* 基因筛选突变的外显子在异源双链分析中表现出流动性偏移。序列分析表明存在 7 个小移码突变，1 个无义突变，1 个错义突变，以及 1 个多态（并且没有改变所编码的氨基酸）。高频的突变发生区域是 15 号外显子。外显子 15 有 559 个碱基，并且占据编码区的 16%。55 个结节性硬化症的家族中有 8 个 (15%) 发现外显子 15 含有突变。607 个患者或家系中只有 15 个没有显示与 9q34 的关联。对 20 个家族性病例和 152 例散发的所有编码外显子的突变筛查发现每组分别有 8 个突变 (分别占 40% 和 5%)。32 个 *TSC1* 截然不同的突变中，30 个是截短突变，1 个突变出现在 6 例明显无关的患者中。在其中 1 例患者的结节性硬化症相关肾瘤中发现一个体细胞突变，表明 *TSC1* 是一个肿瘤抑制基因。

动物模型：Kobayashi 等[4] 于 2001 年建立 *Tsc1* 基因敲除小鼠品系。杂合突变小鼠 (*Tsc1$^{+/-}$*) 发生肾脏和肾外肿瘤，如肝血管瘤。在这些肿瘤中观察到野生型 *Tsc1* 等位基因的丧失。纯合子突变 *Tsc1* 胚胎在 10.5~11.5 天死亡，经常与神经管闭合有关。作为一个整体，TSC1-KO 小鼠的表型与那些先前报道的 TSC2-KO 小鼠相似，这表明推定的 *Tsc1* 和 *Tsc2* 共有通路可能像人类一样在小鼠中存在。然而，*Tsc1$^{+/-}$* 小鼠肾肿瘤发展显著比 *Tsc2$^{+/-}$* 小鼠慢。

本病尚无相应的分子研究，致病机制未明。

(4) 目前基因突变概述

目前人类基因突变数据库收录的 *TSC1* 基因突变有 227 个，其中错义 / 无义突变 73 个，剪接突变 26 个，小的缺失 75 个，小的插入 35 个，大片段缺失 16 个，大片断插入 2 个。突变分布在基因整个编码区，无突变热点。

（丁杜宇　钱朝阳）

参考文献

[1] Webb DW, Clarke A, Fryer A, et al. The cutaneous features of tuberous sclerosis: a population study. Brit J Derm, 1996, 135: 1-5.

[2] Fryer AE, Chalmers AH, Osborne JP. The value of investigation for genetic counselling in tuberous sclerosis. J Med Genet, 1990, 27: 217-223.

[3] van Slegtenhorst M, de Hoogt R, Hermans C, et al. Identification of the tuberous sclerosis gene TSC1 on chromosome 9q34. Science, 1997, 277: 805-808.

[4] Kobayashi T, Minowa O, Sugitani Y, et al. A germ-line Tsc1 mutation causes tumor development and embryonic lethality that are similar, but not identical to, those caused by Tsc2 mutation in mice. Proc Natl Acad Sci USA, 2001, 98: 8762-8767.

1493　肿瘤易感性综合征
(tumor predisposition syndrome, TPDS; OMIM 614327)

一、临床诊断

(1) 概述

肿瘤易感性综合征 (TPDS) 系常染色体显性遗传疾病。携带 *BAP1* 的个体为继发多种肿瘤的高危个体。这些肿瘤包括良性黑素细胞瘤，以及多种恶性肿瘤，如葡萄膜恶性黑色素瘤、皮肤黑色素瘤、石棉暴露引起的恶性间皮瘤，另外还有其他类型的肿瘤如肺腺癌、脑脊膜瘤、肾癌等[1]。

(2) 受累部位病变汇总 (表 1493-1)

表 1493-1　受累部位及表现

受累部位	主要表现
脑	脑膜瘤

续表

受累部位	主要表现
皮肤	良性黑素细胞瘤、黑色素瘤
眼	葡萄膜恶性黑色素瘤
肺	肺腺癌

二、基因诊断

(1) 概述

BAP1 基因，即编码 BRCA1 相关蛋白 -1 蛋白的基因，位于 3 号染色体短臂 2 区 1 带 1 亚带 (3p21.1)，基因组坐标为 (GRCh37):3:52435020-52444121，基因全长 9102bp，包含 17 个外显子，编码 729 个氨基酸。

(2) 基因对应蛋白结构及功能

BAP1 基因隶属于去泛素化酶家族中泛素 C 末端水解酶基因亚族。该基因编码蛋白与蛋白的去泛素化过程相关。通过与 I 型乳腺癌易感蛋白 (BRCA1) 分子的锌指结构域结合，*BAP1* 编码蛋白具有肿瘤抑制功能。

此外，该蛋白可能参与转录调控、细胞周期和增殖调控、DNA 损伤及染色质动力学应激反应。*BAP1* 基因的生殖系突变可能与肿瘤易感综合征有关，会增加肿瘤（包括恶性间皮瘤、葡萄膜黑色素瘤和皮肤的黑色素瘤）的风险。

BAP1 基因编码蛋白在介导核染色质组蛋白 H2A 和 HCFC1 的去泛素化过程中发挥重要功能。其能够催化 PR-DUB 复合物（特异性介导 H2A 去泛素化）组分 Lys-119(H2AK119ub1) 的单泛素化。

作为细胞生长的调节因子，*BAP1* 基因编码蛋白亦能够介导针对 HCFC1 Lys-48 相关聚泛素链的特异性去泛素化，使 HCFC1 N 末端和 C 末端去泛素化，使其分子稳定性减弱。通过抑制 BRCA1 和 BARD1 的泛素化和自动泛素化，*BAP1* 基因编码蛋白可抑制 BRCA1 和 BARD1 异质二聚体的活性，进而使该异源二聚体不能够介导 BRCA1 和 BARD1 的去泛素化过程。

(3) 基因突变致病机制

Wiesner 等 [2] 研究一种新的常染色体显性疾病患者家庭，其主要表现为多重肤色和重度黑色素细胞瘤。与普通痣相反，黑色素细胞瘤患者的组织病理学从上皮组织的痣到黑色素细胞增殖，显示与黑色素瘤特征相同。通过分离其表现型发现 *BAP1* 基因发生失活突变，*BAP1* 基因编码泛素羧基末端水解酶。大多数黑色素细胞瘤由于不同的体细胞性质改变而使 *BAP1* 野生型等位基因之一缺失。表明 *BAP1* 的缺失与独特类型临床特征的黑色素细胞瘤有关。

Popova 等 [3] 研究 *BAP1* 相关的肿瘤易感综合征和家族性聚集癌症，包括葡萄膜黑色素瘤、弥漫性恶性间皮瘤和皮肤黑色素瘤中的 *BAP1* 有害突变。*BAP1* 基因编码细胞核泛素羧基水解酶 (UCH)，最初认为其具有与 BRCA1 锌指结构结合，增强 BRCA1 介导的细胞生长抑制的功能。BAP1 蛋白与 ASXL1 可以形成多硫蛋白家族抑制性去泛素化酶复合物 (PR-DUB)。PR-DUB 复合物可以使组蛋白 H2A 去泛素化并通过染色质修饰参与 HOX 抑制。BAP1 包含一个 UCH37 样结构域，是转录因子 HCFC1 的结合位点。HCFC1/BAP1 复合物参与调节细胞周期进程，并且 BAP1 的去泛素化活性与 HCFC1 的转化有关。还发现 BAP1 在葡萄膜黑色素瘤和间皮瘤细胞中失活，其生殖系突变很容易导致这些肿瘤的发生。

(4) 目前基因突变概述

目前人类基因突变数据库报道的 *BAP1* 基因突变有 73 个。其中错义/无义突变有 37 个，小的缺失 14 个，小的插入 13 个，小的插入缺失 1 个，剪接突变 8 个。

（周怡茉　刘　磊）

参考文献

[1] Abdel-Rahman MH, Pilarski R, Cebulla CM, et al. Germline BAP1 mutation predisposes to uveal melanoma, lung adenocarcinoma, meningioma, and other cancers. J Med Genet, 2011, 48: 856-859.

[2] Wiesner T, Obenauf AC, Murali R, et al. Germline mutations in BAP1 predispose to melanocytic tumors. Nat Genet, 2011, 43(10): 1018-1021.

[3] Popova T, Hebert L, Jacquemin V, et al. Germline BAP1 mutations predispose to renal cell carcinomas. Am J Hum Genet, 2013, 92(6): 974-980.

1494~1496　酪氨酸血症
(tyrosinemia，TYRSN)
(1494. TYRSN1, OMIM 276700; 1495. TYRSN2, OMIM 276600; 1496. TYRSN3, 276710)

一、临床诊断

(1) 概述

酪氨酸血症 (TYRSN) 是一类常染色体隐性遗传病，由胞质酪氨酸氨基转移酶缺乏导致。

TYRSN 根据致病基因不同分为 3 个亚型，其中 2 型又称为眼皮肤型，其致病基因为 16 号染色体上的 *TAT* 基因 [1, 2]。酪氨酸血症 1 型是一种常染色体隐性遗传病，致病基因为 *FAH* 基因，即延胡索酰乙酰乙酸水解酶 (*FAH*) 基因。酪氨酸血症 3 型是由于 4- 羟基苯丙酮酸加双氧酶 (HPD) 活性缺乏引起的高酪氨酸血症。4- 羟基苯丙酮酸加双氧酶是一系列分解酪氨酸所需的酶，在肝脏中含量丰富。该病极为罕见，由编码 4- 羟基苯丙酮酸加双氧酶的 *HPD* 基因突变所致。

(2) 临床表现

TYRSN1 是遗传性酪氨酸血症最常见的类型，该病患病率为 1 / (2000~100 000)，临床表现多样，主要是肝肾功能受损，多于新生儿及婴儿时期发病，临床上根据患者的发病年龄分为急性型和慢性型。急性型多于出生后 6 个月内发病，出生后即可出现呕吐、腹泻、体重不增、肝大、黄疸和腹水，如不及时治疗，病情可迅速进展为肝衰竭、严重的凝血功能异常。幸存者进入慢性期，最终发展为慢性肝功能不全、肝硬化或肝癌。慢性型病情相对稳定，临床表现也较轻，症状多于出生 6 个月以后出现，主要表现为慢性肝、肾功能损害，结节性肝硬化及肾小管性肾功能障碍，可伴有低磷性佝偻病及类卟啉症性神经危象表现，甚至出现膈肌麻痹而需要机械通气。

TYRSN2 发病率约为 1 /25 万 [2]，主要临床表现为不同程度的局灶性掌跖痛性角化过度、双侧角膜炎及智力迟滞 [2-6] (图 1494-1)。

TYRSN3 是一种常染色体隐性遗传疾病，多于婴儿期发病，患儿主要表现为轻度的智力减退、抽搐，而无肝功能损伤。患儿亦可有急性间断性共济失调及困倦。

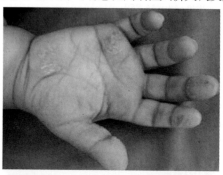

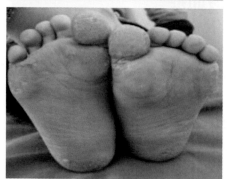

图 1494-1　TYRSN 2 患者掌跖皮肤过度角化

[Gene, 2013, 529(1): 45-49]

(3) 辅助检查

实验室检查可见血、尿中酪氨酸水平显著增高，但对羟苯丙酮酸氧化酶和苯丙氨酸水平正常 [2-6]。

(4) 病理表现

病灶区皮肤活检可观察到表皮角化过度：棘层肥厚明显、角化过度和颗粒层增厚 (7~8 层颗粒细胞)。基底层细胞增生、有丝分裂活动增加。表皮拉长变薄 [2, 4](图 1494-2)。

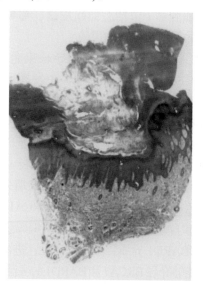

图 1494-2　皮肤病理表现

TYRSN2 患者病灶处皮肤病理可见大量棘细胞、颗粒层增厚、过度角化

[Pediatr Dermatol, 2006, 23(3): 259-261]

(5) 亚型汇总 (表 1494-1)

表 1494-1　亚型汇总

TYRSN 亚型	致病基因
TYRSN1	*FAH*
TYRSN2	*TAT*
TYRSN3	*HPD*

(6) 受累部位病变汇总 (表 1494-2)

表 1494-2　受累部位及表现

受累部位	主要表现
眼	角膜溃疡
神经系统	精神发育迟滞、生长发育迟缓
皮肤	手 / 脚掌痛性角化

二、TYRSN1 基因诊断

(1) 概述

FAH 基因，编码延胡索酰乙酰乙酸水解酶，位

于 15 号染色体长臂 2 区 5 带 1 亚带 (15q25.1)，基因组坐标为 (GRCh37):15:80445233-80478924，基因全长 33 692bp，包含 15 个外显子，编码 419 个氨基酸。

(2) 基因对应蛋白结构及功能

FAH 基因编码酪氨酸代谢途径中的最后一个酶，即延胡索酰乙酰乙酸水解酶 (FAH)，FAH 基因缺陷与遗传性 TYRSN1 有关。

(3) 基因突变致病机制

Grompe 等[7] 研究发现，100% 来自魁北克萨格内 - 圣约翰湖地区的 TYRSN1 患者和 28% 其他地区的 TYRSN1 患者，在 FAH 基因的 12 号内含子都携带剪接供体位点突变。在来自萨格内 - 圣约翰湖地区的 25 例患者中，20 人为纯合子。从新生儿筛选的血斑中检测出携带该突变的频率：在魁北克该地区约每 25 人有 1 人携带，在整个魁北克每 66 人有 1 人携带。Demers 等[8] 利用 cDNA 探针，在 118 个正常人染色体 (加拿大法语人群) 中发现 FAH 基因有 10 种单倍型，其中存在 5 种多态性。在 29 例患有遗传性酪氨酸血症的儿童身上，6 号单倍型与疾病相关，发生频率为 90%，而 35 名对照个体的发生率只有约 18%。在 24 例起源于萨格内 - 圣约翰湖地区的患者身上，发生率达到 96%。发现这一人群中的大多数患者，在特定的单倍型是纯合。分析来自 9 个国家的 24 例酪氨酸血症患者，6 号单倍型的发生频率约为 52%，表明在全球范围内这种相关性比较高。

Fah 基因被破坏的纯合小鼠，表现出由于肝功能障碍引发的新生儿致死。Grompe 等[9] 研究表明，使用 NTBC 方法治疗试验小鼠可避免新生儿死亡，小鼠肝功能得到恢复，并且肝脏已经改变的 mRNA 表达模式部分恢复正常。试验小鼠寿命延长出现的表型类似于人类酪氨酸血症 I 型，这些表型包括肝癌。

(4) 目前基因突变概述

目前人类基因突变数据库收录的 FAH 基因突变有 48 个，其中错义 / 无义突变 30 个，剪接突变 13 个，小的缺失 2 个，小的插入 / 缺失 1 个，大的缺失 2 个。突变分布在基因整个编码区，无突变热点。

三、TYRSN2 基因诊断

(1) 概述

TAT 基因，即编码酪氨酸转氨酶的基因，位于 16 号染色体长臂 2 区 2 带 1 亚带 (16q22.1)，基因组坐标为 (GRCh37):16:71600754-71610998，基因全长 10 245bp，包含 12 个外显子，编码 454 个氨基酸。

(2) 基因对应蛋白结构及功能

TAT 基因编码的线粒体蛋白酪氨酸转氨酶，存在于肝脏并催化 L- 酪氨酸转化为 p- 羟基苯丙酮酸。该基因的突变导致 TYRSN2 的发生。

(3) 基因突变致病机制

Natt 等[1] 从 3 例患者中确定 TAT 等位基因突变导致 TYRSN2 疾病，他们从正常和突变的 TAT 等位基因构建嵌合基因，并测试其 TAT 活性的瞬时表达分析能力。DNA 序列分析显示在非功能性区域有 5 个突变体等位基因，其中一个带着 2 个不同点突变[10]。

Sgaravatti 等[11] 采用氧化应激方法，研究 L- 酪氨酸 (500mg/kg) 在 14 日龄 Wistar 大鼠大脑皮质中的作用。单独注射 L- 酪氨酸降低谷胱甘肽 (GSH) 和硫醇二硫化物的氧化还原状态，而硫代巴比妥酸反应性物质、蛋白质羰基内容物和葡萄糖 -6- 磷酸脱氢酶的活性增强。相比之下，该处理不影响抗坏血酸、超氧化物歧化酶、过氧化氢酶和谷胱甘肽过氧化物酶的活性。这些结果表明，L- 酪氨酸的急性注射可能损害抗氧化防御系统，氧化损伤幼鼠体大脑皮质的脂质和蛋白质。

(4) 目前基因突变概述

目前人类基因突变数据库收录的 TAT 基因突变有 19 个，其中错义 / 无义突变 12 个，剪接突变 3 个，小的缺失 1 个，小的插入 2 个，大片段缺失 1 个。

四、TYRSN3 基因诊断

(1) 概述

HPD 基因，即编码 4- 羟基苯丙酮酸加双氧酶的基因，位于 12 号染色体长臂 2 区 4 带 3 亚带 1 次亚带 (12q24.31)，基因组坐标为 (GRCh37):12:122277433-122326517，基因全长 49 085bp，包含 17 个外显子，编码 354 个氨基酸。

(2) 基因对应蛋白结构及功能

HPD 基因编码的蛋白是酪氨酸代谢途径中的酶，可催化 4- 羟基苯丙酮酸转化为尿黑酸。

(3) 基因突变致病机制

Ruetschi 等[12] 在 3 个无血缘关系的 TYRSN3 家系患者的 HPD 基因上发现 4 个推定的致病突变 (2 个错义突变和 2 个无义突变)。但他们没有发现 HPD 基因突变和酶缺乏的严重度与心智功能的关系。此外，酪氨酸的水平与临床表型不是一一对应的。

Tomoeda 等[13] 在 TYRSN3 患者的 *HPD* 基因上发现 2 个错义突变：p.A268V 和 p.A33T。p.A33T 突变可能使催化脱羧反应和氧化反应的酶部分失活，不能通过重排形成尿黑酸。该研究为 4- 羟基苯丙酮酸加双氧酶的结构和活性的改变会引起 TYRSN3 提供证据。

Endo 等[14] 报道一个由于肝脏中缺少 4- 羟基苯丙酮酸加双氧酶活性引起的高酪氨酸血症的小鼠品系。他们在突变小鼠的 *Hpd* 基因上发现一个单核苷酸替换的无义突变，认为该突变是引起突变小鼠表型的原因。他们推测该突变在该基因的 7 号外显子提前引入一个终止密码子，导致该外显子的部分跳读。

(4) 目前基因突变概述

目前人类基因突变数据库收录的 *HPD* 基因突变有 8 个，其中错义 / 无义突变 7 个，剪接突变 1 个。

（郜丽妍 杨　昕 赵　慧 冯　皓 李丰余　葛　蕾 李　平）

参考文献

[1] Natt E, Kida K, Odievre M, et al. Point mutations in the tyrosine aminotransferase gene in tyrosinemia type II. Proc Natl Acad Sci USA, 1992, 89: 9297-9301.

[2] Bouyacoub Y, Zribi H, Azzouz H, et al. Novel and recurrent mutations in the TAT gene in Tunisian families affected with Richner–Hanhart Syndrome. Gene, 2013, 529: 45-49.

[3] Tallab TM. Richner-Hanhart syndrome: importance of early diagnosis and early intervention. J Am Acad Dermatol, 1996, 35: 857-859.

[4] Viglizzo GM, Occella C, Bleidl D, et al. Richner-Hanhart syndrome(tyrosinemia II): early diagnosis of an incomplete presentation with unusual findings. Pediatr Dermatol, 2006, 23: 259-261.

[5] Tsai CP, Lin PY, Lee NC, et al. Corneal lesion as the initial manifestation of tyrosinemia type II. J Chin Med Assoc, 2006, 69: 286-288.

[6] Minami-Hori M, Ishida-Yamamoto A, Katoh N, et al. Richner–Hanhart syndrome: report of a case with a novel mutation of tyrosine aminotransferase. J Dermatol Sci, 2006, 41: 82-84.

[7] Grompe M, St-Louis M, Demers SI, et al. A single mutation of the fumarylacetoacetate hydrolase gene in French Canadians with hereditary tyrosinemia type I. N Engl J Med, 1994, 331: 353-357.

[8] Demers SI, Phaneuf D, Tanguay RM. Hereditary tyrosinemia type I: strong association with haplotype 6 in French Canadians permits simple carrier detection and prenatal diagnosis. Am J Hum Genet, 1994, 55: 327-333.

[9] Grompe M, Lindstedt S, al-Dhalimy M, et al. Pharmacological correction of neonatal lethal hepatic dysfunction in a murine model of hereditary tyrosinaemia type I. Nat Genet, 1995, 10: 453-460.

[10] Charfeddine C, Monastiri K, Mokni M, et al. Clinical and mutational investigations of tyrosinemia type II in Northern Tunisia: identification and structural characterization of two novel TAT mutations. Mol Genet Metab, 2006, 88: 184-191.

[11] Sgaravatti AM, Magnusson AS, de Oliveira AS, et al. Tyrosine administration decreases glutathione and stimulates lipid and protein oxidation in rat cerebral cortex. Metab Brain Dis, 2009, 24: 415-425.

[12] Ruetschi U, Cerone R, Perez-Cerda C, et al. Mutations in the 4-hydroxyphenylpyruvate dioxygenase gene(HPD)in patients with tyrosinemia type III. Hum Genet, 2000, 106: 654-662.

[13] Tomoeda K, Awata H, Matsuura T, et al. Mutations in the 4-hydroxyphenylpyruvic acid dioxygenase gene are responsible for tyrosinemia type III and hawkinsinuria. Mol Genet Metab, 2000, 71: 506-510.

[14] Endo F, Awata H, Katoh H, et al. A nonsense mutation in the 4-hydroxyphenylpyruvic acid dioxygenase gene(Hpd)causes skipping of the constitutive exon and hypertyrosinemia in mouse strain III. Genomics, 1995, 25: 164-169.

1497　乌尔里希先天性肌营养不良
(Ullrich congenital muscular dystrophy, UCMD; OMIM 254090)

一、临床诊断

(1) 概述

乌尔里希先天性肌营养不良 (UCMD) 可由编码 VI 型胶原亚单位的 3 个基因 (*COL6A1*，*COL6A2* 和 *COL6A3*) 任何一个突变所致，可纯合突变 (隐性遗传) 和杂合突变 (显性遗传)[1-6]。

(2) 临床表现

平均起病年龄 12 个月，表现为运动发育延迟、近端肌无力、肌张力低下，有的患儿可有先天性髋关节脱位。通常喂养困难、咀嚼困难、体重低下，有的需胃造瘘。随着年龄增长，逐渐出现远端关节

挛缩 (图 1497-1)、远端伸展过度、肌肉萎缩、斜颈、脊柱强凸、脊柱强直，大部分可独立行走，但步态笨拙，不能跑步，爬楼梯困难。多在十多岁时依赖轮椅。一些患者发生呼吸功能不全，夜间需要辅助呼吸，甚至因呼吸衰竭死亡。血清肌酸激酶轻度升高，胶原Ⅵ染色见图 1497-2。通常认知正常。

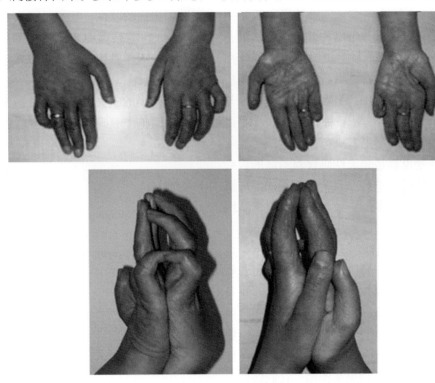

图 1497-1　肌肉萎缩和远端关节挛缩
(Hum Molec Genet, 2005, 14: 279-293)

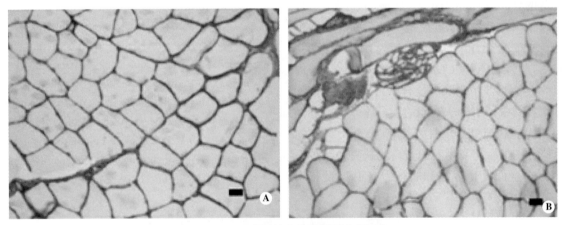

图 1497-2　肌肉活检抗人胶原蛋白Ⅵ染色
A. 对照；B. 患者 (Ann Neurol, 2005, 58: 400-410)

(3) 受累部位病变汇总 (表 1497-1)

表 1497-1　受累部位及表现

受累部位	主要表现
骨骼肌	近端肌无力、肌萎缩、肌张力低下、步态笨拙、不能跑步、爬楼梯困难
骨骼	脊椎侧凸、脊柱强直、关节挛缩

二、基因诊断

(1) 概述

COL6A3，编码 α-3 链 - Ⅵ 型胶原蛋白，位于 2 号染色体长臂 3 区 7 带 (2q37)，基因组坐标为 (GRCh37):2:238232655-238322850，基因全长 90 196bp，包含 44 个外显子，编码 3177 个氨基酸。

(2) 基因对应蛋白结构及功能

该基因编码的 α-3 链 - Ⅵ型胶原蛋白，在大多数结缔组织存在的串珠样纤维胶原蛋白 α-3 链中Ⅵ型胶原比 α-1 和 α-2 链大得多。这种差异主要是由于所有 α 链的氨基酸末端球形结构亚单位的增加，类似于血管性血友病因子 A 型胶原蛋白，该蛋白就是通过这些区域与细胞外基质蛋白结合，在组成基质成分的过程中相互作用。Ⅵ型胶原基因突变与 Bethlem 肌病相关，该疾病是一种近端肌病，是以儿童早期发病为特征的罕见常染色体显性遗传性疾病，该基因的突变也都是先天性肌营养不良的致病原因，为常染色体隐性遗传，且表型比 Bethlem 肌病更严重。目前已报道多个转录变异体，但该基因的全长信息还不明确。

(3) 基因突变致病机制

在常染色体隐性遗传的乌尔里希先天性肌营养不良中，大量突变的出现会导致密码子提前终止及无义突变介导的 mRNA 降解。密码子提前终止是由无义突变或框移突变诱导的缺失、插入、重复、剪接导致。剪接突变导致框内外显子缺失，以及在框内缺失是 UCMD 常见的其他突变类型。它们保留一个独特的半胱氨酸，并对二聚体的形成极其重要[6]。

Foley 等[7] 报道在两不相关的 UCMD 患者个体中发现的处于染色体 21q22.3 区域的基因组大片段缺失。一例患者为 COL6A2 的一个小缺失和一个 69kb 删除的复合杂合。另一例患者为 COL6A2 的一个 47kb 的删除和包含 COL6A1/COL6A2 及一些周围基因的共 1.6Mb 的删除的复合杂合。4 个无症状的父母均为其中一个分子缺陷的杂合体。对第二例患者和其无症状但具有 1.61Mb 删除杂合型母亲的皮肤活检分别显示出Ⅵ型胶原蛋白的缺失和减少。第三例出现全面发育迟缓和肌张力减退却没有患

UCMD 的患者也有 1.09Mb 的删除，包括 COL6A1 和 COL6A2 基因。Foley 等强调杂合突变基因携带者无症状，暗示该基因的单倍不足，尽管显示出Ⅳ型胶原蛋白的减少，却不是肌病变的致病机制。

(4) 目前基因突变概述

目前人类基因突变数据库报道的 COL6A3 基因突变有 30 个，其中错义 / 无义突变 19 个，剪接突变 8 个，小的缺失 2 个，大片段缺失 1 个。突变分布在基因整个编码区，无突变热点。

（王新高　金皓玄）

参考文献

[1] Baker NL, Morgelin M, Peat R, et al. Dominant collagen Ⅵ mutations are a common cause of Ullrich congenital muscular dystrophy. Hum Molec Genet, 2005, 14: 279-293.

[2] Giusti B, Lucarini L, Pietroni V, et al. Dominant and recessive COL6A1 mutations in Ullrich scleroatonic muscular dystrophy. Ann Neurol, 2005, 58: 400-410.

[3] Lampe AK, Bushby KM. Collagen Ⅵ related muscle disorders. J Med Genet, 2005, 42: 673-685.

[4] Lampe AK, Dunn DM, von Niederhausern AC, et al. Automated genomic sequence analysis of the three collagen Ⅵ genes: applications to Ullrich congenital muscular dystrophy and Bethlem myopathy. J Med Genet, 2005, 42: 108-120.

[5] Pace RA, Peat RA, Baker NL, et al. Collagen Ⅵ glycine mutations: perturbed assembly and a spectrum of clinical severity. Ann Neurol, 2008, 64: 294-303.

[6] Vanegas OC, Bertini E, Zhang RZ, et al. Ullrich scleroatonic muscular dystrophy is caused by recessive mutations in collagen type VI. Proc Nat Acad Sci, 2001, 98: 7516-7521.

[7] Foley AR, Hu Y, Zou Y, et al. Large genomic deletions: a novel cause of Ullrich congenital muscular dystrophy. Ann Neurol, 2011, 69: 206-211.

1498　尺骨腓骨缺如 - 重度四肢缺陷综合征
(ulna and fibula, absence of, with severe limb deficiency; OMIM 276820)

一、临床诊断

(1) 概述

尺骨腓骨缺如 - 重度四肢缺陷综合征是一个罕见的常染色体隐性遗传病。由 3 号染色体的

WNT7A 基因突变造成。其特点是严重的肢体畸形、重度骨盆发育不良和外生殖器异常。

(2) 临床表现

尺骨腓骨缺如 - 重度四肢缺陷综合征主要临床特点是尺骨、腓骨、股骨和骨盆的骨骼畸形。患者表现

为短肢畸形伴有多指（趾）、缺指（趾），骨盆发育不全或缺如，颅骨缺失以枕骨缺失多见，有时可伴有脑脊膜膨出。部分患者可有胸廓萎缩、特殊面容（大耳畸形、上腭高窄）和生殖器畸形（宫颈内膜发育不全、子宫和阴道缺如，隐睾和小阴茎）[1, 2]。生长发育和智力可正常。部分患者在出生后不久即死亡。

(3) 影像学表现

X 线检查可见严重的肢体缺陷、骨盆发育不良、尺骨缺如、上肢单一骨、腕骨缺如等表现。

(4) 病理表现

暂无明确病理报道。

(5) 受累部位病变汇总（表 1498-1）

表 1498-1 受累部位及表现

受累部位	主要表现
面	面部狭长、不对称
耳	长耳、低位耳、发育异常
眼	内眦赘皮
鼻	宽鼻梁
嘴	高上腭、上腭狭窄
颈部	短、粗颈
胸部	桶状胸、胸骨突出、鸡胸、锁骨假关节、锁骨粗大、肋骨粗大、乳头发育不全
生殖系统	先天性生殖器异位、尿道下裂、阴囊发育不良、隐睾、子宫缺如
神经系统	枕部脑脊膜膨出
骨骼系统	颅骨骨化不良、脊柱半椎体、髋关节脱位、髂骨发育不全、耻骨发育不全、肘屈曲挛缩、前臂短缩、桡骨短弓、尺骨发育不良、肱桡骨骨性连接、股骨短弓、胫骨、腓骨发育不良、腓骨细长、腕（跗）骨发育不良、游离腕、掌（跖）骨、指（趾）骨发育不良、缺指（趾）畸形、先天性足发育不良

二、基因诊断

(1) 概述

WNT7A 基因，即编码分泌型信号蛋白 - 无翅型 MMTV 整合位点家族成员 7A 的基因，位于 3 号染色体短臂 2 区 5 带 1 亚带 (3p25.1)，基因组坐标为 (GRCh37):3:13860082-13921618，基因全长 61 537bp，包含 4 个外显子，编码 349 个氨基酸。

(2) 基因对应蛋白结构及功能

WNT7A 为 *WNT* 基因家族成员，编码分泌型信号蛋白。WNT7A 蛋白为卷曲受体家族的 7 个跨膜受体成员的配位体，可与其进行绑定结合。WNT 蛋白参与肿瘤形成及多个发育过程，包括细胞命运调节和胚胎发育模式构建。WNT7A 参与女性生殖系统前后轴的发育，并对子宫平滑肌形成及维护成人子宫功能起关键作用。

(3) 基因突变致病机制

2006 年 Woods 等[3] 在来自一个血缘家庭的 3 例尺骨、腓骨肢体缺陷（也称为 AARRS 短肢畸形综合征）患者中找到 *WNT7A* 基因的一个 C 到 T 的纯合突变，该突变导致第 292 位精氨酸到半胱氨酸的替换 (p.R292C)。研究者通过对鸡间质细胞培养物及发育中的四肢进行逆转录病毒调节的基因转化从而对其功能重要性进行确认，结果表明 *WNT7A* 功能的无效突变可导致 AARRS 短肢畸形综合征患者表现为四肢截短的表型。2010 年，Kantaputra 等[4] 在两例患有 AARRS 短肢畸形综合征的泰国姐妹中，检测出 *WNT7A* 基因的 222 位精氨酸到色氨酸的纯合错义突变 (p.R222W)。2011 年，Eyaid 等[5] 在来自两个沙特阿拉伯近亲家庭的 3 例患者中，检测出 *WNT7A* 基因 204 位苷氨酸到丝氨酸的纯合错义突变 (p.G204S)。同年，Garavelli 等[6] 在具有 AARRS 表型的儿童中检测出 *WNT7A* 基因 214 位 G 到 A 的纯合突变，该突变导致第 72 位谷氨酸到赖氨酸 (p.E72K) 的替换。

1998 年，Parr 和 McMahon[7] 发现缺乏 WNT7A 信号分子的雄鼠由于缺少米勒管抑制物受体而导致米勒管退化失败。Wnt7a 缺陷的雌性鼠由于输卵管和子宫异常发展从而导致不育，而这两者都是米勒管的衍生物。因此，Parr 和 McMahon[7] 提出，WNT7A 信号能够保证米勒管的性二态性发育。无论是米勒管抑制物失活突变还是其受体失活突变都将引起雌性生殖系统在雄性中的发育。

(4) 目前基因突变概述

目前人类基因突变数据库收录的 *WNT7A* 基因突变有 5 个，均为错义 / 无义突变。突变分布在基因整个编码区，无突变热点。

（赵　琳　李红梅）

参考文献

[1] Al-Awadi SA, Teebi AS, Farag TI, et al. Profound limb deficiency, thoracic dystrophy, unusual facies, and normal intelligence: a new syndrome. J Med Genet, 1985, 22: 36-38.

[2] Camera G, Ferraiolo G, Leo D, et al. Limb/pelvis-hypoplasia/

aplasia syndrome(Al-Awadi/Raas-Rothschild syndrome): report of two Italian sibs and further confirmation of autosomal recessive inheritance. J Med Genet, 1993, 30: 65-69.

[3] Woods CG, Stricker S, Seemann P, et al. Mutations in WNT7A cause a range of limb malformations, including Fuhrmann syndrome and Al-Awadi/Raas-Rothschild/ Schinzel phocomelia syndrome. Am J Hum Genet, 2006, 79: 402-408.

[4] Kantaputra PN, Mundlos S, Sripathomsawat W. A novel homozygous arg222trp missense mutation in WNT7A in two sisters with severe Al-Awadi/Raas-Rothschild/Schinzel phocomelia syndrome. Am J Med Genet, 2010, 152: 2832-2837.

[5] Eyaid W, Al-Qattan MM, Al Abdulkareem I, et al. A novel homozygous missense mutation(c. 610G-A, p. gly204ser)in the WNT7A gene causes tetra-amelia in two Saudi families. Am J Med Genet, 2011, 155: 599-604.

[6] Garavelli L, Wischmeijer A, Rosato S, et al. A. Al-Awadi--Raas-Rothschild(limb/pelvis/uterus--hypoplasia/aplasia)syndrome and WNT7A mutations: genetic homogeneity and nosological delineation. Am J Med Genet, 2011, 155: 332-336.

[7] Parr BA, McMahon AP. Sexually dimorphic development of the mammalian reproductive tract requires Wnt-7a. Nature, 1998, 395: 707-710.

1499　尺骨 - 乳腺综合征
(ulnar-mammary syndrome, UMS; OMIM 181450)

一、临床诊断

(1) 概述

尺骨 - 乳腺综合征 (UMS) 是一种常染色体显性遗传病，由 *TBX3* 基因突变引起。*TBX3* 基因为 *T-Box* 基因家族中的一种，编码一组转录因子。本病以上肢畸形、顶浆分泌腺体 / 乳腺发育不全和 (或) 功能不全、牙齿异常及生殖器异常为主要特点 [1]。

(2) 临床表现

患者可有双侧上肢畸形 (图 1499-1)，包括少指畸形伴指骨发育不全、指屈曲畸形、皮肤性并指 (多见于第 2、3 指)、多指、双侧尺侧上肢发育不全及尺骨缺如。患者有乳腺及乳头发育异常或发育不全 [如乳头内陷 (见图 1499-1)] 和顶浆分泌腺异常 [如腋窝大汗腺功能缺失、不能分泌汗液、腋毛稀少 (图 1499-2)][2] 等症状。患者儿童时期牙齿萌出延迟，过早出现龋齿，还可有上尖牙异位 [3]。生殖系统也有受累 (图 1499-3)，表现为小阴茎、处女膜闭锁、隐睾症或青春期延迟。部分患者还有超重。本病非典型表现有特殊面容 (图 1499-1A)、短颈、智力低下、言语发育迟缓、肛门闭锁、泌尿系异常、幽门狭窄、腹股沟疝 [4]、轻度鸡胸、声门下狭窄 [5]、房间隔缺损及预激综合征 [6]。特殊面容包括鲜红斑痣 (前额中央，可随年龄增长消失)、宽眉、扁鼻、大嘴、小唇 [7]。

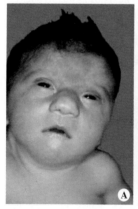
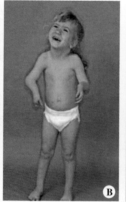
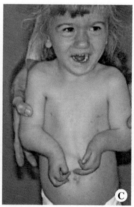
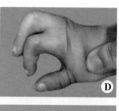
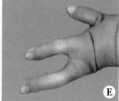

图 1499-1　临床表现

A. 患者 (6 岁) 面部特点：可见前额正中鲜红斑痣，球状鼻，小唇；B、C. 患者乳头内陷，双侧上肢畸形 (图片细节见 D、E)；D、E. 双手第 4、5 指缺失，1、2、3 指发育不全伴屈曲畸形，右手 2、3 指皮肤性并指

(Eur J Hum Genet, 2006, 14: 1274-1279)

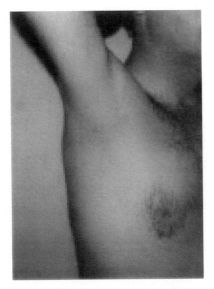

图 1499-2 患者腋窝毛发缺失
(Am J Hum Genet, 1999, 64: 1550-1562)

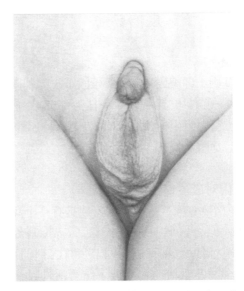

图 1499-3 男性 19 岁患者外生殖器发育不全
(J Med Genet, 1987, 24: 778-781)

(3) 辅助检查

患者双侧上肢 X 线检查可见尺骨发育不良或缺如，指骨、掌骨、腕骨发育不良或缺如，骨龄延迟 (图 1499-4)[8]。患者头颅磁共振可见腺垂体发育不全，神经垂体异位[8]。

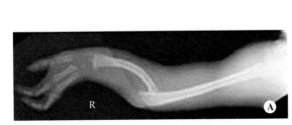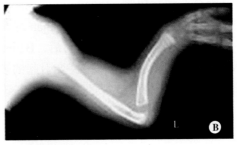

图 1499-4 患者双侧上肢 X 线片

双侧尺骨未发育，第 4、5 指骨、掌骨缺如及肱骨远端发育不良 (肱骨弯曲、半径小于正常)(Eur J Hum Genet, 2006, 14: 1274-1279)

(4) 病理表现

暂无相关资料。

(5) 受累部位病变汇总 (表 1499-1)

表 1499-1 受累部位及表现

受累部位	主要表现
眼	外侧眉缺失
齿	上尖牙异位、牙齿发育不全
心脏	室间隔缺损、预激综合征
喉	声门下狭窄
胸部	肩胛骨发育不全、锁骨发育不全
乳房	乳房发育不全、乳头发育不全、乳头内陷
腹部	腹股沟疝
胃肠道	肛门闭锁、肛门狭窄、幽门狭窄

续表

受累部位	主要表现
外生殖器 (男性)	小阴茎、披肩样阴囊
内生殖器 (女性)	处女膜闭锁
肢体	尺骨发育不全、尺骨缺如、尺骨畸形、桡骨发育不良、桡骨缺如、桡骨畸形、肱骨发育不全
手	尺侧第 3、4、5 指缺如，多指畸形
足	第 4、5 脚趾过短
皮肤	腋窝大汗腺发育不良
毛发	腋毛稀疏
生长发育	身材矮小
内分泌系统	腺垂体发育不良、垂体柄薄、神经垂体异位、青春期延迟

二、基因诊断

(1) 概述

TBX3 基因，即编码 T-box 转录因子 3 的基因，位于 12 号染色体长臂 2 区 4 带 2 亚带 1 次亚带 (12q24.21)，基因组坐标为 (GRCh37):12:115108059-115121969，基因全长 13 911bp，包含 8 个外显子，编码 743 个氨基酸。

(2) 基因对应蛋白结构及功能

TBX3 为 T-box 家族成员，该家族具有一个高度保守的 DNA 结合区域——T-box 区。T-box 基因编码转录因子，对发育进程进行调节。TBX3 蛋白具有 RNA 聚合酶 II 激活的转录因子结合活性及序列特异的 DNA 结合转录因子活性。该基因的可变剪接将形成三种转录变异并编码不同异构体，然而尚无一种变异体的全长性质被确定。TBX3 为一种转录抑制蛋白，该蛋白可能在肢体模式 (如四足动物前肢前后轴) 形成中发挥作用，并在细胞衰老过程中作为 PML 功能的负调节因子。

(3) 基因突变致病机制

Li 等[9] 首先指出 TBX3 可作为 Noonan 综合征及尺骨－乳腺综合征的候选基因。随后，Bamshad 等[2] 在两个家庭中确认 TBX3 基因突变引起的表达缺失是导致尺骨－乳腺综合征的重要原因。该研究表明，单核苷酸缺失及剪接位点突变均可导致 TBX3 单倍剂量不足，这意味着该转录因子的临界表达是器官形态发生所必需的。TBX3 和 TBX5 在结构和功能上十分相似，因此它们可能起源于一个共同的祖先基因，且在哺乳动物上肢模式建成中各自具有特定的互补作用。1999 年 Bamshad 等[10] 又检测出该基因的多个新突变位点，其中 5 个突变发生在 T-box 区下游，该区结构域高度保守并对 TBX3 功能具有重要作用。此外，发生基因错义突变和已经发生基因删除或转移的患者并无明显的表型差异。2009 年，Linden 等[8] 在一对患有尺骨－乳腺综合征的母子中检测出 TBX3 基因的杂合无义突变 (c.991C > T, p.Q331X)。

2006 年，Borozdin 等[11] 在三例尺骨－乳腺综合征患者中发现一个包括 TBX3 和 TBX5 基因的 2.19~2.27 Mb 的连续缺失。Klopocki 等[12] 通过比较基因组杂交 (CGH) 芯片发现尺骨－乳腺综合征患者中 12 号染色体长臂 24 区的间隙存在包括 TBX3 基因在内的 1.28 Mb 杂合性缺失。该项研究首次在此类患者中描述基因组缺失引起的 TBX3 单倍剂量不足，并提出患者的面部变化和精神发育迟滞可能涉及邻近基因的作用。

2004 年，Suzuki 等[13] 利用 4 趾鸡腿发育模型对 TBX2 和 TBX3 的基因功能进行研究。TBX2 和 TBX3 的异常表达将分别诱导第 3 趾到第 4 趾及第 2 趾到第 3 趾的后部同源转化，而组成性激活突变的异常表达将诱导向前部的转换。在这两种情况下都可以观察到 BMP2、SHH 及 HOXD 基因标记物的表达变化。此外，TBX2 和 TBX3 能够援救 Noggin 调节的指状组合型 BMP 信号抑制作用，而这也是建立趾位身份的关键。因此，作者认为在发育的小鸡中，TBX3 指定第 3 趾而 TBX2 和 TBX3 共同指定第 4 趾，并与指状组合型 BMP 信号流联合行使功能。

(4) 目前基因突变概述

目前人类基因突变数据库收录的 TBX3 基因突变有 16 个，其中错义／无义突变 5 个，剪接突变 2 个，小的缺失 2 个，小的插入 4 个，大片段缺失 1 个，大片段插入 2 个。突变分布在基因整个编码区，无突变热点。

(赵 琳 李红梅)

参考文献

[1] Bamshad M, Root S, Carey JC. Clinical analysis of a large kindred with the Pallister ulnar-mammary syndrome. Am J Med Genet, 1996, 65: 325-331.

[2] Bamshad M, Lin RC, Law DJ, et al. Mutations in human TBX3 alter limb, apocrine and genital development in ulnar-mammary syndrome. Nat Genet, 1997, 16: 311-315.

[3] Franceschini P, Vardeu MP, Dalforno L, et al. Possible relationship between ulnar-mammary syndrome and split hand with aplasia of the ulna syndrome. Am J Med Genet, 1992, 44: 807-812.

[4] Hecht JT, Scott CI Jr. The Schinzel syndrome in a mother and daughter. Clin Genet, 1984, 25: 63-67.

[5] Schinzel A. Ulnar-mammary syndrome. J Med Genet, 1987, 24: 778-781.

[6] Gay I, Feinmesser R, Cohen T. Laryngeal web, congenital heart disease and low stature. A syndrome? Arch Otolaryngol, 1981, 107: 510-512.

[7] Klopocki E, Neumann LM, Tonnies H, et al. Ulnar-mammary syndrome with dysmorphic facies and mental retardation

caused by a novel 1.28 Mb deletion encompassing the TBX3 gene. Eur J Hum Genet, 2006, 14, 1274-1279.

[8] Linden H, Williams R, King J, et al. Ulnar Mammary syndrome and TBX3: expanding the phenotype. Am J Med Genet A, 2009, 149a: 2809-2812.

[9] Li QY, Newbury-Ecob RA, Terrett JA, et al. Holt-Oram syndrome is caused by mutations in TBX5, a member of the Brachyury(T)gene family. Nature Genet, 1997, 15: 21-29.

[10] Bamshad M, Le T, Watkins WS, et al. The spectrum of mutations in *TBX3*: genotype/phenotype relationship in ulnar-mammary syndrome. Am J Hum Genet, 1999, 64: 1550-1562.

[11] Borozdin W, Bravo-Ferrer Acosta AM, Seemanova E, et al. Contiguous hemizygous deletion of *TBX5*, *TBX3*, and *RBM19* resulting in a combined phenotype of Holt-Oram and ulnar-mammary syndromes. Am J Med Genet, 2006, 140A: 1880-1886.

[12] Klopocki E, Neumann LM, Tonnies H, et al. Ulnar-mammary syndrome with dysmorphic facies and mental retardation caused by a novel 1.28 Mb deletion encompassing the TBX3 gene. Europ J Hum Genet, 2006, 14: 1274-1279.

[13] Suzuki T, Takeuchi J, Koshiba-Takeuchi K, et al. Tbx genes specify posterior digit identity through Shh and BMP signaling. Dev Cell, 2004, 6: 43-53.

1500　尿苷酸酶缺乏综合征
(urocanase deficiency; OMIM　276880)

一、临床诊断

(1) 概述

尿苷酸酶缺乏综合征是一种常染色体隐性遗传病，相关突变基因为 *UROC1*，即尿苷酸水合酶 1 基因。此基因突变导致尿苷酸水合酶功能低下，不能将尿苷酸转变为亚胺甲基谷氨酸[1]，从而引起一系列症状。本病最初在 1971 年被描述，智力低下为主要的神经表现[2]。

(2) 临床表现

本病患者有较为严重的神经精神表现。神经功能损害包括中度至重度智力低下（如不能说出有意义的词语）、阵发性共济失调、震颤（特别是动作性震颤）、行为笨拙、不能独自行走、眼球震颤。患者还可有冷漠面容、发育迟缓、身材矮小[2]、构音障碍、复发性感染、宽步共济失调性步态及腱反射敏感[3]。精神症状包括阵发性易激惹、攻击性高[1]。尿苷酸酶缺乏患者也可能无明显临床表现，因为在健康人中也有尿苷酸尿出现的情况[3]。

(3) 辅助检查

患者气脑造影术可见脑室不对称扩大。患者有尿苷酸尿，且此结果在口服一定量左旋组氨酸后扩大。口服定量左旋组氨酸后，还可见以下结果：血清组氨酸浓度增高，组氨酸清除速率降低，尿中检测到大量咪唑丙酮酸、咪唑丙酸，而检测不到亚胺甲基谷氨酸[2]。

(4) 病理表现

肝脏活组织检查可有尿苷酸酶活动性降低[3]。

(5) 受累部位病变汇总（表 1500-1）

表 1500-1　受累部位及表现

受累部位	主要表现
眼	眼球震颤
神经系统	智力低下、共济失调、震颤、阵发性易激惹、攻击性高、过度情感需求

二、基因诊断

(1) 概述

UROC1 基因，即编码尿苷酸水合酶 1 的基因，位于 3 号染色体长臂 2 区 1 带 3 亚带 (3q21.3)，基因组坐标为 (GRCh37):3:126200008-126236616，基因全长 36 609bp，包含 21 个外显子，编码 736 个氨基酸。

(2) 基因对应蛋白结构及功能

UROC1 基因编码尿苷酸水合酶 1，具有尿苷酸水合酶活性，催化组氨酸代谢中尿苷酸到亚胺甲基

谷氨酸的代谢[1]。该基因中已发现多个转录变异体，编码不同异构体。该基因产物存在于人类汗水中，可保护皮肤免受紫外线伤害。肝脏中 UROC1 的缺乏可引起明显的精神发育迟滞。

(3) 基因突变致病机制

Espinos 等[1]通过对一例患有尿苷酸尿症并伴随智力迟钝及运动失调的 19 岁西班牙女孩进行研究，确认该病是由 UROC1 基因的复合杂合的错义突变导致。蛋白预测和表达研究及酶活测定结果表明，两个突变都对酶的功能产生影响[3]。

(4) 目前基因突变概述

目前人类基因突变数据库报道的 UROC1 基因突变有 2 个，均为错义 / 无义突变，无突变热点。

（赵　琳　李红梅）

参考文献

[1] Kalafatic Z, Lipovac K, Jezerinac Z, et al. A liver urocanase deficiency. Metabolism, 1980, 29: 1013-1019.

[2] Yoshida T, Tada K, Honda Y, et al. Urocanic aciduria: a defect in the urocanase activity in the liver of a mentally retarded. Tohoku J Exp Med, 1971, 104: 305-312.

[3] Espinos C, Pineda M, Martinez-Rubio D, et al. Mutations in the urocanase gene UROC1 are associated with urocanic aciduria. J Med Genet, 2009, 46: 407-411.

1501~1504　Usher 综合征
(Usher syndrome)
(1501. USH1B, OMIM 276900; 1502. USH1F, OMIM 602083; 1503. USH3B, OMIM 614504; 1504. USBH1J, OMIM 614869)

一、临床诊断

(1) 概述

Usher 综合征又称遗传性耳聋 - 视网膜色素变性综合征，是一种以先天性感音神经性耳聋和渐进性视网膜色素变性为主要表现的常染色体隐性遗传疾病。1914 年，英国眼科医师 Charles Usher 首度强调其病理特性及遗传方式[1]，后人便以其姓氏来命名该病。根据耳聋及视网膜色素变性的发病时间、程度及是否伴有前庭功能障碍，将 Usher 综合征分为 3 个亚型。根据突变基因不同，每一型又有小的分型。

(2) 临床表现

主要的临床表现是听力下降、视力障碍及平衡障碍。不同临床亚型有不同特点。

USH1 最常见。出生即伴有极为严重的感音神经性耳聋，患儿几乎完全丧失听力，或仅有低频 (< 250Hz) 岛状残余听力 (80~100dBHL)。通常视网膜色素变性症状出现于 10 岁以前，并且视力呈进行性减退。前庭系统受累时，可伴有平衡障碍。由于视觉和本体感觉代偿，儿时不易发现平衡障碍，青春前期视力进行性减退，平衡障碍渐愈明显。此外，USH1 患儿运动功能发育迟缓，与同年龄孩子相比，坐立、行走等均较晚[2]。

USH2 型较 USH1 少见。亦为先天感音神经性耳聋，但听力缺损程度较 USH1 轻，为中度或重度耳聋，以高频听力损失为主。青春期出现视力障碍，直到中年仍保留部分视力[3]，周边视力缺损和进行性加重比 USH1 型轻微。无平衡障碍。

USH3 最少见。非先天感音神经性耳聋，出生时听力正常。随后出现进行性加重的视力和听力障碍。可能伴有平衡障碍，也可能没有。

患儿常常以首先发现夜盲症而就诊。由于视网膜色素变性首先累及周围的视杆细胞，而视杆细胞司夜视觉。特殊病例患者，因中心和周边色素细胞完好而出现管状视野。

(3) 辅助检查

视网膜电图检查见图 1501-1。

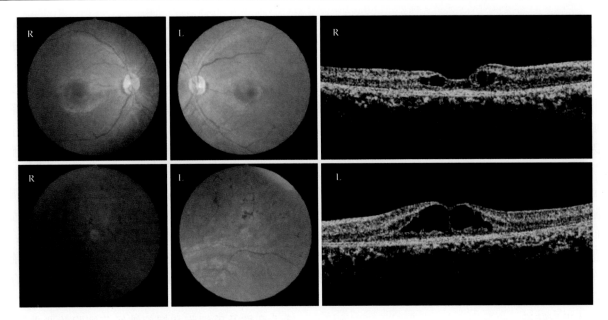

图 1501-1　视网膜色素变性，视网膜动脉变细，色素细胞萎缩，视盘苍白，大量骨细胞样色素沉着
[Mol Genet Genomics, 2015, 290(1): E353-363]

(4) 病理表现

视网膜色素变性，视盘色淡，视网膜动脉变细，色素细胞萎缩，并有大量骨细胞样色素沉着。

(5) 亚型及受累部位病变汇总（表 1501-1、表 1501-2）

Usher 综合征临床分型有 3 型，分别为 USH1、USH2、USH3。每一型根据其突变基因的不同又分为以下几型。

表 1501-1　亚型汇总

USH 亚型	基因定位	突变基因
USH1B	11q13.5	*MYO7A*
USH1C	11p15.1~p14	*USH1C*
USH1D	10q21~q22	*CDH23*
USH1E	21q21	未知
USH1F	10q11.2~q21	*PCDH15*
USH1G	17q24~q25	*USH1G*
USB1J	15q.25.1	*CIB2*
USH2A	1q41	*USH2A*
USH2C	5q14.3~q21.1	*GPR98*
USH2D	9q32~q34	*DFNB31*
USH3A	3q21~q25	*CLRN1*
USH3B	5q31.3	*HARS*

表 1501-2　受累部位及表现

受累部位	主要表现
耳	听力下降、甚至听力丧失
眼	视力下降甚至失明
外周前庭系统	平衡障碍

二、USH1B 基因诊断

(1) 概述

MYO7A 基因，编码肌球蛋白Ⅶ A，位于 11 号染色体长臂 1 区 3 带 5 亚带 (11q13.5)，基因组坐标为 (GRCh37):11:76839302-76926286，基因全长 86 985bp，包含 49 个外显子，编码 2215 个氨基酸。

(2) 基因对应蛋白结构及功能

MYO7A 基因属于肌球蛋白基因家族。肌球蛋白是一种分子发动机，属于马达蛋白，包含一个马达结构域、一个肌动蛋白结合区和一个与其他蛋白相互作用的连接区域，其尾部结构域作为锚点。*MYO7A* 基因编码的肌球蛋白为非传统肌球蛋白，存在一个很短的尾部结构。该基因的缺陷和小鼠的 Shaker-1 突变的表型及人 Vsher 综合征 1B 型相关。

(3) 基因突变致病机制

1995 年 Weil 等[4] 的研究表明肌球蛋白Ⅶ A 编码基因 (*MYO7A*) 的突变是 USH1B 的致病原因，研究者在 5 个无血缘关系的家系中分别检出该基因的截短、缺失、错义突变，这些突变位于蛋白马达结构域尾部的氨基末端，很可能这些突变导致功能蛋白的缺失。1996 年 Weston 等[5] 在 189 例 USH1 患者中检出 13 个 *MYO7A* 基因马达结构域上的 N 端编码区突变并在 20 个 USH1 家系中共分离。在 96 名健康对照中未检出这些突变。

1995 年 Gibson 等[6] 在小鼠中检出 3 个疾病共分离的 Myo7a 基因突变，所有突变都位于肌球蛋白头部区域。与人的乌谢尔综合征相比，Sh1 型小鼠没有视网膜变性。Weil 等[4] 发现人的一种不伴发视网膜变性的感觉神经性耳聋与 USH1B 在 11q 上的区域相关联，因此，研究认为该疾病是和小鼠 Sh1 基因突变相对应的疾病。

1998 年 Liu 等[7] 证实 MYO7A 基因的突变会导致 shaker-1 小鼠视网膜色素上皮细胞黑色素小体的缺陷分布。在视网膜色素上皮细胞中，MYO7A 有类似于大分子非传统肌球蛋白 V(MYPO5A) 的功能，该蛋白对于黑色素细胞树突中黑色素小体的定位和分布是非常重要的。鉴于 MYO7A 的运动特性，该蛋白可能作为载体对视网膜色素上皮细胞中的黑色素小体进行转运。

(4) 目前基因突变概述

目前人类基因突变数据库收录的 MYO7A 基因突变有 220 个，其中错义 / 无义突变 136 个，剪接突变 26 个，小的缺失 43 个，小的插入 13 个，大片段缺失 1 个，调控区突变 1 个。突变分布在基因整个编码区，无突变热点。

三、USH1F 基因诊断

(1) 概述

PCDH15 基因，编码原黏蛋白 15，位于 10 号染色体长臂 2 区 1 带 1 亚带 (10q21.1)，基因组坐标为 (GRCh37):10:55562531-56561051，基因全长 998 521bp，包含 34 个外显子，编码 1957 个氨基酸。

(2) 基因对应蛋白结构及功能

PCDH15 基因是钙黏蛋白超家族的成员，该家族成员编码介导钙依赖性细胞间黏着作用的内在膜蛋白，它在维持正常的视网膜功能和耳蜗功能中起重要作用。

(3) 基因突变致病机制

2001 年 Ahmed 等[8] 在 USH1F 的 2 个家系患者中检出两个疾病共分离的 PCDH15 基因截短突变。Northern 印迹分析显示该突变在视网膜上的表达与 PCDH15 基因在 USH1F 相关联的视网膜色素变性中的致病作用一致。

2007 年 Rebibo-Sabban 等[9] 通过细胞培养研究证实，通过氨基糖苷类物质抑制 USH1F 患者携带的几个 PCDH15 基因无义突变的翻译。

内耳神经上皮中的毛细胞作为机械感受器对声音和动作信号进行转换。PCDH15 基因的突变通过影响这些神经上皮，从而引起人的耳聋及前庭功能障碍。Ames waltzer(av) 是小鼠上的一个隐性突变，该突变可导致耳聋和平衡紊乱。Alagramam 等[10] 的研究表明小鼠的 av 突变存在于 Pcdh15 基因上，携带 av 突变的小鼠出生 10 天后，其耳蜗毛细胞会表现出异常。

2005 年 Zheng 等[11] 利用 C57BL/6 小鼠制备 Cdh23(v-2J) 和 Pcdh15(av-3J) 的双杂合子工程小鼠，与同龄的单杂合子或正常小鼠对照相比，此类小鼠的听觉明显丧失，这表明听觉丧失可能为双基因遗传。双基因杂合子小鼠的耳蜗细胞存在结构缺陷，与小鼠听觉丧失一致。缺陷表现为静纤毛变性及毛细胞和螺旋神经节细胞的严重缺失。Zheng 等[11] 指出，小鼠的听觉受损是渐进性的，而携带 CDH23、PCDH15 双基因杂合子的人则是先天性耳聋。因此，研究得出结论，CDH23 和 PCDH15 基因在维持静纤毛束的正常组织结构中发挥必不可少的作用。

(4) 目前基因突变概述

目前人类基因突变数据库收录的 PCDH15 基因突变有 36 个，其中错义 / 无义突变 20 个，剪接突变 2 个，小的缺失 8 个，小的插入 1 个，大片段缺失 4 个，大片段插入 1 个。突变分布在基因整个编码区，未查到有突变热点。

四、USH3B 基因诊断

(1) 概述

HARS 基因，编码组氨酰 tRNA 合成酶，位于 5 号染色体长臂 3 区 1 带 3 亚带 (5q31.3)，基因组坐标为 (GRCh37):5:140053490-140071681，基因全长 18 192bp，包含 13 个外显子，编码 509 个氨基酸。

(2) 基因对应蛋白结构及功能

组氨酰 tRNA 合成酶是一类控制 tRNA 及其关联氨基酸的酶。HARS 基因编码的蛋白质是属于氨酰 tRNA 合成酶 Ⅱ 类家族的细胞质酶，该酶负责合成组氨酸合成蛋白质过程中必不可少的组氨酰转移 RNA。该基因位于 5 号染色体，和 HARSL 基因头头相连接，同源基因共享一个双向启动子。该基因产物是人类多发性肌炎 / 皮肌炎这种自身免疫性疾病中自身抗体的常见靶点。

(3) 基因突变致病机制

2012 年，Puffenberger 等[12]对来自宾夕法尼亚州旧制阿米什家系中的 2 例 USH3B 的患者进行分析，在 *HARS* 基因中发现一个纯合错义突变 p.Y454S，该非同义突变位点在 SNP129 数据库和千人基因组项目中不存在。另外，在另一个无血缘关系的相同症状的患者中也检出该纯合突变。

本病尚无相应的分子研究，致病机制未明。

(4) 目前基因突变概述

目前人类基因突变数据库收录的 *HARS* 基因突变有 1 个，为错义 / 无义突变。

五、USH1J 基因诊断

(1) 概述

CIB2 基因，编码 CIB2 蛋白，位于 15 号染色体长臂 2 区 5 带 1 亚带 (15q25.1)，基因组坐标为 (GRCh37):15:78396991-78423878，基因全长 26 888bp，包含 6 个外显子，编码 187 个氨基酸。

(2) 基因对应蛋白结构及功能

CIB2 基因编码的蛋白质类似于 KIP/ CIB、钙调磷酸酶 B 和钙调蛋白。该蛋白是一种钙离子结合调节蛋白，与 DNA 依赖性蛋白激酶催化亚基 (DNA-PKcs) 相互作用，并且参与感光细胞的维持。该基因突变可导致耳聋和 USH1J。

(3) 基因突变致病机制

在 Ahmed 等[13]2009 年报道的 USH1J 家系样品中，Riazuddin 等检测出 *CIB2* 基因的纯合突变。转染该突变到 COS-7 细胞，相比野生型，*CIB2* 突变体细胞内 ATP 介导的钙释放能力明显下降。此外，*cib2* 基因敲除的斑马鱼会表现出突变表型，包括小眼畸形、卷尾、色素减退及心脏水肿等。突变型斑马鱼的毛发细胞的数量和功能显著减退，对声音刺激无应答，在水中无法保持直立状态。*cib2* 相关基因敲除的果蝇的感光反应降低，对高频率的闪光刺激反应减少。这些果蝇的光感受器在长时间的持续光照下会退化，这表明 *cib2* 基因是正常光传导所必需的，并且能够防止光依赖性视网膜变性。以上表型表明，*cib2* 基因缺失会导致钙调节缺陷，进而导致机械传导缺陷和光感受器功能维持缺陷[14]。

(4) 目前基因突变概述

目前人类基因突变数据库收录的 *CIB2* 基因突变有 14 个，其中错义 / 无义突变 11 个，大片段插入 3 个。

（陈国娟　李晓平）

参考文献

[1] C U. On the inheritance of Retinitis pigmentosa with notes of cases. Ophthalmol, 1914, 19: 106.

[2] Smith RJ, Berlin CI, Hejtmancik JF, et al. Clinical diagnosis of the Usher syndromes. Usher Syndrome Consortium. Am J Med Genet, 1994, 50: 32-38.

[3] Edwards A, Fishman GA, Anderson RJ, et al. Visual acuity and visual field impairment in Usher syndrome. Arch Ophthalmol , 1998, 116: 165-168.

[4] Weil D, Blanchard S, Kaplan J, et al. Defective myosin VIIA gene responsible for Usher syndrome type 1B. Nat, 1995, 374: 60-61.

[5] Weston MD, Kelley PM, Overbeck LD, et al. Myosin VIIA mutation screening in 189 Usher syndrome type 1 patients. Am J Hum Genet, 1996, 59: 1074-1083.

[6] Gibson F, Walsh J, Mburu P, et al. A type VII myosin encoded by the mouse deafness gene shaker-1. Nat, 1996, 374: 62-64 .

[7] Liu X, Ondek B, Williams DS. Mutant myosin VIIa causes defective melanosome distribution in the RPE of shaker-1 mice. Nat Genet, 1998, 19: 117-118.

[8] Ahmed ZM, Riazuddin S, Bernstein SL, et al. Mutations of the protocadherin gene PCDH15 cause Usher syndrome type 1F. Am J Hum Genet, 2001, 69: 25-34.

[9] Rebibo-Sabbah A, Nudelman I, Ahmed ZM, et al. In vitro and ex vivo suppression by aminoglycosides of PCDH15 nonsense mutations underlying type 1 Usher syndrome. Hum Genet, 2007, 122: 373-381.

[10] Alagramam KN, Murcia CL, Kwon HY, et al. The mouse Ames waltzer hearing-loss mutant is caused by mutation of Pcdh15, a novel protocadherin gene. Nat Genet, 2001, 27: 99-102.

[11] Zheng QY, Yan D, Ouyang XM, et al. Digenic inheritance of deafness caused by mutations in genes encoding cadherin 23 and protocadherin 15 in mice and humans. Hum Molec Genet, 2005, 4: 103-111.

[12] Puffenberger EG, Jinks RN, Sougnez C, et al. Genetic mapping and exome sequencing identify variants associated with five novel diseases. PLoS One, 2012, 7: e28936.

[13] Ahmed ZM, Riazuddin S, Khan SN, et al. USH1H, a novel locus for type I Usher syndrome, maps to chromosome 15q22-23. Clin Genet, 2009, 75: 86-91.

[14] Riazuddin S, Belyantseva IA, Giese APJ, et al. Alterations of the CIB2 calcium- and integrin-binding protein cause Usher syndrome type 1J and nonsyndromic deafness DFNB48. Nature Genet, 2012, 44: 1265-1271.

1505　X 连锁 VACTERL 综合征伴或不伴脑积水
(VACTERL association，X-linked，with or without hydrocephalus，VACTERLX；OMIM 314390)

一、临床诊断

(1) 概述

X 连锁 VACTERL 综合征伴或不伴脑积水是一种 X 连锁遗传病。由 X 染色体上 *ZIC3* 基因突变引起。VACTERL 是椎体异常 (Vertebral anomalies)、肛门闭锁 (Anal atresia)、心脏畸形 (Cardiac malformations)、气管 – 食管瘘 (Tracheoesophageal fistula)、肾脏畸形 (Renal anomalies) 及肢体畸形 (Limb anomalies) 的首字母缩写[1]。

(2) 临床表现

该病患者多于出生后短期内死亡，或因产前检查时发现多种畸形及异常而终止妊娠 (图 1505-1)。患者出生时可有椎体异常、肛门闭锁、心血管畸形 (如室间隔缺损、右侧心、左侧上腔静脉、右侧主动脉)、气管 – 食管瘘、泌尿系异常 (如尿道闭锁、肾盂积水、肾脏缺如或发育不全、多囊肾)、肢体异常 (如桡骨发育不全、六指畸形、少指、肱骨发育不良、指发育不全) 和脑积水。患者还可出现外耳道闭锁、肺叶发育不全、阴茎发育不良及睾丸异常等。部分患者有特殊面容，包括长头、唇薄、腭裂、缩颌、颈短粗、耳郭畸形[1-4]。

(3) 辅助检查

磁共振检查显示皮质变薄、胼胝体发育不全[2]。X 线检查可见桡骨缺如[5]。

(4) 病理表现

引产患儿病理可见胰腺发育不全、肺叶发育不全、胼胝体发育不全伴脑积水，但无 Arnold-Chiari 畸形[2]。

(5) 受累部位病变汇总 (表 1505-1)

表 1505-1　受累部位及表现

受累部位	主要表现
泌尿系统	尿道闭锁、肾盂积水
神经系统	脑积水
气管、食管	气管 – 食管瘘
心脏	心脏畸形
脊柱	椎体异常
肢体	六指畸形、肱骨发育不全
胃肠道	肛门闭锁

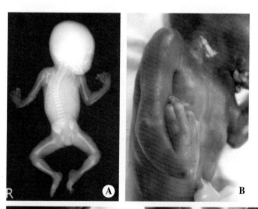
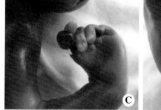
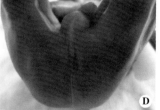

图 1505-1　临床表现

A. 引产患儿 X 线片示右侧上肢桡骨缺如，右侧拇指缺如；B. 右侧上肢桡骨缺如，右侧拇指缺如；C. 左侧拇指发育不良；D. 肛门闭锁

(Taiwan J Obstet Gynecol, 2013, 52: 575-579)

二、基因诊断

(1) 概述

ZIC3 基因，即编码锌指蛋白 3 的基因，位于 X 染色体长臂 2 区 6 带 2 亚带 (Xq26.2)，基因组坐标为 (GRCh37):X:136648346-136654259，基因全长 5914bp，包含 3 个外显子，编码 467 个氨基酸。

(2) 基因对应蛋白结构及功能

ZIC3 基因编码的锌指蛋白 3 属于锌指转录因子，在胚胎发育早期左右体轴的形成中发挥作用，是轴中线发育和左右轴不对称发育所必须的转录激活因子。

(3) 基因突变致病机制

2010 年 Wessels 等[4] 报道一例患有 VACTERL 综合征的男婴，该患儿临床表征与 ZIC3 突变引起的 X 染色体连锁内脏移位的表型重叠。通过对 ZIC3 的编码区域进行测序，发现在 ZIC3 基因的 GCC 重复区存在一个 6bp 插入，可能使得 N 端多聚丙氨酸重复由 10 个增加到 12 个，推测该基因突变是一个疑似致病突变。

在发生 X 连锁的内脏移位的 5 个不相关的家系中，Gebbia 等[6] 在出现症状的成员中检测出 5 个 ZIC3 基因突变，在此前并未报道过该基因与脊椎动物左右体轴的发育相关。该基因是第一个明确报道与人类身体部位异位相关的基因。所有具有异位表型的男性患者均出现不同的异位内脏组合 (心脏、肺叶、脾脏畸形或肠道旋转)。此外，该研究也显示 ZIC3 基因可能在腰骶部和后肠的发育过程中也发挥作用。在一个家系中，发现 3 例女性杂合患者与一个 ZIC3 移码突变相关，表明该基因在早期左右体轴的形成过程中具有重要作用。

2004 年 Ware 等[7] 在对所有已知 ZIC3 点突变进行功能分析时，发现发生在预测的锌指 DNA 结合结构域和 N 端结构域的突变会导致报告基因反式激活的缺失。基因转染研究证明畸形的胞质定位是由 ZIC3 基因 253~323 位氨基酸处的突变引起的。这表明 ZIC3 突变的致病机制部分或者全部是由于细胞核的错误定位。

2002 年 Purandare 等[8] 发现，对于 Zic3 基因缺失的小鼠，其胚胎死亡率为 50%，并且在小鼠产期，死亡率会增加到 80%。Zic3 缺失的胚胎表现出多种的发育缺陷。生存下来的小鼠也出现复杂的内脏畸形。组织学的研究显示 Nodal 和 Pitx2 基因表达异常，表明这些基因在左右分化通路中受到上游 Zic3 基因的调控。

(4) 目前基因突变概述

目前人类基因突变数据库收录的 ZIC3 基因突变有 13 个，其中错义 / 无义突变 10 个，小的插入 1 个，大片段缺失 2 个。突变分布在基因整个编码区，无突变热点。

（赵　琳　常连鹏）

参考文献

[1] Briard ML, le Merrer M, Plauchu H, et al. Association of VACTERL and hydrocephalus: a new familial entity. Ann Genet, 1984, 27: 220-223.

[2] Froster UG, Wallner SJ, Reusche E, et al. VACTERL with hydrocephalus and branchial arch defects: prenatal, clinical, and autopsy findings in two brothers. Am J Med Genet, 1996, 62: 169-172.

[3] Lomas FE, Dahlstrom JE, Ford JH. VACTERL with hydrocephalus: family with X-linked VACTERL-H. Am J Med Genet, 1998, 76: 74-78.

[4] Wessels MW, Kuchinka B, Heydanus R, et al. Polyalanine expansion in the ZIC3 gene leading to X-linked heterotaxy with VACTERL association: a new polyalanine disorder? J Med Genet, 2010, 47: 351-355.

[5] Chen CP, Chang TY, Chen YY, et al. VACTERL association with hydrocephalus in a fetus conceived by in vitro fertilization and embryo transfer. Taiwan J Obstet Gynecol, 2013, 52: 575-579.

[6] Gebbia M, Ferrero GB, Pilia G, et al. X-linked situs abnormalities result from mutations in ZIC3. Nature Genet, 1997, 17: 305-308.

[7] Ware SM, Peng J, Zhu L, et al. Identification and functional analysis of ZIC3 mutations in heterotaxy and related congenital heart defects. Am J Hum Genet, 2004, 74: 93-105.

[8] Purandare SM, Ware SM, Kwan KM, et al. A complex syndrome of left-right axis, central nervous system and axial skeleton defects in Zic3 mutant mice. Development, 2002, 129: 2293-2302.

1506 van den Ende-Gupta 综合征
(van den Ende-Gupta syndrome，VDEGS；OMIM 600920)

一、临床诊断

(1) 概述

van den Ende-Gupta 综合征 (VDEGS) 是一种常染色体隐性遗传病，由 *SCARF2* 基因突变引起。本病临床主要特征为颅面部特异性表现、蜘蛛脚样指 (趾)、骨骼异常，但发育及智力正常[1]。

(2) 临床表现

患者有特异性面部表现 (图 1506-1 和图 1506-2)，

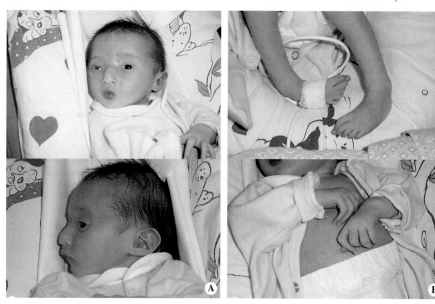

图 1506-1 儿童患者临床特征

A. 眼裂狭小，鼻梁扁平，颧骨发育不全，招风耳；B. 蜘蛛脚样指 (趾)，双侧马蹄足内翻 (Mol Syndromol, 2010, 1: 239-245)

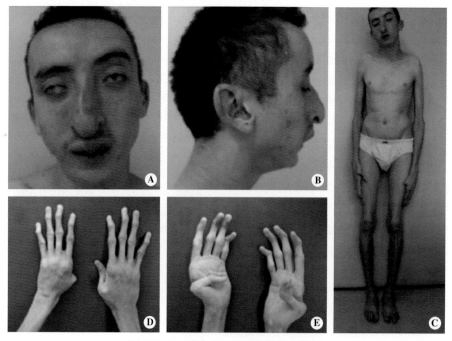

图 1506-2 成人 (20 岁) 患者临床特征

A. 双侧眼裂狭小，角膜混浊，鼻翼发育不良，鼻小柱低位，下唇外翻；B. 低位耳，向后成角，缩颌；C. 细长指，足内翻；D. 细长指，屈曲指；
E. 双侧拇指内收 (Am J Med Genet A, 2014, 164a: 1170-1174)

包括三角脸、宽前额、眼裂狭小、角膜混浊、颧骨发育不全、窄鼻或鼻梁扁平、鼻翼发育不全、下唇外翻、低位耳、向后成角耳、小颌、缩颌及口过小。骨骼异常表现为蜘蛛脚样指（趾）、马蹄足内翻、屈曲指、皮肤性并指（多见于 2、3 指）及拇指（趾）内收（图 1506-2）。患者还可有白内障、斜视、眼球震动、漏斗状胸、脊柱侧凸等症状。患者运动发育迟缓[2-4]。

(3) 辅助检查

患者骨 X 线片可见双侧钩状锁骨（图 1506-3）[3]、指（跖）骨细长、肋骨细长、长骨细长、脊柱侧凸、足外翻（图 1506-4）[4]。

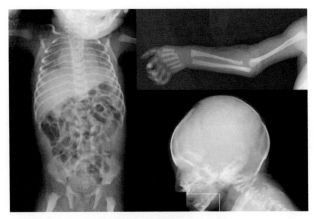

图 1506-3 患者 X 线片表现

患者双侧钩状锁骨，肋骨细长，长骨细长

(Mol Syndromol, 2010, 1: 239-245)

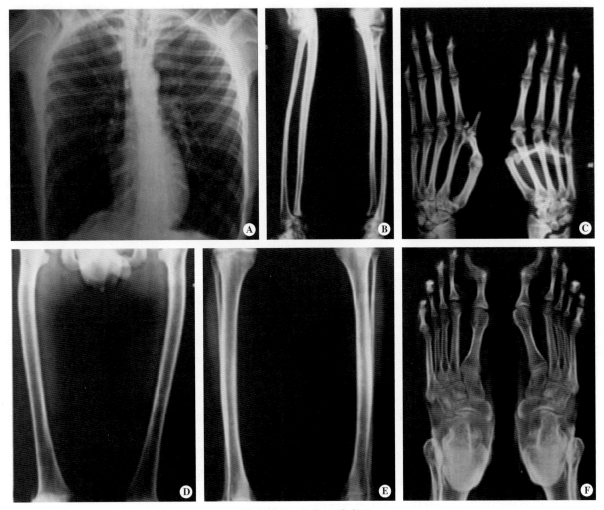

图 1506-4 患者 X 线表现

A. 脊柱侧凸，肋骨细长；B. 长骨细长，双侧尺骨短；C. 长指骨、掌骨；D. 股骨轻度弯曲；E. 腓骨轻度弯曲；F. 长跖骨，足内翻，跚趾外翻

(Am J Med Genet A, 2014, 164a: 1170-1174)

(4) 病理表现

暂无相关资料。

(5) 受累部位病变汇总（表1506-1）

表 1506-1 受累部位及表现

受累部位	主要表现
面部	面部不对称、颧骨发育不全
耳	招风耳
眼	眼裂狭小
鼻	窄鼻、鼻翼发育不全、鼻梁扁平、鼻后孔狭窄、假性鼻小柱分裂
口部	下唇外翻、高腭弓、腭裂
齿	牙列拥挤
咽	杓会厌皱襞缩短
喉	喉软骨软化、喘鸣、球状楔状软骨
胸部	肋骨细长、钩状锁骨、肩关节关节窝发育不良、漏斗状胸
颅骨	颅前窝缩小、上颌骨发育不全、颅缝早闭
四肢	肘关节挛缩、膝关节挛缩、桡骨头脱位、尺骨弯曲、长骨细长、股骨弯曲、尺骨远端长度缩短
手	手细长、蜘蛛脚样指、屈曲指、长拇指、掌骨细长、指骨细长、末端指节折痕发育不良
足	细长足、长踇趾、足内翻、踇趾外翻、屈曲趾
神经系统	小脑增大

二、基因诊断

(1) 概述

SCARF2 基因，即编码 F 类清道夫受体 2 的基因，位于 22 号染色体长臂 1 区 1 带 2 亚带 1 次亚带 (22q11.21)，基因组坐标为 (GRCh37):22:20778874-20792146，基因全长 13 273bp，包含 11 个外显子，编码 870 个氨基酸。

(2) 基因对应蛋白结构及功能

SCARF2 基因编码 F 类清道夫受体 2，该蛋白是一个调节乙酰化低密度脂蛋白 (Ac-LDL) 的清道夫受体蛋白质。该蛋白对于缓和低密度脂蛋白的内化调节活性较低，但可以和 SCARF1 通过细胞外结构域相互作用发挥间接的催化活性。这种相互作用会被清道夫配体所抑制。该蛋白属于黏连蛋白。

SCARF2 包括有 1 个 N 端信号序列，该信号序列紧随在胞外 EGF 连接重复区，还包含一个跨膜结构域和一个富含丝氨酸、脯氨酸、甘氨酸和精氨酸残基的胞内结构域。此外，该蛋白还具有 2 个胞外 N- 糖基化位点和几个潜在的胞内磷酸化位点。RNA 印迹分析显示，该基因一个约为 3.5kb 的转录本在多数人体组织中存在，并且在心脏、胎盘、肺、肾、脾、小肠和卵巢中具有较高的表达量。这种表达模式与 SCARF1 类似。

(3) 基因突变致病机制

Anastasio 等[1] 对来自 3 个相同血缘家族的 4 例卡塔尔 VDEGS 患者进行分析，这些家族均属于高度近亲结婚的贝多因部落。通过 SNP 微矩阵分型，发现一个覆盖 DiGeorge 关键区域的同源区域，位于染色体 22q11，大小为 2.4Mb。这个区域拥有 44 个基因，包括 SCARF2，该基因在多个表现为 VDEGS 症状的小鼠组织的发育过程中都有表达。Sanger 测序在两例近缘患者中检测出 4 号外显子 1 个错义突变 c.773G > A(p.C258Y)，并在无血缘关系的两个个体中检出 8 号外显子区域 1 个 2bp 的缺失 c.1328_1329delTG(p.V443Dfs*83)。全外显子测序结果显示，SCARF2 包含有一个推测的表皮生长因子样胞外结构域和几个胞内正电荷残基，说明该基因表达产物在胞内的信号输出过程中发挥作用。

(4) 目前基因突变概述

目前人类基因突变数据库报道的 SCARF2 基因突变有 3 个，其中错义 / 无义突变 1 个，剪接突变 1 个，小的缺失 1 个。突变分布在基因整个编码区，无突变热点。

（赵　琳　常连鹏）

参考文献

[1] Anastasio N, Ben-Omran T, Teebi A, et al. Mutations in SCARF2 are responsible for Van Den Ende-Gupta syndrome. Am J Hum Genet, 2010, 87: 553-559.

[2] Patel N, Salih MA, Alshammari MJ, et al. Expanding the clinical spectrum and allelic heterogeneity in van den Ende-Gupta syndrome. Clin Genet, 2014, 85: 492-494.

[3] Bedeschi MF, Colombo L, Mari F, et al. Unmasking of a Recessive SCARF2 Mutation by a 22q11.12 de novo Deletion in a Patient with Van den Ende-Gupta Syndrome. Mol Syndromol, 2010, 1: 239-245.

[4] Migliavacca MP, Sobreira NL, Antonialli GP, et al. Sclerocornea in a patient with van den Ende-Gupta syndrome homozygous for a SCARF2 microdeletion. Am J Med Genet A, 2014, 164a: 1170-1174.

1507，1508　van Maldergem 综合征
(van Maldergem syndrome, VMLDS)
(1507. VMLDS1, OMIM 601390; 1508. VMLDS2; OMIM 615546)

一、临床诊断

(1) 概述

van Maldergem 综合征是一种常染色体隐性遗传疾病，特点是智力障碍、典型的颅面特征、耳部畸形导致的听力丧失、骨骼和四肢畸形。部分患者存在肾发育不全。头颅 MRI 扫描通常显示脑室周围结节性异位[1]。van Maldergem 综合征分为 1 型和 2 型，致病基因分别为 *DCHS1* 和 *FAT4*。

(2) 临床表现

该病临床表现较为多样，患者有显著的面部特征，包括大囟门、上颌骨发育不全、小颌畸形、面部平坦、内眦距离过宽、宽鼻梁、鼻翼增厚、眼睑下垂、倒 W 形上唇、下唇外翻、小耳畸形，外耳道闭锁造成听力下降。患者表现为肌张力低下 (新生儿) 智力障碍、发育不良、喂养困难，气管软化可导致呼吸困难，需要行气管切开[2]。骨骼异常包括骨质疏松，颅底及额骨增厚，胸廓狭小，短锁骨，桡骨头半脱位，手、脚屈曲畸形等。有报道成年女性患者无第二性征发育，无月经初潮[2](图 1507-1，图 1507-2)。

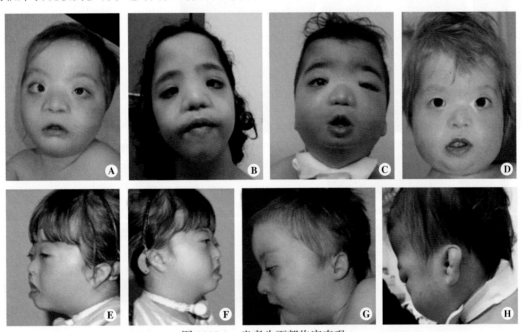

图 1507-1　患者头面部临床表现

面部特征为内眦距离过宽，鼻梁宽，面部轮廓扁平 (上颌骨发育不全)，鼻翼增厚，部分患者因气管塌陷需气管切开。耳部异常，小耳，有时伴耳郭增厚，向上或向下的螺旋形折叠，以及外耳道闭锁，造成传导性和感觉神经性耳聋 (Europ J Hum Genet, 2012, 20: 1024-1031)

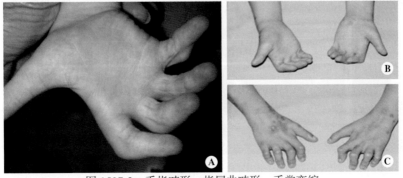

图 1507-2　手指畸形：指屈曲畸形，手掌挛缩

(Europ J Hum Genet, 2012, 20: 1024-1031)

(3) 辅助检查

患者 X 线检查可显示骨骼发育异常，包括大囟门、宽额缝、上颌骨发育不全、反颌、颅底和额骨增厚、胸廓长且狭窄、指骨近端指间关节屈曲畸形、并指畸形、桡骨小头半脱位和短锁骨 (图 1507-3)。

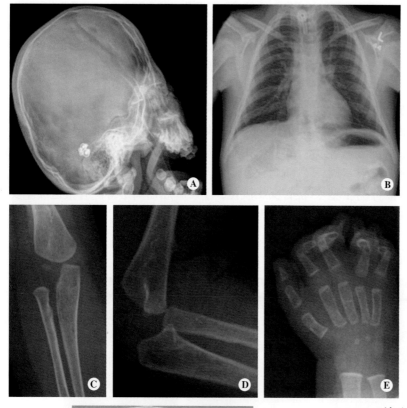

图 1507-3 X 线检查

A. 上颌骨发育不全，反颌，耳蜗存在；B. 胸廓长、狭窄，原位气管套管；C、D. 桡骨小头半脱位；E. 近端指间关节屈曲畸形

(Europ J Hum Genet, 2012, 20: 1024-1031)

MRI 检查示双侧侧脑室旁异位，结节状或层状，脑回简化，胼胝体发育不良等 (图 1507-4)。

(4) 病理表现

无特异病理表现。

(5) 受累部位病变汇总 (表 1507-1)

表 1507-1 受累部位及表现

受累部位	主要表现
耳	小耳畸形、外耳道闭锁、听力下降 (传导性及感觉神经性耳聋)
面部	面中部扁平、内眦距离过远、上睑下垂、内眦赘皮、鼻梁宽、鼻翼增厚
骨骼	大囟门、颅底增厚、双颞缩窄、小颌畸形、上颌骨发育不全、锁骨短、颅底增厚、桡骨小头半脱位、手部畸形、近端指间关节屈曲畸形、马蹄形内翻足
神经系统	智力低下、脑室周围结节性异位、皮质下神经元异位、脑回简化、巨脑回、胼胝体发育不良
呼吸系统	气管软化

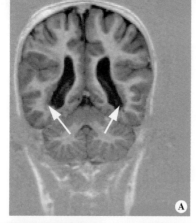

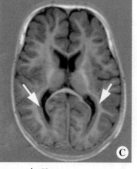

图 1507-4 头颅 MRI 表现

A. T₁ 冠状位显示双侧侧脑室旁异位；B. 侧脑室壁内异位结节，大脑皮质显示简化的脑回，头颅后部更明显；C. 侧脑室旁层状异位

(Europ J Hum Genet, 2012, 20: 1024-1031)

二、VMLDS1 基因诊断

(1) 概述

DCHS1 基因，即编码属于原钙黏蛋白家族的

跨膜细胞黏附分子的基因，位于 11 号染色体短臂 1 区 5 带 4 亚带 (11p15.4)，基因组坐标为 (GRCh37)：11:6642556-6685320，基因全长 42 765bp，包含 21 个外显子，编码 3298 个氨基酸。

(2) 基因对应蛋白结构及功能

该基因编码钙依赖性细胞 - 细胞黏附分子的原钙黏蛋白家族的成员。所编码的蛋白具有信号肽，27 个钙黏蛋白重复域和一个独特的细胞质区域。这个特定的钙黏蛋白家族成员在成纤维细胞中表达，但不在黑素细胞和角化细胞中表达。成纤维细胞的细胞 - 细胞黏附被认为是伤口愈合的必要条件。

(3) 基因突变致病机制

Cappello 等 [1] 发现来自 3 个无血缘关系的家系中的 4 例 van Maldergem 综合征 1 型患者，其 *DCHS1* 基因存在 3 种不同的纯合子突变。突变是由结合区域靶向性基因组捕获的同合性映射发现。其中两个突变可导致转录提前终止。

动物模型：Cappello 等发现，*Fat4* 缺失和 *Dchs1* 缺失的胚胎小鼠在皮质发育的第 E16 和 E18 天均未发现畸形证据。产后检查排除两种基因型的致命性。这些结果表明人类和小鼠基因敲除模型并不一致。然而，针对 *Fat4* 和 *Dchs1* 的 shRNA 的胚胎小鼠脑室电穿孔表明，敲除胚胎与对照组相比，电穿孔的细胞在发育中的皮质增殖区域中积累，而到达皮质板的细胞明显较少。这个现象在发育后期 (P7) 也被观察到，当许多电穿孔的细胞未能迁移到上层或在灰质下层累积，形成神经元异位的独特区域，或许可以解释这些基因突变的人类患者脑室周围神经异位的表型。免疫染色研究表明在心室和室下区的细胞增殖增加，以及神经细胞分化降低。这些效果由于 Hippo 信号通路的转录效应 Yap 的敲除发生逆转。这些研究结果显示 *DCHS1* 和 *FAT4* 在 Yap 的上游，是哺乳动物神经发生的关键调节因子。

本病尚无相应的分子研究，致病机制未明。

(4) 目前基因突变概述

目前人类基因突变数据库收录的 *DCHS1* 基因突变有 3 个，其中错义 / 无义突变 2 个，小的缺失 1 个，突变分布在基因整个编码区，无突变热点。

三、VMLDS2 基因诊断

(1) 概述

FAT4 基因，即编码原钙黏蛋白的基因，位于 4 号染色体长臂 2 区 8 带 1 亚带 (4q28.1)，基因组坐标为 (GRCh37)：4:126237567-126414087，基因全长 176 521bp，包含 17 个外显子，编码 4982 个氨基酸。

(2) 基因对应蛋白结构及功能

该基因编码的蛋白是原钙黏蛋白家族中的一员，该基因在调解细胞极性 (PCP) 方面起重要作用。对小鼠的研究中发现，PCP 信号的丢失可能引起囊性肾病变，而且该基因的变异与 van Maldergem 综合征 2 型有关。已经指出该基因的可变剪接转录本变体。

(3) 基因突变致病机制

Cappello 等 [1] 于 2013 年通过研究 van Maldergem 综合征 2 型的 4 个不相关家族中的 5 例患者，在 *FAT4* 基因中发现双等位基因突变。第 1 个变异是通过全外显子组测序发现，后续变异是通过全外显子组测序或者靶向 sanger 测序发现。通过动物模型发现 *FAT4* 缺失导致神经发育缺陷，与观察到的患者表型类似。

动物模型：Cappello 等 [1] 于 2013 年发现，没有 *Fat4* 和手笨拙综合征 (DCHS1) 的胚胎期小鼠，在胚胎期第 16 天和 18 天，没有证据能证明皮质发育畸形，通过对出生之后的小鼠验证，排除这两种基因型的致死性。这些发现表明人类和小鼠基因敲除模型存在不一致性。

(4) 目前基因突变概述

目前人类基因突变数据库没有收录 *FAT4* 基因突变信息，但在文献中报道该基因共有 10 个突变，其中错义 / 无义突变 6 个，小的缺失 2 个，小的插入 2 个，无突变热点。

（丁杜宇　钱朝阳）

参考文献

[1] Cappello S, Gray MJ, Badouel C, et al. Mutations in genes encoding the cadherin receptor-ligand pair DCHS1 and FAT4 disrupt cerebral cortical development. Nature Genet, 2013, 45: 1300-1308.

[2] Mansour S, Swinkels M, Terhal PA, et al. van Maldergem syndrome: further characterisation and evidence for neuronal migration abnormalities and autosomal recessive inheritance. Europ J Hum Genet, 2012, 20: 1024-1031.

1509 视网膜血管病变伴脑白质营养不良
(vasculopathy, retinal, with cerebral leukodystrophy, RVCL; OMIM 192315)

一、临床诊断

(1) 概述

视网膜血管病变伴脑白质营养不良 (RVCL) 是一种常见于成年患者的常染色体显性遗传疾病，属于遗传性大脑小血管疾病 (SVD)，主要累及中枢神经系统 (CNS) 和视网膜[1-3]。遗传学发现其与人 3'-5' DNA 外切酶 TREX1 中的 C 末端杂合性移码突变有关，该酶通常位于细胞质中并在 DNA 氧化损伤后转位至细胞核。这些突变会影响催化结构域，但不会损害 TREX1 的酶活性[4, 5]。

(2) 临床表现

RVCL 临床表型包括脑视网膜血管病变、遗传性血管性视网膜病变 (HVR)、视网膜病变、肾病及卒中[6-9]，临床症状可表现为快速恶化的感觉运动性偏瘫综合征，累及双侧肢体和面部，并伴头痛和意识模糊、慢性偏头痛和局部癫痫大发作，疾病晚期可伴有抑郁和躁动。

(3) 辅助检查

该病头颅 MRI 检查可显示有深部脑白质病变，同时灰质贫乏，伴有明显水肿，增强后病灶强化 (图 1509-1A，B)。脑部 CT 扫描发现多处小的皮质下钙化灶，散布于双侧白质中 (图 1509-1C)。CSF 检查为正常。立体定位大脑组织活检发现感染或瘤性物结果为阴性，显示存在弥散性微血管损伤，并伴缺血性组织坏死 (图 1509-1D)。

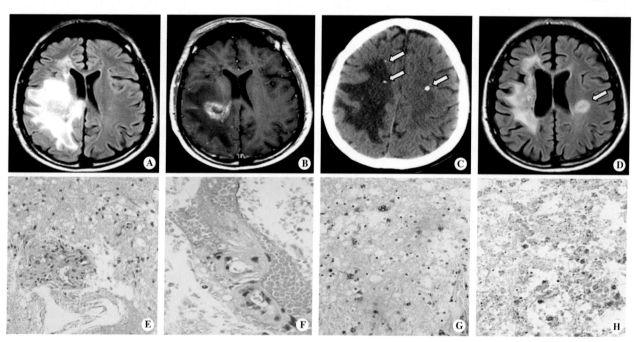

图 1509-1 患者的神经学和组织病理学特征

A. B 患者 (36 岁) 的脑部 MRI 检查显示为右额顶病变、周围组织水肿，并具有钆增强特征；C. CT 扫描发现双侧钙化灶 (箭头所指)，散布于白质中；D. 左侧深部白质区肿瘤样病变 (箭头所指)，其特征与对侧病变相似；E. 右侧额顶病变中摘取的脑组织活组织样本检查发现，白质存在反应性星形胶质细胞增生、水肿和部分脱髓鞘、局部慢性炎性血管周围渗出；F. 血管存在微血管增生性病变，血管壁因存在无定形物而增厚，头顶部的微小钙化灶和外膜纤维变性明显；G.H. 内皮细胞增生以具有多染色质的和多形性胞核的肥大性内皮细胞为特征。发现白质中活化的神经小胶质细胞星形细胞增生和巨噬细胞渗出及凝固性坏死灶。在血管壁中未见纤维素样坏死 (E、F、H 由苏木青和伊红染色得到，G 使用了 CD68 抗体)

(Neurol Sci, 2015, 36: 323-330)

(4) 病理改变

患者脑部活组织样本检查，白质存在反应性星形胶质细胞增生、水肿和部分脱髓鞘、局部慢性炎性血管周围渗出 (图 1509-1E)。血管检查发现存在微血管增生性病变，血管壁因存在无定形物而增厚，头顶部的微小钙化灶和外膜纤维变性明显 (图 1509-1F)。内皮细胞增生以具有多染色质的和多形性胞核的肥大性内皮细胞为特征。发现白质中活化的星形细胞增生和巨噬细胞渗出 (图 1509-1G) 及凝固性坏死灶 (图 1509-1H)。在血管壁中未见纤维素样坏死 (图 1509-1)。

(5) 受累部位病变汇总 (表 1509-1)

表 1509-1　受累部位汇总表

受累部位	主要表现
视网膜	遗传性血管性视网膜病变、遗传性内皮细胞病变、视网膜病变
肾	肾病
脑	卒中、白质病变、头痛、癫痫

二、基因诊断

(1) 概述

TREX1 基因，编码 3′ 核酸外切酶，位于 3 号染色体短臂 2 区 1 带 3 亚带 1 次亚带 (3p21.31)，基因组坐标为 (GRCh37):3:48506919-48509044，基因全长 2126bp，包含 1 个外显子，编码 369 个氨基酸。

(2) 基因对应蛋白结构及功能

TREX1 基因编码的核蛋白具有 3′ 核酸外切酶活性，该蛋白可能参与 DNA 修复，在 DNA 聚合酶工作过程中起纠错作用。该基因突变可导致 RVCL、狼疮冻疮及其他免疫系统疾病。

(3) 基因突变致病机制

Richards 等 [10] 2007 年报道在 9 个显性遗传的 RVCL 家族中，检测出位于 *TREX1* 基因、编码蛋白 C 端的 5 种杂合移码突变。基因表达研究发现，截短的蛋白保留外切酶活性，但失去正常核定位功能。

Morita 等 [11] 2004 年发现 *Trex1* 双等位基因敲除的小鼠发展出免疫性心肌炎，证实 *Trex1* 在免疫调节中发挥作用。

(4) 目前基因突变概述

目前人类基因突变数据库报道的 *TREX1* 基因突变有 36 个，其中错义 / 无义突变 17 个，小的缺失 5 个，小的插入 13 个，大片段插入 1 个。突变分布在基因整个编码区，无突变热点。

（饶子龙　刘　传）

参考文献

[1] Federico A, Di Donato I, Bianchi S, et al. Hereditary cerebral small vessel diseases: a review. J Neurol Sci, 2012, 322(1-2): 25-30.

[2] Ballabio E, Bersano A, Bresolin N, et al. Monogenic vessel diseases related to ischemic stroke: a clinical approach. J Cereb Blood Flow Metab, 2007, 27(10): 1649-1662.

[3] Bersano A, Debette S, Zanier ER, et al. The genetics of small-vessel disease. Curr Med Chem , 2012, 19(24): 4124-4141.

[4] Richards A, van den Maagdenberg AMJM, Jen JC, et al. C-terminal truncations in human 30-50 DNA exonuclease TREX1 cause autosomal dominant retinal vasculopathy with cerebral leukodystrophy. Nat Genet, 2007, 39(9): 1068-1070.

[5] Martinvalet D, Zhu P, Lieberman J. Granzyme A induces caspase-independent mitochondrial damage, a required first step for apoptosis. Immunity, 2005, 22(3): 355-370.

[6] Grand MG, Kaine J, Fulling K, et al. Cerebroretinal vasculopathy. A new hereditary syndrome. Ophthalmology, 1988, 95(5): 649-659.

[7] Storimans CW, Van Schooneveld MJ, Oosterhuis JA, et al. A new autosomal dominant vascular retinopathy syndrome. Eur J Ophthalmol, 1991, 1(2): 73-78.

[8] Terwindt GM, Haan J, Ophoff RA, et al. Clinical and genetic analysis of a large Dutch family with autosomal dominant vascular retinopathy, migraine and Raynaud's phenomenon. Brain, 1998, 121(Pt 2): 303-316.

[9] Jen J, Cohen AH, Yue Q, et al. Hereditary endotheliopathy with retinopathy, nephropathy, and stroke(HERNS). Neurology, 1997, 49(5): 1322-1330.

[10] Richards A, van den Maagdenberg AM, Jen J, et al.C-terminal truncations in human 3-prime-5-prime DNA exonuclease TREX1 cause autosomal dominant retinal vasculopathy with cerebral leukodystrophy.Nat Genet, 2007, 39: 1068-1070.

[11] Morita M, Stamp G, Robins P, et al.Gene-targeted mice lacking the Trex1(DNase III)3-prime to 5-prime DNA exonuclease develop inflammatory myocarditis, Molec Cell Biol, 2004, 24: 6719-6727.

1510 腭-心-面综合征
(velocardiofacial syndrome，VCFS；OMIM 192430)

一、临床诊断

(1) 概述

腭-心-面综合征 (VCFS)，又称为 DiGeorge 综合征、Shprintzen 综合征。20 世纪 70 年代报道一种以心脏、腭咽部发育异常及面部特殊面容为主要特征的遗传性疾病，其发病呈常染色体显性遗传。致病基因为 *TBX1* 基因，即 T-box1 转录因子 1(T-box 1 protein) 基因。

(2) 临床表现

该病发病率占活产新生儿的 1/(2000~4000)[1]，其表型复杂多样[2]。大部分为散发，少部分遗传自父母。VCFS 的临床表现复杂多样，可以出现 180 多种畸形。主要症状有先天性心脏病 (特别是圆锥动脉干畸形，包括法洛四联征、主动脉弓离断、永存动脉干、室间隔缺损等)、腭咽部发育异常 (包括腭裂、先天性腭咽闭合不全、语音障碍等) 特异面容 (包括眶距过宽、眶下区扁平、睑裂较窄、鼻梁较挺，长脸等)(图 1510-1)、胸腺及甲状旁腺发育不良 (包括免疫功能低下、T 淋巴细胞数减少、低钙血症等)、精神、行为及认知能力的障碍 (包括双相情感障碍、精神分裂症、学习障碍、智力低下等)。

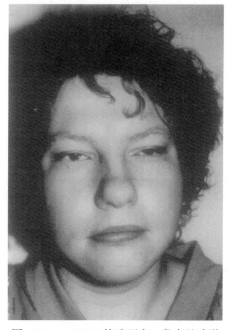

图 1510-1 VCFS 特殊面容，鼻尖呈球形
(J Med Genet, 1997, 34: 798-804)

(3) 辅助检查

该疾病表型多变，超声心动图可筛查到心脏结构及功能异常。实验室检查可发现如低钙血症、甲状旁腺功能低下等异常。头颅 MRI 检查可发现多种中枢神经系统异常[3](图 1510-2)。

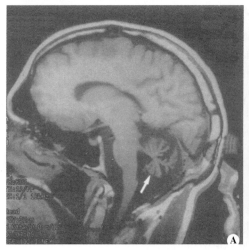
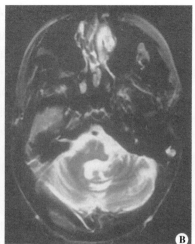
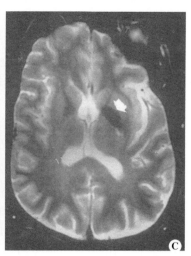

图 1510-2 头颅 MRI 表现
A. 头颅 MRI 检查显示 T_1 矢状位见小脑明显萎缩；B. T_2 加权像示脑干体积萎缩；C. T_2 加权像示基底核低信号

(J Med Genet, 1995, 32: 561-563)

(4) 病理表现

无特异病理表现。

(5) 受累部位病变汇总 (表 1510-1)

表 1510-1　受累部位及表现

受累部位	主要表现
脑	精神、行为及认知能力障碍
心脏	圆锥动脉干畸形，包括法洛四联征、主动脉弓离断、永存动脉干、室间隔缺损等
面部	眶距过宽、眶下区扁平、睑裂较窄、长脸、球形鼻尖等
耳	小耳畸形
肺	原发性肺发育不全
腭咽	腭裂、先天性腭咽闭合不全、语音障碍等
胸腺	免疫功能低下、T 淋巴细胞数减少
甲状旁腺	低钙血症

二、基因诊断

(1) 概述

TBX1 基因，即编码 T-box 转录因子 1 的基因，位于 22 号染色体长臂 1 区 1 带 2 亚带 1 次亚带 (22q11.21)，基因组坐标为 (GRCh37):22:19744226-19771116，基因全长 26 891bp，包含 9 个外显子，编码 495 个氨基酸。

(2) 基因对应蛋白结构及功能

TBX1 基因是基因保守家族的一员，共享同一个常见 DNA 结合域，即 T-box。*TBX1* 基因编码的 T-box 转录因子 1 在发育过程中起调控作用。而且该蛋白的氨基酸序列与小鼠的同源序列有 98% 相似度。VCFS 是一种常见的先天性疾病，以神经脊相关发育缺陷为特征，与染色体 22q11.2 的缺失有关，而该基因处于这个位置。对于 VCFS 采用小鼠模型进行研究，发现在 VCFS 的分子病因学中该基因的重要作用。该基因存在可变剪接编码不同转录变体。

(3) 基因突变致病机制

Paylor 等 [4] 在患有 VCFS 的一位母亲和她的两个儿子身上，发现 *TBX1* 基因上 23bp 的杂合缺失，母亲有重度抑郁，其中一个儿子被诊断患有亚斯伯格症，Paylor 等 [4] 认为患有 VCFS 的患者中，*TBX1* 基因是精神疾病的候选基因。

Jerome 等 [5] 通过在小鼠中产生无效突变，研究 *Tbx1* 基因在 VCFS 中的潜在作用，发现小鼠的杂合突变产生高概率的心脏流出道的异常现象，因此建立一个人类综合征的异常情况小鼠模型，$Tbx1^{-/-}$ 小鼠模型展现一个大范围的发育异常现象，几乎包含所有常见的 VCFS 特点，包括胸腺和甲状旁腺发育不全、心脏流出道异常、面容异常、脊椎异常、腭裂。根据在小鼠中的表现型，认为人类的 *TBX1* 基因是 VCFS 病因学的关键基因。

(4) 目前基因突变概述

目前人类基因突变数据库报道的 *TBX1* 基因突变有 20 个，其中错义/无义突变 9 个，小的缺失 5 个，小的插入 1 个，大片段缺失 3 个，大片段插入 1 个，调控区突变 1 个。突变分布在基因整个编码区，无突变热点。

（丁杜宇　钱朝阳）

参考文献

[1] 王国民，吴忆来，陈阳，等. 腭－心－面综合征的诊断与治疗的临床研究. 口腔颌面外科杂志, 2007, 17(4): 324-327.

[2] Shprintzen RJ. Velo-cardio-facial syndmme: a distinctive behavioral phenotype. Ment Retard Dev Disabil Res Rev, 2000, 6(2): 142-147.

[3] Lynch DR, McDonald-McGinn DM, Zackai EH, et al.Cerebellar atrophy in a patient with velocardiofacial syndrome. J Med Genet, 1995, 32: 561-563.

[4] Paylor R, Glaser B, Mupo A, et al. Tbx1 haploinsufficiency is linked to behavioral disorders in mice and humans: implications for 22q11 deletion syndrome. Proc Nat Acad Sci, 2006, 103: 7729-7734.

[5] Jerome LA, Papaioannou VE. DiGeorge syndrome phenotype in mice mutant for the T-box gene, Tbx1. Nature Genet, 2001, 27: 286-291.

1511 儿茶酚胺依赖性室性心动过速
(ventricular tachycardia, catecholaminergic polymorphic, 1, with or without atrial dysfunction and/or dilated cardiomyopathy, CPVT1; OMIM 604772)

一、临床诊断

(1) 概述

儿茶酚胺依赖性室性心动过速 (CPVT1) 是心脏兰尼碱受体 2 蛋白的基因 (RYR2) 突变引起，为常染色体显性或隐性遗传[1]。儿童、成人发病，临床表现为反复发作的晕厥、应激相关、双向性室性心动过速不伴有心脏结构异常及延长的 QT 间期。青少年猝死或应激诱发的晕厥的家族史出现在 1/3 患者中。

(2) 临床表现

该病表现为复发性多形性室性心动过速，诱发因素有体力活动、应激、儿茶酚胺的摄入。可以进展为心室颤动。临床表现为复发的晕厥、癫痫、心源性猝死。常规心电图、超声心动图检查正常。尸检无形态学异常。儿茶酚氨源性室性心动过速 (CPVT) 特点为室性心律失常，往往出现在体育运动、兴奋、儿茶酚胺摄入时。早期表现为室性期前收缩，随之出现二联律、双向或多形室性心动过速，最终导致心室颤动。晕厥常为首发症状，不经治疗，死亡率高。自动除颤器的植入为有效的治疗。

(3) 影像学表现

尚无相关资料。

(4) 病理表现

尚无相关资料。

(5) 受累部位病变汇总 (表 1511-1)

表 1511-1 受累部位及表现

受累部位	主要表现
心脏	复发性多形性室性心动过速

二、基因诊断

(1) 概述

RYR2 基因，即编码兰尼碱受体 2 蛋白的基因，位于 1 号染色体长臂 4 区 3 带 (1q43)，基因组坐标为 (GRCh37):1:237205510-237997288，基因全长 791 779bp，包含 105 个外显子，编码 4967 个氨基酸。

(2) 基因对应蛋白结构及功能

该基因编码的兰尼碱受体位于心肌肌质网中，编码的蛋白是钙离子通道组成部分。钙离子通道由四聚体的兰尼碱受体和四聚体的 FK506 结合蛋白 1B 组成，为心肌提供钙离子。

(3) 基因突变致病机制

RYR2 基因编码的蛋白是心肌细胞中主要的肌质网钙释放通道，其突变通常引起 CPVT 综合征。Priori 等[2] 分析 26 个已经排除 KCNQ1、KCNH2、SCN5A、KCNE1 和 KCNE2 基因影响的 CPVT 原发病患的 RYR2 基因，在 10 个原发病患中，他们发现 9 种不同的 RYR2 基因突变。另外，在一个家系中，9 个家庭成员均携带 RYR2 突变，临床评估中，其中 5 个有运动诱发的心律失常，其余 4 个没有明显的表现。

研究表明，在心肌细胞中，RYR2 蛋白被钙离子激活后，诱导钙离子从肌质网中释放到细胞质中。George 等[3] 在心肌细胞系中表达 3 个与 CPVT1 症状相关的 RYR2 基因突变体。他们发现在表达突变体的细胞中，钙离子释放增加。Wehrens 等[4] 发现在运动中，RYR2 被 PKA 磷酸化后，能够从 RYR2 通道中部分地分离 FKBP12.6，从而增加钙离子的释放和心肌收缩。

Takeshima 等[5] 制作 Ryr2−/− 小鼠，这些小鼠大约在胚胎发育第 10 天时死亡，伴随着心脏管的形态异常。在胚胎死亡之前，大空泡肌质网状物和结构异常的线粒体开始在突变的心肌细胞中发育，并且大空泡肌质网状物包含有高浓度的钙离子。Lehnert 等[6] 发现小鼠杂合人类 CPVT 综合征的 RYR2 基因突变 (p.R2474S) 之后，自发地产生阵挛性惊厥，以及运动诱发的室性心律失常和心源性猝死。

(4) 目前基因突变概述

目前人类基因突变数据库收录的 RYR2 基因突变有 148 个，其中错义 / 无义突变 141 个，小的缺失 1 个，小的插入 1 个，小的插入缺失 2 个，大片段缺失 3 个。突变分布在基因整个编码区，无突变热点。

（唐鹤飞　王　磊）

参考文献

[1] Kaneshiro T, Naruse Y, Nogami A, et al. Successful catheter ablation of bidirectional ventricular premature contractions triggering ventricular fibrillation in catecholaminergic polymorphic ventricular tachycardia with RyR2 mutation. Circ Arrhythm Electrophysiol, 2012, 5(1): e14-e17.

[2] Priori SG, Napolitano C, Memmi M, et al. Clinical and molecular characterization of patients with catecholaminergic polymorphic ventricular tachycardia. Circulation, 2002, 106: 69-74.

[3] George CH, Higgs GV, Lai FA. Ryanodine receptor mutations associated with stress-induced ventricular tachycardia mediate increased calcium release in stimulated cardiomyocytes. Circ Res, 2003, 93: 531-540.

[4] Wehrens XH, Lehnart SE, Huang F, et al. FKBP12.6 deficiency and defective calcium release channel(ryanodine receptor)function linked to exercise-induced sudden cardiac death. Cell, 2003, 113: 829-840.

[5] Takeshima H, Komazaki S, Hirose K, et al. Embryonic lethality and abnormal cardiac myocytes in mice lacking ryanodine receptor type 2. EMBO J, 1998, 17: 3309-3316.

[6] Lehnart SE, Mongillo M, Bellinger A, et al. Leaky Ca^{2+} release channel/ryanodine receptor 2 causes seizures and sudden cardiac death in mice. J Clin Invest, 2008, 118: 2230-2245.

1512　儿茶酚胺敏感性多形性室性心动过速
(ventricular tachycardia，catecholaminergic polymorphic，2，CPVT2；OMIM 611938)

一、临床诊断

(1) 概述

儿茶酚胺敏感性多形性室性心动过速 (CPVT2) 是一种原发性心电紊乱，多发生于无器质性心脏病的青少年，由交感神经系统兴奋诱发双向性或多形性室性心动过速，以导致晕厥和猝死为特征。致病基因为编码肌钙集蛋白 2 的 *CASQ2* 基因。

(2) 临床表现

CPVT2 是无器质性心脏病患者发生猝死的重要原因。该病是常染色体隐性遗传，少年及成年均可发病，平均患病年龄为 7 岁，到 10 岁时外显率可达 100%，不经治疗死亡率高[1]。CPVT2 所致的心律失常多由剧烈运动、情绪激动或精神压力诱发，注射异丙肾上腺素亦可诱发，此外该病患者还可出现反复晕厥、癫痫发作或猝死。多数患者平时无明显症状。抗心律失常治疗和左心交感神经去神经治疗效果不佳，需要植入式心脏复律除颤器[2, 3]。

(3) 辅助检查

心电图表现为静息时出现相对心动过缓，有轻度的 QT 间期延长。运动负荷测试可出现快速多形性室性心动过速。心电 Holter 监测可发现户外活动时出现无症状的多形性或双向性室性心动过速，心率可达 170~180 次 / 分[2]。

(4) 病理表现

无特殊病理表现。

(5) 受累部位病变汇总 (表 1512-1)

表 1512-1　受累部位及表现

受累部位	主要表现
心脏	由运动、情绪激动、精神压力或异丙肾上腺素注射引起的多形性或双向性室性心动过速、心动过缓、心搏骤停、晕厥、猝死
神经系统	癫痫发作

二、基因诊断

(1) 概述

CASQ2 基因，即编码肌钙集蛋白 2 的基因，位于 1 号染色体短臂 1 区 3 带 1 亚带 (1p13.1)，基因组坐标为 (GRCh37):1:116242624-116311426，基因全长 68 803bp，包含 11 个外显子，编码 399 个氨基酸。

(2) 基因对应蛋白结构及功能

CASQ2 基因编码的蛋白是肌钙集家族中的心肌家族成员，位于心肌和慢骨骼肌细胞的肌质网中，是为肌肉功能储存钙离子的钙结合蛋白。结合在肌钙集蛋白的钙离子经由钙离子释放通道释放会引发肌肉收缩。

(3) 基因突变致病机制

Lahat 等[1] 在以色列 7 个 CPVT2 家系患者的 CASQ2 基因的高度保守区发现一个错义突变 (p.D307H)。该突变将带负电的天冬氨酸在高度负电区域变成带正电的组氨酸，破坏肌钙集蛋白 2 的结合能力。该研究表明 CASQ2 基因突变是引起常染色体隐性遗传 CPVT 的重要原因。

Knollmann 等[4] 建立 Casq2 基因敲除小鼠模型并推断 Casq2 基因缺失可以保持功能性肌质网钙离子存储和心脏收缩性，但会增加心脏舒张时肌质网中钙离子的泄露，引起 CPVT。Song 等[5] 建立人类纯合的 p.D307H 突变或 CASQ2 基因缺失的小鼠模型，并观察到相同的小鼠表型。该研究表明鱼尼丁受体 (RYR2) 的功能紊乱是 casq2 基因突变的病理表现。还有研究表明 CASQ2 基因突变使肌钙集蛋白聚合物的钙离子缓冲容量改变或破坏 CASQ2、RYR2 两种蛋白的相互作用，从而增加 RYR2 对腔内钙离子的响应能力，导致期外自发钙离子瞬流，引起心律失常动作电位[2, 6]。

(4) 目前基因突变概述

目前人类基因突变数据库收录的 CASQ2 基因突变有 25 个，其中错义/无义突变 14 个，剪接突变 6 个，小的缺失 4 个，小的插入 1 个。

（冯　皓　李　平）

参考文献

[1] Lahat H, Eldar M, Levy-Nissenbaum E, et al.Autosomal recessive catecholamine-or exercise-induced polymorphic ventricular tachycardia: clinical features and assignment of the disease gene to chromosome 1p13-21.Circulation, 2001, 103: 2822-2827.

[2] di VarlettaMR, Viatchenko-Karpinsik S, Nori A, et al. Clinical phenotype and functional characterization of CASQ2 mutations associated with catecholaminergic polymorphic ventricular tachycardia.Circulation, 2006, 114: 1012-1019.

[3] Lahat H, Pras E, OlenderT, et al. A missense mutation in a highly conserved region of CASQ2 is associated with autosomal recessive catecholamine-induced polymorphic ventricular tachycardia in Bedouin families from Israel.Am J Hum Genet, 2001, 69: 1378-1384.

[4] Knollmann BC, Chopra N, Hlaing T, et al. Casq2 deletion causes sarcoplasmic reticulum volume increase, premature Ca^{2+} release, and catecholaminergic polymorphic ventricular tachycardia. J Clin Invest, 2006, 116: 2510-2520.

[5] Song L, Alcalai R, Arad M, et al. Calsequestrin 2(CASQ2) mutations increase expression of calreticulin and ryanodine receptors, causing catecholaminergic polymorphic ventricular tachycardia. J Clin Invest, 2007, 117: 1814-1823.

[6] Viatchenko-Karpinski S, Terentyev D, Gyorke I, et al. Abnormal calcium signaling and sudden cardiac death associated with mutation of calsequestrin. Circ Res, 2004, 94: 471-477.

1513　弗赫耶综合征
(Verheij syndrome, VRJS; OMIM 615583)

一、临床诊断

(1) 概述

弗赫耶综合征 (VRJS) 是一种先天性疾病，是由 8 号染色体上连续的基因缺失 (包括 SCRIB 基因和 PUF60 基因) 所致的综合征，PUF60 基因发生突变亦可导致该病发生。

(2) 临床表现

VRJS 是常染色体显性遗传疾病，于新生儿期发病，临床表型多样。主要表现为生长发育迟滞和精神运动发育迟滞。面部畸形特征包括斜头畸形、小头畸形、双颞缩窄、短颈、小颌畸形、高腭弓、鼻短小、宽鼻根、长人中、薄上唇、眼组织残缺 (图 1513-1)。骨骼发育异常，尤其是脊椎异常，包括多指、并指、跗骨融合、髋关节脱位、骶尾骨发育不全、脊椎融合、半椎体、脊柱侧凸及关节松弛等。一些患者可有肾脏缺陷，包括肾发育不全、多囊肾、异位肾融合等。心脏发育异常包括房间隔或室间隔缺损等。患者也常伴癫痫发作。

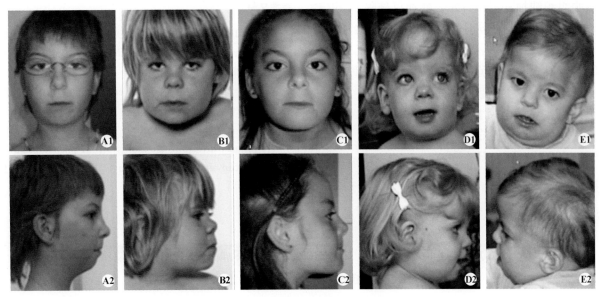

图 1513-1　5 例患儿面部特征性畸形

包括小头畸形，双侧颞部距离变窄，宽鼻梁，鼻孔前倾，长而扁的人中，上唇薄 [Am J Hum Genet, 2013, 93(5): 798-811]

(3) 辅助检查

头颅 MRI 检查显示胼胝体发育不全、大脑萎缩[1]。

(4) 病理表现

无特殊病理表现。

(5) 受累部位病变汇总 (表 1513-1)

表 1513-1　受累部位及表现

受累部位	主要表现
头	小头畸形
面	双颞缩窄、长人中
眼	眼组织残缺
鼻	鼻短小、宽鼻根
口	上唇薄
颈	短颈
心脏	房 / 室间隔缺损
肾脏	肾发育不全、肾囊肿、肾融合
脊柱	椎体畸形、半椎体、椎体融合、脊椎侧凸
骨盆	髋关节脱位
四肢	肘关节半脱位
手	第 5 指短小、指弯曲、大拇指错位
消化系统	拒食
神经系统	精神运动发育迟滞、大脑萎缩

二、基因诊断

(1) 概述

PUF60 基因，即编码多聚尿苷酸结合剪接因子 60 的基因，位于 8 号染色体长臂 2 区 4 带 3 亚带 (8q24.3)，基因组坐标为 (GRCh37):8:143816344-143829859，基因全长 13 516bp，包含 12 个外显子，编码 559 个氨基酸。

(2) 基因对应蛋白结构及功能

PUF60 基因编码一种核酸结合蛋白。该蛋白在很多核过程中有重要作用，包括 mRNA 前体的剪接和转录调节。该蛋白与远上游 DNA 元件 (FUSE) 和髓细胞组织增生的致癌基因 (MYC) 的启动子的 FUSE 结合蛋白形成一个复合物。该复合物可以抑制 MYC 通过 core-TFIIH 基底转录因子的转录，还可以抑制 FUBP1 诱发的转录激活和 ERCC3 解旋酶的活性。

(3) 基因突变致病机制

Dauber 等 [2] 用外显子测序在 6 例 VRJS 患者的 PUF60 基因上发现 1 个杂合突变 (p.H169Y)。另外，他们用微阵列比较基因组杂交技术 (aCGH) 在 5 个有 VRJS 症状的无血缘关系儿童的染色体 8q24.3 处发现杂合的中间缺失。该缺失包括 3 个基因：SCRIB、NRBP2 和 PUF60。他们发现敲除斑马鱼的 puf60 基因或 scrib 基因可以解释人类的一些表型。敲除这两个基因的任何一个基因都会引起身材矮小、小头畸形、下颌短小。仅敲除 scrib 基因会导致眼组织缺损和肾脏异常，然而仅敲除 *puf60* 会导致心脏结构缺陷，同时敲除这两个基因会加重身材矮小的表现。他们推断 *SCRIB* 基因和 *PUF60* 基因的单倍型不足是引起大部分 VRJS 表型的原因。

(4) 目前基因突变概述

目前人类基因突变数据库没有收录 *PUF60* 基因突变，有文献报道的该基因突变有 1 个，为错义突变 (c.505C > T，p.H169Y)。

（冯皓 于源）

参考文献

[1] Verheij JBGM, de Munnik SA, Dijkhuizen T, et al. An 8.35 Mb overlapping interstitial deletion of 8q24 in two patients with coloboma, congenital heart defect, limb abnormalities, psychomotor retardation and convulsions. Europ J Med Genet, 2009, 52: 353-357.

[2] Dauber A, golzio C, Guenot C, et al. SCRIB and PUF60 are primary drivers of the multisystemic phenotypes of the 8q24.3 copy-number variant. Am J Hum, Genet, 2013, 93: 798-811.

1514 免疫缺乏伴唇腭裂、白内障、色素减退和胼胝体缺乏综合征
(VICI syndrome, VICIS; OMIM 242840)

一、临床诊断

(1) 概述

免疫缺乏伴唇腭裂、白内障，色素减退和胼胝体缺乏综合征 (VICIS) 是一种罕见的先天性多系统疾病，特征为胼胝体发育不全、白内障、色素减退、进展性心肌病和多种免疫缺陷，患者多伴有较严重的精神运动缺陷和肌张力减低。本病是由 *EPG5* 基因纯合子或杂合子突变引起，男女性均可患病。

(2) 临床表现

患者在出生时即可发病，最初表现为吸吮和哺乳差、体重不增及头面部畸形，如小头畸形、唇腭裂、耳位偏低。患者还会出现皮肤及毛发色素减退、双侧白内障及皮肤黏膜念珠菌病等各种免疫缺陷，常有生长发育迟缓及精神发育障碍 [1, 2](图 1514-1)。由于免疫缺陷，患者常出现呼吸系统感染，此外，部分患者同时伴有先天性心脏疾病，如心肌病，最终会导致心力衰竭 [3]。大多数患者最终死于进展性心力衰竭和持续的感染 [2, 4, 5]。

(3) 影像学表现

脑 MRI 检查表明胼胝体发育不全，透明带穹隆及脑桥小脑发育不全 (图 1514-2)。

(4) 病理表现

骨骼肌活检表明肌纤维大小差异很大，小纤维中含有大量糖原 (图 1514-3)。

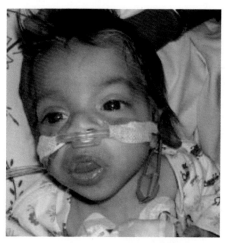

图 1514-1 VICIS 患者临床表现

患者 4 岁，头发、皮肤的色素减退，面部畸形可见宽阔的鼻、丰满的嘴唇、长人中、右眼白内障 [6]

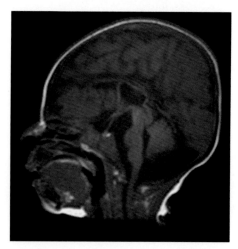

图 1514-2 脑 MRI T$_1$ 加权矢状图像

显示胼胝体发育不全，透明隔和脑桥小脑角区发育不全 [6]

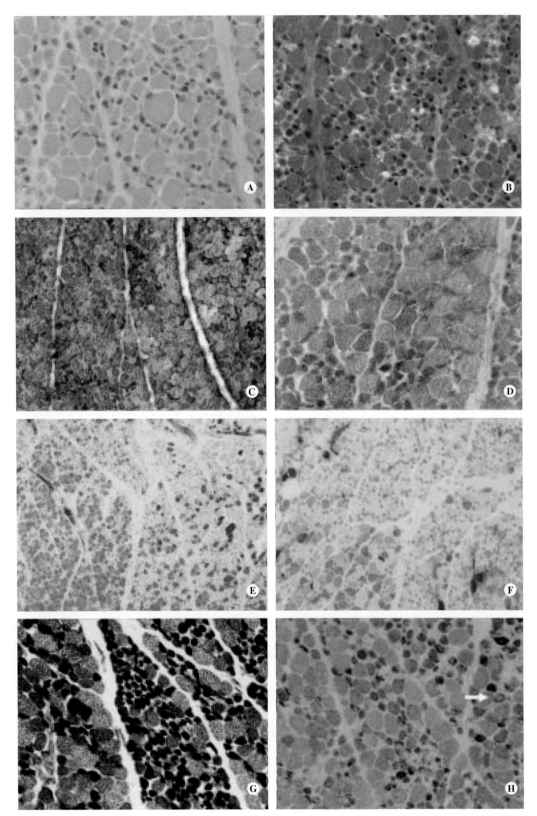

图 1514-3　2 个月的患儿股四头肌活检横截面

A. HE 染色下肌纤维大小不等，在非常小的肌纤维中可见突出的线粒体和细胞核；B.钙钴法三色染色法在小的肌纤维内与 HE 染色相对应的大量线粒体呈非常明显的红色；C、D. 分别为 PAS 染色和苏丹黑染色，显示小的肌纤维肝糖原和脂肪含量增加；E、F 将 ATP 酶在 pH 为 4.3(E) 和 9.4(F) 的培养基内分别培养，均可见数个 2C 纤维；G、H. 分别为 NADH TR 和 COX 染色 [6]

(5) 受累部位病变汇总 (表 1514-1)

表 1514-1 受累部位及表现

受累部位	主要表现
脑	肌张力减退、精神发育迟滞、癫痫发作、胼胝体发育不全、小脑蚓部发育不全、双侧脑裂畸形
头面部	小头畸形、耳位低、神经性及感音性耳聋、双眼白内障、视网膜色素减退、眼球震颤、唇腭裂、小颌畸形
皮肤毛发	皮肤色素减退、白化病、慢性皮肤黏膜念珠菌病、头发色素减退
心脏	心肌病、左心室肥厚、心力衰竭
生殖系统	尿道下裂

二、基因诊断

(1) 概述

EPG5 基因，即编码异位 P 颗粒蛋白 5 同源物的基因，位于 18 号染色体长臂 1 区 2 带 3 亚带 (18q12.3)，基因组坐标为 (GRCh37):18:43427574-43547240，基因全长 119 667bp，包含 44 个外显子，编码 2579 个氨基酸。

(2) 基因对应蛋白结构及功能

EPG5 基因编码的蛋白参与细胞自噬，可能在自噬的最后一步发挥作用，如清除自噬的残留物。

(3) 基因突变致病机制

Cullup 等 [5] 在来自无血缘关系的 13 个家系的 16 例 VICIS 患者的 *EPG5* 基因上发现纯合或复合杂合突变。除 2 个错义突变，其他突变都是截短突变或剪接位点突变。*EPG5* 基因参与自噬，其突变会导致功能缺失。Cullup 认为 VICIS 是由自噬缺陷导致。

Ehmke 等 [7] 在动物实验中证实小鼠缺失自噬基因 *Epg5* 会导致选择性的神经元损伤并表现出以肌萎缩性脊髓侧索硬化症为主要特征的表型。

Epg5 缺失会阻碍自噬小体成熟，使自噬水平降低，也减缓细胞内吞的降解作用，妨碍内吞作用回收。人类 *EPG5* 基因的隐性突变与 VICIS 有关。

(4) 目前基因突变概述

目前人类基因突变数据库没有收录 *EPG5* 基因突变，有文献报道的该基因突变共有 18 个，其中错义突变 14 个，剪接突变 4 个 [5]。

（冯 皓 于 源）

参考文献

[1] Dionisi VC, Sabetta G. Agenesis of the corpus callosum, combined immunodeficiency, bilateral cataract, and hypopigmentation in two brothers. Am J Med Genet, 1988, 29: 1-8.

[2] Al-Owain M, Al-Hashem A. Vici syndrome associated with unilateral lung hypoplasia and myopathy. Am J Med Genet, 2010, 152A: 1849-1853.

[3] Del Campo M, Hall BD. Albinism and agenesis of the corpus callosum with profound developmental delay: Vici syndrome, evidence for autosomal recessive inheritance. Am J Med Genet, 1999, 85: 479-485.

[4] Chiyonobu T. Sister and brother with Vici syndrome: agenesis of the corpus callosum, albinism, and recurrent infections. Am J Med Genet, 2002, 109: 61-66.

[5] Cullup T. Recessive mutations in EPG5 cause Vici syndrome, a multisystem disorder with defective autophagy. Nat Genet, 2013, 45: 83-87.

[6] McClelland V, Cullup T, Bodi I, et al. Vici syndrome associated with sensorineural hearing loss andevidence of neuromuscular involvement onmuscle biopsy.Am J Med Genet Part A, 2010, 152A: 741-747.

[7] Ehmke N, Parvaneh N, Krawitz P, et al. First description of a patient with Vici syndrome due to a mutation affecting the penultimate exon of EPG5 and review of the literature. Am J Med Genet A, 2014, 164A: 3170-3175.

1515 羟基化维生素 D 缺乏性佝偻病 1A 型
(vitamin D hydroxylation-deficient rickets, type 1A, VDDR1A; OMIM 600081)

一、临床诊断

(1) 概述

羟基化维生素 D 缺乏性佝偻病 (VDDR) 又称为维生素 D 依赖性佝偻病，属常染色体隐性遗传疾病。

人体内维生素 D_3 不具备生物活性，经肝肾羟化为有生物活性的 1, 25-$(OH)_2D_3$ 后发挥作用。其中 1A 型致病基因为 *CYP27B1*，该基因编码 25- 羟维生素 D-1α 羟化酶，基因突变导致 25-$(OH)D_3$ 无法转化为 1, 25-$(OH)_2D_3$[1]，小肠钙、磷吸收及肾小管钙、磷重吸收障碍，低血钙、低血磷、继发性甲状旁腺功能亢进引发骨骼、神经系统等一系列损害。

(2) 临床表现

VDDR1A 型患儿发病年龄在 2 岁前，出生时多发育正常，多因低钙性痫样发作或行走困难就诊[2]。患儿表现为生长发育迟缓、骨骼发育异常 (佝偻病)，包括前囟增宽、方颅、枕秃、串珠肋、漏斗胸、X 形或 O 形腿、关节增大[2]，牙齿萌出过晚，牙釉质发育不全[3]。神经系统表现有运动功能发育迟缓，如肌无力、肌张力减低、站立行走困难，烦躁。

(3) 辅助检查

实验室检查：血钙降低，血磷降低，甲状旁腺激素升高，碱性磷酸酶升高，血清 1，25-$(OH)_2D_3$ 显著降低或缺失，血清 25-$(OH)D_3$ 正常，血清 1-α 羟化酶活性降低。

影像学检查：骨小梁稀疏，骨皮质变薄，四肢长骨干骺端磨损、不规则。

(4) 病理表现

暂无相关资料。

(5) 受累部位病变汇总 (表 1515-1)

表 1515-1　受累部位及表现

受累部位	主要表现
骨骼	佝偻病、前囟增宽、方颅、枕秃、串珠肋、漏斗胸、X 形或 O 形腿、关节增大、骨小梁稀疏、骨皮质变薄、下肢畸形、骨痛、骨折、牙釉质发育不全
神经系统	站立、行走困难，低钙性痫样发作，肌无力，肌张力减低，烦躁

二、基因诊断

(1) 概述

CYP27B1 基因，即编码线粒体 25- 羟维生素 D-1α 羟化酶的基因，位于 12 号染色体长臂 1 区 4 带 1 亚带 (12q14.1)，基因组坐标为 (GRCh37): 12:58156122-58161034，基因全长 4913bp，包含 9 个外显子，编码 508 个氨基酸。

(2) 基因对应蛋白结构及功能

CYP27B1 基因编码细胞色素 P50 酶超家族的一个成员。细胞色素 P50 蛋白是单氧酶，催化药物代谢和胆固醇、类固醇和其他脂类的合成。该基因编码的蛋白位于线粒体膜内部，在 1α 位置羟化 25-$(OH)D_3$，合成可以结合维生素 D 受体并调控钙代谢的维生素 D_3 的激活型 -1，25-$(OH)_2D_3$。因此该

酶可以调控激活型维生素 D 的水平，对于维持钙的体内平衡有重要作用。

(3) 基因突变致病机制

Fraser 等[4]推断 VDDR1A 的致病机制主要是 25- 羟维生素 D-1α 羟化酶将 25-(OH)D 转化为 1，25-$(OH)_2D$ 的维生素 D 代谢过程出现错误。Fu 等[5]发现成人和新生儿的角质原代培养细胞具有足够的 1α 羟化酶活性，但是 VDDR1A 患者的该细胞缺乏酶的活性。他们在患者的 P450c1-αcDNA 的 *CYP27B* 基因上发现复合杂合突变。*CYP27B* 基因的突变引起 VDDR1A。

Panda 等[6]建立 *Cyp27b1* 基因缺陷小鼠模型。该缺陷小鼠断奶后表现出与人类 VDDR1 相似的表型。该研究证实 25- 羟维生素 D-1α 羟化酶在矿物质和骨骼形成及女性生育中的关键作用，在免疫功能调节方面也有重要作用。

(4) 目前基因突变概述

目前人类基因突变数据库收录的 *CYP27B1* 基因突变有 64 个，其中错义无义突变 44 个，剪接突变 5 个，调控区突变 1 个，小的缺失 11 个，小的插入 2 个，小的插入缺失 1 个。

（董　培　于　源）

参考文献

[1] Holick MF. Vitamin D deficiency. N Engl J Med, 2007, 357: 266-281.

[2] Durmaz E, Zou M, Al-Rijjal RA, et al. Clinical and genetic analysis of patients with vitamin D-dependent rickets type 1A. Clin Endocrinol(Oxf), 2012, 77: 363-369.

[3] Davit-Béal T, Gabay J, Antoniolli P, et al. Dental complications of rickets in early childhood: case report on 2 young girls. Pediatrics, 2014, 133: e1077-e1081.

[4] Fraser D, Kooh SW, Kind HP, et al. Pathogenesis of hereditary vitamin-D-dependent rickets. An inborn error of vitamin D metabolism involving defective conversion of 25-hydroxyvitamin D to 1 alpha, 25-dihydroxyvitamin D. N Engl J Med, 1973, 289: 817-822.

[5] Fu GK, Lin D, Zhang MY, et al. Cloning of human 25-hydroxyvitamin D-1 alpha-hydroxylase and mutations causing vitamin D-dependent rickets type 1. Mol Endocrinol, 1997, 11: 1961-1970.

[6] Panda DK, Miao D, Tremblay ML, et al. Targeted ablation of the 25-hydroxyvitamin D 1alpha -hydroxylase enzyme: evidence for skeletal, reproductive, and immune dysfunction. Proc Natl Acad Sci USA, 2001, 98: 7498-7503.

1516 羟基化维生素 D 缺乏性佝偻病 2A 型
(vitamin D-dependent rickets, type 2A, VDDR2A; OMIM 277440)

一、临床诊断

(1) 概述

羟基化维生素 D 缺乏性佝偻病 2A 型 (VDDR2A) 是一种罕见的常染色体隐性遗传病。大多是由于维生素 D 受体基因的突变引起。该病通常表现为佝偻病样症状但对维生素 D 的治疗没有反应，血液循环中骨化三醇的含量增高 [1, 2]。

(2) 临床表现

VDDR2A 主要为佝偻病样表现。主要包括骨骼软化、易发生骨折、骨骼畸形、肋软骨肿胀、牙齿问题、肌肉无力、生长发育紊乱、低钙血症、手足抽搐等。其中骨骼畸形可表现为膝内翻、膝外翻，颅骨、脊柱和骨盆的畸形 (图 1516-1~ 图 1516-3)。继发表现主要为甲状旁腺功能亢进 [3]。

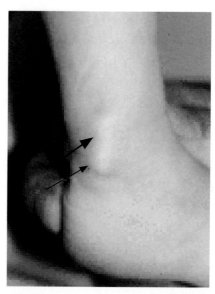

图 1516-2 腓骨踝突以上关节间隙增宽 (即所谓的马凡小结)
[Mater Sociomed, 2014, 26(1): 68-70]

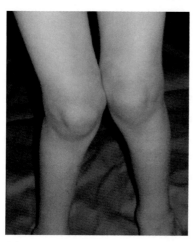

图 1516-1 双下肢畸形，类似 X 型腿
[Mater Sociomed, 2014, 26(1): 68-70]

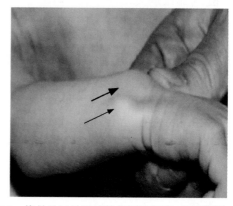

图 1516-3 桡骨及尺骨远端关节间隙增宽 (即所谓的双关节)
[Mater Sociomed, 2014, 26(1): 68-70]

(3) 病理表现

佝偻病时，软骨细胞增生区钙化、吸收受阻，软骨组织大量堆积并突向干骺端侧，呈半岛样或舌状生长。同时软骨区内所形成的类骨组织也不能钙化或钙化明显不足，从而形成软骨组织和干骺端类骨组织相互混杂的中间带，致使骨骺线显著增宽，而且变得参差不齐。

肋骨和肋软骨结合处的改变与长骨骺板及干骺端的改变相似，由于软骨及骨样组织的堆积，致使肋骨和肋软骨的结合部呈结节状隆起。因多个肋骨同时受累，故结节状隆起排列成行，形似串珠，称为佝偻病串珠。

(4) 受累部位病变汇总 (表 1516-1)

表 1516-1　受累部位及表现

受累部位	主要表现
骨骼	骨骼软化、骨骼发育畸形 (包括膝内翻，膝外翻，颅骨、脊柱和骨盆的畸形)、骨密度降低、软骨肿胀等
肌肉	肌无力和抽搐

二、基因诊断

(1) 概述

VDR 基因，即编码维生素 D_3 受体的基因，位于 12 号染色体长臂 1 区 3 带 1 亚带 1 次亚带 (12q13.11)，基因组坐标为 (GRCh37):12:48235320-48298814，基因全长 63 495bp，包含 10 个外显子，编码 427 个氨基酸。

(2) 基因对应蛋白结构及功能

VDR 基因编码维生素 D_3 受体，属于一种细胞核激素受体。此受体属于反式转录调控因子家族，并与类固醇和甲状腺激素受体具有相似序列。此细胞核激素受体的下游靶标主要通过此受体所调控的多种代谢通路而参与无机物代谢，例如，参与免疫反应及癌症相关的信号通路。

(3) 基因突变致病机制

1988 年 Hughes 等 [4] 在对 1，25-$(OH)_2D_3$(维生素 D_3 的活性形式) 具有终末期器官抗性的两例无血缘关系的 VDDR2A 患者进行基因检测时，检测到 *VDR* 基因的两个不同突变 (p.G30D；p.R70G)，这是首次在分子水平确定类固醇激素受体基因的致病突变。1997 年 Malloy 等 [5] 指出了与 VDDR2A 疾病相关的 *VDR* 基因上的 13 个突变，大多数突变位于高度保守的 N 端 DNA 结合结构域。2008 年

Arita 等 [6] 在一个 6 岁 VDDR2A 男童基因组上找到 *VDR* 基因上 1 个纯合的错义突变。该突变在另外 3 个患病同胞中也存在，而在其正常的父母及同胞中则以杂合的形式存在，在家系外的 100 个对照严格样本中则不存在该变异。

本病尚无相应的分子研究，致病机制未明。

(4) 目前基因突变概述

目前人类基因突变数据库收录的 *VDR* 基因突变有 45 个，其中错义 / 无义突变 33 个，剪接突变 4 个，小的缺失 3 个，大的缺失 1 个，大的插入 1 个，调控区突变 3 个。突变分布在基因整个编码区，无突变热点。

(赵　琳　蔡宇航)

参考文献

[1] Sarkar S, Mondal R, Banerjee I, et al. Type Ⅱ vitamin D-dependent rickets with diabetic ketoacidosis. J Pediatr Endocrinol Metab, 2013, 26(9-10): 941-943.

[2] Shafeghati Y, Momenin N, Esfahani T, et al. Vitamin D-dependent rickets type Ⅱ: report of a novel mutation in the vitamin D receptor gene. Arch Iran Med, 2008, 11(3): 330-334.

[3] Tokita A, Hisada K, Nishizawa K. Bone disease with vitamin D receptor abnormality. Nihon Rinsho, 2002, 60(2): 385-390.

[4] Hughes MR, Malloy PJ, Kieback DG, et al. Point mutations in the human vitamin D receptor gene associated with hypocalcemicrickets. Science, 1988, 242: 1702-1705.

[5] Malloy PJ, Eccleshall TR, Gross C, et al. Hereditary vitamin D resistant rickets caused by a novel mutation in the vitamin D receptor that results in decreased affinity for hormone and cellular hyporesponsiveness. J Clin Invest, 1997, 99: 297-304.

[6] Arita K, Nanda A, Wessagowit V, et al. A novel mutation in the VDR gene in hereditary vitamin D-resistant rickets. Brit J Derm, 2008, 158: 168-171.

1517　家族性单纯性维生素 E 缺乏症
(vitamin E, familial isolated deficiency of, VED; OMIM 277460)

一、临床诊断

(1) 概述

家族性单纯性维生素 E 缺乏症 (VED) 又称共济失调伴选择性维生素 E 缺乏症 (AVED)，其临床特征为共济失调、腱反射减弱或消失、深感觉障碍及构音障碍，并伴有维生素 E 缺乏。本病呈常染色体隐性遗传，已经确定其疾病基因为 α- 生育酚转运蛋白 (alpha-tocopherol transfer protein, α-TTP) 基因，一系列突变导致 α-TTP 转运功能障碍，血液及组织中维生素 E 浓度下降，进而引起一系列神经系统及其他组织的损伤。

(2) 临床表现

VED 的临床表现变异很大，可为严重的类遗传性共济失调 (FRDA)，也可为轻型病变。Cavalier 等总结其临床特点：2~52 岁发病，绝大多数≤20 岁，无男女性别差异。以下几点与 FRDA 相同：共济失调、构音障碍、下肢肌肉无力、音叉振动觉减弱、深反射消失、病理征阳性。但 FRDA 患者多有心肌病变，且 10% 患者表现有糖尿病，而 VED 心肌病变明显少于 FRDA($P < 0.0005$)，且未发现糖尿病或糖耐量异常。28% 的 VED 病例伴有头颈运动缓慢，13% 的病例伴有肌张力障碍，这两个特点尚未见于 FRDA。另外有报道少数病例可出现视网膜色素变性、肌阵挛、震颤、肌肉萎缩等。VED 患者血浆维生素 E 水平均低于 5μg/ml[2]。

(3) 辅助检查

暂无相关资料。

(4) 病理表现

Larnaout 等对一个确诊为 AVED(根据基因定位及突变的检测) 的 27 岁男性进行尸解，发现：①脊髓感觉系统脱髓鞘，神经元变性，出现轴索球及淀粉样小体；②以下部位出现脂褐素沉积：大脑皮质第三层、丘脑、外侧膝状体、舌下神经核、疑核、脊髓角及后根神经节。脂褐素的超微结构为均一颗粒而无脂滴。病理所见提示：①脊髓感觉系统广泛出现轴索球、薄楔束核不同程度的变性及后根神经节中度变性，均说明脊髓传导束的脱髓鞘继发于轴索变性；②脊髓神经节细胞及后根损伤轻于后柱，以及皮质脊髓束在腰段受损的程度重于颈段提示逆行性变性为可能的病理过程[2]。

(5) 受累部位病变汇总 (表 1517-1)

表 1517-1 受累部位及表现

受累部位	主要表现
脑	共济失调、构音障碍、下肢肌肉无力、音叉振动觉减弱、深反射消失、病理征阳性
肌肉	肌阵挛、肌肉挛缩
眼	视网膜色素变性

二、基因诊断

(1) 概述

TTPA 基因，即编码 α- 生育酚转运蛋白 (α-TTP) 的基因，位于 8 号染色体长臂 1 区 2 带 3 亚带 (8q12.3)，基因组坐标为 (GRCh37): 8:63972047-63998612，基因全长 26 566bp，包含 5 个外显子，编码 278 个氨基酸。

(2) 基因对应蛋白结构及功能

α- 生育酚转运蛋白是一种四聚体蛋白，其 4，5- 二磷酸磷脂酰亚油酸结合位点负责诱导该四聚体的形成。该蛋白能够结合 α- 生育酚，促进 α- 生育酚在分隔膜之间的转移，并促进 α- 生育酚从肝细胞中释放出来，其中，蛋白构象的变化对 α- 生育酚的释放是非常重要的。此外，该蛋白既能结合 3，4- 二磷酸磷脂酰亚油酸，也能结合 4，5- 二磷酸磷脂酰亚油酸。

(3) 基因突变致病机制

Hentati 等[4]于 1996 年确定 VED 中潜在的遗传缺陷，并确定 α-TTP 在 VED 中的作用。该基因编码一种可溶性蛋白，该蛋白能够高选择性且高亲和性地与 α- 生育酚 (维生素 E 的一种形式) 结合。该蛋白在调节体内维生素 E 水平方面发挥重要作用，主要是通过在膜囊之间转运维生素 E 和促进维生素 E 从肝细胞至循环脂蛋白的分泌来起作用。该基因的突变能导致遗传性的维生素 E 缺乏症和色素性视网膜炎。

Gohil 等[5]发现性别与肝 α-TTP 含量，而非 α-TTP 基因的表达，对决定大脑内部的 α-TTP 浓度非常重要。但功能异常仅仅出现在 α-TTP 缺陷型小鼠生命的晚期阶段，尽管在小鼠生命早期，其脑部就已经严重缺乏 α- 生育酚了。

(4) 目前基因突变概述

目前人类基因突变数据库收录的 *TTPA* 基因突变有 20 种，其中错义 / 无义突变 10 个，剪接突变 4 个，小的缺失 2 个，小的插入 2 个，大片段缺失 1 个，调控区突变 1 个。无突变热点。

（申　园　张　佳　杨志凯）

参考文献

[1] 郝莹，顾卫红，王国相，等. 共济失调伴选择性维生素 E 缺乏症患者临床及基因突变特点. 中华神经科杂志，2014, 47: 90-95.

[2] 顾卫红，王国相. 共济失调伴选择性维生素 E 缺乏症的研究进展. 中华神经科杂志，1999, 32: 242-244.

[3] Aoki K, Washimi Y, Fujimori N, et al. Familial idiopathic vitamin E deficiency associated with cerebellar atrophy. Rinsho Shinkeigaku, 1990, 30: 966-971.

[4] Hentati A, Deng HX, Hung WY, et al. Human alpha-tocopherol transfer protein: gene structure and mutations in familial vitamin E deficiency. Ann Neurol, 1996, 39(3): 295-300.

[5] Gohil K, Oommen S, Quach HT, et al. Mice lacking alpha-tocopherol transfer protein gene have severe alpha-tocopherol deficiency in multiple regions of the central nervous system. Brain Res, 2008, 1201: 167-176.

1518　VHL 综合征
(von Hippel-Lindau syndrome, VHL; OMIM 193300)

一、临床诊断

(1) 概述

1964 年，Melmon 和 Rosen 总结多篇临床报道，将 CNS 血管网状细胞瘤合并肾脏或胰腺囊肿、嗜铬细胞瘤、肾癌及外皮囊腺瘤等疾病正式命名为"von Hippel-Lindau 综合征"，简称 VHL 综合征。在新生儿中的发生率为 1/36 000。据估计，在欧洲的患病率为 (1~9)/10 万。目前认为 VHL 综合征是由 *VHL* 基因突变引起。遗传模式为常染色体显性遗传。约 20% 的病例会发生新生突变。

(2) 临床表现

该病与多种良性和恶性肿瘤发病的风险增高有关，包括视网膜毛细血管内皮细胞瘤 (RCH)〔有时也称为视网膜血管瘤和中枢神经系统血管内皮细胞瘤 (CNSHB)〕、嗜铬细胞瘤 (PHEO)、肾囊肿和肾透明细胞癌 (ccRCC)、内淋巴囊性肿瘤 (ELST) 及胰腺囊肿、胰腺神经内分泌肿瘤 (PNET) 和附睾及宽韧带囊腺瘤 (图 1518-1~ 图 1518-4)。肾细胞癌的外显率高，90% 以上携带 *VHL* 突变的患者会在 65 岁前出现临床症状。肿瘤部位、疾病的严重程度和多样性及首次出现症状的年龄变化很大 [1-4]。

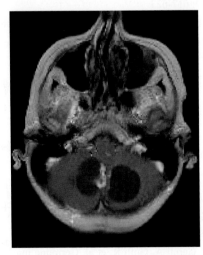

图 1518-1　T$_1$ 加权图像显示双边的小脑囊性血管网状细胞瘤
(Oncol Res Treat, 2014, 37: 761-771)

(3) 辅助检查

该病的头颅、颈椎、视网膜、肾上腺、肾脏等影像学表现见图 1518-1~ 图 1518-4。

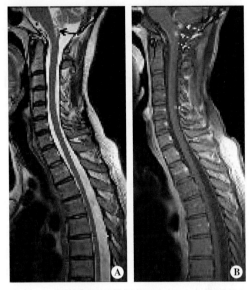

图 1518-2　矢状颈椎的磁共振成像显示小血管网状细胞瘤在第四脑室、延髓、颈髓
(Oncol Res Treat, 2014, 37: 761-771)

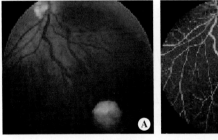

图 1518-3　视网膜毛细血管内皮细胞瘤
(Oncol Res Treat, 2014, 37: 761-771)

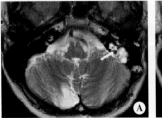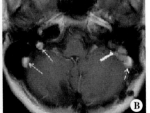

图 1518-4　T$_2$ 加权、增强 T$_1$ 加权磁共振成像显示内淋巴囊性肿瘤
(Oncol Res Treat, 2014, 37: 761-771)

(4) 病理改变

暂无相关资料。

(5) 受累部位病变汇总 (表 1518-1)

表 1518-1　受累部位及表现

受累部位	主要表现
神经系统	中枢神经系统血管内皮细胞瘤
视网膜	视网膜毛细血管内皮细胞瘤
淋巴系统	内淋巴囊性肿瘤
肾脏	肾癌
肾上腺	嗜铬细胞瘤

二、基因诊断

(1) 概述

VHL 基因，即编码 E3 泛素连接酶的基因，位于 3 号染色体短臂 2 区 5 带 3 亚带 (3p25.3)，基因组坐标为 (GRCh37):3:10183319-10195354，基因全长 12 036bp，包含 3 个外显子，编码 213 个氨基酸。

(2) 基因对应蛋白结构及功能

VHL 综合征是显性遗传的家族性肿瘤综合征，可导致多种良恶性肿瘤。VHL 基因的生殖系统突变是家族遗传 VHL 综合征的根源。该基因编码的蛋白是一种蛋白复合物的组分之一，并具有 E3 泛素连接酶活性。这种蛋白参与泛素化和缺氧诱导因子 (HIF) 的降解，HIF 是一种转录因子，在氧介导的基因表达调控过程中起核心作用。有报道 RNA 聚合酶 II 亚基 POLR2G/RPB7 也是该蛋白的靶标。

(3) 基因突变致病机制

Latif 等[4] 1993 年发现在 221 例 VHL 综合征患者中，有 28 例发生 VHL 基因重排，其中 18 例属于碱基丢失，包括一例患者为不造成移码突变的三碱基缺失。

Crossey 等[5] 1994 年在 94 例无血缘关系的 VHL 综合征患者中，发现 55 例携带 40 种不同类型的 VHL 基因突变，其中突变率最高的两类为 238 位的精氨酸突变为谷氨酰胺，以及 238 位的精氨酸突变为色氨酸。

Ciotti 等[6] 2009 年在 9 组无血缘关系的患病家庭中都发现 VHL 基因突变，18 人中有 16 人 (88.9%) 表现出典型的 VHL 综合征症状。另外，在 3 例符合 VHL 综合征诊断标准、同时患有多小脑血管母细胞瘤的患者中，2 例 (66.7%) 携带 VHL 基因突变。在 27 例突变个体中，6 例 (22%)VHL 突变者有全部或部分的基因功能缺失。

2008 年，Zehetner 等[7] 在免疫荧光显微镜下观察到 Vhl 基因在小鼠胰岛 B 细胞中表达。B 细胞的 Vhl 基因条件性失活促使葡萄糖离开线粒体，转化为乳酸类产物，引起细胞通过糖酵解产生高浓度 ATP，并在低葡萄糖浓度下分泌较高水平的胰岛素。在葡萄糖刺激的应答反应包括细胞质的钙离子浓度、电活动和胰岛素分泌等方面，Vhl 缺陷的小鼠表现出响应能力减弱，最终导致系统性的糖耐量受损。另外，Vhl 缺失导致 Hif1a 及其靶基因蛋白——葡萄糖转运蛋白 Glut1 的上调。

2009 年，Lee 等[8] 培育携带 Vhl 基因 p. R167Q 纯合突变的转基因小鼠胚胎干细胞。发育为畸胎瘤的突变株有生长优势，之后形成血管瘤。由于胎盘缺陷，纯合突变小鼠具有胚胎致死性，而杂合小鼠会形成肾囊肿，并倾向于在致癌物诱导下出现肾癌。

(4) 目前基因突变概述

目前人类基因突变数据库报道的 VHL 基因突变有 463 个，其中错义 / 无义突变 214 个，剪接突变 22 个，小的缺失 76 个，小的插入 48 个，大片段缺失 101 个，大片段插入 1 个，调控区突变 1 个。

（饶子龙　刘　传）

参考文献

[1] Maher ER, Neumann HP, Richard S. von HippelLindau disease: a clinical and scientific review. Eur J Hum Genet, 2011, 19: 617-623.

[2] Maher ER, Yates JR, Harries R, et al. Clinical features and natural history of von Hippel-Lindau disease. Q J Med, 1990, 77: 1151-1163.

[3] Lonser RR, Glenn GM, Walther M, et al. Von HippelLindau disease. Lancet, 2003, 361: 2059-2067.

[4] Latif F, Tory K, Gnarra J, et al. Identification of the von Hippel-Lindau disease tumor suppressor gene.Science, 1993, 260: 1317-1320.

[5] Crossey PA, Foster K, Richards FM, et al. Molecular genetic investigations of the mechanism of tumourigenesis in von Hippel-Lindau disease: analysis of allele loss in VHL tumours. Hum Genet, 1994, 93: 53-58.

[6] Ciotti P, Garuti A, Gulli R, et al. Germline mutations in the von Hippel-Lindau gene in Italian patients. Eur J Med Genet,

2009, 52: 311-314.

[7] Zehetner J, Danzer C, Collins S, et al. PVHL is a regulator of glucose metabolism and insulin secretion in pancreatic beta cells. Genes Dev, 2008, 22: 3135-3146.

[8] Lee CM, Hickey MM, Sanford CA, et al. VHL Type 2B gene mutation moderates HIF dosage in vitro and in vivo. Oncogene, 2009, 28: 1694-1705.

1519~1521　Waardenburg 综合征
(Waardenburg syndrome, WS)
(1519, WS1 OMIM 193500；1520.WS2E, OMIM 611584；　1521.WS3, OMIM 148820)

一、临床诊断

(1) 概述

1951 年 Waardenburg 首先报道 Waardenburg 综合征 (WS)[1]——以"皮肤、毛发、虹膜色素形成异常，先天性感音性耳聋，内眦异位"症候群为特征的一种遗传病。该病的发病机制可能是皮肤、毛发、虹膜及耳蜗血管纹的黑素细胞缺失导致，遗传方式呈常染色体显性或隐性遗传，是一种遗传异质性疾病[2]。

(2) 临床表现

Waardenburg 综合征目前有 4 个主要表型、分别为Ⅰ型、Ⅱ型、Ⅲ型和Ⅳ型。其中、Ⅱ型与Ⅳ型又依据责任基因的不同、分为Ⅱa、Ⅱb、Ⅱc、Ⅱd、Ⅱe 及Ⅳa、Ⅳb、Ⅳc。

Waardenburg 综合征Ⅰ型 (WS1) 为经典型，患者主要表现为先天性感音性耳聋、虹膜异色、内眦异位、宽鼻跟、白色额发、皮肤色素形成异常 (图 1519-1)。Waardenburg 综合征Ⅱ型 (WS2) 由于无内眦异位而从 WS1 中分离出来。Waardenburg 综合征Ⅲ型 (WS3) 即 Klein-Waardenburg 综合征，患者不仅存在经典型的临床表现，且具有上肢肌肉骨骼发育不良、并指 (趾)(图 1519-1)[3]。Waardenburg 综合征Ⅳ型 (WS4) 也称作 Waardenburg-Shah 综合征，该型患者合并先天性巨结肠[4]。

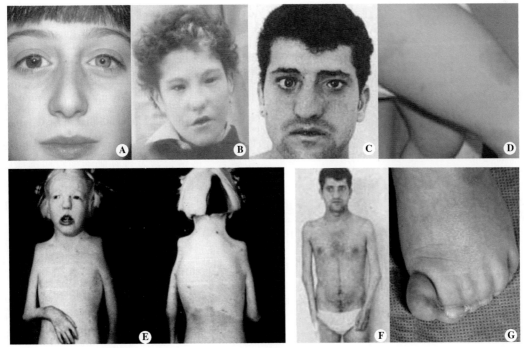

图 1519-1　临床表现

A. 巩膜异色；B. 白色额发；C. 内眦异位，宽鼻跟；D. 皮肤色素异常沉积；E、F. 上肢肌肉骨骼发育不良；G. 并趾 [Mayo Clin Proc, 2013, 88(10): e125; Am J Med Genet, 1982, 11(4): 425-433; Am J Med Genet, 2009, 149A(3): 431-436; Am J Hum Genet, 1951, 3(3): 195-253; Am J Med Genet, 1982, 11(4): 425-433; Online Mendelian Inheritance in Man]

其中，WS2E 及 WS3 尚可累及神经系统，临床表现为精神运动发育迟滞，智力低下，肌张力降低或增高、肌僵直[3, 5, 6]。

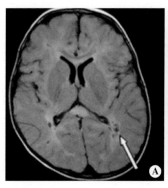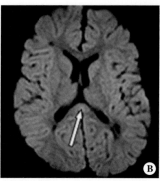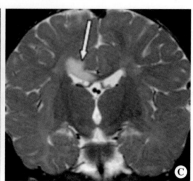

图 1519-2　影像表现

A.FLAIR 可见脑白质异常信号影，血管间隙 (箭头)；B.DWI 无明显受限 (箭头)；C.T₂WI 胼胝体干异常信号影 (箭头)

[Am J Med Genet A, 2009, 149A(3): 431-436]

(4) 病理表现

暂无相关资料。

(5) 基因突变亚型及受累部位病变汇总 (表 1519-1、表 1519-2)

表 1519-1　亚型汇总

WS 分型	致病基因 (别名)
Ⅰ 型 (WS1)	*PAX3*
Ⅱa 型 (WS2A)	*MITF*
Ⅱb 型 (WS2B)	*WS2B*
Ⅱc 型 (WS2C)	*WS2C*
Ⅱd 型 (WS2D)	*SNAI2*
Ⅱe 型 (WS2E)	*SOX10*
Ⅲ 型 (WS3)	*PAX3*
Ⅳa 型 (WS4A)	*EDNRB*
Ⅳb 型 (WS4B)	*EDN3*
Ⅳc 型 (WS4C)	*SOX10*

表 1519-2　受累部位及表现

受累部位	主要表现
眼	虹膜异色、虹膜发育不良、内眦异位、视网膜色素沉着、眼球震颤
耳	感应性耳聋、前庭畸形、半规管发育不全、耳蜗神经缺失
肌肉、骨骼	上肢肌肉、骨骼发育不良、关节挛缩、短指 (趾)、并指 (趾)
皮肤	局部色素形成不良、白斑、咖啡斑、雀斑
神经系统	精神运动发育迟滞、智力低下、神经髓鞘形成不良、肌张力改变

(3) 影像学表现

由于神经髓鞘形成不良、脱髓鞘病变，WS 患者头颅 MRI 检查可见 FLAIR 脑白质异常信号影，DWI 无明显异常受限 (图 1519-2)[5]。

二、WS1 基因诊断

(1) 概述

PAX3 基因，即编码转录调控因子 PAX3 蛋白的基因，位于 2 号染色体长臂 3 区 5 带 (2q35)，基因组坐标为 (GRCh37):2:223064606-223163715，基因全长 99 110bp，包含 8 个外显子，编码 479 个氨基酸。

(2) 基因对应蛋白结构及功能

PAX3 基因隶属于 PAX 转录因子家族。该家族编码蛋白均包含一个成对 PAX 结构域和一个同源异型结构域。该基因在胎儿发育过程中发挥关键作用。*PAX3* 基因突变与 Waardenburg 综合征、颅面 - 耳 - 手综合征及腺泡横纹肌肉瘤有关。*PAX3* 基因 t(2；13)(q35；q14) 易位表现为 *PAX3* 基因与叉头发生融合，该融合常发现在肺泡横纹肌肉瘤中。另外，*PAX3* 基因的可变剪接体可编码 C 端不同的亚型。*PAX3* 基因的主要功能是在神经发育及肌细胞形成过程中，可能作为转录调控因子调控细胞增殖、迁移及凋亡。与 *PAX3* 基因突变相关的疾病包括 Ⅰ 型和 Ⅲ 型 Waardenburg 综合征。

(3) 基因突变致病机制

Hoth 等 [7] 首次报道导致 WS1 的基因缺陷，即 *PAX3* 基因。PAX3 蛋白是一种 DNA 结合蛋白，包含一个结构基序，为成对结构域，可以调节其他基因表达。

Baldwin 等[8] 研究 WS1 患者家庭的 *PAX3* 基因的 10 个突变位点，其中有 8 个在 *PAX3* 区域内，其中一个突变是以前报道过的。加上之前报道过的突变，这些突变在本质上覆盖整个 *PAX3* 基因并且都是导致 WS1 的突变热点。具体突变机制尚不清楚。

(4) 目前基因突变概述

目前人类基因突变数据库报道的 *PAX3* 基因突变有 100 个，其中错义/无义突变 56 个，剪接突变 8 个，小的缺失 22 个，小的插入 8 个，大片段缺失 6 个。突变分布在基因整个编码区，无突变热点。

三、WS2E 基因诊断

(1) 概述

SOX10 基因，即编码人类性别决定域 SRY-box10 蛋白的基因，位于 22 号染色体长臂 1 区 3 带 1 亚带 (22q13.1)，基因组坐标为 (GRCh37): 22:38368319-38380556，基因全长 12 238bp，包含 4 个外显子，编码 466 个氨基酸。

(2) 基因对应蛋白结构及功能

该基因编码的蛋白是 SOX 家族参与胚胎发育调控相关的转录因子之一。与其他蛋白组装成复合体后，可以起到转录活化功能。*SOX10* 编码蛋白能够进行核质穿梭，对神经嵴和外周神经系统的形成至关重要。*SOX10* 基因突变与 WS4C 和 WS2E 有关。它的一个重要的同源基因是 *SOX3*。

(3) 基因突变致病机制

Bondurand 等[9] 发现 Waardenburg 综合征可以由 *SOX10* 基因突变引起。随后有文献证实在 WS2E 患者中出现 *SOX10* 基因突变[10]。

SOX10 基因在维持细胞多潜能性、组织特异性及细胞分化中起到重要作用。虽然其突变导致 WS2E 的具体分子机制不明，但有研究发现在 *SOX10* 突变引起的 Kallmann 综合征中出现促性腺素释放激素细胞迁移障碍。在小鼠模型中 *Sox10* 突变主要影响嗅鞘细胞的发育，嗅鞘细胞是胶质细胞的一个细胞亚群。突变小鼠嗅神经通路几乎完全失活，同时伴随着肌束颤动、神经纤维错误指向及 GnRH 细胞迁移障碍等表现[10]。

(4) 目前基因突变概述

目前人类基因突变数据库报道的 *SOX10* 基因突变有 52 个，其中错义/无义突变 19 个，剪接突

变 3 个，小的缺失 18 个，小的插入 4 个，大片段缺失 8 个。突变分布在基因整个编码区，无突变热点。

四、WS3 基因诊断

(1) 概述

PAX3 基因，即编码转录调控因子 PAX3 蛋白的基因，位于 2 号染色体长臂 3 区 5 带 (2q35)，基因组坐标为 (GRCh37):2:223064606-223163715，基因全长 99 110bp，包含 8 个外显子，编码 479 个氨基酸。

(2) 基因对应蛋白结构及功能

PAX3 基因隶属于 PAX 家族转录因子。PAX 家族通常包括一个成对结构域和一个同源异型结构域。该家族基因对胎儿的生长发育具有关键作用。*PAX3* 基因突变与 Waardenburg 综合征、颅面-耳-手综合征及腺泡横纹肌肉瘤有关。通常会在横纹肌肉瘤中发现 t(2；13)(q35；q14) 易位，即 *PAX3* 基因与叉头融合。可变剪接导致其编码蛋白 C 端不同，并以此区分其不同亚型。*PAX3* 基因编码蛋白的主要功能是作为转录因子调控细胞增殖、迁移和凋亡，亦与神经发育和肌细胞生成有关。

(3) 基因突变致病机制

Zlotogora 等[11] 在 WS3 患者中检测出 *PAX3* 基因的纯合突变，并推测此突变是致病原因。随后有多篇文献也证实 *PAX3* 基因突变是导致 WS3 的主要原因。DeStefano 等[12] 将 WS3 患者 *PAX3* 基因突变归为五种类型，即成对结构域氨基酸残基置换、同源结构域氨基酸残基置换、富含 Ser-Thr-Pro 区域缺失、富含 Ser-Thr-Pro 区域和同源结构域缺失及全长基因的缺失。WS3 发病具体分子机制目前仍不清楚。Matsunaga 等[13] 对日本 WS3 病例的 *PAX3* 基因及蛋白 3D 结构分析发现，*PAX3* 突变能够导致 PAX3 编码蛋白的 DNA 结合域构象发生扭曲，推测此突变可能是其致病原因。

(4) 目前基因突变概述

目前人类基因突变数据库报道的 *PAX3* 基因突变有 100 个，其中错义/无义突变 56 个，剪接突变 8 个，小的缺失 22 个，小的插入 8 个，大片段缺失 6 个。突变分布在基因整个编码区，无突变热点。

（周怡茉　张正慧　刘　磊　张　驰）

参考文献

[1] Waardenburg PJ. A new syndrome combining developmental anomalies of the eyelids, eyebrows and nose root with pigmentary defects of the iris and headhair and with congenital deafness. Am J Hum Genet, 1951, 3(3): 195-253.

[2] Carrascosa MF, Salcines-Caviedes JR. Waardenburg syndrome. Mayo Clin Pro-c, 2013, 88(10): e125.

[3] Goodman RM, Lewithal I, Solomon A, et al. Upper limb involvement in the Kle-in-Waardenburg syndrome. Am J Med Genet, 1982, 11(4): 425-433.

[4] Goodman RM, Lewithal I, Solomon A, et al. Upper limb involvement in the Kl-ein-Waardenburg syndrome. Am J Med Genet, 1982, 11(4): 425-433.

[5] Barnett CP, Mendoza-Londono R, Blaser S, et al. Aplasia of cochlear nerves an-d olfactory bulbs in association with SOX10 mutation. Am J Med Genet, 2009, 149A(3): 431-436.

[6] Elmaleh-Bergès M, Baumann C, Noël-Pétroff N, et al. Spectrum of temporal bo-ne abnormalities in patients with Waardenburg syndrome and SOX10 mutations. AJNR Am J Neuroradiol, 2013, 34(6): 1257-1263.

[7] Hoth CF, Milunsky A, Lipsky N, et al. Mutations in the paired domain of the human PAX3 gene cause Klein-Waardenburg syndrome(WS-Ⅲ)as well as Waardenburg syndrome type Ⅰ (WS-Ⅰ). Am J Hum Genet, 1993, 52(3): 455-462.

[8] Baldwin CT, Hoth CF, Macina RA, et al. Mutations in PAX3 that cause Waardenburg syndrome type I: ten new mutations and review of the literature. Am J Med Genet, 1995, 58(2): 115-122.

[9] Bondurand N1, Kuhlbrodt K, Pingault V, et al. A molecular analysis of the Yemenite deaf-bind Hypopigmentation syndrome: SOX10 dysfunction causes different neurocristopathies. Hum Mol Genet. 1999, 8(9): 1785-1789.

[10] Bondurand N1, Dastot-Le Moal F, Stanchina L, et al. Deletions at the SOX10 genelocus cause Waardenburg syndrome types 2 and 4. Am J Hum Genet. 2007, 81(6):1169-1185.

[11] Zlotogora J, Lerer I, Bar-David S, et al. Homozygosity for Waardenburg syndrome. Am J Hum Genet, 1995, 56: 1173-1178.

[12] DeStefano AL, Cupples LA, Arnos KS, et al. Correlation between Waardenburg syndrome phenotype and genotype in a population of individuals with identified PAX3 mutations. Hum Genet, 1998, 102: 499-506.

[13] Matsunaga T, Mutai H, Namba K, et al. Genetic analysis of PAX3 for diagnosis of Waardenburg syndrome type I. Acta Otolaryngol, 2013, 133: 345-351.

1522~1525　Warburg Micro 综合征
(Warburg Micro syndrome, WARBM)
(1522, WARBM1, OMIM 600118; 1523.WARBM2, OMIM 614225; 1524, WARBM3, OMIM 614222; 1525.WARBM4, OMIM 615663)

一、临床诊断

(1) 概述

Warburg Micro 综合征 (WARBM) 是一组罕见的常染色体隐性遗传综合征。表现为小头畸形，眼球体积小，角膜小，先天性白内障，视神经萎缩，皮质发育不良，尤其是胼胝体发育不全，严重的智力低下，痉挛性瘫痪，性腺功能减退[1]。根据致病基因不同可分为 4 个亚型。

(2) 临床表现

目前报道病例发病年龄为数月到十几岁不等，相当一部分病例为近亲婚配。临床表现为身材矮小、脊柱后侧凸、严重发育迟滞、智力低下、小头畸形、小眼球、先天性白内障、视神经萎缩、上睑下垂。颜面部有特征性的面中部发育不良，包括耳位置低、宽鼻根、低鼻梁、小颌畸形等 (图 1522-1)。患儿 1 岁以内表现为严重的轴向张力减退，然后逐渐发展为上下肢痉挛，导致痉挛性四肢瘫痪、肢体痉挛性强直。

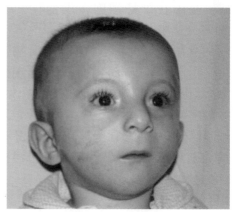

图 1522-1　颜面部特征

患儿耳朵位置明显低，向后成角，鼻根宽和鼻梁呈鸟嘴样，人中长，同时有小颌畸形

(Am J Med Genet, 2004, 128A: 232-234)

另外，伴有生殖系统发育不良，男性表现为小阴茎、隐睾，女性表现为小阴唇、阴蒂发育不全[2, 3]。

(3) 辅助检查

头颅 MRI 检查显示胼胝体变薄，弥漫性大脑皮质和皮质下发育不良、萎缩、脱髓鞘，无脑回畸形，多小脑回等异常脑回格局，小脑发育不全 (图 1522-2)。视觉诱发电位显示延迟或缺如。

(4) 病理表现

无特异病理表现。

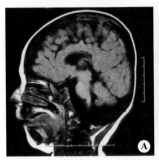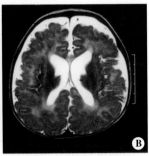

图 1522-2 头颅 MRI 示胼胝体发育不良，小脑延髓池扩大，广泛的皮质及皮质下萎缩、脱髓鞘

(Am J Med Genet, 2004, 128A: 232-234)

(5) 亚型及受累部位病变汇总 (表 1522-1、表 1522-2)

表 1522-1 亚型汇总

WARBM 亚型	致病基因
WARBM1	*RAB3GAP1*
WARBM2	*RAB3GAP2*
WARBM3	*RAB18*
WARBM4	*TBC1D20*

表 1522-2 受累部位及表现

受累部位	主要表现
骨骼	身材矮小、骨质疏松、脊柱侧后凸、个别见肢体及手部关节过度活动
眼	小眼球、视神经萎缩、先天性白内障、上睑下垂
头面部	面部毛发过多、发际线低、面中部发育不良、小颌畸形、耳大、耳位低
神经系统	精神发育迟滞、胼胝体发育不良、肌张力低下、脑萎缩、脑畸形、反射亢进、小脑发育不全
泌尿生殖系统	隐睾、小阴茎 (男)

二、WARBM1 基因诊断

(1) 概述

RAB3GAP1 基因，即编码 Rab 亚家族 GTP 酶激活蛋白催化亚基的基因，位于 2 号染色体长臂 2 区 1 带 3 亚带 (2q21.3)，基因组坐标为 (GRCh37): 2:135809835-135928280，基因全长 118 446bp，包含 25 个外显子，编码 988 个氨基酸。

(2) 基因对应蛋白结构及功能

RAB3GAP1 基因编码 Rab GTP 酶的催化亚基。该催化亚基能够与另外一个非催化亚基形成异源二聚体。该异源二聚体具有特异性调控小 G 蛋白 Rab3 亚族蛋白活性的功能。*RAB3GAP1* 基因编码蛋白可介导 GTP-Rab3 转化为 GDP-Rab3 的水解过程。*RAB3GAP1* 基因具有不同亚型的转录本，均来自其不同的剪接产物。该基因突变与 WARBM 有关。

(3) 基因突变致病机制

细胞释放激素及神经递质障碍 WARBM 的发病原因。Aligianis1 等[4, 5]在 WARBM 患者中检测出 *RAB3GAP1* 基因的纯合突变，并推测此突变是致病原因。

随后有多篇文献也证实 *RAB3GAP1* 基因突变是导致 WARBM1 的主要原因。WARBM1 发病具体分子机制目前仍不清楚[6]。

但由于 *RAB3GAP1* 基因的催化活性结构域位于其序列 C 端的 601~981 号密码子部分，因此有研究提出假设认为，目前发现的致病突变在 89~934 号，可能是引入终止密码子导致其催化功能失活[1]。

(4) 目前基因突变概述

目前人类基因突变数据库报道的 *RAB3GAP1* 基因突变有 13 个，其中错义 / 无义突变 6 个，剪接突变 3 个，小的缺失 4 个。突变分布在基因整个编码区，无突变热点。

三、WARBM2 基因诊断

(1) 概述

RAB3GAP2 基因，即编码 RAB3 GTP 酶激活蛋白亚基 2(无催化性) 蛋白的基因，位于 1 号染色体长臂 4 区 1 带 (1q41)，基因组坐标为 (GRCh37): 1:220321610-220445843，基因全长 124 234bp，包含 35 个外显子，编码 1393 个氨基酸。

(2) 基因对应蛋白结构及功能

该基因编码的蛋白属于 RAB3 蛋白家族，与调节细胞外分泌和神经递质释放相关。*RAB3GAP2* 基因编码蛋白与 RAB3GAP1 形成 Rab3 GTPase 活性复合体，前者行使调节亚基功能，后者行使催化亚基功能。基因在脑中表达量最多,在神经发育中起关键作用。其突变与 WARBM 相关。该基因与眼和脑发育相关。在神经发育过程中可能参与到突触形成前的细胞增殖、迁移和分化,以及分泌神经递质和激素。

(3) 基因突变致病机制

Borck 等[7]首次在 RAB3GAP1 非突变 WARBM 患者中检测到 RAB3GAP2 的纯合突变。

随后有文献也证实 RAB3GAP2 基因突变引起 WARBM2 占同类疾病总数的 7%。WARBM2 发病具体分子机制目前仍不清楚[8]。

RAB3GAP2 与 RAB3GAP1 同属 RAB3GAP 家族,在结构和功能上相似。同时 RAB3GAP2 在中枢神经系统中特异表达,提示其变异有可能引起 WARBM[5]。

(4) 目前基因突变概述

目前人类基因突变数据库报道的 RAB3GAP2 基因突变有 2 个,其中剪接突变 1 个,小的缺失 1 个。突变分布在基因整个编码区,无突变热点。

四、WARBM3 基因诊断

(1) 概述

RAB18 基因,即编码 RAB18 蛋白的基因,位于 10 号染色体短臂 1 区 2 带 1 亚带 (10p12.1),基因组坐标为 (GRCh37):10:27793103-27831166,基因全长 38 064bp,包含 8 个外显子,编码 235 个氨基酸。

(2) 基因对应蛋白结构及功能

RAB18 基因编码的蛋白质是 Ras 相关小分子 G 蛋白家族成员,具有调控细胞器跨膜转运和囊泡转运的功能。斑马鱼基因敲除研究显示,rab18 基因在眼部和大脑发育过程中具有一定功能。WARBM3 与该基因突变相关。还发现 RAB18 基因有另外一种转录本剪接体。其功能主要是在顶端内吞和回收过程中发挥作用,还可能涉及质膜与早期核内体间的转运过程,在眼、脑发育过程,以及神经退行性疾病中发挥关键作用。

(3) 基因突变致病机制

WARBM 的致病突变多数发生在 RAB3GAP1/2 基因上。Bem 等[9]在非 RAB3GAP1/2 突变患者中检测出 RAB18 基因突变为致病基因。进一步功能缺失实验发现,rab18 基因在斑马鱼眼和脑的发育中起重要作用。

RAB18 突变引起 WARMB3 发病具体分子机制目前仍不清楚。最近小鼠模型实验发现,Rab18 基因敲除后小鼠神经系统受到的削弱最为明显并且出现退化,这提示 RAB18 引起的 WARMB 不仅是神经发育性疾病,还可能是神经退行性疾病[10]。

(4) 目前基因突变概述

目前人类基因突变数据库报道的 RAB18 基因突变有 4 个,其中错义 / 无义突变 2 个,小的缺失 1 个,大片段缺失 1 个。突变分布在基因整个编码区,无突变热点。

五、WARBM4 基因诊断

(1) 概述

TBC1D20 基因,即编码 TBC1 家族成员 20 蛋白的基因,位于 20 号染色体短臂 1 区 3 带 (20p13),基因组坐标为 (GRCh37):20:416124-443187,基因全长 27 064bp,包含 8 个外显子,编码 403 个氨基酸。

(2) 基因对应蛋白结构及功能

该基因编码蛋白为 Rab 样小分子 G 蛋白激活因子,连同其同源的 GTP 酶 (Rab1) 能够与丙肝病毒 (HCV)NS5A 蛋白结合,介导病毒的复制。TBC1D20 基因编码蛋白缺失抑制 HCV 的复制和感染能力。WARBM4 与该基因的突变有关。TBC1D20 基因另外一个转录剪接体为多重剪接体,可以对 Rab 家族蛋白的 GTP 酶进行激活。

(3) 基因突变致病机制

Liegel 等[11]在小鼠胚胎成纤维细胞和人成纤维细胞模型中发现,Tbc1d20 基因的敲除会使细胞高尔基体形态变大且形成异常的脂滴,脂滴形成与 Rab18 基因敲除后细胞表型相似。同时 TBC1D20 基因功能也与 RABGAP 相似,因此推测其突变会引起 WARBM。后续从 77 个 WARBM 家系中检测出 5 个功能缺失性突变,证实其与 WARBM 之间的联系。WARBM4 发病具体分子机制目前仍不清楚。

(4) 目前基因突变概述

目前人类基因突变数据库没有关于 TBC1D20 基因突变的报道,但是 Liegel 等[11]报道了该基因的 5 个突变,未见热点突变。

(丁杜宇 刘 磊 张 驰)

参考文献

[1] Morris-Rosendahl DJ, Segel R, Born AP, et al. New

RAB3GAP1 mutations in patients with Warburg Micro syndrome from different ethnic backgrounds and a possible founder effect in the Danish. Europ J Hum Genet, 2010, 18: 1100-1106.

[2]Derbent M, Agras PI, Gedik S, et al. Congenital cataract, microphthalmia, hypoplasia of corpus callosum and hypogenitalism: report and review of Micro Syndrome. Am J Med Genet, 2004, 128A: 232-234.

[3]Handley MT, Morris-Rosendahl DJ, Brown S, et al. Mutation spectrum in RAB3GAP1, RAB3GAP2, and RAB18 and genotype-phenotype correlations in Warburg Micro syndrome and Martsolf syndrome. Hum Mutat, 2013, 34: 686-696.

[4] Nasir M, Ahmad N, Sieber CM, et al. In silico characte-rization of a novel pathogenic deletion mutation identified in XPA gene in a Pakistani family with severe xeroderma pigmentosum. J Biomed Sci, 2013, 20: 1423-1427.

[5] Aligianis IA, Morgan NV, Mione M, et al. Mutation in Rab3 GTPase-activating protein(RAB3GAP)noncatalytic subunit in a kindred with Martsolf syndrome. Am J Hum Genet, 2006, 78: 702-707.

[6] Picker-Minh S, Busche A, Hartmann B, et al. Large homozygous RAB3GAP1 gene microdeletion causes Warburg Micro syndrome 1. Orphanet J Rare Dis, 2014, 9: 113.

[7] Borck G, Wunram H, Steiert A, et al. A homozygous RAB3GAP2 mutation causes Warburg Micro syndrome. Hum Genet, 2011, 129(1): 45-50.

[8] Bergen AA, Plomp AS, Schuurman EJ, et al. Mutations in ABCC6 cause pseudoxanthoma elasticum. Nat Genet, 2000, 25: 228-231.

[9] Bem D, Yoshimura S-I, Nunes-Bastos R, et al. Loss-of-function mutations in RAB18 cause Warburg Micro syndrome. Am J Hum Genet, 2011, 88: 499-507.

[10] Cheng CY, Wu JC, Tsai JW, et al. ENU mutagenesis identifies mice modeling Warburg micro syndrome with sensory axon degeneration caused by a deletion in Rab18. Exp Neurol, 2015, 267: 143-151.

[11] Liegel Ryan P, Handley Mark T, Ronchetti A, et al. Loss-of-function mutations in TBC1D20 cause cataracts and male infertility in blind sterile mice and Warburg Micro syndrome in Humans. Am J Hum Genet, 2013, 93: 1001-1014.

1526　华沙染色体断裂综合征
(Warsaw breakage syndrome, WABS; OMIM 613398)

一、临床诊断

(1) 概述

华沙染色体断裂综合征 (WABS) 是一种常染色体隐性遗传病，临床主要表现为小头畸形、产前和产后生长迟缓、异常皮肤色素沉着。目前认为是由丝裂霉素 C 引起染色体断裂所致，其致病基因为 *ChlR1(DDX11)* 基因，这是编码 DNA 解螺旋酶超家族中的一段基因[1]。本病命名来自荷兰华沙的唯一个案报道[1]。

(2) 临床表现

该病患者存在严重的宫内生长发育迟缓，出生后伴有明显的先天发育异常 (图 1526-1)[1]，如小头畸形，面部营养不良 (细长脸、双额径短、颈静脉发育不良、双侧内眦赘皮、嘴相对大、杯形耳)，高腭弓，右侧视神经盘缺损，双侧耳蜗发育不全所致的耳聋，室间隔缺损，双侧第五指弯曲，第 2、3 趾并趾，龟背竹样皮肤。其表现部分类似于范科尼贫血

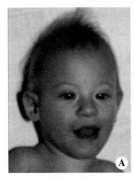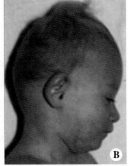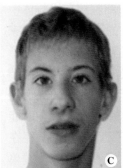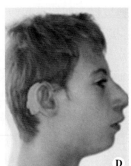

图 1526-1　患者表现

A、B. 首例报道病例 2 岁；C、D.14.5 岁

[Am J Hum Genet, 2010, 86(2): 262-266]

和 Roberts 综合征[2]。后续报道的 3 例患者均来自同一个家庭。先证者年龄 20 个月，肌张力低下，具有严重智力损害，额头小、后缩，鼻孔小，颈短，小指弯斜，双手贯通掌。哥哥和妹妹均有严重的智力障碍、耳聋，以及相同的畸形特征，哥哥有法洛四联症，于 4 岁时死亡[3]。

(3) 辅助检查

听觉诱发试验显示患儿神经性耳聋[3]。

(4) 病理表现

暂无相关资料。

(5) 受累部位病变汇总（表 1526-1）

表 1526-1　受累部位及表现

受累部位	主要表现
神经系统	智力发育落后、认知功能障碍、肌张力减低
皮肤毛发	皮肤色素沉着、毛发稀疏
骨骼	骨骼畸形，如拇指缺如或畸形、第 1 掌骨发育不全、尺骨畸形、脚趾畸形、小头畸形等，脸型长，双额径窄
耳	杯形耳、双侧耳蜗发育不良、神经性耳聋
其他畸形	肾、眼、生殖器畸形，室间隔缺损

二、基因诊断

(1) 概述

DDX11 基因，即编码 DEAD/Hbox 家族解旋酶 11 蛋白的基因，位于 12 号染色体短臂 1 区 1 带 (12p11)，基因组坐标为 (GRCh37):12:31226779-31257725，基因全长 30 947bp，包含 27 个外显子，编码 970 个氨基酸。

(2) 基因对应蛋白结构及功能

该基因编码 DEAD box 家族蛋白，该家族蛋白具有保守的 "Asp-Glu-Ala-Asp(DEAD)" 结构模体，推测具有 RNA 解旋酶的活性。DEAD 家族蛋白参与多种细胞过程，如转录起始、细胞核和线粒体中的 RNA 剪接和核糖体与剪接体的装配。根据其家族蛋白的分布，可知部分成员与胚胎的形成、精子的形成及细胞的生长和分裂有关。DDX11 基因与酵母 CHL1 基因同源，可能具有保持染色体的高保真转录及基因的稳定性功能。解旋酶在 ATP 存在时能够从单链 DNA 的 5′端向 3′端移动，在 dATP 存在时其活性降低。另外，解旋酶需要在 DNA5′端单链区域进行装载，因此平末端双链结构不适用于该解旋过程。解旋酶活性能够打开大约 100bp 的双链

区域，当复制因子 C(Ctf18-RFC) 和 RPA 存在时可以解旋约 500bp DNA 区域。DDX11 基因还能够激活 FEN1 的瓣状核酸内切酶活性，后者在保持染色体分离、胚胎发育及非整倍体的避免过程中发挥不可或缺的作用。

(3) 基因突变致病机制

van 等[1]首次发现华沙染色体断裂综合征与 DDX11 双等位基因突变相关。随后的细胞实验证实 DDX11 基因的缺陷能使细胞产生独特形态，并且其染色质易受丝裂霉素 C 诱导发生断裂。关于 DDX11 基因突变的发病机制。Aligianis 等[3]报道 DDX11 基因的突变会影响其与 DNA 结合，以及 DNA 依赖的 ATP 水解酶活性。Chen 等[4]发现 3 个患者的 DDX11 基因编码铁硫簇结构域的变异（与最初报道的案例相似），推测此保守区的突变影响 DNA 解旋酶活性。推测可能是 DDX11 基因突变的发病机制。

(4) 目前基因突变概述

目前人类基因突变数据库报道的 DDX11 基因突变有 2 个，其中剪接突变 1 个，小的缺失 1 个。另有一篇文献报道错义突变 1 例[5]。无突变热点。

（丁杜宇　张　驰）

参考文献

[1] van der Lelij P, Chrzanowska KH, Godthelp BC, et al. Warsaw breakage syndrome, a cohesinopathy associated with mutations in the XPD helicase family member DDX11/ChlR1. Am J Hum Genet, 2010, 86(2): 262-266.

[2] Vega H, Waisfisz Q, Gordillo M, et al. Roberts syndrome is caused by mutations in ESCO2, a human homolog of yeast ECO1 that is essential for the establishment of sister chromatid cohesion. Nat Genet, 2005, 37(5): 468-470.

[3] Aligianis IA, Morgan NV, Mione M, et al. Mutation in Rab3 GTPase-activating protein(RAB3GAP)noncatalytic subunit in a kindred with martsolf syndrome. Am J Hum Genet, 2006, 78: 702-707.

[4] Chen H, Jiang L, Xie Z, et al. Novel mutations of PAX3, MITF, and SOX10 genes in Chinese patients with type I or type II Waardenburg syndrome. Biochem Biophys Res Commun, 2010, 397: 70-74.

[5] Capo-Chichi JM, Bharti SK, Sommers JA, et al. Identification and biochemical characterization of a novel mutation in DDX11 causing Warsaw breakage syndrome. Hum Mutat, 2013, 34: 103-107.

1527　沃森综合征
(Watson syndrome; OMIM 193520)

一、临床诊断

(1) 概述

沃森综合征是一种常染色体显性遗传病。致病基因为 *NF1*，位于 17 号常染色体。

(2) 临床表现

沃森综合征以肺瓣狭窄、咖啡牛奶色斑、智力减退、身材矮小为主要表现。多数患者还会表现为相对巨颅、虹膜色素缺陷瘤。1/3 患者可有神经纤维瘤。

(3) 影像学表现

暂无相关资料。

(4) 病理表现

暂无相关资料。

(5) 受累部位病变汇总 (表 1527-1)

表 1527-1　受累部位及表现

受累部位	主要表现
脑	相对巨颅、智力减退、神经纤维瘤
肺	肺瓣膜狭窄
骨骼	身材矮小
眼	虹膜色素缺陷瘤

二、基因诊断

(1) 概述

NF1 基因，编码神经纤维瘤蛋白 (neurofibromin)，位于 17 号染色体长臂 1 区 1 带 2 亚带 (17q11.2)，基因组坐标为 (GRCh37):17:29421945-29704695，基因全长 282 751bp，包含 58 个外显子，编码 2839 个氨基酸。

(2) 基因对应蛋白结构及功能

NF1 基因产物可能是 Ras 信号转导通路的负调控因子。*NF1* 基因突变与Ⅰ型多发性神经纤维瘤、单核细胞白血病及沃森综合征有关。该基因的 mRNA 发生 RNA 编辑 (CGA > UGA- > R1306X)，导致翻译提前终止。已经发现该基因的可变剪接转录突变体编码其不同的亚型。*NF1* 编码蛋白的功能主要是促进 Ras 的 GTP 酶活性。*NF1* 与 Ras GAP 关系密切，但特异性活性较低。推测可能是 Ras 的调控因子。

(3) 基因突变致病机制

Allanson 等 [2] 利用已知的 17 号染色体 *NF1* 侧翼的探针对沃森综合征患者家庭进行基因连锁分析，发现 *NF1* 与沃森综合征有紧密联系。

Upadhyaya 等 [3] 通过研究发现突变发生在 *NF1* 基因的 2 号外显子。并且在两个完全无关的患者中都发现其密码子 5562 插入了胞嘧啶而导致其成为终止密码子，也成为核酸内切酶的酶切位点。还有一个新的突变是在 2 号外显子的 5678 核苷酸插入了胸腺嘧啶，也导致其成为终止密码子。

Tassabehji 等 [4] 的研究显示沃森综合征患者家庭中有 3 例患者的 *NF1* 基因 28 号外显子出现 42 个碱基的串联重复。

本病尚无相应的分子研究，致病机制未明。

(4) 目前基因突变概述

目前人类基因突变数据库报道的 *NF1* 基因突变有 1244 个，其中错义 / 无义突变 307 个，剪接突变 284 个，小的缺失 346 个，小的插入 166 个，大片段缺失 129 个，大片段插入 12 个。突变分布在基因整个编码区，无突变热点。

（周怡茉　刘　磊）

参考文献

[1] Allanson JE, Upadhyaya M, Watson GH, et al. Watson syndrome: is it a subtype of type 1 neurofibromatosis? J Med Genet, 1991, 28(11): 752-756.

[2] Upadhyaya M, Shen M, Cherryson A, et al. Analysis of mutations at the neurofibromatosis 1(NF1)locus. Hum Mol Genet, 1992, 1(9): 735-740.

[3] Tassabehji M, Strachan T, Sharland M, et al. Tandem duplication within a neurofibromatosis type 1(NF1)gene exon in a family with features of Watson syndrome and Noonan syndrome. Am J Hum Genet, 1993, 53(1): 90-95.

1528 韦弗综合征
(Weaver syndrome, WVS; OMIM 277590)

一、临床诊断

(1) 概述

韦弗综合征 (WVS) 是一种罕见的先天性疾病，包括产前及产后的生长过度等一系列临床表现。首先在 1974 年被 David Weaver 发现并描述。主要是由 *EZH2* 基因的杂合突变引起。绝大多数病例为散发，也有部分常染色体显性遗传家族史的报道。

(2) 临床表现

患有韦弗综合征的患儿具有与其他儿童显著不同的体征，尤其是面部特征，患者之间特征很相似。临床表现可以包含以下特点中的几种或全部：巨颅、下颌突出及产生的皱纹、较大的双顶径、枕部较平坦、眼距过宽、斜视、内眦赘皮、缩颌等。儿童的早期运动发育比较迟缓。典型的韦弗综合征患者会有并不严重的智力残疾伴有平衡性和协调性的障碍，也可发生神经系统异常，如语言发育迟缓、癫痫、肌张力减退和行为异常等 (图 1528-1)[1, 2]。

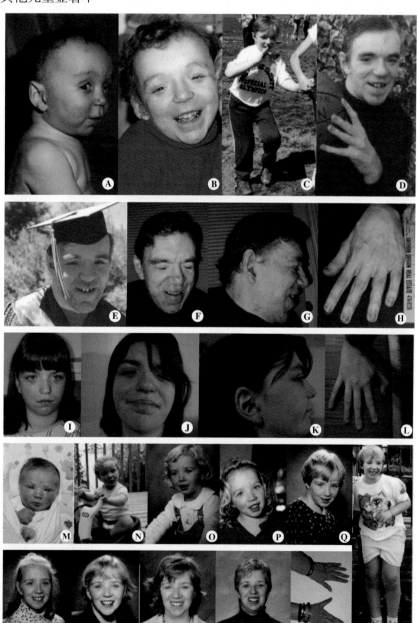

图 1528-1 临床表现

A ~ H. 案例 1 展示了韦弗综合征患者不同年龄表现，依次为 18 个月 (A)、6 岁 (B)、11 岁 (C)、17 岁 (D)、21 岁 (E)、30 岁 (F、G 和 H) 的体征；I ~ L. 案例 2 展示韦弗综合征患者 7 岁 (I) 和 13 岁 (J、K 和 L) 的体征；M ~ V. 案例 3 展示韦弗综合征患者出生时 (M)、12 个月 (N)、24 个月 (O)、42 个月 (P)、6 岁 (Q)、10 岁 (R)、11 岁 (S)、16 岁 (T) 和 19 岁 (U 和 V) 的体征；W. 案例 3 的患儿 8 岁时肘部和膝部的挛缩

[Am J Hum Genet, 90(1):110-118]

(3) 病理表现

暂无相关资料。

(4) 受累部位病变汇总 [3, 4]（表 1528-1）

表 1528-1　受累部位及表现

受累部位	主要表现
骨骼	巨颅、突出的下巴及产生的皱纹、较大的双顶径、枕部较平坦
眼	眼距过宽、斜视、内眦赘皮
大脑	并不严重的智力残疾伴有平衡性和协调性的障碍，也可发生神经系统的异常

二、基因诊断

(1) 概述

EZH2 基因，即编码组蛋白 - 赖氨酸 -*N*- 甲基转移酶的基因，位于 7 号染色体长臂 3 区 6 带 1 亚带 (7q36.1)，基因组坐标为 (GRCh37):7:148504464-148581441，全长 76 978bp，包含 20 个外显子，编码 751 个氨基酸。

(2) 基因对应蛋白结构及功能

该基因所编码的蛋白是 PcG 蛋白家族成员之一，PcG 家族成员形成多亚基蛋白复合物，在连续细胞代中能够参与维持基因的转录抑制状态。此蛋白与胚胎外层发育蛋白、VAV1 癌蛋白、X 连锁核蛋白均有相关作用。此蛋白在造血及中枢神经系统功能中起作用。

EZH2 同时可以甲基化非组氨酸蛋白，如转录因子 GATA4 及核受体 RORA。可以在生物节律基因的催化方面通过组氨酸甲基化调控生物钟。

(3) 基因突变致病机制

Gibson 等 [3] 对 2 例韦弗综合征的无血缘关系患者及 4 位未患病的父母进行外显子组测序，包括最初在 Weaver 等 [2] 报道中描述的 1 例患者。在 2 例患者中，*EZH2* 基因检测到两种杂合新发突变 (c.457_459del3, p.H694Y)，该突变及其是否为新发突变经过 Sanger 验证确定。对第 3 位韦弗综合征患者的测序结果确定了另一种新发杂合错义突变 (p.P132S)。Gibson 等 [3] 注意到 H694 突变之前在慢性粒细胞白血病中发现，同时，相邻氨基酸位点 690 和 693 处的突变在其他血液肿瘤中存在 [5]。

考虑到韦弗综合征患者曾被报道患有肿瘤或癌症，包括急性淋巴细胞白血病，Gibson 等 [3] 表示发生 *EZH2* 突变可能预示着为肿瘤易感体质。

在小鼠模型中，EZH2 多梳家族蛋白在胚胎淋巴组织形成中含量最丰富。人类，EZH2 在免疫生发中心 B 细胞增殖过程中会产生上调。*Ezh2* 缺陷小鼠会发生早期胚胎死亡 [6]。使用 Cre-loxP 条件诱变，Su 等 [7] 证实 EZH2 能够通过调控组蛋白 H3 甲基化及免疫球蛋白重链重组进而调控 B 细胞淋巴发育。他们提议 EZH2 依赖的组蛋白 H3 甲基化能够导致正常 IGH 重组所必需的染色质修饰，这个过程对于早期 B 淋巴细胞发育是十分重要的。

(4) 目前基因突变概述

目前人类基因突变数据库暂未收录 *EZH2* 基因突变。但文献报道 *EZH2* 基因突变共有 3 个，其中错义 / 无义突变 2 个，小的缺失 1 个。突变分布在基因整个编码区，无突变热点。

（赵　琳　蔡宇航）

参考文献

[1] Crawford M W, and Denise R. The upper airway in Weaver syndrome. Pediatr Anesth, 2005, 10: 893-896.

[2] Weaver DD, Graham CB, Thomas IT, et al. A new overgrowth syndrome with accelerated skeletal maturation, unusual facies, and camptodactyly. J Pediatr, 1974, 84 (4): 547-552.

[3] Gibson WT, Hood RL, Zhan SH, et al. Mutations in EZH2 Cause Weaver Syndrome. Am J Hum Genet, 2011, 90(1): 110-118.

[4] Douglas J, Hanks S, Temple IK, et al. NSD1 mutations are the major cause of Sotos syndrome and occur in some cases of Weaver syndrome but are rare in other overgrowth phenotypes. Am J Hum Genet, 2003, 72 (1): 132-143.

[5] Makishima H, Jankowska AM, Tiu RV, et al. Novel homo-and hemizygous mutations in EZH2 in myeloid malignancies. Leukemia, 2010, 24: 1799-1804.

[6] O'Carroll D, Erhardt S, Pagani M, et al. Thepolycomb-group gene Ezh2 is required for early mouse development. Mol Cell Biol, 2001, 21: 4330-4336.

[7] Su I, Basavaraj A, Krutchinsky AN, et al.Ezh2 controls B cell development through histone H3 methylation and Igh rearrangement. Nat Immu, 2003, 4: 124-131.

1529, 1530   Weill-Marchesani 综合征
(Weill-Marchesani syndrome, WMS)
(1529. WMS1, OMIM 277600; 1530. WMS2, OMIM 608328)

一、临床诊断

(1) 概述

Weill-Marchesani 综合征 (WMS) 是一种罕见的结缔组织遗传病，主要特点为身材矮小、指过短、关节僵硬及晶状体异常改变。根据致病基因不同，本病分为 4 个亚型，本书着重介绍 WMS1 及 WMS2。WMS1 由 *ADAMTS10* 基因突变引起，呈常染色体隐性遗传。WMS2 由 *FBN1* 基因突变引起，呈常染色体显性遗传[1]。

(2) 临床表现

虽然不同亚型突变基因不同，但其临床表现基本相同[2]。主要表现为身材矮小，球形晶状体，晶状体异位、脱位 (图 1529-1)，青光眼，关节僵硬、活动受限，以及短指症 (图 1529-2)。部分患者还有轻度智力低下、二尖瓣脱垂、中动脉瓣狭窄、原发性骨质疏松症、肢体软骨发育异常及皮肤增厚[3-6]。智力低下、青光眼在常染色体隐性遗传亚型中与常染色体显性遗传亚型中发生率基本相同，但球形晶状体及心脏异常在前者中发病率较高，而晶状体异位和关节活动受限则在后者中有较高发生率[2]。

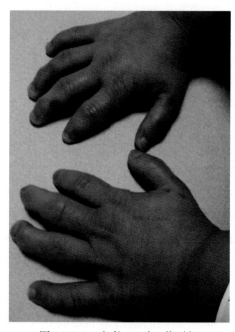

图 1529-2　患者 (28 岁) 指过短
(Case Rep Ophthalmol Med, 2011: 952543)

(3) 辅助检查

患者手部 X 线片可见指过短 (图 1529-3)。裂隙灯检查可见晶状体半脱位 (图 1529-4)[7]。

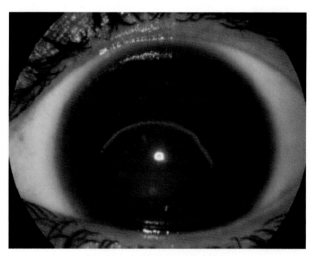

图 1529-1　患者晶状体半脱位
(Case Rep Ophthalmol Med, 2011: 952543)

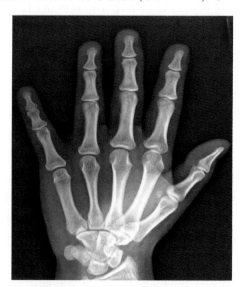

图 1529-3　患者 (17 岁) 手部 X 线图示指过短、掌骨过短、腕骨成骨延迟
(Korean J Ophthalmol, 2007, 21: 255-260)

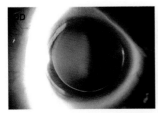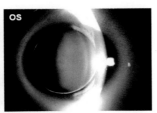

图 1529-4 患者裂隙灯检查可见晶状体半脱位

(Korean J Ophthalmol, 2007, 21: 255-260)

(4) 病理表现

患者晶状体病理检查发现：上皮细胞形态不规则，皮质纤维溶解形成非晶体形态物质。晶体纤维嗜酸染色明显，排列良好 (图 1529-5)[8]。

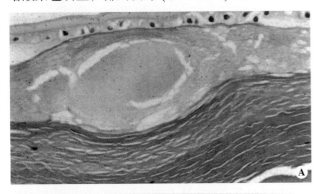

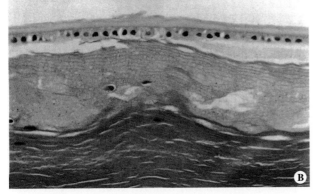

图 1529-5 患者晶状体病理表现 (HE 染色，× 170)

A. 上皮细胞形态不规则，皮质纤维溶解形成非晶体形态物质；B. 晶体纤维嗜酸染色明显，排列良好

(Br J Ophthalmol, 1990, 74: 631-634)

(5) 基因突变亚型及受累部位病变汇总 (表 1529-1、表 1529-2)

表 1529-1 亚型汇总

WMS 亚型	致病基因
WMS	ADAMTS17
WMS1	ADAMTS10
WMS2	FBN1
WMS3	LTBP2, LTBP3, GLC3D, MSPKA

表 1529-2 受累部位及表现

受累部位	主要受累表现
全身	身材矮小 (成比例)
头	短头畸形
面	上颌骨发育不良
眼	青光眼、严重近视、晶状体异位、失明、球形晶状体、眼前房浅、白内障
鼻	鼻梁低
口	上腭狭窄
齿	牙齿畸形、牙齿错位
心脏	心脏异常、二尖瓣关闭不全、主动脉瓣狭窄、肺动脉瓣狭窄、动脉导管未闭、室间隔缺损
胸部	宽肋骨
关节	关节僵硬 (腕关节、肩关节、肘关节、膝关节、踝关节)、关节活动受限
颅骨	颅骨增厚、眼眶减小、变浅
脊柱	脊柱侧凸、腰椎前凸、椎管狭窄
手	手部宽、掌骨增粗、指骨增粗、短指症
足	跖骨粗
皮肤	增厚
神经系统	轻度智力低下

二、WMS1 基因诊断

(1) 概述

ADAMTS10 基因，即编码 A 解聚素和金属蛋白酶与血小板反应蛋白基序 10 的基因，位于 19 号染色体短臂 1 区 3 带 2 亚带 (19p13.2)，基因组坐标为 (GRCh37):19:8645124-8675588，基因全长 30 465bp，包含 25 个外显子，编码 1103 个氨基酸。

(2) 基因对应蛋白结构及功能

ADAMTS10 基因编码 A 解聚素和金属蛋白酶与血小板反应蛋白基序 10，此基因属于锌依赖蛋白酶 ADAMTS 家族。ADAMTS 蛋白酶是复杂的分泌蛋白，包含一个脯氨酸金属蛋白酶结构域，此结构域附着在一个高度保守的结构域上，包含至少一个血小板反应蛋白 I 型重复结构域。ADAMTS 家族在结缔组织形成、凝结、炎症、关节炎、血管生成及细胞迁移等方面起作用。此基因产生在生长过程，在皮肤、晶状体及心脏发育过程中起重要作用。

(3) 基因突变致病机制

2004 年 Dagoneau 等[9] 描述患有常染色体隐性遗传的 WMS1 综合征的患者中，有血缘关系的黎巴嫩家族和沙特家族所产生的 *ADAMTS10* 基因纯合突变 (p.R237*、c.1190+1G ＞ A、c.810+1G ＞ A)，研究发现有超过 100 个已知基因可以匹配到 WMS 的关键区域 (19p13)。基于基因功能筛选，在这些基因中仅有 5 个基因被认为是可能的致病基因。在 2 个有血缘关系的家系及 1 个零散样本中检测出 3 个不同变异突变，包括 1 个无义突变及 2 个剪接突变。通过 RT-PCR、Northern blot、dot blot 等方法对 *ADAMTS10* 基因的表达进行分析，发现其主要在皮肤、胎儿软骨细胞及心脏等地方表达，因此 Dagoneau 等 [9] 推测 *ADAMTS10* 在生长过程，以及皮肤、晶状体和心脏的发育过程中起重要作用。

2008 年 Kutz 等 [6] 在一个常染色体隐性 WMS 的老年患者中发现 *ADAMTS10* 基因上一个复合杂合突变。

本病尚无相应的分子研究，致病机制未明。

(4) 目前基因突变概述

目前人类基因突变数据库收录的 *ADAMTS10* 基因突变有 7 个，其中错义 / 无义突变 5 个，剪接突变 2 个。突变分布在基因整个编码区，无突变热点。

三、WMS2 基因诊断

(1) 概述

FBN1 基因，即编码原纤维蛋白家族成员的基因，位于 15 号染色体长臂 2 区 1 带 1 亚带 (15q21.1)，基因组坐标为 (GRCh37):15:48700503-48937985，基因全长 237 483bp，包含 66 个外显子，编码 2871 个氨基酸。

(2) 基因对应蛋白结构及功能

FBN1 基因编码一种较大的细胞外基质糖蛋白，它是 10~20nm 钙结合微原纤维的结构组分。这种微原纤维提供弹性和非弹性连接组织的结构基础，也能通过调节 TGF-β 的有效利用率和标定 TGF-β 及 BMP 的水平来调控成骨细胞的成熟。

(3) 基因突变致病机制

Wirtz 等 [10] 认为原纤蛋白 1 为主要的候选基因，验证了 2 个 WMS 患病家系，结果显示，该基因被定位在 15 号染色体长臂 2 区 1 带的片段中，在 D15S118 获得最高的 LOD 值。免疫组化结果也发现真皮 - 表皮连接处和乳突状真皮的原纤蛋白的嗜色性降低。Faivre 等 [11] 证明，*FBN1* 基因的 24bp 的杂合型删除已经在一个常染色体显性遗传的 WMS 家系中确认。但 Wirtz [10] 等也报道某些 WMS2 家族中也未检出 *FBN1* 基因的突变。

本病尚无相应的分子研究，致病机制未明。

(4) 目前基因突变概述

目前人类基因突变数据库收录的 *FBN1* 基因突变有 1282 个，其中错义 / 无义突变 841 个，剪接突变 148 个，小的缺失 195 个，小的插入 67 个，大片段缺失 28 个，大片段插入 3 个。突变分布在基因整个编码区，无突变热点。

（赵　琳　蔡宇航　王玉奇）

参考文献

[1] Faivre L, Megarbane A, Alswaid A, et al. Homozygosity mapping of a Weill-Marchesani syndrome locus to chromosome 19p13.3-p13.2. Hum Genet, 2002, 110: 366-370.

[2] Faivre L, Dollfus H, Lyonnet S, et al. Clinical homogeneity and genetic heterogeneity in Weill-Marchesani syndrome. Am J Med Genet A, 2003, 123a: 204-207.

[3] Ferrier S, Nussle D, Friedli B, et al. Marchesani's syndrome(spherophakia-brachymorphism). Helv Paediatr Acta, 1980, 35: 185-198.

[4] Giordano N, Senesi M, Battisti E, et al. Weill-Marchesani syndrome: report of an unusual case. Calcif Tissue Int, 1997, 60: 358-360.

[5] Kojuri J, Razeghinejad MR, Aslani A. Cardiac findings in Weill-Marchesani syndrome. Am J Med Genet A, 2007, 143a: 2062-2064.

[6] Kutz WE, Wang LW, Dagoneau N, et al. Functional analysis of an ADAMTS10 signal peptide mutation in Weill-Marchesani syndrome demonstrates a long-range effect on secretion of the full-length enzyme. Hum Mutat, 2008, 29: 1425-1434.

[7] Chung JL, Kim SW, Kim JH, et al. A case of Weill-Marchesani syndrome with inversion of chromosome 15. Korean J Ophthalmol, 2007, 21: 255-260.

[8] Fujiwara H, Takigawa Y, Ueno S, et al. Histology of the lens in the Weill-Marchesani syndrome. Br J Ophthalmol, 1990, 74: 631-634.

[9] Dagoneau N, Benoist-Lasselin C, Huber C, et al. ADAMTS10 mutations in autosomal recessive Weill-Marchesani syndrome. Am J Hum Genet, 2004, 75: 801-806.

[10] Wirtz MK, Samples JR, Kramer PL, et al. Weill-Marchesani syndrome: possible linkage of the autosomal dominant form to 15q21.1. Am J Med Genet, 1996, 65: 68-75.

[11] Faivre L, Gorlin RJ, Wirtz MK, et al. In frame fibrillin-1 gene deletion in autosomal dominant Weill-Marchesani syndrome. J Med Genet, 2003b, 40: 34-36.

1531　Weissenbacher-Zweymuller 综合征
(Weissenbacher-Zweymuller syndrome, WZS; OMIM 277610)

一、临床诊断

(1) 概述

Weissenbacher-Zweymuller 综合征 (WZS) 是由位于 6 号染色体的 *COL11A2* 基因杂合突变引起的一种常染色体显性遗传病，最早是于 1964 年由 Weissenbacher 和 Zweymuller 在一例患者身上发现并报道。

(2) 临床表现

WZS 主要表现为面部异常 (包括小颌畸形、眼距过宽、眼睛突出、鼻梁塌陷、上腭裂等) 和骨骼的畸形，生长发育迟缓，偶尔发生神经管缺陷和听力缺失 (图 1531-1)[1-3]。

(3) 影像学表现

影像学检查可见 WZS 患者的骨骼畸形 (长骨干骺端增宽成哑铃状，脊椎的冠状裂痕) 和神经管发育缺陷 (脑脊髓膜突出)(图 1531-2)。

(4) 病理表现

暂无相关资料。

(5) 受累部位病变汇总 (表 1531-1)

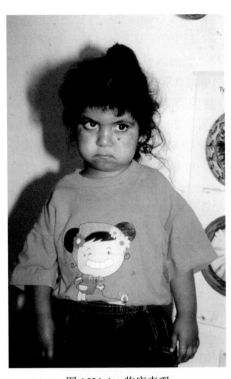

图 1531-1　临床表现

WZS 患者四肢短小，侏儒样，有轻度增宽和塌陷的鼻根部，伴有右上斜视和头左偏

[Eye(Lond), 2004, 18(12): 1258-1263]

表 1531-1　受累部位及表现

受累部位	主要表现
眼	斜视、眼距过宽、眼睛突出
耳	听力缺失
鼻	鼻梁塌陷、短并上翘

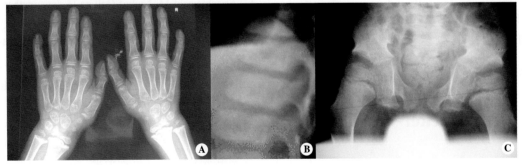

图 1531-2　影像学表现

A. 手前后片示短而粗的手指、大腕骨，伴有第二掌指关节的假性骨骺; B. 脊柱侧位片示扁平椎，伴有前部裂口; C. 盆腔前后位示髋外翻、结肠发育不全、髋关节及干骺端发育不全 [Cases J, 2008, 24, 1(1): 270]

二、基因诊断

(1) 概述

COL11A2 基因，编码 XI 型胶原蛋白 α 链，位于 6 号染色体短臂 2 区 1 带 3 亚带 (6p21.3)，基因组坐标为 (GRCh37):6:33130469-33160245，基因全长 29 777bp，包含 66 个外显子，编码 1736 个氨基酸。

(2) 基因对应蛋白结构及功能

该基因编码 XI 型胶原蛋白的两条 α 链中的一条，一种较小的胶原纤维。它虽然定位在 6 号染色体，但是从类视色素的 β X 受体基因中分离得到的。XI 型胶原蛋白是一种异源三聚体，但是第三条 α 链是 α1 Ⅱ 型链的转录后翻译型。可变剪接出现在多重转录本中。本基因的周围还定位着一个相关的假基因。将 XI 型胶原蛋白溶解后产生 PARP，这是一种氨基末端结构域富含脯氨酸和精氨酸的蛋白。

(3) 基因突变致病机制

1998 年，Pihlajamaa[4] 等 对 Weissenbacher 和 Zweymuller 报道的第一例 WZS 患者在软骨中表达的 COL2A1 和 COL11A2 这两个基因进行检测。最终发现 COL2A1 中没有突变而 COL11A2 出现一个单碱基突变，该突变将 2 号 α 链的 955 位的甘氨酸转变为谷氨酸，表明 AZS 是 Ⅲ 型斯蒂克勒综合征一种。

2013 年 Frischknecht[5] 等用全基因组关联分析和对 12 号染色体的一个 4.44M 区间的纯合性比对定位致病突变。他们对一只患 WZS 的犬进行全基因组重测序，在这个关键区间发现 92 个非同义突变。这两个突变所致表型与 WZS 表型特征最相似，也最有可能是致病突变 (COL11A2 c.143G > C)。在蛋白水平上导致一个精氨酸变为脯氨酸，这个氨基酸的改变出现在胶原蛋白分子三个螺旋结构域的上游序列保守性的 N 末端。可以认为，Col11a2 基因敲除小鼠只会对 Col11a2 基因的功能产生较小的影响，但 COL11A2 基因突变的人类患者却会出现更严重的疾病表型。

(4) 目前基因突变概述

目前人类基因突变数据库收录的 COL11A2 基因突变有 25 个，其中错义/无义突变 13 个，剪接突变 4 个，小的缺失 4 个，小的插入 2 个，大片段缺失 2 个。突变分布在基因整个编码区，无突变热点。

（赵 琳 王玉奇）

参考文献

[1] Harel T, Rabinowitz R, Hendler N, et al. COL11A2 mutation associated with autosomal recessive Weissenbacher-Zweymuller syndrome: molecular and clinical overlap with otospondylomegaepiphyseal dysplasia(OSMED). Am J Med Genet A, 2005, 132A(1): 33-35.

[2] Rabinowitz R, Gradstein L, Galil A, et al. The ocular manifestations of Weissenbacher-Zweymuller syndrome. Eye(Lond), 2004, 18(12): 1258-1263.

[3] Ramer JC, Eggli K, Rogan PK, et al. Identical twins with Weissenbacher-Zweymüller syndrome and neural tube defect. Am J Med Gene, 1993, 45(5): 614-618.

[4] Galil A, Carmi R, Goldstein E, et al. Weissenbacher-Zweymuller syndrome: long-term follow-up of growth and psychomotor development. Dev Med Child Neurol, 1991, 33(12): 1104-1109.

[5] Martinez-Garay I, Tomas M, Oltra S, et al. A two base pair deletion in the PQBP1 gene is associated with microphthalmia, microcephaly, and mental retardation. Europ J Hum Genet, 2007, 15(1): 29-34.

[6] Pihlajamaa T, Prockop DJ, Faber J, et al. Heterozygous glycine substitution in the COL11A2 gene in the original patient with the Weissenbacher-Zweymuller syndrome demonstrates its identity with heterozygous OSMED(nonocular Stickler syndrome). Am J Med Genet, 1998, 80: 115-120.

[7] Frischknecht M, Niehof-Oellers H, Jagannathan V, et al. A COL11A2 mutation in Labrador retrievers with mild disproportionate dwarfism. PLoS One, 2013, 8: e60149.

1532　Wieacker-Wolff 综合征
(Wieacker-Wolff syndrome, WRWF; OMIM 314580)

一、临床诊断

(1) 概述

Wieacker-Wolff 综合征 (WRWF) 是严重的 X 连锁隐性遗传神经发育异常疾病，影响中枢及周围神经系统。致病基因为 ZC4H2 基因。临床特点为胎儿期的肌无力，即胎儿运动不能。患者表现为严重的关节挛缩，运动发育迟滞，面部异常，骨骼异常如髋关节脱位、脊柱侧凸、马蹄内翻足。存活的患儿表现为智力发育迟滞。女性携带者可有程度较轻的上述表现 [1]。

(2) 临床表现

该病临床表现有先天性多关节挛缩 (AMC)，远端肌萎缩，眼、面、舌等部位肌肉的运动障碍，智力发育迟滞。严重的患者可以出现呼吸窘迫、肌无力。中枢神经系统表现为智力低下、痉挛状态、癫痫。杂合子女性表现为轻度认知下降、先天性指屈曲和马蹄内翻足。面部异常包括软腭狭窄、小颌畸形、人中过长、鼻孔上翻、短颈。女性携带者表现为轻度的足畸形、挛缩、脊柱过度后凸、轻度肌无力[2](图1532-1)。

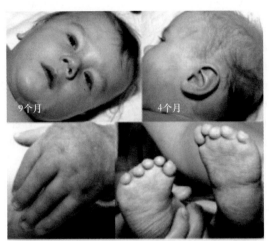

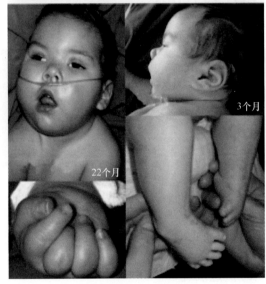

图 1532-1　临床表现
面部无力，人中扁平，鼻孔上翻，后位耳，斜视，先天性指屈曲，马蹄内翻足，收缩的手指不能被动伸展，关节伸面的特征性脂肪垫
[Am J Hum Genet, 2013, 92(5): 681-695]

(3) 影像学表现

头颅磁共振检查显示髓鞘发育不良、脑萎缩、脑回破坏、额叶萎缩、胼胝体发育不良、枕叶白质发育不良 (图 1532-2)。

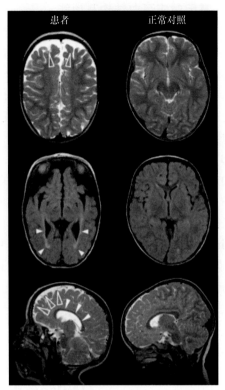

图 1532-2　额叶萎缩，枕叶白质发育不良
[Am J Hum Genet, 2013, 92(5): 681-695]

(4) 病理表现

病理未见神经源性及肌源性损害。肌肉活检可有肌肉变性。

(5) 受累部位病变汇总 (表 1532-1)

表 1532-1　受累部位及表现

受累部位	主要表现
脑	萎缩、发育不良
骨骼	畸形、挛缩
眼、面、舌	运动障碍

二、基因诊断

(1) 概述

ZC4H2 基因，即编码锌指 C4H2 结构域包含蛋白的基因，位于 X 染色体长臂 1 区 1 带 2 亚带 (Xq11.2)，基 因 组 坐 标 为 (GRCh37):X:64135682-64254624，基因全长 118 943bp，包含 5 个外显子，编码 224 个氨基酸。

(2) 基因对应蛋白结构及功能

该基因编码的蛋白是锌指结构域蛋白质家族的成员之一。该家族成员有一个 C 末端锌指结构域和一个卷曲螺旋区域，前者的特征是具有四个半胱氨酸残基和两个组氨酸残基。该蛋白功能尚未清晰，研究发现在海马神经元中过表达该基因可以导致树突棘的数量增加。

(3) 基因突变致病机制

2013 年，Hirata 等[1] 在 5 例无血缘关系的 WRWF 家系患者中，发现 ZC4H24 基因的 4 个不同的错义突变。

Hirata 等[1] 在小鼠的神经元中表达其中 3 个突变，发现均会引起突触数量和密度的显著降低。在斑马鱼模型中，研究者发现 zc4h2 基因敲除后，会导致斑马鱼游动异常，以及 α- 运动神经元的发育受损。神经肌肉终板的数量变少，并且终板出现紊乱。

(4) 目前基因突变概述

目前人类基因突变数据库收录的 ZC4H2 基因突变有 4 个，均为错义 / 无义突变。

（唐鹤飞　葛　蕾）

参考文献

[1] Hirata H, Nanda I, van Riesen A, et al. ZC4H2 mutations are associated with arthrogryposis multiplex congenita and intellectual disability through impairment of central and peripheral synaptic plasticity. Am J Hum Genet, 2013, 92(5): 681-95.

[2] Hennekam RCM, Barth PG, van Lookeren CW, et al. A family with severe X-linked arthrogryposis. Europ J Pediat, 1991, 150: 656-660.

1533　肝豆状核变性
(Wilson disease; OMIM 277900)

一、临床诊断

(1) 概述

肝豆状核变性又名 Wilson 病，是一种常染色体隐性遗传的铜代谢障碍疾病，致病基因为 ATP7B 染色体，编码一种铜转运 P 型 ATP 酶。该基因突变导致 ATP 酶功能减弱或丧失，以致血清铜蓝蛋白 (CP) 合成减少及胆道排铜障碍，蓄积于体内的铜离子在肝、脑、肾、角膜等处沉积，引起相应器官出现症状[1]。

(2) 临床表现

发病年龄 5~35 岁，患者有多器官受累表现，可有进行性加重的肝硬化、锥体外系症状、精神症状、肾损害及角膜色素 (K-F) 环等。具体如下：①神经症状 (锥体外系症状为主) 和精神症状可表现为帕金森综合征，运动障碍表现为扭转痉挛、肌张力障碍、手足徐动、舞蹈症、步态异常、共济失调等。②肝症状表现为血清转氨酶增高、急慢性肝炎、肝硬化等。③角膜 K-F 环在 7 岁以下患儿少见 (图 1533-1)。④其他表现有镜下血尿、微量蛋白尿、肾小管酸中毒、急性非免疫性溶血性贫血、骨关节病及肌肉损害等。根据临床表现，该病可分为肝型、脑型、其他类型和混合型[2]。

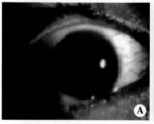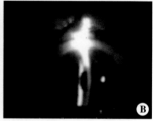

图 1533-1　肝豆状核变性患者前节像
A. 弥散光照相；B. 裂隙光照相，显示角膜周边部后弹力层环形褐绿色沉积物

[中国中医眼科杂志 , 2013, 23(6): 410-411]

(3) 病理表现

Wilson 病颅内病理表现主要局限在基底核、丘脑和脑干。主要病理变化为脑萎缩、脑软化、空洞、广泛神经元缺失等。该病理变化与细胞外铜增加引起氧化应激，并导致细胞的破坏有关。

(4) 影像学表现

Wilson 病脑部 MRI 检查最常见对称性基底核区、丘脑有长 T_1 长 T_2 信号、Flair 像高信号，偶有短 T_1 信号。由铜在脑部沉积，出现细胞水肿、胶质增生、脱髓鞘、神经元坏死或囊性变所致。T_2 高信号以壳核最为常见，其次是尾状核、苍白球、丘脑、中脑和脑桥 (图 1533-2)。部分患者可有脑萎缩。此

外，累及中脑的长 T_2 信号可以形成一种 Wilson 病较为特征性的改变，即"大熊猫脸征"，同时累及

脑桥后方的 T_2 高信号，可形成"小熊猫脸征"[3]。

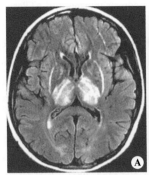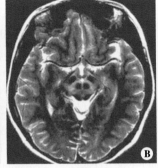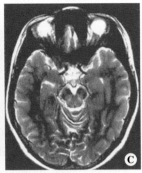

图 1533-2　影像学表现

A. Flair 像双侧基底核区及丘脑对称性 Flair 像高信号；B. 大熊猫征；C. 小熊猫征

[临床放射学杂志 , 2011, 30(6): 785-788]

(5) 受累部位病变汇总 (表 1533-1)

表 1533-1　受累部位及表现

受累部位	主要表现
脑	帕金森综合征、运动障碍 (扭转痉挛、手足徐动、舞蹈症、步态异常、共济失调等)、精神症状
肝脏	转氨酶升高、急慢性肝炎、肝硬化、肝衰竭
肾脏	镜下血尿、微量蛋白尿、肾小管酸中毒
眼	K-F 环
血液	贫血
骨关节及肌肉	骨关节病及肌肉损害

二、基因诊断

(1) 概述

ATP7B 基因，即编码一种 P 型阳离子转运 ATP 酶的基因，位于 13 号染色体长臂 1 区 4 带 3 亚带 (13q14.3)，基因组坐标为 (GRCh37):13:52506805-52586181，基因全长 79 377bp，包含 21 个外显子，编码 1465 个氨基酸。

(2) 基因对应蛋白结构及功能

该基因是 P 型阳离子转运 ATP 酶家族的一员，编码的蛋白包含多个跨膜结构域、1 个 ATP 酶一致序列、1 个铰链区、1 个磷酸化位点和至少 2 个可能的铜离子结合位点。这个蛋白质具有将铜离子转运出细胞的功能，如可将肝脏中的铜离子转入胆汁中。

(3) 基因突变致病机制

Bull 等[4] 发现 2 例 Wilson 病患者在 ATP7B 基因编码区有 7bp 的纯合缺失突变。Tanzi 等[5] 在无血缘关系的 Wilson 病患者中发现 4 个 ATP7B 基因突变：2 个错义突变和 2 个移码突变。这些突变在

50 个主要来自美国的独立家系，18 个独立的俄罗斯家系和 5 个无血缘关系的西西里岛家系中也有发现。Bull 的研究小组和 Tanzi 的研究小组各自独立发现 Wilson 病的同一个致病基因为 ATP7B。

Gromadzka 等[6] 对 142 例波兰的 Wilson 病患者进行研究，在 ATP7B 基因上发现 26 个突变：11 个蛋白截短突变、14 个错义突变和 1 个剪接突变。有 1 或 2 例截短突变的患者血清铜离子和血浆铜蓝蛋白浓度与有 2 个错义突变的患者相比更低，而且更早发病，截短突变的表型效应是剂量依赖性的。研究者并未发现 ATP7B 的突变类型是否会使最初的疾病表现有所差异。

Lang 等[7] 的研究表明在鼠的肝细胞中，铜离子诱导激活的酸性鞘磷脂酶从白细胞分泌，导致神经酰胺释放入红细胞，以及磷脂酰丝氨酸在红细胞中暴露，这些进程可通过抑制 SMPD1 而避免。在 LEC 大鼠中，SMPD1 的缺乏或者药物抑制可以防止铜离子诱发的肝脏细胞凋亡，避免大鼠急性肝细胞死亡、肝脏衰竭和早期死亡。Wilson 病的患者表现出血浆 SMPD1 浓度升高及神经酰胺和磷脂酰丝氨酸阳性的红细胞增多。研究者认为铜离子通过激活酸性鞘磷脂酶并释放神经酰胺引发肝脏细胞的凋亡，这揭示之前未发现的 Wilson 病患者肝硬化和贫血的机制。

(4) 目前基因突变概述

目前人类基因突变数据库收录的 ATP7B 基因突变有 555 个，其中错义 / 无义突变 347 个，剪接突变 50 个，小的缺失 103 个，小的插入 45 个，大片段缺失 6 个，调控区突变 4 个。

(马凌燕　何思捷)

参考文献

[1] Ala A, Walker AP, Ashkan K, et al. Wilson's disease. Lancet, 2007, 369(9559): 397-408.

[2] 中华医学会神经病学分会帕金森病及运动障碍学组，中华医学会神经病学分会神经遗传病学组. 肝豆状核变性的诊断与治疗指南. 中华神经科杂志, 2008, 41(8): 566-569.

[3] 颜立群，侯亚平，耿左军，等. Wilson 病的脑部 MRI 表现及 MRS 变化. 临床放射学杂志, 2011, 30(6): 785-788.

[4] Bull PC, Thomas GR, Rommens JM, et al. The Wilson disease gene is a putative copper transporting P-type ATPase

similar to the Menkes gene. Nat Genet, 1993, 5: 327-337.

[5] Tanzi RE, Petrukhin K, Chernov I, et al. The Wilson disease gene is a copper transporting ATPase with homology to the Menkes disease gene. Nat Genet, 1993, 5: 344-350.

[6] Gromadzka G, Schmidt HH, Genschel J, et al. Frameshift and nonsense mutations in the gene for ATPase7B are associated with severe impairment of copper metabolism and with an early clinical manifestation of Wilson's disease. Clin Genet, 2005, 68: 524-532.

[7] Lang PA, Schenck M, Nicolay JP, et al. Liver cell death and anemia in Wilson disease involve acid sphingomyelinase and ceramide. Nat Med, 2007, 13: 164-170.

1534 Wilson-Turner X 连锁精神发育迟滞综合征
(Wilson-Turner X-linked mental retardation syndrome, WTS; OMIM 309585)

一、临床诊断

(1) 概述

Wilson-Turner X 连锁精神发育迟滞综合征 (WTS) 属于一种 X 连锁精神发育迟滞遗传性疾病，陆续由 Wilson 和 Turner 等报道，其致病基因为 X 染色体上的 HDAC8 基因[1, 2]。

(2) 临床表现

WTS 临床症状主要累及神经认知、内分泌系统、生殖系统及骨骼等[1-4]，具体表现为智力低下，男性多为精神发育迟滞，女性多为学习障碍、肌张力低下及肌肉不发达。头面部畸形包括头小而短、眶上嵴突出、颧骨高、下颌后缩、耳朵短、眼眶深、鼻翼宽、鼻梁短及牙齿不齐。患者身材矮小、躯干肥胖、驼背、手小、性腺功能减退、青春期延迟及男性乳房发育。男性生殖系统异常可见阴茎短小、睾丸小或隐睾。女性患者临床表现较男性患者温和。

(3) 辅助检查

实验室检查可见性腺功能减退[2-4]。

(4) 病理表现

尚无相关资料。

(5) 受累部位病变汇总 (表 1534-1)

表 1534-1 受累部位及表现

受累部位	主要表现
内分泌系统	身材矮小、躯干肥胖、甲状腺功能减退、青春期延迟、男性乳房发育症
头颈	头小而短、眶上嵴突出、颧骨高、下颌后缩、耳朵短、眼眶深、鼻翼宽、鼻梁短及牙齿咬合错位
生殖系统	男性阴茎短小、睾丸小或隐睾
骨骼	驼背、手小
肌肉	肌张力低下、肌肉不发达
神经系统	男性多见精神发育迟滞、女性多见学习障碍

二、基因诊断

(1) 概述

HDAC8 基因，即编码组蛋白去乙酰化酶的基因，位于 X 染色体长臂 1 区 3 带 (Xq13)，基因组坐标为 (GRCh37):X:71549366-71792953，基因全长 243 588bp，包含 17 个外显子，编码 377 个氨基酸。

(2) 基因对应蛋白结构及功能

HDAC8 基因编码的组蛋白去乙酰化酶是 I 类组蛋白脱乙酰化酶家族的成员之一，其 N 端尾部的赖氨酸残基具有催化脱乙酰化的功能，在大多数蛋白复合体中与转录协阻抑制物共同起抑制转录的作用。该基因编码的蛋白具有乙酰化和脱乙酰化功能，可改变染色体结构，从而影响转录因子与 DNA 的结合，在转录调节、细胞周期的进程及发展方面起关键作用。

(3) 基因突变致病机制

Harakalova 等[1] 采用 NGS 法对荷兰一患 WTS 的家族中 5 个人的 X 染色体的外显子进行测序，确定 HDAC8 基因外显子 2 上的一个 c.164+5G ＞ A 突变。

本病尚无相应的分子研究，致病机制未明。

(4) 目前基因突变概述

目前人类基因突变数据库没有收录 HDAC8 基因突变信息，但在文献中报道该基因有一个 c.164 + 5G ＞ A 突变[1]。

（杨　昕　赵　慧　李欣玥）

参考文献

[1] Harakalova M, van den Boogaard MJ, Sinke R, et al. X-exome sequencing identifies a HDAC8 variant in a large pedigree with X-linked intellectual disability, truncal obesity, gynaecomastia, hypogonadism and unusual face. J Med Genet, 2012, 49: 539-543.

[2] Wilson M, Mulley J, Gedeon A, et al. New X-linked syndrome of mental retardation, gynecomastia, and obesity is linked to DXS255. Am J Med Genet, 1991, 40: 406-413.

[3] Frezal J. New X-linked syndrome of mental retardation, gynecomastia, and obesity is linked to DXS255. Am J Med Genet, 1992, 44: 854-855.

[4] Vasquez SB, Hurst DL, Sotos JF. X-linked hypogonadism, gynecomastia, mental retardation, short stature, and obesity-a new syndrome. J Pediatr, 1979, 94: 56-60.

1535　Wiskott-Aldrich 综合征
(Wiskott-Aldrich syndrome, WAS; OMIM 301000)

一、临床诊断

(1) 概述

Wiskott-Aldrich 综合征 (WAS) 是一种罕见的原发性免疫缺陷病，1937 年 Wiskott 首次报道[1]，1954 年 Aldrich 证实该病为 X- 染色体连锁隐性遗传[2]。因其典型病例表现为湿疹、血小板减少和免疫缺陷三联征，故又称湿疹血小板减少伴免疫缺陷综合征。致病基因为 WAS 基因，即 Wiskott-Aldrich 综合征蛋白基因。

(2) 临床表现

WAS 是一种罕见的联合免疫缺陷性疾病，北欧报道 WAS 发病率约为 1/10 万，日本为 1/20 万[3]。一般男性患病，女性携带，偶见由 X 染色体非随机灭活所致女性携带者患病的报道[4, 5]。患者多于婴儿期起病，生存年龄中位数约为 6.5 岁[6]。其临床特点为反复感染、湿疹、血小板减少和出血倾向。感染以化脓性外耳道炎、肺炎最多见，严重感染如败血症 (发生率为 24%)、脑膜炎 (发生率为 7%)、肠道感染 (发生率为 13%)，还可发生病毒、卡氏肺囊虫、念珠菌感染[7]。80% 患者有异位性湿疹[8]，程度可轻可重，常于出生后出现，随年龄增长，细菌感染和食物过敏加重。出血可表现为紫癜、黑便、咯血和血尿等。另外，还可并发自身免疫性疾病、肿瘤等。该病恶性肿瘤的发生率较正常人高 100 倍，最常见大细胞型非霍奇金病，25%~30% 的淋巴瘤首发于脑部，非淋巴细胞性白血病及霍奇金病的发生率亦增高[9]。

(3) 影像学表现

暂无相关资料。

(4) 病理表现

暂无相关资料。

(5) 受累部位病变汇总 (表 1535-1)

表 1535-1　受累部位及表现

受累部位	主要表现
耳	中耳炎
鼻	鼻窦炎
肾脏	肾病
胃肠道	腹泻、炎症性肠病
皮肤	湿疹
呼吸系统	上、下呼吸道感染

续表

受累部位	主要表现
神经系统	脑膜炎
循环系统	血小板减少症、淋巴细胞减少症、溶血性贫血、缺铁性贫血、血管炎、鼻出血、呕血、黑便、紫癜

二、基因诊断

(1) 概述

WAS 基因，即编码 Wiskott-Aldrich 综合征家族蛋白的基因，位于 X 染色体短臂 1 区 1 带 4 亚带和 2 亚带 1 次亚带之间 (Xp11.4—p11.21)，基因组坐标为 (GRCh37):X:48542186-48549818，基因全长 7633bp，包含 12 个外显子，编码 502 个氨基酸。

(2) 基因对应蛋白结构及功能

Wiskott-Aldrich 综合征蛋白家族具有相似结构域，参与细胞表面受体和肌动蛋白之间的信号转导。研究表明，WAS 蛋白家族成员能够直接或间接与小 GTP 酶和 Cdc42 相互作用，调节肌动蛋白丝和细胞骨架组织复合体 ARP2/3 的形成。*WAS* 基因只在造血细胞中表达，并且在 WAS 患者中显示出信号通路紊乱和细胞骨架异常。

(3) 基因突变致病机制

Derry 等[10]通过连锁分析首次定位 *WAS* 基因并发现 WAS 患者均携带 *WAS* 基因突变。后期大量研究亦发现 *WAS* 基因多个位点突变与 WAS 的发生相关[11-13]。但是，WAS 患者的表现型与其突变位点相关性不强[14,15]。有关 *WAS* 基因突变的致病机制，目前尚无确切报道，致病机制未明。

(4) 目前基因突变概述

目前人类基因突变数据库报道的 *WAS* 基因突变有 359 个，其中错义 / 无义突变 139 个，剪接突变 47 个，小的缺失 110 个，小的插入 47 个，大片段缺失 13 个，大片段插入 3 个。

（张正慧　刘　磊）

参考文献

[1] Wiskott A. Familiarer, angeborener Morbus Werlhofii? Mschr Kinderheilk, 1937, 68: 212-216.

[2] Aldrich RA, Steinberg AG, Campbell DC. Pedigree demonstrating a sex-linked recessive condition characterized by draining ears, eczematoid dermatitis and bloody diarrhea. Pediatrics, 1954, 13(2): 133-139.

[3] 胡亚美，江载芳. 诸福堂实用儿科学. 7 版. 北京：人民卫生出版社，2002: 594-596.

[4] Lutskiy MI, Sasahara Y, Kenney DM, et al. Wiskott-Aldrich syndrome in a female. Blood. 2002, 100(8): 2763-2768.

[5] Inoue H, Kurosawa H, Nonoyama S, et al. X-linked thrombo-cytopenia in a girl. Br J Haematol, 2002, 118(4): 1163-1165.

[6] 桑毓枚，李永昶. 实用儿科综合征. 北京：北京医科大学中国协和医科大学联合出版社，1993.

[7] 刘颖中，钟雁，王亚娟. 湿疹—血小板减少紫癜综合征 1 例报告及文献复习. 中国当代儿科杂志，2006, 8(6): 499-501.

[8] 李雯，谢宗德，许自川. 新生儿 Wiskott-Aldrich 综合征 1 例. 中国实用儿科杂志，2008, 23(1): 57-58.

[9] 曹励之，王卓. 有血液特征的原发性免疫缺陷病. 实用儿科临床杂志，2008, 23(3): 169-172.

[10] Derry JM, Ochs HD, Francke U. Isolation of a novel gene mutated in Wiskott-Aldrich syndrome. Cell, 1994, 78: 635-644.

[11] Thompson LJ, Lalloz MR, Layton DM. Unique and recurrent WAS gene mutations in Wiskott-Aldrich syndrome and X-linked thrombocytopenia. Blood Cells Mol Dis, 1999, 25: 218-226.

[12] Binder V, Albert MH, Kabus M, et al. The genotype of the original Wiskott phenotype. N Engl J Med, 2006, 355: 1790-1793.

[13] Dobbs AK, Yang T, Farmer DM, et al. A possible bichromatid mutation in a male gamete giving rise to a female mosaic for two different mutations in the X-linked gene WAS. Clin Genet, 2007, 71: 171-176.

[14] Schindelhauer D, Weiss M, Hellebrand H, et al. Wiskott-Aldrich syndrome: no strict genotype-phenotype correlations but clustering of missense mutations in the amino-terminal part of the WASP gene product. Hum Genet, 1996, 98: 68-76.

[15] Greer WL, Shehabeldin A, Schulman J, et al. Identification of WASP mutations, mutation hotspots and genotype-phenotype disparities in 24 patients with the Wiskott-Aldrich syndrome. Hum Genet, 1996, 98: 685-690.

1536 Wolfram 综合征 1 型
(Wolfram syndrome 1, WFS1; OMIM 2223000)

一、临床诊断

(1) 概述

Wolfram 综合征 (WFS) 是一种儿童期起病的常染色体隐性遗传病。本病以糖尿病、尿崩症、视神经萎缩及神经性耳聋为主要临床特征,故也称为 DIDMOAD 综合征。该病于 1938 年由 Wolfram 首先报道。WFS 根据致病基因的不同分为 WFS1 和 WFS2 两型。本文主要介绍 WFS1。WFS1 的致病基因为染色体 WFS1 基因,其编码转运膜糖蛋白 wolframin[1]。

(2) 临床表现

Wolfram 综合征发病情况尚无明确统计。Boutzios 等[2] 报道的发病率约为 1/77 万。本病四大临床特征即糖尿病、视神经萎缩、尿崩症及神经性耳聋。多数患者以儿童期糖尿病为首发症状,且均为胰岛素依赖型糖尿病。也有部分患者临床表现不典型,以其他表现为首发症状。Wolfram 综合征眼部病变多于患糖尿病 2~3 年后发生,主要表现为进行性视神经萎缩导致失明,多于 6~7 岁开始,有家族性,且较少出现视网膜微血管病变。中枢性尿崩症是本病的常见表现,约见于 87% 的 WFS 患者[3]。双侧慢性进展性神经性耳聋也是该病的主要特征之一,以高频音域受累最为严重,多儿童期起病,少数也为先天性耳聋。除以上四种表现,还有泌尿系统症状、共济失调、精神疾病、精神发育迟滞、癫痫、肌阵挛、周围神经病、自主神经病、器官畸形等[3]。泌尿系统症状包括尿道弛缓、双侧肾盂积水、输尿管扩张、膀胱膨胀等。精神疾病可有重度抑郁、精神分裂症、焦虑症等[1]。

(3) 辅助检查

该病辅助检查可发现血糖异常,视力、听力下降,泌尿系统异常如肾盂积水、输尿管扩张等。本病影像学表现无特异性。但有 MRI 检查发现广泛脑萎缩及脑器质性病变 (图 1536-1) 的报道[4]。

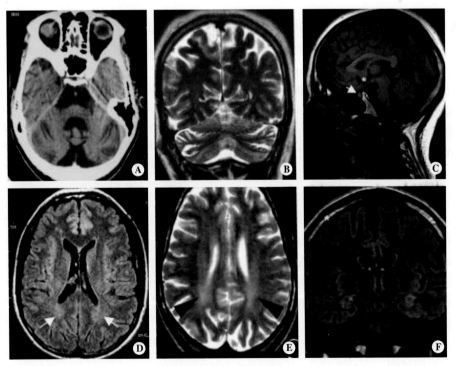

图 1536-1 MRI 检查表现

A. 24 岁 WFS 患者 CT 示脑桥、小脑蚓及小脑萎缩;B. 1 例无神经系统表现 WFS 患者 MRI T_2 像示小脑及顶枕叶广泛萎缩;C. MRI T_1 像示中脑及脑桥萎缩,视交叉及漏斗部弯细;D. MRI T_2 像示视辐射区域双侧对称白质病变;E. MRI T_2 像示幕上广泛萎缩伴对称性白质脑病;F. MRI T_2 像示右前额部皮质异常影 (Ann Neurol, 2011, 69: 501-508)

（4）病理表现

该病肌肉活检无特征性表现。

（5）基因突变亚型及受累部位病变汇总（表 1536-1、表 1536-2）

表 1536-1　亚型汇总

WFS 分型	致病基因
WFS1	*WFS1*
WFS2	*CISD2*

表 1536-2　受累部位及表现

受累部位	主要表现
胰腺	糖尿病
垂体	中枢性尿崩症
眼	视神经萎缩
耳	神经性耳聋
脑	精神发育迟滞、精神病变、痴呆、癫痫、共济失调、帕里诺综合征，MRI 发现广泛脑萎缩、脑白质病变等
心脏	心脏畸形、心脏自主神经病变
性腺	性腺发育不全、女性子宫萎缩等
泌尿系统	肾盂积水、输尿管扩张、张力性神经性膀胱

二、基因诊断

（1）概述

WFS1 基因，编码遗传性少年型糖尿病 1 相关蛋白，位于 4 号染色体短臂 1 区 6 带 1 亚带 (4p16.1)，基因组坐标为 (GRCh37):4:6271577-6304992，基因全长 33 416bp，包含 8 个外显子，编码 890 个氨基酸。

（2）基因对应蛋白结构及功能

WFS1 基因编码一个跨膜蛋白，该蛋白的分子质量为 100kDa，在细胞膜中可组装成更大分子量的复合体，约 400kDa。二级结构预测显示该蛋白的 3 个结构域如下：一个疏水中心域，由 9~10 个跨膜片段组成，每个跨膜片段两侧分别衔接一个 N 末端的亲水域和一个 C 末端的疏水尾部。该蛋白以 Ncyt/Clum 的拓扑结构形式嵌入膜中，因此，该蛋白被定义为一种新的多次跨膜蛋白家族。该蛋白通过调控内质网二价钙离子存储的状态，参与细胞内钙离子的平衡调节，也参与胰岛素的加工与分泌、细胞周期调控、未折叠蛋白应答及 cAMP 产生等过程。

（3）基因突变致病机制

Strom 等[1]在 WFS1 患者中发现 *WFS1* 基因两个等位功能缺失突变。Hardy 等[5]采用 DNA 测序方法，在 19 个英国家系的 30 例 WFS 患者中进行 *WFS1* 基因外显子筛查。作者在 *WFS1* 基因中发现 24 个突变：8 个无义突变，8 个错义突变，3 个缺失突变，1 个插入突变和 4 个移码突变。这些突变中，有 23 个新的突变，大部分位于 8 号外显子。

Khanim 等[6]报道 90% 的 WFS 患者会携带 *WFS1* 基因突变。

Hansen 等[7]在 7 个丹麦 WFS 家庭中的 8 例患者中，均发现 *WFS1* 基因突变，其中 4 个突变是新发现的。

（4）目前基因突变概述

目前人类基因突变数据库报道的 *WFS1* 基因突变有 225 个，其中错义/无义突变 158 个，剪接突变 5 个，小的缺失 40 个，小的插入 17 个，大片段缺失 2 个，大片段插入 3 个。突变分布在基因整个编码区，无突变热点。

（申　园　张　佳　杨志凯）

参考文献

[1] Strom TM, Hortnagel K, Hofmann S. et al. Diabetes insipidus, diabetes mellitus, optic atrophy and deafness(DIDMOAD) caused by mutations in a novel gene(wolframin)coding for a predicted transmembrane protein. Hum Molec Genet, 1998, 7: 2021-2028.

[2] Boutzios G, Livadas S, Marinakis E, et al. Endocrine and metabolic aspects of the Wolfram syndrome. Endocrine, 2011, 40: 10-13.

[3] Medlej R, Wasson J, Baz P, et al. Diabetes mellitus and optic atrophy: a study of Wolfram syndrome in the Lebanese population. J Clin Endocr Metab, 2004, 89: 1656-1661.

[4] Chaussenot A, Bannwarth S, Rouzier C, et al. Neurologic features and genotype-phenotype correlation in Wolfram syndrome. Ann Neurol, 2011, 69: 501-508.

[5] Hardy C, Khanim F, Torres R, et al.Clinical and molecular genetic analysis of 19 Wolfram syndrome kindreds demonstrating a wide spectrum of mutations in WFS1.Am J Hum Genet, 1999, 65: 1279-1290.

[6] Khanim F, Kirk J, Latif F, et al. WFS1/Wolframin mutations, Wolfram syndrome, and associated diseases. Hum Mutat, 2001, 17: 357-367.

[7] Hansen L, Eiberg H, Barrett T, et al. Mutation analysis of the WFS1 gene in seven Danish Wolfram syndrome families；four new mutations identified. Europ J Hum Genet, 2005, 13: 1275-1284.

1537 类 Wolfram 综合征
(Wolfram-like syndrome, autosomal dominant, WFSL; OMIM 614296)

一、临床诊断

(1) 概述

类 Wolfram 综合征 (WFSL) 是一种以低频听力受损为主要特征，伴糖尿病和 (或) 视神经萎缩为主要表现的临床综合征。WFSL 的致病基因为位于 4 号染色体的 *WFS1* 基因，与 WFSL 相关的 *WFS1* 基因突变区域被认为主要编码遗传性少年型糖尿病 1 相关蛋白 C 终端区域[1]。

(2) 临床表现

WFSL 的三大临床特征主要为先天性进行性听力受损、糖尿病和 (或) 视神经萎缩。WFSL 并无其他 Wolfram 综合征的典型表现如尿崩症等。WFSL 的听力受损主要表现为低频感音神经性耳聋，呈缓慢进行性，先天出现，存在家族史，但由于初期仅低频 (2000Hz 以下) 听力受损，言语辨别率尚可，许多患者并未能早期发现并诊断。WFSL 糖尿病多为非胰岛素依赖型糖尿病，多儿童期发病，有随病程进展为胰岛素依赖型糖尿病的报道[1]。部分 WFSL 患者未诊断为糖尿病，仅发现糖耐量异常[2]。WFSL 患者双侧视神经萎缩，除视力下降外还可表现为双眼视野盲点、红绿色盲[3]、迟发性视敏度下降甚至青光眼[4]。除上述表现外，WFSL 还可有精神症状如焦虑、抑郁、幻觉等[4]。

(3) 辅助检查

该本病多有血糖异常，听力测试可发现听力下降、低频区域为主，并有双侧视力下降、视野盲点等。本病影像学表现无特异性。

(4) 病理表现

该病肌肉活检无特征性表现。

(5) 受累部位病变汇总 (表 1537-1)

表 1537-1 受累部位及表现

受累部位	主要表现
胰腺	糖尿病
眼	视神经萎缩、视野缺损、红绿色盲、青光眼
耳	低频为主的神经性耳聋
脑	抑郁、幻觉、焦虑等精神症状

二、基因诊断

(1) 概述

WFS1 基因，编码遗传性少年型糖尿病 1 相关蛋白，位于 4 号染色体短臂 1 区 6 带 1 亚带 (4p16.1)，基因组坐标为 (GRCh37):4:6271577-6304992，基因全长 33 416bp，包含 8 个外显子，编码 890 个氨基酸。

(2) 基因对应蛋白结构及功能

WFS1 基因编码一个跨膜蛋白，该蛋白的分子量为 100kDa，在细胞膜中可组装成更大分子量的复合体，约 400kDa。二级结构预测显示该蛋白的 3 个结构域如下：一个疏水中心域，由 9~10 个跨膜片段组成，每个跨膜片段两侧分别衔接一个 N 末端的亲水域和一个 C 末端的疏水尾部。该蛋白以 Ncyt/Clum 的拓扑结构形式嵌入膜中，因此，该蛋白被定义为一种新的多次跨膜蛋白家族。该蛋白通过调控内质网二价钙离子存储的状态，参与细胞内钙离子的平衡调节，也参与胰岛素的加工与分泌、细胞周期调控、未折叠蛋白应答及 cAMP 产生等过程。

(3) 基因突变致病机制

Domenech 等[5] 在 23 例感觉神经性耳聋和 2 型糖尿病的患者中进行 *WFS1* 基因的筛查，在 3 例不相关的患者中分别发现 3 个不同的杂合错义突变，但缺乏关于 *WFS1* 基因的突变如何导致疾病发生的信息。

在一个患有 WFS 类似症状的丹麦 3 代家系中，其发病模型呈现常染色体显性遗传，患者表现出耳聋、视神经萎缩、葡萄糖代谢受损的症状，Eiberg 等[2] 分析候选基因 *WFS1*，发现了 1 个杂合的错义突变。

一位 60 岁患有先天性听力障碍和非胰岛素依赖型糖尿病的法国人，其 81 岁母亲也患有耳聋、糖尿病和视神经萎缩，Valero 等[6] 发现 *WFS1* 基因的杂合突变 p.E864K。该突变位点在 100 个对照人群中未被发现。

在一个患有耳聋和视神经萎缩的荷兰家庭中，患者经检测，*OPA1* 基因和线粒体上与视神经萎缩相关的基因均未发现突变，而 Hogewind 等[3] 在 WFS1 基因发现 1 个杂合错义突变。这个突变在健康的家庭成员中未发现。

(4) 目前基因突变概述

目前人类基因突变数据库报道的 WFS1 基因突变有 225 个，其中错义 / 无义突变 158 个，剪接突变 5 个，小的缺失 40 个，小的插入 17 个，大片段缺失 2 个，大片段插入 3 个。突变分布在基因整个编码区，无突变热点。

（申 园 张 佳 杨志凯）

参考文献

[1] Valero R, Bannwarth S, Roman S, et al. Autosomal dominant transmission of diabetes and congenital hearing impairment secondary to a missense mutation in the WFS1 gene. Diabet Med, 2008, 25: 657-661.

[2] Eiberg H, Hansen L, Kjer B, et al. Autosomal dominant optic atrophy associated with hearing impairment and impaired glucose regulation caused by a missense mutation in the WFS1 gene. J Med Genet, 2006, 43: 435-440.

[3] Hogewind BFT, Pennings RJE, Hol FA, et al. Autosomal dominant optic neuropathy and sensorineural hearing loss associated with a novel mutation of WFS1. Molec Vis, 2010, 16: 26-35.

[4] Rendtorff ND, Lodahl M, Boulahbel H, et al. Identification of p.A684V missense mutation in the WFS1 gene as a frequent cause of autosomal dominant optic atrophy and hearing impairment. Am J Med Genet, 2011, 155A: 1298-1313.

[5] Domenech E, Gomez-Zaera M, Nunes V. WFS1 mutations in Spanish patients with diabetes mellitus and deafness. Europ J Hum Genet, 2002, 10: 421-426.

[6] Valero R, Bannwarth S, Roman S, et al. Autosomal dominant transmission of diabetes and congenital hearing impairment secondary to a missense mutation in the WFS1 gene. Diabet Med, 2008, 25: 657-661.

1538 Woodhouse-Sakati 综合征
(Woodhouse-Sakati syndrome; OMIM 241080)

一、临床诊断

(1) 概述

Woodhouse-Sakati 综合征是一种罕见的常染色体隐性遗传疾病，由 Woodhouse 和 Sakati 于 1983 年首次报道。C2ORF37 基因的突变被认为是 Woodhouse-Sakati 综合征的原因[1]。

(2) 临床表现

该病主要表现为进行性锥体外系症状，伴有性腺发育不良和功能低下、秃头、耳聋、糖尿病、智力减退、听力丧失、近视、斜视、手指畸形及局部或全身的肌张力障碍。Woodhouse-Sakati 综合征突出的临床特征是内分泌功能障碍，主要表现为闭经、血糖代谢异常等。另外，该病患者可具有典型的面部异常表现，包括额头突出、眼距过宽、门齿突出、咬合不正、眉毛及头发稀少等 (图 1538-1)。

(3) 辅助检查

MRI 检查 T_2 加权像可见苍白球、黑质及基底神经核有明显的铁沉积，脑白质变性。心电图可表现为肢体导联 T 波倒置。

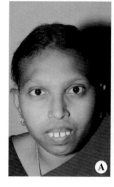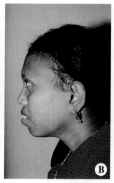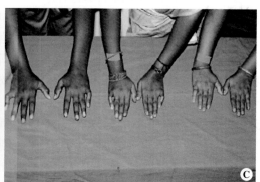

图 1538-1 临床表现

A. 患者正面观可见门齿突出，眼距过宽；B. 患者侧面观可见额头突出，咬合不正；C. 与正常人相比可见患者右手小指畸形 (左侧第一)

(Clini Dysmorphol, 2008, 17: 57-60)

(4) 病理改变

暂无相关报道。

(5) 受累部位病变汇总 (表 1538-1)

表 1538-1　受累部位及表现

受累部位	主要表现
脑	进行性锥体外系症状、智力减退
肌肉	局部或全身肌张力障碍
耳	耳聋、听力丧失
毛发	秃头
内分泌系统	性腺发育不良和功能差、糖尿病

二、基因诊断

(1) 概述

DCAF17 基因，别名 C2ORF37 基因，编码跨膜核蛋白，位于 2 号染色体长臂 3 区 1 带 1 亚带 (2q31.1)，基因组坐标为 (GRCh37):2:172290761-172341562，基因全长 50 802bp，该基因具有丰富的剪接可变性，主要包括 α 和 β 两种蛋白产物，分别编码 240 个和 520 个氨基酸，其中 β 型包含 14 个外显子。α 构型与 β 构型的末端 240 个氨基酸组成一致。

(2) 基因对应蛋白结构及功能

DCAF17 基因编码一种跨膜核蛋白，与 cullin 蛋白 4A/ 受损的 DNA 结合蛋白 1 泛素连接酶复合体相关，可能是 CUL4-DDB1 E3 泛素 - 蛋白连接酶复合体的底物受体。该基因突变会引起 Woodhouse-Sakati 综合征。可变剪接可导致多种转录异构体。

(3) 基因突变致病机制

2008 年，Alazami 等 [2] 在 8 个患有 Woodhouse-Sakati 综合征的沙特阿拉伯家族中发现 1bp 的 C2ORF37 基因纯合子缺失突变，随后又在东欧患者中发现另一个 1bp 的 C2ORF37 基因纯合子缺失突变，以及在印度和中东患者中发现纯合子的剪接

位点突变。

2010 年，Alazami 等 [3] 分析 7 例 Woodhouse-Sakati 综合征患者的 C2ORF37 基因，这 7 人来自 4 组无亲缘关系的家庭，包括 2 组意大利家庭、1 组法国吉普赛家庭、1 组土耳其家庭。研究者从中发现 3 个无义突变及 1 个缺失 / 插入纯合突变。此外，该研究者对 11 例表现为耳聋和肌张力障碍但无性腺功能减退、脱发或智力低下症状的患者进行 C2ORF37 基因筛查，未发现任何突变，表明 C2ORF37 突变不是导致 Woodhouse-Sakati 综合征部分孤立症状的主要因素。Alazami 等 [3] 发现突变位置与临床表现并无相关性，并指出家族内突变阳性患者存在的临床表现差异是因为其他基因修饰造成的。

本病尚无相应的分子研究，致病机制未明。

(4) 目前基因突变概述

目前人类基因突变数据库收录的 DCAF17 基因突变有 7 个，其中错义 / 无义突变 3 个，剪接突变 2 个，小的缺失 2 个。突变分布在基因整个编码区，无突变热点。

（饶子龙　刘 传）

参考文献

[1] Koshy G, Danda S, et al. Three siblings with Woodhouse–Sakati syndrome in an Indian family. Clinicl Dysmorphol, 2008, 17(1): 57-60.

[2] Alazami AM, Al-Saif A, Al-Semari A, et al.Mutations in C2orf37, encoding a nucleolar protein, cause hypogonadism, alopecia, diabetes mellitus, mental retardation, and extrapyramidal syndrome.Am J Hum Genet, 2008, 83: 684-691.

[3] Alazami AM, Schneider SA, Bonneau D, et al.C2orf37 mutational spectrum in Woodhouse-Sakati syndrome patients.Clin Genet, 2010, 78: 585-590.

1539　皱纹皮肤综合征
(wrinkly skin syndrome, WSS; OMIM 278250)

一、临床诊断

(1) 概述

皱纹皮肤综合征 (WSS) 是一种常染色体显性遗传病，主要表现为人体结缔组织病变。主要由 ATP6V0A2 基因发生纯合突变或者杂合突变引起。

(2) 临床表现

WSS 主要特点是皮肤皱缩和弹性降低，胸部络纹及眼部病变 [1]。出生时发病，体型较正常新生儿明显瘦小。患儿手足皮肤褶皱，手掌和脚掌的皮肤皱纹更多。可伴有智力发育障碍、小头畸形、侏儒症、驼背、翼状肩胛、肌张力减低和肌痛等 [2]。

眼部特征包括高度近视、脉络膜视网膜炎，部分患儿可出现视神经萎缩。

(3) 影像学表现

暂无明确病例报道。

(4) 病理表现

皮肤病理活检显示弹力纤维畸形和破坏增加。

(5) 受累部位病变汇总 (表 1539-1)

表 1539-1　受累部位及表现

受累部位	主要表现
皮肤	皮肤褶皱增多、异常松弛，病理活检显示弹力纤维畸形和破坏增加
骨骼	具有特殊外形，包括小头畸形、侏儒症、驼背、翼状肩胛
肌肉	肌张力降低、肌痛
眼	高度近视、脉络膜视网膜炎、视神经萎缩
脑	智力发育障碍等

二、基因诊断

(1) 概述

ATP6V0A2 基因，即编码 v-ATP 酶的一个亚单位蛋白的基因，位于 12 号染色体长臂 2 区 4 带 3 亚带 1 次亚带 (12q24.31)，基因组坐标为 (GRCh37):12:124196865-124246302，基因全长 49 438bp，包含 20 个外显子，编码 856 个氨基酸。

(2) 基因对应蛋白结构及功能

ATP6V0A2 基因编码一种异聚多亚基酶 -ATP 酶 (v-ATPase) 的一个 V(O) 亚单位，它出现在细胞内的囊泡中，或者是某些特殊类型细胞的细胞膜表面，对多种细胞成分的酸化具有重要作用。其中，V(O) 亚单位主要负责蛋白质的转运。

(3) 基因突变致病机制

2008 年 Kornak 等[3] 通过对 12 个 WSS 家系 (含有 4 例 WSS 患者) 的纯合子定位分析，将 WSS 的致病区域定位在 12q24。此外，Kornak 等[3] 还在 4 个来自阿曼地区的 WSS 家系中找到 *ATP6V0A2* 基因上的 8 个不同突变，这些突变会导致 *ATP6V0A2* 基因功能丧失。该发现表明 WSS 和 ARCL2 相似的发病机制，即为先天性的糖基化缺失。突变导致血清蛋白 CDG- Ⅱ 的糖基化异常，从而引起患者成纤维细胞的高尔基体转运能力的损伤。这也反映质子泵 α2 亚单位对高尔基体的功能发挥具有重要作用。

本病尚无相应的分子研究，致病机制未明。

(4) 目前基因突变概述

目前人类基因突变数据库收录的 *ATP6V0A2* 基因突变有 29 个，其中错义 / 无义突变 9 个，剪接突变 6 个，小的缺失 7 个，小的插入 4 个，大片段缺失 2 个，大片段插入 1 个。突变分布在基因整个编码区，无突变热点。

(赵　琳　王玉奇)

参考文献

[1] Casamassima AC, Wesson SK, Conlon CJ, et al. Wrinkly skin syndrome: phenotype and additional manifestations. Am J Med Genet , 1987, 27: 885-893.

[2] Azuri J, Mizrachi A, Weintraub S, et al. Neurological involvement in a child with the wrinkly skin syndrome. Am J Med Genet, 1999, 82: 31-33.

[3] Kornak U, Reynders E, Dimopoulou A, et al. Impaired glycosylation and cutis laxa caused by mutations in the vesicular H(+)-ATPase subunit ATP6V0A2. Nat Genet, 2008, 40: 32-34.

1540~1543　着色性干皮病
(xeroderma pigmentosum, XP)
(1540. XPA, OMIM 278700; 1541. XPB, OMIM 610651; 1542.XPD, OMIM 278730; 1543. XPF, OMIM 278760)

一、临床诊断

(1) 概述

1933 年 Cockayne 首先报道着色性干皮病 (XP)[1]。XP 是一组罕见的常染色体隐性遗传性脱氧核糖核酸 (DNA) 损伤修复缺陷性疾病，具有遗传异质性，其发病机制为皮肤成纤维细胞对紫外线照射损伤的 DNA 丧失修复功能，不能有效清除紫外线所致的嘧啶二聚体，从而引起一系列皮肤损害等症状，且易诱发癌变。依据致病基因及作用机制的不同，可分为 A~G 7 个互补组及 1 个变异型——V 型[2]。

(2) 临床表现

欧美数据显示 XP 发生率为 1/(23 万 ~25 万)[2, 3]，日本报道约为 1/2 万[4]。XP 临床呈进展性病程，皮肤损害多于婴幼儿期出现，大多数患者于 20 岁前就可发展至肿瘤期。

　　XP 患者临床主要表现为暴露部位皮肤损害，例如面、颈、手背等部位皮肤出现萎缩性病变、干燥，光敏性皮炎，色素异常沉着、雀斑样改变，皮肤毛细血管扩张、角化，早发癌变等。眼部病变可累及眼睑、角膜和结膜，表现为眼睑内翻或外翻、角膜炎、结膜炎、角膜混浊、瘢痕形成（图 1540-1）。

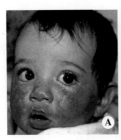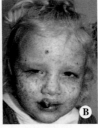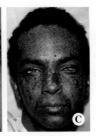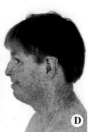

图 1540-1　临床表现
A. 光敏性皮炎；B. 皮肤多发色素沉着，上唇鳞状细胞癌或角化棘皮瘤病变；C. 皮肤多发色素沉着斑，鼻根部基底细胞癌病变，角膜瘢痕形成；D. 面、颈部多发色素沉着，左耳可见感音性耳聋辅以的助听器
[Photochem Photobiol, 2015, 91(2): 452-459]

　　20%~30%XP 患者可伴神经系统损害[5-7]，主要见于 A、B、D 及 F 互补组，表现为智力减退、共济失调、小头畸形、痴呆、震颤、感音性耳聋等，互补组 C、E 及 G 和变异型罕有神经系统受累报道[2]。

(3) 影像学表现

　　患者头颅 MRI 检查可见大脑皮质、小脑等部位显著萎缩，脑沟及脑室相对扩大（图 1540-2）[8]。

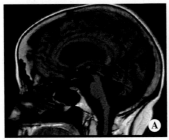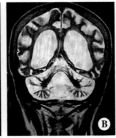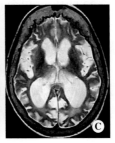

图 1540-2　影像表现
A.T$_1$ 矢状位，大脑皮质、脑干及小脑萎缩，第三、四脑室相对扩大；B.冠状位 T$_2$ 相，侧脑室及第三脑室显著扩大；C.轴位 T$_2$ 相，脑萎缩，脑室及脑沟扩大
[Case Rep Neurol, 2014, (1): 83-87]

(4) 病理表现

　　XP 的主要病理改变是表皮结构棘层肥厚，基底层色素过度沉着（图 1540-3）[8]。

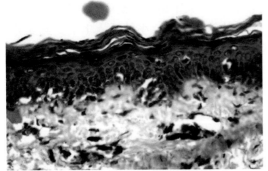

图 1540-3　棘层肥厚，基底层色素过度沉着 (HE 染色 ×400)
[Indian J Dermatol Venereol Leprol, 2015, 81(1): 16-22]

(5) 基因突变亚型及受累部位病变汇总（表 1540-1、表 1540-2）

表 1540-1　亚型汇总

XP 亚型	致病基因（别名）
XPA	XPA
XPB	XPB/ERCC3
XPC	XPC
XPD	XPD/ERCC2
XPE	XPE/DDB2
XPF	XPF/ERCC4
XPG	XPF/ERCC5
XPV	XPV/POLH

表 1540-2　受累部位及表现

受累部位	主要表现
眼	畏光、昼盲、色素性视网膜病、白内障、视神经萎缩、结膜炎、角膜炎、眼睑内翻或外翻、眼球震颤
耳	感音性耳聋
神经系统	小头畸形、智力减退、脑萎缩、基底核钙化、共济失调、反射减弱、舞蹈症、手足徐动症、震颤、痴呆、神经髓鞘形成不良
皮肤	皮肤光敏感、皮肤癌、色素过度沉着、雀斑、光化性角化病、毛细血管扩张、角化症、棘皮瘤
骨骼	关节挛缩、脊柱侧凸
性腺	性腺功能减退

二、XPA 基因诊断

(1) 概述

XPA 基因，即编码着色性干皮病互补群 A 蛋白的基因，位于 9 号染色体长臂 2 区 2 带 3 亚带 (9q22.3)，基因组坐标为 (GRCh37):9:100437191-100459691，基因全长 22 501bp，包含 6 个外显子，编码 273 个氨基酸。

(2) 基因对应蛋白结构及功能

XPA 基因编码一种与 DNA 的切割修复相关的锌指蛋白，该蛋白是核苷酸切除修复 (NER) 复合体 (负责紫外线介导的光解产物及由化学致癌物介导的 DNA 加合物) 的一部分。

(3) 基因突变致病机制

Tanaka 等 [9] 报道在两株来自于 XPA 患者的细胞系中过表达 XPA 补充蛋白 (XPAC) 后，细胞系产生紫外线抗性。推测 *XPA* 基因编码蛋白缺失是 XPA 的致病原因。Satokata 等 [10] 等研究发现，几乎所有日本 XPA 患者的 *XPA* 基因都存在纯合或复合的杂合突变，进一步证明上述结论。Miyamoto 等 [11] 等研究表明，*XPA* 基因中第 2~6 号外显子对于其 DNA 修复功能是必需的。而有报道 XPA 患者 *XPA* 基因中存在于其第 4、5 号外显子，可能由于突变导致 DNA 修复结构域构象发生变化使其催化功能丧失。

(4) 目前基因突变概述

目前人类基因突变数据库报道的 *XPA* 基因突变有 28 个，其中错义 / 无义突变 9 个，剪接突变 9 个，小的缺失 6 个，小的插入 3 个，调控区突变 1 个。XPA 基因的 IVS3 -1G ＞ C 突变在日本常见，

携带率约为 1%，纯合个体症状严重 [4]，而 c.682C ＞ T 突变在突尼斯比较常见 [12]。

三、XPB 基因诊断

(1) 概述

ERCC3 基因，即编码核苷酸切除修复交叉互补群 3 蛋白的基因，位于 2 号染色体长臂 2 区 1 带 (2q21)，基因组坐标为 (GRCh37):2:128014866-128051752，基因全长 36 887bp，包含 15 个外显子，编码 782 个氨基酸。

(2) 基因对应蛋白结构及功能

ERCC3 基因编码蛋白是一种 ATP 依赖性 3'-5'DNA 解旋酶。该酶的主要功能是核苷酸切除修复及补充着色性干皮病 B 型突变。同时也是基础转录因子 2(TFⅡH) 的一个亚基，该亚基分子质量为 89kDa。与 *ERCC3* 基因相关的功能包括与 GTP 结合及蛋白激酶活性。

(3) 基因突变致病机制

ERCC3 基因突变编码蛋白与核酸的剪接修复过程相关。Vermeulen 等 [13] 发现，XPB 患者的 *ERCC3* 基因存在剪接位点突变，该突变将导致 *ERCC3* 基因发生插入突变进而使其编码蛋白由于 C 端的移码突变而失活，推测可能是 *ERCC3* 基因突变致病的原因。在后续的研究中，Vermeulen 等 [14] 再次报道 2 例 XPB 患者 *ERCC3* 基因高度保守区中的错义突变，进一步验证之前的推测。Oh 等 [15] 在 5 个 XP 和 XP/CS 家系中亦发现大量 *ERCC3* 基因突变，支持 *ERCC3* 作为 XPB 发病基因的假设。

(4) 目前基因突变概述

目前人类基因突变数据库报道的 *ERCC3* 基因突变有 11 个，其中错义 / 无义突变 7 个，剪接突变 2 个，小的缺失 1 个，小的插入 1 个。突变分布在基因整个编码区，无突变热点。

四、XPD 基因诊断

(1) 概述

ERCC2 基因，即编码核苷酸切除修复交叉互补群 2 蛋白的基因，位于 19 号染色体长臂 1 区 3 带 3 亚带 (19q13.3)，基因组坐标为 (GRCh37):19:45853095-45874176，基因全长 21 082bp，包含 23 个外显子，

编码 734 个氨基酸。

(2) 基因对应蛋白结构及功能

核苷酸切除修复途径是一个修复损伤 DNA 的机制，*ERCC2* 基因编码的蛋白隶属于 RAD3/XPD 解旋酶亚家族，具有依赖于 ATP 的 5'-3'DNA 解旋酶活性。它也是基础转录因子 BTF2/TF Ⅱ H 复合体所必需的组成部分。其功能与蛋白激酶及 N 端结合蛋白的活性相关。主要表现在转录偶联型核酸切除修复过程中。*ERCC2* 基因缺陷能够导致 3 种不同的紊乱，即癌变着色性干皮病互补 D 型综合征、毛发硫营养不良及 Cockayne 综合征。目前已有报道 *ERCC2* 基因的可变剪接体能够编码不同的蛋白亚型。

(3) 基因突变致病机制

着色性干皮病互补群 D 是由于患者细胞中负责编码 DNA 修复蛋白的 *ERCC2* 基因发生突变，导致其翻译产物失活所致。Flejter 等[16] 最先报道 XPD 细胞中 *ERCC2* 基因存在序列重排。在 XPD 细胞中直接表达 *ERCC2* 基因后，将会使细胞获得紫外线抗性[16]。Broughton 等[17] 分析 1 例阳光敏感且精神和身体发育迟缓的 3 岁女性患者的 *ERCC2* 基因，发现其存在之前未曾报道的复合杂合突变，同时亦发现该患者细胞几乎丧失核酸修复功能。Fan 等[18] 报道 *ERCC2* 基因突变位点及蛋白活性与临床表型的关系。进一步证明 *ERCC2* 突变是 XPD 的致病原因。关于 *ERCC2* 基因突变致病的分子机制，目前尚无相关研究报道，致病机制未明。

(4) 目前基因突变概述

目前人类基因突变数据库报道的 *ERCC2* 基因突变有 58 个，其中错义 / 无义突变 40 个，剪接突变 5 个，小的缺失 10 个，小的插入 1 个，大片段缺失 2 个。突变分布在基因整个编码区，无突变热点。

五、XPF 基因诊断

(1) 概述

ERCC4 基因，即编码核苷酸切除修复交叉互补群 4 蛋白的基因，位于 16 号染色体短臂 1 区 3 带 1 亚带 2 次亚带 (16p13.12)，基因组坐标为 (GRCh37):16:14014014-14046205，基因全长 32 192bp，包含 14 个外显子，编码 962 个氨基酸。

(2) 基因对应蛋白结构及功能

ERCC4 基因编码蛋白能够与 ERCC1 形成复合体。该复合体是一种特异识别 DNA 损伤结构的 DNA 内切酶，功能是参与核酸切除修复过程中 5'-切口的形成。*ERCC4* 基因缺陷会导致 XPF 和范科尼贫血的发生。

(3) 基因突变致病机制

Sijbers 等[19, 20] 发现 XPF 患者携带 *ERCC4* 基因杂合突变，使表皮细胞丧失 DNA 紫外损伤修复能力。同时有研究指出，*ERCC4* 基因突变能够削弱 XPF 蛋白的稳定性，改变 ERCC1-XPF 核酸内切酶复合体构象，降低 DNA 损伤修复速度，并推测可能是 XPF 的致病原因[21]。*ERCC4* 基因突变引起 XPF 分子机制未明，Cleaver 等[22] 于 1999 年对已知的 XPF 患者的 *ERCC4* 基因突变进行总结，有助于后续功能实验的开展。

(4) 目前基因突变概述

目前人类基因突变数据库收录的 *ERCC4* 基因突变有 22 个，其中错义 / 无义突变 15 个，小的缺失 4 个，小的插入 1 个，大片段缺失 1 个，调控区突变 1 个。突变分布在基因整个编码区，无突变热点。

（张正慧　刘　磊）

参考文献

[1] Cockayne EA. Inherited Abnormalities of the Skin and Its Appendages. London: Oxford Univ Press(pub.), 1933.

[2] Lehmann AR, McGibbon D, Stefanini M. Xeroderma pigmentosum. Orphane-t J Rare Dis, 2011, 6: 70.

[3] Daya-Grosjean L, Sarasin A. The role of UV induced lesions in skin carci-nogenesis: an overview of oncogene and tumor suppressor gene modifications inxeroderma pigmentosum skin tumors. Mutat Res, 2005, 571(1-2): 43-56.

[4] Hirai Y, Kodama Y, Moriwaki S, et al. Heterozygous individuals bearing a founder mutation in the XPA DNA repair gene comprise nearly 1% of the Japanese population. Mutat Res, 2006, 601(1-2): 171-178.

[5] Robbins JH, Kraemer KH, Lutzner MA, et al. Xeroderma pigmentosum. An inherited diseases with sun sensitivity, multiple cutaneous neoplasms, andabnormal DNA repair. Ann Intern Med, 1974, 80(2): 221-248.

[6] Bradford PT, Goldstein AM, Tamura D, et al. Cancer and neurologic degeneration in xeroderma pigmentosum: long term follow-up characterises the role of DNA repair. J Med Genet, 2011, 48(3): 168-176.

[7] Andrews AD, Barrett SF, Robbins JH. Xeroderma pigmentosum neurological abnormalities correlate with colony-forming ability after ultraviolet radiation. Proc Natl Acad Sci USA, 1978, 75(4): 1984-1988.

[8] Tamhankar PM, Iyer SV, Ravindran S, et al. Clinical profile and mutation analysis of xeroderma pigmentosum in Indian patients. Indian J Dermatol Venereol Leprol, 2015, 81(1): 16-22.

[9] Tanaka K, Miura N, Satokata I, et al. Analysis of a human DNA excision repair gene involved in group A xeroderma pigmentosum and containing a zinc-finger domain. Nature, 1990, 348: 73-76.

[10] Satokata I, Tanaka K, Miura N, et al. Three nonsense mutations responsible for group A xeroderma pigmentosum. Mutat Res, 1992, 273: 193-202.

[11] Miyamoto I, Miura N, Niwa H, et al. Mutational analysis of the structure and function of the xeroderma pigmentosum group A complementing protein. Identification of essential domains for nuclear localization and DNA excision repair. J Biol Chem, 1992, 267: 12182-12187.

[12] Messaoud O, Ben Rekaya M, Kefi R, et al. Identification of a primarily neurological phenotypic expression of xeroderma pigmentosum complementation group A in a Tunisian family. Br J Dermatol, 2010, 162: 883-886.

[13] Weeda G, van Ham RC, Vermeulen W, et al. A presumed DNA helicase encoded by ERCC-3 is involved in the human repair disorders xeroderma pigmentosum and Cockayne's syndrome. Cell, 1990, 62: 777-791.

[14] Vermeulen W, Scott RJ, Rodgers S, et al. Clinical heterogeneity within xeroderma pigmentosum associated with mutations in the DNA repair and transcription gene ERCC3. Am J Hum Genet, 1994, 54: 191-200.

[15] Oh KS, Khan SG, Jaspers NG, et al. Phenotypic heterogeneity in the XPB DNA helicase gene(ERCC3): xeroderma pigmentosum without and with Cockayne syndrome. Hum Mutat, 2006, 27: 1092-1103.

[16] Flejter WL, McDaniel LD, Johns D, et al. Correction of xeroderma pigmentosum complementation group D mutant cell phenotypes by chromosome and gene transfer: involvement of the human ERCC2 DNA repair gene. Proc Natl Acad Sci USA, 1992, 89: 261-265.

[17] Broughton BC, Berneburg M, Fawcett H, et al. Two individuals with features of both xeroderma pigmentosum and trichothiodystrophy highlight the complexity of the clinical outcomes of mutations in the XPD gene. Hum Mol Genet, 2001, 10: 2539-2547.

[18] Fan L, Fuss JO, Cheng QJ, et al. XPD helicase structures and activities: insights into the cancer and aging phenotypes from XPD mutations. Cell, 2008, 133: 789-800.

[19] Sijbers AM, de Laat WL, Ariza RR, et al. Xeroderma pigmentosum group F caused by a defect in a structure-specific DNA repair endonuclease. Cell, 1996, 86: 811-822.

[20] Sijbers AM, van Voorst Vader PC, Snoek JW, et al. Homozygous R788W point mutation in the *XPF* gene of a patient with xeroderma pigmentosum and late-onset neurologic disease. J Invest Dermatol, 1998, 110: 832-836.

[21] Matsumura Y, Nishigori C, Yagi T, et al. Characterization of molecular defects in xeroderma pigmentosum group F in relation to its clinically mild symptoms. Hum Mol Genet, 1998, 7: 969-974.

[22] Cleaver JE, Thompson LH, Richardson AS, et al. A summary of mutations in the UV-sensitive disorders: xeroderma pigmentosum, Cockayne syndrome, and trichothiodystrophy. Hum Mutat, 1999, 14: 9-22.

1544 Xin-Gibbs 综合征
(Xin-Gibbs syndrome; OMIM 615829)

一、临床诊断

(1) 概述

2014 年由 Xia 等[1] 报道 4 例无血缘关系的智障儿童，临床均表现为生长发育迟滞、肌张力降低、言语表达能力障碍、睡眠呼吸暂停并伴有鼻梁平坦、内斜视、小颌畸形等同质异形的面部特征。应用全外显子组测序 (WES) 技术，发现为 *AHDC1* 基因突变所致。该病命名为 Xin-Gibbs 综合征，呈常染色体显性遗传。

(2) 临床表现

患者发病年龄从 18 个月至 11 岁不等，均存在言语及生长发育迟滞症状，且存在同质异形的轻度面部畸形特征：上眼睑绯红、内斜视、眼距宽、耳郭肥厚、锐角型鼻根、鼻梁平坦、鼻翼发育不全、小颌畸形等 (图 1544-1)。部分患者存在睡眠呼吸暂停表现，有打鼾史，有喉软骨软化症，为散发[1]。

(3) 影像学表现

Xin-Gibbs 综合征患者头部 MRI 检查可见胼胝体发育不全，脑白质营养不良，颅后窝塌陷，脑回发育不良及小脑后蛛网膜囊肿等表现 (图 1544-2)[1]。

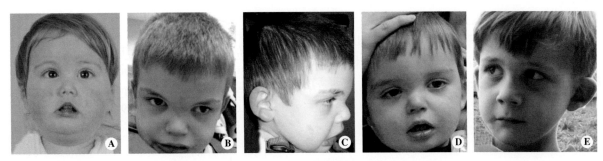

图 1544-1　临床表现

A. 上眼睑绯红、内斜视；B. 眼距宽；C. 耳郭肥厚、锐角型鼻根；D. 鼻梁平坦、鼻翼发育不全；A、E. 小颌畸形 [Am J Hum Genet, 2014, 94(5): 784-789]

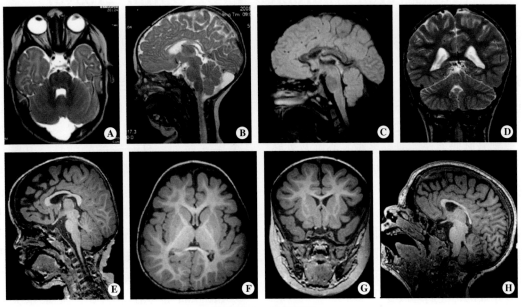

图 1544-2　影像表现

A. 小脑后蛛网膜囊肿；B、C、E、G、H. 胼胝体发育不全；D. 小脑发育不良；F、G. 脑白质营养不良；E. 后颅窝塌陷；G. 脑回发育不良

[Am J Hum Genet, 2014, 94(5): 784-789]

(4) 病理表现

暂无相关资料。

(5) 受累部位病变汇总（表 1544-1）

表 1544-1　受累部位及表现

受累部位	主要表现
神经系统	智力障碍、语言发育迟滞、胼胝体发育不良、神经髓鞘形成延迟
呼吸系统	睡眠呼吸暂停、打鼾、喉软骨软化或气管软化
肌肉	肌张力降低
骨骼	小颌畸形
眼	眼距宽、内斜视
耳	低位耳
鼻	鼻梁平坦

二、基因诊断

(1) 概述

AHDC1 基因，即编码 AT hook 基序 DNA 结合蛋白的基因，位于 1 号染色体短臂 3 区 6 带 1 亚带 3 次亚带 (1p36.13)，基因组坐标为 (GRCh37):1: 27860546- 27930942，基因全长 70 397bp，包含 6 个外显子，编码 1603 个氨基酸。

(2) 基因对应蛋白结构及功能

AHDC1 基因编码一种具有 DNA 结合结构域的蛋白，目前结构不明。

(3) 基因突变致病机制

Xia 等 [1] 通过全外显子测序发现 4 例 Xin-Gibbs 综合征患者，这 4 例患者 *AHDC1* 基因均有新发截短突变。*AHDC1* 基因突变引起 Xin-Gibbs 综合征发病的具体分子机制目前仍不清楚。

(4) 目前基因突变概述

目前人类基因突变数据库没有关于 *AHDC1* 基因突变的报道。2014 年 Xia[1] 等报道该基因的新发截短突变，未见热点突变。

（张正慧　张　驰）

参考文献

[1] Xia F, Bainbridge MN, Tan TY, et al. De novo truncating mutations in AHDC1 in individuals with syndromic expressive language delay, hypotonia, and sleep apnea. Am J Hum Genet, 2014, 94: 784-789.

1545　Yunis-Varon 综合征
(Yunis-Varon syndrome，YVS；OMIM 216340)

一、临床诊断

(1) 概述

Yunis-Varon 综合征 (YVS) 是一种极为罕见的常染色体显性遗传病，是一种累及多系统的先天性疾病。主要累及呼吸系统、骨骼系统、心脏及外胚层组织。研究发现 YVS 患者的 *FIG4* 基因发生杂合或纯合突变。

(2) 临床表现

YVS 患者具有独特的面部特征，主要临床表现为严重的骨骼发育缺陷，包括颅骨、锁骨发育不良和手指、脚趾畸形，合并有神经元缺失和神经细胞胞质内空泡导致的神经病理改变[1-4]。

(3) 影像学表现

YVS 患者的影像学表现主要为严重的骨骼缺陷，包括颅骨、锁骨发育不良和手指、脚趾畸形。

(4) 病理表现

YVS 患者的神经细胞明显扩大的细胞质中可发现大空泡，类似的空泡可见于心肌细胞、软骨细胞及成纤维细胞的细胞质中。

(5) 受累部位病变汇总（表 1545-1）

表 1545-1　受累部位及表现

受累部位	主要表现
骨骼	颅骨、锁骨发育不良，手指、脚趾畸形

二、基因诊断

(1) 概述

FIG4 基因，即编码磷脂酰肌醇 5′ 磷酸酶蛋白的基因，位于 6 号染色体长臂 2 区 1 带 (6q21)，基因组坐标为 (GRCh37):6:110012424-110146634，基因全长 134 211bp，包含 24 个外显子，编码 907 个氨基酸。

(2) 基因对应蛋白结构及功能

该基因编码的蛋白属于 SAC 结构域蛋白基因家族。SAC 结构域由近 400 个氨基酸组成，包含 7 个保守序列，具有磷酸酶活性。其酵母同源物 Sac1p 参与调节各种磷酸肌醇，影响多种细胞功能，如肌动蛋白细胞骨架组织、高尔基功能和液泡形态的维护等。膜结合磷酸肌醇作为信号分子在真核细胞的囊泡运输中起关键作用。该基因突变与腓骨肌萎缩症的 4J 类型相关。

(3) 基因突变致病机制

Campeau 等[5] 在来自 3 个无家系关系的 5 个 YVS 患者中检测出 *FIG4* 基因的纯合或复合的杂合突变。这些家庭病例曾被 Garrett 等[6]、Dworzak 等[2] 和 Corona-Rivera 等[7] 报道过。通过外显子测序发现，所有这些突变均会导致蛋白功能完全丧失。而 Adès 等[1] 和 Reutter 等[8] 的报道中，使用 Sanger 测序排除这些家庭中具有 *FIG4* 的突变，认为这些患者患有其他病因或是由于 YVS 本身具有遗传异质性导致的。

报道证明 *FIG4* 活性缺失会导致中枢神经系统功能障碍和广泛的骨骼异常，表明 PI(3，5)P2 在骨骼生长和健康维持中起信号作用。动物模型研究中，Chow 等[9] 发现敲除 *Fig4* 的小鼠具有中枢神经系统的神经元退化、外周神经病和色素沉着稀释等多器官疾病。Campeau 等[5] 发现在小鼠组织中，*Fig4* 在颅盖、成骨细胞和骨髓细胞的表达与其在脑部的表达相当。

(4) 目前基因突变概述

目前人类基因突变数据库收录的 *FIG4* 基因突变有 14 个，其中错义/无义突变 9 个，剪接突变 2 个，小的缺失 3 个。突变分布在基因整个编码区，无突变热点。

（赵　琳　王晓巍）

参考文献

[1] Adès LC, Morris LL, Richardson M, et al. Congenital heart malformation in Yunis-Varón syndrome. J Med Genet, 1993, 30(9): 788-792.

[2] Dworzak F, Mora M, Borroni C, et al. Generalized lysosomal storage in Yunis Varón syndrome. Neuromuscul Disord, 1995, 5(5): 423-428.

[3] Hennekam RC, Vermeulen-Meiners C. Further delineation of the Yunis-Varon syndrome. J Med Genet, 1989, 26(1): 55-58.

[4] Kulkarni ML, Vani HN, Nagendra K, et al. Yunis Varon syndrome. Indian J Pediatr, 2006, 73(4): 353-355.

[5] Campeau PM, Lenk GM, Lu JT, et al. Yunis-Varon syndrome is caused by mutations in *FIG4*, encoding a phosphoinositide phosphatase. Am J Hum Genet, 2013, 92: 781-791.

[6] Garrett C, Berry AC, Simpson RH, et al. Yunis-Varon syndrome with severe osteodysplasty. J Med Genet, 1990, 27: 114-121.

[7] Corona-Rivera JR, Romo-Huerta CO, Lopez-Marure E, et al. New ocular findings in two sisters with Yunis-Varon syndrome and literature review. Eruop J Med Genet, 2011, 54: 76-81.

[8] Reutter H, Bagci S, Muller A, et al. Primary pulmonary hypertension, congenital heart defect, central nervous system malformations, hypo- and aplastic toes: another case of Yunis-Varon syndrome or report of a new entity. Europ J Med Genet, 2012, 55: 27-31.

[9] Chow CY, Zhang Y, Dowling JJ, et al. Mutation of *FIG4* causes neurodegeneration in the pale tremor mouse and patients with CMT4J. Nature, 2007, 448: 68-72.